U0384863

现代内科疾病
诊断技术与治疗

XIANDAI NEIKE JIBING
ZHENDUAN JISHU YU ZHILIAO

主编　张学平　栾俊旺　马振华　杨　丽
　　　王瑞青　王淑敏　李学龙

黑龙江科学技术出版社
HEILONGJIANG SCIENCE AND TECHNOLOGY PRESS

图书在版编目（CIP）数据

现代内科疾病诊断技术与治疗 / 张学平等主编. --
哈尔滨：黑龙江科学技术出版社，2023.7
ISBN 978-7-5719-2016-6

Ⅰ．①现… Ⅱ．①张… Ⅲ．①内科－疾病－诊疗
Ⅳ．①R5

中国国家版本馆CIP数据核字（2023）第107031号

现代内科疾病诊断技术与治疗
XIANDAI NEIKE JIBING ZHENDUAN JISHU YU ZHILIAO

主　　编	张学平　栾俊旺　马振华　杨　丽　王瑞青　王淑敏　李学龙
责任编辑	陈兆红
封面设计	宗　宁
出　　版	黑龙江科学技术出版社
	地址：哈尔滨市南岗区公安街70-2号　邮编：150007
	电话：（0451）53642106　传真：（0451）53642143
	网址：www.lkcbs.cn
发　　行	全国新华书店
印　　刷	黑龙江龙江传媒有限责任公司
开　　本	787mm×1092mm　1/16
印　　张	31.25
字　　数	790千字
版　　次	2023年7月第1版
印　　次	2023年7月第1次印刷
书　　号	ISBN 978-7-5719-2016-6
定　　价	198.00元

【版权所有，请勿翻印、转载】

编委会

◎ 主　编

　　张学平　栾俊旺　马振华　杨　丽
　　王瑞青　王淑敏　李学龙

◎ 副主编

　　文甜甜　史丽娜　潘　婧　黄　利
　　李玲麟　赵　珉　王振荣　辛　胜

◎ 编　委（按姓氏笔画排序）

　　马振华（滕州市中心人民医院）
　　王振荣（河北省秦皇岛市青龙满族自治县中医院）
　　王淑敏（烟台毓璜顶医院）
　　王瑞青（宁津县人民医院）
　　文甜甜（山东省无棣县棣丰街道社区卫生服务中心）
　　史丽娜（云南省精神病医院）
　　孙庆英（滕州市龙泉社区卫生服务中心）
　　李学龙（烟台毓璜顶医院）
　　李玲麟（云南省第三人民医院）
　　杨　丽（微山县人民医院）
　　辛　胜（聊城市人民医院）
　　张　丽（芜湖市第二人民医院）
　　张学平（泰安市中心医院）
　　赵　珉（解放军第32298部队）
　　栾俊旺（曹县磐石医院）
　　黄　利（湖北省荆州市第一人民医院）
　　潘　婧（孝感市中心医院）

前 言
FOREWORD

内科学涉及面广、实用性强，是临床医学的基础学科。内科学发展至今，无论是常用技术，还是治疗方法都在与时俱进。目前，治疗内科疾病的目标已不仅仅是要治疗某一个疾病，还是要促进患者康复以提高生活质量。因此，在治疗上要采取综合治疗方法，从单纯治疗到预防和治疗相结合，从防病、治病扩展到对人群的健康监护及提高人体身心素质。基于以上背景，临床内科医师只有不断地学习本学科的前沿知识，才能跟上医学发展潮流，提高诊疗水平，更好地为患者解除病痛，从而实现现代内科疾病治疗的目标。鉴于此，我们组织相关临床医师编写了《现代内科疾病诊断技术与治疗》一书。

本书首先介绍了内科常用诊断方法、内科常用治疗技术、内科疾病的症状与体征；然后介绍了内科常见疾病的临床诊疗，包括急诊内科疾病、神经内科疾病、呼吸内科疾病等；最后介绍了常见疾病的中西医结合诊疗与医学营养的内容。书中对于涉及的各种疾病均进行了详细介绍，包括疾病的病因病理、发病机制、临床表现、辅助检查、诊断与鉴别诊断、治疗及预后等。本书内容由浅入深、通俗易懂，除注重科学性和先进性之外，更注重实用性，可供广大内科医务人员和其他相关人员学习使用，也可为广大人民群众提供内科常见疾病的防治知识。

由于编者较多，各编者写作方式和文笔风格不一，再加上时间有限，书中难免存在疏漏和不足之处，望广大读者提出宝贵意见和建议。

《现代内科疾病诊断技术与治疗》编委会
2023 年 1 月

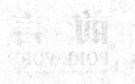

目 录
CONTENTS

第 一 章
内科常用诊断方法

第一节 实 验 诊 断

实验诊断是利用现代医学科学知识,通过物理、化学、生物和免疫学等实验方法,对离体标本如体液(血、组织液、脑脊液等)、分泌物(唾液、胃液等)、排泄物(痰、汗、尿、粪便等)和脱落物(脱落细胞、组织等)进行检查,研究机体的生理和病理性变化,并据以推断病因、发病机制和病情的严重程度,可为确定诊断、制订治疗方案、进行疗效观察及做出预后估计等方面提供实验依据。随着新技术、新方法在实验诊断中的应用,临床检查项目日益增多,敏感性、特异性和准确性也显著提高,并已发展为一门独立的医学学科——实验诊断学。

实验诊断虽然在临床诊断中占重要地位,但由于受标本收集、技术操作和仪器设备等因素的影响,加上个体差异及疾病对实验的反应不尽相同,其结果必须结合临床,予以正确的分析与判断,才能取得有价值的诊断资料。

一、实验诊断的主要内容

实验诊断的主要内容包括以下方面。

(一)临床一般检查

对血、尿、便、痰、骨髓、脑脊液、胸腔积液、腹水及各种穿刺液、分泌物和引流物的常规性检查,包括物理学检查、化学检查及显微镜检查等。

(二)临床血液学检查

临床血液学检查包括贫血的检查、血沉、血型鉴定、白细胞化学染色、白血病免疫分型、出血及凝血机制障碍等检查。

(三)临床生物化学检查

临床生物化学检查包括血电解质和微量元素、血糖、血脂及脂蛋白、血清蛋白质及蛋白电泳、激素及内分泌检查、肝肾功能检查、酶学检查、卟啉和卟啉前体检查、血液酸碱度检查和血气分析等。

(四)临床免疫学检查

临床免疫学检查包括各种免疫功能、临床血清学及病毒性肝炎的免疫学检查等。

(五)临床微生物学检查

临床微生物学检查包括各类致病性及条件致病性微生物的形态、染色、培养、生物化学反应、对药物的敏感性及动物试验等。

(六)临床寄生虫学检查

临床寄生虫学检查包括血液寄生虫、包虫血清学检查、日本血吸虫检查及肠道寄生虫检查等。

(七)临床治疗药物监测

临床治疗药物监测包括毒物检测及药物浓度监测等。

(八)临床遗传学检查

临床遗传学检查主要指染色体检查,包括染色体镜下形态结构的识别检查、核型分析、带型分析等。随着现代科学技术的发展,放射性核素标记、自动化分析仪、电子计算机和激光等技术在实验领域中的广泛应用,疾病的诊断水平有了明显提高,今后实验诊断在医学中将显示更大的作用。

二、实验诊断的价值

实验诊断是运用基础医学、医用电子学等理论和技术直接为临床医学服务,随着医学模式的转变,实验诊断也增加了为预防医学服务的项目。目前,实验室检查已成为临床诊断不可缺少的依据,对临床诊断和鉴别诊断都具有决定性意义。此外,实验诊断可以帮助了解社会卫生状况及人群健康状况,为制订卫生条例和法规、设置卫生机构等方面提供基础性资料;帮助发现遗传性疾病、传染性疾病及各种潜在性疾病和损害人体健康的各种有害因素;进行流行病学调查和流行病发病趋势的估计;进行食物中毒致病因素的调查等。以上项目都需要进行有关的实验项目才能予以确定。实验诊断对提供个人健康资料也起重要作用,定期健康检查中的实验项目,如血脂检查、肝功能检查、乙型肝炎抗原和抗体检查、癌胚抗原检查及有关项目的实验检查,为个人的健康状况提供重要资料,可作为个人健康和生活指导的依据。

三、标本收集

标本是实验诊断检查的对象,检验结果的准确与否,与采集标本、转送标本及标本的保管是否得当有密切关系。标本采集后应及时送检,尤其排泄物、分泌物和穿刺物等类标本对时间的要求更为严格,不能立即送检时,应对标本做适当处理,如将血清或血浆分离后,置于 4 ℃冰箱内保存等,以避免影响实验结果的准确性。

(一)血标本采集

血液成分受机体代谢和生物钟的影响较大,因此血标本的采集时间一般都有严格规定和要求,如血液化学检查多在空腹采集,空腹血是指采血前应禁食 8～12 小时,可在晨起或饭前采血,禁食时间不仅可直接影响测定的吸光度,也可以改变血液成分,影响测定结果。饥饿过度也会影响血液内某些成分的浓度。功能检查如葡萄糖耐量试验等都应按限定时间采集标本;急诊标本则应根据病情需要随时采集标本,如急性心肌梗死时心肌酶的测定等。

血标本依据检查项目不同又可分为全血、血浆和血清 3 种。采集全血和血浆标本时,应根据需要加入相应的抗凝剂,如草酸钾和草酸钠,常用于酶学检查以外的各种生化检查,枸橼酸钠常用于血沉检查等。肝素可抑制凝血酶原转化为凝血酶,除某些凝血机制的检查外,应用甚广,采集血标本的容器一定要干燥、洁净,抽血用的注射器内芯也应干燥无水,否则会出现溶血现象,影响检查结果。采集标本做细菌培养时应严格按无菌操作要求进行。

(二)尿液标本收集

尿的性状和成分不仅可直接反映泌尿系统有无器质性或功能性改变,也可反映身体其他系统的病变,如尿胆红素、尿胆素、淀粉酶、糖、血红蛋白测定等。做定性检查时可随时留取新鲜尿液,但以晨起第一次排出的尿最佳,因为此时的尿液较浓缩,比重高,有形成分形态的保持较为完整。进行功能试验时应按项目要求按时留取尿液。留取 24 小时尿液时,标本瓶中应加入防腐剂,如检查细胞、管型等有形成分时,每 100 mL 尿液中可加入 40% 甲醛约 0.5 mL,以防止细菌生长。

(三)粪便标本收集

粪便是消化道排出的废物,其主要成分为食物残渣、水分和肠道细菌。消化系统各脏器的功能状态及病变都可影响粪便的性状和组成。检查粪便中有无炎性成分、出血和寄生虫感染等,可判断消化系统的病变状态,协助消化道恶性肿瘤的诊断。采取标本时宜用新鲜排出的粪便,选取有脓、血、黏液等成分的部分。一般检查留少量粪便即可,容器一般用涂蜡纸盒。检查蛲虫时,应于夜间 11 时左右,用比载片略小的透明胶带或薄玻片由肛门粘取或刮取,贴于玻片上检查。

四、影响实验诊断的因素

实验结果的正确与否对临床诊断极为重要,但在实际工作中,由于多种因素的影响,测得值与实际值有时不完全相符。因此,在应用实验结果时,必须密切结合患者的临床表现和其他资料,正确判断其临床意义。影响实验诊断的常见因素有以下几方面。

(一)非疾病因素的影响

多数实验,尤其是血液化学检查,一般多需要空腹取血,例如,高脂肪饮食后甘油三酯较空腹可升高10倍之多;高糖饮食后血糖迅速升高,3 小时后才能恢复正常等。此外,体力活动也可引起血液成分的改变,如轻度活动可引起血糖升高,继之以皮质醇及胰岛素的上升;许多与肌肉有关的酶,如 CK、LDH、AST 在运动后都可以出现不同程度的增加。

(二)技术误差的影响

实验分析过程是一个复杂的过程,其中任何一个环节稍有误差,即可影响结果的准确性。因此实验室必须有一系列质量控制措施,涉及实验的每一步骤,包括实验方法、对实验干扰因素的控制、试剂质量、标准物质质量、仪器设备的标定、结果计算、人员素质、是否严格按照预定步骤进行操作等。技术误差在日常工作中常难以避免,当医师遇到实验结果与临床表现不符或二次实验结果误差过大时,应及时与化验室联系,必要时进行重复检查,以避免技术误差对实验结果的影响。

(三)药物影响

药物对血液、尿液等成分的影响是一个极其复杂的问题。药物可以使某些物质在体内的代谢发生变化,也可以干扰测定中的化学反应。因此医师在进行某项化验时,必须事先停服某种药物,才能得到准确结果。如应用青霉素,可使 AST 及 CK 升高,频繁注射时,后者可升高达5倍之多。有些药物虽不直接影响反应,但其颜色、理化性质与被测物质接近也能影响结果。细菌培养时常因应用大剂量抗生素而出现假阴性。有些药物损伤组织或脏器引起功能变化,如药物性肝炎及药物性肾功能障碍等,临床医师应予以注意。

(四)止血带对实验结果的影响

止血带的压迫可使静脉扩张、淤血,止血带压迫处液体可由血管内漏出,这些变化都会影响血液成分的变化。如用止血带 1 分钟血浆清蛋白可增加 6%,用止血带 3 分钟后可使胆红素等成分增加 5% 或更多,因此在采血时尽量缩短使用止血带的时间。

(五)生理性影响

可以表现为个体自身、个体间、人群和地区之间的差异。这些因素有遗传、生活和环境、时间、性别及月经、妊娠、月经周期等。但它们对检验的影响大小不一,一般只引起正常范围内的波动,这些波动多数有一定规律性,检查项目不同,变化幅度也各有不同,但有时也可超出生理界限。

(六)实验诊断的正常值

实验诊断的首要步骤是判定被检标本的检测值是否正常,为此各项检查都应有判定的标准,即正常范围或简称正常值或参考值。定性试验的结果一般以阴性或阳性反应表示。用物理量表达的试验,其结果必须有明确的数值,一般采用法定计量单位。

机体生理成分的正常值都是通过统计方法得来的,病理性产物或非生理性成分的出现均属异常,故无正常值可言。但随着人们对机体认识的深化,检查方法与手段的改进,以及试验灵敏度的提高,过去认为正常人体内没有的物质或病理性产物,现在发现也有微量存在,从而成为人体固有的生理成分,如某些微量元素、胎儿甲种球蛋白等。

用以区别正常或异常的准则及假设是很重要的,首先要假设所有参加正常值测定的人都是健康者,其次要假设所有试验结果都是正态而非偏态分布。绝大多数项目结果高或低于正常值都有临床意义,少数项目仅单侧(即高或低值)有临床价值。

绝大多数正常人的测定值都在正常值范围内。一般都选用 $\pm 2SD$(标准差)作为正常范围,此范围能包括 95% 正常人的测定值,还有 5% 正常人属异常结果,即可高于或低于正常值。

现在所用的正常值都是人群正常值,不是个体正常值,所以有些人的某些项目用人群正常值衡量可能低于正常范围,但对某些个人来说并非异常,在个人连续健康检查或日常检查中可获得相应项目的个人正常值,用它衡量此人患病时的检查结果,其临床意义更为确切。

临床上常出现略高或略低于正常值的结果,它可能属于 5% 的正常人,也可能是异常值,称为限界值。判定其意义时首先应排除技术误差、标本处理不当、生理过度影响和药物干扰等因素,然后再分析其临床意义,这对及时发现早期、隐匿型及潜伏期患者很有意义。

五、实验诊断的发展及趋势

近代医学发展十分迅速,基础医学尤其是免疫学及分子生物学一系列突破性的进展已在临床医学领域产生了深刻的影响。随着科学技术的飞速发展,实验诊断方法的改进和设备更新的速度很快,实验诊断学的内容不断充实、拓宽和深化。实验诊断总的发展方向是检测准确、快速、简便和实用,目前已具有以下几个主要特点。

(1)以自动化检测取代手工操作,现在多数仪器都由微机控制,编有固定或可变程序,不但精密度、准确度均进一步提高,且工作效率快捷,能满足日益增长的临床需要。

(2)普遍实现了微量化检测,用很少标本便可获得众多的参数。

(3)一些近代技术如分子生物学的 PCR、基因诊断及流式细胞术等均已用于实验诊断领域。

(4)仪器专业化,检验组合配套。根据临床工作需要,将有关的项目组合配套,已设计出专业性较高的检测仪器。如血细胞检查仪能将血细胞检查的主要项目一次测出,最多可达 20 余项。自动生化仪能将 24～32 项生化项目一次测出,极大地减轻了实验室的工作负荷。

(5)普遍建立了质量保证制度,使检验质量经常处于客观监测状态,同时不断提高检验人员的素质,保证检验质量。今后我国将分别使用更为先进的检验方法与国际接轨。

(栾俊旺)

第二节 超声诊断

超声诊断是利用超声在人体各种组织内的传播特性不同,在其接触面(又称界面)上产生反射,形成各种回波图像,根据图像的特征对生理、病理情况做出判别的诊断方法。超声诊断无损伤,检查方便,图像直观,诊断快速,深受临床医师和患者的欢迎。20世纪80年代以来,随着电子技术的发展和仪器的不断改进,特别是B型灰阶超声的问世,使超声显像技术得到很大提高,在临床上发挥了更大作用,成为现代化医院中必不可少的诊断手段。目前,超声显像与包括计算机体层扫描在内的放射学检查、放射性核素扫描和磁共振成像被认为是现代医学的四大影像诊断技术。

目前,各类具有先进水平的超声显像仪,普遍采用了振幅灰阶编码技术、数字扫查转换器和电子动态聚焦系统等新技术,加快了成像速度,改善了分辨率,使图像质量大为提高。其他新型的超声成像系统如C型、F型、D型的显示技术,超声CT,电视显示超声透视机,超声全息显像也相继出现。

一、超声诊断原理

超声是频率在20 000 Hz以上,超过人耳听阈的声波。超声诊断是利用超声的某些物理特性,使用不同类型的仪器,通过信号检验方法,用波型、曲线或影像形式显示出来,以诊断人体器官质性及某些功能性疾病。目前常用的是反射法,主要依据超声的良好指向性和与光相似的反射性、折射性及多普勒效应等物理特性,将超声发射到体内,当其在组织中传播,遇到声阻抗不同的界面时,即发生反射。由于各种正常和疾病组织、器官对超声的吸收、界面形态和活动状态的不同及超声在液体、固体及气体介质中,由于传播速度不同,所产生的反射规律也不同,反射的“声能”也各异,在断面图像上形成明暗不同的回声区域。对这些由超声反射构成的图像,结合生理学和病理学知识,进行分析,即可对疾病的部位、性质和它引起的功能障碍做出判断。所以超声诊断的原理就是超声利用界面声反射成像的原理。界面反射是超声诊断的基础。超声诊断所用的频率一般为1~10 MHz。小于1 MHz的超声波,其波长较长,分辨率较差,不能用于诊断。从理论上讲,频率越高,波长越短,分辨率越好,对疾病诊断更有利。但由于频率越高,超声波在组织内衰减越大,不利于作深部组织检查。此外,发射频率由探头晶体厚度决定,频率越高,晶体愈薄,以目前普遍采用的压电陶瓷作晶体,很难做出超过10 MHz的探头。超声诊断常用频率只有2.25 MHz、3 MHz、3.5 MHz、5 MHz和7.5 MHz等几种,此时在软组织中超声的波长为0.2~0.7 mm。超声在介质中传播时本身携带能量。声强的大小对超声诊断极为重要。只有当超声强度很小时,它对人体才是安全的;当超声强度超过一定限度时,它对人体组织也会产生损害。目前国际上对超声诊断的安全阈值剂量尚未获得一致认识,但一般认为小于10 mW/cm^2的诊断超声强度对人体是安全的。

二、超声诊断仪器分类

超声诊断仪的型号很多,但基本可以分为 A 型、B 型、M 型和 D 型四种。

(一)A 型超声诊断仪

A 型超声诊断仪为振幅调制型。用单晶片探头产生单条声束在人体组织中传播,遇到声学界面所产生的一系列反射回声,在示波屏时间轴上以振幅高低表达,示波屏 X 轴表示人体组织的深浅,Y 轴表示振幅的高低,即界面反射的强弱。A 型超声诊断仪主要依据波幅高低、波形、波的密度和活跃度作为诊断疾病的基础。A 型超声诊断仪属于一维显示,不能形成直观图像,只可用于探测界面距离、脏器径值及病变的物理特性。现除用于胸腔积液、腹水定位的诊断外,已基本被 B 超诊断仪所取代。

(二)B 超诊断仪

B 超诊断仪是目前临床应用最普遍的超声诊断仪,是从 A 型超声诊断仪的基础上发展起来的,为辉度调制型,即以不同辉度的光点表示界面反射信号的强弱。反射强则亮,反射弱则暗。声束顺序扫描(线形或扇形扫描)脏器时,反射光点群按次序分布成切面声像图,故可显示脏器的二维切面图像。当成像速度大于每秒 24 幅时,即可显示脏器的活动状态,称为实时显像。B 超诊断是目前临床应用最广的超声诊断法,几乎涉及临床所有学科,用于肝、脾、胆、胰、胃肠、肾、肾上腺、膀胱、前列腺、女性生殖系统、腹腔和腹膜后等部位疾病的诊断;颅脑、眼及眼眶、颌面、颈部、甲状腺、咽喉、乳腺、纵隔、胸膜、肺及头、颈、胸部疾病的诊断;先天性心脏病、风湿性心脏病、冠心病、心肌炎等心血管疾病的诊断。

(三)M 型超声诊断仪

M 型超声诊断仪是在 A 型超声诊断仪基础上改造而成的一种用于诊断活动器官的超声诊断仪,为活动显示型,也属于辉度调制型。在 B 超扫描加入慢扫描锯齿波,使反射光点从左向右移动扫描。在 M 型显示中,X 轴为光点慢扫描时间,可显示一段时间内的超声及其他生理参数的曲线,Y 轴代表声束传播的深度和组织活动的幅度。从光点的移动可观察被探测物体的深度及活动状况,主要用于心脏及大血管的探查,称为 M 型超声心动图。M 型超声诊断仪于 20 世纪60 年代开始应用于临床,70 年代初在临床普及,对各种心脏疾病,尤其是心脏瓣膜病具有重要临床诊断价值。

(四)D 型超声诊断仪

D 型超声诊断仪是各种超声多普勒诊断仪的总称,都利用多普勒效应,显示探头与被探测物体之间相对运动产生的多普勒频移。当声源和接收器之间发生相对运动时,接收器接收到的声波频率与声源发射频率之间存在一个频率的偏移,简称频移,这种现象称为多普勒效应。在对人体做超声检查时,血液中红细胞的散射构成了超声多普勒频移信号的主要组成部分,血流方向朝向换能器时产生正性频移,即频移向上,当血流背离换能器而去时,产生负性频移,频移向下。这就是各种 D 型诊断仪的基本原理,主要有具有距离选通功能的脉冲式多普勒和不具备距离选通的连续多普勒两种基本方式。D 型超声诊断仪主要用于心脏、大血管及脏器内血管的血流动力学状态的检测,特别适合于观察瓣膜病及先天性心脏病的反流及分流情况。

(五)彩色多普勒血流显像仪

彩色多普勒血流显像仪(CDH)是 20 世纪 80 年代中期发展起来的新型超声多普勒诊断仪,其最大特点在于探头在扫描时,不断从每条声束线的多个水平提取多普勒频移信息,经过彩色编码处理,在显示器上显示二维彩色多普勒血流图像。通常将血流色彩规定为朝向探头方向的血流为红色,背离探头方向的血流为蓝色,以色彩的亮度来表示速度的大小,而以红蓝混合的杂乱色彩表示血流出现湍流时血流方向的不一致。因此,它可以实时显示血流信号的空间信息,对于奇异方向和多个部位的血流异常具有独特的诊断能力。进行彩色多普勒血流显像检查时,借助二维超声图像,可观察心脏解剖结构,了解腔室大小、血管走向、瓣膜形态及连续关系等,通过彩色多普勒图像可观察心内血流的方向、速度、有无反流与分流等,两者互相结合,图像直观,检查快速易行,结果比较可靠,其准确率甚至可高于心导管检查。

除上述五种超声诊断仪外,还有超声电子计算机体层成像(US-CT)、超声显微镜和超声全息照相等多种新的超声成像设备正在研制或发展过程中,其中与 US-CT 十分接近的超声全景扫描已在临床正式投入使用。

三、介入性超声

介入性超声是指在实时超声引导下,将穿刺针、导管等插入体内,或将特殊探头置入体内进行各种诊疗操作。这项技术经历了 20 多年的反复研究和实践,形成了现代超声医学的一个新分支。由于该技术具有安全、简便、效果好、费用低、不受放射线辐射影响等优点,迅速普及,在临床各种疾病的诊治中占有重要位置。

介入性超声与介入性放射学科有着密切的联系。在目前临床开展的介入性放射学项目中,部分可由介入性超声替代,部分则可由两者配合完成,互相取长补短。

(一)介入性超声

在临床上可分为以下几类。

1.超声引导下经皮穿刺

这类技术在临床上应用的时间最久,范围也最广,其中许多项目已经普及,即应用实时超声特制的探头,直接在超声监视下,将穿刺针从探头缝隙中,经皮肤向各种脏器和组织进行穿刺,吸取细胞或组织进行诊断。

2.体腔内超声

体腔内超声起初应用于泌尿系统疾病检查,如经直肠的前列腺和经尿道的膀胱超声检查等。目前,除上述两项检查外,还有经食管、经胃和十二指肠、经阴道及经血管腔等多种途径。进行这几种体腔内超声检查时,由于可以将超声探头通过体腔,直接放在病灶处,减少了周围脏器的干扰,分辨率高,从而提高了超声的诊断水平,同时也可在超声引导下,进行穿刺诊断。

3.手术中超声

手术中超声在神经外科、泌尿外科和心胸外科的应用较多,其中主要特点为可准确定位、穿刺或活检,确定病灶的位置、范围、与周围血管或脏器的关系,以利于手术的顺利进行。

4.子宫内胎儿介入性超声

对围产医学、计划生育有重要作用。

(二)介入性超声诊断

目前已经广泛应用于临床,几乎与所有临床学科有关,涉及的主要学科有内科、外科、妇产科、小儿科等。在内科领域方面主要应用于以下目的。

(1)为实验室检查获取标本:如超声引导下的心包穿刺、心包活检和心包胸膜开窗术,对部分心包炎、心包肿瘤的病因和病理诊断有重要意义;心内膜心肌活检可对确定心内膜、心肌病变提供临床参考;超声引导下细针穿刺对胃肠肿块的确诊具有很高的实用价值,对内镜检查有困难的中晚期胃肠道肿瘤患者也是一种较为理想的获取病理诊断的方法;对于回盲部及升结肠病变,纤维肠镜往往难以达到其位置,超声导向则不受上述因素限制,能迅速做出诊断。

(2)开展各种造影:如左心系统声学造影诊断心内左向右分流有较高的敏感性和特异性,尤其对小的室间隔缺损的确诊有较高价值;从主动脉根部注入声学造影剂进行心肌灌注造影对诊断冠心病也有一定意义;超声导向经皮经肝胆管穿刺、门静脉穿刺和经皮肾盂穿刺,注入造影剂进行 X 线造影检查等。

(3)获得高分辨率的声像图:通过各种体腔内探头或术中超声,显示更清晰的超声图像和体表探头不能检出的病变,如通过食管探头显示左心耳的附壁血栓和主动脉夹层动脉瘤,通过血管内超声,可清楚显示血管壁的微细病变,包括管腔的形状与大小,管壁厚度与病理特征,还可用于动脉粥样硬化斑块的显像及构成成分分析;将导管插入心腔内的不同水平,可获得高清晰度的显像,用以观察心内膜、心瓣膜等疾病及心腔内起搏器的情况等。目前,血管内超声的应用仅限于诊断,尚不能同时进行治疗。

心肌造影超声心动图(MCE)是一种将常规二维超声心动图与声学造影剂相结合而产生的一种检测心肌微循环的新技术,与血管内超声(IVUS)、经食管超声(TEE)、三维超声(3DE)、组织多普勒显像(TDI)等一样,是近年来心脏超声研究领域中发展异常迅速的课题之一。同时MCE 用于冠状动脉疾病的诊断,既是声学造影史上又是冠状动脉疾病诊断方法学上的重大进步。

目前超声诊断已普及全身各个系统,为现今临床诊断最常用的无创性检查手段。今后超声诊断随着现代各种技术的相互渗透和促进,必将有更新的发展。

(栾俊旺)

第三节　影　像　诊　断

医学影像学包括传统的 X 射线诊断学、计算机断层扫描(CT)、磁共振成像(MRI)、数字减影血管造影(DSA)和介入放射学等。这些新检查技术的应用,使人体器官和组织的影像更为精细,使疾病的诊断水平有了空前的提高。现代医学影像诊断技术在临床工作中已越来越受到广大医务工作者的重视,并且已成为一种不可缺少的、极为重要的诊断手段。

一、X 线诊断

X 线诊断是利用 X 线的特性,通过透视或摄影的方法,使人体内部结构或器官在 X 线荧光屏或胶片上形成影像,从而了解人体解剖和生理功能状况及病理变化。X 线诊断在影像诊断学中应用最早,传统的 X 线检查曾对临床疾病的诊断起过重要作用,并一直沿用至今。

X 线检查可分为一般检查、特殊检查和造影检查 3 种。一般检查是 X 线检查中最基本的检查方法,包括透视和摄影,在临床上应用最多。透视应用最广的部位是胸部和胃肠道,其次应用于大的骨折、脱臼及异物的检查等。目前,X 线透视利用影像增强器已可在亮室内进行,若加上X 线电视系统可做电视透视。X 线摄片是临床使用的重要检查方法之一,可用于人体各个部位,常用的体位有正位、侧位,必要时还可采用斜位、前弓位和切线位等,以充分显示病变。摄影能显示人体的细微结构和厚而致密的组织。数字化摄影是照相经电子计算机处理后,再将图像用多幅照相机照到胶片上,显示的图像层次比普通 X 线照片多,但设备价格昂贵,目前尚未能在临床广泛使用。特殊检查包括断层摄影、荧光缩影、放大摄影、高千伏摄影及记波摄影等。造影检查是把造影剂注入所要检查的器官或其周围,使之产生对比显影,以达到检查和诊断的目的。

X 线检查目前仍在临床广泛使用,对疾病的诊断起重要作用,但传统的 X 线检查对人体病理变化的反应不够灵敏,对体内各种组织的密度分辨力较差,对内脏肿瘤的发现受一定限制。此外,常规 X 线检查只能显示脏器的纵轴平面投影,不能做横轴的平面投影,对较小的肿瘤、轻度炎症、组织水肿及少量出血等常不能清楚显示。X 线诊断是以 X 线影像为根据的,因此 X 线照片的质量应合乎要求才能做出正确诊断。阅片时对所见的 X 线表现首先应确定其为正常、正常变异或病理异常。如为病理异常则应明确其解剖部位和病理性质,做出相应的 X 线诊断。值得注意的是,影像学表现只是体内病理改变在照片上的反映。有时不同的病理改变可有相同或类似的影像学表现,所以在作 X 线诊断时一定要密切结合临床,才能做出正确的诊断。

二、CT

CT 是电子计算机技术和 X 线扫描技术相结合的一种影像学诊断方法,基本原理是当 X 线通过人体某一层面时,部分光子被吸收,X 线强度因而衰减,剩余的光子被位于人体对侧的探测器吸收,探测器将所接收的光信号转换为电的信号,输送到电子计算机进行运算处理,获得每个像素的线性吸收系数,然后重建图像,由阴极射线管显示出来,供医师分析诊断。

自从 1971 年世界上第一代 CT 机问世以来,其发展非常迅速,近年来,由于 CT 机的设计、制造、软件功能及 X 线技术的快速发展,CT 扫描无论从速度、分辨率等方面均在明显提高,近年来还出现了三维成像、螺旋扫描等新技术,从而使 CT 的应用范围更加广泛。

根据采用 X 线束、探测器、扫描方式和所需扫描时间长短的不同,CT 可被划分为第 1～5 代的不同机种。第一代和第二代 CT 用于头颅照射,它们扫描所需时间分别为 5 分钟和 1 分钟。第三代以后的 CT 可应用于全身照射,所需扫描时间第三代为 10 秒而第四代为 1 秒。为了提高心血管检查的效率,现在又设计出第五代 CT,又称心血管 CT,此机可在 1 秒时间内得到 17～20 个图像,适用于心血管动态扫描。

CT 图像具有比常规 X 线照片高 10 倍以上的密度分辨率,可以反映出普通 X 线检查看不到的病变。例如,普通 X 线照片不能显示脑内出血灶,在 CT 图像上却可显示出来。临床上往往不易区分脑出血或脑梗死,CT 也可明确鉴别出这两种疾病。CT 对颅脑其他疾病也有较高的诊断价值,诸如外伤、感染、脑血管疾病、先天畸形、肿瘤等,CT 均为首选的检查方法。对肝、胰、脾、肾等实质脏器疾病,特别是占位性病变,CT 也有较高的阳性诊断率,若与 B 超检查配合使用,可达到更高的诊断率。CT 对五官、盆腔、脊柱、四肢、纵隔等部位疾病的诊断也有其独到之处;对肺及胃肠道疾病的诊断也可起到补充作用。

CT 的特殊技术包括以下几项。

(一)增强扫描

扫描前静脉注射有机碘制剂(如泛影葡胺),药物可通过血液循环到达病变部位,增加了病变部位血管和周围组织的对比度,使病变的显示更为清晰。

(二)动态扫描

观察造影剂在组织内的变化情况,有助于鉴别诊断。

(三)高分辨率薄层扫描(HRCT)

常规 CT 由于层面较厚部分容积效应的干扰,某些征象显示不够清楚,而高分辨率薄层 CT 的层面较薄,可以利用原有的投影数据,用特殊程序,重建出局部高分辨图像,常用于肺部微小结节的显示,并可辨认肺小叶的核心结构和间隔结构。

(四)超速 CT(UFCT)

近年来,UFCT 的出现为我们提供了早期检测冠心病的无创性方法。

(五)CT 造影

在某些传统造影技术操作,如胆管、泌尿道、脊髓、脑室等造影后,再进行 CT 扫描,可以进一步提高诊断率。

(六)介入性 CT

介入性 CT 即在 CT 引导下进行穿刺、引流及活组织检查等介入性诊断。

(七)电子束 CT(EBCT)

电子束 CT 是继螺旋 CT、MRI 之后又一新型医学影像系统,是目前世界上最快的断层扫描装置。EBCT 在心血管病的诊断中具有很大潜力。

CT 的发明是医学史上,特别是影像诊断学上有划时代意义,很快推广使用到全身各个系统。CT 机的不断改进,使扫描时间缩短,扫描层厚度不断变薄,影像越来越清晰。技术本身目前基本已达到成熟阶段,将来的发展主要在简化结构、降低成本上下功夫,使 CT 成为现代化医院不可缺少的常规影像学检查设备。

三、MRI

MRI 是利用人体组织中某种原子核的磁共振现象,将所得的射频信号经过电子计算机处理,重建出人体某一层面的图像,并据此做出诊断。磁共振成像对器官及组织影像的对比度和敏感性比 CT 高,可显示一些在 CT 上不能显示的病变,如肝癌周围的子灶、脑白质轻度变性、较小的脑肿瘤等。对神经系统和血管系统疾病的诊断也比 CT 略胜一筹,因此在临床上常使用于以下情况。

(一)头部

MRI 可清晰分辨脑灰质和白质,对多发性硬化等一类脱髓鞘病的显示较 CT 清楚,但对脑外伤、脑出血、脑梗死、脑肿瘤等的显示与 CT 类似。硬膜下血肿、脑梗死或脑肿瘤的早期,MRI 的显示优于 CT,但 MRI 对钙化和脑膜瘤的显示不好。脑干及小脑病变的显示,MRI 图像没有伪影,是首选检查的方法。

(二)脊柱

MRI 不需要造影剂即能清晰区分脊髓、硬膜囊和硬膜外脂肪。MRI 对肿瘤、脊髓空洞症、脱髓鞘病变等疾病均有较高诊断价值,对脊椎外伤引起的骨折或脱位,MRI 的显示不如常规 X 线片或 CT,但能较好地观察脊髓损伤情况。MRI 显示椎间盘也较好,可以分辨纤维环和髓核,特别是矢状面图像,可以同时显示多个椎间盘突出。

(三)四肢

骨皮质为无信号区,骨髓腔在 T_1 加权像上为高强信号。MRI 对骨质本身病变显示不如

X 线片或 CT,但对软组织及肌肉病变、肿瘤及炎症都能清晰显示,特别对早期急性骨髓炎,MRI 是一种灵敏度很高的检查方法。此外,MRI 也是检查膝关节半月板病变的首选方法。

（四）盆腔

对直肠及泌尿生殖系统的检查,MRI 优于 CT。MRI 无辐射损害,特别适用于孕妇及胎儿检查。

（五）肺部

MRI 对肺部的检查不如常规胸部 X 线片及 CT,但对纵隔的检查则优于 CT,MRI 不需要使用造影剂即可对纵隔和肺门部位的血管和肿大淋巴结做出鉴别。

（六）心血管

MRI 采用心电门控技术,可显示心肌和心腔病变,还可计算出一些心脏血流指数,是很有价值的心血管检查技术。在后天性心脏病方面,MRI 可对急性心肌梗死和慢性心肌梗死做出鉴别,并可显示残余的正常心肌,可帮助确定能否做冠状动脉搭桥手术。MRI 可以准确地判断有无肥厚性心肌病,病变的范围和程度,对充血性心肌病可显示心室扩大程度,并可发现肥厚性心肌病的某些变异类型。MRI 还能对心包膜增厚及少量心包积液做出判断,并能区分血性还是其他成分的液体。心电门控 MRI 不用对比剂即可清楚地显示主动脉的解剖结构、病变大小和范围,有无血栓、管腔扩张或狭窄及与邻近血管的关系,可以完全取代 B 超显像和 CT。心电门控 MRI 对先天性心脏病解剖畸形的诊断率已达 80% 以上,而且能够对左向右分流的先心病提供生理性信息。但 MRI 瓣膜病变的分辨率仍不够理想,因此瓣膜病变(如关闭不全)仍需主动脉造影或左室造影。

（七）腹部

腹部 MRI 主要用于肝、胰、脾、肾等实质脏器,但其总的效果不如 CT。

在磁共振成像时,脂肪组织呈白色强信号,而血管图像由于有血液流空效应呈现黑色低信号,因而它能全面地观察病变与其周围的关系,明确其范围。目前,MRI 存在的问题是扫描时间长。进一步提高成像速度,并获得更为大量的信息是今后需要探讨的问题。

磁共振血管造影(MRA)是磁共振发展的又一个里程碑,但由于磁共振成像技术中尚存在着血液流动的涡流和湍流,易造成信号丢失,在评价其结果时可导致扩大狭窄程度,所以目前仅被用于随诊待查或病例筛选。磁共振频谱(MRS)、频谱成像(MRSI)、弥散加权成像(DWI)和灌注成像(PI)的研究虽有进展,但还未普遍应用于临床。

四、数字减影血管造影(DSA)

DSA 是由电子计算机进行影像处理的 X 线诊断技术,是电子计算机与常规血管造影相结合的数字减影的血管造影。它把血管造影的影像数字化,通过数字化处理、再成像等过程显示血管系统。减影像是指把没有注射造影剂的图像与有造影剂的图像相减后所得的图像,减影过程是图像经模-数转换器数字化后在电子计算机内进行的,减影相数字化后,数-模转换器把数字信号变成模拟信号,在输入监视器屏幕上出现实时图像。

常规血管造影具有操作简便,成功率高,受检者痛苦较少,并可通过导管到达全身任何部位的血管,从而能进行选择性血管造影等优点。但常规血管造影的创伤性较大,需要注射较多量浓度较高的造影剂,胶片的消耗量也较大,且不能进行实时显示,对老弱者及小儿仍有禁忌。

DSA 的主要优点是可以直接通过肘静脉注射造影剂,造影剂经过上腔静脉到右心,然后经过肺内小循环至左心室,再到全身循环。造影剂也可经导管法输入,导管可经肘静脉或股静脉插入,然后将导管顶端置于上、下腔静脉或右心房内注入造影剂。由于采用了电子增强技术和计算机处理,可以使四肢末梢动脉及腹腔动脉显影。目前,DSA已从静脉法进一步发展到动脉插管法,即经股动脉或腋动脉插入导管,将导管顶端置于主动脉或靶血管注入造影剂。此外,还可将导管插入有关心腔内注入造影剂做心腔造影。由于动脉法造影图像的清晰度一般优于静脉法,所以在临床上应用较多。与常规血管造影相比较,DSA的对比度分辨率较高,造影剂浓度达到5%即可显影,而常规血管造影时,造影剂的浓度要达到30%~40%时才能显影,因此减少了用药量和患者的不良反应;DSA可减少血管以外的背景,尤其使与骨骼重叠的血管能清楚显示;DSA由于造影剂用量小,浓度低,可选用较细的导管,损伤小,比较安全,对肝、肾功能的影响也较常规血管造影为少。此外,DSA可节省时间,甚至可不需住院,在门诊进行检查。

DSA的不足之处是移动伪影较多,伪影来自患者的不自主动作,如吞咽、呼吸、心跳、血管搏动、肠蠕动等均可导致伪影,影响减影效果。此外,DSA对较小血管的显示尚不及常规动脉造影清晰,但至少可以作为常规动脉造影的筛选性检查,并可代替相当一部分常规血管造影。DSA的发展方向是达到和超过常规动脉造影的分辨能力,减少造影剂用量,减少对患者的辐射性损伤。

(栾俊旺)

第二章

内科常用治疗技术

第一节 氧气疗法

氧气疗法(简称氧疗)是各种原因引起的急性低氧血症患者常规和必不可少的治疗,有着纠正缺氧、缓解呼吸困难、保护重要生命器官的功能,有利于疾病痊愈。

低氧血症是肺心病发生和发展的一个重要影响因素,如果长期的低氧血症得不到纠正,持续的肺血管痉挛和肺动脉高压可使肺小动脉肌层肥厚、内膜纤维增生、管腔狭窄,加上肺毛细血管床大大减少,肺循环阻力增加,肺动脉压力持续和显著升高,右心负荷增加,最终导致右心衰竭。

夜间氧疗试验(NOTT)和医学研究协会(MRC)的研究结果显示:长期氧疗(LTOT)是影响慢性阻塞性肺疾病(COPD)发展最重要的因素之一。持续家庭氧疗可延长 COPD 患者的寿命,所延长寿命的时间与每天吸氧时间相关。其他长期氧疗的效果包括可减少红细胞增多的发生(与降低碳氧血红蛋白水平有关,而不是改善动脉血氧饱和度的结果)、降低肺动脉压力、改善呼吸困难、改善睡眠、减少夜间心律失常的发生。氧疗增加运动耐力,其主要机制是在同样工作负荷下减少每分通气量,因而氧疗延迟了通气受限的发生;提高动脉氧分压,使氧输送能力增强、逆转了低氧血症引起的支气管痉挛;增加了呼吸肌对氧的摄取利用。总之,COPD 急性加重期吸氧具有挽救生命的作用,慢性呼吸衰竭患者长期氧疗可延长寿命。

一、氧疗的生理机制

为了明确氧疗的机制,首先要了解低氧和低氧血症的病理生理。长期氧疗的目的是纠正低氧血症,而又不引起高碳酸血症酸中毒,且有利于提高患者的生存率、改善生活质量、预防肺心病和右心衰竭的发生。总之,纠正低氧可保持生命器官的功能。

氧分压(PaO_2)由 3 个因素决定:①吸入氧浓度(FiO_2);②肺泡通气量(VA);③肺弥散功能与通气/血流比。高原地区的 FiO_2 减少、肺泡通气降低和心肺疾病引起的肺弥散功能和通气/血流(V/Q)分布异常时均可产生低氧血症。氧疗可提高 FiO_2,但是否能提高 PaO_2,很大程度上与肺弥散功能和通气/血流比异常的程度有关。其他可影响氧疗效果的因素有:肺不张、低氧性的肺血管痉挛,或两者引起的 V/Q 失衡、通气减少等。输送氧到组织依赖于心排血量、机体脏器灌注和毛细血管情况,血液的氧输送量由血红蛋白浓度和血红蛋白对氧的亲和力来决定,血pH、PCO_2 和 2,3-二磷酸甘油水平会影响氧的这种输送能力,氧输送能力可因碳氧血红蛋白水平增高而降低。

(一)呼吸系统效果

氧疗可使气道阻力减小,而每分通气量(VE)和平均吸气流速均与 $P_{0.1}$(作为呼吸驱动的指标)有关。患者于运动时吸氧,呼吸肌运动较弱时就能满足机体对氧的需求,因而运动耐力有所提高。正常人吸 40% 的氧气即可减少通气和膈肌疲劳肌电图信号,并伴有疲劳程度的降低。在 COPD 患者中,氧疗也可使膈肌疲劳及反常腹肌运动的肌电图信号延迟。

(二)血流动力学效果

正常人予以氧疗可以使心率下降,COPD 患者也有同样的现象。这种心率下降与心排血量增加有关。有一些 COPD 患者还表现有左室射血分数的增加。

氧疗还可减少夜间血氧饱和度(SaO_2)的降低,使夜间肺动脉压降低。FiO_2 增加,使肺血管扩张,因而可改善 COPD 的预后,如肺动脉压降低超过 0.7 kPa(5 mmHg),则 COPD 患者的预后较好。

(三)组织氧的改善

正常人运动时,做功量一定的情况下,低氧与每分通气量(VE)增高和血乳酸水平增高相关,因此氧疗可减少动脉乳酸水平,二氧化碳排除和 VE。限制性肺部疾病患者氧疗后也显示有血乳酸水平降低,反映了组织氧供的改善,这是由于动脉血氧含量增加所致。

(四)神经精神的改善

许多有低氧血症的 COPD 患者除了有肺、心血管功能异常外,还有脑部的损害。长期慢性缺氧使患者注意力不集中、记忆力和智力减退、定向力障碍,并有头痛、嗜睡、烦躁等表现。神经精神症状的轻重与慢性低氧血症的程度有关。吸氧可使 COPD 患者的神经精神功能有所改善,这个现象提示纠正组织缺氧对于改善精神状况非常重要。总之,长期氧疗可改善大脑的缺氧状态,减轻神经精神症状。

(五)血液系统的效果

氧疗可逆转继发性的红细胞增多症及延长血小板存活时间。

二、氧疗的肺康复作用

肺康复治疗中提倡便携式和家庭氧疗处方。长期氧疗的作用主要体现在以下几方面。

(一)增加运动耐力

无数研究表明,当呼吸不同浓度的氧气时,低氧血症患者的运动耐力有所增加,运动耐受时间延长。有人认为携带便携式氧气设备的额外做功可抵消氧疗的作用,但也有研究表明,尽管增加了携带氧气设备的做功,但仍能从氧疗中获益,且随着氧流量增加,这种益处会相应增加。

(二)症状改善

氧疗对周围化学感受器张力有重要的作用。由于提高了 PaO_2,减少了颈动脉体的刺激,因而减轻了 COPD 患者的呼吸困难,在正常个体也是这样。

疲劳症状的改善与前述对神经精神的作用有关,氧疗更大的益处可能是由于增加了患者的活动能力,使其能更加主动地参加锻炼、减轻抑郁。

(三)纠正低氧血症和减缓肺功能恶化

氧疗后大多数患者动脉血氧分压明显升高,而没有出现二氧化碳潴留。研究发现,夜间氧疗可维持动脉血氧饱和度在 90% 以上,睡眠时动脉二氧化碳分压仅轻度增加,且这种轻度增高无重要意义。氧疗可延缓肺功能的恶化,氧疗后正常人第 1 秒用力呼气容积(FEV$_1$)降低值为每年 18～35 mL,COPD 患者 FEV$_1$ 下降值为 50～90 mL。

(四)降低肺动脉压和延缓肺心病进展

长期氧疗可降低肺动脉压,减轻或逆转肺动脉高压的恶化。对肺动脉的改善作用受以下因素的影响。

1.氧疗的时间

每天氧疗的时间越长,肺动脉压的改善越明显。

2.肺动脉压的水平

长期氧疗对轻、中度肺动脉高压效果更好。

3.个体差异

对缺氧及氧疗的反应存在着个体化差异,每天吸氧 15 个小时以上能纠正大多数重症 COPD 患者的肺动脉压的恶化。

因此可以肯定,长期氧疗能稳定或阻断肺动脉高压的发展,一部分患者可缓解肺动脉高压。

长期氧疗还可使血细胞比容减少、血液黏稠度降低,以及使心、肺供氧增加,进一步改善心功能,延缓肺心病的发展。COPD 患者在氧疗 4 周后始出现血细胞比容降低,且氧疗前血细胞比容越高(≥0.55)者,疗效越好。

(五)提高生存率及生活质量

有一研究对 COPD 长期家庭氧疗患者进行了 5 年的随访发现,氧疗组每天鼻导管吸氧至少 15 个小时,病死率为 45%,而非氧疗组为 67%。可移动式氧疗能使患者增加身体锻炼的机会,从而打破了慢性呼吸疾病患者由于不能运动而形成的恶性循环,可更好地改善生存率,并提高生活质量。

三、氧疗的临床指征

急性低氧血症患者常规予以吸氧治疗,吸氧的方式依病情而定,此为住院患者综合治疗的一部分。

长期氧疗(LTOT)非常昂贵,因此氧疗处方必须有充分的临床依据。不同的国家有不同的 LTOT 处方标准。因有不同的供氧和输送方式,故标准也不同。

目前仅有 COPD 患者的氧疗标准,但一般认为这些标准也适用于其他肺部疾病引起的慢性低氧血症患者,如囊性纤维化、继发于间质性肺炎和慢性肉芽肿性疾病的肺纤维化,严重的限制性肺部疾病。

LTOT 是依据患者在海平面上呼吸室内空气时出现慢性低氧血症,测定其动脉血气值和脉搏血氧饱和度值来确定的。

(一)家庭氧疗处方

几个国家已经制订出严格的 LTOT 处方标准,在美国 LTOT 处方是根据两个关于氧疗的会议制订的。

开始 LTOT 的临床标准是依据休息时 PaO$_2$ 测定的结果。血氧定量法测 SaO$_2$ 用来随时调整氧流速,如果怀疑高碳酸血症或酸中毒,则必须测定动脉血气。

1.长期氧疗的适应证

慢性呼吸衰竭稳定 3～4 周,尽管已进行了必要的和适当的治疗,仍有:①静息时,PaO$_2$

≤7.3 kPa(54.8 mmHg)或 SaO_2≤88％,有或无高碳酸血症;②静息时 PaO_2 在 7.3～8.0 kPa (55～60 mmHg)或 SaO_2≤89％,如果患者有肺动脉高压、充血性心力衰竭(并重力依赖性水肿) 或血细胞比容＞55％。

长期氧疗一般用于第Ⅳ期 COPD 患者,一些 COPD 患者在急性发作前没有低氧血症,且发作后可恢复到以往的水平,则不再需要长期吸氧。接受了适当的治疗,患者病情稳定后,患者需要在 30～90 天后重新评估,如果患者没有达到氧疗的血气标准,则氧疗不再继续。

2.氧疗的剂量

足以将 PaO_2 提高至 8.0 kPa(60 mmHg)或 SaO_2≥90％的氧流量大小。

3.氧疗的时间

除了在运动和睡眠时需要吸氧外,氧疗的时间一般至少 15 小时/天。

4.治疗的目标

将 SaO_2 提高到≥90％和/或 PaO_2≥8.0 kPa(60 mmHg),但是 $PaCO_2$ 升高不超过1.3 kPa (10 mmHg),pH 不低于 7.25。应当规律地监测动脉血气 PaO_2,不断调整氧流量直到达到预期治疗目的。

LTOT 时通常采用鼻导管给氧,Venturi 面罩供氧则给氧浓度更为准确。

(二)临床稳定性

进行夜间氧疗(NOT)试验后,许多患者 PaO_2 有自动改善的现象。Timms 发现,NOT 试验 4 周以后,PaO_2 上升到了 7.3 kPa(55 mmHg)以上,则不再需要氧疗,可用于氧疗患者的筛选。另外也有人发现适合进行 LTOT 的患者予以氧疗 3 个月以后,在不吸氧的情况下,PaO_2 可升至 7.9 kPa(59 mmHg)。目前还没有能力预测哪些患者 PaO_2 能够提高到这种程度。

应鼓励进行 LTOT 的患者戒烟,因研究发现在 LTOT 期间仍有 8％～10％的患者继续吸烟。

(三)特殊情况下的氧疗

美国目前的处方标准是,低氧血症患者在运动和睡眠时应予以氧疗。一般情况下在睡眠和运动(即低氧血症恶化时),已经氧疗的患者需要将氧流量增加 1 L/min。如果在运动时,PaO_2 下降至 7.3 kPa(55 mmHg),则推荐使用便携式氧疗系统。目前已认识到 COPD、脊柱后凸、囊性纤维化、间质性肺疾病患者在睡眠时有低氧血症的情况,且夜间 SaO_2 的降低与肺动脉压增加相关,夜间氧疗可改善夜间的 PaO_2,而不会引起 $PaCO_2$ 大幅度的增高,且夜间氧疗消除了夜间发生氧饱和度降低的可能,使肺动脉压趋于正常。

低氧血症患者乘飞机旅行时应特别注意,虽然通常商业飞机的飞行高度超过 9 144 m,但大多数航班机舱内予以加压,使之相当于 2 438.4 m 的高度,在这个高度时正常人和患者的 PaO_2 可下降 2.1～4.3 kPa(16～32 mmHg),已经接受 LTOT 的慢性低氧血症患者或接近低氧血症的患者,在旅行前需要予以仔细评估。一种方法是使用低氧血症激发试验:COPD 患者休息时呼吸 15％的氧气(相当于 2 438.4 m 激发试验高度),如患者的 PaO_2 降至6.7 kPa(50 mmHg),则在飞行期间需要另外补充氧。临床症状不稳定的低氧血症患者不提倡乘飞机旅行。

四、供氧和氧输送设备

(一)供氧设备

住院患者多使用墙壁氧,必要时可结合有创或无创呼吸机。

家庭氧疗的供氧设备基本上有 4 种：压缩气罐、液体氧、分子筛氧浓缩器和新的膜分离器。每一系统均有其优点和缺点。每一患者所适合的系统依赖于患者的条件和临床用途。氧疗系统的重量、价格、便携方式对老年残疾患者特别重要。原则上如果患者能走动，那么就不能使用限制患者活动的氧疗设备，至少部分时间是这样。

1.压缩气体罐

其为传统的供氧设备，较便宜，在高流量时可释放 100% 的氧气。压缩气体罐在高压下贮存。便携式(小的)压缩气罐因氧气供应时间短和需频繁再填充而使其使用受限。一般不提倡在家中填充氧气罐，因为需要氧气供应商的帮助。

压缩氧气的优点是：价格低、实用，能够长期贮存。

压缩氧气的缺点是：重量大、氧气供应时间短、不易搬动，如果开关阀突然自行打开可发生危险。

2.液体氧

液体氧贮存在极低的温度下，比压缩气体所需的贮存容积小(1 L 液体氧＝860 L 气体)，可将室温下等量的气体缩小至原来容量的 1%。其他优点有：系统的压力低，可提供更多的便携式氧疗机会，且易于运输；液体氧的便携式设备更轻便，也容易从大的氧站再填充；同压缩气体一样，液体氧也可提供 100% 的氧浓度。液体氧系统的流量范围是通过加热、控制气体蒸发的速度来调节的。

液体氧比压缩气体更昂贵。如果患者有能力支付和需要外出旅行时，这种液体氧更适合。液体氧的缺点是：价格高，需要间断地进行压力释放导致氧浪费，甚至不用时也需这样做。

3.分子筛氧浓缩器

分子筛氧浓缩器是目前最便宜的供氧设备，为电力设备，通过一个分子筛从空气中分离氧，氧气输送给患者，氮气则回到空气中。氧浓缩器的重要优点是价格效益比高，缺点是移动性差，不能携带，一般在固定的地方如汽车或房间里使用，且需要电源和常规维护，可作为供氧后备设备。分子筛氧浓缩器是一种复杂的仪器，需要经常维修才能保证其功能正常。当使用的氧流量过大时，氧浓度会降低，避免这一问题的方法是选择大型号的筛床；另一个问题是增加仪器的使用时间会使输出氧浓度降低，即使是常规维护、细心保养也是如此，因此分子筛氧浓缩器需要进行系统技术检查，以保证其工作状态良好。目前新型仪器有氧浓度表，有助于患者的使用。分子筛不能浓缩水蒸气，因此需要高流量氧气时，常需要湿化。另外仪器也可浓缩有毒气体，筛床的消耗还可造成工业污染，设备位置固定限制了患者的活动。尽管有这些缺点，这种氧浓缩器还是具有明显的优点，如不需要反复填充就是其最大的优点。

4.膜分离器

使用聚乙烯膜和压缩器从空气中浓缩氧气。这种膜通常可使氧气和水蒸气透过，可使输出的氧气得到适当的湿化。膜分离器较分子筛浓缩器有技术优势：首先，膜浓缩器需更换的零件较少(仅有管内滤器需要更换)，这种设备尤其适用于农村；作为后备设备，维护费用低，有经济上的优势；虽然膜分离器产生的氧浓度低为 45%，但氧流量的范围仍较大；不需要湿化是其在经济上的另一个优势，适合于气管内氧疗；它还是一个细菌滤过器，聚乙烯有异物屏障作用。

(二)氧输送设备

氧输送设备有多种，传统的面罩和鼻导管最常见，经气管氧疗(TTOT)有增加的趋势，不同的氧输送设备，可使吸氧效率得到不同程度的改善。

1.面罩

使用合适的面罩是最好的氧输送方法之一,但不如鼻导管的耐受性好。固定式面罩使用高流量氧气,这种面罩可提供一个持续的、预定好的氧浓度。可调式面罩如 Venturi 面罩的氧浓度可调,调节空气的进量可控制氧浓度在 25%～50%。在高流量时面罩的使用效果好,当氧浓度<35%时多不需要使用。

面罩的优点:可保持一定的吸氧浓度,吸入氧浓度不受潮气量和呼吸频率的影响。

面罩的缺点:面罩的无效腔会影响二氧化碳的排出,增加二氧化碳分压;所需氧流量较高(一般>4 L/min),耗氧量大,故家庭氧疗中很少使用;患者感觉不舒适、进食和讲话不方便。

2.鼻导管

鼻导管无疑是最常用的氧输送形式。它廉价、舒适,患者易于接受,吸氧的同时可以吃饭、睡觉、谈话和吐痰。氧浓度不会因患者从鼻子或口腔呼吸而有所改变。但吸入氧浓度随患者呼吸深度和频率不同而有所变化。氧流量与吸入氧浓度大致呈以下关系:吸入氧浓度=21+4×氧流量(L/min)。氧流量高时患者往往不能耐受局部冲力和刺激作用,可产生皮炎和黏膜干燥,故 FiO_2 不能过高。在某种程度上,适当湿化可避免此种情况的发生。与面罩吸氧不同,鼻导管吸氧不会使 CO_2 重新吸入。

由于向肺泡输送氧气仅占自由呼吸周期的一小部分(大约是开始的 1/6),剩余的时间用来填充无效腔和呼气,因此,输送的大部分氧气没有被患者利用,而是跑到空气中白白地浪费掉了,在呼气时氧气被浪费 30%～70%。

3.TTOT

TTOT 首先由 Heim Lich 于 1982 年提出。在局部麻醉下,将穿刺针穿刺进入气管内,将导管(直径 1.7～2.0 mm)放入气管内,拔出穿刺针,导管送至隆突上 2 cm 处。外端固定于颈部,与输氧管相接。呼气时,气道无效腔可起储存氧气的作用,故氧流量比经鼻氧疗减少 50%,且供氧不随呼吸深浅和频率的变化而变化。

TTOT 有美容优点,能保持患者的个人形象,帮助患者避免了社会孤独症,使患者容易接受这种治疗,且此氧疗所需氧流量较少,因而仪器变轻,移动范围加大,患者感觉较好,氧疗的效果也好,还可减少家庭氧疗费用。

TTOT 的缺点是易发生干燥,分泌物阻塞导管,需每天冲洗导管 2～3 次,还可发生局部皮下气肿、局部皮肤感染,出血和肺部感染。有气道高反应、严重心律失常和精神焦虑者慎用。在我国使用较少。

（王瑞青）

第二节 机 械 通 气

一、基本原理

正常人自主呼吸时由于呼吸肌主动收缩,膈下降,胸内负压增加,使肺泡内压低于气道口压,气体进入气管、支气管和肺泡内。目前临床采用的机械通气,主要是使用正压通气的方式来支持肺功能。正压通气是指由呼吸机提供高于肺泡内压的正压气流,使气道口与肺泡之间产生压力差,从而建立人工通气,因而,机械通气在通气过程中,气道压力势必升高。任何正压通气方式均应有 3 个必备的机械功能:启动、限制和切换。

(一)启动

启动是指使呼吸机开始送气的驱动方式,它有 3 种方式:时间启动、压力启动和流量启动。

1.时间启动

时间启动用于控制通气,是指呼吸机按固定频率进行通气。当呼气期达到预定的时间后,呼吸机开始送气,即进入吸气期,不受患者自主吸气的影响。

2.压力启动

压力启动用于辅助呼吸。压力启动是当患者存在微弱的自主呼吸时,吸气时气道内压降低为负压,触发呼吸机送气,而完成同步吸气。呼吸机的负压触发范围 $-0.49\sim-0.098$ kPa($-5\sim$ -1 cmH$_2$O),一般成人设置在 -0.098 kPa(-1 cmH$_2$O),小儿 0.049 kPa(0.5 cmH$_2$O)以上。辅助呼吸使用压力触发时,能保持呼吸机工作与患者吸气同步,利于撤离呼吸机。当患者吸气用力强弱不等时,传感器装置的灵敏度调节困难,易发生患者自主呼吸与呼吸机对抗及过度通气或通气不足。

由于同步装置的技术限制,患者开始吸气时,呼吸机要延迟 20 毫秒左右才能同步送气,这称为呼吸滞后。患者呼吸频率越快,呼吸机滞后时间越长,患者出现欲吸而无气,反而增加呼吸做功。

3.流量启动

流量启动用于辅助呼吸。流量启动是指在患者吸气开始前,呼吸机输送慢而恒定的持续气流,并在呼吸回路入口和出口装有流速传感器,由微机测量两端的流速差值,若差值达到预定水平,即触发呼吸机送气。持续气流流速一般设定为 10 L/min,预定触发流速为 3 L/min。流量触发较压力触发灵敏度高,患者呼吸做功较小。

(二)限定

限定是指正压通气时,为避免对患者和机器回路产生损害作用,应限定呼吸机输送气体的量。一般有 3 种方式。

1.容量限定

预设潮气量,通过改变流量、压力和时间 3 个变量来输送潮气量。

2.压力限定

预设气道压力,通过改变流量、容量和时间 3 个变量来维持回路内压力。

3.流速限定

预设流速,通过改变压力、容量和时间 3 个变量来达到预设的流速。

(三)切换

切换指呼吸机由吸气期转换成呼气期的方式。有 4 种切换方式。

1.时间切换

达到预设的吸气时间,即停止送气,转向呼气。

2.容量切换

当预设的潮气量送入肺后,即转向呼气。

3.流速切换

当吸气流速降低到一定程度后,即转向呼气。

4.压力切换

当吸气压力达到预定值后,即转向呼气。

随着呼吸生理理论的发展,呼吸机的技术性能不断改善,机械通气在临床上应用日益增多。机械通气可大大降低呼吸衰竭的病死率,是治疗呼吸衰竭重要的有效手段。

二、适应证与禁忌证

(一)适应证

任何原因引起的缺氧与 CO_2 潴留,均是呼吸机治疗的适应证。

1.应用范围

(1)心肺脑复苏时。

(2)中毒所致的呼吸抑制。

(3)神经-肌肉系统疾病造成的中枢或周围性呼吸抑制和停止。脑卒中、脑外伤、各类脑炎、脑部手术、癫痫持续状态、各种原因所致的脑水肿,脊髓、神经根、呼吸肌等受损造成的呼吸抑制、减弱和停止等。

(4)胸、肺部疾病,如急性呼吸窘迫综合征(ARDS)、严重肺炎、胸肺部大手术后、COPD、危重哮喘等。

(5)胸部外伤,如肺挫伤、开放性或闭合性血气胸、多发多处肋骨骨折所致的连枷胸,只要出现无法纠正的低氧血症,均是应用机械通气的适应证。

(6)循环系统疾病,急性肺水肿、心脏大手术后常规机械通气支持等。

(7)雾化吸入治疗。

2.应用指征

(1)任何原因引起的呼吸停止或减弱(<10 次/分)。

(2)呼吸窘迫伴低氧血症[PaO_2<8.0 kPa(60 mmHg)]。

(3)肺性脑病(强调意识障碍严重程度)。

(4)呼吸道分泌物多,无力排出。

(5)胸部手术后严重低氧血症。

(6)心脏大手术后,尤其是接受体外循环的患者。

(7)胸部外伤致连枷胸和反常呼吸。

(二)禁忌证

呼吸机治疗没有绝对禁忌证。任何情况下,对危重患者的抢救和治疗,均强调权衡利弊。病情复杂,矛盾重重,需选择利最大、弊最小的治疗方案。除未经引流的气胸和肺大疱是呼吸机治疗的禁忌证外,其余均是相对禁忌证。

(1)严重肺大疱和未经引流的气胸。

(2)低血容量性休克患者在血容量未补足以前。

(3)肺组织无功能。

(4)大咯血气道未通畅前。

(5)心肌梗死。

（6）支气管胸膜瘘。

（7）缺乏应用机械通气的基本知识或对机械通气机性能不了解。

三、常用机械通气模式

几种常见的通气模式的典型气道压力曲线示意图见图2-1。

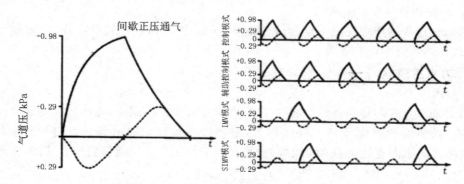

图 2-1　几种通气模式的典型气道压力曲线
（虚线示正常的自主呼吸，实线示机械通气时的压力曲线）

（一）控制通气

控制通气（CV）也称为间歇正压通气（IPPV），其特点是无论患者自主呼吸如何，呼吸机总是按预定的频率、潮气量（VT）或压力进行规律的通气，适应于自主呼吸消失或很微弱的患者。应用于自主呼吸较强的患者则很难达到自主呼吸与机械通气的协调。对自主呼吸增强的患者，如应用辅助通气模式仍不能与自主呼吸协调，可应用药物抑制自主呼吸后再采用控制通气模式。近年生产的呼吸机均兼有控制与辅助通气方式，或二者结合组成辅助控制通气方式。

（二）辅助通气

辅助通气（AV）与控制通气不同，启动是由患者自发吸气动作来触发。因此，它的通气频率决定于患者的自主呼吸，VT决定于预先设定的容积（或压力）的大小。对自主呼吸频率尚稳定的患者，应尽量采用辅助通气。

（三）辅助控制通气

辅助控制通气是一种较先进的通气模式。它与单纯辅助通气的主要不同在于，当自主呼吸频率过慢，每分通气量小于设定值时，呼吸机本身可测知，并自动以控制通气方式来补充，以防止通气不足，比较安全。即使采用辅助或辅助控制通气模式，有时自主呼吸仍难与机械通气协调，这时应注意触发灵敏度的调节，同时应注意气路是否漏气、堵塞，吸氧浓度是否不足，设定通气频率、每分通气量是否合适等。

（四）间歇指令通气与同步间歇指令通气

1.间歇指令通气（IMV）

在每分钟内，按事先设置的呼吸参数（频率、流速、流量、容量、吸/呼等），给予患者指令性呼吸，通气与自主呼吸不同步；在指令通气间隔时间内，患者可以有自主呼吸，自主呼吸频率、流速、流量、容量、吸/呼等不受呼吸机的影响。

2.同步间歇指令通气（SIMV）

呼吸机提供的指令性通气可以由自主呼吸触发，即通气能与自主呼吸同步，是IMV的改良。

3.IMV/SIMV 通气模式的优点

(1)无须大量镇静剂。

(2)可减少因通气过度而发生碱中毒的机会。

(3)长期通气治疗时可防止呼吸肌萎缩,有利于脱离机械通气。

(4)降低平均气道内压,减少机械通气对循环系统的不良影响。

4.IMV/SIMV 通气模式的缺点

对患者增加通气的要求反应不良,可导致通气不足,增加患者呼吸功消耗,可导致呼吸肌疲劳,使呼吸机撤离过渡时间延长。

(五)压力支持通气

1.工作原理

压力支持通气(PSV)是一种辅助通气方式,在自主呼吸的前提下,每次吸气都接受一定水平的压力支持,以辅助和增强患者的吸气能力,增加吸气幅度和吸入气量。与单独应用 IMV/SIMV 通气模式的不同之处是患者每次吸气(指令性或自主性),均能得到压力支持,支持水平随需要设定。

2.临床应用

主要应用于自主呼吸能力不足,但神经调节无明显异常的患者。应用 PSV 时,机体可在一定水平的压力支持下,克服疾病造成的呼吸道阻力增加和肺顺应性下降,得到充足的 VT。随病情好转,压力支持水平可逐渐降低,常用于机械通气撤除的过程中、重症哮喘、COPD,胸部外伤和手术后需长期机械通气机支持者。

(六)容积支持通气

容积支持通气(VSV)是一种特殊的辅助通气模式,它的优点是能保持恒定的潮气量,当患者自主呼吸增强时支持压力水平自动降低,相反,则自动增加支持压力水平。当患者自主呼吸停止 20 秒以上时,VSV 可自动转换为压力调节容积控制通气。

(七)持续气道正压通气

持续气道正压通气(CPAP)是指在有自主呼吸的条件下,整个呼吸周期内均人为地施以一定水平的正压,故又可称为自主呼吸基础上的全周期正压通气。

1.CPAP 通气模式的特点

(1)CPAP 是一种独立的通气模式。

(2)CPAP 是在自主呼吸的基础上,整个呼吸周期内均给予一定水平的正压。

(3)CPAP 与呼气末正压通气(PEEP)相仿,也能防止气道闭合和肺泡萎陷,但 CPAP 仅仅是一种自主呼吸的通气方式,呼吸机并不提供恒定的潮气容积与吸气流速,在纠正由严重肺功能障碍所致的换气功能障碍时,远不如 PEEP 效果明显。

(4)CPAP 对自主呼吸要求较高,许多有严重肺功能障碍的患者,不适合应用 CPAP 通气模式。

2.CPAP 通气模式的主要优缺点

吸气时恒定的持续正压气流(超过吸气气流)使吸气省力,呼吸做功减少;与患者的连接方式较为灵活,经人工气道或面罩均可。CPAP 可引起循环紊乱和气压伤等。

3.临床应用

其主要用于脱机前过渡或观察自主呼吸情况,如吸气压力、VT、VE 等。

(八)双气道正压通气

1.工作原理

吸气、呼气相的压力均可调节。P_1 相当于吸气压力，P_2 相当于呼气压力；T_1 相当于吸气时间，T_2 相当于呼气时间。这两个时相的压力和时间均可根据临床需要随意调整。

2.临床应用

自主呼吸和控制呼吸时均可使用。一般情况下，根据临床需要，可灵活调节出多种通气方式。当 P_1＝吸气压力，T_1＝吸气时间，P_2＝0 或 PEEP 值，T_2＝呼气时间，即相当于定时压力调节的 PPV；当 P_1＝PEEP，T_1＝无穷大，P_2＝0，T_2＝0，即相当于 CPAP；当 P_1＝吸气压力，T_1＝吸气时间，P_2＝0 或 PEEP 值，T_2 值为期望的控制呼吸周期，即相当于 IMV 或 SIMV。

3.注意事项

应用时应监测 VT，适当设置报警参数，以防通气量不足，尤其当气道压力增高时，VT 常常多变或不恒定。

(九)压力调节容积控制通气

1.工作原理

呼吸机通过不断监测患者的胸/肺的顺应性(压力-容量变化)，计算出达到预定潮气量所需的最低吸气压力，反馈性地自动调节吸气压力，在 VT 保证前提下，将患者的吸气压力降低至最恰当水平。

2.临床应用

压力调节容积控制通气(PRVCV)模式主要适用于有气道阻力增高的患者，如危重支气管哮喘；或肺部病变较重如气道阻力增加和肺顺应性下降明显的患者。即使肺内存在着严重的时间常数不等和气体分布不均，应用 PRVCV 通气模式也能得到较好的治疗效果；对需要较高初始流速或流量才能打开的闭合气道和肺单位，PRVCV 可能会有一定的价值，如 ARDS 患者的肺泡萎陷。

四、几种主要的通气功能

(一)吸气末屏气

呼吸机在吸气相产生正压，但在吸气末和呼气前，压力仍保持在一定水平，犹如自主吸气的屏气；然后再行呼气。这种将吸气末压力保持在一定水平的通气功能，称为吸气末屏气，或称为吸气平台或吸气末停顿。

该通气功能的优点是延长了吸气时间，有利于气体分布与弥散，适用于气体分布不均、以缺氧为主(如弥散障碍或通气/血流比例失调)的呼吸衰竭。吸气末屏气通气功能有利于雾化吸入药物在肺内的分布和弥散，也有助于进行某些肺功能数据的监测，如气道阻力和静态顺应性等。

(二)呼气末正压通气

呼气末正压通气(PEEP)是指呼吸机在呼气末仍保持在一定的正压水平。

1.临床应用

PEEP 适用于由 Qs/Qt 增加所致的低氧血症，如 ARDS。PEEP 纠正 ARDS 低氧血症的作用机制是避免和防止小气道的闭合，减少肺泡萎陷，降低 Qs/Qt，纠正由 Qs/Qt 增加所致的低氧血症；增加 FRC，有利于肺泡-毛细血管两侧气体的充分交换；肺泡压升高，在 FiO_2 不变的前提下，能使肺泡-动脉血氧分压差[$P_{(A-a)}O_2$]升高，有利于氧向肺毛细血管内弥散；PEEP 使肺泡始终处于膨胀状态,能增加肺泡的弥散面积;肺泡充气的改善,能使肺顺应性增加,在改善肺的通气、弥散、V/Q 失调的同时,还可减少呼吸做功。

2.最佳 PEEP 选择

最佳 PEEP 应是能使萎陷的肺泡膨胀至最好状态、Qs/Qt 降低至最低水平、PaO₂ 被提高至基本满意水平、对血流动力学影响和肺组织气压伤降低至最低程度的 PEEP 水平。疾病的严重程度不同,最佳 PEEP 水平不尽相同,即使是同一个患者,在疾病发生和发展的不同阶段,所需要的 PEEP 水平也可能不同。确定最佳 PEEP 水平最简便的方法是:在保持 $FiO_2 < 60\%$ 前提下,能使 $PaO_2 \geq 8.0$ kPa(60 mmHg)时的最低 PEEP 水平。临床常用的确定最佳 PEEP 水平的方法是:在循环状态能负担前提下,FiO_2 降至 $40\% \sim 50\%$、$PaO_2 \geq 8.0$ kPa(60 mmHg)时的最低 PEEP 水平。呼吸机应用过程中,应该根据患者氧合状况监测结果随时调节 PEEP 水平。

3.内源(内生)性 PEEP(PEEPi)或自发性 PEEP(auto-PEEP)

内源性 PEEP 是指因呼气时间短或呼吸阻力过高,致肺泡内气体滞留,使肺泡内压在整个呼吸周期均保持正压,相当于 PEEP 的作用,称 PEEPi 或 auto-PEEP,可由多种使呼吸道阻力增加的疾病造成,克服 PEEPi 的常用方法是应用相同水平的 PEEP。

(三)呼气延长或延迟

根据等压点(EPP)学说,呼气延长或延迟可减少气道的动态压缩,有助于气体排出。COPD 患者习惯于噘嘴样呼吸,目的在于使 EPP 向口腔端移动,减少气道的动态压缩,有利于呼气。

(四)叹息

叹息即指深吸气。不同呼吸机设置的叹息次数和量不尽相同,一般每 $50 \sim 100$ 次呼吸周期中有 $1 \sim 3$ 次相当于 $1.5 \sim 2$ 倍于潮气量的深吸气,它相当于正常人的呵欠。目的是使那些易于陷闭的肺泡定时膨胀,改善这些部位肺泡的通气,防止肺不张,对长期卧床和接受机械通气治疗的患者有一定价值。

(五)反比通气

正常状态下,吸气时间总是少于呼气时间,吸/呼(I/E)多在 1:(1.5～2)。反比通气(IRV)时,吸气延长,大于呼气时间,I/E 可在(1.1～1.7):1。吸气延长有利于改善氧合、纠正缺氧、减少二氧化碳的排出,可以用于治疗 ARDS 或其他原因所致的低碳酸血症。

五、参数设置和调节

(一)常用参数及设置

1.呼吸频率

呼吸频率主要考虑因素是自主呼吸频率。自主呼吸频率正常、减弱、停止时,按正常呼吸频率设置(16～20 次/分),自主呼吸频率＞28 次/分时,初始呼吸频率不宜设置过低,随着引起自主呼吸频率增快的原因去除,再将呼吸频率逐渐下调。其次考虑呼吸衰竭的病理生理,在有气道阻力增高时,选择慢而深的呼吸频率,限制性肺部疾病时,选择稍快的呼吸频率(18～24 次/分)。

2.潮气量(VT)与每分通气量(VE)

VT 与呼吸频率有一定关系,首次 VT 设置,应掌握一定规律,减少设置盲目性。一般先以 5～10 mL/kg 设置,以后根据动脉血气分析调整。特殊状况下,如有肺大疱、可疑气胸、血容量减少尚未纠正、血压下降等,应先将 VT 设置在较低水平,将呼吸频率适当提高,以预防通气不足。自主呼吸频率过快时,为减少对抗,呼吸频率设置应与自主呼吸频率接近,此时应适当降低VT水平。VE等于VT与呼吸频率乘积,VE可以不做设置。

3.吸/呼比

呼吸功能正常者以1:1.5左右为妥,阻塞性通气功能障碍为1:(2~2.5);限制性通气功能障碍为1:(1~1.5)。吸气末屏气时间,应算在吸气时间内。

4.PEEP

初接受呼吸机治疗时,一般不主张立即应用或设置PEEP。根据缺氧纠正的难易度适当设置PEEP水平,再依据缺氧纠正情况,调节PEEP水平。

5.FiO$_2$ 设置

开始时为迅速纠正低氧血症,可应用较高FiO$_2$(>60%),100%也十分常用。随着低氧血症的纠正,再将FiO$_2$逐渐降低至60%以下;低氧血症改善明显后,将FiO$_2$设置在40%~50%水平为最佳。FiO$_2$设置原则是使PaO$_2$维持在8.0 kPa(60 mmHg)前提下的最低FiO$_2$水平。当低氧血症未能纠正时,不能盲目以提高FiO$_2$的方式纠正缺氧,应该选择其他通气方式,如PEEP等。

(二)常用参数调节

合理调节机械通气各类参数是机械通气治疗的必备条件,否则,非但达不到治疗目的,相反却会引起各种并发症,严重时能直接导致死亡。常用参数调节依据动脉血气分析指标、心脏功能、血流动力学状况,避免肺组织气压伤。

1.动脉血气分析指标

(1)PaO$_2$:是低氧血症是否被纠正的标准。PaO$_2$≥8.0 kPa(60 mmHg),说明所设置的参数基本合理,如果FiO$_2$水平已经降至40%~50%水平,可以暂不进行调整,待PaO$_2$稳定一段时间后再进行调整,直至降低至准备脱机前的水平;如果所设置的FiO$_2$水平较高,应逐渐降低FiO$_2$直至相对安全的水平。

若低氧血症未被纠正时,可按以下思路调整机械通气参数。①分析低氧血症产生的原因,调整相应参数。Qs/Qt增加时,选择PEEP;弥散障碍时,提高FiO$_2$;通气功能障碍时,去除呼吸道分泌物、保持呼吸道通畅,并适当增加VT。②采用各种能纠正低氧血症的方法,如增加VT、延长吸气时间、增加吸气平台压或吸气屏气的时间、应用PEEP、提高FiO$_2$等,并观察疗效,酌情选择最佳方法。

(2)PaCO$_2$:是判断呼吸性酸、碱中毒的主要指标。呼吸性酸中毒,PaCO$_2$>6.7 kPa(50 mmHg),提示通气不足;呼吸性碱中毒,PaCO$_2$<4.7 kPa(35 mmHg),提示通气过度。过度通气时,降低VT,缩短呼气时间;严重低碳酸血症,如心功能和血流动力学状况允许,采用反比通气。通气不足时,保持呼吸道通畅,增加VT、VE,呼吸频率和延长呼气时间。

2.心功能和血流动力学状况

已存在心功能障碍和血流动力学紊乱,慎用PEEP、吸气延长、吸气末屏气和反比通气等。

3.肺组织气压伤

熟悉容易引起气压伤的通气模式和通气功能,如PEEP、PSV、高VT等。如有肺组织气压伤易发因素,如先天性或后天性肺大疱、肺损伤时,避免使用容易引起气压伤的通气模式和功能。无法避免使用这些模式和功能时,严密观察,及时发现和处理。即使是没有肺组织气压伤易发因素的患者,也应严密观察,警惕气压伤。

（三）报警参数设置和调节

1.容量（VT 或 VE）报警

容量报警的临床意义是预防漏气和脱机。多数呼吸机监测呼出气 VT、VE 或 VT 和 VE 同时监测。设置依据：依 VT 或 VE 的水平不同而异，高水平设置与 VT 或 VE 相同；低水平能维持生命的最低 VT 或 VE 水平。

2.压力报警

其分上限、下限压力报警，用于对气道压力的监测。气道压升高，超过上限水平时，高压报警；气道压降低，低于低压水平时，低压报警装置被启用。低压报警装置是对脱机的又一种保护措施，高压报警多提示咳嗽、分泌物堵塞、管道扭曲、自主呼吸与机械通气拮抗或不协调等。高压报警参数，设置在正常气道最高压（峰压）$0.49\sim0.98$ kPa（$5\sim10$ cmH$_2$O）水平；低压报警参数，设置为能保持吸气的最低压力水平。

3.低 PEEP 或 CPAP 水平报警

低 PEEP 或 CPAP 水平报警是保障 PEEP 或 CPAP 的压力能在所要求的水平。未应用 PEEP 或 CPAP 时，不需要设置。

4.FiO$_2$ 报警

FiO$_2$ 报警是保障 FiO$_2$ 在所需要的水平。设置依据根据病情，一般高于或低于实际设置的 FiO$_2$ 值的 $10\%\sim20\%$ 即可。

六、机械通气对生理的影响

（一）对血流动力学的影响

正压通气使胸膜腔内压（ITP）增高，减少静脉回流至右心的血量，从而导致心排血量下降，下降程度与平均气道压、肺顺应性、胸壁顺应性及 PEEP（CPAP）水平有关。ITP 升高还阻碍右心室排空，使右心室收缩末容量增加，右房压升高，体循环静脉回流下降；过大的潮气量和高水平的 PEEP（CPAP）会对右冠状动脉疾病和右室功能不全患者产生不利影响。肺泡扩张压迫肺毛细血管床，从而增加肺血管阻力（PVR），增加右心室后负荷。当升高气道压力传递到心脏周围时，左心室也会发生改变。其机制是：高 PEEP（CPAP）使右心室舒张末容量（RVEDV）增加，导致室间隔右向左移动，降低左室顺应性、影响前负荷；较高的 RVEDV 也使心包腔内压增加，限制心脏活动。

为了避免有害的血流动力学影响，应采用支持心血管功能的措施，包括：①谨慎补充液体，维持合理的血容量及合适的前负荷；②给予强心药维持足够的心肌收缩力；③应用血管扩张药或血管收缩药。但最关键的是选择合适的通气方式、合理调节 VT、吸气时间及吸气流速，把机械通气对静脉回流影响减至最小。

（二）对脏器功能的影响

正压通气对肾功能的直接影响是使肾灌注减少、肾内血流重新分布，致肾小球滤过率降低，钠和水排泄减少，尿量减少。扩充血容量、给予利尿剂，或给予小剂量多巴胺可减少正压通气对肾功能的直接影响。

应用正压通气治疗超过 3 天，有近 40% 的患者会出现胃肠道出血，这主要由于胃肠黏膜急性的多发性溃疡所致。应用抗酸治疗，维持胃液 pH>5.0，能有效防止胃肠道出血。

七、呼吸机撤离

呼吸机治疗的时间随病情而异,少时可仅数小时,多时可数月或数年。合理掌握脱机时机,能降低呼吸机治疗的并发症。

(一)脱机指征

(1)导致呼吸衰竭的原发病已经解除或正在解除之中。

(2)通气和氧合能力良好。

(3)咳嗽和主动排痰能力强。

(4)呼吸肌有力量。

(5)气道通畅。

(二)撤离呼吸机标准

1.通气功能

VC:10～15 mL/kg,VT:5～8 mL/kg,$FEV_1 > 10$ mL/kg,最大吸气压>1.96 kPa(20 cmH_2O),静态每分通气量<10 L,每分钟最大自主通气量不少于 20 L(≥20 L)。

2.氧合指标(动脉血气分析)

(1)$FiO_2 < 40\%$时,$PaO_2 > 8.0$ kPa(60 mmHg)。

(2)FiO_2 为 100%时,$PaO_2 > 40.0$ kPa(300 mmHg);$P_{(A-a)}O_2$ 为 40.0～47.1 kPa(300～353 mmHg)。

(3)Qs/Qt<15%,$SaO_2 > 85\%$。

(4)VD/VT 为 0.55～0.6。

3.浅快呼吸指数(f/VT)和吸气初始 0.1 秒时口腔闭合压($P_{0.1}$)

浅快呼吸指数和吸气初始 0.1 秒时口腔闭合压是近年来主张应用的指标。前者≤105,后者为 0.39～0.59 kPa(4～6 cmH_2O),预计撤机可能成功。

截至目前,大量临床研究始终尚未寻找到切实可行的呼吸机撤离指标

(三)撤离呼吸机的方法

人工气道会妨碍患者主动而有效的排痰,人工气道拔除后,咳嗽动作恢复,有效排痰能改善通气和氧合,脱机、拔管后,各项指标有可能较脱机前明显改善。因而,只要患者呼吸平稳,就应在严密观察下试行脱机。

呼吸机撤离(脱机)的难易取决于原先肺功能状况与是否有肺部并发症。

1.直接脱机

撤离容易的患者直接脱机,可以先逐步降低呼吸机条件,观察氧合水平,撤除机械通气后,生命体征稳定,通气和氧合水平符合标准,可以脱机并拔除人工气道。

2.间断脱机

撤离困难的患者可以分次或间断撤离,即将脱机的时间分开,先是以分钟或小时为单位,每天分次脱机,以后视病情逐渐增加每天脱机的次数或延长每次脱机的时间,然后改成逐日或白天脱机、夜间上机等,直至完全脱机。

3.改变通气模式

在间断脱机前,常采用一定的通气模式作为撤除呼吸机的过渡措施。如应用 SIMV,逐渐降低 SIMV 呼吸次数,当降至 5 次/分时仍能较好地维持通气和氧合,再试行脱机。如应用 PSV 时,先逐渐增加 PSV 的压力支持水平,促进肺、胸廓的膨胀,做被动性的肺功能锻炼,然后逐渐降

低 PSV 压力,降至一定水平后仍能维持较好呼吸,可以试行脱机,或转为 SIMV 的通气模式,再按 SIMV 撤机方法脱机。

4.拔除人工气道

改变通气模式或间断脱机时,仍能维持较好的通气和氧合时,方可拔除人工气道。对病情复杂的患者,即使暂时脱机成功,也应慎重拔除人工气道,而是适当延长人工气道拔除后观察的时间。因为撤离失败屡有发生,保留人工气道的患者,再次行机械通气治疗并不困难,而拔除人工气道后,重新建立人工气道费时、费力,还会增加痛苦,严重时会给生命带来威胁。

5.拔管后气道护理

拔管后气道护理是脱机成败的关键。加强气道护理能促进呼吸道分泌物排出,保持气道通畅,预防肺部感染。主要方法有超声雾化吸入、拍背震荡、刺激咽喉部产生咳嗽与排痰,抗生素和祛痰药等。

(四)脱机困难的原因和处理

1.撤机困难的原因

原发病因未能解除,呼吸肌疲劳和衰弱,心理障碍。

2.脱机困难的处理

尽早、尽快控制和去除原发病因;采用特殊通气模式与通气功能,尽早锻炼呼吸肌力量,预防呼吸肌疲劳与衰竭;加强营养支持治疗,增加呼吸肌力量;树立信心,克服心理障碍;原有慢性呼吸功能不全,尽早做腹式呼吸,增强和改善呼吸功能。脱机困难的患者需要做相当长时间的观察,摸索和调试。大部分患者最终可能获得成功,部分患者需要长期呼吸机治疗。

八、常见并发症

(一)气压伤

气压伤较常见临床类型是气胸、皮下和/或纵隔气肿。气压伤多为闭合性,胸膜腔内压高低取决于破裂口类型;处理方法是排气减压或停止呼吸机治疗。气压伤重在预防和早期发现,要避免所有可能诱发气压伤的因素,慎用 PEEP 和 PSV 等。

皮下和纵隔的气体除来源于肺组织之外,还可来源于呼吸道呼出的气体,如气管切开引起的皮下和纵隔气肿;胸部外伤和某些特殊检查或治疗也可引起皮下和纵隔气肿。

(二)呼吸系统并发症

较常见的有过度通气、通气不足和呼吸机相关性肺炎(VAP)。前两者主要依靠呼吸机参数调节和设置来预防和处理,后者是临床呼吸机治疗过程中十分棘手的难题。VAP 的病原学特征是多种细菌和真菌同时存在的混合感染,诱发因素很多,如气道开放时空气和环境因素、抵抗力下降、医疗器械污染等。研究还证明,胃肠道反流和误吸也是 VAP 的主要来源。加强气道护理是预防和治疗 VAP 的主要措施,其作用可能超过抗生素的应用。

(三)气管及邻近组织损伤

1.气管食管瘘

气管与食管之间相通,气体由瘘口进入胃肠道,胃肠道消化液也可经瘘口进入呼吸道,是十分危险的并发症,常见于气管与食管的直接损伤。

2.喉损伤

喉损伤是气管插管的重要并发症,主要临床类型是喉部水肿,多发生在拔管数小时至一天,产生的原因是导管与喉部黏膜的机械性摩擦和损伤。

3.气管损伤

气管损伤引起出血、气管食管瘘、狭窄。

4.血管损伤

气管切开时损伤甲状腺及其血管,气管导管或套管对周围黏膜压迫损伤、感染等侵蚀邻近的大血管。

(四)胃肠道系统并发症

胃肠道系统并发症主要是胃肠道胀气,尤其当应用面罩连接呼吸机、气管插管误入食管、并发气管食管瘘等时,更容易发生,预防的方法是及时安放胃管和应用胃肠减压。

（张学平）

第三节　神经介入治疗技术

一、概述

神经介入治疗就是利用血管内导管操作技术,在计算机控制的数字减影血管造影(DSA 系统)的支持下,对累及人体神经系统血管的异常进行纠正,对所造成的神经功能和器质性损害进行诊断与治疗,从而达到消除病痛、恢复正常功能的效果。

神经介入治疗因优点众多而逐渐被广泛应用,其主要优点包括:①操作简单、在微创条件下进行各种诊断和治疗,避免了传统外科手术对人体结构的破坏,从而可减轻对功能的干扰;②直接触及病灶、可重复性好;③适应证广泛,通过通、堵、注、放等技术完成各种诊断和治疗;④定位(诊断)精确、治疗效果显著;⑤不良反应小、并发症少、恢复快和住院时间短。

神经介入治疗也有其绝对或相对禁忌证,包括:①严重神经功能损伤或显著认知功能障碍的患者;②肾功能不全、不能安全使用造影剂的患者;③手术前 3 周内有活动性出血或目前有严重出血倾向、血小板减少的患者;④有严重全身器质性疾病及无安全血管径路(例如,主动脉弓、颈总动脉或颈内动脉严重扭曲、病变部位重度钙化或异常迂曲、病变部位可见活动性血栓等)的患者。

二、神经介入治疗室的环境

从麻醉角度考虑,目前大多数神经介入治疗室的条件并不乐观,并且存在患者转运距离远、转运途中缺乏适当监护、治疗室内光线昏暗、手术中因存在放射线不能近距离观察和处理患者等危险因素。

理想的神经介入治疗室必须具备同手术室相当的麻醉规范及设备,包括墙壁输出氧气、麻醉机、监护仪、气管插管需要的物品、喉罩通气道、吸引器,以及除颤器和简易呼吸囊。这些设备必须经过检查并确保随时能够使用。

三、神经介入治疗的范围

神经血管疾病大致可分为出血性血管病和闭塞性血管病两大类。前者主要包括颅内动脉瘤、颅内动静脉畸形（AVM）、硬脑膜动静脉瘘、颅内海绵状血管瘤等；后者主要包括椎动脉、基底动脉狭窄，大脑中动脉、颈动脉狭窄及急性脑梗死等。此分类决定了神经介入治疗的目的，即对出血性病灶进行封堵、栓塞，而对闭塞性病变进行溶栓、疏通或血管成形。

（一）颅内动脉瘤

颅内动脉瘤由脑血管异常改变产生的脑血管瘤样突起，在成年人中的发病率大约为 1%，其最常见于颅底动脉环（Willis 环）周围，大致易发生部位依次为后交通动脉、前交通动脉、大脑中动脉、椎基底动脉和眼动脉段等。

颅内动脉瘤的病因主要包括：①动脉发育异常或缺陷（例如，动脉弹力内板和中层发育不良）、动脉管壁中层有裂隙等先天性因素；②动脉壁粥样硬化使弹力纤维断裂、消失，从而使动脉壁承受来自大动脉冲击的能力减弱；③源自身体某部位的感染栓子由外部侵蚀动脉壁形成感染性或真菌性动脉瘤；④颅脑开放性或闭合性创伤、手术创伤等伤及动脉壁形成的假性或真性动脉瘤。

大多数颅内动脉瘤较小，因而在不发生破裂的情况下患者可无任何临床表现。而较大的颅内动脉瘤贴近脑神经或脑脊液循环通路时则可导致一定的压迫症状。由于颅内动脉瘤具有持续的搏动性，所以对相邻脑组织所产生的挤压损害作用远较其实际大小为重。

颅内动脉瘤是蛛网膜下腔出血的最常见原因，而颅内动脉瘤的致命危险就是直接破裂出血，造成患者脑神经功能障碍甚至死亡。颅内动脉瘤的出血破口处常常被较小的血栓块填堵，这种血栓通常是在 1 周左右随着体内纤溶系统激活而逐渐溶解。此时任何可能增加血管内压的情况，例如，兴奋、疲劳、便秘甚至体位快速变化和饱食等，均可导致颅内动脉瘤破口开放，再次发生出血，而这将明显增加患者的死亡率和伤残率。

颅内动脉瘤发病突然、变化快、患者精神高度紧张，任何微小刺激即可导致再次出血和死亡率增加，为了减少再次颅内出血的风险，目前倡导超早期（0～3 天）实施介入治疗，大多数患者来不及进行全面的手术前检查。此外，颅内动脉瘤患者大多是老年人，合并有高血压、冠心病或其他脏器损害，对麻醉药的耐受较差，所以麻醉诱导期和手术中极易引起循环功能波动而发生颅内动脉瘤破裂出血或梗死。因此，麻醉诱导必须力求平稳。

（二）AVM

AVM 是一种脑血管发育障碍引起的脑局部血管数量和结构异常。发病率是颅内动脉瘤的 1/10～1/7。大约 80% 的颅内 AVM 是在一侧大脑半球发病，5%～10% 出现在中线深部，5%～10% 出现在脑干和小脑。

1.病因

颅内 AVM 是胚胎时期血管网分化失常导致的发育畸形，无明显的家族史。

2.病理生理

颅内 AVM 是先天性疾病，并可随年龄逐渐长大，使正常脑组织受压移位而离开原来的位置。颅内 AVM 的组织结构缺少毛细血管成分，具有粗大、扩张、扭曲的输入和输出血管，它们之间形成异常的直接交通，因而局部脑血管阻力降低，畸形供血动脉内血流速度明显加快，层流现象突出，容易形成局部动脉瘤和动脉囊样扩张。

3.临床表现

位于畸形灶内和灶旁的动脉瘤和囊样扩张是颅内 AVM 出血的主要原因。在瘘口部位,动脉内的血流压力可直接传递到静脉内,高流量、高灌注压向脆弱的静脉分流,直接导致畸形血管破裂,出现连续性脑内或蛛网膜下腔出血。另外,大量血流在压力差的作用下,短路通过畸形血管团,减少了邻近脑组织的血流灌注,产生盗血现象而引起潜在性脑缺血,导致一过性或持久性神经功能障碍,例如,癫痫发作、共济失调和早老性痴呆等。

(三)硬脑膜动静脉瘘

硬脑膜动静脉瘘是动静脉直接交通在硬脑膜及其延续的大脑镰和小脑幕的异类血管性疾病,大约占颅内血管畸形的 15%。虽然硬脑膜动静脉瘘可发生在硬脑膜的任何部位,但是以横窦、乙状窦、海绵窦和小脑幕多见。

1.病因

目前硬脑膜动静脉瘘的病因尚不清楚,但是大多学者支持先天性学说,认为在胚胎发育中,血管发育不良极易导致硬脑膜动静脉瘘的发生。也有认为该病与外伤、手术和炎症有关。

2.病理生理

病变部位存在丰富的血管网,动静脉吻合尤为发达,主要是来源于颈外、颈内和椎基底动脉系统的脑膜分支。特点是血供丰富、来源复杂,大多为双侧、对称供血。

3.临床表现

硬脑膜动静脉瘘患者的临床表现复杂多样,主要是与静脉引流方向及速度、流量等有关。大约 67% 的患者有颅内杂音,与心搏同步,可给患者带来较大痛苦。大约 50% 的患者出现头痛,大多为搏动性钝痛或偏头痛;大约 20% 以上的患者以蛛网膜下腔出血为首发症状。此外,患者也可有颅内压(ICP)增高、中枢神经功能障碍和脊髓功能障碍等。

(四)颈部和颅内动脉狭窄

在缺血性神经介入治疗中,以微支架安装或球囊扩张治疗颈部、颅内动脉狭窄为最常见。

形成颈部、颅内动脉狭窄的病因包括动脉粥样硬化斑块形成、结节性动脉炎、外伤后瘢痕或外科手术并发症。从发病部位上看,50 岁以上患者大多是颈动脉分叉部狭窄,30~50 岁患者大多是颅内段脑动脉的狭窄,30 岁以下的年轻人常常是颈动脉起始部或锁骨下动脉狭窄。

狭窄的动脉可直接造成单位时间内的脑动脉血流量减少,使脑组织的氧化代谢能力绝对降低。动脉粥样硬化引起的狭窄及斑块造成内膜粗糙,极易使血小板等凝血物质附着并形成血栓,后者在血流冲击下脱落,造成脑动脉堵塞。

临床上患者常常是以缺血性神经功能障碍发病,在未发生出血的情况下,一般不会有头痛,而以短暂性脑缺血发作(transient ischemic attack,TIA)为主。个别患者可因脑梗死而出现偏瘫和失语。

四、神经介入治疗的抗凝处理

颅内血管的内皮损伤处、置入动脉的导管内及植入血管内的材料均有促进血栓形成的风险,手术中应持续静脉应用肝素抗凝,以预防血栓形成。而手术结束时应用鱼精蛋白中和肝素。

激活全血凝固时间(activated clotting time,ACT)监测方便、简捷、快速,能及时调整肝素和鱼精蛋白的剂量,防止抗凝不足或过度,预防不良并发症,其正常值为 80~120 秒。ACT 监测在神经介入治疗过程中十分重要,能确保介入治疗的安全性。

治疗前需要首先测定 ACT 基础值，一般是在股动脉套管插入后开始肝素化。抗凝的原则可根据各单位自己的标准和实践经验而调整。一般来讲，首先静脉应用 70～100 U/kg 的肝素，靶目标为使 ACT 达到基础值的 2～3 倍。肝素化过程中每小时至少测一次 ACT，并追加应用额外剂量的肝素，也可根据依据经验每小时追加应用 1 000 U 的肝素。手术结束时应用鱼精蛋白逆转肝素化的剂量为每 1 g 鱼精蛋白对抗 100 U 肝素。应用鱼精蛋白的并发症包括低血压、变态反应和肺动脉高压。

有研究认为，全身肝素化后，ACT 值保持在 250～300 秒较为理想，小于 250 秒说明肝素化不满意，操作中可形成血栓。手术后抗肝素化，2 小时后测定 ACT，如果小于 150 秒，可安全拔除动脉鞘；如果大于 180 秒，则提示有出血倾向，应相对延长拔管时间，以防出血。

五、神经介入治疗的并发症及处理

神经介入手术并发症的发生快并且严重，其中最严重的并发症是脑梗死和蛛网膜下腔出血，其他包括造影剂反应、微粒栓塞、动脉瘤穿孔、颅内出血、局部并发症、心血管并发症等。在紧急情况下，首先需要辨别并发症是阻塞性还是出血性，因为它决定了下一步不同的治疗措施，因而非常关键。此时，神经介入医师、麻醉科医师和放射科技师之间必须立即就处理措施做完善的沟通，并且麻醉科医师首先要保证气道安全，其次是对症处理和提供脑保护。

(一)出血性并发症

出血大多见于导管、金属导丝、弹簧圈或注射造影剂所致的颅内动脉瘤破裂或普通血管穿孔。颅内动脉瘤手术中破裂大多是因导丝或导管前端在动脉瘤内操作不慎、刺破动脉瘤壁所致。颅内 AVM 破裂出血的原因除了机械性刺激之外，还可有许多因素，例如，栓塞材料过早堵塞增加了病灶内压力；注射造影剂或植入栓塞材料前将微导管楔入小血管，引起血管内损伤或因注射压力突然增加导致供血血管破裂。另外，正常灌注压的突破或阻塞性充血也是造成颅内 AVM 出血的原因。

在临床上，颅内 AVM 破裂出血常常伴有平均动脉压（MAP）突然增高和心率减慢，提示 ICP 升高和造影剂外溢。如果患者清醒，则可会出现意识丧失。此外，头痛、恶心、呕吐和手术区血管性疼痛等常常是颅内大出血的前兆。

对于神经介入手术中发生出血性并发症的患者，快速而恰当的治疗措施可明显影响最终的转归，包括：①解除病因，微小穿孔可予以保守治疗，有时导管本身就可用于阻塞破孔，或尽快置入更多的电解式可脱微弹簧圈以封闭血管裂口。经处理，大部分患者的颅内动脉瘤内会持续形成血栓。②如果 ICP 持续增加，需要进一步行 CT 扫描检查，可能需要行紧急脑室切开术甚至开颅血肿清除术（颅内动脉瘤夹闭术）。③立即逆转肝素的抗凝作用。④降低收缩压，减少出血。⑤通过过度通气[将二氧化碳分压（$PaCO_2$）维持在 4.5～5.0kPa]和静脉注射甘露醇 0.25～0.5 g/kg 等措施减轻脑水肿和降低 ICP。

(二)阻塞性并发症

血栓栓塞、栓塞材料、血管痉挛、低灌注、动脉剥离或静脉梗阻等均可导致颅内血管阻塞和缺血。由于脑血管具有壁薄和易痉挛的特点，痉挛性缺血多见。

颅内血管痉挛的原因包括：①手术中导管、导丝等介入治疗器械对血管壁的直接物理刺激。②对比剂用量过大或浓度过高：存在引发脑血管痉挛的基础因素时，对比剂的不良影响、大剂量注射导致的血管内压力变化等可诱发或加剧血管痉挛。③存在动脉粥样硬化、高血压、吸烟等促脑血管痉挛的危险因素。

脑血管痉挛重在预防,手术中应维持正常范围的血压和血容量及适当的血液稀释,手术前可常规应用钙通道阻滞剂(如尼莫地平),多于手术前 2 小时开始静脉应用。尼莫地平作用于平滑肌细胞膜上的钙离子通道,阻止钙离子跨膜内流,从而阻止脑动脉血管收缩,起到解痉作用。尼莫地平是优先作用于脑血管,特别是直径小于 $70\sim100~\mu m$ 的微血管,对 Wills 环周围大血管的解痉作用有限。

脑血管痉挛的处理措施包括:①应用高血压、高容量和血液稀释的三原则治疗方法,但应警惕肺水肿、心肌缺血、电解质紊乱和脑水肿等相关并发症的出现。②动脉内灌注罂粟碱具有较好的解痉效果。罂粟碱是非特异性血管扩张剂,通过抑制平滑肌细胞磷酸二酯酶活性,加强细胞内环磷酸腺苷(cAMP)和环磷酸鸟苷(cGMP)的作用,舒张平滑肌细胞,从而扩张脑血管和缓解脑血管痉挛。$25\%\sim50\%$ 的脑血管痉挛患者通过局部动脉内应用罂粟碱可以获得临床症状改善,但是罂粟碱的作用为一过性,并可能引起低血压、惊厥、瞬间 ICP 增高、瞳孔散大、呼吸暂停及难以解释的痉挛加重等不良反应,应予以注意。③据报道,动脉内灌注尼莫地平、尼卡地平或酚妥拉明等药物治疗血管痉挛也有效。

对于神经介入手术中发生阻塞性并发症的患者,应采取以下处理措施:①升高动脉压以增加相关血流,并采取脑保护措施。②造影下可视的血栓可通过金属导丝或局部注射盐水机械分解。③通过微导管注射溶栓剂可治疗血栓,但结果不确定。据报道,动脉内局部应用组织纤溶酶原激活物,血管再通率可达 44%;也曾有应用抗血小板药物,例如阿司匹林、噻氯匹定、糖蛋白 Ⅱ b/ Ⅲ 等,取得了良好的治疗效果。在溶栓治疗时,增强的血流通过原来的低灌注区可导致脑水肿、出血和 ICP 的突然变化,应予以注意。④血管成形术被广泛认为是最有效的治疗手段,早期应用效果最佳,应在缺血症状出现的 2 小时内实施,以防止从缺血性梗死转化为出血性梗死。Varma 等指出,$98\%\sim100\%$ 的血管成形术患者治疗有效,$70\%\sim80\%$ 的血管成形术患者治疗后临床症状改善。血管成形术的并发症包括血管破裂、无防护的颅内动脉瘤再出血。⑤肝素抗凝可用于预防和治疗血管栓塞并发症。⑥地塞米松可治疗栓塞引起的脑水肿。

(三)造影剂性肾病

造影剂性肾病是医源性肾衰竭的第 3 位,占 12%。造影剂引起的肾功能不全与应用高渗造影剂和手术前肾功能不全(特别是糖尿病性肾功能不全)明显相关,其他危险因素还包括高剂量造影剂、液体缺乏、同时服用肾损害药物及既往肾脏病史等。因此,对于存在肾功能障碍的患者,应特别注意以下问题:①应用非离子造影剂可减少医源性肾病的发生;②液体治疗(容量的保证)是防止肾脏并发症的关键,围手术期液体治疗的目标是标准容量,应注意补偿造影剂的利尿效应;③高风险患者建议应用 N-乙酰半胱氨酸 $600\sim1\,200~mg/d$,手术前和手术后各应用 1 次,可显著降低造影剂肾病的发生率;静脉输注等张重碳酸盐碱化肾小管液体,减轻对小管的损害;其他药物包括血管扩张剂(多巴胺、酚妥拉明)、茶碱、钙通道阻滞剂、抗氧化剂(维生素 C)等也曾尝试应用,但无确凿证据说明其有效。造影剂导致的新发肾功能不全或肾功能不全加重大多为自限性,并且在 2 周内恢复。但是也有患者可能需要透析治疗。对于接受二甲双胍治疗的非胰岛素依赖性糖尿病且已有肾功能损害的患者,一定要更加谨慎,如果肾功能进一步损伤,则可能出现致命性乳酸酸中毒。

(四)造影剂反应

旧的造影剂为离子型、高渗、毒性作用较大,目前应用的新造影剂为非离子型、等渗、毒性作用较低,发生变态反应的概率也明显降低。造影剂反应的诱发因素包括支气管痉挛史、过敏史、心脏疾病、容量不足、血液疾病、肾功能不全、高龄或小儿、焦虑,以及应用β肾上腺素受体阻滞剂、阿司匹林或非甾体抗炎药物等。发生造影剂反应后即刻识别并治疗可阻止进一步出现严重并发症。治疗措施均为对症性的,包括给氧和解除支气管痉挛等,严重或持续的支气管痉挛可需要应用肾上腺素治疗,而对于可能是免疫性病因引起的反应,应给予糖皮质激素和抗组胺药物。对于有造影剂过敏史的患者,造影前 12 小时和 2 小时可预防性应用氢化泼尼松 50 mg,手术前给予苯海拉明 50 mg。

(五)心血管并发症

在神经介入治疗过程中,特别是颈内动脉分叉处的操作,可直接刺激颈动脉窦,加之支架对血管壁的机械牵张产生减压反射,患者可出现心率减慢和血压明显降低、烦躁、出汗、胸闷等症状。处理时应注意:①手术前建立可靠的静脉输液通路,积极扩容,正确使用血管活性药物,改善心脑供血和纠正心律失常;②手术中操作熟练,尽量减轻牵拉刺激;③释放支架和球囊扩张时,密切观察循环系统的变化;④频繁使用球囊扩张时,静脉注射予阿托品以减轻迷走神经兴奋;⑤手术后密切监测循环功能,防止迟发性心血管事件的发生。

(六)其他并发症

局部穿刺点的并发症常常是出现在手术后,因此需要仔细观察穿刺点,以及时发现血肿。其他并发症包括栓塞材料填放位置错误、导管问题和血管狭窄等。

(杨　丽)

第四节　气管插管术

将导管插入气管内建立人工气道的方法称为气管插管术。它是急危重症患者抢救及治疗的基本操作之一。

一、适应证

(1)心搏、呼吸骤停者。

(2)需保护气道者:昏迷患者为防止呕吐物误吸、气管支气管分泌物过多咳痰无力不能自行排出者,喉反射缺如者。

(3)需机械通气者:呼吸衰竭患者经药物治疗无效需行机械通气,长时间全麻或使用肌松剂的大手术患者。

二、禁忌证

(1)紧急抢救时,经口气管插管无绝对禁忌证。

(2)严重喉水肿。

(3)喉腔黏膜下血肿。

(4)咽喉部烧伤、创伤。

(5)咽喉部肿瘤堵塞气道。

三、作用

(1)保持呼吸道通畅。

(2)便于呼吸管理或进行机械通气。

(3)减少无效腔和降低呼吸道阻力,从而增加有效气体交换量。

(4)便于清除气道分泌物或脓血。

(5)防止呕吐或反流致误吸、窒息的危险。

(6)便于气管内用药(吸入或滴入)。

(7)特殊类型的气管导管如支气管导管(双腔导管)可分隔两侧肺而起到单肺通气,便于手术操作及防止患侧肺污染健侧肺。

四、操作前准备

(一)患者准备

向患者及家属交代操作风险及操作必要性,签署知情同意书。

(二)材料准备

喉镜及叶片、开口器、导丝、注射器、口咽通气道、胶布、气管插管导管、简易呼吸器、吸痰装置。

(三)操作者准备

戴口罩、帽子、无菌手套。

五、操作步骤

(一)体位

患者仰卧,头后仰,颈上抬,使口、咽、喉三轴线接近一直线。对于少数困难插管患者,可于头下垫薄枕使其略微前倾,此操作甚至可使患者由勉强窥视会厌变成完全暴露声门。

(二)镇静

为顺利地进行气管插管术,常需麻醉(吸入、静脉或表面麻醉),使嚼肌松弛,咽喉反射迟钝或消失。但用于急救时,应视患者病情而定。

(1)凡嚼肌松弛、咽喉反射迟钝或消失的患者如深昏迷、心肺复苏时,均可直接行气管内插管。

(2)嚼肌松弛适当,但喉镜下见咽喉反射较活跃者,可对咽喉、声带和气管黏膜表面麻醉。

(3)躁动又能较安全接受麻醉药的患者,可静脉注射地西泮(安定)10～20 mg 或硫喷妥钠 100～200 mg 和琥珀胆碱 50～100 mg,待肌肉完全松弛后插管,应同时做人工通气。

(4)凡估计气管插管有困难(如体胖、颈短、喉结过高、气管移位等)、插管时可能发生反流误吸窒息(如胃胀满、呕吐频繁、消化道梗阻、上消化道大出血等)、口咽喉部损伤并出血、气道不全梗阻(如痰多、咯血、咽后壁脓肿等)或严重呼吸、循环抑制的患者,应在经环甲膜穿刺或经口施行咽喉喷雾表面麻醉后清醒插管。

(三)插管

(1)术者用右手拇指推开患者下唇和下颌,示指抵住上门齿,必要时使用开口器。左手持喉镜沿右侧口角进入口腔,压住舌背,将舌体推向左侧,镜片得以移至口腔中部,显露腭垂(为暴露声门的第 1 标志)。喉镜顺弧度前进,顶端抵达舌根,即可见到会厌(为暴露声门的第 2 标志)。

(2)成人弯型镜片前端应抵达会厌谷,向上提起镜片即显露声门,而不需直接挑起会厌;婴幼儿直型镜片前端应放在会厌喉面后壁,即插管体位的会厌下方,需挑起会厌才能显露声门。暴露不佳时可略微调整镜片前端位置及轻微上挑,上提时一般沿镜柄轴线,也可略向竖直方向,轻微上挑时注意以手腕为支撑点,严禁以上门齿做支撑点。助手轻按甲状软骨并调整按压方向有助于暴露声门。

(3)直视下插入气管导管。右手以握笔式持气管导管(握持部位在导管的中后 1/3 段交界处),沿喉镜片压舌板凹槽送入声门裂 1 cm(心肺复苏时,建议仅于此时停止按压)后,拔出管芯再前进。把气管导管送至距声门 4~6 cm(儿童 2~3 cm)。一般情况下,男性患者插入深度为距上门齿 22~24 cm,女性为 20~22 cm,小儿按年龄/2+12 cm。确认插管深度后,成人套囊充气 5~10 mL。

(4)确定导管是否在气管内。①出气法:快而轻地冲击样按压患者胸骨,耳听及脸颊感受管口有否气流呼出。此法最为实用,所受干扰因素最少。②进气法:球囊通气,观察双侧胸廓是否均匀抬起,同时听诊两肺有无对称的呼吸音,而上腹部无气过水声,以确定导管已在气管内。然后安置牙垫,拔出喉镜。

(5)固定导管:确定导管在气管内以后再进行外固定。用两条胶布十字交叉,将导管固定于患者面颊部;第一条胶布应把导管与牙垫分开缠绕一圈后,再将两者捆绑在一起。

六、注意事项

(1)插管前检查用物是否齐全,检查喉镜灯是否正常亮度,管芯长度调整不能超过导管尖端斜面口,检查导管气囊有无漏气。

(2)插管前后都要用纯氧面罩和简易呼吸器辅助呼吸,保证 $SpO_2 > 95\%$。

(3)经口腔明视插管操作不应超过 40 秒,如一次操作不成功,应立即面罩给氧。待血氧饱和度上升后再操作。

(4)气管插管深度一般为 22~24 cm。

(5)气囊充气恰好封闭气道,一般为 3~5 mL。

(6)正确、牢靠固定气管插管,每天检查,并及时更换固定胶布或固定带。检查气管插管深度,过浅易脱出。

七、并发症

(一)插管损伤

1.牙齿损伤或脱落,口腔、咽喉部的黏膜出血

插管操作技术不规范,可致牙齿损伤或脱落,口腔、咽喉部的黏膜损伤引起出血。用力不当或过猛,还可引起下颌关节脱位。

2.导管内径不符

气管导管内径过小,可使呼吸阻力增加;导管内径过大或质地过硬都容易损伤呼吸道黏膜,甚至引起急性喉头水肿或慢性肉芽肿。导管过软容易变形,或因压迫、扭折而引起呼吸道梗阻。预防方法为选择合适插管导管。

（二）麻醉不足

浅麻醉下行气管内插管可引起剧烈呛咳、喉头及支气管痉挛；心率增快及血压剧烈波动导致心肌缺血。严重的迷走神经反射可导致心律失常，甚至心搏骤停。预防方法：适当加深麻醉，插管前行喉头和气管内表面麻醉，应用麻醉性镇痛药或短效降压药等。

（三）误入支气管

导管插入太深可误入一侧支气管内，引起通气不足、缺氧或肺不张。导管插入太浅时，可因患者体位变动而意外脱出，导致严重意外发生。插管后及改变体位时应仔细检查导管插入深度，并常规听诊两肺的呼吸音。

（四）误入食管

气管导管误入食管，常见于困难插管患者，如不能及时发现，可能会导致患者严重缺氧，甚至死亡。气管导管误插食管的第一个征象是听诊呼吸音消失和"呼出气"无二氧化碳；施行控制呼吸时胃区呈连续不断地隆起（胃扩张）；脉搏氧饱和度骤降；全身发绀；同时在正压通气时，胃区可听到气泡咕噜声。一旦判断导管误入食管，应立即果断拔出导管，随即用球囊面罩进行通气，在此基础上再试行重新插管。

（潘　婧）

第五节　气管切开术

气管切开是切开颈段气管前壁，使患者可经新建通道进行呼吸的一种技术。尤其对需要长期带管的患者，容易耐受、易于清除气道分泌物，可保持数月或数年等优点。

一、适应证

(1)口腔颌面部和咽喉部大手术的预防性气管切开。

(2)需要长时间使用呼吸机者。

(3)已行气管插管，但仍不能顺利排除支气管内分泌物者。

(4)因上呼吸道阻塞、狭窄、头面部外伤等，无法进行气管插管者。

(5)紧急情况下，环甲膜切开术多适用于颌面部、颈椎、头、颈和多发创伤的即刻气道控制，以及其他无法行气管插管的患者，可立即缓解上呼吸道的梗阻。

二、禁忌证

(1)已经明确呼吸道梗阻发生在环甲膜水平以下者为绝对禁忌证。

(2)有出血倾向为相对禁忌证。

三、操作前准备

（一）患者准备

告知患者穿刺目的、操作过程及注意事项，并签署知情同意书；监测患者血压、呼吸、脉搏。

（二）材料准备

气管切开包、消毒用品、麻醉药品、注射器、胶布、无菌手套、简易呼吸器/呼吸机。

（三）操作者准备

戴口罩、帽子，操作前洗手。

四、操作步骤

（一）体位

情况允许，患者取仰卧位，肩下垫枕，头向后仰、颈正中位，充分暴露颈前部气管。不能耐受者可取半卧位。

（二）定位

一般选择第 2、第 3、第 4 气管软骨环。

（三）消毒及检查器械

常规消毒皮肤。戴无菌手套，检查穿刺针是否通畅或检查切开包物品的完整性。

（四）麻醉

局部浸润麻醉，情况紧急可不麻醉。

（五）实施切开

（1）切开皮肤，钝性分离皮下组织至软骨，切断软骨环，做 T 形造口。

（2）逐渐切除气管软骨片，使切口呈规整的圆形，最后插入气管切开导管。

（3）在气管切开的手术中密切观察患者心率、血压及外周血氧饱和度的变化，有异常及时处理。

（4）手术完成后固定气管切开套管，固定寸带松紧，以容纳一个手指为宜，并在套管下垫好纱布垫。并摆好患者体位，整理用物。

五、注意事项

（1）与气管插管的"两点"固定不同，气管切开仅"一点"固定，容易发生移位，导致引流不畅或气管内损伤。

（2）气管切开也容易导致气管狭窄，不能反复操作，第 2 次切开或气管插管的难度皆较大，多用于病情好转后需长期保留人工气道的患者；或一般仅需一次建立人工气道的患者。

（3）防止外套管脱出，若套管脱出又未及时发现，可引起窒息。套管太短、固定带子过松、气管切口过低、颈部肿胀或开口纱布过厚等均可导致外套管脱出。

六、并发症

（一）皮下气肿

皮下气肿是术后常见的并发症，与气管前软组织分离过多，气管切口外短内长或皮肤切口缝合过紧有关。自气管套管周围逸出的气体可沿切口进入皮下组织间隙，沿皮下组织蔓延，气肿可达头面、胸腹部，但一般多限于颈部。大多数于数天后可自行吸收，不需做特殊处理。

（二）出血

术后 24 小时易发生，原因多为术中止血不彻底。应及时更换纱布垫，保持呼吸道通畅，及时吸痰。若严重出血则需手术处理。

（三）气胸及纵隔气肿

在暴露气管时，向下分离过多、过深，损伤胸膜后，可引起气胸。右侧胸膜顶位置较高，儿童尤甚，故损伤机会较左侧多。轻者无明显症状，严重者可引起窒息。如发现患者呼吸困难缓解或消失，而不久再次出现呼吸困难时，则应考虑气胸，X 线片可确诊。

（四）气管食管瘘

少见，切开气管前壁时损伤到后壁所致。操作时宜缓慢进针，避免损伤气管后壁。

（五）感染

多发生在手术 48 小时以后，较常见。

七、气管导管脱出的急救

（1）有自主呼吸的患者一旦发生气管套管脱出，首先要安慰患者，帮助患者加强自主呼吸，可用面罩吸氧，然后再重新置管。

（2）无自主呼吸的患者一旦气管套管脱出，分两种情况进行急救。气管切开术后三天局部可形成窦道，在三天内未形成窦道前若发生套管脱出，急救比较困难。①气管切开处窦道形成后发生套管脱出的处理：首先重新置管，如果置入困难，应立即做人工呼吸，胸外按压。②气管切开三天内未形成窦道的急救：试行重新置管，操作时可能困难，要抓紧时间，不成功马上改经口气管插管。重新置管，床边备气管切开包，使用气管牵开器迅速找到气管原切口，将切口暴露，指用气管钩和手指将气管提起使气管插管重新置入。

（潘　婧）

第六节　胃肠减压术

一、适应证

急性胃扩张、幽门梗阻、急腹症患者有明显肠胀气者或消化道手术后、上消化道大出血的诊断、活动性出血观察、注药止血等。

二、用品

普通胃管、液状石蜡、50 mL 注射器、胶布、纱布、无菌碗、消毒手套、胃肠减压器等。

三、方法

（1）将表面用液状石蜡湿润的胃管自鼻腔徐徐插入胃内（约距门齿 50 cm 左右），用注射器抽尽胃内容物后固定，接上胃肠减压器。判断胃管是否在胃内，下列方法供参考：①用 50 mL 注射器向胃管快速注入 20 mL 气体，在左季肋区听诊闻及粗糙气泡音。②胃管内抽出胃内容物。③胃管内抽出液 pH<7。

（2）肠梗阻患者如做双腔管减压术时，可待双腔管吞至 75 cm 处后，从管内抽出少量液体，若 pH>7，表示该管已通过幽门，即可向气囊内注气 20～30 mL，夹住管口，依靠肠蠕动将管头送至梗阻部位(可借助 X 线定位),接上胃肠减压器。

四、注意事项

(1)食管静脉曲张、食管梗阻应慎用,误服强酸、强碱等腐蚀性毒物患者禁用。

(2)应经常检查胃肠减压器是否密闭,皮管有否屈曲或松脱,胃管是否通畅,每 4～8 小时应冲洗一次胃管。

(文甜甜)

第七节　连续性肾脏代替治疗

一、概述

连续性肾脏代替治疗(CRRT)是一种每天以 24 小时或接近于 24 小时连续血液净化的技术的总称。自 1977 年首次连续性动静脉血液滤过(CAVH)问世至今,CRRT 已发展成一整套技术,近年来,CRRT 技术日趋成熟,其临床应用范围远远超过了肾脏替代治疗领域,已经从最初的治疗重症急性肾衰竭,扩展到临床上常见危重病例的急救,已走出肾脏替代治疗的局限性,特别在重症监护病房(ICU)中得到普遍使用。因该技术除用于重症急性肾衰竭的肾脏替代外,还用于非肾衰竭危重患者,故也有人提出用"连续性血液净化(CBP)"概念来代替 CRRT。最先利用动静脉压力差驱动血液进行缓慢超滤(CAVSCUF)、血液滤过(CAVH)、血液透析(CAVHD)、血液透析滤过(CAVHDF)。随着中心静脉双腔管置管普及和带血泵、容量平衡控制的专用于 CRRT 机器问世,静脉-静脉(V-V)的 CRRT 技术已基本取代了上述动脉-静脉(A-V)模式。因前者可有更高的血流量和超滤率,可达到溶质清除率更高。同时相对于动脉插管而言,其安全性也大为提高。

近年来,又出现下列新的 CRRT 技术:高容量血液滤过(HVHF),其超滤率＞35 mL/min;连续性高流量透析(CHFD),其需专门机器及专用 10 L 透析液袋每 4 小时更换一次。此方法不需置换液,但确有类似 HDF 清除率优点。连续性血浆滤过吸附(CPFA),其连续分离的血浆经吸附柱吸附后返回体内,以达到清除内毒素及炎症介质目的。

与间断性血透相比,CRRT 具下列优点:①对血流动力学影响小。因 CRRT 连续、缓慢清除水分及溶质,故在重症急性肾衰竭、心血管功能严重不稳定者,CRRT 具有突出优点。CRRT 引起透析中低血压机会要少,故对急性肾衰竭患者肾功能恢复也较有利。CRRT 对脑水肿患者的脑血流灌注下降及颅内压升高影响也明显小于间歇性血液透析(IHD)。②溶质清除率高。因 CRRT 为连续性血液净化,其累积的溶质总清除率可远高于 IHD,故对伴高分解状态的重症急性肾衰竭患者能更好地清除代谢产物。③更好地维持内环境稳定。因 CRRT 相对于 IHD,属于更符合生理化的血液净化,能使严重的水、电解质、酸碱平衡紊乱状况得到纠正,包括能使因营养治疗而摄入的大量液体得以有效清除。④可清除炎症介质。因 CRRT 可通过对流和吸附清除炎症介质,通过调整免疫内稳状态,对败血症、急性呼吸窘迫综合征(ARDS),多器官功能障碍综合征(MODS)等重症有治疗作用。

二、CRRT 原理

血液净化治疗的主要目的是清除血液中的有害物质。常用方法有血液透析、血液滤过及血液透析滤过,还有一些特殊方法,如免疫吸附、血液灌流等。清除物质的主要方式三种:弥散、对流及吸附。不同治疗模式的清除原理不同:血液透析以弥散清除为主,血液滤过以对流及部分吸附清除为主,而免疫吸附及血液灌流则以吸附清除为主。不同物质被清除的方式也不同:小分子物质弥散清除效果好,而中大分子物质则以对流及吸附清除效果好。因此,必须了解各种治疗模式对物质的清除原理,才能理解影响物质清除率的因素,根据不同的临床需要选择恰当的治疗模式,确定治疗剂量。如对于小分子溶质尿毒氮(BUN)、肌酐(SCr)、尿酸(Ua)而言,采用 IHD 每周 3 次,每次 4~5 小时即能达到满意的清除效果,采用连续性血液净化(CBP)治疗每天液体交换量达 20~30 L 即可,但对于中、大分子物质如细胞因子,间歇性血液透析清除效果不理想,只有高容量血液滤过才能清除。而一些与蛋白结合率较高的毒素,或自身免疫性疾病的自身抗体,用常规血液净化治疗方法很难奏效,必须采用血液灌流或免疫吸附方法。目前,最新的一些血液净化方法,如人工肝支持系统,其主要清除原理也是这三种。

三、血管通路

由于 CAVH 方式现在基本不用,动静脉直接穿刺已不适用。血管通路可选择中心静脉留置导管。中心静脉单针双腔导管出现和 CVVH 治疗模式的应用,最常用的血管通路为颈内静脉、锁骨下静脉及股静脉途径。行 CVVH,血流量可达到 250~350 mL/min,再循环率为 20% 左右。既保证血流量稳定,又避免了动脉穿刺的危险。

四、置换液

目前,大多数国家尚无商品性的固定置换液,部分说明置换液成分应因人而异。置换液的电解质原则上接近人体细胞外液成分,根据需要调节钠和碱基成分。碱基常用乳酸盐和醋酸盐。但是 MODS 及脓毒症伴乳酸酸中毒或合并肝功能障碍者,显然不宜用乳酸盐。大量输入醋酸盐也会使血流动力学不稳定。因此,近年来大多数学者推荐用碳酸氢盐作缓冲剂。

(一)常用置换液配方

1.林格乳酸盐配方

含 Na^+ 135mmol/L,乳酸盐 25 mmol/L,Ca^{2+} 0.75~1.5 mmol/L,根据需要可以补充 Mg^{2+} 和 K^+。

2.Kaplan 配方

第一组为等渗盐水 1 000 mL＋10%氯化钙 20 mL;第二组为 0.45%盐水 1 000 mL＋$NaHCO_3$ 50mmol/L,交替输入。

3.Port 配方

第一组为等渗盐水 1 000 mL＋10%氯化钙 10 mL;第二组为等渗盐水 1 000 mL＋50%硫酸镁1.6 mL;第三组为等渗盐水 1 000 mL;第四组为 5%葡萄糖 1 000 mL＋$NaHCO_3$ 250 mL,总量 161 L。

4.最终的离子浓度

Na^+ 147 mmol/L，Cl^- 115 mmol/L，HCO_3^- 36mmol/L，Ca^{2+} 2.4 mmol/L，Mg^{2+} 0.7 mmol/L，葡萄糖 200 mg/L，此配方钠含量较高，是考虑到全静脉营养液中钠离子含量偏低的缘故。必要时可将 1 000 mL 等渗盐水换成 0.45% 盐水，可降低钠 19 mmol/L。

(二)置换液输入方法

置换液输入途径有前、后稀释法两种。目前多采用前稀释法。后稀释法虽有节省置换液用量、血液与滤过液中溶质的浓度基本相同等优点，但当血细胞压积大于 45% 时不能采用，且易发生凝血。前稀释法滤过液中溶质浓度虽低于血浆，但其超滤量大，足以弥补。若每天超滤量大于 12 L，血尿素氮与肌酐将逐步降低。此外，前稀释法肝素用量小，出血发生率低，滤器使用时间显著延长。

五、抗凝剂

CRRT 抗凝有两个主要目标：一个是尽量减轻血滤器的膜和血路对凝血系统的激活作用，长时间维持血滤器和血路的有效性；另一个是尽量减少全身出血的发生率，即抗凝作用局限在体外循环的血滤器和血路内。因此，理想的抗凝剂应具有下列特点：①用量小，维持体外循环有效时间长；②不影响或改善血滤器膜的生物相容性；③抗血栓作用强而抗凝作用弱；④药物作用时间短，且抗凝作用主要局限在滤器内；⑤监测方法简单、方便，最适合床旁进行；⑥抗凝剂过量时有拮抗药物；⑦长期使用无严重不良反应。

CRRT 常用的抗凝方法有：①全身肝素化抗凝法；②低分子肝素法；③无肝素法；④前列腺素抗凝法；⑤局部枸橼酸盐抗凝法。

六、CRRT 适应证

在重症急性肾衰竭时，CRRT 实施时机宜早期，现有许多循证医学证据表明，早期给予 CRRT 比等待出现严重的水、电解质紊乱及氮质血症时再实施，其死亡率要明显下降。在败血症患者出现 MODS 趋势时，现也多主张及早行 CRRT 治疗。

(一)重症急性肾衰竭

重症急性肾衰竭又称为复杂性急性肾衰竭。相对于单纯性急性肾衰竭(药物或缺血等所致 ARF)，重症急性肾衰竭多发生于败血症、严重创伤及大手术后。除肾脏外，其他多个重要脏器也可出现功能障碍或衰竭(MODS)，死亡率极高。此种患者常合并脑水肿、高分解状态，低血压、休克、严重酸中毒等。

(二)需透析的患者伴血流动力学不稳定

任何需透析患者如果同时合并较严重的低血压、休克、急性心梗等都可使用 CRRT。

(三)其他

(1)合并脑水肿的需透析患者。

(2)严重高分解状态所致严重高血钾及氮质血症。

(3)严重水、钠潴留、电解质紊乱及酸中毒。

(5)急性坏死性胰腺炎。

(5)急性呼吸窘迫综合征(ARDS)。

(6)败血症、全身炎症反应综合征(SIRS)。

七、并发症的监测及防护

(一)常见技术并发症

1.管道连接不良

体外循环中,血液流量范围为 $250\sim350$ mL/min。血路中任何部位突发连接不良,都会影响血流量。如在血泵作用下偶尔因压力变化使管道破裂,都可危及生命(尤其是在无报警和监测条件下)。因此,整个管道必须在可视范围,确保整个管道连接密闭完好。

2.气栓

在治疗开始排除透析器内气体或在治疗结束用盐水(气体回血更严重)回血时最容易使气体进入管路;当血流量不足,管路连接不紧密时,由于负压大也可以将气体吸入静脉系统形成气栓。

3.水、电解质平衡障碍

当用大量置换液时,或者机器平衡误差较大,容易出现电解质紊乱。现代化设备一般有液体平衡系统,可精确调控容量负荷,此并发症的发生率正在逐渐降低。关键是对每一患者需准确评估其临床情况和危重程度,严密监测液体出入量。另外要避免因配置大量置换液时出现差错导致的容量和电解质失衡。

4.滤器功能丧失

当血流量不足、超滤量过大、血细胞比容增高、血液黏滞性增大时容易在滤器内发生凝血,膜滤过功能低下,通透性能显著下降。

(二)临床并发症

1.出血

皮下穿刺和应用 Seldinger 技术置管均可导致出血甚至使静脉穿孔,特别是有凝血功能障碍时可出现严重出血。对有出血倾向的重症患者,可改变抗凝方法,如局部肝素化、低分子肝素、枸橼酸盐、前稀释或无肝素透析,以减少出血的风险。

2.血栓

在 CVVH 时,留置的导管尖端血流淤滞,特别当肝素量不足和患者高凝状态时非常容易形成血栓。因此,透析治疗结束导管内充满适当剂量肝素,或纠正患者的凝血状态以预防血栓。应常规监测血管灌注情况(多普勒超声),持续监测体外循环中的静脉压力,有助于早期发现血栓并发症。

3.感染和脓毒症

重症监护室(ICU)中患者由于免疫抑制,易于感染。体外循环可成为细菌感染源,管道连接、取样处和管道外露部分成为细菌侵入的部位。一旦细菌侵入,导致体内内毒素水平升高,患者即可发生脓毒症,污染的透析液中的内毒素可从透析膜小孔进入人体内。因此行体外循环时需高度谨慎,严格无菌操作,避免打开管道留取血标本,避免一切感染机会。

4.生物相容性和变态反应

血液和透析膜生物相容性不好,产生一系列不良反应,如激活多种细胞因子、补体系统,甚至发生全身性炎症反应综合征,导致低氧血症等,会加重病情或延迟肾功能恢复;另外,如用血管紧张素转换酶抑制剂(ACEI)治疗时,由于缓激肽积聚,也会引起心血管功能不稳定。

5.低温

超滤时大量液体交换可致体温下降,适度降低体温有利于病情恢复,是治疗所需;如体温过低,热量丢失过多,将影响机体代谢和正氮平衡。

6.营养丢失

CRRT 治疗时,平均每周丢失 40～50 g 蛋白质,并不比腹透及间歇透析治疗时间多,而且不会明显改变总蛋白和清蛋白浓度,但在肝合成蛋白障碍及长期治疗时,营养丢失就会显得比较突出,而维生素和稀有元素的丢失目前尚无人关注。

(马振华)

第三章
内科疾病的症状与体征

第一节　头　痛

　　狭义的头痛只是指颅顶部疼痛而言,广义的头痛可包括面、咽、颈部疼痛。对头痛的处理首先应找到产生头痛的原因。急性剧烈头痛与既往头痛无关,以暴发起病或不断加重为特征者,提示有严重疾病存在,可带来不良后果。慢性或复发性头痛,久治不愈者,多半属血管性或精神性头痛。临床上绝大部分患者是慢性或复发性头痛。

一、病因

(一)全身性疾病伴发的头痛

　　(1)高血压:头痛位于枕部或全头,跳痛性质,晨醒最重为高血压性头痛的特征,舒张压在17.3 kPa(130 mmHg)以上者较常见。

　　(2)肾上腺皮质功能亢进、原发性醛固酮增多症、嗜铬细胞瘤等,常引起持续性或发作性剧烈头痛,头痛与伴随儿茶酚胺释放时阵发性血压升高有关。

　　(3)颞动脉炎:50 岁以上,女性居多,头痛剧烈,常突然发作,并呈持续跳动性,一般限于一侧颞部,常伴有皮肤感觉过敏;受累的颞动脉发硬增粗,如管壁病变严重,颞动脉搏动消失,常有触痛,头颅其他血管也可发生类似病变。其可怕的并发症是单眼或双眼失明。本病不少患者伴有原因不明的"风湿性肌肉-关节痛",可有夜汗、发热、血沉加速、白细胞计数增多。

　　(4)甲状腺功能减退或亢进症。

　　(5)低血糖:当发生低血糖时通常有不同程度的头痛,尤其是儿童。

　　(6)慢性充血性心力衰竭、肺气肿。

　　(7)贫血和红细胞增多症。

　　(8)心脏瓣膜病变:如二尖瓣脱垂。

　　(9)传染性单核细胞增多症、亚急性细菌性心内膜炎、艾滋病所致的中枢神经系统感染或继发的机会性感染。

　　(10)头痛型癫痫:脑电图有癫痫样放电,抗癫痫治疗有效,多见于儿童发作性剧烈头痛。

　　(11)绝经期头痛:头痛是妇女绝经期常见的症状,常伴有情绪不稳、心悸、失眠、周身不适等症状。

(12)变态反应性疾病引起的头痛常从额部开始,呈弥漫性,双侧或一侧,每次发作都是接触变应原后而发生,伴有过敏症状。头痛持续几小时甚至几天。

(13)急慢性中毒后头痛。①慢性铅、汞、苯中毒:其特点类似功能性头痛,多伴有头晕、眩晕、乏力、食欲减退、情绪不稳及有自主神经功能紊乱。慢性铅中毒可出现牙龈边缘之蓝色铅线,慢性汞中毒可伴口腔炎,牙龈边缘出现棕色汞线。慢性苯中毒伴有白细胞减少,血小板和红细胞计数也相继减少。②一氧化碳中毒。③有机磷农药中毒。④酒精中毒:宿醉头痛是在大量饮酒后隔天早晨出现的持续性头痛,由于血管扩张所致。⑤颠茄碱类中毒:由于阿托品、东莨菪碱过量引起头痛。

(14)脑寄生虫病引起的头痛:如脑囊虫病通常是全头胀痛、跳痛,可伴恶心、呕吐,但无明显定位意义。脑室系统囊虫病头痛的显著特征为由于头位改变突然出现剧烈头痛发作,呈强迫头位伴眩晕及喷射性呕吐,称为 Bruns 征。流行病学史可以协助诊断。

(二)五官疾病伴发的头痛

1.眼

(1)眼疲劳:如斜视、屈光不正尤其是未纠正的老视等。

(2)青光眼:眼深部疼痛,放射至前额。急性青光眼可有眼部剧烈疼痛,瞳孔常不对称,病侧角膜周围充血。

(3)视神经炎:除视物模糊外并有眼内、眼后或眼周疼痛,眼过分活动时产生疼痛,眼球有压痛。

2.耳、鼻、喉

(1)鼻源性头痛:系指鼻腔、鼻窦病变引起的头痛,多为前额深部头痛,呈钝痛和隐痛,无搏动性,上午痛较重,下午痛减轻,一般都有鼻病症状,如鼻塞、流脓涕等。

(2)鼻咽癌:除头痛外常有耳鼻症状如鼻衄、耳鸣、听力减退、鼻塞、脑神经损害(第Ⅴ、Ⅵ、Ⅸ、Ⅻ较常见)及颈淋巴结转移等。

3.齿

(1)龋病或牙根炎感染可引起第2、3支三叉神经痛。

(2)Costen 综合征:即颞颌关节功能紊乱,患侧耳前疼痛,放射至颞、面或颈部,伴耳阻塞感。

(三)头面部神经痛

1.三叉神经痛

疼痛不超出三叉神经分布范围,常位于口-耳区(自下磨牙向后扩展至耳深部)或鼻-眶区(自鼻孔向上放射至眼眶内或外),疼痛剧烈,来去急骤,约数秒钟即过。可伴面肌抽搐,流涎流泪,结膜充血,发作常越来越频繁,间歇期正常。咀嚼、刷牙、说话、风吹颜面均可触发。须区别系原发性或症状性三叉神经痛,后者检查时往往有神经损害体征,如颜面感觉障碍、角膜反射消失、颞肌咬肌萎缩等。病因有脑桥小脑角病变、鼻咽癌侵蚀颅底等。

2.眶上神经痛

位于一侧眼眶上部,眶上切迹处有持续性疼痛并有压痛,局部皮肤有感觉过敏或减退,常见于感冒后。

3.舌咽神经痛

累及舌咽神经和迷走神经的耳、咽支的感觉分布区域,疼痛剧烈并呈阵发性,但也可呈持续性,疼痛限于咽喉,或波及耳、腭甚至颈部,吞咽、伸舌均可促发。

4.枕神经痛

病变侵犯上颈神经感觉根或枕大神经或耳后神经,疼痛自枕部放射至头顶,也可放射至肩或同侧颞、额、眶后区域,疼痛剧烈,活动、咳嗽、打喷嚏使疼痛加重,常为持续性痛,但可有阵发性痛,常有头皮感觉过敏,梳头时觉两侧头皮感觉不一样。病因不一,可见于受凉、感染、外伤、上颈椎类风湿病、寰枢椎畸形、小脑扁桃体下疝畸形(Arnold-Chiari畸形)、小脑或脊髓上部肿瘤。

5.其他

托洛萨-亨特(Tolosa-Hunt)综合征,带状疱疹性眼炎等。

(四)颈椎病伤引起的头痛

1.颈椎关节强硬及椎间盘疾病

头痛位于枕部或下枕部,多钝痛,单侧或双侧,严重时波及前额、眼或颞部,甚至同侧上臂,起初间歇发作,后呈持续性,多发生在早晨,颈转动及咳嗽和用力时头痛加重。除由于颈神经根病变或脊髓受压引起者外神经体征少见,头和颈可呈异常姿势,颈活动受限,几乎总有枕下部压痛和肌痉挛,头顶加压可再现头痛。

2.类风湿关节炎和关节强直性脊椎炎

枕骨下深部的间歇或持续疼痛,头前屈时呈锐痛和刀割样痛,头后仰或固定于两手间可暂时缓解,疼痛可放射至颜面部或眼。

3.枕颈部病变

寰枢椎脱位、寰枢关节脱位、寰椎枕化及颅底压迹均可产生枕骨下疼痛,屈颈或向前弯腰促发疼痛,平卧时减轻。小脑扁桃体疝、枕大孔脑膜瘤、上颈部神经纤维瘤、室管膜瘤、转移性瘤可牵拉神经根而产生枕骨下疼痛,向额部放射。头颅和脊柱本身病变诸如骨髓瘤、转移瘤、骨髓炎、脊椎结核、Paget病(变形性骨炎)引起骨膜痛,并产生反射性肌痉挛。

4.颈部外伤后

头痛剧烈,有时枕部一侧较重,持续性,颈活动时加重,运动受限,颈肌痉挛。

(五)颅内疾病所致头痛

1.脑膜刺激性头痛

自发性蛛网膜下腔出血,起病突然,多为全头痛,扩展至头、颈后部,呈"裂开样"痛,常有颈项强直。脑炎、脑膜炎时也为全面性头痛,伴有发热及颈项强直,脑脊液检查有助诊断。

2.牵引性头痛

由于脑膜与血管或脑神经的移位或过牵引产生,见于颅内占位病变、颅内高压症和颅内低压症。各种颅内占位病变如硬膜下血肿、脑瘤、脑脓肿等均可产生头痛。脑瘤头痛,起初常是阵发性,早晨最剧,其后变为持续性,可并发呕吐。阻塞性脑积水引起颅内压增高,头痛为主要症状,用力、咳嗽、排便时头痛加重,常并发喷射性呕吐、脉缓、血压高、呼吸不规则、意识模糊、癫痫、视盘水肿等。颅内低压症见于腰穿后、颅脑损伤、脱水等,头痛于腰穿后48小时内出现,于卧位坐起或站立后发生头痛,伴恶心、呕吐,平卧后头痛缓解,腰穿压力在9.3 kPa(70 mmH$_2$O)以下,严重时无脑脊液流出,可伴有颈部僵直感。良性高颅压性头痛具有颅压增高的症状,急性或发作性全头痛,有呕吐、眼底视盘水肿,腰穿压力增高,头颅CT或MRI无异常。

(六)偏头痛

偏头痛可有遗传因素,以反复发作性头痛为特征,头痛程度、频度及持续时间可有很大差别,多为单侧,常有厌食、恶心和呕吐,有些病例伴有情绪障碍。

1.有先兆的偏头痛

占 10%～20%,青春期发病,有家族史,劳累、情绪因素、月经期等易发。发作前常有先兆,如闪光、暗点、偏盲,以及面、舌、肢体麻木等。继之以一侧或双侧头部剧烈搏动性跳痛或胀痛,多伴有恶心、呕吐、面色苍白、畏光或畏声。持续 2～72 小时恢复。间歇期自数天至十余年不等。

2.没有先兆的偏头痛

最常见,无先兆或有不清楚的先兆,见于发作前数小时或数日,包括精神障碍、胃肠道症状和体液平衡变化,面色苍白、头晕、出汗、兴奋、局部或全身水肿则与典型偏头痛相同,头痛可双侧,持续时间较长,自十多小时至数日不等,随年龄增长头痛强度变轻。

3.眼肌瘫痪型偏头痛

少见,头痛伴有动眼神经麻痹,常在持续性头痛 3 天后,头痛强度减轻时麻痹变得明显,睑下垂最常见。若发作频繁动眼神经偶可永久损害。颅内动脉瘤可引起单侧头痛和动眼神经麻痹。

4.基底偏头痛

少见,见于年轻妇女和女孩,与月经周期明显有关。先兆症状包括失明、意识障碍和各种脑干症状如眩晕、共济失调、构音障碍和感觉异常,历时 20～40 分钟,继之剧烈搏动性枕部头痛和呕吐。

5.偏瘫型偏头痛

以出现偏瘫为特征,头痛消失后神经体性征可保留一段时期。

(七)丛集性头痛

为与偏头痛密切相关的单侧型头痛,男性多于女性,常在 30～60 岁起病,其特点是一连串紧密发作后间歇数月甚至数年。发作突然,强烈头痛位于面上部、眶周和前额,常在夜间发作,密集的短阵头痛每次 15～90 分钟;有明显的并发症状,包括球结膜充血、流泪、鼻充血,约 20% 的患者同侧有 Horner 综合征(瞳孔缩小,但对光及调节反射正常,轻度上睑下垂,眼球内陷,患侧头面颈部无汗,颜面潮红,温度增高,系交感神经损害所致),发作通常持续 3～16 周。

(八)紧张型头痛

紧张型头痛包括发作性及慢性肌肉收缩性头痛或非肌肉收缩性痛(焦虑、抑郁)。患者叙述含糊的弥漫性钝痛和重压感、箍紧感,几乎总是双侧性。偏头痛的特征样单侧搏动性疼痛少见,无明显恶心、呕吐等伴随症状。慢性头痛可以持续数十年,导致焦虑、抑郁状态,失眠、噩梦、厌食、疲乏、便秘、体重减轻等。镇痛剂短时有效,但长期服用反而可能造成药物依赖性头痛,生物反馈是较好的治疗方法。

(九)脑外伤后头痛

脑外伤后头痛指外伤恢复期后的慢性头痛,主要起源于颅外因素,如头皮局部瘢痕。可表现肌肉收缩性痛、偏头痛、功能性头痛。有时并发转头时眩晕、恶心、过敏和失眠。

二、诊断

(一)问诊

不少头痛病例的诊断(如偏头痛、精神性头痛等)主要是以病史为依据,特别要注意下列各点。

1.头痛的特点

(1)起病方式及病程:急、慢、长、短,发作性、持续性或在持续性基础上有发作性加重,注意发作时间长短及次数,以及头痛发作前后情况。

(2)头痛的性质及程度:压榨样痛、胀痛、钝痛、跳痛、闪电样痛、爆裂样痛、针刺样痛,加重或减轻因素,与体位的关系。

(3)头痛的部位:局部、弥散、固定、多变。

2.伴随症状

有无先兆(眼前闪光、黑蒙、口唇麻木及偏身麻木、无力),恶心、呕吐、头晕、眩晕、出汗、排便,五官症状(眼痛、视力减退、畏光、流泪、流涕、鼻塞、鼻出血、耳鸣、耳聋),神经症状(抽搐、瘫痪、感觉障碍),精神症状(失眠、多梦、记忆力减退、注意力不集中、淡漠、忧郁等),以及发热等。

3.常见病因

有无外伤、感染、中毒或精神因素、肿瘤病史。

(二)系统和重点检查

(1)体温、脉搏、呼吸、血压的测量。

(2)眼、耳、鼻、咽、齿、下颌关节有无病变,特别注意有无鼻咽癌迹象。

(3)头、颈部检查:注意有无强迫头位,颈椎活动幅度如何。观察体位改变(直立、平卧、转头)对头痛的影响。头颈部有无损伤、肿块、压痛、肌肉紧张、淋巴结肿大,有无血管怒张、发硬、杂音、搏动消失等。有无脑膜刺激征。

(4)神经检查:注意瞳孔大小、视力、视野,视盘有无水肿,头面部及肢体有无瘫痪和感觉障碍。

(三)分析方法

根据病史和体检发现,对照前述病因分类中各种头痛的临床特点,进行细致考虑。一般而论,首先考虑是官能性还是器质性头痛。若属后者,分析是全身性疾病,还是颅内占位性病变或非占位性病变引起的头痛,或颅外涉及眼、耳、鼻、喉、齿部疾病和头面部神经痛性头痛。对一时诊断不清者,应严密观察,定期复查,切忌"头痛医头",以免误诊。

(四)选择辅助检查

根据前述设想,推断头痛患者可能的病因,依照拟诊,选作针对性的辅助检查,如怀疑蛛网膜下腔出血,可检查脑脊液;怀疑脑瘤,可做头颅 CT 或 MRI 检查;怀疑颅内感染,可行脑电图检查。

(张 丽)

第二节 发 热

一、概述

正常人体的体温在体温调节中枢的控制下,人体的产热和散热处于动态平衡之中,维持人体的体温在相对恒定的范围之内,腋窝下所测的体温为 36～37 ℃;口腔中舌下所测的体温为

36.3～37.2 ℃；肛门内所测的体温为 36.5～37.7 ℃。在生理状态下，不同的个体、不同的时间和不同的环境，人体体温会有所不同。①不同个体间的体温有差异：儿童由于代谢率较高，体温可比成年人高；老年人代谢率低，体温比成年人低。②同一个体体温在不同时间有差异：正常情况下，人体体温在早晨较低，下午较高；妇女体温在排卵期和妊娠期较高，月经期较低。③不同环境下的体温也有差异：运动、进餐、情绪激动和高温环境下工作时体温较高，低温环境下工作时体温较低。在病理状态下，人体产热增多，散热减少，体温超过正常时，就称为发热。发热持续时间在2 周以内为急性发热，超过 2 周为慢性发热。

(一)病因

引起发热的病因很多，按有无病原体侵入，人体分为感染性发热和非感染性发热两大类。

1.感染性发热

各种病原体侵入人体后引起的发热称为感染性发热。引起感染性发热的病原体有细菌、病毒、支原体、立克次体、真菌、螺旋体及寄生虫。病原体侵入机体后可引起相应的疾病，不论急性还是慢性、局限性还是全身性均可引起发热。病原体及其代谢产物或炎性渗出物等外源性致热原，在体内作用致热原细胞如中性粒细胞、单核细胞及巨噬细胞等，使其产生并释放白细胞介素-1、干扰素、肿瘤坏死因子和炎症蛋白-1 等而引起发热。感染性发热占发热病因的 50%～60%。

2.非感染性发热

由病原体以外的其他病因引起的发热称为非感染性发热。

(1)吸收热：由于组织坏死，组织蛋白分解和坏死组织吸收引起的发热称为吸收热。①物理和机械因素损伤：大面积烧伤、内脏出血、创伤、大手术后，骨折和热射病等。②血液系统疾病：白血病、恶性淋巴瘤、恶性组织细胞病、骨髓增生异常综合征、多发性骨髓瘤、急性溶血和血型不合输血等。③肿瘤性疾病：各种恶性肿瘤。④血栓栓塞性疾病：静脉血栓形成，如静脉、股静脉和髂静脉血栓形成。动脉血栓形成，如心肌梗死、脑动脉栓塞、肠系膜动脉栓塞和四肢动脉栓塞等。微循环血栓形成，如溶血性尿毒综合征和血栓性血小板减少性紫癜。

(2)变态反应性发热：变态反应产生时形成外源性致热原抗原抗体复合物，激活了致热原细胞，使其产生并释放白细胞介素-1、干扰素、肿瘤坏死因子和炎症蛋白-1 等引起的发热。如风湿热、药物热、血清病和结缔组织病等。

(3)中枢性发热：有些致热因素不通过内源性致热原而直接损害体温调节中枢，使体温调定点上移后发出调节冲动，造成产热大于散热，体温升高，称为中枢性发热。中枢性发热的常见原因：①物理因素，如中暑等。②化学因素，如重度安眠药中毒等。③机械因素，如颅内出血和颅内肿瘤细胞浸润等。④功能性因素，如自主神经功能紊乱和感染后低热。

(4)其他：如甲状腺功能亢进症、脱水等。

发热都是由于致热因素的作用使人体产生的热量超过散发的热量，引起体温升高超过正常范围。

(二)发生机制

1.外源性致热原的摄入

各种致病的微生物或它们的毒素、抗原抗体复合物、淋巴因子、某些致炎物质(如尿酸盐结晶和硅酸盐结晶)、某些类固醇、肽聚糖和多核苷酸等外源性致热原，多数是大分子物质，侵入人体后不能通过血-脑屏障作用于体温调节中枢，但可通过激活血液中的致热原细胞产生白细胞介素-1 等。白细胞介素-1 等的产生：在各种外源性致热原侵入人体后，能激活血液中的中性粒细胞,单核-巨噬细胞和嗜酸性粒细胞等,产生白细胞介素-1,干扰素、肿瘤坏死因子和炎症蛋白-1。其中研究最多的是白细胞介素-1。

2.白细胞介素-1的作用部位

(1)脑组织:白细胞介素-1可能通过下丘脑终板血管器(此处血管为有孔毛细血管)的毛细血管进入脑组织。

(2)POAH神经元:白细胞介素-1也有可能通过下丘脑终板血管器毛细血管到达血管外间隙(即血-脑屏障外侧)的POAH神经元。

3.发热的产生

白细胞介素-1作用于POAH神经元或在脑组织内再通过中枢介质引起体温调定点上移,体温调节中枢再对体温重新调节,发出调节命令,一方面可能通过垂体内分泌系统使代谢增加和/或通过运动神经系统使骨骼肌阵缩(即寒战),引起产热增加;另一方面通过交感神经系统使皮肤血管和立毛肌收缩,排汗停止,散热减少。这几方面作用使人体产生的热量超过散发的热量,体温升高,引起发热,一直达到体温调定点的新的平衡点。

二、发热诊断

(一)发热程度诊断

(1)低热:人体体温超过正常,但低于38 ℃。

(2)中度热:人体体温为38.1～39 ℃。

(3)高热:人体体温为39.1～41 ℃。

(4)过高:人体体温超过41 ℃。

(二)发热分期诊断

1.体温上升期

此期为白细胞介素-1作用于POAH神经元或在脑组织内再通过中枢介质引起体温调定点上移,体温调节中枢对体温重新调节,发出调节命令,可通过代谢增加,骨骼肌阵缩(寒战),使产热增加;皮肤血管和立毛肌收缩,使散热减少。因此产热超过散热使体温升高。体温升高的方式有骤升和缓升2种。

(1)骤升型:人体体温在数小时内达到高热或以上,常伴有寒战。

(2)缓升型:人体体温逐渐上升在几天内达高峰。

2.高热期

此期为人体的体温达到高峰后的时期,体温调定点已达到新的平衡。

3.体温下降期

此期由于病因已被清除,体温调定点逐渐降到正常,散热超过产热,体温逐渐恢复正常。与体温升高的方式相对应的有两种体温降低的方式。

(1)骤降型:人体体温在数小时内降到正常,常伴有大汗。

(2)缓降型:人体体温在几天内逐渐下降到正常。体温骤升和骤降的发热常见疟疾、大叶性肺炎、急性肾盂肾炎和输液反应。体温缓升缓降的发热常见于伤寒和结核。

(三)发热分类诊断

1.急性发热

发热的时间在2周以内为急性发热。

2.慢性发热

发热的时间超过 2 周为慢性发热。

(四)发热热型诊断

把不同时间测得的体温数值分别记录在体温单上,将不同时间测得的体温数值按顺序连接起来,形成体温曲线,这些曲线的形态称热型。

1.稽留热

人体体温维持在高热和以上水平达几天或几周。常见大叶性肺炎和伤寒高热期。

2.弛张热

人体体温在一天内都在正常水平以上,但波动范围在 2 ℃以上。常见化脓性感染,风湿热,败血症等。

3.间歇热

人体体温骤升到高峰后维持几小时,再迅速降到正常,无热的间歇时间持续一到数天,反复出现。常见于疟疾和急性肾盂肾炎等。

4.波状热

人体体温缓升到高热后持续几天后,再缓降到正常,持续几天后再缓升到高热,反复多次。常见于布鲁杆菌病。

5.回归热

人体的体温骤升到高热后持续几天再骤降到正常,持续几天骤升到高热,反复数次。常见恶性淋巴瘤和部分恶性组织细胞病等。

6.不规则热

人体体温可高可低,无规律性。常见于结核病,风湿热等。

三、发热诊断方法

(一)详细询问病史

1.现病史

(1)起病情况和患病时间:发热的急骤和缓慢,发热持续时间。急性发热常见细菌、病毒、肺炎支原体、立克次体、真菌、螺旋体及寄生虫感染。其他有结缔组织病、急性白血病、药物热等。长期发热的原因,除中枢性原因外,还可包括以下四大类:①感染是长期发热最常见的原因,常见于伤寒、副伤寒、亚急性感染性心内膜炎、败血症、结核病、阿米巴肝病、黑热病、急性血吸虫病等。在各种感染中,结核病是主要原因之一,特别是某些肺外结核,如深部淋巴结结核、肝结核。②造血系统新陈代谢率较高,有病理改变时易引起发热,如非白血性白血病、深部恶性淋巴瘤、恶性组织细胞病等。③结缔组织疾病如播散性红斑狼疮、结节性多动脉炎、风湿热等疾病,可成为长期发热的疾病。④恶性肿瘤增长迅速,当肿瘤组织崩溃或附加感染时则可引起长期发热,如肝癌、结肠癌等早期常易漏诊。

(2)病因和诱因:常见的有流行性感冒、其他病毒性上呼吸道感染、急性病毒性肝炎、流行性乙型脑炎、脊髓灰质炎、传染性单核细胞增多症、流行性出血热、森林脑炎、传染性淋巴细胞增多症、麻疹、风疹、流行性腮腺炎、水痘、肺炎支原体肺炎、肾盂肾炎、胸膜炎、心包炎、腹膜炎、血栓性静脉炎、丹毒、伤寒、副伤寒、亚急性感染性心内膜炎、败血症、结核病、阿米巴肝病、黑热病、急性血吸虫病、钩端螺旋体病、疟疾、阿米巴肝病、急性血吸虫病、丝虫病、旋毛虫病、风湿热。药物热、血清病、系统性红斑狼疮、皮肌炎、结节性多动脉炎、急性胰腺炎、急性溶血、急性心肌梗死、脏器梗死或血栓形成、体腔积血或血肿形成、大面积烧伤、白血病、恶性淋巴瘤、癌、肉瘤、恶性组织细胞病、痛风发作、甲状腺危象、重度脱水、热射病、脑出血、白塞病、高温下工作等。

（3）伴随症状：有寒战、结膜充血、口唇疱疹、肝脾大、淋巴结肿大、出血、关节肿痛、皮疹和昏迷等。发热的伴随症状越多，越有利于诊断或鉴别诊断，所以应尽量询问和采集发热的全部伴随症状。寒战常见于大叶性肺炎、败血症、急性胆囊炎、急性肾盂肾炎、流行性脑脊髓膜炎、疟疾、钩端螺旋体病、药物热、急性溶血或输血反应等。结膜充血多见于麻疹、咽结膜热、流行性出血热、斑疹伤寒、钩端螺旋体病等。口唇单纯疱疹多出现于急性发热性疾病，如大叶性肺炎、流行性脑脊髓膜炎、间日疟、流行性感冒等。淋巴结肿大见于传染性单核细胞增多症、风疹、淋巴结结核、局灶性化脓性感染、丝虫病、白血病、淋巴瘤、转移癌等。

肝脾大常见于传染性单核细胞增多症、病毒性肝炎、肝及胆管感染、布鲁杆菌病、疟疾、结缔组织病、白血病、淋巴瘤及黑热病、急性血吸虫病等。出血可见于重症感染及某些急性传染病，如流行性出血热、病毒性肝炎、斑疹伤寒、败血症等。也可见于某些血液病，如急性白血病、重型再生障碍性贫血、恶性组织细胞病等。关节肿痛常见于败血症、猩红热、布鲁杆菌病、风湿热、结缔组织病、痛风等。皮疹常见于麻疹、猩红热、风疹、水痘、斑疹伤寒、风湿热、结缔组织病、药物热等。昏迷发生在发热之后者常见于流行性乙型脑炎、斑疹伤寒、流行性脑脊髓膜炎、中毒性菌痢、中暑；昏迷发生在发热前者见于脑出血、巴比妥类中毒等。

2.既往史和个人史

如过去曾患的疾病、有无外伤、做过何种手术、预防接种史和过敏史等。个人经历：如居住地、职业、旅游史和接触感染史等。职业：如工种、劳动环境等。发病地区及季节，对传染病与寄生虫病特别重要。某些寄生虫病如血吸虫病、黑热病、丝虫病等有严格的地区性。斑疹伤寒、回归热、白喉、流行性脑脊髓膜炎等流行于冬春季节；伤寒、乙型脑炎、脊髓灰质炎则流行于夏秋；钩端螺旋体病的流行常见于夏收与秋收季节。麻疹、猩红热、伤寒等急性传染病病愈后常有较牢固的免疫力，第二次发病的可能性甚少。中毒型菌痢、食物中毒的患者发病前多有进食不洁饮食史；疟疾、病毒性肝炎可通过输血传染。阿米巴肝病可有慢性痢疾病史。

（二）仔细全面体检

（1）记录体温曲线：每天记录 4 次体温以此判断热型。

（2）细致、精确、规范、全面和有重点的体格检查。

（三）实验室检查

1.常规检查

常规检查包括三大常规（即血常规、尿常规和大便常规）、血沉和肺部 X 线片。

2.细菌学检查

可根据病情取血、骨髓、尿、胆汁、大便和脓液进行培养。

（四）针对性特殊检查

1.骨髓穿刺和骨髓活检

对血液系统的肿瘤和骨髓转移癌有诊断意义。

2.免疫学检查

免疫球蛋白电泳、类风湿因子、抗核抗体、抗双链 DNA 抗体等。

3.影像学检查

如超声、电子计算机 X 线体层扫描(CT)和磁共振成像(MRI)下摄像仪检查。

4.淋巴结活检

对淋巴组织增生性疾病的确诊有诊断价值。

5.诊断性探查术

对经过以上检查仍不能诊断的腹腔内肿块可慎重采用。

四、鉴别诊断

(一)急性发热

急性发热指发热在 2 周以内者。病因主要是感染,其局部定位症状常出现在发热之后。准确的实验室检查和针对性的特殊检查对鉴别诊断有很大的价值。如果发热缺乏定位,白细胞计数不高或减低难以确定诊断的大多为病毒感染。

(二)慢性发热

1.长期发热

长期发热指中高度发热超过 2 周以上者。常见的病因有 4 类:即感染、结缔组织疾病、肿瘤和恶性血液病。其中以感染多见。

(1)感染:常见的原因有伤寒、副伤寒、结核、败血症、肝脓肿、慢性胆囊炎、感染性心内膜炎、急性血吸虫病、传染性单核细胞增多症、黑热病等。

感染所致发热的特点:①常伴畏寒和寒战;②白细胞数$>10 \times 10^9$/L、中性粒细胞$>80\%$、杆状核粒细胞$>5\%$,常为非结核感染;③病原学和血清学检查可获得阳性结果;④抗生素治疗有效。

(2)结缔组织疾病:常见的原因有系统性红斑狼疮、风湿热、皮肌炎、贝赫切特综合征、结节性多动脉炎等。

结缔组织疾病所致发热的特点:①多发于生育期妇女;②多器官受累、表现多样;③血清中有高滴度的自身抗体;④抗生素治疗无效且易过敏;⑤水杨酸或肾上腺皮质激素治疗有效。

(3)肿瘤:常见各种恶性肿瘤和转移性肿瘤。肿瘤所致发热的特点:无寒战、抗生素治疗无效、伴进行性消瘦和贫血。

(4)恶性血液病:常见于恶性淋巴瘤和恶性组织细胞病。恶性血液病所致发热的特点:常伴肝脾大、全血细胞计数减少和进行性衰竭,抗生素治疗无效。

2.慢性低热

慢性低热指低度发热超过 3 周以上者,常见的病因有器质性和功能性低热。

(1)器质性低热:①感染常见的病因有结核、慢性泌尿系统感染、牙周脓肿、鼻旁窦炎、前列腺炎和盆腔炎等。注意进行有关的实验室检查和针对性的特殊检查对鉴别诊断有很大的价值。②非感染性发热常见的病因有结缔组织疾病和甲亢,凭借自身抗体和血清游离甲状腺素(FT_4)和游离三碘甲状腺原氨酸(FT_3)的检查有助于诊断。

(2)功能性低热:①感染后低热,急性传染病等引起的高热治愈后,由于体温调节中枢的功能未恢复正常,低热可持续数周,反复的体检和实验室检查未见异常。②自主神经功能紊乱多见于年轻女性,一天内体温波动不超过 0.5 ℃,体力活动后体温不升反降,常伴颜面潮红、心悸、手颤、失眠等。并排除其他原因引起的低热后才能诊断。

(李学龙)

第三节　心　悸

一、概述

心悸是人们主观感觉心跳或心慌,患者主诉心脏像擂鼓样,心脏停搏,心慌不稳等,常伴心前区不适,是由于心率过快或过缓、心律不齐、心肌收缩力增加或神经敏感性增高等因素引起。一般健康人仅在剧烈运动、神经过度紧张或高度兴奋时才会有心悸的感觉,神经症或处于焦虑状态的患者即使没有心律失常或器质性心脏病,也常以心悸为主诉而就诊,而某些器质性心脏病患者出现频发性期前收缩,甚至心房颤动而并不感觉心悸。

二、诊断

(一)临床表现

由于心律失常引起的心悸,在检查患者的当时心律失常不一定存在,因此务必让患者详细陈述发病的缓急、病程的长短;发生心悸当时的主观症状,如有无心脏活动过强、过快、过慢、不规则的感觉;持续性或阵发性;是否伴有意识改变;周围循环状态如四肢发冷、面色苍白及发作持续时间等;有无多食、怕热、易出汗、消瘦等;心悸发作的诱因与体位、体力活动、精神状态,以及麻黄碱、胰岛素等药物的关系。体检重点检查有无心脏疾病的体征,如心脏杂音、心脏扩大及心律改变,有无血压增高、脉压增宽、动脉枪击音、水冲脉等高动力循环的表现,注意甲状腺是否肿大、有无突眼、震颤及杂音及有无贫血的体征。

(二)辅助检查

为明确有无心律失常存在及其性质应做心电图检查,如常规心电图未发现异常,可根据患者情况予以适当运动如仰卧起坐、蹲踞活动或 24 小时动态心电图检查,怀疑冠心病、心肌炎者给予运动负荷试验,阳性检出率较高,如高度怀疑恶性室性心律失常者,应做连续心电图监测。如怀疑甲状腺功能亢进症、低血糖或嗜铬细胞瘤时可进行相关的实验室检查。

三、鉴别诊断

心悸的鉴别需明确其为心脏原发性节律紊乱引起还是继发循环系统以外的疾病所致,进一步需确定其为功能性还是器质性疾病导致的心悸。

(一)心律失常

1.期前收缩

期前收缩为心悸最常见的病因。不少正常人可因期前收缩的发生而以心悸就诊,心突然"悬空""下沉"或"停顿"感是期前收缩的特征。此种感觉不但与代偿间歇的长短有关,且往往与期前收缩后的心搏出量有关。心脏病患者发生期前收缩的机会更多,心肌梗死患者如期前收缩发生在前一心搏的 T 波上,特别容易引起室性心动过速或心室颤动,应及时处理。听诊可发现心跳不规则,第一心音增强,第二心音减弱或消失,以后有一较长的代偿间歇,桡动脉搏动减弱,甚或消失,形成脉搏短细。

2.阵发性心动过速

阵发性心动过速是一种阵发性规则而快速的异位心律,具有突发突止的特点,发作时间长短不一,心率160~220次/分,大多数阵发性室上性心动过速是由折返机制引起,多无器质性心脏病,心动过速发作可由情绪激动、突然用力、疲劳或饱餐所致,也可无明显诱因出现心悸、心前区不适、精神不安等,严重者可出现血压下降、头晕、乏力甚至心绞痛。室性心动过速最常发生于冠心病,尤其是发生过心肌梗死有室壁瘤的患者及心功能较差者;也可见于其他心脏病甚至无心脏病的患者。阵发性室上性心动过速和室性心动过速心电图不难鉴别,但宽QRS波室上性心动过速有时与室速难以区分,必要时可做心脏电生理检查。

3.心房颤动

心房颤动也为常见心悸原因之一,特别是初发又未经治疗而心率快速者。多发生在器质性心脏病基础上。由于心房活动不协调,失去有效收缩力,加以快而不规则心室节律使心室舒张期缩短,心室充盈不足,因而心排血量不足,常可诱发心力衰竭。体征主要是心律完全不规则,输出量甚少的心搏可引起脉搏短细,心率越快,脉搏短细越显著。心电图检查示窦性P波消失,出现细小而形态不一的心房颤动波,心室率绝对不齐则可明确诊断。

(二)心外因素性心悸

1.贫血

常见病因和诱因有钩虫病、溃疡病、痔、月经过多、产后出血、外伤出血等。心悸因心率代偿性增快所致,头晕、眼花、乏力、皮肤黏膜苍白,为贫血疾病的共性,贫血纠正,心悸好转。各种贫血有其特有的临床表现:可有皮肤黏膜出血,上腹部压痛,消瘦,产后出血等。血常规、血小板计数、网织红细胞计数、血细胞比容、外周血及骨髓涂片、粪检寄生虫卵等可资鉴别。

2.甲状腺功能亢进症

以20~40岁女性多见。甲状腺激素分泌过多,兴奋和刺激心脏,心悸因代谢亢进心率增快引起,稍活动,心悸明显加剧,伴手震颤、怕热、多汗、失眠、易激动、食欲亢进、消瘦;甲状腺弥漫性肿大;有细震颤和血管杂音;眼球突出,持续性心动过速。实验室检查甲状腺摄碘率升高,甲状腺抑制试验阴性,血总T_3、T_4升高,基础代谢率升高等。

3.休克

由于全身组织灌注不足,微循环血流减少,致使心率增快,出现心悸。典型临床症状为皮肤苍白,四肢皮肤湿冷,意识模糊,脉快而弱,血压明显下降,脉压小,尿量减少,二氧化碳结合力和血pH有不同程度的降低,收缩压下降至10.7 kPa(80 mmHg)以下,脉压<2.7 kPa(20 mmHg),原有高血压者收缩压较原有水平下降30%以上。

4.高原病

多见于初入高原者,由于在海拔3 000 m以上,大气压和氧分压降低,引起人体缺氧,心率代偿性增快而出现心悸,伴头痛、头晕、眩晕、恶心、呕吐、失眠、疲倦、气喘、胸闷、胸痛、咳嗽、咯血色泡沫痰、呼吸困难等,严重者可出现高原性肺脑水肿。X线检查:肺动脉段隆凸,右心室肥大,心电图见右心室肥厚及肺性P波等;血液检查:红细胞数增多,如红细胞数>6.5×10^{12}/L,血红蛋白>18.5 g/L等。

5.发热性疾病

由病毒、细菌、支原体、立克次体、寄生虫等感染引起。心悸常与发热有明显关系,热退,则心悸缓解。根据原发病不同,有其不同临床体征,血、尿、粪常规检查及X线,超声检查等可明确诊断。药物作用所致的心悸：肾上腺素、阿托品、甲状腺素等药物使用后心率加快,出现心悸。停药后心悸逐渐消失。临床表现除原有疾病的症状外,尚有心前区不适、面色潮红、烦躁不安、心动过速等,详细询问用药史及停药后症状消失可资鉴别。

（三）妊娠期心动过速

由于胎儿生长需要,血流量增加,流速加快,心率加快而致心悸。多见于妊娠后期,有妊娠期的变化：如子宫增大、乳房增大、呼吸困难等症状,下肢水肿、心动过速、腹部随妊娠月龄的增加而膨大,可伴有高血压,尿妊娠试验、黄体酮试验、超声检查等鉴别不难。

（四）更年期综合征

主要与卵巢功能衰退,性激素分泌失调有关。多发生于45～55岁,激素分泌紊乱、自主神经功能异常而引起心悸。主要特征为月经紊乱,全身不适,面部皮肤阵阵发红,忽冷,忽热,出汗,情绪易激动,失眠、耳鸣、腰背酸痛,性功能减退等。血、尿中的雌激素及催乳素减少。尿促卵泡素（FSH）与黄体生成激素（LH）增高为诊断依据。

（五）心脏神经症

主要由于中枢神经功能失调,影响自主神经功能,造成心脏血管功能异常。患者群多为青壮年（20～40岁）女性,心悸与精神状态、失眠有明显关系,主诉较多。例如,呼吸困难、心前区疼痛、易激动、易疲劳、失眠、多梦、头晕、头痛、记忆力差、注意力涣散、多汗、手足冷、腹胀、尿频等。X线检查、心电图、超声心动图等检查正常。

（黄　利）

第四节　胸　　痛

胸痛是由多种疾病引起的一种常见症状,胸痛的程度与病情的轻重可无平行关系。因其可能表示患者存在严重的,有时甚至是威胁生命的疾病,故临床医师应重视这一主诉。评价胸痛的首要任务是区别呼吸系统疾病所致的胸痛还是其他系统疾病,尤其是心血管疾病所致的胸痛。疼痛的性质和发生的环境有助于区分心绞痛或心肌梗死的疼痛,体格检查、X线检查和心电图检查通常可用于鉴别诊断。胸膜疼痛的典型表现是深呼吸或咳嗽使之加重,固定胸壁可使之被控制。如果产生胸腔积液,由于发炎的胸膜被隔开可使疼痛消失。胸膜摩擦音常伴随着胸膜疼痛,但也可单独发生。源于胸壁的疼痛也可因深呼吸或咳嗽而加重,但通常能由局部触痛来鉴别。胸膜疼痛也可存在一些触痛(如肺炎链球菌肺炎伴胸膜疼痛),但通常轻微,定位不明确,并且只有深压才能引出。带状疱疹在出疹以前,可出现难以诊断的胸痛。

一、原因

（一）胸壁疾病
皮肤或皮下组织的化脓性感染、带状疱疹、肌炎、肋间神经炎和外伤等。

（二）胸腔脏器疾病
1.呼吸系统疾病
胸膜炎、胸膜肿瘤、肺梗死、自发性气胸、肺癌、肺炎、肺脓肿等。

2.循环系统疾病

心绞痛、急性心肌梗死、心肌病、心包炎、夹层主动脉瘤、心脏神经症等。

3.纵隔及食管疾病

纵隔炎、纵隔肿瘤、纵隔气肿、食管炎、食管肿瘤等。

（三）横膈及腹腔脏器疾病

膈胸膜炎、膈下脓肿、肝胆疾病、脾周围炎、脾梗死、急性胰腺炎等。

二、诊断

各种疾病所致的胸痛在疼痛部位、性质及持续时间等方面可有一定特点，有助于鉴别诊断。

（一）疼痛的部位

胸壁疾病的疼痛常固定于局部且有明显压痛；带状疱疹的疼痛沿神经走向分布；肋间神经疼痛限于该神经的支配区；心绞痛、心肌梗死时疼痛位于胸骨后和心前区且可放射至左肩和左臂内侧；食管、纵隔疾病常在胸骨后疼痛，还可向肩部或肩胛间区放射；膈下脓肿、膈胸膜炎时患侧下胸部疼痛，也可向同侧肩部及颈部放射；胸膜炎所致胸痛常在患侧胸廓运动度较大的侧胸壁下部位。

（二）疼痛的性质

肋间神经痛呈阵发性刀割样、触电样灼痛；神经根痛为刺痛；肌源性疼痛呈酸胀痛；骨源性疼痛呈锥刺痛；心绞痛呈压榨样痛；自发性气胸与急性干性胸膜炎多呈撕裂样痛或尖锐刺痛；食管炎多有灼热感或灼痛；肺癌则可有隐闷痛。

（三）疼痛的时间

肌源性疼痛常在肌肉收缩时加剧；食管疾病的疼痛常在吞咽动作时发生；胸膜炎的疼痛常在深吸气或咳嗽时加剧；心绞痛多在劳动或情绪激动时发生，持续数分钟，休息或含服硝酸甘油片后 1～2 分钟迅速缓解；心肌梗死的胸痛可持续数小时至数日，休息及含服硝酸甘油片无效；骨源性疼痛或肿瘤所致的疼痛则为持续性的。

（四）伴随症状

胸痛伴高热者考虑肺炎；伴咳脓痰者考虑肺脓肿；胸痛突然发生伴呼吸困难者应想到自发性气胸；纵隔和食管疾病胸骨后疼痛常伴咽下困难；带状疱疹在病变的神经支配区先有皮肤过敏，后出现成簇小丘疹和疱疹。

（五）年龄

青壮年胸痛者多注意肌源性胸痛、肋软骨炎、胸膜炎、肺炎、肺结核；中老年胸痛多考虑心血管疾病、肿瘤侵犯。

（王瑞青）

第五节 呼 吸 困 难

正常人平静呼吸时，其呼吸运动无须费力，也不易察觉。呼吸困难尚无公认的明确定义，通常是指伴随呼吸运动所出现的主观不适感，如感到空气不足、呼吸费劲等。体格检查时可见患者用力呼吸,辅助呼吸肌参加呼吸运动,如张口抬肩,并可出现呼吸频率、深度和节律的改变。严重呼吸困难时,可出现鼻翼翕动、发绀,患者被迫采取端坐位。许多疾病可引起呼吸困难,如呼吸系统疾病、心血管疾病、神经肌肉疾病、肾脏疾病、内分泌疾病(包括妊娠)、血液系统疾病、类风湿疾病及精神情绪改变等。正常人运动量大时也会出现呼吸困难。

一、临床类型

(一)肺源性呼吸困难

肺源性呼吸困难的两个主要原因是肺或胸壁顺应性降低引起的限制性缺陷和气流阻力增加引起的阻塞性缺陷。限制性呼吸困难的患者(如肺纤维化或胸廓变形)在休息时可无呼吸困难,但当活动使肺通气接近其最大受限的呼吸能力时,就有明显的呼吸困难。阻塞性呼吸困难的患者(如阻塞性肺气肿或哮喘),即使在休息时,也可因努力增加通气而致呼吸困难,且呼吸费力而缓慢,尤其是在呼气时。尽管详细询问呼吸困难感觉的特性和类型有助于鉴别限制性和阻塞性呼吸困难,然而这些肺功能缺陷常是混合的,呼吸困难可显示出混合和过渡的特征。体格检查和肺功能测定可补充得之于病史的详细信息。体格检查有助于显示某些限制性呼吸困难的原因(如胸腔积液、气胸),肺气肿和哮喘的体征有助于确定其基础的阻塞性肺病的性质和严重程度。肺功能检查可提供限制性或气流阻塞存在的数据,可与正常值或同一患者不同时期的数据做比较。

(二)心源性呼吸困难

在心力衰竭早期,心排血量不能满足活动期间的代谢增加,因而组织和大脑酸中毒使呼吸运动大大增强,患者过度通气。各种反射因素,包括肺内牵张感受器,也可促成过度通气,患者气短,常伴有乏力、窒息感或胸骨压迫感。其特征是"劳力性呼吸困难",即在体力运动时发生或加重,休息或安静状态时缓解或减轻。

在心力衰竭后期,肺充血水肿,僵硬的肺脏通气量降低,通气用力增加。反射因素,特别是肺泡-毛细血管间隔内毛细血管旁感受器,有助于肺通气的过度增加。心力衰竭时,循环缓慢是主要原因,呼吸中枢酸中毒和低氧起重要作用。端坐呼吸是在患者卧位时发生的呼吸不舒畅,迫使患者取坐位。其原因是卧位时回流入左心的静脉血增加,而衰竭的左心不能承受这种增加的前负荷,其次是卧位时呼吸用力增加。端坐呼吸有时发生于其他心血管疾病,如心包积液。急性左心功能不全,患者常表现为阵发性呼吸困难。其特点是多在夜间熟睡时,因呼吸困难而突然憋醒,胸部有压迫感,被迫坐起,用力呼吸。轻者短时间后症状消失,称为夜间阵发性呼吸困难。病情严重者,除端坐呼吸外,尚可有冷汗、发绀、咳嗽、咳粉红色泡沫样痰,心率加快,两肺出现哮鸣音、湿啰音,称为心源性哮喘。

(三)中毒性呼吸困难

糖尿病酸中毒产生一种特殊的深大呼吸类型,然而,由于呼吸能力储存完好,故患者很少主诉呼吸困难。尿毒症患者由于酸中毒、心力衰竭、肺水肿和贫血联合作用造成严重气喘,患者可主诉呼吸困难。急性感染时呼吸加快,是由于体温增高及血中毒性代谢产物刺激呼吸中枢引起的。吗啡、巴比妥类药物急性中毒时,呼吸中枢受抑制,使呼吸缓慢,严重时出现潮式呼吸或间停呼吸。

(四)血源性呼吸困难

由于红细胞携氧量减少,血含氧量减低,引起呼吸加快,常伴有心率加快。发生于大出血时的急性呼吸困难是一个需立即输血的严重指征。呼吸困难也可发生于慢性贫血,除非极度贫血,否则呼吸困难仅发生于活动期间。

(五)中枢性呼吸困难

颅脑疾病或损伤时,呼吸中枢受到压迫或供血减少,功能降低,可出现呼吸频率和节律的改变。如病损位于间脑及中脑上部时出现潮式呼吸;中脑下部与脑桥上部受累时出现深快均匀的中枢型呼吸;脑桥下部与延髓上部病损时出现间停呼吸;累及延髓时出现缓慢不规则的延髓型呼吸,这是中枢呼吸功能不全的晚期表现;叹气样呼吸或抽泣样呼吸常为呼吸停止的先兆。

(六)精神性呼吸困难

癔症时,其呼吸困难主要特征为呼吸浅表频速,患者常因过度通气而发生胸痛、呼吸性碱中毒。易出现手足搐搦症。

二、诊断

根据呼吸困难多种多样的临床表现可引导出对某些疾病的诊断思维。

(一)呼吸频率

每分钟呼吸超过 24 次称为呼吸频率加快,见于呼吸系统疾病、心血管疾病、贫血、发热等。每分钟呼吸少于 10 次称为呼吸频率减慢,是呼吸中枢受抑制的表现,见于麻醉安眠药物中毒、颅内压增高、尿毒症、肝性脑病等。

(二)呼吸深度

呼吸加深见于糖尿病及尿毒症酸中毒;呼吸变浅见于肺气肿、呼吸肌麻痹及镇静剂过量。

(三)呼吸节律

潮式呼吸和间停呼吸见于中枢神经系统疾病和脑部血液循环障碍如颅内压增高、脑炎、脑膜炎、颅脑损伤、尿毒症、糖尿病昏迷、心力衰竭、高山病等。

(四)年龄性别

儿童呼吸困难应多注意呼吸道异物、先天性疾病、急性感染等;青壮年则应想到胸膜疾病、风湿性心脏病、结核;老年人应多考虑冠心病、肺气肿、肿瘤等。癔症性呼吸困难较多见于年轻女性。

(五)呼吸时限

吸气性呼吸困难多见于上呼吸道不完全阻塞如异物、喉水肿、喉癌等,也见于肺顺应性降低的疾病如肺间质纤维化、广泛炎症、肺水肿等。呼气性呼吸困难多见于下呼吸道不完全阻塞,如慢性支气管炎、支气管哮喘、肺气肿等。大量胸腔积液、大量气胸、呼吸肌麻痹、胸廓限制性疾病则呼气、吸气均感困难。

(六)起病缓急

呼吸困难缓起者包括心肺慢性疾病,如肺结核、尘肺、肺气肿、肺肿瘤、肺纤维化、冠心病、先心病等。呼吸困难发生较急者有肺水肿、肺不张、呼吸系统急性感染、迅速增长的大量胸腔积液等。突然发生严重呼吸困难者有呼吸道异物、张力性气胸、大块肺梗死、成人呼吸窘迫综合征等。

(七)患者姿势

端坐呼吸见于充血性心力衰竭患者;一侧大量胸腔积液患者常喜卧向患侧;重度肺气肿患者常静坐而缓缓吹气;心肌梗死患者常叩胸做痛苦貌。

(八)劳力活动

劳力性呼吸困难是左心衰竭的早期症状,肺尘埃沉着症、肺气肿、肺间质纤维化、先天性心脏病往往也以劳力性呼吸困难为早期表现。

(九)职业环境

接触各类粉尘的职业是诊断尘肺的基础;饲鸽者、种蘑菇者发生呼吸困难时应考虑外源性过敏性肺泡炎。

(十)伴随症状

伴咳嗽、发热者考虑支气管-肺部感染;伴神经系统症状者注意脑及脑膜疾病或转移性肿瘤;伴何纳综合征者考虑肺尖瘤;伴上腔静脉综合征者考虑纵隔肿块;触及颈部皮下气肿时立即想到纵隔气肿。

（王瑞青）

第六节 共 济 失 调

共济失调是指主动肌、协同肌与拮抗肌在随意运动时收缩不协调、不平衡,引起动作笨拙、不正确、不平稳、不灵活,但无瘫痪。根据受损结构与临床表现,一般分深感觉障碍性共济失调、前庭迷路性共济失调、小脑性共济失调和大脑性共济失调。

一、病因

(一)深感觉传导径路损害

1.脊髓痨

神经梅毒的一种。病变主要在脊髓后索及后根。

2.多发性神经炎

病毒感染(如急性和慢性感染性多发性神经根神经炎)、细菌感染(如白喉)、中毒(如酒精、铅、汞、砷等)、代谢紊乱(如糖尿病)都可引起所谓"假性脊髓痨性共济失调"。病变主要在后根和周围神经,脊髓后索及延髓楔核、薄核也可受累。

3.脊髓肿瘤

后索受到肿瘤或血管瘤直接压迫引起后索缺血时均可发生。

4.癌性神经病

肿瘤可引起脊髓后索脱髓鞘,出现类似脊髓痨的共济失调症状。

5.变性

营养不良、贫血、胃癌、酒精中毒、多发性硬化都可引起脊髓后索及侧索联合变性,产生共济失调。

6.脑血管病

侵犯内囊后肢、丘脑、顶叶的深感觉传导径路时,都可能出现共济失调。

7.遗传性疾病

少年脊髓型共济失调症(Friedreich 共济失调)、腓骨肌萎缩症(Charcot-Marie 病)、肥大性间质性神经炎（Dejerine-Sottas 病）和 Roussy-Levy 综合征都可伴有深感觉障碍性共济失调。

8.脊髓外伤

后索离断或半切损伤（Brown-Sequard 综合征）时均可引起共济失调。

（二）前庭神经传导径路及内耳前庭器官损伤

常见于急性迷路炎、内耳出血、梅尼埃病、前庭神经元炎、颈源性短暂缺血发作、脑干肿瘤、听神经瘤、药物（如链霉素、新霉素、卡那霉素、庆大霉素、蟾酥、避孕药物等）中毒或过敏、早期妊娠反应、晕车、晕船、晕机等病伤或中毒。

（三）小脑或其传出、传入径路损害

1.肿瘤

髓母细胞瘤、室管膜瘤、星形细胞瘤、转移瘤、结核瘤和脓肿都常侵犯小脑，引起共济失调。

2.血管病

椎-基底动脉的小脑各分支缺血时都可引起，以椎动脉缺血与小脑后下动脉血栓形成（延髓外侧综合征）最常见。

3.遗传性共济失调

遗传性共济失调是一组以脊髓小脑束慢性变性为主，以小脑性共济失调为特征的遗传性疾病，包括 Marie 型共济失调、Sanger-Brown 型共济失调、Louis-Bar 综合征等。

4.变性

变性包括原发性实质性小脑变性、橄榄桥小脑变性、橄榄桥小脑萎缩症、晚发小脑皮质萎缩症 4 种病，合称为进行性小脑变性。

5.先天畸形

延髓空洞症、颅底凹入症、Arnold-Chiari 畸形等，都可累及小脑或其出入径路。

6.感染

菌痢、斑疹伤寒、水痘、麻疹等传染病的重症患者可引起小脑共济失调。

7.中毒

多见于酒精、苯妥英钠中毒。

8.脱髓鞘疾病

多发性硬化最常见。

9.物理因素

中暑高热昏迷清醒后有时可见。

10.内分泌紊乱及代谢病

少数黏液性水肿及低血糖患者可以见到。

11.其他罕见疾病

Refsum 病、Marinesco-Sjogren-Garland 综合征、Leyden 型急性共济失调等也可有小脑共济失调。

12.癌性神经病

癌症偶可并发非转移性亚急性小脑变性。

（四）大脑损害

1.肿瘤

多见于额叶、颞叶及胼胝体肿瘤。

2.血管病

少数脑卒中及蛛网膜下腔出血后的正常颅压脑积水患者可有共济失调。

3.感染

急性病毒性脑炎、麻痹性痴呆等脑部急慢性感染都可有共济失调症状。

二、诊断

(一)是否为共济失调

尽管共济失调的概念很明确,但不典型的病例,仍有可能错诊。最易混淆的是以运动失常为主的官能性疾病及其他有运动系统损害的器质性疾病。

1.癔症

可有类似共济失调的运动症状;大多伴有其他癔症表现,而无任何器质性神经系统疾病的体征。患肢(或患部)常伴有感觉缺失,因而只在闭眼时出现共济失调。有时呈现戏剧性变化,即忽而正常,忽而复发,转变往往与接受暗示有关。注意发现其矛盾(与产生共济失调的机制不符)和多变(时好时坏,变幻莫测),不难识别。

2.不随意运动

锥体外系病变引起的舞蹈或手足徐动症可能被误认为是共济失调,区别点是:①不随意运动多在无指令时自发地出现;②随意运动过程中若不遭遇不随意运动,则运动可得到正常的贯彻;③可伴有姿势性震颤,见于静止状态,或在已完成随意运动后出现,而不像共济失调是在接近目的(例如,指鼻试验时在将要到达鼻尖前)时出现明显的意向性震颤,一旦达到目的,震颤即消失。

3.肌张力增高

锥体系或锥体外系疾病伴有肌张力增高时,妨碍运动进行,也可与共济失调相混淆。鉴别要点在于共济失调无瘫痪、锥体束征或不随意运动,也无肌张力增高;有的在静息状态下检查可发现肌张力减低。

4.肌阵挛

当其与小脑共济失调并存时(如 Ramsay-Hunt 综合征,又称肌阵挛性小脑协调障碍)可能先出现肌阵挛,以后再出现共济失调,两者伴随时应按基本症状的特点仔细鉴别;需要可借助脑电图、肌电图和诱发电位鉴别。

5.眼肌麻痹

因复视而错认物象使随意运动产生明显偏斜时,可与共济失调混淆,称为"假性共济失调"。患者闭目指鼻,能准确完成,即可分清。

(二)共济失调的定位诊断

1.深感觉障碍性共济失调

患者深感觉缺失,不能意识到肢体所处位置与运动方向,因而无法正确完成随意运动;常借视觉来纠正运动的正确性。临床特点是站立不稳、闭目难立、着地过重、跟膝胫试验阳性等。

2.前庭迷路性共济失调

患者平衡失调,难以维持正常体位,立时两足分开,头颈、身体倾斜,行走容易倾倒;伴有眩晕和眼球震颤。也常借助视觉维持平衡,但无深感觉障碍。

3.小脑性共济失调

患者无感觉缺失及前庭功能障碍,Romberg 征阴性。运动障碍广泛庞杂,特点是坐立不稳、步态蹒跚、辨距不良、协调不能、意向性震颤、快复及轮替运动困难、口吃、书写过大、肌张力低及反跳现象等。

4.大脑性共济失调

顶叶病变引起者实质上属于感觉性共济失调,额叶、颞叶病变引起的则和大脑-脑桥-小脑传导束受损有关,其表现类似小脑性共济失调,但兼有大脑的症候,如精神症状、欣快、淡漠、肌张力增高、腱反射亢进、病理反射等。一侧大脑半球病变,共济失调表现在病变的对侧。

(三)共济失调的病因诊断

根据病史和体征所的印象,选择必要的辅助检查,以查明病因。

(1)疑为感染、脱髓鞘疾病、出血或脊髓压迫症者,需查脑脊液常规和生化;必要时可查华氏和康氏反应、胶金试验、免疫球蛋白和寡克隆区带。

(2)疑为颅内占位、正常颅压脑积水和脑萎缩者须摄头颅平片和头颅 CT 或 MRI 扫描;脑血管病变可作颈动脉或椎动脉 DSA 造影。

(3)疑为转移瘤、癌性小脑变性或非转移性神经病者,需摄胸片,腹部 B 超,作前列腺按摩,查免疫功能,帮助发现原发病灶,了解机体免疫状态。

(4)疑为中毒者需查肝肾功能及致病毒物、药物的血清浓度;疑为内分泌代谢紊乱者,可查血糖尿糖、糖耐量试验、血 T_3 和 T_4、血 FT_3 和 FT_4、血 TSH;疑为染色体畸变或恶性肿瘤者可作染色体核型及 G 带分析。

(文甜甜)

第四章

急诊内科疾病的诊疗

第一节 药物中毒

一、概述

药物中毒是指进入人体的药物达到中毒剂量,产生组织和器官损害的急性综合征。最常见的药物中毒品种是镇静催眠药,分为苯二氮䓬类、巴比妥类、非巴比妥非苯二氮䓬类。其中以苯二氮䓬类(如地西泮)中毒最多见,次之为解热镇痛药和抗精神病药等。一般药源性中毒多是药物用法不当,如药物过量或滥用药物所致。

不同类型的药物中毒,其中毒特点与机制也各异。

(1)镇静催眠药及抗精神病药中毒严重时,可导致呼吸抑制、休克、昏迷。口服巴比妥类药物2~5倍催眠剂量可致中毒,10~20倍可致深昏迷、呼吸抑制。苯二氮䓬类药物一次剂量达0.05~1 g可致中毒甚或致死。抗精神病药中,吩噻嗪类药物2~4 g可有急性中毒反应。三环类抗抑郁药中毒,易致恶性心律失常,1.5~3 g可致严重中毒而死亡。对氯丙嗪类敏感者可能发生剥脱性皮炎、粒细胞缺乏症、胆汁淤积性肝炎。

(2)解热镇痛药中毒可致粒细胞减少、肾损害、出血倾向、胃肠道损害甚至出现消化道应激性溃疡出血,其中对乙酰氨基酚中毒可致明显肝功能损害。

(3)心血管系统用药中毒易致心律失常、低血压,其中洋地黄类中毒可致恶心、呕吐等胃肠道症状及室性期前收缩、室性心动过速和心动过缓等严重心律失常。胺碘酮中毒可致房室传导阻滞、室性心动过速等恶性心律失常及肺纤维化。降压药中毒可致严重低血压。抗胆碱药阿托品中毒可致口干、瞳孔扩大、心动过速甚至惊厥、昏迷。

二、判断

药物中毒判断要点如下。

(一)判断是否为药物中毒及药物种类

(1)由知情者提供药物接触史,是目前重要的诊断依据。

(2)通过典型症状判断,如嗜睡、昏迷者考虑镇静催眠药或抗精神病药中毒;惊厥者考虑中枢兴奋药过量;瞳孔扩大者怀疑为阿托品、麻黄碱等中毒。

(3)实验室检查:胃液、尿液、血液中药物浓度测定对诊断有参考意义。

(二)判断病情的轻重

大致分为轻、重两种程度,注意初期表现为轻症者病情可能会随着药物吸收发生进展,药物毒性、摄入量及药物半衰期对病情影响较大。

1.轻度中毒

无意识障碍或轻度意识障碍,呼吸、循环、氧合等重要生命体征及生理指标稳定。

2.重度中毒

出现严重意识障碍、呼吸抑制、呼吸衰竭、循环衰竭、心律失常等,或伴发严重并发症,或有严重生理功能紊乱及脏器功能不全。

三、急救

药物中毒需要及时进行现场急救,病情属于重度者或判断药物摄入量偏大者应送往医院做进一步救治。

(一)现场急救

重点在于维持呼吸循环功能及清除摄入药物。

1.维护呼吸功能

药物中毒常可导致意识障碍及呼吸抑制,所以应重视对呼吸衰竭的防治。

(1)保持气道通畅:有意识障碍或呼吸抑制者取平卧位,头偏向一侧,及时清除气道分泌物及呕吐物,避免误吸,必要时使用舌钳或置口咽管避免舌后坠。

(2)予吸氧治疗。

(3)建立人工气道:对深昏迷、气道分泌物多或已出现呼吸衰竭者,尽早行气管插管、人工通气。

2.监测循环功能

(1)监测血压水平,休克者可取平卧位或头低脚高位,以增加回心血量及改善脑供血。

(2)给予心脏监护,警惕发生恶性心律失常。

(3)尽快建立静脉通道,以便及时输液维持血容量,救治呼吸、循环衰竭,使用解毒剂。

3.清除摄入药物

(1)催吐:适用于口服中毒后神志清楚且生命体征稳定者。

(2)洗胃:对服药量大者及时洗胃,药物中毒后胃排空可能延迟,不可拘泥于常规洗胃时间,对中毒较久者仍应考虑洗胃。

(3)导泻:予50%硫酸镁或硫酸钠导泻以利药物尽快排出。

(4)药用炭吸附:有条件可于催吐、洗胃时使用或之后服用。

(二)药物治疗

重点在于稳定呼吸、循环功能及使用特效解毒剂。

1.稳定呼吸循环功能

在保持呼吸道通畅的基础上,可使用呼吸兴奋剂;呼吸衰竭者及时行气管插管、人工通气。血压低者,可补充血容量,必要时使用血管活性药物如多巴胺 $10\sim20~\mu g/(kg \cdot min)$ 和/或去甲肾上腺素 $0.05\sim1.5~\mu g/(kg \cdot min)$ 维持血压;注意吩噻嗪类及三环类抗精神病药物中毒,可通过对 α 肾上腺素能阻滞作用导致血管扩张及血压下降,不宜使用多巴胺,可用 α 受体兴奋剂,如重酒石酸间羟胺、去甲肾上腺素维持血压。心律失常者给予针对性处理。

2.使用特效解毒剂

（1）镇静与催眠药中毒：应立即予纳洛酮 1～2 mg，静脉注射，2～5 分钟重复，总量可用到 20 mg，可缩短昏迷时间。

（2）苯二氮䓬类药物中毒：可用氟马西尼拮抗，先静脉注射 0.2 mg，此后可每 15 分钟重复用一次，总量可达 2.0 mg/d。

（3）吩噻嗪类药物中毒：可用盐酸哌甲酯（利他林）40～100 mg，肌内注射，并可重复使用。

（4）三环类抗抑郁药中毒：所致室性心律失常，可用利多卡因控制，静脉注射 50～75 mg 后以 1～4 mg/min 维持静脉滴注。

（5）洋地黄类、胺碘酮等抗心律失常药所致心动过缓、房室传导阻滞，可予阿托品、异丙肾上腺素控制。

（6）对乙酰氨基酚中毒：可用乙酰半胱氨酸减轻肝脏损害，具体用法为第一次口服 140 mg/kg，之后每 4 小时口服 70 mg/kg，共服 17 次。

（7）阿托品中毒：可用新斯的明拮抗，每次 0.5～1 mg，肌内注射，每 3～4 小时重复。

3.加速药物排泄

可考虑在补液基础上碱化尿液、利尿。

4.对症支持疗法

中毒性脑病有脑水肿者可用甘露醇、地塞米松脱水；高热者物理降温；另注意防治肺部感染，维持内环境稳定，维护肝、肾等重要脏器功能。

5.特殊治疗

重症可考虑行血液透析、血液灌流、血浆置换等血液净化治疗。

四、注意

药物中毒初步急救中应注意以下要点。

（一）预防工作

加强镇静催眠药处方、使用、保管的管理，临床要慎重用药，规范用药。

（二）急救重点

1.初期

(1)注意对呼吸、循环衰竭的防治。

(2)尽量清除药物，减少后续吸收。

(3)使用拮抗剂。

2.后期

(1)加强对症支持疗法。

(2)注意并发症的防治。

（张学平）

第二节　农药中毒

一、急性有机磷农药中毒

急性有机磷农药中毒(acute organophosphorus pesticides poisoning,AOPP)主要是有机磷农药通过抑制体内胆碱酯酶(ChE)活性,失去分解乙酰胆碱(ACh)能力,引起体内生理效应部位ACh大量蓄积,使胆碱能神经持续过度兴奋,导致先兴奋后衰竭的一系列毒蕈碱样、烟碱样和中枢神经系统等中毒症状和体征。严重者,常死于呼吸衰竭。

(一)诊断要点

1.有机磷农药接触史

有机磷农药接触史是确诊AOPP的主要依据,尤其是对无典型中毒症状或体征者更为重要。在日常生活中的急性中毒主要是由于误服、自服或饮用被农药污染的水源或食入污染的食品;也有因滥用农药治疗皮肤病或驱虫而发生中毒的。常见的有机磷农药如下。①剧毒类:$LD_{50}<10$ mg/kg,如对硫磷、内吸磷、甲拌磷、速灭磷和特普等;②高毒类:LD_{50} $10\sim100$ mg/kg,如甲基对硫磷、甲胺磷、氧乐果、敌敌畏、磷胺、久效磷等;③中度毒类:LD_{50} $100\sim1~000$ mg/kg,如乐果、倍硫磷、除线磷、敌百虫等;④低毒类:LD_{50} $1~000\sim5~000$ mg/kg,如马拉硫磷、肟硫磷(辛硫磷)、碘硫磷等。我国为保护粮食、蔬菜和水果等农产品的质量安全,从2007年起停止使用对硫磷、甲基对硫磷、甲胺磷、磷胺和久效磷5种高毒有机磷农药。

2.临床表现特点

经皮肤吸收中毒,一般在接触$2\sim6$小时发病,口服中毒在10分钟至2小时出现症状。一旦中毒症状(急性胆碱能危象)出现后,病情迅速发展。其典型症状和体征:流涎、大汗、瞳孔缩小和肌颤(肉跳)。一般当出现上述症状或体征和有农药接触史,可诊断为AOPP;如4个症状或体征中仅出现3个,也应考虑为AOPP。

(1)急性胆碱能危象:①毒蕈碱样症状,又称M样症状,主要是副交感神经末梢过度兴奋,产生类似毒蕈碱样作用,表现为平滑肌痉挛和腺体分泌增加。先有恶心、呕吐、腹痛、多汗,尚有流泪、流涕、流涎、腹泻、尿频、大小便失禁、心跳减慢和瞳孔缩小;支气管痉挛和分泌物增加、咳嗽、气促,严重者出现肺水肿。②烟碱样症状,又称N样症状,ACh在横纹肌神经-肌肉接头处过多蓄积和刺激,使面、眼睑、舌、四肢和全身横纹肌发生肌纤维颤动,甚至全身肌肉强直性痉挛、全身紧缩和压迫感,而后发生肌力减退和瘫痪。呼吸肌麻痹引起周围性呼吸衰竭。交感神经节受ACh刺激,其节后交感神经纤维末梢释放儿茶酚胺,表现为血压升高和心律失常。③中枢神经系统症状由过多ACh刺激导致,表现为头晕、头痛、疲乏、共济失调、烦躁不安、谵妄、抽搐和昏迷;有的发生呼吸、循环衰竭死亡。

(2)中间型综合征:多发生于重度AOPP(甲胺磷、乐果、敌敌畏、久效磷等)中毒后$24\sim96$小时,在胆碱能危象和迟发性多发性神经病之间,故称中间型综合征,但并非每个中毒者均发生。发病时胆碱能危象多已控制,表现以肌无力最为突出。涉及颈肌、肢体近端肌、脑神经Ⅲ～Ⅶ和Ⅹ所支配的肌肉,重者累及呼吸肌。表现:抬头困难、肩外展受限;眼外展及眼球活动受限,眼睑下垂,睁眼困难,复视;颜面肌、咀嚼肌无力、声音嘶哑和吞咽困难;呼吸肌麻痹则有呼吸困难、频率减慢、胸廓运动幅度逐渐变浅,进行性缺氧致意识障碍、昏迷以至死亡。ChE 活性明显低于正常。一般维持 2～20 天,个别可长达 1 个月。其发病机制与 ChE 长期受抑制,影响神经肌肉接头处突触后功能有关。

(3)迟发性多性神经病:AOPP 患者症状消失后 2～3 周出现迟发性神经损害,表现为感觉、运动型多发性神经病变,主要累及肢体末端,发生下肢瘫痪、四肢肌肉萎缩等。全血 ChE 活性正常,神经-肌电图检查提示神经源性损害。目前认为此种病变不是 ChE 受抑制引起,可能是由于有机磷农药抑制神经靶酯酶(NTE)使其老化所致。多发生于甲胺磷、敌敌畏、乐果和敌百虫等有机磷农药重、中度中毒的患者。

3.实验室检查

(1)全血胆碱酯酶活力测定:ChE 活性测定不仅是诊断 AOPP 的一项可靠检查,而且是判断中毒程度、指导用药、观察疗效和判断预后的重要参考指标。

(2)有机磷农药的鉴定:当中毒者使用或服用的农药或毒物种类不清时,可对其剩余物进行鉴定。

(3)尿中有机磷农药分解产物测定:如对硫磷中毒尿中测到对硝基酚,敌百虫中毒尿中三氯乙醇增加。

4.急性中毒程度分级

(1)轻度中毒:仅有 M 样症状,全血 ChE 活力为 70%～50%。

(2)中度中毒:M 样症状加重,出现 N 样症状,ChE 活力为 30%～50%。

(3)重度中毒:除 M、N 样症状外,合并肺水肿、抽搐、意识障碍,呼吸肌麻痹和脑水肿,ChE 活力<30%。

(二)治疗要点

1.迅速清除毒物

将中毒者移离染毒环境,脱去污染衣物,用清水彻底清洗染毒的皮肤、指甲下和毛发。经口中毒者尽早洗胃,原则是宜用粗胃管反复洗胃,持续引流,即首次洗胃后保留胃管,间隔 3～4 小时重复洗胃,洗至引出液清澈、无味为止,洗胃液总量一般需要 10 L 左右。洗胃液可用清水、2%碳酸氢钠溶液(敌百虫忌用)或 1:5 000 高锰酸钾溶液(对硫磷忌用)。应待病情好转、ChE 活力基本恢复正常方可拔掉胃管。洗胃后注入 20%甘露醇 250 mL 或 50%硫酸钠 60～100 mL 导泻。如因喉头水肿或痉挛,不能插入胃管,或饱食后胃管阻塞,可胃造瘘洗胃。

2.特效解毒剂的应用

在清除毒物过程中,应同时使用胆碱酯酶重活化剂和抗胆碱药治疗。用药原则:根据病情早期、足量、联合和重复应用解毒药,并且选用合理用药途径及择期停药。

(1)ChE 复能药:国内常用的有氯解磷定和碘解磷定,前者为首选。氯解磷定的首次用量:轻度中毒 0.5～1.0 g,中度中毒 1.0～2.0 g,重度中毒 2.0～3.0 g,肌内注射或静脉注射。碘解磷定的剂量按氯解磷定剂量折算,1 g 氯解磷定相当于 1.5 g 碘解磷定,本品只能静脉应用。碘解磷定的首次用量:轻度中毒 0.4～0.8 g,中度中毒 0.8～1.2 g,重度中毒 1.2～1.6 g。首次给药要足量,旨在使解毒剂短时间内尽快达到有效血药浓度。应用 ChE 复能药后,N 样症状如肌颤等消失和全血 ChE 活性恢复至 50%以上时,显示 ChE 复能药用药剂量足,可暂停给药。如未出现上述指标,应尽快补充用药,再给首次半量。如洗胃彻底,轻度中毒无须重复用药;中度中毒首次足量给药后一般重复 1～2 次即可;重度中毒首次给药后 30～60 分钟未出现药物足量指征时应重复用药。

对 AOPP 中间综合征致呼吸衰竭患者,推荐用突击量氯解磷定静脉注射或肌内注射:1 g 每小时 1 次,连用 3 次;接着 2 小时 1 次,连用 3 次;以后每 4 小时 1 次,直到 24 小时;24 小时后,每 4 小时 1 次,用 2～3 天为 1 个疗程;以后按 4～6 小时 1 次,时间视病情而定。胆碱酯酶活力达到 50%～60%时停药。

ChE 复能药对甲拌磷、对硫磷、内吸磷、甲胺磷、碘依可酯和肟硫磷等中毒疗效好,对敌敌畏、敌百虫中毒疗效差,对乐果和马拉硫磷中毒疗效不明显。对中毒 24 小时后已老化的 ChE 无复活作用。对 ChE 复能药疗效不佳者,以抗胆碱药和对症治疗为主。

(2)抗胆碱药:①外周性抗胆碱药:主要作用于外周 M 受体,能缓解 M 样症状,对 N 受体无明显作用。常用阿托品,首次用量:轻度中毒 2.0～4.0 mg,中度中毒 5.0～10.0 mg,重度中毒 10.0～20.0 mg,依病情每 10～30 分钟或 1～2 小时给药 1 次,直至患者 M 样症状消失或出现"阿托品化"。阿托品化指征为口干、皮肤干燥、心率稍快(90～100 次/分)、瞳孔较前扩大和肺湿啰音消失,显示抗胆碱药用量足,此时,可暂停给药或给予维持量。如未出现上述指标,应尽快补充用药至出现上述指标为止。当中毒晚期 ChE 已"老化"或其活性低于 50%时,应给予适量抗胆碱药维持"阿托品化",直至全血 ChE 活性恢复至 50%～60%以上为止。如出现瞳孔明显扩大、神志模糊、烦躁不安、抽搐、昏迷和尿潴留等为阿托品中毒,立即停用阿托品。②中枢性抗胆碱药:如东莨菪碱、苯那辛、苯扎托品等,对中枢 M 和 N 受体作用强,对外周 M 受体作用弱。东莨菪碱首次用量:轻度中毒 0.3～0.5 mg,中度中毒 0.5～1.0 mg,重度中毒 2.0～4.0 mg。盐酸戊乙奎醚(长托宁)对外周 M 受体和中枢 M、N 受体均有作用,但选择性作用于 M_1、M_3 受体亚型,对 M_2 受体作用极弱,对心率无明显影响;较阿托品作用强,有效剂量小,作用时间(半衰期 6～8 小时)长,不良反应少。首次用量:轻度中毒 1.0～2.0 mg,中度中毒 2.0～4.0 mg,重度中毒 4.0～6.0 mg。首次用药需与氯解磷定合用。

当中毒患者经急救治疗后,主要的中毒症状基本消失,全血 ChE 活性恢复至 50%以上时,可停药观察;如停药 12～24 小时,其 ChE 活性仍保持在 60%以上时,可出院。但重度中毒患者通常至少观察 3～7 天再出院。

3.对症支持治疗

对症支持治疗手段:①保持呼吸道通畅,吸除气道分泌物,给氧;对昏迷患者,须气管插管,呼吸衰竭时进行人工通气。②维持循环功能,包括抗休克治疗、纠正心律失常等。③镇静抗惊,早期使用地西泮,能间接抑制中枢乙酰胆碱的释放,并通过阻滞钙通道抑制神经末梢发放异常冲动,保护神经肌肉接头。AOPP 使用地西泮可起到镇静、抗焦虑、肌肉松弛、抗惊厥和保护心肌的作用。可用于经解毒治疗后仍有烦躁不安、抽搐的患者,用法为 10～20 mg 肌内注射或静脉注射,必要时可重复。④防治脑水肿、抗感染,维持水、电解质和酸碱平衡等。

4.血液净化疗法

对重度中毒,尤其是就医较迟、洗胃不彻底、吸收毒物较多者,可行血液灌流或血浆置换治疗。

二、拟除虫菊酯类农药中毒

(一)诊断要点

1.病史

有短期密切接触较大剂量或口服拟除虫菊酯类农药史,如溴氰菊酯(敌杀死)、氰戊菊酯(速灭杀丁)、氯氰菊酯(灭百可)等。

2.临床表现特点

(1)生产性中毒:潜伏期短者 1 小时,长者可达 24 小时,平均 6 小时。田间施药中毒多在 4～6 小时起病,主要表现为皮肤黏膜刺激症状,体表污染区感觉异常(颜面、四肢裸露部位及阴囊等处),包括麻木、烧灼感、瘙痒、针刺和蚁行感等,是周围神经兴奋性增高的表现,停止接触数小时即可消失。常有面红、流泪和结膜充血,部分病例局部有红色丘疹样皮损。眼内污染立即引起眼痛、畏光、流泪、眼睑红肿和球结膜充血。呼吸道吸收可刺激鼻黏膜引发喷嚏、流涕,并有咳嗽和咽充血。全身中毒症状相对较轻(最迟 48 小时后出现),多为头晕、头痛、乏力、肌束震颤及恶心、呕吐等一般神经和消化道症状,但严重者也有流涎、肌肉抽动甚至抽搐,伴意识障碍和昏迷。

(2)口服中毒:多在 10 分钟至 1 小时出现中毒症状,先为上腹部灼痛、恶心、呕吐等消化道症状,可发生糜烂性胃炎。继而食欲缺乏、精神萎靡或肌束震颤,部分患者口腔分泌物增多,尚可有胸闷、肢端发麻、心慌、视物模糊、多汗等。重度中毒者出现阵发性抽搐,类似癫痫大发作,抽搐时上肢屈曲痉挛、下肢挺直、角弓反张,伴意识丧失,持续 0.5～2 分钟,抽搐频繁者每天发作可多达 10～30 次,各种镇静、止痉剂常不能明显奏效,可持续 10～20 天。也有无抽搐即意识障碍直至昏迷者。对心血管的作用一般是先抑制后兴奋,开始心率减慢,血压偏低,其后可转为心率增快和血压升高,部分病例尚伴其他心律失常。个别病例有中毒性肺水肿。

3.实验室检查

(1)毒物检测:拟除虫菊酯原形物质排泄迅速,停止接触 12 小时后在接触人员的尿中就难以测出。但其代谢产物可检测出的时间较长(2～5 天)。有条件时可做毒物或其代谢产物检测。

(2)全血 ChE 活性:无明显变化,有助于与急性有机磷农药中毒(AOPP)鉴别。

(3)心电图检查:少数中毒患者 ST 段下降及 T 波低平,窦性心动过缓或过速,室性期前收缩或房室传导阻滞等。

4.急性中毒分级

(1)轻度中毒:常有头晕、头痛、恶心、呕吐、食欲缺乏、乏力、流涎、心慌、视物模糊、精神萎靡等,但体检无阳性发现。口服中毒者消化道症状更明显,可有上腹部灼痛及腹泻等。

(2)中度中毒:除上述症状外,尚有嗜睡、胸闷、四肢肌肉震颤、心律失常、肺部啰音等。

(3)重度中毒:有呼吸增快、呼吸困难、心悸、脉搏增快、血压下降、阵发性抽搐或惊厥、角弓反张、发绀、肺水肿和昏迷等。病情迁延多日,危重者可致死亡。

5.鉴别诊断

需要鉴别的疾病有中暑、上呼吸道感染、食物中毒、脑卒中、原发性癫痫或其他急性农药中毒等。因本品的气味与有机磷相似,尤其应与 AOPP 相鉴别,除依据接触史外,本品中毒全血 ChE 活性大多正常,且多数不能耐受 5 mg 以上阿托品治疗,一般预后较好,毒物检测有助于鉴别。

(二)治疗要点

1.清除毒物

生产性中毒者,应立即脱离现场,将患者移至空气新鲜处,脱去染毒的衣物。口服中毒者用肥皂水或 2%～4% 碳酸氢钠溶液彻底洗胃,然后用 50% 硫酸钠 40～60 mL 导泻,并经胃管灌入活性炭 50～100 g 吸附残余毒物。对有频繁抽搐、意识障碍或昏迷、中毒性肺水肿等表现的严重中毒病例,应尽早做血液灌流或血液透析治疗。

2.控制抽搐

常用地西泮或巴比妥类肌内注射或静脉注射。抽搐未发生前可预防性使用,控制后应维持用药防治再抽搐。抽搐发作时,可用地西泮 10～20 mg 或异戊巴比妥钠(阿米妥)0.1～0.3 g 静脉注射。也可用苯妥英钠 0.1～0.2 g 肌内注射或静脉注射,本品尚可诱导肝微粒体酶系,有利于加速拟除虫菊酯类农药的代谢解毒。

3.解毒治疗

无特效解毒剂,下述药物可试用。

(1)中枢性肌松剂:美索巴莫(舒筋灵)0.5 g 肌内注射,或贝克洛芬 10 mg 肌内注射,每天 2 次,连用 3 天。

(2)中药葛根素和丹参:对试验中毒动物有保护和治疗作用,已试用于临床,对控制症状和缩短疗程有一定的疗效。葛根素静脉滴注 5 mg/kg,2～4 小时重复 1 次,24 小时用量不宜大于 20 mg/kg,症状改善后改为每天 1～2 次,直至症状消失。也可用复方丹参注射液治疗。

(3)阿托品:只能用于控制流涎和出汗等症状,0.5～1.0 mg 肌内注射,发生肺水肿时可增大至每次 1～2 mg,但总量不宜过大,达到控制症状即可。切不可企图用阿托品来做解毒治疗,否则将加重抽搐,甚至促进死亡。

4.其他

对症支持治疗。

三、百草枯中毒

百草枯又称克芜踪、对草快,是目前最常用的除草剂。可经消化道、呼吸道和皮肤黏膜吸收,常因防护不当或误服致中毒。人口服致死量 1～3 g。中毒死亡率高达 30%～50%。

(一)诊断要点

1.临床表现特点

百草枯中毒的特征是多脏器损伤和衰竭,最常见者为肾、肝和肺损伤,死亡主要原因是呼吸衰竭。①消化系统:经口中毒者有口腔烧灼感,口腔、食管黏膜糜烂溃疡、恶心、呕吐、腹痛、腹泻,甚至呕血、便血等。严重者发生中毒性肝病,表现为肝区疼痛、肝大、黄疸和肝功能异常、肝衰竭等。②中枢神经系统:表现为头晕、头痛、四肢麻木、肌肉痉挛、烦躁、抽搐、幻觉、恐惧、昏迷等。③肾脏:表现为肾区叩痛,尿蛋白阳性,血 BUN、Cr 升高。严重者发生急性肾衰竭。④肺脏:肺损伤是最突出和最严重的改变,表现为胸痛、发绀、呼吸困难,早期多为刺激性咳嗽,呼吸音减低,两肺可闻及干湿啰音。大量口服者,24 小时内可出现肺水肿、出血,常在 1～3 天因 ARDS 而死亡。非大量摄入或经皮缓慢吸收者多呈亚急性经过,服药后有一个相对无症状期,于 3～5 天出现胸闷、憋气,2～3 周呼吸困难达高峰,患者往往在此期死于肺功能衰竭。少数患者可发生气胸、纵隔气肿等并发症。胸部 X 线显示病变局限或弥漫,口服达致死量者 X 线多呈弥漫性改变,中毒早期(3 天至 1 周),主要为肺纹理增多,肺野呈磨玻璃样改变,严重者两肺广泛高密度影,形成“白肺”,同时出现肺实变,部分小囊肿;中毒中期(1～2 周),肺大片实变,肺泡结节,同时出现部分肺纤维化。中毒后期(2 周后)呈局限或弥漫性网状纤维化。动脉血气分析呈低氧血症。⑤皮肤、黏膜:接触浓缩液可以引起皮肤的刺激、烧灼,1～3 天逐渐出现皮肤烧伤,表现为红斑、水疱、溃疡等。高浓度百草枯接触指甲后,可使指甲出现白点,甚至横断、脱落。眼结膜、角膜接触百草枯后,可引起严重的炎性改变,24小时后逐渐加重,形成溃疡,甚至继发虹膜炎,影响视力,另外可有鼻、喉刺激,鼻出血等。

2.临床分型

(1)轻型:百草枯摄入量<20 mg/kg,患者除胃肠道症状外,其他症状不明显,多数患者能够完全恢复。

(2)中到重型:摄入量20～40 mg/kg,患者除胃肠道症状外可出现多系统受累表现,1～4天出现肾功能、肝功能损伤,数天至2周出现肺部损伤,多数于2～3周死于肺功能衰竭。

(3)暴发型:摄入量>40 mg/kg,严重的胃肠道症状,4天内死于多脏器功能衰竭。

(二)治疗要点

百草枯中毒无特效解毒剂,治疗以减少毒物吸收、促进体内毒物清除和对症支持为主。

1.阻止毒物继续吸收

彻底清洗被污染的皮肤、黏膜和眼睛。经口中毒者,立即催吐,尽早彻底洗胃,可用清水或2%碳酸氢钠溶液。洗毕后用30%漂白土、皂土或活性炭60 g灌胃,以吸附胃肠内的百草枯,再予以硫酸镁、硫酸钠或20%甘露醇导泻,重复应用,直至粪便中出现吸附剂。

2.清除已吸收的毒物

尽早行血液净化治疗,以血液灌流效果最好,每天1次,持续1周左右。也可采用血浆置换,每天或隔天1次,直至病情缓解。

3.防治毒物损伤

及早应用自由基清除剂,如维生素C、维生素E、维生素A,还原型谷胱甘肽、乙酰半胱氨酸等。早期应用糖皮质激素和免疫抑制剂可能对患者有效,可选用甲泼尼龙、地塞米松、硫唑嘌呤、环磷酰胺等。丹参、川芎、银杏叶提取物等能对抗自由基、抑制纤维化,可以试用。

4.对症支持治疗

包括保护胃黏膜、防治感染、防治肾损伤、呼吸支持治疗等。

5.其他

避免高浓度氧吸入,以免加重肺损伤,除非PaO_2<5.3 kPa(40 mmHg)或发生ARDS时可吸入>21%氧气或用PEEP机械通气。

(张学平)

第三节 气体中毒

一、概述

气体中毒是指吸入有毒气体后引起机体一系列损害的一组急症。常见急性气体中毒包括刺激性气体中毒和窒息性气体中毒。前者包含氯、光气、氨、氮氧化物、二氧化硫、三氯化氮等;后者可分为单纯窒息性气体(甲烷、氮气、二氧化碳和惰性气体)和化学性窒息性气体(一氧化碳、硫化氢、氰化物)两大类。其中以一氧化碳和氯气中毒较常见。

不同气体种类所致中毒表现各异,即使同一种气体中毒,因各人吸入的浓度和吸入持续时间不同、其病情轻重也差别很大。轻者可只有黏膜刺激症状,重者可出现呼吸衰竭、脑水肿甚至死亡。

二、判断

要对气体中毒者进行现场急救,就必须迅速判断是否为气体中毒,迅速了解现场情况并推断为何种气体,了解中毒的人数及评估病情的轻重。

(一)气体的来源

有含碳物质不完全燃烧的证据,如冶炼、矿井放炮、合成氨气和甲醇等工业场所,日常生活中煤炉取暖或煤气泄漏,加上防护不当或通风不良易引起一氧化碳中毒;火场及其他灾难事故中常见有毒气体有一氧化碳、氯气、氨气、硫化氢、二氧化碳、二氧化硫、液化石油气、光气及氧化亚氮(笑气)等;相关的毒气泄漏则考虑该气体中毒。

(二)病情的轻重

中毒气体的种类不同、吸入毒气的浓度和时间不同,其病情轻重也就不同。

1.刺激性气体中毒

轻者可只有呼吸道炎症,吸入后立即出现黏膜刺激症状,表现为鼻炎、咽炎、声门水肿及气管、支气管炎等呼吸道症状;中度中毒者为中毒性肺炎,表现为胸闷、胸痛、刺激性呛咳、呼吸困难,有时痰中带血丝;重度中毒者为中毒性肺水肿及急性呼吸窘迫综合征(ARDS),表现为极度呼吸困难、端坐呼吸、发绀、烦躁不安、咳粉红色泡沫痰、心率快、大汗、神志障碍,部分呼吸困难进行性加重,危重者可伴发休克、代谢性酸中毒、气胸、纵隔气肿、喉水肿甚至死亡。

2.窒息性气体中毒

如一氧化碳中毒,轻者有头晕、头痛、恶心、呕吐、乏力、胸闷、心悸等,少数可有短暂的意识障碍;中度中毒者除有上述症状外,皮肤黏膜甲床可呈特征性的"樱桃红色",出现兴奋、判断力减低、运动失调、幻觉、视力下降、浅昏迷或中度昏迷;重度中毒者可出现深昏迷或去大脑皮质状态,且可并发脑水肿、休克、心肌损害、肺水肿、呼吸衰竭等表现,受压部位易发生水疱或压迫性横纹肌溶解。

三、急救

(一)现场急救原则

气体中毒与呼吸道密切相关,现场急救是否得当是该类中毒者能否脱离危险的关键。气体中毒的现场急救原则如下。

(1)立即脱离中毒环境。

(2)保持呼吸道通畅,同时吸氧及对症处理。

(3)已明确中毒气体种类者尽早给予特殊解毒治疗。

(4)尽快分诊中毒人员,按照病情的轻、重程度不同,给予不同的处理措施:对呼吸衰竭、呼吸停止者置口(鼻)咽管或气管插管进行球囊辅助呼吸或便携式呼吸机机械通气,并对中度以上中毒者应尽快转移到医院做进一步的治疗。即掌握边抢救、边运送的原则。具体措施如下。

(二)急救措施

1.脱离中毒的环境

由于气体中毒是呼吸道吸入引起的,迅速转移中毒者到空气流通、风向上方的安全地带是避免继续中毒的重要措施,也是急救能否成功的关键。对于氯气、光气、氨气等刺激性气体应脱去中毒时衣服并用湿毛巾擦拭身体。

2.保持呼吸道通畅

立即解开中毒者衣服,同时注意保暖、卧床休息,放置口(鼻)咽管或气管插管等措施保持呼吸道通畅,给予吸痰、沙丁胺醇气雾剂或氨茶碱等解除支气管痉挛、防治喉头水肿及窒息。

3.合理氧疗

对于气体中毒者均应尽早给予氧气吸入。刺激性气体中毒轻者可只给予低浓度吸氧;有肺水肿者最好用有机硅消泡剂吸氧;重症中毒者应予面罩吸氧,甚至置口(鼻)咽管或气管插管进行球囊、呼吸机辅助呼吸。窒息性气体中毒予面罩大流量吸氧为佳,对于中、重度一氧化碳中毒应尽快送医院行高压氧治疗。

4.对症治疗

(1)有抽搐者给予镇静剂,如地西泮 10~20 mg 静脉推注或肌内注射;苯巴比妥 0.1~0.2 g 肌内注射;氯丙嗪 25~50 mg 肌内注射或静脉推注;癫痫大发作或抽搐不止者可用安定持续静脉滴注。

(2)有颅内高压者给予 20%甘露醇 125~250 mL 或呋塞米 20 mg 脱水治疗,同时给糖皮质激素,可选用地塞米松 10~30 mg/d,或氢化可的松 200~300 mg/d 或甲泼尼龙 40 mg,每天 2~3 次。

(3)高热不退者,可行物理降温,也可用人工冬眠疗法。

(4)出现急性肺水肿、心力衰竭、休克、气胸、纵隔气肿等给予相应的抢救措施。

5.特殊处理

需针对不同气体中毒,采用对症处理措施。

(1)一氧化碳中毒者,可用脑组织赋能剂及苏醒药物,可加用细胞色素 C、辅酶 A、ATP、胞磷胆碱等药物;昏迷者可选用甲氯芬酯、醒脑静等,其他中毒有脑水肿时也可用上述药物。

(2)硫化氢中毒者,可用 5%碳酸氢钠溶液喷雾以减轻上呼吸道刺激症状;用 10%硫代硫酸钠 20~40 mL 静脉注射,或 10%亚甲蓝 20~40 mL 静脉注射,以促进硫化血红蛋白的解离;眼部损伤者,尽快用 2%碳酸氢钠溶液或生理盐水冲洗,再用 4%硼酸水洗眼,并滴入无菌橄榄油,用醋酸可的松滴眼,防治结膜炎的发生。

(3)氰化物中毒者,可立即给予解毒剂:①亚硝酸异戊酯(每支 0.2 mL)1~2 支,放于手帕中折断后立即吸入,每次吸入 15 秒,每隔 2~3 分钟重复 1 支,直到开始静脉注射 3%亚硝酸钠为止,注意严密监测血压。②3%亚硝酸钠 10~20 mL 缓慢静脉注射(每分钟 2~3 mL),同时严密监测血压,若出现休克立即停用。③4-DMAP(4-二甲基氨基苯酚),10% 4-DMAP 2 mL 肌内注射,必要时 1 小时后可重复半量。该药为高效高铁血红蛋白生成剂,为避免出现高铁血红蛋白形成过度不可与亚硝酸制剂合用。可与硫代硫酸钠合用,对于低血压者尤为适用。该药目前应用广泛,并逐渐替代亚硝酸类抗氰药。④在给予 4-DMAP 或亚硝酸钠后,缓慢静脉推注 25%硫代硫酸钠 20~50 mL,每分钟不超过 5 mL,必要时 1 小时后重复全量或半量。

(4)氧化亚氮(笑气)中毒者,如有明显发绀、呼吸困难时,可给 10%亚甲蓝 20~40 mL 静脉注射。

(5)刺激性气体中毒应早期、短程、足量应用糖皮质激素,以减轻刺激性气体引起肺泡和肺泡膈毛细血管通透性增加所致肺间质和肺泡水分淤滞。可静脉用地塞米松 20~30 mg/d,氢化可的松 200～300 mg/d;或甲泼尼龙 40 mg,每天 2～3 次。同时注意预防应激性溃疡及水、电解质紊乱和酸碱平衡。

四、注意

气体中毒种类繁多、病情复杂、变化较快,为呼吸道吸入中毒。这就要求施救者必须做好自我防护,了解常见中毒气体的中毒机制及临床表现,据中毒机制不同选择不同的呼吸支持方法。

(一)自我防护措施

施救者在施救前要充分评估环境的安全性,确认安全后用手帕或毛巾等捂住口鼻,必要时戴防毒面具从上风口进入;若为毒气泄漏现场应佩戴好防毒面具,进入泄漏区应着防毒衣,并在雾状水枪掩护下前进。迅速打开门窗,有条件时可打开电扇或用鼓风机加快空气流通。掌握边抢救边运送,尽快离开毒气现场的原则。

(二)常见中毒气体种类及临床表现

见表 4-1。

表 4-1 常见中毒气体的临床特点

毒物	中毒机制	临床表现	处理要点
刺激性气体 氨、氯、光气、二氧化碳、二氧化氮等	1.吸入后与水作用,生成氯化氢、硝酸等强酸型物质,刺激和腐蚀呼吸道黏膜 2.氮氧化物吸收入血后可形成硝酸盐和亚硝酸盐,扩张血管,并与血红蛋白作用产生高铁血红蛋白血症	眼部及上呼吸道刺激症状,中毒性肺炎及肺水肿,高铁血红蛋白血症等,危重者可伴发休克、代谢性酸中毒、纵隔气肿、气胸等。查体双肺可闻及干湿鸣	1.迅速脱离有毒环境,保持气道通畅,吸氧,缓解支气管痉挛 2.治疗中毒性肺炎、肺水肿:糖皮质激素,消泡沫剂,必要时气管切开 3.高铁血红蛋白血症应用小剂量亚甲蓝
窒息性气体 一氧化碳	因一氧化碳与血红蛋白亲和力比氧与血红蛋白的亲和力大 240 倍,而解离速度仅为氧合血红蛋白的 1/3 600,碳氧血红蛋白还影响氧合血红蛋白的解离,而引起组织缺氧;一氧化碳还损害线粒体功能,抑制组织呼吸	轻者可有头晕、头痛、乏力胸闷等;较重者可见到皮肤、黏膜、甲床呈樱桃红色,浅至中度昏迷;严重者出现深昏迷或去大脑皮质状态,并发脑水肿、休克、肺水肿、呼吸衰竭等	1.迅速打开门进行通风换气,断绝一氧化碳来源;迅速将中毒者转移至安全地带 2.保持气道通畅,给予面罩大流量吸氧,后迅速到医院行高压氧治疗 3.呼吸停止者立即予人工呼吸,甚至气管插管或气管切开行机械同时和加压供氧
窒息性气体 硫化氢	1.选择性作用于呼吸链中细胞色素氧化酶,阻断电子传递,抑制细胞呼吸 2.抑制中枢神经系统,引起呼吸中枢麻痹 3.局部刺激和腐蚀作用	眼部和呼吸道刺激症状,发绀、呼吸困难等缺氧症状,中枢神经系统抑制症状,极高浓度吸入时可引起"闪电型"死亡	1.立即脱离环境并清除毒物 2.吸氧,对症治疗,呼吸心脏骤停者立即行心肺复苏 3.解毒药的应用:亚硝酸钠、亚甲蓝等
窒息性气体 氰化物	与硫化氢毒理类似	呼出气有苦杏仁味,极度呼吸困难,昏迷、抽搐、角弓反张,呼吸、心跳迅速停止而死亡	1.立即脱离环境并清除毒物 2.吸氧,呼吸心脏骤停者立即行心肺复苏 3.特效解毒药治疗:4-二甲基氨基苯酚、亚硝酸钠、硫代硫酸钠等治疗

(三)选择适当的呼吸支持法

由二氧化碳、一氧化碳等中毒引起的化学性窒息或呼吸停止,可采用口对口人工呼吸;但有条件时,最好采用简易呼吸气囊行人工通气。

由氨气、二氧化硫、二氯化碳、二氧化氮等有毒气体刺激呼吸道引起水肿而致的机械性窒息,一般不采取口对口人工呼吸,特别是压胸式呼吸法。而是以吸氧、减轻呼吸道水肿、强心、利尿、注射呼吸中枢兴奋剂等为处理原则。

(张学平)

第四节　有机毒物中毒

一、急性乙醇中毒

急性乙醇(酒精)中毒,俗称酒醉,是因一次饮入过量酒精或酒类饮料引起的中枢神经系统由兴奋转为抑制的状态,严重者出现昏迷、呼吸抑制及休克。成人饮用乙醇的中毒剂量有个体差异,一般为 70～80 g,而致死剂量为 250～500 g。小儿的耐受性较低,致死量婴儿 6～10 g,儿童约 25 g。

(一)诊断要点

1.急性中毒

(1)饮酒史:有过量饮酒史,应询问饮酒的种类和饮用量、平素酒量、饮酒的具体时间,有无服用其他药物。

(2)临床表现特点:症状轻重与饮酒量、个体的敏感性有关。临床上大致分 3 期,各期界限不很明显。①兴奋期:当饮酒后,血中乙醇达 500 mg/L 时患者可有恶心、呕吐、结膜充血、颜面潮红或苍白、头晕、欣快感、语言增多,有时粗鲁无礼,易感情用事,喜怒无常,也有安静入睡者。②共济失调期:乙醇浓度达 500～1 500 mg/L,即可出现共济失调,表现为动作笨拙、步态蹒跚、语无伦次且言语含糊不清。③昏睡期:乙醇达 2 500 mg/L 以上时,即转入昏睡状态,面色苍白或潮红,皮肤湿冷、口唇轻度发绀、心跳加快,呈休克状态。瞳孔散大,呼吸缓慢带鼾声,严重者大小便失禁、抽搐、昏迷,最后发生呼吸麻痹直至死亡。

过量饮酒可诱发消化道出血、胰腺炎、发作性心律失常、脑梗死、脑出血及蛛网膜下腔出血,个别可引起急性乙醇中毒性肌病(肌痛、肌无力、肌肉肿胀,横纹肌溶解而导致急性肾衰竭)。

(3)实验室检查:依病情查血电解质、血糖、淀粉酶、肌酸磷酸激酶、血气分析等。

2.戒断综合征

长期酗酒者在突然停止饮酒或减少酒量后,可发生下列 4 种类型戒断综合征的反应。①单纯性戒断反应:在减少饮酒后 6～24 小时发病。出现震颤、焦虑不安、兴奋、失眠、心动过速、血压升高、大量出汗、恶心、呕吐。多在 2～5 天缓解自愈。②酒精性幻觉:幻觉以幻听为主,也可见幻视、错觉及视物变形。多为被害妄想,一般可持续 3～4 周。③戒断性惊厥反应:常与单纯性戒断反应同时发生,也可在其后发生癫痫大发作。多数只发作 1～2 次,每次数分钟。也可数天内多次发作。④震颤谵妄反应:在停止饮酒 24 小时后,也可在 7 小时后发生。患者精神错乱,全身肌肉出现粗大震颤。谵妄是在意识模糊的情况下出现生动、恐惧的幻视,可有大量出汗、心动过速、血压升高等交感神经兴奋的表现。

3.诊断注意事项

(1)需检查患者有无摔倒或碰撞致外伤,尤其是颅脑外伤致颅内出血引起意识障碍。

(2)下列情况需行颅脑 CT 检查:经治疗意识未恢复或意识状态发生改变、出现定位体征、饮酒量与临床表现不符、癫痫发作、有外伤史。

(3)急性中毒主要与引起昏迷的疾病相鉴别,如镇静催眠药中毒、一氧化碳中毒、急性脑血管病、糖尿病昏迷、颅脑外伤等。

(4)戒断综合征主要与精神病、癫痫、窒息性气体中毒、低血糖症等相鉴别。

(二)治疗要点

1.急性中毒的治疗

急性中毒的轻型患者,一般无须特殊治疗。可使其卧床休息、保暖、饮浓茶或咖啡,即可逐渐恢复。但对重症患者应迅速采取下述措施。

(1)清除毒物:由于乙醇吸收快,一般洗胃意义不大;如在 2 小时内的重度中毒患者,可考虑应用 1% 碳酸氢钠或生理盐水洗胃。对长期昏迷、呼吸抑制、休克的严重病例,或同时服用甲醇或其他可疑药物时,应尽早行血液透析治疗,可成功挽救患者生命。

(2)纳洛酮的应用:纳洛酮对乙醇中毒所致的意识障碍、呼吸抑制、休克有较好的疗效。用法:0.4~0.8 mg 加入 25% 葡萄糖溶液 20 mL 中静脉注射,必要时 15~30 分钟重复 1 次;或用 1.2~2 mg 加入 5%~10% 葡萄糖溶液中持续静脉滴注,直至达到满意效果。

也可选用醒脑静注射液和胞磷胆碱治疗重度乙醇中毒。成人为醒脑静注射液 20 mL 加入 5%~10% 葡萄糖溶液 250 mL 中静脉滴注;胞磷胆碱 0.5~1 g 加入 5%~10% 葡萄糖溶液 500 mL 中静脉滴注。

(3)促进乙醇氧化代谢:可给 50% 葡萄糖溶液 100 mL,同时肌内注射维生素 B_1、维生素 B_6 和烟酸各 100 mg,以加速乙醇在体内氧化代谢。

(4)迅速纠治低血糖:部分病例可出现低血糖昏迷,应注意与乙醇直接作用所致的昏迷鉴别。故急性中毒的重症患者应检测血糖,如有低血糖,应立即静脉注射高渗葡萄糖溶液。

(5)对症支持疗法。

2.戒断综合征的治疗

患者应安静休息,保证睡眠。加强营养,给予维生素 B_1、维生素 B_2。有低血糖时静脉注射高渗葡萄糖溶液。重症患者宜选用短效镇静药控制症状,常选用地西泮,依病情每 1~2 小时口服 5~10 mg,症状稳定后可给予维持镇静的剂量,8~12 小时 1 次。有癫痫病史者可用苯妥英钠。

二、甲醇中毒

工业生产中急性中毒主要由吸入甲醇蒸气所致,较少见。工业用乙醇中含有较多的甲醇,若误用此类乙醇配制成白酒饮用,则导致急性中毒。人经口中毒的个体差异较大,一般 5~10 mL 即可引起严重中毒,最低 7~8 mL 即可引起失明,致死量 30 mL 左右。

(一)诊断要点

1.病史

有甲醇吸入史,误服甲醇或含有甲醇的毒酒史。

2.临床表现特点

主要引起以中枢神经系统损害、眼部损害和代谢性酸中毒为特点的中毒症状。无论吸入或经口中毒，均有一定的潜伏期，通常为8～36小时，同时饮酒者则潜伏期可更长。症状轻者仅感头痛、头晕、视物模糊、乏力、兴奋、失眠、眼球疼痛，颇似乙醇中毒。中度中毒可出现步态不稳、呕吐、呃逆、共济失调、腹痛、腰痛、视力障碍、眼前有跳动性黑点、飞雪或闪光感、复视甚至视觉丧失，表情淡漠、四肢湿冷。重度中毒有剧烈头痛、恶心、呕吐、意识朦胧、谵妄、抽搐、失明、瞳孔散大、光反射消失等表现。同时，患者有明显的酸中毒，甚至休克、昏迷，最后可出现中枢性呼吸衰竭而致死。少数病例可出现精神症状。眼底检查见视盘充血、出血或眼底静脉扩张、视网膜水肿，或见视神经萎缩。也有病例眼损害症状出现于全身中毒症状改善之后，由此可于中毒后数月出现迟发性视力损害。

3.辅助检查

血气分析有 HCO_3^- 及 pH 降低，BE 为负值。血 CO_2CP 降低。血和尿中酮体可阳性，尿呈酸性，可能有肝功能异常及蛋白尿。血和尿中可测得甲醇、甲酸。血甲醇＞50 mg/L 或甲酸＞76 mg/L，尿中甲酸＞2 000 mg/L，有诊断意义。CT 检查发现脑壳核梗死，同样有助于诊断。

（二）治疗要点

1.尽早清除毒物

口服中毒者应及时用1％碳酸氢钠或温水、肥皂水洗胃，口服硫酸钠30 g 导泻。已吸收入血液者，不论患者有无症状，均可用腹膜或血液透析加以清除，因甲醇属于可透析清除的毒物。早期透析可减轻症状、挽救生命和减少后遗症。血液透析的指征：①血液甲醇＞15.6 mmol/L 或甲酸＞4.34 mmol/L；②严重代谢性酸中毒；③视力严重障碍或视盘、视网膜水肿。吸入性中毒应脱离有毒环境，吸氧。

2.乙醇作抗毒治疗

由于乙醇对醇脱氢酶的亲和力比甲醇大20倍，由此可阻断甲醇代谢增毒，并促进排出，故理论上可用乙醇作抗毒治疗。方法是医用95％乙醇按 1 mL/kg 稀释于5％葡萄糖溶液或生理盐水中，配制成 10％的乙醇溶液，30分钟内静脉滴注完，然后再按 0.166 mL/kg 同样稀释后静脉滴注维持；也可先用50％乙醇按 1.5 mL/kg 稀释至不大于5％的浓度，首次口服或经胃管注入，其后按0.5～1 mL/kg 口服，每2小时1次维持。也可口服白酒 30 mL，以后每4小时口服15 mL。务使血中甲醇浓度降至 0.5 g/L 以下，停止使用乙醇后不再发生酸中毒为止，一般需4～7天或更长。若患者已有明显抑制者不宜用乙醇治疗。尚可给予叶酸，以促进已经形成的甲酸加速分解成 CO_2，剂量为每4小时50 mg静脉滴注，共给数天。

4-甲基吡唑是对醇脱氢酶有更强、更特异的抑制剂，且毒性低。按 15 mg/kg 口服1次，12小时后给 5 mg/kg，再12小时给 10 mg/kg，直至血中检测不出甲醇为止。

3.纠正酸中毒

早期应用碱性药物有肯定的疗效。可用5％碳酸氢钠静脉滴注，用量可根据血 CO_2CP 或血气分析结果调整。

4.高压氧治疗

重度中毒和有双目失明者，应尽早行高压氧治疗，可使双目失明好转。

5.眼科治疗

不论患者视力如何,急性期均宜避免光线刺激,双眼应用纱布覆盖保护。皮质激素可减轻脑水肿和视神经损害,可用地塞米松 10～20 mg 或氢化可的松 200～500 mg 静脉滴注,每天 1 次。

6.对症支持疗法

给予高蛋白、高碳水化合物饮食。应用大剂量维生素及促进神经系统恢复的药物。

三、苯中毒

急性中毒多由于生产过程或意外事件中吸入高浓度苯蒸气所引起。一般吸入含苯浓度 4～5 g/m³ 的空气,则会发生严重中毒。偶尔也可因误服而中毒,口服 2 mL 即可迅速发生昏迷,10～15 mL 可致死。

(一)诊断要点

1.病史

有毒物接触史。由于吸入的苯部分以原形由呼吸道排出,中毒者气息中有浓郁的苯的芳香味,对无明确接触史者,有参考诊断价值。除苯的中毒外,口服中毒者,尚需注意服入作为溶剂的苯之外,是否尚有作为溶质的其他毒物进入体内,招致"双重中毒"的可能性。

2.临床表现特点

急性中毒主要为中枢神经系统抑制症状。轻者有头痛、头晕、耳鸣、乏力、步如醉汉、幻觉和精神障碍;重者有意识障碍、昏迷、肌肉痉挛或抽搐、呼吸困难、血压下降、瞳孔散大、光反射消失,可因呼吸麻痹而死亡。苯对局部有刺激性,因而可侵入眼睛而致眼部炎症,流泪、畏光、结合膜充血、视物模糊等;吸入时可产生呛咳、咽痛、气管分泌物增多,甚至喉头水肿、痉挛或窒息,急性期过后易合并肺炎;口服者可有明显消化道刺激症状如腹部不适、腹痛、恶心、呕吐、腹泻等。

慢性中毒除神经系统外,还影响造血系统。神经系统早期为神经衰弱和自主神经功能紊乱综合征;个别晚期病例可有感觉障碍和不全麻痹;也可引起多发性神经炎、脊髓炎、视神经炎、癫痫和精神病等。造血系统异常表现是慢性苯中毒的主要特征,以白细胞及血小板计数减少最常见,严重者表现为再生障碍性贫血;甚至发生苯中毒白血病,以急性粒细胞白血病为多,其次为急性淋巴细胞白血病和急性红白血病。

(二)治疗要点

1.清除毒物

吸入中毒者,迅速脱离有毒环境,换去被污染的衣物,温肥皂水(忌用热水)清洗皮肤。口服中毒者,以 0.5%活性炭或 2%碳酸氢钠溶液洗胃,随后注入硫酸钠 30 g 导泻,忌催吐。

2.维持呼吸功能

呼吸节律不规则、呼吸表浅或有缺氧表现者,吸氧,必要时行气管插管或气管切开术行气管内加压吸氧,应用呼吸兴奋剂。有条件者,宜选用高压氧舱治疗,可加速苯从呼吸道排出。

3.解毒剂

葡萄糖醛酸可与体内苯的代谢产物酚类结合,生成苯基葡萄糖醛酸酯而起解毒作用。用法:葡醛内酯(肝泰乐)100～200 mg,肌内注射或静脉滴注,轻症可口服,每天 2～3 次。同时可加用较大剂量维生素 C、B 族维生素等。

4.其他

对症支持处理。

四、家用清洁剂中毒

家用清洁剂主要有阴离子型、阳离子型、非离子型(非离子型清洁剂一般无毒性)及碱类或聚磷酸盐类,误服中毒主要引起消化道和黏膜的刺激症状。

(一)阴离子型清洁剂中毒

此类主要包括肥皂、洗衣粉、洗洁精和洗发香波等。对儿童最大安全量为 $0.1\sim1.0$ g/kg。急性中毒主要是误服所致,表现为恶心、呕吐、腹泻、腹痛、腹胀和消化道烧灼感等。严重者可导致低血钙而发生手足搐搦和惊厥。进入眼中可引起流泪、畏光、肿痛等眼刺激症状。长时间接触高浓度清洁剂可致皮肤黏膜刺激症状。偶有过敏而致哮喘。治疗要点:①误服者洗胃后口服牛奶、豆浆、双面体蒙脱石(思密达)等保护消化道黏膜。②有低血钙时静脉应用钙剂。③皮肤黏膜或眼中接触后用大量清水或生理盐水冲洗。

(二)阳离子型清洁剂中毒

阳离子型清洁剂主要成分是阳离子型表面活性剂,如十六烷基三甲基铵氯化物或溴化物、氯化苯甲羟胺和六氯酚等。阳离子型清洁剂的浓缩液易于吸收,1%的浓度对黏膜有损伤性,肥皂可迅速使其丧失作用。10%的浓度对食管黏膜有腐蚀性,20%的浓度可致消化道穿孔和腹膜炎。食入致死量为 $1\sim3$ g。急性中毒主要是误服所致,主要症状是恶心、呕吐、食管腐蚀性损伤、虚脱、血压下降、惊厥、昏迷,常在 $1\sim4$ 小时死亡。治疗要点:①误服者洗胃后口服牛奶、豆浆、双面体蒙脱石(思密达)等保护消化道黏膜。如有食管损伤,不可催吐和洗胃。对未吸收的阳离子型清洁剂,普通肥皂即可为有效的解毒剂。②对症支持治疗。有高铁血红蛋白血症可给予小剂量亚甲蓝和大剂量维生素 C。

(三)碱类或聚磷酸盐类清洁剂中毒

此类清洁剂以强碱(去油污)和聚磷酸盐类(水软化剂)为主要成分,主要用于厨房灶具、水池、桌面、玻璃门窗、墙壁、地面、家具、厕所和一些机器等洗涤清洁。

五、其他有机毒物中毒

(一)汽油中毒

1.诊断要点

(1)有毒物接触或误服史(一般口服致死量 7.5 g/kg)。

(2)典型临床表现。①轻度中毒:头晕、头痛、乏力、恶心、呕吐、酒醉样步态、精神恍惚、兴奋状态。②重度中毒:昏迷型表现为迅速昏迷、抽搐、瞳孔扩大、脉细弱、呼吸不规则、血压下降或中枢性高热。中毒性精神病型表现为躁动不安、癔症样发作、哭笑无常、乱说乱动等。③吸入性肺炎:剧烈咳嗽、咯血痰、胸痛、发绀、肺啰音等。④误服时有剧烈的上腹痛、恶心、呕吐。

2.治疗要点

(1)吸入中毒速将患者移至新鲜空气处。口服者,一般不用催吐或洗胃,以免将汽油吸入肺内。如口服量大洗胃时先注入 $150\sim200$ mL 液体石蜡或花生油或橄榄油于胃中使之溶解,然后将油吸出,再用温水洗胃。活性炭 $50\sim100$ g 灌服,硫酸钠导泻。

(2)对症、支持治疗:抗感染、抗休克。重症患者应尽早高压氧疗。

(二)煤油中毒

1.诊断要点

(1)有毒物接触或误服史。

(2)经口中毒:恶心、呕吐、腹痛、腹泻等。

(3)吸入中毒:咳嗽、呼吸困难、胸痛、吸入性肺炎等。

(4)全身症状:乏力、酒醉状态、精神恍惚、烦躁、抽搐、昏迷。

2.治疗要点

同汽油中毒。

(三)酚类中毒

酚类中有多种制剂,为外用药,如苯酚(酚、石炭酸、羟基苯)、甲酚(煤酚、甲苯酚)、甲酚皂溶液(来苏尔)、煤焦油、间苯二酚、三氯苯酚等。甲酚皂溶液口服致死量为 3 g;石炭酸口服致死量为 8~15 g。

1.诊断要点

(1)有毒物吸入、口服史。

(2)局部表现:皮肤接触致皮炎;口服者,口腔、咽喉、食管与胃部灼热感,口渴、恶心、呕吐、腹痛、腹泻、血便。眼部溅入酚,致结膜炎、角膜炎、失明。

(3)全身中毒表现:头痛、眩晕、胸闷、乏力、呼吸减慢,体温、血压下降,抽搐、昏迷,呼吸、循环衰竭。

(4)24 小时尿酚>20 mg 有助于诊断。

2.治疗要点

(1)口服者,应尽早洗胃,可用牛奶、生蛋清或植物油灌洗。植物油能溶解苯酚,而不使其吸收,忌用矿物油洗胃。反复洗胃至酚味消失,并留牛奶、生蛋清、米汤等,保护胃黏膜。有重度食管损伤者禁止洗胃。吸入者,脱离现场,清洗皮肤,吸氧。

(2)对症支持疗法,包括静脉输液、利尿等。

(四)碘中毒

碘制剂如碘酒、复方碘溶液和其他碘化物为医疗或家庭常备消毒剂,常因误服或用量过大致中毒。碘的成人中毒量约为 1.0 g,口服致死量 2~3 g,小儿服 3~4 mL 碘酊可致死。

1.诊断要点

(1)有误服或使用本药史。

(2)口服者,局部黏膜被染成棕色,呼吸有碘味。口腔、食管和胃有烧灼感、疼痛。恶心、呕吐、腹痛、腹泻等。严重者四肢震颤、发绀、惊厥、休克、昏迷等。吸入碘蒸气有明显呼吸道刺激症状。

2.治疗要点

(1)口服者,立即淀粉液洗胃。也可在洗前给大量淀粉食物如藕粉、米汤、面粉糊等(因淀粉可与碘结合而成无毒物),再探咽催吐,反复进行,直至呕吐物不出现蓝色为止。洗胃后用硫酸钠导泻。口服豆浆、米汤牛乳或生蛋清保持胃黏膜。吸入者,移至新鲜空气处,吸氧。

(2)可口服硫代硫酸钠每次 5 g,重症可将 10%硫代硫酸钠 10 mL 稀释成 3%溶液静脉注射,3~4 小时 1 次或每天 1~2 次,使游离碘成为毒性低的碘化物。

(3)内服大量液体和生理盐水,或每天口服氯化钠 6~12 g,重症者每天静脉滴注生理盐水 1 000 mL。

（4）对症支持疗法。

（五）甲醛中毒

甲醛又称蚁醛，其 35%～40% 水溶液又称福尔马林，是一种防腐剂，具有强烈的刺激气味。常因误服或吸入甲醛蒸气致中毒。工业用甲醛常混有甲醇，故可同时有甲醇中毒反应。甲醛在体内代谢而成甲酸，促使发生代谢性酸中毒；甲醛对中枢神经系统有抑制作用。成人口服致死量为 10～20 mL。

1.诊断要点

（1）有毒物吸入或口服史。

（2）口服者，口腔黏膜糜烂、上腹痛、呕血、休克；吸入者，致鼻炎、结膜炎、支气管炎；皮肤接触者有皮炎。

（3）神经系统症状：头痛、眩晕、乏力、恐慌不安、步态不稳、惊厥、昏迷等。

（4）可伴有肝、肾功能损害。

（5）过敏患者可有面部水肿、支气管哮喘等。

2.治疗要点

（1）口服者，立即用 0.1% 氨水洗胃（因氨可与甲醛结合成毒性小的六次甲基四胺）。活性炭 50～100 g 灌服，硫酸钠导泻。口服豆浆、牛乳或蛋清保持胃黏膜。吸入者，移至新鲜空气处，吸氧。皮肤接触者用水或肥皂水冲洗。

（2）对症支持疗法，包括防治酸中毒、抗过敏等。

（六）甲紫中毒

甲紫又称龙胆紫，其 1%～2% 溶液俗称"紫药水"，常因内服剂量过大致中毒。轻度中毒有恶心、呕吐、腹痛、头痛、头晕等；重度中毒可形成高铁血红蛋白血症，患者可出现休克或呼吸衰竭。尿呈玫瑰紫色。

口服者清水洗胃，盐类泻药导泻。紫药水流入眼内要立即用自来水冲洗。高铁血红蛋白血症可用小剂量（1～2 mg/kg）亚甲蓝。对症支持治疗。

（七）松节油中毒

松节油是萜烯类混合物，主要由 α 和 β 松油精组成，可由口服、吸入或皮肤接触而发生中毒。中毒量：内服 8 mL 左右，小儿口服 15 mL 即可致死，成人口服 150 mL 即可产生致死性中毒反应。中毒主要表现为消化道刺激症状（口腔及食管灼痛、恶心、呕吐、腹痛、腹泻等）、肾脏损害（蛋白尿、血尿、肾功能不全等）及神经系统刺激症状（头痛、眩晕、兴奋、谵妄、共济失调、抽搐等）。吸入中毒表现为眼、鼻及呼吸道刺激症状。皮肤接触中毒可致过敏性皮炎。

吸入中毒者，迅速移离现场；皮肤接触者可用肥皂水或清水冲洗。口服中毒者，给予液状石蜡 100～200 mL 口服后再彻底洗胃，硫酸钠导泻。洗胃后给予润滑剂如鸡蛋清、米糊、豆浆等，勿给油类。对症支持治疗。

（八）四氯化碳中毒

1.诊断要点

（1）有毒物吸入或口服史。

（2）蒸气吸入有眼、鼻、咽、喉及呼吸道黏膜刺激症状；口服者，以消化道症状明显：恶心、呕吐、腹痛、腹泻。严重者出现神经系统症状：头痛、眩晕、精神恍惚、抽搐、意识障碍等。

(3)也可发生急性重型肝炎、急性肾衰竭、中毒性心肌损害、中毒性肺水肿。

(4)血、尿或呼气中四氯化碳浓度增高。

2.治疗要点

(1)脱离中毒环境,吸氧、保暖。误服者用2%碳酸氢钠溶液或1：5 000高锰酸钾溶液洗胃,用硫酸镁导泻。

(2)解毒剂:乙酰半胱氨酸。

(3)对症与支持疗法,如保肝、营养心肌等。

(九)三氯甲烷(氯仿)中毒

1.诊断要点

(1)有毒物吸入或口服史。

(2)吸入中毒初期,患者兴奋激动,随即头痛、头晕,之后呈抑制状态、昏迷、呼吸麻痹。

(3)口服者,口腔、食管与胃部黏膜均有烧灼感,恶心、呕吐、腹痛、腹泻。随后出现昏迷,又可引起周围循环衰竭或肝脏损害而死亡。

2.治疗要点

(1)口服者,立即洗胃及导泻;吸入者,立即撤离中毒环境,吸氧,必要时人工呼吸和应用呼吸兴奋剂。忌用吗啡与肾上腺素。

(2)对症、支持疗法。

(十)乙醚中毒

1.诊断要点

(1)有毒物吸入或口服史。

(2)吸入高浓度呈"醚醉"现象:眩晕、癔症样发作、精神错乱、嗜睡、昏迷、瞳孔散大、脉搏细弱、血压下降、呼吸抑制。

(3)可伴有恶心、呕吐、多汗、流涎、流泪、咳嗽等。

2.治疗要点

(1)迅速脱离现场,吸氧、保暖。口服者洗胃。

(2)防治呼吸、循环衰竭。

(3)对症与支持疗法。

(十一)甲苯中毒

1.诊断要点

(1)有毒物接触史。

(2)黏膜刺激症状:流泪、咳嗽、胸闷、结膜充血等。

(3)中枢神经症状:头痛、乏力、步态蹒跚、意识障碍。

(4)可有吸入性肺炎、肺水肿,血尿、蛋白尿。

2.治疗要点

同苯中毒。

(张学平)

第五节　金属中毒

一、铅中毒

(一)诊断要点

1.铅接触史

急性铅中毒大多是口服可溶性铅无机化合物和含铅药物如黑锡丹、樟丹(是用于治疗癫痫和哮喘的偏方)等引起。慢性铅中毒多见于长期吸入铅烟、铅尘的工人。长期应用含铅的食具如锡器盘、铅壶、彩釉陶器、铅绘粉涂里的玻璃杯等盛饮料或食品,可引起慢性中毒。四乙铅主要用于汽油抗爆剂,可经呼吸道、皮肤、消化道吸收而中毒。

2.临床表现特点

铅中毒主要损害神经系统、消化系统、造血系统和肾脏。

(1)急性中毒:急性铅中毒多因误服引起。患者服含铅化合物4~6小时,个别长至1周出现恶心、呕吐,呕吐物为白色奶块状(含氯化铅),口内有金属味,腹绞痛,腹泻,解黑便(含硫化铅),血压升高,少数患者发生消化道出血和麻痹性肠梗阻。严重中毒数天后出现贫血(伴有嗜碱性点彩红细胞和网织红细胞明显增多)、中毒性肾炎、中毒性肝炎和多发性周围神经病变和铅毒性脑病(抽搐、高热、昏迷等)。其中,腹绞痛是急性中毒的早期突出症状,也可能是慢性铅中毒急性发作的症状。

(2)急性四乙铅中毒:由短期内大量吸入或皮肤吸收所致,平均潜伏期为6天,一般为6小时至11天(吸入高浓度者可立即昏迷)。轻者有头痛、头晕、噩梦、乏力、食欲缺乏、恶心、呕吐、关节疼痛;较重者出现自主神经系统症状,如多汗、唾液分泌增多、血压下降、脉缓慢,严重者有幻觉、妄想、烦躁、谵妄、全身抽搐甚至瞳孔散大、意识丧失。血压降低、脉率低、体温低为四乙铅中毒体检的"三低征"。发作可呈间歇性,间歇期间患者常表情痴呆、动作迟缓,说话含糊或呈木僵状态。

(3)慢性铅中毒:职业性铅中毒以慢性中毒居多。非职业性慢性中毒可因长期用含铅锡壶饮酒,服用含铅中成药及环境污染所致。典型表现:①腹绞痛;②周围神经炎:表现为运动和感觉障碍,重症患者可发生垂腕、垂足,谓之铅中毒麻痹;③中毒性脑病:常有神经衰弱症状,几周或几个月后出现躁狂、谵妄、视力减退以至失明、失语、麻痹、幻觉、妄想、头痛、呕吐、昏迷等症状;④明显贫血。但近年来上述典型表现已罕见。多见的为轻度中毒患者,症状有头晕、乏力、食欲缺乏、腹胀、脐周隐痛、便秘和肌肉关节酸痛等非特异性症状。口中金属味和齿龈铅线已很少发现。有些患者可无明显症状,而仅有周围神经的感觉和运动神经传导速度减慢及尿中出现低分子量的β_2微球蛋白。

3.辅助检查

辅助检查手段如下:①血铅与尿铅测定。②驱铅试验可反映体内铅负荷。对怀疑为铅中毒,但尿铅测定正常者,可进行此试验。方法:依地酸钙钠1 g加入5%葡萄糖溶液250~500 mL,静脉滴注4小时,从用药开始留24小时尿。不接触铅的正常人尿铅不超过0.3 mg/24 h,铅接触者尿铅≥1 mg/24 h,提示为中毒的高危者。

(二)治疗要点

1.一般处理

皮肤污染宜彻底清洗,吸入中毒者宜迅速脱离有毒环境,口服中毒者应立即洗胃和导泻。洗胃可用1%硫酸钠或硫酸镁,以形成不溶性硫酸铅而免于吸收,口服硫酸镁(钠)20 g导泻。也可口服活性炭50 g以吸附胃内毒物。

2.驱铅治疗

驱铅治疗是治疗铅中毒成功的关键,常用药物如下。①依地酸钙钠:为目前驱铅治疗的首选药物。每天1.0 g加入5%葡萄糖溶液250 mL中静脉滴注;或0.25~0.5 g,每天2次,肌内注射。连用3天、停4天为1个疗程,一般2~4个疗程。②喷地酸钙钠:驱铅作用比依地酸钙钠强。剂量、用法、疗程同依地酸钙钠。③巯基络合剂:二巯丁二钠每次1 g缓慢静脉注射;或二巯丁二酸0.5 g,每天3次口服;两药疗程与依地酸钙钠相同。④巯乙胺:用于急性四乙铅中毒,剂量为200~400 mg加入5%葡萄糖溶液中静脉滴注。肝、肾功能损害者禁用。

急性铅脑病多见于儿童,宜采用联合疗法。剂量二巯丙醇4 mg/kg,每4~6小时1次,肌内注射;依地酸钙钠12.5 mg/kg,每天2次,加入5%葡萄糖溶液中滴注或肌内注射。两药同时用3~5天。

3.对症处理

腹绞痛用阿托品0.5 mg肌内注射或10%葡萄糖酸钙10 mL静脉注射。钙剂可将血中铅迅速移入骨内,解除急性中毒症状。可用10%葡萄糖酸钙10 mL静脉注射,每天2~3次;或口服乳酸钙或其他钙剂,每次2 g,每天3次,待急性期过后,再作驱铅治疗。但若中毒症状不严重,驱铅则应是首要任务,则宜单独驱铅治疗。原因是不用钙剂,可避免第二次驱铅治疗时,使沉积于骨骼中的铅再度入血,引发高铅血症的腹痛等症状。

二、汞中毒

(一)诊断要点

1.毒物接触史

职业性急性中毒因意外事故、土法炼金、镏金、首饰加工等,多为个体生产,设备简陋,通风不良所致,均经呼吸道吸入。非职业性大多数是使用含汞中药偏方如轻粉(氯化亚汞)治病(如银屑病、湿疹、皮炎、哮喘等),也有误服(升汞、甘汞)、自杀和他杀者。通过吸入其蒸气、口服或涂敷皮肤处而引起中毒。也有经静脉、皮下注入汞而中毒者。升汞致死量为0.3~0.5 g,氧化汞为1~1.5 g,甘汞为2~3 g。

2.临床表现特点

(1)急性汞中毒:主要由口服升汞等汞化合物引起。患者在服后数分钟到数十分钟即引起急性腐蚀性口腔炎和胃肠炎。患者诉口腔和咽喉灼痛,并有恶心、呕吐、腹痛,继有腹泻。呕吐物和粪便常有血性黏液和脱落的坏死组织。口腔可见牙龈红肿、糜烂、出血,口腔黏膜溃疡,牙龈松动、流涎,口内腥臭味。患者常可伴有周围循环衰竭和胃肠道穿孔。在3~4天(严重的可在24小时内)可发生急性肾损伤,同时可有肝脏损害。吸入高浓度汞蒸气中毒潜伏期数小时、数天或数周不等,可引起咳嗽、咽痛、发热、咯血丝痰等刺激症状,严重者可并发间质性肺炎、急性肺水肿、呼吸衰竭。神经系统可出现头晕、头痛、倦怠、手抖、嗜睡或兴奋、衰弱等,个别严重病例可陷入昏迷,最后因休克而死亡。也可发生中毒性肝病、急性肾损伤。皮肤接触汞及其化合物可引起接触性皮炎,具有变态反应性质。皮疹为红斑丘疹,可融合成片或形成水疱,严重者发生剥脱性皮炎。愈后遗有色素沉着。

(2)慢性汞中毒:主要是生产中长期吸入汞蒸气或汞化合物粉尘所致,少数患者也可由于应用汞制剂引起。以精神神经异常、口腔炎、意向性震颤为主要症状,并可累及呼吸道、胃肠道、肾脏等脏器。精神-神经症状可先有头晕、头痛、失眠、多梦,随后有情绪激动或抑郁、焦虑和胆怯,以及自主神经功能紊乱的表现如脸红、多汗、皮肤划痕症等。肌肉震颤先见于手指、眼睑和舌,以后累及手臂、下肢和头部,甚至全身;在被人注意和激动时更为明显。口腔症状主要表现为黏膜充血、溃疡、齿龈肿胀和出血,牙齿松动和脱落。

3.汞中毒临床分型

(1)观察对象:患者有神经衰弱症状群,或呼吸道刺激症状,而无任何脏器损害的病征者。脱离接触后健康恢复。

(2)轻度中毒:表现为腹痛、腹泻、发热、汞毒性口炎,尿汞值明显超标。

(3)中度中毒:除上述症状外,表现为肢体感觉、运动障碍及肾功能损害病征者。

(4)重度中毒:表现为中毒性肺炎、肺水肿、肝功能衰竭、肾衰竭、中枢性高热、休克或其他严重并发症者。

4.辅助检查

辅助检查手段如下:①尿汞、血汞、发汞测定。②驱汞试验:可用二巯丙磺钠 0.25 g,肌内注射,或二巯丁二钠 0.5 g 静脉注射,如尿汞排出量明显增高,提示体内汞负荷过量。

(二)治疗要点

1.清除毒物

吸入中毒者立即搬离中毒环境,除去污染的衣服,卧床休息,保温,吸氧。口服中毒者及早洗胃,先口服或从胃管注入活性炭 50～100 g 混悬液,以吸附胃内的汞,随后可选用 2% 碳酸氢钠溶液、温水洗出,并继续彻底洗胃(注意:忌用生理盐水洗胃,尤其是升汞中毒时,因能增加其溶解度,增加吸收)。导泻用 50% 硫酸镁 40 mL 口服或胃管灌入,如腹泻已很重,则不必导泻。但是,若服毒时间较长,或消化道症状剧烈,或呕吐物有咖啡色胃内容物或血性呕吐物,则洗胃取慎重态度,以免招致胃穿孔。此时宜以多次口服牛奶、鸡蛋清,每次 300～500 mL,蛋白质既能保护胃黏膜,又能与汞结合而阻止汞的吸收。

2.驱汞治疗

(1)二巯丙磺钠:首次剂量为 5% 溶液 2～3 mL,肌内注射;以后每 4～6 小时 1 次,每次 1～2.5 mL。1～2 天后,每天 1 次,每次 2.5 mL。一般治疗 1 周左右。必要时可在 1 个月后再行驱汞。

(2)二巯丙醇:首次剂量为 2.5～3.0 mg/kg 体重,每 4～6 小时深部肌内注射 1 次,共 1～2 天。第 3 天按病情改为每 6～12 小时 1 次;以后每天 1～2 次。共用药 10～14 天。

(3)二巯丁二钠:首剂 2 g,溶入生理盐水 20～40 mL 中静脉注射;以后每天 1 g,共 4～5 天。

(4)乙酰消旋青霉胺:以上药物无效时可考虑用本药。用法:每天 1 g,分 4 次口服,同时加服维生素 B_6 100 mg/d。青霉素过敏者不用。

慢性汞中毒的驱汞治疗:5% 二巯丙磺钠 2.5～5.0 mL 肌内注射,每天 1 次,连续 3 天,停药 4 天为 1 个疗程。一般用药 2～3 疗程。此外,二巯丁二酸钠和青霉胺也为常用驱汞药物。硫胺-8-6-乙酰双氢硫辛酸甲酯硫化物,每天口服 400 mg,可使尿汞排泄量增加 2～6 倍。间-二巯基琥珀酸 0.5 g,每天 3 次,连服 5 天,可使尿汞排泄比治疗前增加 8 倍。

3.细胞活性药物的应用

复方丹参注射液、大剂量维生素 C、细胞色素 C、ATP、辅酶 A、葡醛内酯等,分别加入葡萄糖溶液中静脉滴注,每天 1～2 次。维生素 B_1、维生素 B_6 等,每天 1 次,肌内注射。借以保护神经、心、肾、肝等功能。

4.其他

对症处理。

三、砷中毒

(一)诊断要点

1.毒物接触史

砷为类金属元素。纯砷无毒,其氧化后生成的化合物有剧毒。常致中毒的砷化合物有三氧化二砷(砒霜、白砒、红矾、信石)、二硫化二砷(AS_2S_2,雄黄)、三硫化二砷(AS_2S_3,雌黄)及砷化氢等。急性砷中毒主要见于生活性口服砒霜所致,其口服 0.01～0.05 g 即可发生中毒,致死量为 0.06～0.6 g。职业性砷化物中毒见于金属冶炼、玻璃、陶瓷、制笔、印染及制药等生产工人。长期接触砷化物可引起慢性中毒。

2.临床表现特点

(1)急性中毒。①口服中毒:口服砷化物后 10 分钟～5 小时,即发生中毒症状,酷似急性胃肠炎。急性胃肠炎:初始恶心、呕吐,口内有金属味、烧灼感,以后有腹痛、腹泻,解水样便或米汤样便,混有血液,酷似霍乱。常伴有不同程度的失水和电解质丢失。休克:重症中毒可并发心肌损害,最后发生急性肾损伤。神经精神症状:部分重症病例在中毒后短时间内或 3～4 天发生急性中毒性脑病,出现眩晕、谵妄、抽搐、兴奋、躁动、发热甚至尿失禁、昏迷,最后可因呼吸中枢麻痹而死亡。中毒后 1～3 周可发生多发性神经炎和神经根炎,初起四肢乏力、麻木,自发性痛或感觉异常,继而出现四肢呈手套袜套样对称性疼痛,触觉迟钝或消失,四肢麻痹。中毒性肝损害:血清转氨酶常升高,可出现黄疸和肝大、脾大。②吸入中毒:主要表现为眼与呼吸道的刺激症状和神经系统症状,如流泪、眼刺痛、结膜充血、鼻塞、流涕、咳嗽、胸痛、呼吸困难,以及头痛头晕、眩晕、全身衰弱等症状。重者可发生昏迷、血压下降和出现发绀,甚至可因呼吸和血管舒缩中枢麻痹而死亡。消化道症状发生较晚也较轻。三氯化砷对呼吸道刺激更强,可引起咽喉、喉头水肿,以至窒息死亡。皮肤接触砷化合物可有瘙痒和皮疹。③砷化氢中毒:临床表现主要是急性溶血。吸入气体后 3～7 小时,患者畏寒、发热、恶心、呕吐和腰痛,随后出现血红蛋白尿和贫血症状,1 天后出现黄疸和肝脾大,2 天后可发生急性肾衰竭。

(2)慢性砷中毒:除有神经衰弱症状外,多见皮肤黏膜病变和多发性神经炎,胃肠道症状较轻。砷化合物粉尘可引起刺激性皮炎,尤其在胸背部、皮肤皱褶或湿润处,如口角、眼睑、腋窝、阴囊、腰部、腹股沟和指(趾)间。皮肤干燥、粗糙,可见丘疹、疱疹、脓疱,少数人有剥脱性皮炎。日后,皮肤呈黑色或棕黑色的散在色素沉着斑。毛发有脱落,手和脚掌有过度角化或脱皮。指甲失去光泽、变厚而脆。指(趾)甲出现 1～2 mm 宽的白色横纹,称米氏线,为砷吸收的证据。米氏线是在一次较多量的砷化合物进入体内才出现。砷化合物粉尘对黏膜有刺激,引起鼻咽部干燥、鼻炎、鼻出血甚至鼻中隔穿孔。砷还可引起结膜炎、齿龈炎、口腔炎和结肠炎。

3.实验室检查

(1)尿砷测定:急性砷中毒患者于服毒数小时或 12 小时后,尿砷即明显升高,升高程度与中毒严重度成正比。尿砷排泄甚快,停止接触 2 天,尿砷即可下降 19%～42%。一次摄入砷化物后,尿砷持续升高 7～10 天。

(2)血砷测定:急性中毒时可升高。

(二)治疗要点

1.清除毒物

经口急性中毒者,应尽早催吐、洗胃(可用温水或低温盐水、或 1%碳酸氢钠溶液)。洗胃后应立即口服新配制的氢氧化铁解毒剂(12%硫酸亚铁溶液与 20%氧化镁混悬液,两者分别保存,临用时等量混合、摇匀),因其可与砷形成不溶性络合物砷酸铁($FeAsO_3$),而后者不易被肠道吸收。每 5～10 分钟一匙,直至呕吐停止。再给以 50%硫酸镁 30 mL 导泻。如无上述药物也可给牛乳、蛋白水(4 只鸡蛋清加水约 200 mL 搅匀),加以吸附、收敛。吸入中毒者,应迅速离开中毒现场并吸氧。

2.解毒剂

(1)二巯丙磺钠:可供肌内注射、皮下注射、静脉注射。急性中毒时,用 5%溶液,1 次 5 mL(或 5 mg/kg),第 1 天 3～4 次,第 2 天 2～3 次,第 3～7 天 1～2 次,共 7 天为 1 个疗程。慢性中毒时 1 天 2 次,用药 3 天,休息 4 天,为 1 个疗程,一般用 5～7 个疗程。

(2)二巯丁二钠(DMS):首剂 2 g 加入注射用水 10～20 mL 中注射(在 10～15 分钟注射完),以后每次 1 g,每天 1～3 次,连用 3～5 天;也可肌内注射,每天 2 次,每次 0.5 g。慢性中毒者,每天 1 次静脉注射,每次 1 g,用药 3 天,休息 4 天,为 1 个疗程,一般总量 6～8 g。

慢性中毒的治疗,除用上述解毒剂外,还可用 10%硫代硫酸钠 10 mL 静脉注射,以辅助砷排泄。

3.对症处理

针对休克、脱水、中毒性脑病、肾损伤等而采取相应措施。

4.砷化氢中毒的治疗

(1)首先应脱离有毒环境,卧床休息,多饮水,早期应用碱性药(口服碳酸氢钠,每天 8～12 g),利尿可减少肾损害。

(2)吸氧,静脉滴注氢化可的松 200～400 mg 抑制溶血反应。

(3)早期不宜行驱砷治疗,以免加重肾损害,宜在后期驱砷。

(4)重症患者宜尽早应用血液净化疗法。

四、铊中毒

铊(thallium,Tl)是一种稍带蓝色的银白色稀有金属。金属铊单体基本无毒,溶于酸后形成的铊化合物无色无味,毒性剧烈。常见铊化合物有醋酸铊、硫酸铊、溴化铊与碘化铊等。铊化合物曾经作为杀鼠剂和治疗多汗症的药物广泛使用,但不久即发现其毒副作用剧烈而停止使用。铊化合物对人的急性毒性剂量为 6～40 mg/kg,儿童相对更为敏感,为 8.8～15 mg/kg,成人最小致死量为 12 mg/kg。目前常因人为投毒而致中毒。

（一）诊断要点

1.毒物接触史

职业性急性中毒因意外事故、矿石加工、工业生产等，以胃肠道摄入、皮肤接触为主，少数经呼吸道摄入。非职业性大多数是使用不明来源的中药偏方治病（如多汗症、毛发脱落），也有误服铊盐溶液及自杀者，极少数投毒事件当中中毒者被人经静脉注射中毒。

2.临床表现特点

（1）急性铊中毒：以胃肠道摄入起病多见，急性铊中毒一般于接触后 12～24 小时发病。早期表现主要为恶心、呕吐、腹部绞痛或隐痛、腹泻等；严重者可出现消化道出血，并于 2 天后出现对称性指（趾）端酸、麻、疼痛，逐渐加剧并向近心端进展，轻触皮肤即疼痛难忍，以致不能站立与行走。如未及时诊治，病情可发展为肢体瘫痪、肌肉萎缩。铊中毒时脑神经常受累，如视力减退、眼肌麻痹、周围性面瘫等。当中枢神经系统受损时，轻者有头痛、睡眠障碍、情绪不稳等表现；重者出现嗜睡、谵语、精神失常、抽搐甚至昏迷，部分中毒量大者可因呼吸、循环功能衰竭而死亡。

脱发是铊中毒的特异性表现，常于急性中毒后 1～3 周出现，头发呈簇状脱落，表现为斑秃或全秃，严重者在 10～20 天出现胡须、腋毛、阴毛和眉毛全部脱落，一般在毛发脱落后第 4 周开始再生，约 3 个月完全恢复。此外，皮肤干燥、脱屑，出现皮疹、痤疮、皮肤色素沉着、手掌及足跖部角化过度，指甲和趾甲于第 4 周可出现白色横纹，称为米氏纹。部分患者有肝、肾、心肌损害的临床表现。因此，人们将胃肠炎、多发性神经病和脱发三联征看作是铊中毒的典型症状。

（2）慢性铊中毒：由长期职业性接触铊及铊化合物导致，慢性铊中毒与急性铊中毒的症状基本相同，只是临床表现较为轻缓。非职业性慢性中毒大多是因为食用了生长在被铊污染过的土壤里的蔬菜水果或粮食等作物，或许是因饮用了被铊污染的水所致。慢性铊中毒常出现乏力、四肢发麻等症状，肌电图显示对称性周围神经损害；同样，在中毒后 4 周左右指甲和趾甲可出现白色横纹（米氏纹）。持续接触含铊化合物还可引起视网膜炎、球后视神经炎及视神经萎缩等。

3.血铊、尿铊测定

多数文献推荐正常人血铊<2 $\mu g/L$，当血铊>100 $\mu g/L$、尿铊>200 $\mu g/L$ 时考虑为急性中毒；也有认为血铊>40 $\mu g/L$、尿铊>100 $\mu g/24\ h$ 即提示有中毒可能。

4.铊中毒临床分型

（1）观察对象：具有以下一项者。出现乏力、下肢无力、四肢发麻等症状；神经-肌电图显示有可疑的神经源性损害而无周围神经损害的典型症状及体征；尿铊增高。

（2）轻度中毒：具有以下一项者。双足跟、足底痛觉过敏，下肢对称性袜套样分布的痛觉、触觉或音叉振动觉障碍，同时有跟腱反射减弱；上述表现轻微或不明显，但神经-肌电图显示有神经源性损害；轻度视神经病或视网膜病；明显脱发。

（3）重度中毒：有以下一项者。四肢远端感觉障碍、跟腱反射消失，伴四肢肌力明显减退，影响运动功能；或四肢远端肌肉萎缩；肌电图显示神经源性损害，伴神经传导速度明显减慢或诱发电位明显降低；视神经萎缩；中毒性脑病；中毒性精神病。

（二）治疗要点

1.清除毒物

对铊中毒患者的救治首先要脱离毒源，避免再次中毒。对于吸入中毒者，要立即将患者移至空气新鲜处，吸氧，保持呼吸道通畅；对皮肤污染者应立即用肥皂水清洗；如有眼部接触时可用清水冲洗；对口服者要尽快清水洗胃，口服活性炭 50～100 g，同时给予 50%硫酸镁 40～60 mL 口服导泻。

2.驱铊治疗

常用药物如下：①碘化钾或碘化钠，可给予1‰碘化钾或碘化钠溶液200～500 mL口服，使铊变成不溶性的碘化铊，以减少胃肠吸收。②普鲁士蓝，有不溶性和可溶性两类，后者常用的为钾盐，即钾铁六氰高铁酸盐，2003年10月美国FDA正式批准其用于铊中毒的救治。铊可置换普鲁士蓝上的钾离子后形成不溶于水的物质，随粪便排出，对治疗经口服致急、慢性铊中毒有一定疗效。服用方法为250 mg/(kg·d)，分4次口服，每次溶于50 mL 15%(或20%)甘露醇中。服用普鲁士蓝期间需适当补钾，以增加血钾的浓度而有利于铊的排泄，但补钾需谨慎，如补钾过量，钾离子可动员细胞内的铊移到细胞外，使血铊含量过高，造成患者病情加重，因此用药期间需定期监测血钾。孕妇及哺乳期妇女禁用。③二硫腙，可与铊形成无毒的络合物，从尿中排出，用量为10～20 mg/(kg·d)，分2次口服，5天为1个疗程，因二硫腙有致糖尿病、甲状腺病变、眼损害的不良反应，须谨慎使用。

3.血液净化

对常规方法处理后病情仍恶化，或出现严重并发症者，应尽早行血液净化治疗。

4.其他

对症支持治疗。

（张学平）

第六节　植物性毒物中毒

一、亚硝酸盐中毒

(一)诊断要点

1.病史

亚硝酸盐中毒既往多是由进食较多含有硝酸盐的蔬菜和苦井水、蒸锅水等引起的肠源性发绀，近年来则多见因误将亚硝酸钠当作食盐使用而致中毒，且常为群体性中毒。亚硝酸盐摄入量达0.2～0.5 g时即可引起中毒，最小致死量1～5 g。

2.临床表现特点

发病常急骤，多在食后0.5～3小时发病(短者仅10～15分钟，长者可达20小时)。主要中毒症状为缺氧表现，如头晕、头痛、乏力、心慌、气促、恶心、呕吐及发绀(尤以口唇、指端更明显)；继而可出现烦躁、嗜睡、呼吸困难、血压降低、肺水肿、心律失常、惊厥、昏迷、呼吸与循环衰竭。临床表现与高铁血红蛋白浓度有关：高铁血红蛋白达血红蛋白总量的10%～15%时，口唇、指甲及全身皮肤黏膜呈紫黑色、蓝灰或蓝褐色，与呼吸困难不成比例；高铁血红蛋白达30%以上时，主要表现为头痛、头晕、耳鸣、心动过速、反应迟钝，精神萎靡、乏力等；升至50%时，患者可有心悸、气急、恶心、呕吐、腹痛、腹泻、心动过速、出冷汗等；如进一步增加，患者可发生休克、心律失常、肺水肿、惊厥甚至昏迷，如不及时抢救，可危及生命。

若患者同时有沙门菌和致病性大肠埃希菌感染，则可合并存在亚硝酸盐食物中毒和细菌性食物中毒,诊断时应予注意。还应注意排除苯的胺基和硝基化合物,农药杀虫脒、氯酸钠、除草醚等能引起高铁血红蛋白血症的化合物中毒。必要时应检验残余食品。

(二)治疗要点

1.一般处理

置患者于空气新鲜而通风良好的环境中,吸氧,并使患者绝对卧床休息,注意保暖。如此,轻症患者(高铁血红蛋白量在 30% 以下)便能自行恢复,因高铁血红蛋白大都能在 24~48 小时完全转变为血红蛋白之故。

2.清除毒物

误服亚硝酸盐应及早洗胃及导泻,现场不能洗胃者,只要神志清楚,宜先作催吐。如中毒时间较长,可配合高位灌肠以清除残存毒物。

3.特效疗法

(1)亚甲蓝(美蓝):用法为 1% 亚甲蓝 1~2 mg/kg 溶入 25%~50% 葡萄糖溶液 20~40 mL,于 10~15 分钟缓慢静脉注射,如症状仍不缓解,2 小时后可重复 1 次。

(2)应用高渗葡萄糖溶液和大剂量维生素 C:如用 50% 葡萄糖溶液 60~100 mL 加维生素 C 1~2 g 静脉注射,或用维生素 C 2~4 g 加入 10% 葡萄糖溶液 500~1 000 mL 中静脉滴注。

4.对症支持疗法

包括防治休克与呼吸衰竭等,病情危重经上述处理后发绀仍明显者,可输新鲜血 300~500 mL,或行换血疗法。

二、毒蕈中毒

毒蕈又称毒蘑菇,我国已知的毒蘑菇有 100 多种,极毒蘑菇 10 种。常由于毒蘑菇与食用蘑菇不易区别而误食中毒,城市居民中则多因食用混杂的干蘑菇而发生中毒。

(一)诊断要点

1.病史

有进食干蕈史,是诊断毒蕈中毒的重要依据。由于本病发病时多有吐泻症状,如不注意询问食蕈史常易误诊为胃肠炎、菌痢或一般食物中毒等,故当遇此类患者,尤在夏秋季节呈一户或数户人同时发病者,应想到本病的可能性。如能从现场觅得毒蕈加以鉴定,则诊断更臻完善。

2.临床表现特点

由于每种毒蕈所含毒素不一,中毒的临床表现也各异,按主要表现大致可分为 4 型。

(1)胃肠炎型:几乎所有毒蕈中毒首先表现为轻重不一的胃肠炎。致严重胃肠炎的毒蕈有毒粉褶菌、小毒蝇菇、黄黏盖牛肝、密褶黑菇、肥脚环柄菇等。潜伏期 0.5~1 小时,表现为恶心、呕吐、腹痛、腹泻、头晕、头痛,可伴有水和电解质失衡与周围循环衰竭。患者可因失水、电解质失衡、昏迷、休克致死。但单纯胃肠炎型毒蕈中毒经积极治疗后可迅速恢复,死亡率极低。

(2)神经精神型:由误食毒蝇伞、豹斑毒伞、红网牛肝、毒红菇、光盖伞属、假黑伞属、细网牛肝等毒蕈所引起。潜伏期为 1~6 小时,临床表现除胃肠炎外,尚有副交感神经兴奋症状,如多汗、流涎、流泪、脉缓、瞳孔缩小等;阿托品类药物疗效较佳。少数病情严重者出现头晕、谵妄、幻觉,甚至被迫害妄想,以致发生自杀或杀人行为,或类似精神分裂症表现。个别患者发生癫痫大发作。经过积极治疗,很快康复,死亡率较低。

(3)溶血型:因误食鹿花蕈、纹缘毒伞等所引起。潜伏期 6~12 小时。除引起胃肠炎症状外并引起溶血,导致贫血、肝大、脾大等。对中枢神经系统也有影响,可产生头痛等症状。给予皮质激素及输血等治疗多可康复,死亡率一般不高。

(4)中毒性肝炎型:因误食毒伞、白毒伞、鳞柄毒伞等所引起。此型中毒病情凶险,如无积极治疗死亡率可高达 50%~90%。此型临床过程可分为以下 6 期。①潜伏期:6~72 小时,多在 24 小时内发病。②胃肠炎期:患者可突然发生上腹部和腹部剧烈疼痛,随之出现与胃肠炎型相同的表现。症状持续 1~2 天缓解。③假愈期:胃肠炎症状自行缓解后,患者无明显症状,给人以病愈感觉。此期内进入脏器的毒素与靶细胞结合,逐渐损害脏器实质,导致进行性功能障碍。轻型患者肝损害不严重,可由此进入恢复期。④内脏损害期:中毒后 1~5 天(平均 2~3 天)出现以肝、肾、脑、心为主的内脏损害,肝脏损害最为严重,多表现为肝大、黄疸、肝功能改变、转氨酶增高,可导致急性或亚急性重型肝炎,肝缩小、黄疸加深、烦躁、意识模糊,甚至出现肝性脑病。可并发 DIC。肾脏可同时受累,发生肾衰竭。⑤精神症状期:多在内脏损害后出现。患者烦躁不安、谵语、抽搐、惊厥、昏迷,多死于呼吸衰竭。部分患者出现精神失常,时哭时笑,日后逐渐安定。⑥恢复期:经 2~3 周,患者肝功能好转,症状逐渐减轻,4~6 周多能痊愈。

部分病例于食后 6 小时发病,病情迅速恶化,初为胃肠道症状,继则出现休克、抽搐、呼吸衰竭、全身广泛性出血、昏迷等症状,称暴发型,常于 1~2 天突然死亡。这可能与急性重型肝炎、高度脑水肿、中毒性心肌病及全身广泛出血等严重中毒损害有关。

(二)治疗要点

1.清除毒物

应及时采用催吐、洗胃、导泻、灌肠等方法以迅速排出尚未吸收的毒物。选用 1∶5 000 高锰酸钾溶液、3%~5%鞣酸溶液或 0.5%活性炭混悬液等反复洗胃。无腹泻者,于洗胃完毕可经口服硫酸钠 20 g 导泻。如中毒时间已>8 小时,可用温盐水行高位结肠灌洗,每次 200~300 mL,连续 2~3 次。

2.血液净化疗法

血液净化治疗毒蕈中毒,疗效较肯定,对中、重型中毒患者应尽早采用血液灌流或血液透析治疗。

3.抗胆碱药

主要用于含毒蕈碱的毒蕈中毒,可解除副交感神经过度兴奋症状,对中毒性心肌炎所致的房室传导阻滞和中毒性脑炎所致的呼吸中枢衰竭具有治疗作用。可根据病情用阿托品 0.5~1 mg 皮下注射,每 0.5~6 小时 1 次,必要时可加大剂量或改用静脉注射。也可用盐酸戊乙奎醚 1~6 mg 肌内注射,每 8~12 小时 1 次。

4.巯基解毒药

用于中毒性肝炎型毒蕈中毒患者,即使在假愈期没有明显内脏损害时,也应给予此药。常用的如下。①二巯丁二钠:0.5~1 g 释后静脉注射,每 6 小时 1 次,首剂加倍,症状缓解后改为每天注射 2 次,连用 5~7 天为 1 个疗程。②二巯丙磺钠:5%溶液 5 mL 肌内注射,每 6 小时 1 次,症状缓解后改为每天注射 2 次,5~7 天为 1 个疗程。

5.肾上腺皮质激素

适用于溶血型毒蕈中毒及其他重症的中毒病例,尤其是有中毒性心肌炎、中毒性脑炎、严重的肝损害和出血倾向的病例。如用氢化可的松 200~300 mg/d 或地塞米松 10~20 mg/d 加入液体中静脉滴注,病情好转后改用泼尼松口服。

6.抗蕈毒血清的应用

对于白毒伞等毒性很强的毒蕈中毒,有条件时可用抗蕈毒血清治疗。

7.其他

对症支持疗法。

三、乌头碱类植物中毒

乌头属毛茛科,主根为乌头,支根为附子。同科野生的有草乌头、一枝篙、落地金钱、搜山虎。乌头全株有毒,毒性依次为根、种子、叶。草乌头等比乌头毒性更大。一般中毒剂量:附子 30～60 g、川乌 3～90 g、草乌 3～4.5 g、一枝篙 0.5～3 g、落地金钱 1～2.5 g、搜山虎 3 g。乌头类植物其有毒成分是乌头碱,口服 0.2 mg 即能使人中毒,口服 3～5 mg 即可致死。乌头碱煎煮时间越长,毒性越低,一般煎煮 3～4 小时,乌头碱几乎全部破坏。临床上常因对乌头生药的炮制或水煎不当而服用,引起中毒。

(一)诊断要点

1.病史

有用乌头碱类植物史。

2.临床表现特点

口服中毒者,首先表现口腔及咽部黏膜刺痛及烧灼感,舌及口腔周围有麻木感,言语笨拙。当药物被吸收后约 0.5 小时即可出现下述症状。①神经系统:四肢麻木,特异性刺痛及蚁行感,麻木从上肢远端(指尖)开始向近端蔓延,继后为口、舌及全身麻木,痛觉减弱或消失,有紧束感。伴有眩晕、眼花、视物模糊。重者躁动不安、肢体发硬、肌肉强直、抽搐,意识不清甚至昏迷。②循环系统:由于迷走神经兴奋及心肌应激性增加,可有心悸、胸闷、心动过缓、多源性和频发室性期前收缩、心房或心室颤动或阿-斯综合征等多种心律失常和休克。③呼吸系统:呼吸急促、咳嗽、血痰、呼吸困难、发绀、急性肺水肿,可因呼吸肌痉挛而窒息,甚至发生呼吸衰竭。④消化系统:恶心、呕吐、流涎、腹痛、腹泻、肠鸣音亢进,少数有里急后重、血样便、酷似痢疾。

(二)治疗要点

口服中毒者应立即洗胃,灌服活性炭 50～100 g,硫酸钠 20～30 g 导泻。静脉补液,以促进毒物的排泄。同时,注射阿托品,一般用 1～2 mg 皮下注射或肌内注射,每 4～6 小时 1 次;对重症者可酌情增大剂量及缩短间隔时间,必要时可用 0.5～1 mg 静脉注射。如在应用阿托品后,仍有频发室性期前收缩、阵发性室性心动过速等,可选用利多卡因、胺碘酮、普罗帕酮等纠正之。如有呼吸衰竭及休克,应及时给予吸氧、呼吸兴奋剂、人工呼吸及抗休克治疗等。

四、发芽马铃薯中毒

马铃薯俗称土豆、山药蛋、洋山芋等,为人们普遍食用食物。未成熟或发芽的块根含有毒物质为龙葵碱、毒茄碱、胰蛋白酶、糜蛋白酶、胞质素和细胞凝集素等,而以龙葵碱最为重要,其具有腐蚀性、溶血性,并对运动中枢及呼吸中枢有麻痹作用。人食入龙葵碱 0.2～0.4 g 即可引起中毒。

(一)诊断要点

1.病史

有进食发芽或未成熟马铃薯史。

2.临床表现特点

一般在食后数十分钟至数小时发病。先有咽喉及口内刺痒或灼热感,继有恶心、呕吐、腹痛、腹泻等症状。轻者1～2天自愈;重者因剧烈呕吐而有失水及电解质紊乱,血压下降;严重中毒患者有昏迷及抽搐,最后因呼吸中枢麻痹而导致死亡。

3.实验室检查

将剩余的马铃薯切开,在芽附近加浓硫酸或浓硝酸数滴,如变为玫瑰红色即证明有毒素存在。

（二）治疗要点

主要是对症处理。发现中毒后应立即洗胃,导泻。补充液体,纠正失水。呼吸困难时积极给氧和应用适量呼吸兴奋剂。呼吸中枢麻痹用人工呼吸机。

五、霉变甘蔗中毒

（一）诊断要点

霉变甘蔗中毒,多见于儿童。多在食后15分钟至8小时发病,也有长至48小时。主要引起中枢神经系统损害。潜伏期越短,症状越重,预后越差。

1.轻度中毒

首先表现为一时性胃肠道功能紊乱（恶心、呕吐、腹痛等,无腹泻）,并可出现神经系统症状（头痛、头晕、眼前发黑、复视）,轻者很快恢复,较重者胃肠道症状加重,频繁恶心、呕吐,并可发生昏睡。

2.重度中毒

在上述症状出现后,很快出现抽搐、昏迷。抽搐表现为阵发性痉挛性,每次发作1～2分钟,每天可多次发作。抽搐发作后便呈昏迷状态,且眼球向上看,瞳孔散大。尚可发生急性肺水肿和血尿。体温初期正常,3～5天可升高。一般在5～10天疾病开始恢复。可有神经系统后遗症如全身性痉挛性瘫痪、去大脑皮质综合征等。

3.辅助检查

CT扫描轻症患者大都正常,重症患者在亚急性期可见双侧苍白球、壳核、尾状核、豆状核等部位呈现低密度区,间以片状出血;后期可见弥漫性脑萎缩。脑电图可有广泛的轻、中度异常。

（二）治疗要点

1.清除毒物

用清水、生理盐水或0.5%活性炭混悬液洗胃,导泻。

2.对症支持疗法

静脉输液,给予大剂量维生素C及B族维生素,维持水、电解质平衡,保护肝、肾功能。应用糖皮质激素减轻中毒反应,增强机体应激性,可用氢化可的松200～300 mg静脉滴注,每天1次。防治脑水肿、改善脑细胞代谢的药物的应用等。

3.其他

高压氧疗法。

六、菜豆角中毒

菜豆角又称梅豆角、四季豆、扁豆、刀豆、肉豆、泥鳅豆、豆角等。其含的毒性物质如下。①豆素：一种毒蛋白，含于各种食用豆类中，具有凝血作用；②皂素：对黏膜有强烈的刺激性，并含有能破坏红细胞的溶血素。急性中毒大多发生在秋季，常因进食大量贮存过久、烧煮不透的菜豆角所致。潜伏期 1～5 小时。主要表现有恶心、呕吐、腹痛、腹泻、腹胀、头痛、头晕，部分患者有胸闷、心悸、出冷汗、四肢麻木、畏寒等。主要是对症支持治疗。

七、白果中毒

白果又称银杏，为银杏科落叶乔木银杏的种子，可以煮食或炒食，但不可生食。常因食白果过量而致中毒，最小中毒量 20 粒；年龄越幼，体质越差，越易中毒。婴儿连吃 10 粒左右即可致死，3～7 岁小儿连吃 30～40 粒则致严重中毒，甚至死亡。急性中毒主要表现为中枢神经系统损害（头晕、乏力、精神呆滞、反应迟钝、头痛、极度恐惧、怪叫、反复抽搐或惊厥、意识障碍等）及胃肠道症状，偶可发生末梢神经受损表现（如触觉、痛觉消失、双下肢弛缓性瘫痪、膝腱反射迟钝或消失）。重症患者尚可有气急、发绀、呼吸困难，常于 1～2 天因心力衰竭、呼吸衰竭而危及生命。治疗要点：口服者洗胃，导泻；静脉输液；对症支持治疗。

八、荔枝中毒

因荔枝含有 α-次甲基环丙基甘氨酸，具有降低血糖作用。因此，进食大量荔枝易致中毒，出现类似低血糖表现。以小儿多见。常有连续多天大量食用荔枝史。主要表现有头晕、乏力、出汗、心悸、面色苍白，部分患者有口干、饥饿感、腹痛、腹泻等症状，严重者有昏迷、抽搐、面肌或四肢瘫痪等。血糖降低。治疗要点：快速静脉注射 25%～50% 葡萄糖溶液 40～60 mL，继之静脉滴注 10% 葡萄糖溶液，尿量多时适当补钾。应用大剂量 B 族维生素。对症支持治疗。

九、猫豆中毒

猫豆又称狗爪豆、虎豆、富贵豆、毛豆等。猫豆种子含猫豆毒苷，是一种类似毒扁豆碱的毒素，主要抑制胆碱酯酶，使 ACh 增多，副交感神经系统作用增强，类似 AOPP 的临床表现。中毒症状多出现在进食后 4～8 小时。治疗要点：口服者洗胃、活性炭 50～100 g 灌服、导泻；静脉输液；重症患者可用阿托品每次 1～2 mg，或山莨菪碱每次 10～20 mg，或东莨菪碱每次 0.3～0.6 mg，静脉注射，以拮抗 M 样症状，但无须像治疗 AOPP 要求的阿托品化，以达到控制症状即可。对症支持治疗。

（潘　婧）

第七节　动物性毒物中毒

一、概述

动物性中毒是指动物的毒素进入机体后，造成人体的中毒反应。本节重点介绍比较常见且危害性较大的几种动物性中毒。

（一）河豚毒素中毒

河豚毒素中毒是由进食河豚毒素污染的河豚肉所致。河豚毒素主要存在于河豚的睾丸、卵巢、卵、肝、肠等组织和血液中。有些河豚的肌肉也有毒素。河豚毒素加热也不能破坏，属于神经性毒素，其毒性比氰化物还要大1 000倍，致死量约7 μg/kg。由于河豚肉嫩味美，每年均有因烹饪不当、贪享口福的食客死于非命。

（二）毒蛇咬伤

蛇咬伤是人体被蛇类咬伤后引起的一种急性生物毒性损伤。多发生在野外，少数在城市。人体被毒蛇咬伤后常引起局部和全身的广泛性中毒症状，甚至可很快致死。

（三）节肢动物蜇伤

节肢动物蜇伤是指被节肢动物蜇伤后，毒液注入人体所致的局部和全身的中毒伤害。常见包括蜂蜇伤、蜘蛛蜇伤、蝎子蜇伤、蜈蚣蜇伤。不要小看小小的昆虫，有些蝎子的毒液毒力相当于眼镜王蛇，每年全球报道死于节肢动物蜇伤的人数不下千人。

二、判断

由于不同动物毒素作用于人体后反应不一，治疗处置也不尽相同，这就需要大家对动物性中毒给予积极关注和高度重视，避免中毒之后错失良机、贻误治疗，甚至造成严重后果而遗憾终身。

（一）河豚毒素中毒

由于河豚毒素中毒发病快、病情进展迅速、病死率极高，故只要出现恶心、呕吐、腹泻、腹痛、血便等消化道症状，不必等到神经系统症状的出现，就应该在第一时间送往医院救治。

（二）节肢动物蜇伤

当被节肢动物如蜂、蜘蛛、蝎子、蜈蚣等蜇伤后，局部皮肤红、肿、疼痛。如果已经在现场进行了局部处理，仍然出现全身系统早期症状如荨麻疹、头痛、头晕、呕吐、腹泻等，就必须尽快送入医院救治。不必等到出现神经系统症状及休克后再转送，以免贻误抢救时机。

三、急救

根据不同动物性毒素的中毒表现，处置有所区别，大体分三种情况：一是需现场紧急处置后再送医院；二是仅需现场处置；三是不需现场处置，只能直接送入医院救治。

（一）河豚毒素中毒

此毒素为剧毒，无特殊解毒剂，无须现场处置，发病后应立即送往医院。

（1）立即催吐、洗胃、导泻。切勿因食入时间长而放弃。

（2）在血压稳定的前提下，使用高渗葡萄糖、甘露醇、呋塞米等药物加快毒物的排泄。

（3）尽早使用大剂量肾上腺皮质激素和抗胆碱药物。

（4）呼吸肌麻痹时，可使用呼吸机人工辅助呼吸。

（5）积极处理休克和心律失常等。

（二）毒蛇咬伤

人被毒蛇咬伤后，蛇毒迅速进入体内，故应争分夺秒地采取有效措施，防止毒液的吸收与扩散。

1.镇静制动

一旦发现被蛇咬伤后，伤员要保持冷静，就地休息，静止不动，把伤口置于较低水平。

2.及时绑扎

伤者或施救者应就地取材,可用细绳、鞋带、布条、绷带或止血带等结扎伤口的近心端5～10 cm处。若指(趾)被咬伤,应结扎根部或上一个关节的相应部位,每15～30分钟松绑1～2分钟。如果肿胀已超过结扎带子,要将带子按照上述方法将结扎位置上移。

3.局部冷敷

视现场条件,可用冰块敷于伤肢,或将伤肢、指(趾)浸入4 ℃的冷水中局部降温,3～4小时再改用冰袋冷敷。也可用大量流动清水或自来水等冲洗伤口,冲洗时间约5分钟,冲洗时动作要轻,不擦伤口,冲洗完毕用干布轻拍以使其干燥,在伤口上放一块干净的布或敷料。

4.灼烧伤口

若判断为毒性较强的毒蛇咬伤,现场条件所限,急救困难时,应果断地进行。可用几根火柴捆齐,点燃后对准伤口烙下去,直至伤口皮肉发白变硬为止。此法必须在伤后几分钟内处理才能达到破坏蛇毒的目的。

5.切开排毒

越早越好,将局部消毒后,以毒蛇牙痕为中心,将伤口做"＋"或"＋＋"形切口1～2 cm,以连贯两牙痕为限。如果发现伤口中有折断的毒牙应立即拔除。若局部有水疱,可在其周围做小"＋"字形切口,切口深达真皮,用1：5 000呋喃西林液、1：1 000高锰酸钾溶液、3％过氧化氢溶液充分冲洗,然后用2％的盐水纱布敷在伤口上;如有条件,应以5％的依地酸钙钠液冲洗,抑制蛇毒中的蛋白水解酶的活性。如为血液循环毒类毒蛇咬伤,伤口出血不止,则忌用扩创排毒,应在结扎后用上述溶液,或用清水、盐水冲洗后,用30％硫酸镁或5％依地酸钙钠溶液湿敷,保持创面湿润。如果现场没有清创的条件,可用刀具在伤口周围划几道口子引流排毒,也可用缝衣针、三棱针等穿刺引流。实在不能实施时,应采取吸吮的方法排毒。最简单的就是用嘴吸吮,每吸吮一次要用清水漱口,边吸边吐,吸吮者口腔应没有破溃、伤口或龋齿。

6.局部封闭

为减轻疼痛和变态反应,对抗炎症,可用0.25％普鲁卡因注射液5 mL加地塞米松10 mg或2％利多卡因5 mL加地塞米松10 mg或甲泼尼龙40 mg于伤肢肿胀上方3～4 cm处,或在绑扎上方做环形局部封闭,如伤口离关节较远,也可在伤口周围局部封闭。有条件时,还应用以下方法之一进行处理。

(1)胰蛋白酶:是一种强有力的蛋白水解酶(肽链内切酶),能迅速中和蛇毒中的毒性蛋白,使蛇毒失去活性。对各种蛇毒均有效。用法:结晶胰蛋白酶2～4 mg加0.5％普鲁卡因溶液20～50 mL,溶解后在伤口周围皮下及基底层做浸润注射,并在伤口肿胀上方做环状封闭。

(2)依地酸钙钠:可中和蛇毒的脂酶。用法:依地酸钙钠0.4 g加入0.25％普鲁卡因溶液5～10 mL在伤口周围做局部封闭。

(3)糜蛋白酶:性能与胰蛋白酶相同,但作用较弱。方法:糜蛋白酶5～10 mg加入生理盐水5～10 mL在伤口周围或肿胀上方做环状封闭。

7.中和蛇毒

抗蛇毒血清是治疗蛇毒的特效药,能直接中和未对靶器官起效应的游离蛇毒抗原,使蛇毒失去毒性。若蛇毒已和组织器官结合,则对受损器官功能无恢复作用,也不能改善已有的中毒症状。因此抗蛇毒血清的疗效取决于给药时间,越早效果越好,受伤后2小时内足量使用疗效最佳,超过24小时效果不肯定。

（1）使用的原则：根据毒蛇咬伤的种类使用对应的抗蛇毒血清。如不能明确蛇种，可按蛇毒的临床表现来选用同种属毒蛇的抗蛇毒血清。有神经毒素表现者用抗银环蛇毒血清。有血液循环毒表现则用抗蝮蛇或抗五步蛇毒血清。有混合毒素表现则用抗银环蛇毒血清加抗五步蛇毒血清或抗蝮蛇毒血清。海蛇伤则用抗银环蛇毒血清、抗眼镜蛇毒血清及抗蝰蛇毒血清3种联用。

（2）使用的剂量：应根据临床类型和严重程度及被蛇咬伤的时间来决定。轻型患者应用1～2个剂量，重或危重型患者首剂用2～4个剂量，并加强观察，若症状逐渐加重应在1～2小时追加1～2个剂量。成人与小孩剂量相同。

（3）使用的方法：早期在伤口局部封闭注射能较好中和伤口周围的蛇毒，阻断蛇毒进入血液循环，故应采取局部封闭和全身静脉给药相结合的方法。局部封闭，一般用1/2支抗蛇毒血清加2％利多卡因5 mL及地塞米松10 mg加生理盐水10 mL稀释后在伤口近心端上关节处行环形封闭。

静脉给药时应开放两条静脉通路，一条先静脉滴注地塞米松10～20 mg或甲泼尼龙120～240 mg，另一条静脉滴注抗蛇毒血清，同时肌内注射苯海拉明20 mg。

为争取时间也可采取分段稀释静脉滴注法。抗蛇毒血清1～2支加入5％葡萄糖液250 mL中，先以30 mL/h静脉滴注，30分钟后若无变态反应，其余的在2小时内滴完。

无论采取哪种方法，在使用抗蛇毒血清的过程均应严密观察，一旦出现严重不良反应要立即处理。

8.中医中药

目前已制成的蛇药片有10余种，既可口服也可外敷，各有一定的特异性，疗效肯定。使用时首先要弄清所用药片对哪种蛇毒有效，其次用药要早，剂量要大。必须有针对性地配合西医的治疗措施。

（1）南通蛇药片：主治蝮蛇及血液循环毒类蛇咬伤。伤后便立即服20片，服法先将药片捣碎用米酒50 mL加适量白开水调匀内服。以后每隔6小时服10片直至中毒症状减轻，患肢肿胀消退为止。在服药的同时将药片加温开水调成半糊状涂在伤口周围及肢体肿胀的上端3～4 cm处，但切忌直接涂于伤口处。

（2）蛇伤解毒片：主治华南地区常见的各种毒蛇咬伤。首次服20片，以后每小时服1次，每次服7片。

（3）广东蛇药片：主治银环蛇、金环蛇、海蛇、蝮蛇、烙铁头、竹叶青蛇咬伤。首次14～20片，以后每小时服7～14片。

（4）广西蛇药片：主治各种毒蛇咬伤。首次15片，每4小时服10片。

（5）上海蛇药片：主治蝮蛇、五步蛇、竹叶青蛇咬伤，也可治眼镜蛇、银环蛇等。首次服10片后每4小时服5片。

（6）草药：常用鲜白花蛇舌草、重楼、半边莲、地丁草、两面针、水黄连、青木香、开口箭、韩信草、滴水珠等一种或数种洗净捣烂取汁口服，也可外敷。

9.支持后送

毒蛇咬伤，病情凶险，一旦完成现场初步急救，就应该尽快转送伤病者至医院进一步抢救。

（三）节肢动物蜇伤

常见节肢动物如蜂、蜘蛛、蝎子、蜈蚣等蜇伤的现场处理大同小异。

1.局部结扎

蜇伤后,立即结扎被蜇伤肢体的近心端,15~20分钟放松1次,每次放松1~2分钟,结扎时间不超过2小时。

2.拔出毒刺

局部结扎后,立即寻找遗留在伤口的毒刺和毒囊,用针挑除。或者切开伤口取出毒刺。

3.伤口处理

由于节肢动物的毒液呈酸性者不少,故大都可选用弱碱性溶液,如肥皂水,5%碳酸氢钠,或者1/5 000高锰酸钾溶液冲洗伤口,并可局部冷敷;或者用普鲁卡因做环状封闭。

四、注意

动物性中毒种类繁多,现场救治要注意以下几点。

(一)现场镇定

如被毒蛇咬伤,最好捕获或打死毒蛇,为下一步选择特效的单价抗蛇毒血清提供支持。

(二)抗过敏治疗

多数动物性中毒一定要早期抗过敏性治疗,往往有些动物性中毒不是死于本身的毒性反应,而是抗过敏不及时,死于喉水肿或过敏性休克(特别是在节肢动物蜇伤)。另外,在使用抗蛇毒血清时,本身也有可能出现过敏,所以处置中要注意观察患者的生命体征变化。

(三)争分夺秒

各类动物性中毒,在现场简单处置后,都应尽快到医院进一步处理,以免贻误治疗。

(张学平)

第八节 急性呼吸衰竭

一、病因和发病机制

急性呼吸衰竭(acute respiratory failure,ARF)是指患者既往无呼吸系统疾病,由于突发因素,在数秒或数小时内迅速发生呼吸抑制或呼吸功能突然衰竭,在海平面大气压、静息状态下呼吸空气时,由于通气和/或换气功能障碍,导致缺氧伴或不伴二氧化碳潴留,产生一系列病理生理改变的紧急综合征。

病情危重时,因机体难以得到代偿,如不及时诊断,尽早抢救,会发生多器官功能损害,乃至危及生命。必须注意在实际临床工作中,经常会遇到在慢性呼吸衰竭的基础上,由于某些诱发因素而发生急性呼吸衰竭。

(一)急性呼吸衰竭分类

一般呼吸衰竭分为通气和换气功能衰竭两大类,也有人分为三大类,即再加上混合型呼吸衰竭。其标准如下。

换气功能衰竭(Ⅰ型呼吸衰竭)以低氧血症为主,$PaO_2 < 8.0$ kPa(60 mmHg),$PaCO_2 < 6.7$ kPa(50 mmHg),$P_{(A-a)}O_2 > 3.3$ kPa(25 mmHg),$PaO_2/PaO_2 < 0.6$。

通气功能衰竭（Ⅱ型呼吸衰竭）以高碳酸血症为主，$PaCO_2 > 6.7$ kPa（50 mmHg），PaO_2 正常，$P_{(A-a)}O_2 < 3.3$ kPa（25 mmHg），$PaO_2/PaO_2 > 0.6$。

混合型呼吸衰竭（Ⅲ型呼吸衰竭）：$PaCO_2 < 8.0$ kPa（60 mmHg），$PaCO_2 > 6.7$ kPa（50 mmHg），$P_{(A-a)}O_2 > 3.3$ kPa（25 mmHg）。

急性肺损伤和急性呼吸窘迫综合征属于Ⅰ型呼吸衰竭。

(二)急性呼吸衰竭的病因

可以引起急性呼吸衰竭的疾病很多，多数是呼吸系统的疾病。

1.各种导致气道阻塞的疾病

急性病毒感染和细菌感染或烧伤等理化因子所引起的黏膜充血、水肿，造成上呼吸道（指隆突以上至鼻的呼吸道）急性梗阻。异物阻塞也可以引起急性呼吸衰竭。

2.引起肺实质病变的疾病

感染性因子引起的肺炎为此类常见疾病，误吸胃内容物、淹溺或化学毒性物质及某些药物、高浓度长时间吸氧也可引起吸入性肺损伤而发生急性呼吸衰竭。

3.肺水肿

(1)各种严重心脏病、心力衰竭引起的心源性肺水肿。

(2)非心源性肺水肿，有人称为通透性肺水肿，如急性高山病、复张性肺水肿。急性呼吸窘迫综合征（ARDS）为此种肺水肿的代表。此类疾病可造成严重低氧血症。

4.肺血管疾病

肺血栓栓塞是可引起急性呼吸衰竭的一种重要病因，还包括脂肪栓塞、气体栓塞等。

5.胸部疾病

如胸壁外伤、连枷胸、自发性气胸或创伤性气胸、大量胸腔积液等影响胸廓运动，从而导致通气减少或吸入气体分布不均，均有可能引起急性呼吸衰竭。

6.脑损伤

镇静药和对脑有毒性的药物，电解质平衡紊乱及酸、碱中毒，脑和脑膜感染，脑肿瘤，脑外伤等均可导致急性呼吸衰竭。

7.神经肌肉系统疾病

即便是气体交换的肺本身并无病变，因神经或肌肉系统疾病造成肺泡通气不足也可发生呼吸衰竭。如安眠药物或一氧化碳、有机磷等中毒，颈椎骨折损伤脊髓等可直接或间接抑制呼吸中枢。也可因多发性神经炎、脊髓灰质炎等周围神经性病变，多发性肌炎、重症肌无力等肌肉系统疾病，造成肺泡通气不足而呼吸衰竭。

8.睡眠呼吸障碍

睡眠呼吸障碍表现为睡眠中呼吸暂停，频繁发生并且暂停时间显著延长，可引起肺泡通气量降低，导致缺氧和二氧化碳潴留。

二、病理生理

(一)肺泡通气不足

正常成人在静息时有效通气量约为 4 L/min，若单位时间内到达肺泡的新鲜空气量减少到正常值以下，则为肺泡通气不足。

由于每分钟肺泡通气量（VA）的下降，引起缺氧和二氧化碳潴留，PaO_2 下降，$PaCO_2$ 升高。

同时,根据肺泡气公式:$PaO_2 = (PB - PH_2O) \cdot FiO_2 - PaCO_2/R$($PaO_2$,$PB$ 和 PH_2O 分别表示肺泡气氧分压、大气压和水蒸气压力,FiO_2 代表吸入氧气浓度,R 代表呼吸商),由已测得的 $PaCO_2$ 值,就可推算出理论的肺泡气氧分压理论值。

通气功能障碍分为阻塞性和限制性功能障碍。阻塞性通气功能障碍多由气道炎症、黏膜充血水肿等因素引起的气道狭窄导致。由于气道阻力与管径大小呈负相关,故管径越小,阻力越大,肺泡通气量越小,此为阻塞性通气功能障碍缺氧和二氧化碳潴留的主要机制。而限制性通气功能障碍主要机制则是胸廓或肺的顺应性降低导致的肺泡通气量不足,进而导致缺氧或合并二氧化碳潴留。

(二)通气/血流灌流(V/Q)失调

肺泡的通气与其灌注周围的毛细血管血流的比例必须协调,才能保证有效的气体交换。正常肺泡每分通气量为 4 L,肺毛细血管血流量是 5 L,两者之比是 0.8。如肺泡通气量与血流量的比率 >0.8,示肺泡灌注不足,形成无效腔,此种无效腔效应多见于肺泡通气功能正常或增加,而肺血流减少的疾病(如换气功能障碍或肺血管疾病等),临床以缺氧为主。肺泡通气量与血流量的比率 <0.8,使肺动脉的混合静脉血未经充分氧合进入肺静脉,则形成肺内静脉样分流,多见于通气功能障碍,肺泡通气不足,临床以缺氧或伴二氧化碳潴留为主。通气/血流比例失调,是引起低氧血症最常见的病理生理学改变。

(三)肺内分流量增加(右到左的肺内分流)

在肺部疾病如肺水肿、急性呼吸窘迫综合征(ARDS)中,肺泡无气所致肺毛细血管混合静脉血未经气体交换,流入肺静脉引起右至左的分流增加。动-静脉分流使静脉血失去在肺泡内进行气体交换的机会,故 PaO_2 可明显降低,但不伴有 $PaCO_2$ 的升高,甚至因过度通气反而降低,至病程晚期才出现二氧化碳蓄积。另外用提高吸入氧气浓度的办法(氧疗)不能有效地纠正此种低氧血症。

(四)弥散功能障碍

肺在肺泡-毛细血管膜完成气体交换。它由 6 层组织构成,由内向外依次:肺泡表面活性物质、肺泡上皮细胞、肺泡上皮细胞基膜、肺间质、毛细血管内皮细胞基膜和毛细血管内皮细胞。弥散面积减少(肺气肿、肺实变、肺不张)和弥散膜增厚(肺间质纤维化、肺水肿)是引起弥散量降低的最常见原因。因氧的弥散能力仅为二氧化碳的 1/20,故弥散功能障碍只产生单纯缺氧。由于正常人肺泡毛细血管膜的面积大约为 70 m²,相当于人体表面积的 40 倍,故人体弥散功能的储备巨大,虽是发生呼吸衰竭病理生理改变的原因之一,但常需与其他 3 种主要的病理生理学变化同时发生、参与作用使低氧血症出现。吸氧可使 PaO_2 升高,提高肺泡膜两侧的氧分压时,弥散量随之增加,可以改善低氧血症。

(五)氧耗量增加

氧耗量增加是加重缺氧的原因之一,发热、寒战、呼吸困难和抽搐均将增加氧耗量。寒战耗氧量可达 500 mL,健康者耗氧量为 250 mL/min。氧耗量增加,肺泡氧分压下降,健康者借助增加肺泡通气量代偿缺氧。氧耗量增加的通气功能障碍患者,肺泡氧分压得不到提高,故缺氧也难以缓解。

总之,不同的疾病发生呼吸衰竭的途径不完全相同,经常是一种以上的病理生理学改变的综合作用。

（六）缺氧、二氧化碳潴留对机体的影响

1.对中枢神经的影响

脑组织耗氧量占全身耗量的 $1/5\sim1/4$。中枢皮质神经元细胞对缺氧最为敏感，缺氧程度和发生的急缓对中枢神经的影响也不同。如突然中断供氧，改吸纯氮 20 秒可出现深昏迷和全身抽搐。逐渐降低吸氧的浓度，症状出现缓慢，轻度缺氧可引起注意力不集中、智力减退、定向障碍；随缺氧加重，PaO_2 低于 6.7 kPa（50 mmHg）可致烦躁不安、意识恍惚、谵妄；低于 4.0 kPa（30 mmHg）时，会使意识消失、昏迷；低于 2.7 kPa（20 mmHg）则会发生不可逆转的脑细胞损伤。

二氧化碳潴留使脑脊液 H^+ 浓度增加，影响脑细胞代谢，降低脑细胞兴奋性，抑制皮质活动；随着二氧化碳的增加，对皮质下层刺激加强，引起皮质兴奋；若二氧化碳继续升高，皮质下层受抑制，使中枢神经处于麻醉状态。在出现麻醉前的患者，往往有失眠、精神兴奋、烦躁不安的先兆兴奋症状。

缺氧和二氧化碳潴留均会使脑血管扩张，血流阻力减小，血流量增加以代偿脑供氧不足。严重缺氧会发生脑细胞内水肿，血管通透性增加，引起脑间质水肿，导致颅内压增高，挤压脑组织，压迫血管，进而加重脑组织缺氧，形成恶性循环。

2.对心脏、循环的影响

缺氧可刺激心脏，使心率加快和心搏量增加，血压上升。冠状动脉血流量在缺氧时明显增加，心脏的血流量远超过脑和其他脏器。心肌对缺氧非常敏感，早期轻度缺氧即在心电图上有变化，急性严重缺氧可导致心室颤动或心脏骤停。缺氧和二氧化碳潴留均能引起肺动脉小血管收缩而增加肺循环阻力，导致肺动脉高压和增加右心负荷。

吸入气中二氧化碳浓度增加，可使心率加快，心搏量增加，使脑、冠状动脉舒张，皮下浅表毛细血管和静脉扩张，从而使脾和肌肉的血管收缩，再加上心搏量增加，故血压仍升高。

3.对呼吸影响

缺氧对呼吸的影响远较二氧化碳潴留的影响小。缺氧主要通过颈动脉窦和主动脉体化学感受器的反射作用刺激通气，如缺氧程度逐渐加重，这种反射将变迟钝。

二氧化碳是强有力的呼吸中枢兴奋剂，吸入二氧化碳浓度增加，通气量成倍增加，急性二氧化碳潴留出现深大快速的呼吸；但当吸入二氧化碳浓度超过 12% 时，通气量不再增加，呼吸中枢处于被抑制状态。而慢性高碳酸血症，并无通气量相应增加，反而有所下降，这与呼吸中枢反应性迟钝有关；通过肾脏对 HCO_3^- 再吸收和 H^+ 排出，使血 pH 无明显下降；还与患者气道阻力增加、肺组织损害严重、胸廓运动的通气功能减退有关。

4.对肝、肾和造血系统的影响

缺氧可直接或间接损害肝功能使谷丙转氨酶上升，但随着缺氧的纠正，肝功能逐渐恢复正常。动脉血氧降低时，肾血流量、肾小球滤过量、尿排出量和钠的排出量均有增加；但当 PaO_2 ＜5.3 kPa（40 mmHg）时，肾血流量减少，肾功能受到抑制。

组织低氧分压可增加红细胞生成素促使红细胞增生。肾脏和肝脏产生一种酶，将血液中非活性红细胞生成素的前身物质激活成生成素，刺激骨髓引起继发性红细胞增多。有利于增加血液携氧量，但也增加血液黏稠度，加重肺循环和右心负担。

轻度二氧化碳潴留会扩张肾血管，增加肾血流量，使尿量增加；当 $PaCO_2$ 超过 8.7 kPa（65 mmHg），血 pH 明显下降，则肾血管痉挛，血流减少，HCO_3^- 和 Na^+ 再吸收增加，使尿量减少。

5.对酸碱平衡和电解质的影响

严重缺氧可抑制细胞能量代谢的中间过程,如三羧酸循环、氧化磷酸化作用和有关酶的活动。这不但降低产生能量效率,还因产生乳酸和无机磷引起代谢性酸中毒。由于能量不足,体内离子转运的钠泵遭损害,使细胞内钾离子转移至血液,而 Na^+ 和 H^+ 进入细胞内,造成细胞内酸中毒和高钾血症。代谢性酸中毒产生的固定酸与缓冲系统中 HCO_3^- 起作用,产生碳酸,使组织二氧化碳分压增高。

pH 取决于 HCO_3^- 与碳酸的比值,前者靠肾脏调节(1～3 天),而碳酸调节靠肺(数小时)。健康人每天由肺排出碳酸达 15 000 mmol 之多,故急性呼吸衰竭二氧化碳潴留对 pH 影响十分迅速,往往与代谢性酸中毒同时存在时,因严重酸中毒引起血压下降,心律失常,乃至心脏停搏。而慢性呼吸衰竭因二氧化碳潴留发展缓慢,肾 HCO_3^- 排出减少,不致使 pH 明显降低。因血中主要阴离子 HCO_3^- 和 Cl^- 之和为一常数,当 HCO_3^- 增加,则 Cl^- 相应降低,产生低氯血症。

三、临床表现

因低氧血症和高碳酸血症所引起的症状和体征是急性呼吸衰竭时最主要的临床表现。由于造成呼吸衰竭的基础病因不同,因此各种基础疾病的临床表现自然十分重要,需要注意。

(一)呼吸困难

呼吸困难是呼吸衰竭最早出现的症状。可表现为频率、节律和幅度的改变。早期表现为呼吸困难,呼吸频率可增加,深大呼吸、鼻翼翕动,进而辅助呼吸肌肉运动增强(三凹征),呼吸节律紊乱,失去正常规则的节律。呼吸频率增加(30～40 次/分)。中枢性呼吸衰竭可使呼吸频率改变,如陈-施呼吸、比奥呼吸等。

(二)低氧血症

当动脉血氧饱和度＜90%,PaO_2＜6.7 kPa(50 mmHg)时,可在口唇或指甲出现发绀,这是缺氧的典型表现。但患者的发绀程度与体内血红蛋白含量、皮肤色素和心脏功能相关,所以发绀是一项可靠但不特异的诊断体征。因神经与心肌组织对缺氧均十分敏感,在机体出现低氧血症时常出现中枢神经系统和心血管系统功能异常的临床征象,如判断力障碍、运动功能失常、烦躁不安等中枢神经系统症状;缺氧严重时,可表现为谵妄、癫痫样抽搐、意志丧失以致昏迷或死亡。肺泡缺氧时,肺血管收缩,肺动脉压升高,使肺循环阻力增加,右心负荷增加,是低氧血症时血流动力学的一项重要变化。在心血管方面常表现为心率增快、血压升高;缺氧严重时,则可出现各种类型的心律失常,进而心率减慢,周围循环衰竭,甚至心搏停止。

(三)高碳酸血症

由于急性呼吸衰竭时,二氧化碳潴留进展很快,因此产生严重的中枢神经系统和心血管功能障碍。高碳酸血症出现中枢抑制之前可出现兴奋状态,如失眠、躁动,但禁忌给予镇静或安眠药。严重者可出现肺性脑病("二氧化碳麻醉"),临床表现为头痛、反应迟钝、嗜睡,以至神志不清、昏迷。急性高碳酸血症主要通过降低脑脊液 pH 而抑制中枢神经系统的活动。扑翼样震颤也是二氧化碳潴留的一项体征。二氧化碳潴留引起的心血管系统的临床表现因血管扩张或收缩程度而异,如多汗、球结膜充血水肿、颈静脉充盈、周围血压下降等。

(四)其他重要脏器的功能障碍

严重的缺氧和二氧化碳潴留损伤肝、肾功能,出现血清转氨酶增高,碳酸酐酶活性增加,胃壁细胞分泌增多,出现消化道溃疡、出血。当 $PaO_2 < 5.3$ kPa(40 mmHg)时,肾血流减少,肾功能抑制,尿中可出现蛋白、血细胞或管型,血液中尿素氮、肌酐含量增高。

(五)水、电解质和酸碱平衡的失调

严重低氧血症和高碳酸血症常有酸碱平衡的失调,如缺氧而通气过度可发生急性呼吸性碱中毒;急性二氧化碳潴留可表现为呼吸性酸中毒。严重缺氧时无氧代谢引起乳酸堆积,肾脏功能障碍使酸性物质不能排出体外,二者均可导致代谢性酸中毒。代谢性和呼吸性酸碱失衡又可同时存在,表现为混合性酸碱失衡。

酸碱平衡失调的同时,将会发生体液和电解质的代谢障碍。酸中毒时钾从细胞内逸出,导致高血钾,pH 每降低 0.1 血清钾大约升高 0.7 mmol/L。酸中毒时发生高血钾,如同时伴有肾衰竭(代谢性酸中毒),易发生致命性高钾血症。在诊断和处理急性呼吸衰竭时均应予以足够的重视。

又如当测得的 PaO_2 的下降明显超过理论上因肺泡通气不足所引起的结果时,则应考虑存着除肺泡通气不足以外的其他病理生理学变化,因在实际临床工作中,单纯因肺泡通气不足引起呼吸衰竭的情况并不多见。

四、诊断

一般说来,根据急、慢性呼吸衰竭基础病史,如胸部外伤或手术后、严重肺部感染或重症革兰阴性杆菌败血症等,结合其呼吸、循环和中枢神经系统的有关体征,及时做出呼吸衰竭的诊断是可能的。但对某些急性呼吸衰竭早期的患者或缺氧、二氧化碳潴留程度不十分严重时,单依据上述临床表现做出诊断有一定困难。动脉血气分析的结果直接提供动脉血氧和二氧化碳分压水平,可作为诊断呼吸衰竭的直接依据。而且,它还有助于我们了解呼吸衰竭的性质和程度,指导氧疗、呼吸兴奋剂的使用和机械通气参数的调节,以及在纠正电解质、酸碱平衡失调方面有重要价值,故血气分析在呼吸衰竭诊断和治疗中具有重要作用。

急性呼吸衰竭患者,只要动脉血气证实 $PaO_2 < 8.0$ kPa(60 mmHg),伴 $PaCO_2$ 正常或 < 4.7 kPa(35 mmHg),则诊断为 I 型呼吸衰竭,若伴 $PaCO_2 > 6.7$ kPa(50 mmHg),即可诊断为 II 型呼吸衰竭。若缺氧程度超过肺泡通气不足所致的高碳酸血症,则诊断为混合型或 III 型呼吸衰竭。

应当强调的是,不但要诊断呼吸衰竭的存在与否,尚需要判断呼吸衰竭的性质,是急性呼吸衰竭还是慢性呼吸衰竭基础上的急性加重,更应当判别产生呼吸衰竭的病理生理学过程,明确为 I 型或 II 型呼吸衰竭,以利于采取恰当的抢救措施。

此外还应注意在诊治过程中,应当尽快祛除产生呼吸衰竭的基础病因,否则患者经氧疗或机械通气后因得到足够的通气量维持氧和二氧化碳分压在相对正常的水平后可再次发生呼吸衰竭。

五、治疗

急性呼吸衰竭是需要抢救的急症。对它的处理要求迅速、果断。数小时或更长时间的犹豫、观望或拖延,可以造成脑、肾、心、肝等重要脏器因严重缺氧发生不可逆性的损害。同时及时、适宜的抢救和处置才有可能为祛除或治疗诱发呼吸衰竭的基础病因争取到必要的时间。治疗措施集中于立即纠正低氧血症,行急诊插管或辅助通气和足够的循环支持。

（一）氧疗

通过鼻导管或面罩吸氧,提高肺泡氧分压,增加肺泡膜两侧氧分压差,增加氧弥散能力,以提高动脉氧分压和血氧饱和度,是纠正低氧血症的一种有效措施。氧疗作为一种治疗手段使用时,要选择适宜的吸入氧流量,应以脉搏血氧饱和度>90%为标准,并了解机体对氧的摄取与代谢及它在体内的分布,注意可能产生的氧毒性作用。

由于高浓度(FiO_2>21%)氧的吸入可以使肺泡气氧分压提高。若因 PaO_2 降低造成低氧血症或因通气/血流失调引起的 PaO_2 下降,氧疗可以改善。氧疗可以治疗低氧血症,降低呼吸功和减少心血管系统低氧血症。

根据肺泡通气和 PaO_2 的关系曲线,在低肺泡通气量时,吸入低浓度的氧气,即可显著提高 PaO_2,纠正缺氧。所以通气/血流比例失调的患者吸低浓度氧气就能纠正缺氧。

弥散功能障碍患者,因二氧化碳的弥散能力为氧弥散能力的 20 倍,需要更大的肺泡膜分压差才能增强氧的弥散能力,所以应吸入更高浓度的氧(35%~45%)才能改善缺氧。

由肺内静脉分流增加的疾病导致的缺氧,因肺泡内充满水肿液,使肺泡萎陷,尤其是在肺炎症血流增多的患者中肺内分流更多,所以需要增加外源性呼气末正压(PEEP),才可使萎陷肺泡复张,增加功能残气量和气体交换面积,提高 PaO_2、SaO_2,改善低氧血症。

（二）保持呼吸道通畅

进行各种呼吸支持治疗的首要条件是通畅呼吸道。呼吸道黏膜水肿、充血,以及胃内容物误吸或异物吸入都可使呼吸道梗阻。保证呼吸道的畅通才能保证正常通气,所以是急性呼吸衰竭处理的第一步。

1.开放呼吸道

首先要注意清除口咽部分泌物或胃内反流物,预防呕吐物反流至气管,使呼吸衰竭加重。口咽部护理和鼓励患者咳痰很重要,可用多孔导管经鼻孔或经口腔负压吸引法,清除口咽部潴留物。吸引前短时间给患者吸高浓度氧,吸引后立即重新通气。无论是直接吸引或是经人工气道吸引均需注意操作技术,管径应适当选择,尽量避免损伤气管黏膜,在气道内一次负压吸引时间不宜超过 15 秒,以免引起低氧血症、心律失常或肺不张等因负压吸引造成的并发症。此法也能刺激咳嗽,有利于气道内痰液的咳出。对于痰多、黏稠难咳出者,要经常鼓励患者咳痰;多翻身拍背,协助痰液排出;给予祛痰药使痰液稀释。对于有严重排痰障碍者可考虑用纤维支气管镜吸痰。同时应重视无菌操作,使用一次性吸引管或更换灭菌后的吸引管。吸痰时可同时做深部痰培养以分离病原菌。

2.建立人工气道

当以上措施仍不能使呼吸道通畅时,则需建立人工气道。人工气道就是进行气管插管,即气体通过导管直接抵达下呼吸道,进入肺泡。其目的是为了解除上呼吸道梗阻,保护无正常咽喉反射患者不致误吸和进行充分有效的气管内吸引,以及为了提供机械通气时必要的通道。临床上常用的人工气道为气管插管和气管造口术后置入气管导管 2 种。

气管插管有经口和经鼻插管 2 种。前者借喉镜直视下经声门插入气管,容易成功,较为安全。后者分盲插或借喉镜、纤维支气管镜等的帮助,经鼻沿后鼻道插入气管。与经口插管比较,经鼻插管需要一定的技巧,但容易固定,负压吸引较为满意,与机械通气等装置衔接比较可靠,给患者带来的不适也较经口者轻,神志清醒患者常也能耐受。唯需注意勿压伤鼻翼组织或堵塞咽鼓管、鼻窦开口等,易造成急性中耳炎或鼻窦炎等并发症。

近年来,许多组织相容性较理想的高分子材料制成的导管与插管在临床应用,也有低压、大容量的密封气道用的气囊问世,鼻插管可保留的时间也在延长。具体对人工气道方法的选择,各单位常有不同意见,应当根据病情的需要、手术医师和护理条件的可能,以及人工气道的材料性能来考虑。肯定在 3 天内可以拔管时,应选用鼻或口插管,需要超过 3 周时当行气管造口置入气管导管,留置 3~21 天的情况则当酌情灵活掌握。

使用人工气道后,气道的正常防御机制被破坏,细菌可直接进入下呼吸道;声门由于插管或因气流根本不通过声门而影响咳嗽动作的完成,不能正常排痰,必须依赖气管负压吸引来清除气道内的分泌物;由于不能发音,失去语言交流的功能,影响患者的心理精神状态;人工气道本身存在着可能发生的并发症。基于以上问题,因此人工气道的建立虽是抢救急性呼吸衰竭不可少的操作,但也必须充分认识其弊端,慎重选择,尽力避免可能的并发症,及时撤管。

3.气道湿化

无论是经过患者自身气道或通过人工气道进行氧疗或机械通气,均必须充分注意到呼吸道黏膜的湿化。因为过分干燥的气体长期吸入将损伤呼吸道上皮细胞和支气管表面的黏液层,使黏膜纤毛清除能力下降,痰液不易咳出,发生肺不张,容易导致呼吸道或肺部感染。

保证患者足够的液体摄入是保持呼吸道湿化最有效的措施。目前,已有多种提供气道湿化用的湿化器或雾化器装置,可以直接使用或与机械通气机连接应用。

湿化是否充分最好的标志,是观察痰液是否容易咳出或吸出。应用湿化装置后应当记录每天通过湿化器消耗的液体量,以免湿化过量。

(三)改善二氧化碳的潴留

高碳酸血症主要是由于肺泡通气不足,只有增加通气量才能更好地排出二氧化碳,改善高碳酸血症。现多采用呼吸兴奋剂和机械通气支持,以改善通气功能。

1.呼吸兴奋剂的合理应用

呼吸兴奋剂能刺激呼吸中枢或周围化学感受器,增强呼吸驱动、呼吸频率、潮气量,改善通气,同时耗氧量和二氧化碳的产出也随之增加。故临床上应用呼吸兴奋剂时要严格掌握适应证。

常用的药物有尼可刹米(可拉明)和洛贝林,用量过大可引起不良反应,近年来在西方国家几乎被淘汰。取而代之的有多沙普仑,对外周化学感受器和延髓呼吸中枢均有作用,增加呼吸驱动和通气,对原发性肺泡低通气、肥胖低通气综合征有良好疗效,可防止慢性阻塞性肺疾病呼吸衰竭氧疗不当所致的二氧化碳麻醉。其治疗量和中毒量有较大差距故安全性大,一般用 0.5~2 mg/kg 静脉滴注,开始滴速 1.5 mg/min,以后酌情加快;其可致心律失常,长期用有肝毒性及并发消化性溃疡。都可喜通过刺激颈动脉体和主动脉体的化学感受器兴奋呼吸,无中枢兴奋作用,通过对肺泡通气不良部位的血流重新分配而改善 PaO_2,都可喜不用于哺乳期、孕妇和严重肝病者,也不主张长期应用以防止发生外周神经病变。

慢性阻塞性肺疾病合并意识障碍的呼吸衰竭患者　临床常见大多数慢性阻塞性肺疾病患者的呼吸衰竭与意识障碍程度呈正相关,患者意识障碍后自主翻身、咳痰动作、对呼吸兴奋剂的反应均迟钝,并易发生感染。

间质性肺疾病、肺水肿、ARDS 等疾病无气道阻塞但有呼吸中枢驱动增强,这种患者 PaO_2、$PaCO_2$ 常降低。由于患者呼吸功能已增强,故无应用呼吸兴奋剂的指征,且呼吸兴奋剂可加重呼吸性碱中毒的程度而影响组织获氧,故主要应给予氧疗。

慢性阻塞性肺疾病并发膈肌疲劳,无心功能不全和心律失常,心率≤100 次/分的呼吸衰竭可选用氨茶碱，其有舒张支气管、改善小气道通气、减少闭合气量、抑制炎性介质和增强膈肌、提高潮气量作用，已观察到血药浓度达 13 mg/L 时膈肌力量明显增强，且可加速膈肌疲劳的恢复。以上的氨茶碱综合作用使呼吸功减少、呼吸困难程度减轻，同时由于呼吸肌能力的提高对咳嗽、排痰等气道清除功能加强，还有助于药物吸入治疗，以及对呼吸机撤离的辅助作用；剂量以 5 mg/kg 于 30 分钟内静脉滴入使达有效血浓度，继以 0.5～0.6 mg/(kg·h) 静脉滴注维持有效剂量，在应用中注意对心率、心律的影响，及时酌情减量和停用。

慢性阻塞性肺疾病、肺源性心脏病呼吸衰竭合并左心功能不全、肺水肿的患者，应先用强心利尿剂使肺水肿消退以改善肺顺应性，用抗生素控制感染以改善气道阻力，再使用呼吸兴奋剂才可取得改善呼吸功能的较好疗效。否则，呼吸兴奋剂虽可兴奋呼吸，但增加 PaO_2 有限，且呼吸功耗氧和生成二氧化碳量增多，反使呼吸衰竭加重。此类患者不宜应用增加心率和影响心律的茶碱类和较大剂量的都可喜，小剂量都可喜（<1.5 mg/kg）静脉滴注后即可达血药峰值，增强通气较差部位的缺氧性肺血管收缩，和增加通气较好部位的肺血流，从而改善换气使 PaO_2 增高，且此剂量很少发生不良反应，但剂量>1.5 mg/kg 可致全部肺血管收缩，使肺动脉压增高、右心负荷增大。

不宜使用呼吸兴奋剂的情况：①使用肌肉松弛剂维持机械通气者，如破伤风肌强直时、有意识打掉自主呼吸者。②周围性呼吸肌麻痹者：多发性神经根神经炎、严重重症肌无力、高颈髓损伤所致呼吸肌无力、全脊髓麻痹等。③自主呼吸频率>20 次/分，而潮气量不足者：呼吸频率能够增快，说明呼吸中枢对缺氧或二氧化碳潴留的反应性较强，若使用呼吸兴奋剂不但效果不佳，反而加速呼吸肌疲劳。④中枢性呼吸衰竭的早期：如安眠药中毒早期。⑤患者精神兴奋、癫痫频发者。⑥呼吸兴奋剂慎用于缺血性心脏病、哮喘状态、严重高血压及甲亢患者。

2.机械通气

符合下述条件应实施机械通气：①经积极治疗后病情仍继续恶化。②意识障碍。③呼吸形式严重异常，如呼吸频率>35 次/分或<8 次/分，或呼吸节律异常，或自主呼吸微弱或消失。④血气分析提示严重通气和/或氧合障碍：PaO_2<6.7 kPa（50 mmHg），尤其是充分氧疗后仍<6.7 kPa（50 mmHg）。⑤$PaCO_2$ 进行性升高，pH 动态下降。

机械通气初始阶段，可给高 FiO_2（100%）以迅速纠正严重缺氧，然后依据目标 PaO_2、PEEP 水平、平均动脉压水平和血流动力学状态，酌情降低 FiO_2 至 50% 以下。设法维持 SaO_2>90%，若不能达到上述目标，即可加用 PEEP、增加平均气道压，应用镇静剂或肌肉松弛剂。若适当 PEEP 和平均动脉压可以使 SaO_2>90%，应保持最低的 FiO_2。

正压通气相关的并发症，包括呼吸机相关肺损伤、呼吸机相关肺炎、氧中毒和呼吸机相关的膈肌功能不全。

（四）抗感染治疗

呼吸道感染是呼吸衰竭最常见的诱因。建立人工气道机械通气和免疫功能低下的患者易反复发生感染。如果呼吸道分泌物引流通畅，可根据痰细菌培养和药物敏感试验结果选择有效的抗生素进行治疗。

（五）营养支持

呼吸衰竭患者因摄入能量不足、呼吸做功增加、发热等因素，机体处于负代谢状态，出现低蛋白血症，机体的免疫功能降低，使感染不宜控制，呼吸肌易疲劳不易恢复。可常规给予高蛋白、高脂肪和低碳水化合物，以及多种维生素和微量元素，必要时静脉内高营养治疗。

（潘　婧）

第九节 低血糖危象

低血糖危象是由多种原因引起的糖代谢紊乱,致血糖水平降低的一种反应。因血糖下降速度过快、血糖水平过低或个体对低血糖的耐受性较差,患者可突然出现神经系统和心血管系统异常,严重者可造成死亡。

一、病因与发病机制

(一)病因

凡有食物摄入不足,肝糖原贮存减少,糖原异生障碍或胰岛素分泌过多,拮抗胰岛素的激素分泌相对或绝对减少等原发病者。遇有延长进食时间、饮酒、剧烈运动、寒冷、月经来潮、发热等促发因素,均可导致低血糖危象的发生。

产生低血糖危象的原因很多,最常见的是功能性胰岛 β 细胞瘤分泌过多的胰岛素所致。少数是由于非胰腺的中胚叶肿瘤(如某些纤维瘤、纤维肉瘤、平滑肌瘤等,约 80% 发生于腹腔内)产生有胰岛素活性的物质如胰岛素生长因子(IGF-Ⅰ、Ⅱ)过多。也有因应用岛素或口服降糖药物过量或酒精中毒引起。

(二)发病机制

正常人血浆葡萄糖维持在一个较恒定的水平,24 小时内波动范围很少超过 $2.2 \sim 2.8$ mmol/L($40 \sim 50$ mg/dL)。这种葡萄糖内环境的稳定是通过多种激素及酶来维持的。血循环中的葡萄糖是细胞、特别是脑细胞能量的主要来源,而脑细胞贮存葡萄糖较少,主要依靠血中葡萄糖随时供给。中枢神经系统每分钟大约需要葡萄糖 100 mg,即每小时 6 mg 或每天 144 g,超过了肝脏可动员的糖原贮存量。如果血中完全没有葡萄糖时,脑内贮备的葡萄糖只需 $10 \sim 15$ 分钟即被消耗完。当低血糖症状反复发作并历时较久时,可使脑细胞变性、脑组织充血、坏死。大脑皮质、中脑、延脑活动受抑制,皮层下中枢包括基底节、下丘脑及自主神经中枢相继受累而发生躁动不安、神志不清、痉挛及舞蹈样动作,患者有心动过速、脉搏细弱、瞳孔散大、呼吸浅快、血压下降,甚至发生强直性惊厥,最后进入昏迷。

二、诊断

(一)临床表现

临床症状与血糖下降速度、持续时间长短、个体反应性及基础疾病有关。通常血糖下降越明显、持续时间越久、下降速度越快、器质性疾病越严重,临床症状越明显。

(1)交感神经兴奋及肾上腺素分泌增多的症状:在低血糖发生早期或血糖下降速度较快时,可出现面色苍白、腹痛、晕厥、震颤等交感神经兴奋症状群。

(2)中枢神经系统症状群:轻者仅有烦躁不安、焦虑,重者出现语无伦次,视力障碍,精神失常,定向力丧失,痉挛、癫痫样小发作,偶可偏瘫。如低血糖严重而持久时则进入昏迷,各种反射均消失,最后死亡。新生儿及婴儿低血糖表现以惊厥为重。上述两组症状可先后发生,也可同时出现,但往往以某一组症状较为突出。也可以第一组症状不明显,而很快出现第二组症状发生昏迷。

(二)辅助检查

(1)血糖危象发作时血糖多低于 1.12～2.80 mmol/L(20～50 mg/dL),甚至更低,个别情况下可测不出。

(2)血浆胰岛素:血浆胰岛素水平高低与血糖水平有关。正常人空腹血浆胰岛素值不超过 24 mU/L,当空腹血糖低于 2.8 mmol/L(50 mg/dL)时血浆胰岛素值常低于 10 mU/L,空腹血糖低于 2.2 mmol/L(40 mg/dL)时,空腹血浆胰岛素值常低于 5 mU/L(5 μU/mL)。血浆胰岛素与血糖比值[血胰岛素(mU/L)/血糖(mg/dL)]正常人小于 0.3,比值大于 0.3 疑高胰岛素血症,比值大于 0.4 提示胰岛 β-细胞瘤。而在胰岛 β-细胞瘤、异位胰岛素分泌瘤患者,血浆胰岛素水平高,即在低血糖危象发作时其胰岛素水平也不降低。有人提出[血浆胰岛素(μU/mL)× 100]/血浆葡萄糖(mg/dL)-30]之比值,正常情况下小于 50;如果大于 50 为可疑;如比值大于 150,则对胰岛 β 细胞瘤有诊断意义。

(3)口服葡萄糖耐量试验:将该试验延长至 4～5 小时,有可能出现低血糖,对诊断有意义。

(4)激发试验:胰岛素释放试验中胰岛素高峰超过 150 μU/mL;胰高血糖素试验血浆胰岛素水平超过 260 μU/mL;亮氨酸试验血浆胰岛素水平上升超过 40 μU/mL,对低血糖诊断有意义。但上述这些激发试验均有假阳性和假阴性出现,仅能作为辅助诊断。

三、急救措施

一经确诊低血糖危象,应立即静脉给予葡萄糖,以尽量减少低血糖对神经系统的损害。其具体措施如下。

(1)患者意识尚清楚者,可口服糖水或含糖饮料,如严重而持久的意识丧失或有抽搐者,应立即静脉注射 50% 葡萄糖 60～100 mL,若仍未改善,可重复注射。然后给 10% 葡萄糖 500～1 000 mL,持续静脉滴注,直到患者清醒为止。若心肺肝肾功能减退者,可鼻饲糖水。

(2)严重低血糖危象发作,若无肝脏疾病可给予 0.1% 肾上腺素 0.5 mL 皮下注射,以促进糖原分解,减少肌肉利用葡萄糖,提高血糖浓度。也可给予胰高血糖素 1～2 mg 肌内注射,以加强糖原分解,刺激肾上腺素分泌。如因肾上腺皮质功能低下引起的低血糖危象,经上述处理仍不清醒者,可给予氢化可的松 100～300 mg 静脉滴注,抑制胰岛素分泌,增加糖原异生。如因垂体危象、甲状腺危象、肾上腺危象所致低血糖危象,除补充葡萄糖外,还应给予相应激素的替代治疗。

(3)针对病因治疗,如行肿瘤切除手术,不能手术者行药物或放射治疗等。

(张学平)

第十节　糖尿病酮症酸中毒

糖尿病酮症酸中毒(DKA)为最常见的糖尿病急症,是由于体内胰岛素缺乏引起的以高血糖、高血酮和代谢性酸中毒为主要表现的临床综合征。当代谢紊乱发展至脂肪分解加速、血清酮体积聚超过正常水平时称为酮血症,尿酮体排出增多称为酮尿,临床上统称为酮症。当酮酸积聚而发生代谢性酸中毒时称为酮症酸中毒,常见于 1 型糖尿病患者或 B 细胞功能较差的 2 型糖尿病患者伴应激时。

一、病因

DKA 发生在有糖尿病基础,在某些诱因作用下发病。DKA 多见于年轻人,1 型糖尿病易发,2 型糖尿病可在某些应激情况下发生。发病过程大致可分为代偿性酮症酸中毒与失代偿性酮症酸中毒两个阶段。诱发 DKA 的原因如下。

(一)急性感染

以呼吸、泌尿、胃肠道和皮肤的感染最为常见。伴有呕吐的感染更易诱发。

(二)胰岛素和药物治疗中断

这是诱发 DKA 的重要因素,特别是胰岛素治疗中断。有时也可因体内产生胰岛素抗体致使胰岛素的作用降低而诱发。

(三)应激状态

糖尿病患者出现精神创伤、紧张或过度劳累、外伤、手术、麻醉、分娩、脑血管意外、急性心肌梗死等。

(四)饮食失调或胃肠疾病

严重呕吐、腹泻、厌食、高热等导致严重失水,过量进食含糖或脂肪多的食物,酗酒,或每天糖类摄入过少(<100 g)时。

(五)不明病因

发生 DKA 时往往有几种诱因同时存在,但部分患者可能找不到明显诱因。

二、发病机制

主要病理基础为胰岛素相对或绝对不足、拮抗胰岛素的激素(胰高血糖素、皮质醇、儿茶酚胺类、生长激素)增加及严重失水等,因此产生糖代谢紊乱,血糖不能正常利用,导致血糖增高、脂肪分解增加、血酮增高和继发性酸中毒与水、电解质平衡失调等一系列改变。本病发病机制中各种胰岛素拮抗激素相对或绝对增多起重要作用。

(一)脂肪分解增加、血酮增高与代谢性酸中毒的出现

DAK 患者脂肪分解的主要原因:①胰岛素的严重缺乏,不能抑制脂肪分解。②糖利用障碍,机体代偿性脂肪动员增加。③生长激素、胰高血糖素和糖皮质激素的作用增强,促进脂肪的分解。此时因脂肪动员和分解加速,大量脂肪酸在肝经 B 氧化生成乙酰辅酶 A。正常状态下的乙酰辅酶 A 主要与草酰乙酸结合后进入三羧酸循环。DAK 时,由于草酰乙酸的不足,使大量堆积的乙酰辅酶 A 不能进入三羧酸循环,加上脂肪合成受抑制,使之缩合为乙酰乙酸,再转化为 β-羟丁酸、丙酮,三者总称为酮体。与此同时,胰岛素的拮抗激素作用增强,也成为加速脂肪分解和酮体生成的另一个主要方面。在糖、脂肪代谢紊乱的同时,蛋白质的分解过程加强,出现负氮平衡,血中生酮氨基酸增加,生糖氨基酸减少,这在促进酮血症的发展中也起了重要作用。当肝内产生的酮体量超过了周围组织的氧化能力时,便引起高酮血症。

病情进一步恶化将引起:①组织分解加速。②毛细血管扩张和通透性增加,影响循环的正常灌注。③抑制组织的氧利用。④先出现代偿性通气增强,继而 pH 下降,当 pH<7.2 时,刺激呼吸中枢引起深快呼吸(Kussmaul 呼吸),pH<7.0 时,可导致呼吸中枢麻痹,呼吸减慢。

(二)胰岛素严重缺乏、拮抗激素增高及严重脱水

当胰岛素严重缺乏和拮抗激素增高情况下,糖利用障碍,糖原分解和异生作用加强,血糖显著增高,可超过 19.25 mmol/L,继而引起细胞外高渗状态,使细胞内水分外移,引起稀释性低钠。一般来说,血糖每升高 5.6 mmol/L,血浆渗量增加 5.5 mmol/L,血钠下降 2.7 mOsm/L。此时,增高的血糖由肾小球滤过时,可比正常的滤过率[5.8~11.0 mmol/(L·min)]高出 5~10 倍,大大超过了近端肾小管回吸收糖[16.7~27.8 mmol/(L·min)]的能力,多余的糖由肾排出,带走大量水分和电解质,这种渗透性利尿作用必然使有效血容量下降,机体处于脱水状态。此外,由此而引起的机体蛋白质、脂肪过度分解产物(如尿素氮、酮体、硫酸、磷酸)从肺、肾排出,同时厌食、呕吐等症状,都可加重脱水的进程。在脱水状态下的机体,胰岛素利用下降与反调节激素效应增强的趋势又必将进一步发展。这种恶性循环若不能有效控制,必然引起内环境的严重紊乱。

(三)电解质失衡

因渗透性利尿作用,从肾排出大量水分的同时也丢失 K^+、Na^+ 和 Cl^- 等离子。血钠在初期可由于细胞内液外移和排出增多而引起稀释性低钠,但若失水超过失钠程度,血钠也可增高。血钾降低多不明显,有时由于 DKA 时组织分解增加使大量细胞内 K^+ 外移而使测定的血钾不低,但总体上仍以低钾多见。

三、临床表现

绝大多数 DKA 见于 1 型糖尿病患者,有使用胰岛素治疗史,且有明显诱因,小儿则多以 DKA 为首先症状出现。一般起病急骤,但也有逐渐起病者。早期患者常感软弱、乏力、肌肉酸痛,是为 DKA 的前驱表现,同时糖尿病本身症状也加重,常因大量尿糖及酮尿使尿量明显增加,体内水分丢失,多饮、多尿更为突出,此时食欲缺乏、恶心、呕吐、腹痛等消化道症状及胸痛也很常见。老年有冠心病者可并发心绞痛,甚而心肌梗死及心律失常或心力衰竭等。由于 DKA 时心肌收缩力减低,每搏量减少,加以周围血管扩张,血压常下降,导致周围循环衰竭。

(一)严重脱水

皮肤黏膜干燥,弹性差,舌干而红,口唇樱桃红色,眼球下陷,心率增快,心音减弱,血压下降;并可出现休克及中枢神经系统功能障碍,如头痛、神志淡漠、恍惚,甚至昏迷。少数患者尚可在脱水时出现上腹部剧痛、腹肌紧张并压痛,酷似急性胰腺炎或外科急腹症,胰淀粉酶也可升高,但非胰腺炎所致,系与严重脱水和糖代谢紊乱有关,一般在治疗 2 天后可降至正常。

(二)酸中毒

可见深而快的 Kussmaul 呼吸,呼出气体呈酮味(烂苹果味),但患者常无呼吸困难感觉,少数患者可并发呼吸窘迫综合征。酸中毒可导致心肌收缩力下降,诱发心力衰竭。当 pH<7.2 时中枢神经系统受抑制则出现倦怠、嗜睡、头痛、全身痛、意识模糊和昏迷。

(三)电解质失衡

早期低血钾常因病情发展而进一步加重,可出现胃肠胀气、腱反射消失和四肢麻痹,甚至有麻痹性肠梗阻的表现。当同时合并肾功能损害,或因酸中毒致使细胞内大量钾进入细胞外液时,血钾也可增高。

(四)其他

肾衰竭时少尿或无尿,尿检出现蛋白、管型;部分患者可有发热,病情严重者体温下降,甚至降至 35 ℃ 以下,这可能与酸血症时血管扩张和循环衰竭有关;尚有少数患者可因 6-磷酸葡萄糖

脱氢酶缺乏而产生溶血性贫血或黄疸。

四、实验室检查

(一)尿糖、尿酮检查

尿糖、尿酮强阳性,但当有严重肾功能损害时由于肾小球滤过率减少而导致肾糖阈增高时,尿糖和尿酮也可减少或消失。

(二)血糖、血酮检查

血糖明显增高,多高达 $16.7\sim33.3$ mmol/L,有时可达 55.5 mmol/L 以上;血酮体增高,正常 <0.6 mmol/L,>1.0 mmol/L 为高血酮,>3.0 mmol/L 提示酸中毒。

(三)血气分析

代偿期 pH 可在正常范围,HCO_3^- 降低;失代偿期 pH<7.35,HCO_3^- 进一步下降,BE 负值增大。

(四)电解质测定

血钾正常或偏低,尿量减少后可偏高,血钠、血氯多偏低,血磷低。

(五)其他

肾衰竭时,尿素氮、肌酐增高,尿常规可见蛋白、管型,白细胞计数多增加。

五、诊断及鉴别诊断

DKA 的诊断基于如下条件:①尿糖强阳性。②尿酮体阳性,但在肾功能严重损伤或尿中以 β-羟丁酸为主时尿酮可减少甚至消失。③血糖升高,多为 $16.7\sim33.3$ mmol/L,若>33.3 mmol/L,要注意有无高血糖高渗状态。④血 pH 常<7.35,$HCO_3^-<10\sim15$ mmol/L。在早期代偿阶段血 pH 可正常,但 BE 负值增大。关键在于对临床病因不明的脱水、酸中毒、休克、意识改变进而昏迷的患者应考虑到 DKA 的可能。若尿糖、尿酮体阳性,血糖明显增高,无论有无糖尿病史,都可结合临床特征而确立诊断。

DKA 可有昏迷,但在确立是否为 DKA 所致时,除需与高血糖高渗状态、低血糖昏迷和乳酸性酸中毒进行鉴别外,还应注意脑血管意外的出现,应详查神经系统体征,特别要急查头颅 CT,以资鉴别,必须注意二者同时存在的可能性。

六、急诊处理

治疗原则为尽快纠正代谢紊乱,去除诱因,防止各种并发症。补液和胰岛素治疗是纠正代谢紊乱的关键。

(一)补液

输入液体的量及速度应根据患者脱水程度、年龄及心脏功能状态而定。一般每天总需量按患者原体重的 10% 估算。首剂生理盐水 1 000~2 000 mL,1~2 小时静脉滴注完毕,以后每 6~8 小时输 1 000 mL 左右。补液后尿量应在每小时 100 mL 以上,如仍尿少,表示补液不足或心、肾功能不佳,应加强监护,酌情调整。昏迷者在苏醒后,要鼓励口服液体,逐渐减少输液,较为安全。

(二)胰岛素治疗

常规以小剂量胰岛素为宜,这种用法简单易行,不必等血糖结果;无迟发低血糖和低血钾反应,经济、有效。实施时可分两个阶段进行。

1.第 1 阶段

患者诊断确定后(或血糖＞16.7 mmol/L),开始先静脉滴注生理盐水,并在其中加入短效胰岛素,每小时给予每千克体重 0.1 U 胰岛素,使血清胰岛素浓度恒定达到 $100\sim200\ \mu U/mL$,每 $1\sim2$ 小时复查血糖,如血糖下降＜30％,可将胰岛素加量;对有休克和/或严重酸中毒和/或昏迷的重症患者,应酌情静脉注射首次负荷剂量 $10\sim20$ U 胰岛素;如下降＞30％,则按原剂量继续静脉滴注,直至血糖下降为≤13.9 mmol/L 后,转第 2 阶段治疗;当血糖≤8.33 mmol/L 时,应减量使用胰岛素。

2.第 2 阶段

当患者血糖下降至≤13.9 mmol/L 时,将生理盐水改为 5％葡萄糖(或糖盐水),胰岛素的用量则按葡萄糖与胰岛素之比为$(3\sim4)$：1(即每 $3\sim4$ g 糖给胰岛素 1 U)继续滴注,使血糖维持在 11.1 mmol/L 左右,酮体阴性时,可过渡到平日治疗剂量,但在停止静脉滴注胰岛素前 1 小时酌情皮下注射胰岛素 1 次,以防血糖的回升。

(三)补钾

DKA 者从尿中丢失钾,加上呕吐与摄入减少,必须补充。但测定的血钾可因细胞内钾转移至细胞外而在正常范围内,因此,除非患者有肾功能障碍或无尿,一般在开始治疗即进行补钾。补钾应根据血钾和尿量:治疗前血钾低于正常,立即开始补钾,最开始的 $2\sim4$ 小时通过静脉输液每小时补钾为 $13\sim20$ mmol/L(相当于氯化钾 $1.0\sim1.5$ g);血钾正常、尿量＞40 mL/h,也立即开始补钾;血钾正常、尿量＜30 mL/h,暂缓补钾,待尿量增加后再开始补钾;血钾高于正常,暂缓补钾。使用时应随时进行血钾测定和心电图监护。如能口服,用肠溶性氯化钾 $1\sim2$ g,3 次/d。用碳酸氢钠时,鉴于它有促使钾离子进入细胞内的作用,故在滴入 5％碳酸氢钠 $150\sim200$ mL 时,应加氯化钾 1 g。

(四)纠正酸中毒

患者酸中毒系因酮体过多所致,而非 HCO_3^- 缺乏,一般情况下不必用碳酸氢钠治疗,大多可在输注胰岛素及补液后得到纠正。反之,易引起低血钾、脑水肿、反常性脑脊液 pH 下降和因抑制氧合血红蛋白解离而导致组织缺氧。只有 pH＜7.1 或 CO_2CP＜$4.5\sim6.7$ mmol/L、HCO_3^-＜5 mmol/L时给予碳酸氢钠 50 mmol/L。

(五)消除诱因,积极治疗并发症

并发症是关系到患者预后的重要方面,也是酮症酸中毒病情加重的诱因,如心力衰竭、心律失常、严重感染等,都须积极治疗。此外,对患者应用鼻导管供氧,严密监测神志、血糖、尿糖、尿量、血压、心电图、血气、血浆渗量、尿素氮、电解质及出入量等,以便及时发现病情变化,以及时予以处理。

(张学平)

第十一节　休　　克

一、过敏性休克

过敏性休克是指某些抗原物质(特异性变应原)再次进入已经致敏的机体后,迅速发生的以急性循环衰竭为主的全身性免疫反应。过敏性休克是过敏性疾病中最严重的状况。

(一)病因和发病机制

引起过敏性休克的抗原物质主要有以下几类。

1.药物

主要涉及抗生素(如青霉素及其半合成制品)、麻醉药、解热镇痛消炎药、诊断性试剂(如磺化性 X 线造影剂)等。

2.生物制品

异体蛋白,包括激素、酶、血液制品如清蛋白、丙种球蛋白等、异种血清、疫苗等。

3.食物

某些异体蛋白含量高的食物,如蛋清、牛奶、虾、蟹等。

4.其他

昆虫蜇咬、毒蛇咬伤、天然橡胶、乳胶等。

过敏性休克的发生是由于机体对于再次进入的抗原免疫反应过强所致,其发病的轻重缓急与抗原物质的进入量、进入途径及机体免疫反应能力有关。

(二)病理生理

抗原初次进入机体时,刺激 B 淋巴细胞产生 IgE 抗体,结合于肥大细胞和嗜碱性粒细胞表面(致敏细胞);当抗原再次进入机体时,迅速与体内已经存在于致敏细胞上的 IgE 结合并激活受体,使致敏细胞快速释放大量组织胺、5-羟色胺、激肽与缓激肽、白三烯、血小板活化因子等生物活性物质,导致全身毛细血管扩张、通透性增加,多器官充血水肿;同时,由于液体的大量渗出使有效循环血量急剧减少,回心血量减少导致心排血量下降,血压骤降,迅速进入休克状态。

(三)临床表现

大多数患者在接触变应原后 30 分钟内,甚至几十秒内突然发病,可在极短时间内进入休克状态。表现为大汗、心悸、面色苍白、四肢湿冷、血压下降、脉细速等循环衰竭症状。多数患者在休克之前或同时出现一些过敏相关症状,如荨麻疹、红斑或瘙痒;眼痒、打喷嚏、鼻涕、声嘶等黏膜水肿症状;刺激性咳嗽、喉头水肿、哮喘和呼吸窘迫等呼吸道症状;恶心、呕吐、腹痛、腹泻等消化道症状;烦躁不安、头晕、抽搐等神经系统症状。严重者可死于呼吸、循环衰竭。

(四)诊断

过敏性休克的诊断依据:有过敏史和变应原接触史;休克前或同时有过敏的特有表现;有休克的表现。当患者在做过敏试验、用药或注射生物制剂时突然出现过敏和休克表现时,应立即想到过敏性休克的发生。

（五）治疗

一旦出现过敏性休克,应立即就地抢救。患者平卧、立即吸氧、建立静脉通路。

1.立即脱离变应原

停用或清除可疑引起变态反应的物质。结扎或封闭虫蜇或蛇咬部位以上的肢体,减少过敏毒素的吸收,应注意 15 分钟放松一次,以免组织坏死。

2.应用肾上腺素

肾上腺素是抢救的首选用药。立即皮下或肌内注射 0.1% 肾上腺素 0.5～1.0 mL,如果效果不满意,可间隔 5～10 分钟重复注射 0.2～0.3 mL。严重者可将肾上腺素稀释于 5% 葡萄糖液中静脉注射。

3.糖皮质激素的应用

常在应用肾上腺素后静脉注射地塞米松,随后酌情静脉滴注,休克纠正后可停用。

4.保持呼吸道通畅

喉头水肿者,如应用肾上腺素后不缓解,可行气管切开;支气管痉挛者,可用氨茶碱稀释后静脉滴注或缓慢静脉注射。

5.补充血容量

迅速静脉滴注右旋糖酐-40 或晶体液(林格液或生理盐水),随后酌情调整。注意输液速度,有肺水肿者,补液速度应减慢。

6.血管活性药的使用

上述处理后血压仍较低者,可给予去甲肾上腺素、间羟胺、多巴胺等缩血管药,以维持血压。

7.抗过敏药及钙剂的补充

常用异丙嗪或氯苯那敏肌内注射,10% 葡萄糖酸钙 10～20 mL 稀释后静脉注射。

（六）预后

由于发病突然,如抢救不及时,病情可迅速进展,最终可导致呼吸和循环衰竭而致死、危及生命。如得到及时救治,则预后良好。

二、低血容量性休克

低血容量性休克是指各种原因引起的急性循环容量丢失,从而导致有效循环血量与心排血量减少、组织灌注不足、细胞代谢紊乱和功能受损的病理生理过程。临床上创伤失血仍是发生低血容量休克最为常见的原因,而与低血容量性休克相关的内科系统疾病则以上消化道出血(如消化性溃疡、肝硬化、胃炎、急性胃黏膜病变、胆管出血、胃肠道肿瘤)、大咯血(如支气管扩张、结核、肺癌、心脏病)和凝血机制障碍(血友病等)较为多见,过去常称为失(出)血性休克。呕吐、腹泻、脱水、利尿等原因也可引起循环容量在短时间内大量丢失,从而导致低血容量性休克的发生。

低血容量休克的主要病理生理改变是有效循环血容量急剧减少、组织低灌注、无氧代谢增加、乳酸性酸中毒、再灌注损伤,以及内毒素易位,最终导致多器官功能障碍综合征(MODS)。低血容量休克的最终结局自始至终与组织灌注相关,因此,提高其救治成功率的关键在于尽早去除休克病因的同时,尽快恢复有效的组织灌注,以改善组织细胞的氧供,重建氧的供需平衡和恢复正常的细胞功能。

（一）诊断

1.临床表现特点

（1）有原发病的相应病史和体征。

（2）有出血征象。根据不同病因可表现为咯血、呕血或便血等。一般而言,呼吸系统疾病如支气管扩张、空洞型肺结核、肺癌等,多表现为咯血,同时可伴有咳嗽、气促、呼吸困难、发绀等征象。此外,心脏病也是咯血常见原因之一,可由左侧心力衰竭所致肺水肿引起,也可由肺静脉、肺动脉破裂出血所致,临床上以二尖瓣病变狭窄和/或关闭不全、原发性和继发性肺动脉高压、肺动脉栓塞和左侧心力衰竭多见。上消化道出血可表现为呕血和/或黑便,大量出血时大便也可呈暗红色,而下消化道出血多表现为便血。

（3）有休克征象和急性贫血的临床表现,且与出血量成正比。一般而言,成人短期内失血达750～1 000 mL时,可出现面色苍白、口干、烦躁、出汗,心率约 100 次/分,收缩压降至 10.7～12.0 kPa(80～90 mmHg);失血量达 1 500 mL 左右时,则上述症状加剧,表情淡漠、四肢厥冷,收缩压降至 8.0～9.3 kPa(60～70 mmHg),脉压明显缩小,心率 100～120 次/分,尿量明显减少;失血量达 1 500～2 000 mL 时,则面色灰白、发绀、呼吸急促、四肢冰冷、表情极度淡漠,收缩压降至 5.3～8.0 kPa(40～60 mmHg),心率超过 120 次/分,脉细弱无力;失血量超过 2 000 mL,收缩压降至 5.3 kPa(40 mmHg)以下或测不到,脉搏微弱或不能扣及,意识不清或昏迷,无尿。此外,休克的严重程度不仅同出血量多少有密切关系,且与出血速度有关。在同等量出血的情况下,出血速度越快,则休克越严重。2007 年中华医学会重症医学分会有关《低血容量休克复苏指南》中,以失血性休克为例估计血容量的丢失,根据失血量等指标将失血分成 4 级(表 4-2)。

表 4-2 失血的分级

分级	失血量 （mL）	失血量占血 容量比例（%）	心率 （次/分）	血压	呼吸频率 （次/分）	尿量 （mL/h）	神经系统症状
Ⅰ	<750	<15	≤100	正常	14～20	>30	轻度焦虑
Ⅱ	750～1 500	15～30	>100	下降	>20～30	>20～30	中度焦虑
Ⅲ	>15 000～2 000	>30～40	>120	下降	>30～40	5～20	萎靡
Ⅳ	>2 000	>40	>140	下降	>40	无尿	昏睡

注:成人平均血容量约占体重的 7%(或 70 mL/kg),上表按体重 70 kg 估计。

2.实验室和其他辅助检查特点

（1）血红细胞、血红蛋白和血细胞比容短期内急剧降低。但必须指出,出血早期(10 小时内)由于血管及脾脏代偿性收缩,组织间液尚未进入循环以扩张血容量,可造成血细胞比容和血红蛋白无明显变化的假象,在分析血常规时必须加以考虑。

（2）对于一开始就陷入休克状态,还未发生呕血及黑便的消化道出血者,此时应插管抽取胃液及进行直肠指检,有可能发现尚未排出的血液。

（3）某些内出血患者如宫外孕、内脏破裂等可无明显血液排出(流出)体外迹象,血液可淤积在体腔内,对这一类患者除详细询问病史、体检外,必要时应做体腔穿刺,以明确诊断。

（4）根据出血部位和来源,待病情稳定后可做相应检查,以明确病因和诊断。如咯血患者视病情可做胸部 X 线检查、支气管镜检、支气管造影等;心源性咯血可做超声心动图、多普勒血流显像、X 线和心电图等检查;消化道出血者可做胃肠钡餐检查、胃镜、结肠镜、血管造影等检查;肝胆疾病可做肝功能和胆管镜检查,以及腹部二维超声检查,必要时做 CT 或 MRI 检查;疑为血液病患者可做出凝血机制等有关检查。

3.低血容量性休克的监测和临床意义

《低血容量休克复苏指南》指出,以往主要依据病史、症状、体征,如精神状态改变、皮肤湿冷、收缩压下降或脉压减小、尿量减少、心率增快、中心静脉压降低等指标来诊断低血容量性休克,但这些传统的诊断标准有其局限性。近年发现,氧代谢与组织灌注指标对低血容量休克早期诊断有更重要的参考价值。有研究证实血乳酸和碱缺失在低血容量休克的监测和预后判断中具有重要意义。

(1)一般监测:其包括皮温与色泽、心率、血压、尿量和精神状态等监测指标。这些指标虽然不是低血容量休克的特异性监测指标,但仍是目前临床工作中用来观察休克程度和治疗效果的常用指标。①低体温有害,可引起心肌功能障碍和心律失常,当中心体温<34 ℃时,可导致严重的凝血功能障碍。②心率加快通常是休克的早期诊断指标之一,但心率不是判断失血量多少的可靠指标,比如年轻患者就可以通过血管收缩来代偿中等量的失血,仅表现为轻度心率增快。③至于血压,将平均动脉压(MAP)维持在 $8.0\sim10.7$ kPa($60\sim80$ mmHg)是比较恰当的。④尿量间接反映循环状态,是反映肾灌注较好的指标,当尿量<0.5 mL/(kg·h)时,应继续进行液体复苏。临床工作中还应注意到患者出现休克而无少尿的情况,例如,高血糖和造影剂等有渗透活性的物质可以造成渗透性利尿。

(2)其他常用临床指标的监测:①动态观察红细胞计数、Hb 及血细胞比容的数值变化,可了解血液有无浓缩或稀释,对低血容量休克的诊断、判断是否存在继续失血有参考价值。有研究表明,血细胞比容在 4 小时内下降 10% 提示有活动性出血。②动态监测电解质和肾脏功能,对了解病情变化和指导治疗十分重要。③在休克早期即进行凝血功能的监测,对选择适当的容量及液体种类有重要的临床意义。常规凝血功能监测包括血小板计数、凝血酶原时间(PT)、活化部分凝血活酶时间(APTT)、国际标准化比值(INR)和 D-二聚体等。

(3)动脉血压监测:临床上无创动脉血压(NIBP)监测比较容易实施。对于有低血压状态和休克的患者,有条件的单位可以动脉置管和静脉置入漂浮导管,实行有创动脉血压(IBP)、中心静脉压(CVP)和肺毛细血管楔压(PAWP)、每搏量(SV)和心排血量(CO)的监测。这样可以综合评估,调整液体用量,并根据监测结果必要时使用增强心肌收缩力的药物或利尿剂。

(4)氧代谢监测:休克的氧代谢障碍概念是对休克认识的重大进展,氧代谢的监测进展改变了对休克的评估方式,同时使休克的治疗由以往狭义的血流动力学指标调整转向氧代谢状态的调控。传统临床监测指标往往不能对组织氧合的改变具有敏感反应。此外,经过治疗干预后的心率、血压等临床指标的变化也可在组织灌注与氧合未改善前趋于稳定。①指脉氧饱和度(SpO$_2$):主要反映氧合状态,在一定程度上反映组织灌注状态。需要注意的是,低血压、四肢远端灌注不足、氧输送能力下降或者给予血管活性药物等情况均可影响 SpO$_2$ 的准确性。②动脉血气分析:对及时纠正酸碱平衡,调节呼吸机参数有重要意义。碱缺失间接反映血乳酸水平,两指标结合分析是判断休克时组织灌注状态较好的方法。③动脉血乳酸监测:是反映组织缺氧的高度敏感的指标之一,该指标增高常较其他休克征象先出现。持续动态的动脉血乳酸及乳酸清除率监测对休克的早期诊断、判定组织缺氧情况、指导液体复苏及预后评估具有重要意义。肝功能不全时则不能充分反映组织的氧合状态。④其他:每搏量(SV)、心排血量(CO)、氧输送(DO$_2$)、氧消耗(VO$_2$)、胃黏膜内 pH 和胃黏膜 CO$_2$ 张力(PgCO$_2$)、混合静脉血氧饱和度

（SVO₂）等指标在休克复苏中也具有一定程度的临床意义，不过仍需要进一步的循证医学证据支持。

（二）治疗

1.止血

按照不同病因，采取不同止血方法，必要时紧急手术治疗，以期达到有效止血之目的。

（1）对肺源性大咯血者可用垂体后叶素 5～10 U，加入 5％葡萄糖液 20～40 mL 中静脉注射；或 10～20 U，加入 5％葡萄糖液 500 mL 中静脉滴注。也可采用纤维支气管镜局部注药、局部气囊导管止血及激光-纤维支气管镜止血。对于未能明确咯血原因和部位的患者，必要时做选择性支气管动脉造影，然后向病变血管内注入吸收性明胶海绵做栓塞治疗。反复大咯血经内科治疗无效，在确诊和确定病变位置后，可施行肺叶或肺段切除术。

（2）心源性大咯血一般不宜使用垂体后叶素，可应用血管扩张剂治疗，通过降低肺循环压力，减轻心脏前、后负荷，以达到有效控制出血之目的。①对于二尖瓣狭窄或左侧心力衰竭引起的肺静脉高压所致咯血，宜首选静脉扩张剂，如硝酸甘油或硝酸异山梨醇的注射制剂；②因肺动脉高压所致咯血，则可应用动脉扩张剂和钙通道阻滞剂，如肼屈嗪 25～50 mg、卡托普利 25～50 mg、硝苯地平 10～15 mg，均每天 3 次。也可试用西地那非 25～100 mg，每天 3 次；③若肺动静脉压力均升高时可联用动静脉扩张剂，如硝酸甘油 10～25 mg，加于 5％葡萄糖液 500 mL 中缓慢静脉滴注；加用肼屈嗪或卡托普利，甚至静脉滴注硝普钠；④对于血管扩张剂不能耐受或有不良反应者，可用普鲁卡因 50 mg，加于 5％葡萄糖液 40 mL 中缓慢静脉注射，也具有扩张血管和降低肺循环压力的作用，从而达到控制咯血之目的；⑤急性左心衰竭所致咯血尚需按心力衰竭治疗，如应用吗啡、洋地黄、利尿剂及四肢轮流结扎止血带以减少回心血量等。

（3）对于肺栓塞所致咯血，治疗针对肺栓塞。主要采用以下治疗。①抗凝治疗：普通肝素首剂 5 000 U 静脉注射，随后第 1 个 24 小时之内持续滴注 30 000 U，或者按 80 U/kg 静脉注射后继以 18 U/(kg·h) 维持，以迅速达到和维持合适的 APTT 为宜，根据 APTT 调整剂量，保持 APTT 不超过正常参考值 2 倍为宜。也可使用低分子肝素，此种情形下无须监测出凝血指标。肝素或低分子肝素通常用药 5 天即可。其他的抗凝剂还包括华法林等，需要做 INR 监测。肝素不能与链激酶（SK）或尿激酶（UK）同时滴注，重组组织型纤溶酶原激动剂（rt-PA）则可以与肝素同时滴注；②溶栓治疗：SK 负荷量 250 000 U 静脉注射，继以 100 000 U/h 静脉滴注 24 小时；或者 UK，负荷量 4 400 U/kg 静脉注射，继以 2 200 U/kg 静脉滴注 12 小时；或者 rt-PA 100 mg，静脉滴注 2 小时。国内"急性肺栓塞尿激酶溶栓、栓复欣抗凝多中心临床试验"规定的溶栓方案中 UK 剂量是 20 000 U/kg，外周静脉滴注 2 小时。

（4）上消化道出血的处理如下。①消化性溃疡及急性胃黏膜病变所致的上消化道出血可用西咪替丁（甲氰咪胍）600～1 200 mg，加入 5％葡萄糖液 500 mL 中静脉滴注；或雷尼替丁 50 mg，或法莫替丁 20～40 mg，加于 5％葡萄糖液 20～40 mL 中静脉注射；或奥美拉唑 40 mg 稀释后静脉滴注，滴注时间不得少于 20 分钟，每天 1～2 次。必要时可在内镜下直接向病灶喷洒止血药物（如孟氏溶液、去甲肾上腺素）、高频电凝止血、激光光凝止血或注射硬化剂（5％鱼肝油酸钠、5％乙醇胺油酸酯、1％乙氧硬化醇）等。②肝硬化食管或胃底静脉曲张破裂出血可用垂体后叶素；对于老年肝硬化所致的上消化道大出血，有人建议垂体后叶素与硝酸甘油合用，即垂体后叶素加入生理盐水中，以 0.2～0.4 mg/min 的速度静脉滴注，同时静脉滴注硝酸甘油 0.2～0.4 mg/min。垂体后叶素对"前向血流"途径减少门静脉血流，降低门静脉高压而止血，硝酸甘油则针对"后向血流"而加强垂体后叶素的作用。近年来多采用生长抑素(施他宁)治疗胃底-食管静脉曲张破裂出血,250 μg 静脉注射后,继以 250 μg/h 静脉滴注,维持 1～3 天;或者使用奥曲肽 100 μg 静脉注射后,随后以 25～50 μg/h 静脉滴注,维持 3～5 天,对肝硬化等原因所致的上消化道出血,甚至下消化道出血也有效。也可应用三腔二囊管压迫食管下段和胃底静脉止血。③对于急性上消化道大出血,若出血部位不明,必要时可施行紧急内镜下止血。方法是在适当补液后,使收缩压不低于 10.7 kPa(80 mmHg)。此时可经内镜向胃腔喷洒止血药,0.8%去甲肾上腺素盐水 50～100 mL,凝血酶 1 000～8 000 U(稀释成 20～50 mL 液体),5%孟氏溶液 20～40 mL。也可局部注射硬化剂;5%鱼肝油酸钠 0.5～1.0 mL,血管旁(内)注射后喷洒凝血酶 4 000 U(稀释成 5 mL 液体)。对于各种原因所致的大出血,除非患者并有凝血机制障碍,否则通常情况下目前临床上并不主张常规使用止血剂。中药三七粉、云南白药等可考虑试用。

2.补充血容量

低血容量休克时补充液体刻不容缓,输液速度应快到足以迅速补充丢失的液体量,以求尽快改善组织灌注。临床工作中,常做深静脉置管,如颈内静脉或锁骨下静脉置管,甚至肺动脉置管,这些有效静脉通路的建立对保障液体的输入是相当重要的。

(1)输血及输注血制品:对失血性休克者立即验血型配同型血备用。输血及输注血制品广泛应用于低血容量休克的治疗中。应引起注意的是,输血本身可以带来的一些不良反应,甚至严重并发症。失血性休克所丧失的主要成分是血液,但在补充血液、容量的同时,并非需要全部补充血细胞成分,也应考虑到凝血因子的补充。①目前,临床上大家共识的输血指征为血红蛋白≤70 g/L。对于有活动性出血的患者、老年人及有心肌梗死风险者,血红蛋白保持在较高水平更为合理。无活动性出血的患者每输注 1 U(200 mL 全血)的红细胞其血红蛋白升高约 10 g/L,血细胞比容升高约 3%。②若血小板计数<50×10⁹/L,或确定血小板功能低下,可考虑输注血小板。对大量输血后并发凝血异常的患者联合输注血小板和冷沉淀可显著改善和达到止血效果。③对于酸中毒和低体温纠正后凝血功能仍难以纠正的失血性休克患者,应积极改善其凝血功能,在输注红细胞的同时应注意使用新鲜冰冻血浆以补充纤维蛋白原和凝血因子的不足。④冷沉淀内含凝血因子Ⅴ、Ⅷ、ⅩⅢ、纤维蛋白原等物质,对肝硬化食管静脉曲张、特定凝血因子缺乏所致的出血性疾病尤其适用。对大量输血后并发凝血异常的患者及时输注冷沉淀可提高血循环中凝血因子,以及纤维蛋白原等凝血物质的含量,缩短凝血时间、纠正凝血异常。⑤极重度出血性休克,必要时应动脉输血,其优点是避免快速静脉输血所致的右心前负荷过重和肺循环负荷过重;直接增加体循环有效血容量,提升主动脉弓血压,并能迅速改善心脏冠状动脉、脑和延髓生命中枢的供血;通过动脉逆行加压灌注,兴奋动脉内压力和化学感受器,能反射性调整血液循环。由于动脉内输血操作较复杂,且需严格无菌操作,故仅适用于重度和极重度休克患者。

(2)输注晶体溶液:①常用的是生理盐水和乳酸林格液等张平衡盐溶液。①生理盐水的特点是等渗但含氯高,大量输注可引起高氯性代谢性酸中毒。②乳酸林格液的特点在于电解质组成接近生理,含有少量的乳酸。一般情况下,其所含乳酸可在肝脏迅速代谢,大量输注乳酸林格液应该考虑到其对血乳酸水平的影响。③输注的晶体溶液中,约有 1/4 存留在血管内,其余 3/4 则分布于血管外间隙。晶体溶液这种再分布现象可以引起血浆蛋白的稀释,以及胶体渗透压的下降,同时出现组织水肿。因此,若以大量晶体溶液纠正低血容量休克患者时,这方面的不良反应引起注意。②高张盐溶液的钠含量通常为 400～2 400 mmol/L。制剂包括有高渗盐右旋糖酐注射液(HSD 7.5%氯化钠+6%dextran70)、高渗盐注射液(HS 7.5%、5%或 3.5%氯化钠)及

11.2％乳酸钠高张溶液等，以前两者多见。迄今为止，仍没有足够循证医学证据证明输注高张盐溶液更有利于低血容量休克的纠正。而且，高张盐溶液可以引起医源性高渗状态及高钠血症，严重时可导致脱髓鞘病变。

（3）输注胶体溶液：在纠正低血容量休克中常用的胶体液主要有羟乙基淀粉和清蛋白。①羟乙基淀粉（HES）是人工合成的胶体溶液，常用 6％的 HES 氯化钠溶液，其渗透压约为 773.4 kPa（300 mmol/L），输注 1 L HES 能够使循环容量增加 700～1 000 mL。使用时应注意对肾功能、凝血机制的影响，以及可能发生的变态反应，这些不良反应与剂量有一定的相关性。②清蛋白作为天然胶体，构成正常血浆胶体渗透压的 75％～80％，是维持正常容量与胶体渗透压的主要成分，因此人血清蛋白制剂常被选择用于休克的治疗。③右旋糖酐-40 也用于低血容量休克的扩容治疗。

（4）容量负荷试验：临床工作中，常遇到血压低、心率快、周围组织灌注不足的患者，分不清到底是心功能不全抑或血容量不足或休克状态，此时可进行容量负荷试验。经典的容量负荷试验的具体做法有以下几种。①在 10 分钟之内快速输注 50～200 mL 生理盐水，观察患者心率、血压、周围灌注和尿量的改变，注意肺部湿啰音、哮鸣音的变化；②如果有条件测量 CVP 和/或肺毛细血管楔压（PAWP），则可在快速输注生理盐水前后测量其变化值，也有助于鉴别；③快速输液后若病情改善则为容量不足，反之则为心功能不全，前者应继续补液，后者则应控制输液速度。对低血容量休克的患者，若其血流动力学状态不稳定时也应实施该项试验，以达到既可以快速纠正已存在的容量缺失，又尽量减少容量过度负荷的风险和可能的心血管不良反应的目的。

3.血管活性药物的应用

若血容量基本纠正，又无继续出血，收缩压仍＜10.7 kPa（80 mmHg），或者输液尚未开始却已有严重低血压的患者，可酌情使用血管收缩剂与正性肌力药物，使血压维持在 12.0～13.3 kPa（90～100 mmHg）为好。多巴胺剂量用至 5 μg/(kg·min)时可增强心肌收缩力，低于该剂量时有扩血管和利尿作用，剂量＞10 μg/(kg·min)时有升血压作用。去甲肾上腺素剂量 0.2～2.0 μg/(kg·min)、肾上腺素或去氧肾上腺素仅用于难治性休克。如果有心功能不全或纠正低血容量休克后仍有低心排血量，可使用多巴酚丁胺，剂量 2～5 μg/(kg·min)。此外，保温，防治酸中毒、氧自由基对细胞和亚细胞的损伤作用，保护胃肠黏膜减少细菌和毒素易位，防治急性肾衰竭，保护其他重要脏器功能，以及对症治疗均不容忽视。

三、内分泌性休克

内分泌性休克是指某些内分泌疾病，如希恩综合征（慢性垂体前叶功能减退症）、急/慢性肾上腺皮质功能减退、黏液性水肿、嗜铬细胞瘤等，在一定条件下发生低血压或休克。

（一）病因与诊断

1.希恩综合征

常有产后大出血或伴有休克史，产后无乳，闭经或月经过少，性欲减退，并表现为 3 个靶腺（性腺、甲状腺、肾上腺皮质）功能不全的症状。实验室检查表现为尿中卵泡刺激素（FSH）减少，血清促甲状腺激素（TSH）、三碘甲状腺原氨酸（T_3）、甲状腺素（T_4）降低，甲状腺吸[131]I率降低，24 小时尿中 17-羟类固醇和 17-酮类固醇明显低于正常。

2.慢性肾上腺皮质功能减退症

常有皮肤色素沉着、低血压，患者常感眩晕、乏力，抵抗力差。危象发作时可出现恶心、呕吐、休克。实验室检查表现为低血糖、低血钠、高血钾,24 小时尿中 17-羟类固醇与 17-酮类固醇排量减少。

3.急性肾上腺皮质功能减退

多见由脑膜炎球菌败血症(华-弗综合征)引起,主要临床表现为头痛、发热、恶心、呕吐、皮肤苍白、湿冷、皮肤弥漫性出血或紫癜、脑膜刺激征和休克征象等。

4.嗜铬细胞瘤

少数患者可发生休克,这可能与下述原因有关:①大量儿茶酚胺分泌引起血管过度收缩,导致血容量降低,一旦儿茶酚胺作用解除,如瘤体减少(出血、坏死)或停止分泌、应用 α 受体阻滞剂等,可使全身血管扩张,加上血容量不足,可造成血压下降;②大量儿茶酚胺引起末梢血管持续而强烈的收缩,导致微循环障碍,组织缺氧,毛细血管渗透性增高,血容量降低;③若瘤组织主要分泌肾上腺素,则可通过 β 受体促使血管扩张。此外,嗜铬细胞瘤患者也可因心力衰竭或严重心律失常,导致心排血量锐减而出现低血压或休克症状。本病在发生休克前常先有恶心、呕吐、腹泻、大汗淋漓等症状,可发生高血压危象,也可产生低血压或休克。本病可通过 B 超、CT、MRI 检查,以及血和尿中儿茶酚胺浓度测定而确立诊断。

(二)治疗

内分泌性休克的治疗原则为:①抗休克;②积极治疗原发病和控制诱因;③内分泌制剂替代治疗。

1.垂体-肾上腺危象

主要疗法为抗休克,控制感染、外伤、手术、寒冷等诱因,并给予相应内分泌激素替代治疗。

2.急性肾上腺皮质功能不全

多见于流行性脑脊髓膜炎败血症,静脉注射有效抗菌药物如青霉素、磺胺嘧啶等控制感染;琥珀酸氢化可的松 50~100 mg 或地塞米松 5~10 mg 静脉注射,随即琥珀酸氢化可的松 200~400 mg/d 或地塞米松 10~30 mg/d 静脉滴注;按感染中毒性休克治疗,加强支持疗法和对症治疗,防治 DIC。

3.嗜铬细胞瘤

立即静脉穿刺,保持 2 条静脉输液通路,一条补充扩容剂,另一条可静脉滴注去甲肾上腺素或间羟胺,保持收缩压在 13.3~16.0 kPa(100~120 mmHg),待休克控制和病情稳定后,尽快争取手术切除肿瘤。

四、脓毒症和脓毒症休克

脓毒症的现代定义泛指任何病原体(细菌、真菌、病毒、寄生虫等)感染引起的全身炎症反应综合征(systemic inflammatory response syndrome,SIRS)。脓毒症休克是指由脓毒症导致的以休克为突出表现的危重综合征。典型患者除具备原发/迁徙性感染灶、寒战、高热、皮疹、肝脾大等脓毒症的表现外,同时出现血压下降、脉压缩小、脉搏细速、呼吸急促、面色苍白、皮肤湿冷或花斑、唇指发绀、尿量减少、烦躁不安或意识模糊等休克的临床表现。脓毒症休克的治疗是综合性的,其关键环节包括抗感染和抗休克治疗两个方面。

(一)病因要点

脓毒症休克的常见致病菌为革兰阴性细菌,革兰阳性球菌、真菌等也可引起休克。原有慢性基础疾病(如肝硬化、糖尿病、恶性肿瘤等)及长期接受糖皮质激素等免疫抑制剂、抗代谢药物、细胞毒性药物和放射治疗,或留置导尿管或静脉导管等的患者,在继发细菌感染后易并发脓毒症休克。

(二)诊断要点

1.脓毒症的基本表现

(1)毒血症状:常有寒战、高热,严重时可有体温不升。全身不适,软弱无力,头痛,肌肉酸痛。呼吸、脉搏加快。

(2)皮疹:瘀点最常见。也可为猩红热样皮疹、烫伤样皮疹、荨麻疹等。

(3)肝脾大:多为轻度肿大,肝区胀痛、叩痛,可有黄疸等肝功能损害的表现。

(4)关节症状:可有红肿、疼痛、活动受限、关节积液或积脓,多见于革兰阳性球菌和产碱杆菌脓毒症。

(5)原发/迁徙性感染灶:原发感染灶可见于皮肤等软组织、呼吸道、泌尿生殖道、胆道、肠道等。迁徙性病灶主要见于病程长的革兰阳性球菌和厌氧菌脓毒症。

2.脓毒症休克的临床分期

(1)休克早期:面色、皮肤苍白,肢端厥冷。呼吸急促、脉搏细速,心率增快。脉压明显减小,血压正常或稍低于12.0 kPa(90 mmHg),若并发严重失液或失血也可导致血压骤降。尿量减少。烦躁、焦虑,但因脑灌流尚可保证,故神志尚清楚。少数患者可呈暖休克。

(2)休克中期:随着休克的发展,收缩压降至10.7 kPa(80 mmHg)以下,脉压显著减小;心率加快,心音低钝,脉搏细速;呼吸浅快,发绀;皮肤湿冷可见花斑;烦躁不安、嗜睡甚至神志淡漠、昏迷。尿量进一步减少,甚或无尿。

(3)休克晚期:发生DIC,患者有顽固性低血压和广泛性出血,并出现多器官功能衰竭,主要包括以下几点。①急性肾功能不全:尿量明显减少或无尿,血尿素氮、肌酐和血钾升高。②急性心功能不全:患者常有心率加速、心音低钝,可有奔马律等心律失常,中心静脉压或肺动脉楔嵌压升高。心电图可示心肌损害、心内膜下心肌缺血、心律失常等改变。③急性呼吸窘迫综合征(ARDS):表现为进行性呼吸困难和发绀。肺底可闻及细湿啰音或呼吸音减低。胸部X线片示散在小片状浸润阴影,逐渐扩展、融合。血气分析示 $PaO_2 < 8.0$ kPa(60 mmHg),或 $PaO_2/FiO_2 \leqslant 200$。④脑功能障碍:患者可出现昏迷、抽搐及瞳孔、呼吸改变等表现。⑤其他:肝衰竭患者出现昏迷、黄疸等症状。胃肠道功能紊乱可表现为肠胀气、消化道出血等。

3.辅助检查

(1)血常规:外周血白细胞计数增高,多为$(10\sim30)\times10^9/L$,中性粒细胞比例增高,可有明显核左移及细胞内中毒颗粒。血细胞比容和血红蛋白增高提示体液丢失、血液浓缩。

(2)病原学检查:①血培养,是诊断脓毒症最重要的依据,应在抗菌药物应用前、寒战、高热时不同部位采集血标本,多次送检。普通培养为阴性时,应注意厌氧菌培养、真菌培养、结核分枝杆菌培养。②骨髓培养,骨髓中细菌较多,受抗菌药物影响相对较小,因而骨髓培养阳性率常高于血培养。③体液培养,脓液、胸腔积液、腹水、脑脊液培养,瘀点挤液涂片或培养,均有检出病原菌的机会。

(3)炎症相关指标:测定C反应蛋白、降钙素原等的水平有助于判断炎症反应强度。

(4)DIC检查早期血液呈高凝状态:在进展过程中血小板计数进行性降低。后期凝血因子显著减少,凝血时间、凝血酶原时间均延长,纤维蛋白原减少,FDP增多,血浆鱼精蛋白副凝试验(3P试验)阳性。纤维蛋白降解产物D-二聚体是判断继发性纤溶亢进的重要指标。

(5)器官功能检查：尿中出现蛋白、红细胞、白细胞或管型，尿比重<1.015，尿钠>40 mmol/L，尿渗透压降低，尿/血肌酐比值<10：1，提示肾衰竭由功能性转为器质性。血尿素氮及肌酐可升高。血清 ALT、AST 及胆红素水平升高提示肝功能受损。肌酸磷酸激酶、乳酸脱氢酶同工酶升高提示心肌受损。血气分析有助于判断酸碱平衡紊乱及缺氧状况等。

(6)其他辅助检查：可按需要进行 B 超、X 线、CT、MRI 等检查。

(三)诊断

脓毒症休克的诊断必须具备脓毒症和休克综合征两个条件。

临床存在 SIRS 表现：①体温>38 ℃或<36 ℃；②心率>90 次/分；③呼吸急促，呼吸频率>20 次/分，或通气过度 $PaCO_2$<4.3 kPa(32 mmHg)；④外周血白细胞计数>$12×10^9$/L 或<$4×10^9$/L；或白细胞总数虽然正常，但未成熟中性粒细胞>10%。在除外运动、贫血、失血等生理和病理因素影响下，由损伤因子导致的上述指标≥2 项，临床上可诊断为 SIRS。与此同时，存在血常规明显异常，尤其是存在局部感染灶、深静脉置管、相关基础疾病时，应注意脓毒症之可能。若≥2 次血培养或骨髓培养发现相同致病菌，可明确诊断为脓毒症。

根据典型临床及血流动力学特征，不难做出脓毒性休克的诊断，但以下几点需特别注意：①低血压 12.0/8.0 kPa(90/60 mmHg)是休克的重要表现之一，但休克早期血压未必下降；②脉压明显下降[≤2.7 kPa(20 mmHg)]对早期判断休克比动脉血压更敏感；③微循环障碍往往在血压下降之前即已存在；④DIC、MODS 或 MOF 是休克晚期的重要并发症，但也可发生于非休克状态。

(四)鉴别要点

1.导致 SIRS 的非感染性疾病

在脓毒症休克的诊断中，必然涉及 SIRS，需要与急性重症胰腺炎、严重创伤、重症自身免疫性疾病及体外循环、大型外科手术等疾病所致的 SIRS 相鉴别。

2.其他不同类型的休克

低血容量性休克、心源性休克、过敏性休克、神经源性休克各有特点，与脓毒症休克易于鉴别。

(五)治疗要点

脓毒症休克的治疗是综合性的，成功的救治需遵循全面评估、早期干预、多元施救与整体管理的原则，其治疗的关键环节包括抗感染和抗休克治疗两个方面。

1.抗感染治疗

在病原体未明确前，可早期选用强力、抗菌谱广的、足量的杀菌剂进行经验性治疗。后期待致病病原体明确后，根据药敏试验结果调整用药方案。

2.抗休克治疗

(1)早期复苏：一旦临床诊断为脓毒症休克，应尽快进行积极的液体复苏。

(2)补充血容量：是治疗抢救休克最基本而重要的手段之一。输液宜先快后慢，先多后少，力争在短时间内逆转休克。选用液体应包括胶体和晶体的合理组合。

胶体液：①低分子量右旋糖酐(分子量 2 万~4 万)：每天用量为 500~1 500 mL，有出血倾向和心、肾功能不全者慎用。②血浆、清蛋白：适用于低蛋白血症患者，如肝硬化、慢性肾炎、急性胰腺炎等。红细胞比容以维持在 35%~40% 为宜。③其他：羟乙基淀粉也可提高血浆胶体渗透压。

晶体液:碳酸氢钠或乳酸钠林格液等平衡盐溶液可提高功能性细胞外液容量,并纠正酸中毒,对明显肝功能损害者以碳酸氢钠为宜。

(3)纠正酸中毒:一般认为动脉血 pH<7.0 时可以使用,首剂为 5％碳酸氢钠 100～250 mL,补充 1 小时后应复查动脉血气和电解质浓度,根据结果再决定是否需要继续输注及输液量。

(4)血管活性药物的应用:部分患者需要升压药治疗以维持最低限度的灌注压和血流量。

缩血管药物:推荐用去甲肾上腺素 2～20 μg/(kg·min)或多巴胺 5～20 μg/(kg·min)作为一线升压药,但必须在充分扩容的基础上使用,尽量经中心静脉导管给药。

扩血管药:适用于低排高阻型休克(冷休克),应在充分扩容的基础上使用。常用者有以下几种。①α 受体阻滞剂:酚妥拉明,剂量为 0.1～0.5 mg/kg,加入 100 mL 葡萄糖液中静脉滴注,情况紧急时可 1～5 mg 稀释后静脉缓注,余量静脉滴注。但不宜用于心肌梗死、心力衰竭者。②抗胆碱药:东莨菪碱每次 0.01～0.03 mg/kg,每次 10～30 分钟静脉注射 1 次,其不良反应轻,可作为首选;山莨菪碱每次 0.3～0.5 mg/kg;阿托品每次 0.03～0.05 mg/kg。青光眼患者禁用。③多巴胺:剂量小时(每分钟 2～5 μg/kg),主要兴奋多巴胺受体,扩张内脏血管,尿量增加;中等剂量时(每分钟 6～15 μg/kg),主要兴奋 β 受体,增强心肌收缩力,但对心率影响较小;剂量过大时(每分钟>20 μg/kg),则主要兴奋 α 受体,肾血管收缩。

(5)糖皮质激素的应用:现多推荐应用小剂量糖皮质激素,用于经过积极液体复苏及血管活性药物治疗后仍不能有效改善血流动力学的患者;一般选用氢化可的松 200～300 mg/d 静脉滴注,当患者不再需要应用血管活性药物时,则应停用糖皮质激素治疗。

(6)维护重要脏器功能:①心功能不全的防治,当出现心功能不全的征象时,应严格控制输液速度和总量;给予强心药物如毛花苷 C 或毒毛花苷 K 降低心脏前后负荷等。②肺功能的维护和防治,凡休克患者必须立即鼻导管或面罩间歇加压吸氧,保持气道通畅,必要时考虑气管插管或切开行辅助呼吸,清除气道分泌物以防止继发感染。控制输入液体量,尽量少用晶体液,输注清蛋白和呋塞米可减轻肺水肿。③肾功能的维护和防治,维持足够的有效循环血量是保护肾功能的关键。如血容量已补足,血压也已基本稳定,而尿量仍少,应快速给予 20％甘露醇或呋塞米静脉推注,以上处理仍无效时,应按急性肾衰竭处理。④脑水肿的防治,应及时采取头部降温,以及早给予山莨菪碱等脑血管解痉药,使用渗透性脱水剂如甘露醇、呋塞米及大剂量肾上腺皮质激素,以防治脑水肿的发生和发展。⑤DIC 的防治,诊断一旦确立,应在去除病灶的基础上积极抗休克、改善微循环及迅速有效地控制感染,并酌情给予肝素治疗。肝素剂量为 0.5～1.0 mg/kg(首次一般 1.0 mg),以后每 4～6 小时静脉滴注 1 次,使凝血时间延长到正常的 2～3 倍,根据 DIC 控制与否决定用药时间。如凝血时间过于延长或内出血加重者,可用等量的鱼精蛋白对抗。

(7)其他:感染灶未涉及消化道者应尽量提供肠内营养,维持肠道黏膜的完整性、减少肠道菌群移位。积极使用质子泵抑制剂预防应激性溃疡的发生。

(六)防控要点

(1)积极防治原发病,以及时治疗创伤和各类局部感染。有肝硬化、糖尿病、恶性肿瘤、器官移植、免疫抑制等严重基础疾病者,应特别警惕合并各种感染的发生。

(2)脓毒症休克的治疗是综合性的,成功的救治需遵循全面评估、早期干预、多元施救与整体管理的原则,其治疗的关键环节包括抗感染和抗休克治疗两个方面。

(张学平)

第十二节　猝　死

猝死是指自然发生、出乎意料的突然死亡。世界卫生组织(WHO)规定:发病后 6 小时内死亡者为猝死,多数学者主张将猝死时间限定在发病 1 小时内。猝死的特点为死亡急骤,出人意料,自然死亡或非暴力死亡,根据美国的统计资料,猝死是仅仅排在肿瘤死亡(占 23%)之后的第二大死亡原因。Framingham 研究在长达 26 年的观察中发现,总死亡人群中 13% 是猝死,而猝死中有 75% 患者为心脏性猝死(SCD)。SCD 是严重威胁人类生存的疾病之一,约占所有心脏疾病死亡数量的一半。美国 SCD 的发生率在(30 万~40 万)/年。我国一项心脏性猝死的流行病学调查显示,SCD 的发生率为 41.84/10 万。

一、SCD 的病因和危险因素

各种心脏病均可导致猝死,非冠状动脉粥样硬化引起的冠状动脉异常少见,包括先天性冠状动脉畸形、冠状动脉栓塞、冠状动脉硬化、冠状动脉机械损伤或梗阻等,但这种冠状动脉异常具有较高的心脏性猝死的危险。SCD 常见的危险因素包括吸烟、缺乏锻炼、肥胖、高龄、高血压、高胆固醇血症、糖尿病等。

(一)冠心病和缺血性心脏病

病理解剖发现,多数 SCD 患者都有冠状动脉粥样硬化斑块形态学的急性病变(血栓或斑块破裂),所有 SCD 患者中约一半的患者有心肌瘢痕或活动性冠状动脉病变。在西方国家冠心病可能占猝死原因的 80%,20%~25% 的冠心病以猝死为首发表现。我国冠心病发病率低于美国和一些欧洲国家,但人口总基数大,所以绝对发患者数也很多。

SCD 患者常见的病理改变为广泛的多支冠状动脉粥样硬化,冠状动脉性闭塞导致心脏大面积严重急性缺血可引起 SCD。单支血管病变的冠状动脉内急性血栓形成及冠状动脉痉挛也可引起 SCD 发生。冠状动脉痉挛可引起严重的心律失常及猝死,冠状动脉痉挛可发生于动脉粥样硬化或正常冠状动脉。冠心病患者伴有左心室功能不全及频繁发生的窦性心律失常是 SCD 的高危人群,左室射血分数明显下降对于慢性缺血性心脏病患者是一个最强的预测因子,尤其是心肌梗死后心功能不全和多形性室性期前收缩是最有力的猝死预测因子。在心肌梗死急性期,即使是之前心功能正常的患者,由于严重心肌缺血导致的心肌代谢及电学异常而触发心室颤动,可导致 SCD。慢性的梗死瘢痕是室性快速性心律失常发生折返的基础。其次为缓慢心律失常或心搏骤停(占 10%~30%)。其他少见的如电-机械分离、心脏破裂、心脏压塞、血流的急性机械性阻塞和大血管的急性破裂或穿孔等。

(二)心肌病和心力衰竭

心力衰竭的现代治疗使患者的长期预后得到改善,可是部分血流动力学稳定的心力衰竭患者猝死发生率在增加。研究显示,40% 左右的心力衰竭患者死亡是突然发生的,猝死发生的危险性随着左心功能恶化而增加。对于心肌病患者,心功能较好者(Ⅰ级或Ⅱ级)总死亡率较心功能差者(Ⅲ级或Ⅳ级)低,而猝死的发生在心功能较好者发生率更高,特别是中度心功能不全的患者。室射血分数等于或少于 30% 是一个独立的心脏性猝死预测因子。对于左室射血分数

<30％且发生过 SCD 的患者,即使电生理检查未能诱发出室性心律失常,随访 3 年也有 30％患者死于再次 SCD。

(三)心律失常

典型的 SCD 与恶性心律失常有关。心电图监测技术证实 SCD 基本机制包括电机械分离、心脏停搏、心脏阻滞、室性心动过速(室速)和心室颤动(室颤)等,医院外 SCD 多数是由心室颤动引起的。由于心脏停搏和高度房室阻滞也可导致室速和室颤,因此室性心动过速和心室颤动是最常记录到的心律失常。80％以上的患者先出现室性心动过速,持续恶化发生室颤。由于室颤自行转复非常少见,所以决定 SCD 患者生存的最重要因素是从心室颤动发生到除颤治疗和紧急药物干预的时间。医院外心脏停搏的总病死率很高,大约 95％的患者在到达医院或接受紧急救助之前死亡,主要由于不能得到及时有效的除颤治疗,如果从第一时间内启动干预措施,存活率可高达 90％。多数心律失常是伴随器质性心脏病而出现的,但也有少数没有器质性心脏病史而发生猝死的病例。

(四)遗传因素

一些遗传性疾病,如先天性 QT 综合征、肥厚型梗阻性心脏病。Brugada 综合征及家族性婴儿和青年人猝死等都与 SCD 相关。原发性长 QT 综合征可导致不明原因晕厥和心搏骤停,患者表现为无症状或有症状的、潜在的致命的心律失常事件。60％的长 QT 综合征患者表现为长 QT 综合征家族史或心脏猝死。由于遗传因素,家庭其他成员同样具有危险性。心脏猝死是肥厚型心肌病患者死亡的最普遍的原因,大约 10％的肥厚型心肌病患者被认为具有心脏猝死的危险性。肥厚型心肌病是 35 岁以下运动员心脏猝死的最主要原因,大于 50％的高危患者十年内将发生心脏猝死。

二、SCD 的临床表现

SCD 的临床经过可分为前驱期、终末事件期、心脏骤停、生物学死亡 4 个阶段。

(一)前驱期

在猝死前数天至数月,有些患者可出现胸痛、气短、疲乏、心悸等非特异性症状。但也可无前驱表现,瞬即发生心脏骤停。

(二)终末事件期

终末事件期是指心血管状态出现急剧变化到心脏骤停发生前的一段时间,自瞬间至持续 1 小时。心脏性猝死所定义的 1 小时,实质上是指终末事件期的时间在 1 小时内。由于猝死原因不同,终末事件期的临床表现也各异。典型的表现包括严重胸痛、急性呼吸困难、突发心悸或眩晕等。若心脏骤停瞬间发生,事先无预兆,则绝大部分是心源性。在猝死前数小时或数分钟内常有心电活动的改变,其中以心率加快及室性异位搏动增加最为常见。因室颤猝死的患者,常先有室性心动过速。另有少部分患者以循环衰竭发病。

(三)心脏骤停

心脏骤停后脑血流最急剧减少,可导致意识突然丧失,伴有局部或全身性抽搐。心脏骤停刚发生时脑中尚存少量含氧的血液,可短暂刺激呼吸中枢,出现呼吸断续,叹息样或短促痉挛性呼吸,随后呼吸停止。皮肤苍白或发绀,瞳孔散大,由于尿道括约肌和肛门括约肌松弛,可出现大、小便失禁。

（四）生物学死亡

从心脏骤停至发生生物学死亡时间的长短取决于原发病的性质,以及心脏骤停至复苏开始的时间。心脏骤停发生后,大部分患者将在 4～6 分钟开始发生不可逆脑损害,随后经数分钟过渡到生物学死亡。心脏骤停发生后立即实施心肺脑复苏和尽早除颤,是避免发生生物学死亡的关键。心脏复苏成功后死亡的最常见的原因是中枢神经系统的损伤,其他常见原因有继发感染、低心排血量及心律失常复发等。

三、SCD 的危险分层及无创性评价

对 SCD 进行危险分层,识别高危患者并对其进行干预措施能够预测和阻止心脏骤停患者发生 SCD。SCD 与下列因素有关:①左心室射血分数(LVEF),LVEF 是缺血性心脏病 SCD 的最主要的独立危险因素。LVEF 低于 30% 的患者 3 年内发生 SCD 的风险为 30%。②年龄,Framingham 研究显示,45～54 岁,死亡的男性冠心病患者中 SCD 的比例为 62%,而在 55～54 岁与 65～74 岁之间,这一比例分别下降至 58% 与 42%,可见冠心病患者 SCD 的发生率与年龄呈负相关。③左室肥厚,左室肥厚是导致 SCD 的主要原因,其危险性与冠心病和心力衰竭的危险性相当。在 Framingham 研究中左室重量每增加 $50 \ g/m^2$,SCD 的危险比增加 1.45。

心内电生理检查具有较高的诊断价值,而无创性技术因其安全、方便,可结合临床病史和病因综合分析做出综合判断,仍具有一定的筛查价值。

（一）静息 12 导联心电图(ECG)

静息 ECG 是诊断室性心律失常最简单、最实用、最可靠的方法,进行室性心律失常评价的患者均应接受静息 12 导联心电图检查。常规静息 12 导联 ECG 能提供室性期前收缩、QRS 时限、QT 离散度、ST 段和 T 波异常等多种诊断信息。

1.室性期前收缩

80%～90% 的急性期心肌梗死患者可记录到室性期前收缩,与残余缺血、冠脉狭窄程度、左室受累程度及距心肌梗死时间有关,室性期前收缩可能会通过触发或折返机制诱发室颤而导致 SCD。55 岁以上正常人,多次发生的单个室性期前收缩,也是发生复杂室性期前收缩及各种原因死亡及急性心肌梗死的预测因素。对 45 402 例退伍军人观察 12 年证实,有室性期前收缩者因心血管病死率为 20%,无室性期前收缩者为 8%,频发、多形室性期前收缩并非是死亡的影响因素,但与心率有密切相关,心率增快者死亡明显增多。这些资料表明,对通常认为是无害的功能性室性期前收缩应重新认识,尤其是高龄患者,心给予积极而稳妥的诊疗措施。

2.QRS 时限

QRS 时限延长可能继发于束支阻滞、异常传导(WPW 综合征或起搏心律)、左室肥厚及其他传导系统疾病。在一般患者中,QRS 时限是强的心血管病死亡独立预测因素,QRS 时限每增加 10 毫秒,心血管疾病死亡率增加 18%。观察 ST 段抬高的心肌梗死患者发现,QRS 时限对于 ST 抬高型心肌梗死是强烈的预测因子。42% 猝死者有明显的 QRS 时限延长。因此指南建议既往心肌梗死病史、左室射血分数≤30% 及 QRS 时限>120 毫秒者应置入 ICD。

3.QT 间期及离散度

55～68 岁 SCD 者猝死与 QT 间期程度相关,男性>450 毫秒,女性>470 毫秒是独立的预

测 SCD 指标,超过 2/3 的猝死者有明显的 QT 间期延长。校正后的 QT>500 毫秒常导致严重致死性的室性心律失常。部分 QT 延长患者应用 β 受体阻滞剂有效,可能是复极离散及室性期前收缩期后除极减轻的结果。短 QT 综合征患者心房、心室有效不应期缩短,其 QT 间期不受心率影响,现在认为与基因和离子通道有关,患者易发生室性心律失常,常伴心房颤动家族史,此类患者应置入 ICD,同时辅以奎尼丁治疗。

QT 离散度是测定 8 个 QRS 波群的 QT 间期,最长 QT 和最短 QT 的差值,即 QTD。心脏复极时存在放射性离散及空间性离散,离散增加可诱发致命性心律失常。一般认为 QTD 基础值 40~60 毫秒,100 毫秒以上或超过基础值 1 倍则是危险信号。QT 离散度判断 SCD 危险分层尚存在争议,一些存在高危因素的患者 QTD 明显增大,原因可能与心率快慢,T 波形态异常或是 QT 延长所致。

(二)运动试验

运动试验广泛应用于室性心律失常患者的临床评价,包括:临床表现如年龄、性别、心肌缺血导致的症状等方面高度疑诊冠心病;同时合并室性心动过速的成年患者;已知或者疑诊由运动所诱发者,如儿茶酚胺依赖型室性心动过速及已经确定室性心律失常系由运动诱发,通过运动试验(药物或者消融)对治疗效果进行评价。但是对于中老年、没有冠心病证据的特发性室性期前收缩患者或年龄、性别、症状判断冠心病可能性低的室性心律失常患者不推荐运动试验,有运动试验禁忌证的患者不能应用。冠心病或心肌病患者,运动中或运动后频发室性期前收缩与高危严重心血管事件发生相关,但对 SCD 无特异性。运动诱发的室性期前收缩可见于正常人,除非与心肌缺血或持续室性心动过速相关,否则无须治疗,除 β 受体阻滞剂外,没有其他抗心律失常药物可以减少运动诱发室性期前收缩患者猝死发生率的证据。同静息时存在室性期前收缩患者相比,运动诱发室性期前收缩患者 12 个月死亡率增加 3 倍,诱发单个室性期前收缩或室性心动过速的患者生存率低于诱发单个室性期前收缩的患者,因此,运动试验可对这些患者预后进行评估。

(三)动态心电图

有助于确定心律失常的诊断,发现 QT 间期变化,T 波交替或 ST 改变,并可评价风险和判断治疗疗效。无者的症状(如晕厥)是否与一过性室性心律失常的发作相关,均应进行长时间事件记录。但是有些严重心律失常发作频率低,现有的体外心电装置不易捕捉心律失常件,一些无症状性心律失常也不易评价,近年来出现的主要用于晕厥诊断的置入式环路记录仪(ILR)在此领域有独特优势。如果怀疑与心律失常相关的一些症状(如晕厥)发作不频繁,应用常规检测手段难以建立症状-心律之间的联系时,置入 ILR 具有一定诊断价值。与心律失常相关的晕厥可表现为:晕厥突然出现,且几乎不伴有前驱症状;伴有短暂的意识丧失,在症状发生数秒或数分钟后,意识可完全恢复正常。为保证诊断的阳性率,最好在过去 1 年中有 2 次以上的晕厥发生。

(四)心脏自主神经功能检查

主要包括 T 波交替、信号平均心电网(SAECG)、心室晚电位、心率变异(HRV)等。

(五)左心室功能和影像

包括超声心动图、核素心肌灌注显像检查(SPECT)及 MRI 和多排 CT 等。对于所有可疑器质性心脏病的室性心律失常患者或者具有高室性心律失常风险的器质性心脏病患者均应进行超声心动图检查。无论对于男性或女性患者,心力衰竭均显著增加猝死和全因死亡率,心力衰竭患者 SCD 发生率是普通人群的 6~9 倍。减低的左室射血分数是全因死亡率和 SCD 独立的、最强的危险因子,心肌梗死后左室功能不全的患者与心力衰竭人群的相似。超声心动图和心电图证实左室肥厚都具有独立的预测价值,两项检查同时提示左室肥厚时危险性较其中单项异常者更大。SPECT主要适用于疑诊冠心病的室性心律失常患者,常规心电图不能确定心肌缺血与室性心律失常的关系时,尤其是无法进行普通运动试验时,配合药物应激试验可以增加对运动受限或运动相关性高室性心律失常和猝死风险患者的诊断。在心脏超声不能准确评估左室、右室的结构或功能改变情况下,使用MRI和多排CT不但能够测定心脏结构和心室功能,而且还能提供是否存在室壁结构异常或者冠脉解剖的信息。

四、SCD的预防

已经证实,医院外SCD者多数是由心室颤动引起的,大部分患者先出现室性心动过速,持续恶化发生室颤。因为室颤自行转复非常少见,因此,决定室颤患者生存最重要的因素是从室颤发生至得到除颤治疗和紧急药物干预的时间。医院外心脏停搏的总病死率很高,大约95%的患者在到达医院或接受紧急救助之前死亡,主要由于不能得到及时有效的除颤治疗,如果从第一时间内启动干预措施,存活率可高达90%。除了积极治疗冠心病等基础心脏病以外,近十几年来临床试验的结果充分证明埋藏式心律转复除颤器(ICD)治疗是预防SCD最有效的方法。ICD能在十几秒内自动识别室颤和电击除颤,成功率100%。

(一)SCD的二级预防

SCD的二级预防主要是针对SCD的幸存者,防止其再次发生SCD。近年来研究显示,ICD能明显降低SCD高危患者的病死率,是目前防止SCD的最有效力法。ICD二级预防临床研究包括AVID试验、CASH试验和CIDS试验。而AVID是第一个关于猝死的大规模多中心、随机性、前瞻性研究,其目的是比较室颤或只有血流动力学改变的顽固性室性心动过速患者应用ICD与抗心律失常药物胺碘酮或索他洛尔相比,是否可降低总病死率。研究平均随访18.2±12.2个月,结果显示,ICD治疗与抗心律失常药物比较可降低病死率,提高生存率。对于室颤复苏者或持续性心动过速伴有症状和血流动力学障碍患者,与传统的药物治疗相比,ICD使SCD患者1年、2年的病死率分别下降38%和25%。这三大实验Meta分析结果是,ICD和抗心律失常药比较,总死亡率减少27%,心律失常死亡率减少51%。无论是在中度危险因素人群还是存在左室射血分数(LVEF)低或重度心力衰竭的患者,ICD都显示了优于抗心律失常药物的效果。

另外,其他临床试验,如CASH、CIDS、MUSTT等均证明,ICD与抗心律失常药物相比,可明显降低病死率。因此,对于致命性室性心律失常患者进行二级预防明显优于抗心律失常药物,应作为治疗的首选。

(二)心脏性猝死的一级预防

SCD的一级预防主要是指对未发生过但可能发生SCD的高危患者采取不同的措施以预防SCD的发生。由于大部分的SCD发生于冠心病患者,因此,针对冠心病患者进行的一级预防和二级预防可能有利于降低SCD的发生率。

1.危险因素的预防

危险因素的预防包括高血压、高脂血症、糖尿病的规范化治疗,改变不良生活方式及不健康饮食习惯,戒烟限酒,控制体重及规律运动等,以期降低患者发生冠心病的危险,从而减少发生SCD的可能。

2.药物治疗

目前已有多种药物显示出在冠心病 SCD 的一级预防中的益处,如 β 受体阻滞剂、血管紧素转换酶抑制剂及他汀类药物调脂治疗可降低 SCD 的发生。但是只有 β 受体阻滞剂对心律失常及猝死的预防作用在多项大样本临床随机对照试验中得到证实,并被推荐为室性心律失常一级预防的首选药物。β 受体阻滞剂,不但可降低心肌梗死后的猝死发生率,还可明显降低慢性稳定性心力衰竭患者的猝死率及总病死率,而且对缺血性及非缺血性心力衰竭均有益处。血管紧张素转换酶抑制剂可明显降低近期急性心肌梗死患者的总死亡、心血管死亡及 SCD 的发生率。但抗心律失常药物中,CAST 试验已证明 Ⅰc 类抗心律失常药物可增加心源性猝死的发生率。CHF-STAT 试验显示胺碘酮仅在抑制室性心律失常上有一定作用,而总死亡率及 SCD 发生率与安慰剂组无明显差异。

3.冠状动脉血运重建

冠状动脉血运重建包括介入治疗(PCI)或冠状动脉搭桥(CABG)。冠脉血运重建能够解除冠状动脉的狭窄,恢复缺血心肌的血液供应,可降低冠心病患者 SCD 的风险。对急性心肌梗死患者进行急诊救治(溶栓、急诊 PCI 或急诊搭桥)利于减少心肌坏死面积,改善心室重构,从而减少严重心律失常的发生,降低 SCD 发生率。

4.ICD

ICD 能够终止危及生命的室性快速型心律失常,适用于恶性心律失常的高危人群。各种研究猝死的一级预防大规模临床试验已经证实,高危 SCD 患者可从 ICD 治疗中获益,包括与冠心病心肌梗死高危患者有关的 MADIT 试验、MUSTT 试验、MAIDIT-Ⅱ试验等。MADIT 试验和MADIT-Ⅱ实验证实,同传统药物治疗相比,ICD 能够降低缺血性心脏病患者包括心肌梗死后患者总病死率,无论患者是否存在室性心动过速,而这种总病死率上的获益主要由于 ICD 降低SCD 的发生。美国和欧洲心脏学会(ACC/AHA/ESC)因此修改了 SCD 危险患者的临床处理指南,建议对左室射血分数降低的心肌梗死后患者预防性置入 ICD。

研究显示,近一半的心力衰竭患者死于心律失常,因此 ICD 对心力衰竭患者而言非常重要。另外,部分肥厚型心肌病患者也会由于心律失常而发生猝死,同样可以从置入 ICD 中获益。这些患者是否需要置入 ICD 主要依据危险分层及患者的整体状况和预后,最终结果要因人而异。

五、ICD 置入适应证

2008 年 ICD 置入指南放宽了缺血性及非缺血性心肌病患者的 ICD 治疗适应证,更加强调ICD 对 SCD 的一级预防作用,特别是 ICD 对缺血性及非缺血性心肌病、左室射血分数(LVEF)≤35%、中度心力衰竭患者的作用。在置入 ICD 前应进行独立的危险因素评估和危险分层,同时应充分考虑患者的治疗意愿。ICD 一级预防中的 LVEF 标准以制订指南所依据临床试验的入选标准为基础。

ICD 指南是通过参考大规模、多中心、前瞻性临床研究制订的。在适应证的描述上,Ⅰ类适应证是指应该置入 ICD 的情况。Ⅱb 类适应证是指不建议置入,而Ⅲ类适应证指不应该置入。

(一)Ⅰ类适应证

(1)有器质性心脏病者无论血流动力学是否稳定,但有自发持续性室性心动过速。

(2)有晕厥史,电生理检查明确诱发血流动力学不稳定的持续性室性心动过速或室颤。

(3)心肌梗死 40 天后,左室射血分数≤35%,NYHAⅡ或Ⅲ级。

(4)非缺血性扩张型心肌病,左室射血分数≤35％,NYHAⅡ或Ⅲ级。

(5)心肌梗死前有左室功能不全,心肌梗死 40 天后,左室射血分数 30％,NYHAⅠ级。

(6)心肌梗死后,左室射血分数≤40％,非持续性室性心动过速或电生理检查诱发出室颤或持续性室性心动过速。

(二)Ⅱa 类适应证

(1)原因不明的晕厥,伴有显著左心室功能障碍的非缺血性扩张型心肌病。

(2)心室功能正常或接近正常的持续性室性心动过速。

(3)肥厚型心肌病,有一项以上的 SCD 主要危险因素。

(4)致心律失常性右室发育不良/心肌病,有一项以上 SCD 主要危险因素。

(5)服用 β 受体阻滞剂期间发生晕厥和/或室性心动过速的长 QT 综合征患者。

(6)在院外等待心脏移植的患者。

(7)有晕厥史的 Brugada 综合征患者。

(8)有明确室性心动过速记录但没有引起心脏骤停的 Brugada 综合征患者。

(9)儿茶酚胺敏感性室性心动过速,服用 β 受体阻滞剂后仍出现晕厥和/或室性心动过速。

(10)心脏结节病、巨细胞性心肌炎或 Chagas 病。

整合有 ICD 和心脏再同步化治疗(CRT)功能的 CRT-D 应用指征随着新试验结果的公布不断得以更新。CRT-D 应用原理基于充血性心力衰竭患者的猝死发生率很高。2008 年心力衰竭指南提升了 CRT-D 的应用地位,将其列Ⅰ类适应证,不再要求患者满足 CRT 治疗适应证的同时必须满足 ICD 应用Ⅰ类适应证。

CRT-D 置入适应证如下。

Ⅰ类适应证:①NYHAⅢ级或非卧床的Ⅳ级心力衰竭。②在最佳药物治疗基础上,LVEF≤35％。③QRS 时限≥120 毫秒,尤其是呈左束支阻滞图形。④窦性心律。

以上患者应接受有或无 ICD 功能的 CRT 治疗。

Ⅱa 类适应证:①NYHA 心功能Ⅲ级或非卧床的Ⅳ级心力衰竭。②在最佳药物治疗基础≤35％。③QRS 时限≥120 毫秒。④心房颤动。

以上患者建议接受有或无 ICD 功能的 CRT 治疗。

(张学平)

第十三节 中 暑

中暑是在暑热天气、湿度大和无风的环境条件下,以体温调节中枢功能障碍、汗腺功能衰竭和水、电解质丧失过多而出现相关临床表现的疾病。重症中暑依其主要发病机制和临床表现不同常分为 3 型:①热痉挛;②热衰竭;③热射病。该 3 型可顺序发展,也可交叉重叠。热射病是一种致死性疾病,病死率较高(20％～70％)。

一、诊断要点

(一)临床表现特点

根据我国《职业性中暑诊断标准》(GB 11508-89),可将中暑分为先兆中暑、轻症中暑和重症中暑 3 级,其临床特点如下。

1.先兆中暑

在高温环境下工作一定时间后,出现头晕、头痛、口渴、多汗、全身疲乏、心悸、注意力不集中、动作不协调等症状。体温正常或略有升高。如及时将患者转移到阴凉通风处安静休息,补充水、盐,短时间内即可恢复。

2.轻症中暑

除上述症状加重外,体温至 38 ℃以上,出现面色潮红、大量出汗、皮肤灼热等表现;或出现面色苍白、皮肤四肢湿冷、血压下降、脉搏增快等虚脱表现。如进行及时有效的处理,常常于数小时内恢复。

3.重症中暑

包括热痉挛、热衰竭和热射病 3 型。

(1)热痉挛:常发生在高温环境中强体力劳动后。由于出汗过多,口渴,大量饮水而盐分补充不足以致血中氯化钠浓度显著下降,而引起四肢阵发性的强直性痉挛,最多见于下肢双侧腓肠肌,常伴有肌肉疼痛、腹绞痛及呃逆。体温大多正常。实验室检查有血钠和氯化物降低,尿肌酸增高。可为热射病的早期表现。

(2)热衰竭:常发生于老年人、儿童、慢性疾病患者及一时未能适应高温气候及环境者。严重热应激时,由于体液和体钠丢失过多引起循环血容量不足所致。患者先有头痛、头晕、恶心,继而有口渴、胸闷、脸色苍白、冷汗淋漓、脉搏细弱或缓慢、血压偏低。可有晕厥,并有手、足抽搐。体温可轻度升高。重者出现周围循环衰竭。实验室检查有血细胞比容升高、高钠血症、轻度氮质血症和肝功能异常。热衰竭可以是热痉挛和热射病的中介过程,如不治疗可发展成为热射病。

(3)热射病:是一种致命性急症,典型表现为高热(>41 ℃)和意识障碍。根据发病时患者所处的状态和发病机制,临床上分为两种类型:劳力性和非劳力性(或典型性)热射病,前者主要是在高温环境下内源性产热过多;后者主要是在高温环境下体温调节功能障碍引起散热减少。①劳力性热射病:多在高温、湿度大和无风天气进行重体力劳动或剧烈体育运动时发病。患者多为平时健康的年轻人,在从事重体力劳动或剧烈运动数小时后发病,约 50% 的患者大量出汗,心率可达 160~180 次/分,脉压增大。可发生横纹肌溶解、急性肾衰竭、肝衰竭、DIC 或 MODS,病死率较高。②非劳力性热射病:在高温环境下,多见于居住拥挤和通风不良的城市老年体弱居民。其他高危人群包括精神分裂症、帕金森病、慢性乙醇中毒及偏瘫或截瘫患者。表现为皮肤干热和发红,84%~100% 的病例无汗,直肠温度常>41 ℃,最高可达 46.5 ℃。病初表现行为异常或癫痫发作,继而出现谵妄、昏迷,严重者出现低血压、休克、心律失常、心力衰竭、肺水肿及脑水肿等。

(二)实验室检查

严重患者常出现肝、肾、胰和横纹肌损伤的实验室参数改变,应急诊行有关生化检查、凝血功能及血气分析,以尽早发现重要器官功能障碍证据。心电图检查有心律失常和心肌损害的表现。疑颅内病变时应行脑 CT/MRI 检查。

（三）诊断注意事项

中暑的诊断可根据在高温环境中劳动和生活时出现体温升高、肌肉痉挛和/或晕厥，并应排除其他疾病后方可诊断。炎热夏季，遇有高热伴昏迷者首先考虑中暑。此外，尚必须与其他疾病鉴别，如热射病必须与脑型疟疾、脑炎、脑膜炎、有机磷农药中毒、中毒性肺炎、菌痢等鉴别，热衰竭应与消化道出血或宫外孕、低血糖等鉴别，热痉挛伴腹痛应与各种急腹症鉴别。

二、治疗要点

（一）先兆中暑与轻症中暑

应立即撤离高温环境，在阴凉处安静休息并补充清凉含盐饮料，即可恢复。疑有循环衰竭倾向时，可酌情给葡萄糖盐水静脉滴注。体温升高者及时行物理降温。

（二）热痉挛与热衰竭

患者应迅速转移到阴凉通风处休息或静卧。口服凉盐水、清凉含盐饮料。静脉补给生理盐水、葡萄糖溶液和氯化钾。一般患者经治疗后 30 分钟到数小时内即可恢复。

（三）热射病

须紧急抢救，降温速度决定预后。应在 30 分钟内使直肠温度降至 40 ℃以下。

1.体外降温

将患者转移到通风良好的低温环境，脱去衣服，按摩四肢皮肤，使皮肤血管扩张和加速血液循环，促进散热。对无循环虚脱的患者，迅速降温的金标准是冷水浸浴（cold water immersion，CWI）或冰水浸浴（ice water immersion，IWI），将患者身体（除头部外）尽可能多地浸入 1.7～14.0 ℃冷水中，不停地搅动水，以保持皮肤表面有冷水，在头顶部周围放置用湿毛巾包裹的冰块。此法能在 20 分钟内将体温由 43.3 ℃降至 40.0 ℃以下。对循环虚脱的患者可用蒸发散热降温，如用 15 ℃冷水反复擦拭皮肤或同时应用电风扇或空气调节器。或在头部、腋窝、腹股沟处放置冰袋，并用电扇吹风，加速散热。农村无上述条件时可用井水或泉水擦洗，促进蒸发降温。体温降至 39 ℃时，停止降温。

2.体内降温

体外降温无效者，用冰盐水进行胃或直肠灌洗，也可用 20 ℃或 9 ℃无菌生理盐水进行血液透析或腹膜透析，或将自体血液体外冷却后回输体内降温。

3.药物降温

常用氯丙嗪。用法：将氯丙嗪 25～50 mg 稀释在 500 mL 葡萄糖盐水或生理盐水中静脉滴注 1～2 小时，病情紧急时可用氯丙嗪及异丙嗪各 25 mg 稀释于 5％葡萄糖溶液 100～200 mL 中，在 10～20 分钟静脉滴注完毕。如 1 小时内体温仍未下降可重复 1 次。有心血管病史慎用。

4.对症治疗

保持患者呼吸道通畅，并给予吸氧；烦躁不安或抽搐者，可用地西泮（安定）10 mg 或苯巴比妥钠 0.1～0.2 g/次，肌内注射；纠正水、电解质与酸碱平衡失调；应用肾上腺皮质激素对高温引起机体的应激和组织反应，以及防治脑水肿、肺水肿均有一定的效果；应用 B 族维生素和维生素 C，以及脑细胞代谢活化剂；防治心、肾、呼吸功能不全，防治感染等。

（潘　婧）

第十四节　冻　僵

冻僵又称意外低体温,是指处在寒冷(-5 ℃)环境中机体中心体温(core body temperature, CBT)<35 ℃并伴有神经和心血管系统损伤为主要表现的全身性疾病,通常暴露寒冷环境后6 小时内发病。绝大多数冻僵发生在严寒季节。在寒冷地带野外活动时间过长;或因意外事故遭受寒流袭击,风雪中迷途,陷入积雪或浸没在冰水中均可能引起冻僵。老年、婴儿及患有慢性疾病者也偶可在室温过低时发生冻僵。

一、诊断要点

(一)轻度冻僵(CBT 35~32 ℃)

患者表现为疲乏、健忘和多尿,肌肉震颤、心跳和呼吸加快、血压增高。

(二)中度冻僵(CBT 32~28 ℃)

患者表情淡漠、精神错乱、语言障碍、行为异常、运动失调或昏睡。ECG 示心房扑动或颤动、室性期前收缩和出现特征性的 J 波(位于 QRS 波与 ST 段连接处,又称 Osborn 波)。体温在30 ℃时,寒战停止、意识丧失、瞳孔扩大和心动过缓。ECG 示 PR 间期、QRS 波和 QT 间期延长。

(三)重度冻僵(CBT<28 ℃)

患者出现少尿、瞳孔光反应消失、呼吸减慢和心室颤动;体温降至 24 ℃时,出现僵死样面容;体温≤20 ℃时,皮肤苍白或青紫,心搏和呼吸停止,瞳孔散大固定,四肢肌肉和关节僵硬,ECG或 EEG 示等电位线。

(四)中心体温测定

中心体温测定可证实诊断,可采用两个部位。①直肠测温:应将温度计探极插入 15 cm 深处测定;②食管测温:将温度计探极插入喉下 24 cm 深处测定。

二、治疗要点

首先使患者脱离寒冷环境,并进行保暖,然后解除寒冷潮湿或紧缩性的衣物,如鞋、手套、袜子等。对于反应迟钝或昏迷者,保持气道通畅,吸入加热的湿化氧气。可以给患者以热饮料、高热量的流质或半流质食物。休克患者复温前要首先恢复有效循环容量。CBT<30 ℃者,对阿托品、电除颤或置入心脏起搏器常无效。心搏呼吸停止者,若体温升至 28 ℃以上仍无脉搏,应行CPR 及相关药物治疗。体温升至 36 ℃仍未恢复心搏呼吸者,可中止复苏。

迅速复温是急救的关键。①被动复温:即通过机体产热自动复温。适用于轻度冻僵患者。将患者置于温暖环境中,用较厚毛毯或被褥裹好身体,逐渐自行复温,复温速度为 0.3~2 ℃/h;②主动复温:即将外源性热传递给患者。适用于体温<32 ℃、心血管功能不稳定、高龄、有中枢神经功能障碍、有内分泌功能低下或疑有继发性低体温等时,可行主动体外复温:应用电热毯、热水袋或 40~42 ℃温水浴升温等,复温速度为 1~2 ℃/h。应将复温热源置于胸部,避免四肢单独加温,否则大量冷血回流,致中心温度下降,损害脏器功能。也可行主动体内复温:静脉输注加热

(40～42 ℃)液体或吸入加热(40～45 ℃)湿化氧气,或应用 40～45 ℃灌洗液进行胃、直肠、腹膜腔或胸腔灌洗升温,复温速度为 0.5～1 ℃/h。也可经体外循环快速复温,复温速度为 10 ℃/h。复温以肢体红润、循环恢复良好、皮温达到 36 ℃左右为妥。若无温水,可将伤肢置于救护者怀中复温。以冰雪拭冻伤部位不仅延误复温并会加重组织损伤。有条件时尚可采用血液或腹膜透析,从体外用温暖(37 ℃)的透析液加温内脏和大血管。同时,要加强对症处理措施,例如,抗感染治疗、纠正电解质紊乱、防治脏器功能损伤等。

(潘　婧)

第十五节　淹　溺

　　淹溺又称溺水,是指人淹没于水或其他液体中,水与污泥、杂草等物堵塞呼吸道和肺泡,或因咽喉、气管发生反射性痉挛,引起窒息和缺氧,肺泡失去通气、换气功能,使机体处于危急状态。由此导致呼吸、心跳停止而致死亡称溺死。约 90%淹溺者发生于淡水,其中 50%发生在游泳池。在我国,淹溺是伤害死亡的第 3 位原因,0～14 岁年龄组为第 1 位死因,溺水者多发生于青少年及 4 岁以下的儿童。淹溺最重要最有害的后果是缺氧,所以,必须尽快恢复通气、氧合和灌注,这就要求目击者尽快行 CPR,尽快启动急救医疗救助系统。

一、诊断要点

(一)病史

　　有淹溺史及目击事故者。淹溺多发生于不会游泳或不慎落水及投水自杀者。意外事故中以洪水灾害、翻船发生淹溺多见。此外,水上运动、潜水、工程意外等,也是发生淹溺原因之一。

(二)临床表现特点

1.轻度淹溺

　　落水片刻,患者可吸入或吞入少量的液体,有反射性呼吸暂停,神志清楚,血压升高,心率加快。肤色正常或稍苍白。

2.中度淹溺

　　溺水后 1～2 分钟,人体因不能耐受缺氧而吸入大量水分,患者有剧烈呛咳呕吐。部分患者因呕吐物被重新吸入或发生反射性喉痉挛而加重窒息和缺氧。患者出现意识模糊或烦躁不安,呼吸不规则或表浅,血压下降,心跳减慢,反射减弱。约有 75%溺水者发生肺水肿。

3.重度淹溺

　　溺水 3～4 分钟,被救后已处于昏迷状态,由于窒息患者面色青紫或苍白、肿胀、眼球凸出、四肢厥冷,测不到血压,口腔、鼻腔和气管充满血性泡沫,可有抽搐。呼吸、心跳微弱或停止。胃内积水致胃扩张者,可见上腹部膨隆。此外,淹溺患者常合并有脑外伤、脊髓损伤(跳水时)和空气栓塞(深水潜水时),从而出现相应的临床体征。

(三)实验室检查

　　血气分析显示低氧血症、高碳酸血症和呼吸性酸中毒,可合并代谢性酸中毒。心电图检查常见有窦性心动过速、非特异性 ST 段和 T 波改变,出现室性心律失常或完全性心脏传导阻滞时,提示病情严重。肺部 X 线有肺不张或肺水肿表现。疑有颈椎损伤时,应行颈椎 X 线或 CT 检查。

二、治疗要点

(一)溺水的现场与院前急救

1.水中救起

溺水的抢救首先是要帮助溺水者脱离险境,必须立即从水中救起。可用一些运输工具如救生艇、冲浪板或其他漂浮装置,尽快到达患者处,急救人员必须时刻注意自身安全,减少自身及患者危险。最新证据表明,不必常规固定患者颈部,除非引起淹溺的外部环境有导致外伤的可能性,包括潜水、滑水、乙醇中毒或受伤的体征等,如无上述因素,颈部受伤的可能性不大。徒手或用器械固定颈部不但会妨碍气道的充分开放,还耽搁人工呼吸的实施。若受过水中急救的训练,可水中进行人工呼吸。

2.上岸后救助

上岸后应立刻评估溺水者的意识、呼吸和脉搏等生命体征,若无呼吸、心跳,立即 CPR;若已出现尸斑、腐烂、尸僵等明显的死亡征象,则应放弃抢救。①畅通呼吸道:立即清除患者口、鼻中的污泥、杂草,保持呼吸道通畅。②立即心肺复苏:对呼吸和/或心跳停止者,立即行心肺复苏。③面罩供氧:立即用面罩给予 100% 纯氧,有条件时可以使用持续正压通气(CPAP),必要时气管插管,机械通气。④其他措施:建立静脉通道,保暖。迅速将患者转运到医院,疑有颈部外伤时应注意颈椎固定。

(二)溺水的院内急诊处理

即使现场评估无任何异常,所有患者都应该转运到医院急诊进行进一步的观察、评估和处理。院内早期处理的重点是迅速复苏和防治呼吸衰竭;重视相关外伤的早期发现和恰当处理;保持供氧。具体措施:①继续 CPR;②维持水、电解质和酸碱平衡;③防治感染;④头部、颈部与胸部 CT 或 X 线检查;⑤防治脑水肿与脑功能衰竭、ARDS、急性肾损伤、急性心力衰竭、心律失常和 DIC 等。

(潘　婧)

第十六节　晕　动　病

乘车、船或飞机时,因摇摆、颠簸、旋转或加速等刺激,主要使前庭功能紊乱而致的一系列自主神经功能失调症状,称晕动病。

一、诊断要点

本病常在乘车、船、飞机和其他运行数分钟至数小时后发生。初时感觉上腹不适,继有恶心、面色苍白、乏力、心跳加速、出冷汗,旋即有眩晕、精神抑郁、唾液分泌增多和呕吐。可有血压下降、呼吸深而慢、眼球震颤。严重呕吐引起失水和电解质紊乱。症状一般在停止运行或减速后数十分钟和数小时内消失或减轻;也有持续数天后才逐渐恢复,并伴有精神萎靡、四肢无力。

高温、高湿、通风不良、噪声、特殊气味、情绪紧张、睡眠不足、过度疲劳、饥饿或过饱、身体虚弱、内耳疾病等均易诱发本病。

本病应与内耳眩晕病、前庭神经炎、椎基底动脉供血不足等疾病相鉴别。

二、治疗要点

(一)一般处理

发病时患者宜闭目仰卧,松解领扣、腰带,指压或针刺内关、合谷等穴位有一定效果。坐位时头部紧靠在固定椅背或物体上,避免较大幅度的摇摆。有呕吐剧烈、脱水和低血压者,应静脉补充液体和电解质。

(二)药物治疗

主要应用抗组胺类和抗胆碱能类药物治疗,可单独应用或联合用药。常用药物:①美可洛嗪:25 mg 口服,每天 1~3 次。②布可利秦:25 mg 口服,每天 3 次。③茶苯海明:25~50 mg 口服,每天 3 次。④赛克力嗪:1 次口服 50 mg,出发前半小时服。⑤异丙嗪:口服每次 12.5~25 mg,每天 2~3 次;肌内注射每次 25~50 mg。⑥苯海拉明:口服每次 25 mg,每天 3~4 次;肌内注射每次 20 mg,每天 1~2 次。⑦氢溴酸东莨菪碱:0.3~0.6 mg 口服,每天 3 次。青光眼患者忌用。⑧甲氧氯普胺:5~10 mg 口服,每天 3 次;肌内注射每次 10~20 mg。⑨多潘立酮:口服每次 10~20 mg,每天 3 次,饭前服;肌内注射每次 10 mg。⑩其他药物:如氯丙嗪、地西泮、苯巴比妥等也可酌情使用。

在旅行前 0.5~1 小时先服用上述药物一次剂量,可减轻症状或避免发病。

(潘　婧)

第十七节　电　击　伤

一定量电流通过人体引起不同程度组织损伤或器官功能障碍,甚至死亡,称电击伤,俗称触电。雷雨闪电时的电击也属于电击伤。

电击损伤包括电流对细胞的直接损伤和电阻产热引起的组织和器官损伤,其对人体损伤程度与电流强度、电流种类(直流电、交流电)、电压高低、触电时间长短、人体电阻、电流途径有关。人体组织电阻由小到大依次为神经、血液、黏膜、肌肉、干燥皮肤、肌腱、脂肪和骨骼。电流通过心脏易导致心脏骤停,通过脑干使中枢神经麻痹、呼吸暂停。

一、诊断要点

(一)病史

有明确的触电或被雷、电击伤史。

(二)临床表现特点

1.全身表现

轻度电击者仅出现痛性肌肉收缩、惊恐、头晕、心悸、面色苍白、口唇发绀、四肢乏力等。中度电击者表现为惊恐,面色苍白,表情呆愣,触电肢体麻木感,部分患者甚至昏倒,暂时意识丧失,但瞳孔、血压无明显变化,患者呼吸浅而速,可出现偶发或频发期前收缩,心动过速。重度电击者立即出现意识丧失、呼吸心搏骤停。电击后常出现严重室性心律失常、肺水肿、胃肠道出血、凝血功能障碍、急性肾损伤等。应特别注意伤者有多重损伤的可能性,包括强制性肌肉损伤、内脏器官损伤和体内外烧伤。此外由于肢体的急剧抽搐动作可引起骨折。

2.局部表现(电热灼伤)

一般低电压电流的烧伤面小,直径一般为 0.5～2 cm、呈圆形、椭圆形或蚕豆状、边缘规则整齐,与健康皮肤分界清楚,一般无痛,焦黄色、褐色或灰色干燥创面,偶可见水疱形成。此类烧伤多见于电流进出口处,如手、臂或脚。

高压电流烧伤,面积较大,损伤的深度甚至深达肌肉和骨骼。轻者仅表现为皮肤干燥烧焦的创面,面积较大,损伤较深,可达真皮层或皮下组织;较重者可有大片焦痂,组织坏死,以后脱落、感染和渗出,伤口愈合较为缓慢,形成慢性皮肤溃疡。少数患者体表皮肤烧伤并不严重,甚至无明显皮肤改变,但电流更多地通过血管、淋巴管、肌肉、神经等,造成沿着其行走方向的灼伤,受伤当时可能表现不明显,早期常难以从外表确定损伤范围和程度,24～48 小时周围组织开始发红、肿胀、炎症反应;随病程进展,由于肌肉、神经或血管的凝固或断裂,可在一周或数周后逐渐表现坏死、感染、出血等,甚至发生败血症,后果严重。腹部电热灼伤可导致胆囊坏死、肠穿孔、胰腺炎、肠麻痹、肝脏损害、肾损伤等。电击创面的最突出特点为皮肤的创面很小,而皮肤下的深度组织损伤却很广泛。临床上对深部组织电灼的程度估计不足是诊断普遍存在的问题。

3.并发症及后遗症

电击伤后 24～48 小时常出现并发症及后遗症,如心肌损伤、严重心律失常和心功能障碍,吸入性肺炎或肺水肿,消化道出血或穿孔、麻痹性肠梗阻、DIC 或溶血,肌球蛋白尿或肌红蛋白尿和急性肾损伤,骨折、肩关节脱位或无菌性骨坏死,部分电击伤者有单或双侧鼓膜破裂、听力丧失,烧伤处继发感染。电击伤后数天到数月可出现上升或横断性脊髓炎、多发性神经炎或瘫痪等;角膜烧伤、视网膜剥离、单侧或双侧白内障和视力障碍。孕妇电击伤后常发生流产、死胎或宫内发育迟缓。

4.闪电损伤

人被闪电击中时,心跳和呼吸常立即停止。皮肤血管收缩呈网状图案,为闪电损伤特征。

(三)诊断注意事项

根据患者触电史和现场情况,即可做出诊断。应了解有无从高处坠落或被电击抛开的情节,注意颈髓损伤、骨折和内脏损伤的可能性。监测血 LDH、CK-MB、淀粉酶,尿肌红蛋白,肝、肾功能等,可辅助判断组织器官损伤程度。有些严重电击患者当时症状虽不重,1 小时后却可突然恶化。也有电击后呈极微弱的心跳和呼吸的"假死状态"(即人体主要生理功能如心跳呼吸等,处于极微弱情况下的一种状态,外表看来似乎已经死亡),假死并非由心室颤动引起,主要由于延髓受抑制或呼吸肌痉挛所致。要认真鉴别,不可轻易放弃对触电者的抢救。

二、治疗要点

(一)切断电源与现场处置

首要任务是迅速切断电源。按当时的具体环境和条件采用最快、最安全的办法切断电源或使患者脱离电源,一般有下述几种方法。①关闭电掣:若电掣就在附近,立即关闭电掣是最简单、安全而有效的行动。并尽可能把保险盒打开,总电闸扳开,并派人守护总电掣闸,以防止忙乱中第三者重新合上电闸,导致其他人触电。这是一种十分重要而简便易行的安全措施。②斩断电线:若在野外或远离电掣的地方,尤其是下雨时,不便接近触电者或挑开电源线者用之;或高压输电线断落,可能附近电场效应而会产生跨步电压者,应于 20 m 以外斩断输电线(注意:斩断端的电线又可能触地形成新的中心,形成跨步电压,导致救护者触电)。所用的利器因地制宜选用,如绝缘钳子、干燥锄头、铲子、有干燥木柄的刀、斧等。③挑开电线:对于高处垂落电源线触电,电掣不在附近,可用干燥木棒或竹竿挑开电源线。并注意挑开的电源线要放置好,避免他人触电。④拉开触电者:如上述方法都不易用上,可用干木棒将触电者拨离触电处。如触电者趴在漏电的机器上,可用塑料绳、干绳子或衣服拧成带子,套在患者身上,将其拉出。

在使触电者离开电源的整个过程中,应注意以下几点:①必须严格保持救护者与触电者的绝缘,包括不直接接触触电者,选用的器材必须是有可靠的绝缘性能。若对所用器材绝缘性能无把握,则要在操作时,脚下垫放干燥的木板、厚塑料块等绝缘物品,使自己与大地绝缘。②在下雨天气野外抢救触电者时,一切原先有绝缘性能的器材都因淋湿而失去绝缘性能,因此更需注意。③野外高压电线触电,注意跨步电压的可能性并予以防止,最好选择 20 m 以外进行切断电源;确实需要进出危险地带,需保持单脚着地的跨跳步进出,绝对不容许双脚同时着地。

(二)立即进行心肺复苏

对呼吸、心跳停止者立即行 CPR。因为电击后存在"假死"状态,CPR 必须坚持不懈进行,直至患者清醒或出现尸僵、尸斑为止。不可轻易放弃。

(三)复苏后的处理

主要是维持呼吸、血压稳定,积极防治脑水肿、急性肾损伤等并发症,早期使用降温疗法,纠正水、电解质和酸碱失调,防治继发感染。这些措施不单是在呼吸、心跳恢复后使用,而应在复苏开始时使用,并贯穿于抢救全过程。

(四)局部电热灼伤处理

创面周围皮肤用碘酒、乙醇处理后,加盖消毒敷料包扎,减少污染。常规注射破伤风抗毒素。已有坏死肢体采用暴露疗法,伤后 3～5 天坏死分界线清楚后,进行坏死组织清创术。并注意创口继发性出血,并给予相应处理。如有骨折、颅脑外伤等,则在复苏的基础上同时进行积极处理。选用有效抗生素防治继发感染,特别要注意厌氧菌感染的防治。

(五)其他

电击伤后引起机体严重缺氧者较多见,一般氧疗不能奏效者可用高压氧治疗,以提高氧含量,增加氧分压和血氧的弥散,有效纠正缺氧。对神志清楚,伴有乏力、心慌、全身软弱的患者,一般卧床休息数天后即能恢复,必要时对症支持治疗。并应注意深部烧伤及可能的远期并发症。

(潘　婧)

第五章

神经内科疾病的诊疗

第一节 脑 栓 塞

脑栓塞以前称栓塞性脑梗死,是指来自身体各部位的栓子,经颈动脉或椎动脉进入颅内,阻塞脑部血管,中断血流,导致该动脉供血区域的脑组织缺血缺氧而软化坏死及相应的脑功能障碍。临床表现出相应的神经系统功能缺损症状和体征,如急骤起病的偏瘫、偏身感觉障碍和偏盲等。大面积脑梗死还有颅内高压症状,严重时可发生昏迷和脑疝。脑栓塞约占脑梗死的15%。

一、病因与发病机制

(一)病因

脑栓塞按其栓子来源不同,可分为心源性脑栓塞、非心源性脑栓塞及来源不明的脑栓塞。心源性栓子占脑栓塞的60%～75%。

1.心源性

风湿性心脏病引起的脑栓塞,占整个脑栓塞的50%以上。二尖瓣狭窄或二尖瓣狭窄合并闭锁不全者最易发生脑栓塞,因二尖瓣狭窄时,左心房扩张,血流缓慢瘀滞,又有涡流,易于形成附壁血栓,血流的不规则更易使之脱落成栓子,故心房颤动时更易发生脑栓塞。慢性心房颤动是脑栓塞形成最常见的原因。其他还有心肌梗死、心肌病的附壁血栓,以及细菌性心内膜炎时瓣膜上的炎性赘生物脱落、心脏黏液瘤和心脏手术等病因。

2.非心源性

主动脉及发出的大血管粥样硬化斑块和附着物脱落引起的血栓栓塞也是脑栓塞的常见原因。另外,还有炎症的脓栓、骨折的脂肪栓、人工气胸和气腹的空气栓、癌栓、虫栓和异物栓等。还有来源不明的栓子等。

(二)发病机制

各个部位的栓子通过颈动脉系统或椎动脉系统时,栓子阻塞血管的某一分支,造成缺血、梗死和坏死,产生相应的临床表现;还有栓子造成远端的急性供血中断,该区脑组织发生缺血性变性、坏死及水肿;另外,由于栓子的刺激,该段动脉和周围小动脉反射性痉挛,结果不仅造成该栓塞的动脉供血区的缺血,同时因其周围的动脉痉挛,进一步加重脑缺血损害的范围。

二、病理

脑栓塞的病理改变与脑血栓形成基本相同。但是,有以下几点不同:①脑栓塞的栓子与动脉壁不粘连;而脑血栓形成是在动脉壁上形成的,所以栓子与动脉壁粘连不易分开。②脑栓塞的栓子可以向远端移行,而脑血栓形成的栓子不能。③脑栓塞所致的梗死灶,有 60% 以上合并出血性梗死;脑血栓形成所致的梗死灶合并出血性梗死较少。④脑栓塞往往为多发病灶,脑血栓形成常为一个病灶。另外,炎性栓子可见局灶性脑炎或脑脓肿,寄生虫栓子在栓塞处可发现虫体或虫卵。

三、临床表现

(一)发病年龄
风湿性心脏病引起者以中青年为多,冠心病及大动脉病变引起者以中老年人为多。

(二)发病情况
发病急骤,在数秒钟或数分钟之内达高峰,是所有脑卒中发病最快者,有少数患者因反复栓塞可在数天内呈阶梯式加重。一般发病无明显诱因,安静和活动时均可发病。

(三)症状与体征
约有 4/5 的脑栓塞发生于前循环,特别是大脑中动脉,病变对侧出现偏瘫、偏身感觉障碍和偏盲,优势半球病变还有失语。癫痫发作很常见,因大血管栓塞,常引起脑血管痉挛,有部分性发作或全面性发作。椎-基底动脉栓塞约占 1/5,起病有眩晕、呕吐、复视、交叉性瘫痪、共济失调、构音障碍和吞咽困难等。栓子进入一侧或两侧大脑后动脉有同向性偏盲或皮质盲。基底动脉主干栓塞会导致昏迷、四肢瘫痪,可引起闭锁综合征及基底动脉尖综合征。

心源性栓塞患者有心悸、胸闷、心律不齐和呼吸困难等。

四、辅助检查

(一)胸部 X 线检查
可发现心脏肥大。

(二)心电图检查
可发现陈旧或新鲜心肌梗死、心律失常等。

(三)超声心动图检查
超声心动图检查是评价心源性脑栓塞的重要依据之一,能够显示心脏立体解剖结构,包括瓣膜反流和运动、心室壁的功能和心腔内的肿块。

(四)多普勒超声检查
有助于测量血流通过狭窄瓣膜的压力梯度及狭窄的严重程度。彩色多普勒超声血流图可检测瓣膜反流程度并可研究与血管造影的相关性。

(五)经颅多普勒超声(TCD)
TCD 可检测颅内血流情况,评价血管狭窄的程度及闭塞血管的部位,也可检测动脉粥样硬化的斑块及微栓子的部位。

(六)神经影像学检查
头颅 CT 和 MRI 检查可显示缺血性梗死和出血性梗死改变。合并出血性梗死高度支持脑栓塞的诊断,许多患者继发出血性梗死临床症状并未加重,发病 3～5 天复查 CT 可早期发现继发性梗死后出血。早期脑梗死 CT 难于发现,常规 MRI 假阳性率较高,MRI 弥散成像(DWI)和灌注成像(PWI)可以发现超急性期脑梗死。磁共振血管成像(MRA)是一种无创伤性显示脑血管狭窄或阻塞的方法,造影特异性较高。数字减影血管造影(DSA)可更好地显示脑血管狭窄的部位、范围和程度。

(七)腰椎穿刺脑脊液检查

脑栓塞引起的大面积脑梗死可有压力增高和蛋白含量增高。出血性脑梗死时可见红细胞。

五、诊断与鉴别诊断

(一)诊断

(1)多为急骤发病。

(2)多数无前驱症状。

(3)一般意识清楚或有短暂意识障碍。

(4)有颈内动脉系统或椎-基底动脉系统症状和体征。

(5)腰椎穿刺脑脊液检查一般不应含血,若有红细胞可考虑出血性脑栓塞。

(6)栓子的来源可为心源性或非心源性,也可同时伴有脏器栓塞症状。

(7)头颅 CT 和 MRI 检查有梗死灶或出血性梗死灶。

(二)鉴别诊断

1.血栓形成性脑梗死

均为急性起病的偏瘫、偏身感觉障碍,但血栓形成性脑梗死发病较慢,短期内症状可逐渐进展,一般无心房颤动等心脏病症状,头颅 CT 很少有出血性梗死灶,以资鉴别。

2.脑出血

均为急骤起病的偏瘫,但脑出血多数有高血压、头痛、呕吐和意识障碍,头颅 CT 为高密度灶可以鉴别。

六、治疗

(一)抗凝治疗

对抗凝治疗预防心源性脑栓塞复发的利弊,仍存在争议。有的学者认为脑栓塞容易发生出血性脑梗死和大面积脑梗死,可有明显的脑水肿,所以在急性期不主张应用较强的抗凝药物,以免引起出血性梗死,或并发脑出血及加重脑水肿。也有学者认为,抗凝治疗是预防随后再发栓塞性脑卒中的重要手段。心房颤动或有再栓塞风险的心源性病因、动脉夹层或动脉高度狭窄的患者,可应用抗凝药物预防再栓塞。栓塞复发的高风险可完全抵消发生出血的风险。常用的抗凝药物有以下几种。

1.肝素

有妨碍凝血活酶的形成作用;能增强抗凝血酶、中和活性凝血因子及纤溶酶;还有消除血小板的凝集作用,通过抑制透明质酸酶的活性而发挥抗凝作用。肝素每次 12 500～25 000 U(100～200 mg)加入 5％葡萄糖注射液或 0.9％氯化钠注射液 1 000 mL 中,缓慢静脉滴注或微泵注入,以每分钟 10～20 滴为宜,维持48 小时,同时第 1 天开始口服抗凝药。

有颅内出血、严重高血压、肝肾功能障碍、消化道溃疡、急性细菌性心内膜炎和出血倾向者禁用。根据部分凝血活酶时间（APTT）调整剂量，维持治疗前 APTT 值的 1.5～2.5 倍，及时检测凝血活酶时间及活动度。用量过大，可导致严重自发性出血。

2.那曲肝素钙

那曲肝素钙又称低分子肝素钙，是一种由普通肝素通过硝酸分解纯化而得到的低分子肝素钙盐，其平均分子量为 4 500。目前认为低分子肝素钙是通过抑制凝血酶的生长而发挥作用。另外，还可溶解血栓和改善血流动力学。对血小板的功能影响明显小于肝素，很少引起出血并发症。因此，那曲肝素钙是一种比较安全的抗凝药。每次 4 000～5 000 U（WHO 单位），腹部脐外侧皮下垂直注射，每天 1～2 次，连用 7～10 天，注意不能用于肌内注射。可能引起注射部位出血性瘀斑、皮下瘀血、血尿和过敏性皮疹。

3.华法林

华法林为香豆素衍生物钠盐，通过拮抗维生素 K 的作用，使凝血因子Ⅱ、Ⅶ、Ⅸ和Ⅹ的前体物质不能活化，在体内发挥竞争性的抑制作用，为一种间接性的中效抗凝剂。第 1 天给予 5～10 mg 口服，第 2 天半量；第 3 天根据复查的凝血酶原时间及活动度结果调整剂量，凝血酶原活动度维持在 25％～40％给予维持剂量，一般维持量为每天 2.5～5 mg，可用 3～6 个月。不良反应可有牙龈出血、血尿、发热、恶心、呕吐、腹泻等。

（二）脱水降颅压药物

脑栓塞患者常为大面积脑梗死、出血性脑梗死，常有明显脑水肿，甚至发生脑疝的危险，对此必须立即应用降颅压药物。心源性脑栓塞应用甘露醇可增加心脏负荷，有引起急性肺水肿的风险。20％甘露醇每次只能给 125 mL 静脉滴注，每天 4～6 次。为增强甘露醇的脱水力度，同时必须加用呋塞米，每次 40 mg 静脉注射，每天 2 次，可减轻心脏负荷，达到保护心脏的作用，保证甘露醇的脱水治疗；甘油果糖每次 250～500 mL 缓慢静脉滴注，每天 2 次。

（三）扩张血管药物

1.丁苯酞

每次 200 mg，每天 3 次，口服。

2.葛根素注射液

每次 500 mg 加入 5％葡萄糖注射液或 0.9％氯化钠注射液 250 mL 中静脉滴注，每天 1 次，可连用 10～14 天。

3.复方丹参注射液

每次 2 支（4 mL）加入 5％葡萄糖注射液或 0.9％氯化钠注射液 250 mL 中静脉滴注，每天 1 次，可连用 10～14 天。

4.川芎嗪注射液

每次 100 mg 加入 5％葡萄糖注射液或 0.9％氯化钠注射液 250 mL 中静脉滴注，每天 1 次，可连用 10～15 天，有脑水肿和出血倾向者忌用。

（四）抗血小板聚集药物

早期暂不应用，特别是已有出血性梗死者急性期不宜应用。当急性期过后，为预防血栓栓塞的复发，可较长期应用阿司匹林或氯吡格雷。

（五）原发病治疗

对感染性心内膜炎（亚急性细菌性心内膜炎），在病原菌未培养出来时，给予青霉素每次 320 万～400 万 U 加入 5％葡萄糖注射液或 0.9％氯化钠注射液 250 mL 中静脉滴注，每天 4～

6次;已知病原微生物,对青霉素敏感的首选青霉素,对青霉素不敏感者选用头孢曲松钠,每次2 g加入5%葡萄糖注射液250～500 mL中静脉滴注,12小时滴完,每天2次。对青霉素过敏和过敏体质者慎用,对头孢菌素类药物过敏者禁用。对青霉素和头孢菌素类抗生素不敏感者可应用去甲万古霉素,30 mg/(kg·d),分2次静脉滴注,每0.8 g药物至少加200 mL液体,在1小时以上时间内缓慢滴入,可用4～6周,24小时内最大剂量不超过2 g,此药有明显的耳毒性和肾毒性。

七、预后与预防

(一)预后

脑栓塞急性期病死率为5%～15%,多死于严重脑水肿、脑疝。心肌梗死引起的脑栓塞预后较差,多遗留严重的后遗症。如栓子来源不消除,半数以上患者可能复发,约2/3在1年内复发,复发的病死率更高。10%～20%的脑栓塞患者可能在病后10天内发生第2次栓塞,病死率极高。栓子较小、症状较轻、及时治疗的患者,神经功能障碍可以部分或完全缓解。

(二)预防

最重要的是预防脑栓塞的复发。目前认为对于心房颤动、心肌梗死、二尖瓣脱垂患者可首选华法林作为二级预防的药物,阿司匹林也有效,但效果低于华法林。华法林的剂量一般为每天2.5～3.0 mg,老年人每天1.5～2.5 mg,并可采用国际标准化比值(INR)为标准进行治疗,既可获效,又可减少出血的危险性。1993年,欧洲13个国家108个医疗中心联合进行了一组临床试验,共入选1 007例非风湿性心房颤动发生TIA或小卒中的患者,分为3组,一组应用香豆素,一组用阿司匹林,另一组用安慰剂,随访2～3年,计算脑卒中或其他部位栓塞的发生率。结果发现应用香豆素组每年可减少9%脑卒中发生率,阿司匹林组减少4%。前者出血发生率为2.8%(每年),后者为0.9%(每年)。

关于脑栓塞发生后何时开始应用抗凝剂仍有不同看法。有的学者认为过早应用可增加出血的危险性,因此建议发病后数周再开始应用抗凝剂比较安全。据临床研究结果表明,高血压是引起出血的主要危险因素,如能严格控制高血压,华法林的剂量强度控制在INR2.0～3.0,则其出血发生率可以降低。因此,目前认为华法林可以作为某些心源性脑栓塞的预防药物。

(杨　丽)

第二节　脑　出　血

脑出血(intracerebral hemorrhage,ICH)也称脑溢血,是指原发性非外伤性脑实质内出血,故又称原发性或自发性脑出血。脑出血是脑内的血管病变破裂而引起的出血,绝大多数是高血压伴发小动脉微动脉瘤在血压骤升时破裂所致,称为高血压性脑出血。主要病理特点为局部脑血流变化、炎症反应,以及脑出血后脑血肿的形成和血肿周边组织受压、水肿、神经细胞凋亡。80%的脑出血发生在大脑半球,20%发生在脑干和小脑。脑出血起病急骤,临床表现为头痛、呕吐、意识障碍、偏瘫、偏身感觉障碍等。在所有脑血管疾病患者中,脑出血占20%～30%,年发病率为(60～80)/10万,急性期病死率为30%～40%,是病死率和致残率很高的常见疾病。该病常发生于 40～70 岁,其中＞50 岁的人群发病率最高,达 93.6%,但近年来发病年龄有越来越年轻的趋势。

一、病因与发病机制

(一)病因

高血压及高血压合并小动脉硬化是 ICH 的最常见病因,约 95% 的 ICH 患者患有高血压。其他病因有先天性动静脉畸形或动脉瘤破裂、脑动脉炎血管壁坏死、脑瘤出血、血液病并发脑内出血、烟雾病、脑淀粉样血管病变、梗死性脑出血、药物滥用、抗凝或溶栓治疗等。

(二)发病机制

尚不完全清楚,与下列因素相关。

1.高血压

持续性高血压引起脑内小动脉或深穿支动脉壁脂质透明样变性和纤维蛋白样坏死,使小动脉变脆,血压持续升高引起动脉壁疝或内膜破裂,导致微小动脉瘤或微夹层动脉瘤。血压骤然升高时血液自血管壁渗出或动脉瘤壁破裂,血液进入脑组织形成血肿。此外,高血压引起远端血管痉挛,导致小血管缺氧坏死、血栓形成、斑点状出血及脑水肿,继发脑出血,可能是子痫时高血压脑出血的主要机制。脑动脉壁中层肌细胞薄弱,外膜结缔组织少且缺乏外层弹力层,豆纹动脉等穿动脉自大脑中动脉近端呈直角分出,受高血压血流冲击易发生粟粒状动脉瘤,使深穿支动脉成为脑出血的主要好发部位,故豆纹动脉外侧支称为出血动脉。

2.淀粉样脑血管病

它是老年人原发性非高血压性脑出血的常见病因,好发于脑叶,易反复发生,常表现为多发性脑出血。发病机制不清,可能为:血管内皮异常导致渗透性增加,血浆成分包括蛋白酶侵入血管壁,形成纤维蛋白样坏死或变性,导致内膜透明样增厚,淀粉样蛋白沉积,使血管中膜、外膜被淀粉样蛋白取代,弹性膜及中膜平滑肌消失,形成蜘蛛状微血管瘤扩张,当情绪激动或活动诱发血压升高时血管瘤破裂引起出血。

3.其他因素

血液病如血友病、白血病、血小板减少性紫癜、红细胞增多症、镰状细胞病等可因凝血功能障碍引起大片状脑出血。肿瘤内异常新生血管破裂或侵蚀正常脑血管也可导致脑出血。维生素 B_1、维生素 C 缺乏或毒素(如砷)可引起脑血管内皮细胞坏死,导致脑出血,出血灶特点通常为斑点状而非融合成片。结节性多动脉炎、病毒性和立克次体性疾病等可引起血管床炎症,炎症致血管内皮细胞坏死、血管破裂发生脑出血。脑内小动、静脉畸形破裂可引起血肿,脑内静脉循环障碍和静脉破裂也可导致出血。血液病、肿瘤、血管炎或静脉窦闭塞性疾病等所致脑出血也常表现为多发性脑出血。

(三)脑出血后脑水肿的发生机制

脑出血后机体和脑组织局部发生一系列病理生理反应,其中自发性脑出血后最重要的继发性病理变化之一是脑水肿。由于血肿周围脑组织形成水肿带,继而引起神经细胞及其轴突的变性和坏死,成为患者病情恶化和死亡的主要原因之一。目前认为,ICH 后脑水肿与占位效应、血肿内血浆蛋白渗出和血凝块回缩、血肿周围继发缺血、血肿周围组织炎症反应、水通道蛋白-4(AQP-4)及自由基级联反应等有关。

1. 占位效应

主要是通过机械性压力和颅内压增高引起。巨大血肿可立即产生占位效应,造成周围脑组织损害,并引起颅内压持续增高。早期主要为局灶性颅内压增高,随后发展为弥漫性颅内压增高,而颅内压的持续增高可引起血肿周围组织广泛性缺血,并加速缺血组织的血管通透性改变,引发脑水肿形成。同时,脑血流量降低、局部组织压力增加可促发血管活性物质从受损的脑组织中释放,破坏血-脑屏障,引发脑水肿形成。因此,血肿占位效应虽不是脑水肿形成的直接原因,但可通过影响脑血流量、周围组织压力及颅内压等因素,间接地在脑出血后脑水肿形成机制中发挥作用。

2. 血肿内血浆蛋白渗出和血凝块回缩

血肿内血液凝结是脑出血超急性期血肿周围组织脑水肿形成的首要条件。在正常情况下,脑组织细胞间隙中的血浆蛋白含量非常低,但在血肿周围组织细胞间隙中却可见血浆蛋白和纤维蛋白聚积,这可导致细胞间隙胶体渗透压增高,使水分渗透到脑组织内形成水肿。此外,血肿形成后由于血凝块回缩,使血肿腔静水压降低,这也将导致血液中的水分渗透到脑组织间隙形成水肿。凝血连锁反应激活、血凝块回缩(血肿形成后血块分离成 1 个红细胞中央块和 1 个血清包绕区)及纤维蛋白沉积等,在脑出血后血肿周围组织脑水肿形成中发挥着重要作用。血凝块形成是脑出血血肿周围组织脑水肿形成的必经阶段,而血浆蛋白(特别是凝血酶)则是脑水肿形成的关键因素。

3. 血肿周围继发缺血

脑出血后血肿周围局部脑血流量显著降低,而脑血流量的异常降低可引起血肿周围组织缺血。一般脑出血后 6～8 小时,血红蛋白和凝血酶释出细胞毒性物质,兴奋性氨基酸释放增多等,细胞内钠聚集,则引起细胞毒性水肿;出血后 4～12 小时,血-脑屏障开始破坏,血浆成分进入细胞间液,则引起血管源性水肿。同时,脑出血后形成的血肿在降解过程中,产生的渗透性物质和缺血的代谢产物,也使组织间渗透压增高,促进或加重脑水肿,从而形成血肿周围半暗带。

4. 血肿周围组织炎症反应

脑出血后血肿周围中性粒细胞、巨噬细胞和小胶质细胞活化,血凝块周围活化的小胶质细胞和神经元中白细胞介素-1(IL-1)、白细胞介素-6(IL-6)、细胞间黏附因子-1(ICAM-1)和肿瘤坏死因子-α(TNF-α)表达增加。临床研究采用双抗夹心酶联免疫吸附试验检测 41 例脑出血患者脑脊液 IL-1 和 S100 蛋白含量发现,急性患者脑脊液 IL-1 水平显著高于对照组,提示 IL-1 可能促进了脑水肿和脑损伤的发展。ICAM-1 在中枢神经系统中分布广泛。Gong 等的研究证明,脑出血后 12 小时神经细胞开始表达 ICAM-1,3 天达高峰,持续 10 天逐渐下降;脑出血后 1 天时血管内皮开始表达 ICAM-1,7 天达高峰,持续 2 周。表达 ICAM-1 的白细胞活化后能产生大量蛋白水解酶,特别是基质金属蛋白酶(MMP),促使血-脑屏障通透性增加,血管源性脑水肿形成。

5. 水通道蛋白-4(AQP-4)与脑水肿

过去一直认为水的跨膜转运是通过被动扩散实现的,而水通道蛋白(aquaporin,AQP)的发现完全改变了这种认识。现在认为,水的跨膜转运实际上是一个耗能的主动过程,是通过 AQP 实现的。AQP 在脑组织中广泛存在,可能是脑脊液重吸收、渗透压调节、脑水肿形成等生理、病理过程的分子生物学基础。迄今已发现的 AQP 至少存在 10 种亚型,其中 AQP-4 和 AQP-9 可能参与血肿周围脑组织水肿的形成。实验研究脑出血后不同时间点大鼠脑组织 AQP-4 的表达分布发现,对照组和实验组未出血侧 AQP-4 在各时间点的表达均为弱阳性,而水肿区从脑出血后6小时开始表达增强,3天时达高峰,此后逐渐回落,1周后仍明显高于正常组。另外,随着出血时间的推移,出血侧AQP-4表达范围不断扩大,表达强度不断增强,并且与脑水肿严重程度呈正相关。以上结果提示,脑出血能导致细胞内外水和电解质失衡,细胞内外渗透压发生改变,激活位于细胞膜上的AQP-4,进而促进水和电解质通过AQP-4进入细胞内导致细胞水肿。

6.自由基级联反应

脑出血后脑组织缺血缺氧发生一系列级联反应造成自由基浓度增加。自由基通过攻击脑内细胞膜磷脂中多聚不饱和脂肪酸和脂肪酸的不饱和双键,直接造成脑损伤发生脑水肿;同时引起脑血管通透性增加,也加重脑水肿从而加重病情。

二、病理

肉眼所见:脑出血病例尸检时脑外观可见到明显动脉粥样硬化,出血侧半球膨隆肿胀,脑回宽、脑沟窄,有时可见少量蛛网膜下腔积血,颞叶海马与小脑扁桃体处常可见脑疝痕迹,出血灶一般在2~8 cm,绝大多数为单灶,仅1.8%~2.7%为多灶。常见的出血部位为壳核出血,出血向内发展可损伤内囊,出血量大时可破入侧脑室。丘脑出血时,血液常穿破第三脑室或侧脑室,向外可损伤内囊。脑桥和小脑出血时,血液可穿破第四脑室,甚至可经中脑导水管逆行进入侧脑室。原发性脑室出血,出血量小时只侵及单个脑室或多个脑室的一部分;大量出血时全部脑室均可被血液充满,脑室扩张积血形成铸型。脑出血血肿周围脑组织受压,水肿明显,颅内压增高,脑组织可移位。幕上半球出血,血肿向下破坏或挤压丘脑下部和脑干,使其变形、移位和继发出血,并常出现小脑幕疝;如中线部位下移可形成中心疝;颅内压增高明显或小脑出血较重时均易发生枕骨大孔疝,这些都是导致患者死亡的直接原因。急性期后,血块溶解,含铁血黄素和破坏的脑组织被吞噬细胞清除,胶质增生,小出血灶形成胶质瘢痕,大者形成囊腔,称为中风囊,腔内可见黄色液体。

显微镜观察可分为3期:①出血期可见大片出血,红细胞多新鲜。出血灶边缘多出现坏死。软化的脑组织,神经细胞消失或呈局部缺血改变,常有多形核白细胞浸润。②吸收期出血24~36小时即可出现胶质细胞增生,小胶质细胞及来自血管外膜的细胞形成格子细胞,少数格子细胞含铁血黄素。星形胶质细胞增生及肥胖变性。③修复期血液及坏死组织渐被清除,组织缺损部分由胶质细胞、胶质纤维及胶原纤维代替,形成瘢痕。出血灶较小可完全修复,较大则遗留囊腔。血红蛋白代谢产物长久残存于瘢痕组织中,呈现棕黄色。

三、临床表现

(一)症状与体征

1.意识障碍

多数患者发病时很快出现不同程度的意识障碍,轻者可呈嗜睡,重者可昏迷。

2.高颅压征

表现为头痛、呕吐。头痛以病灶侧为重,意识蒙眬或浅昏迷者可见患者用健侧手触摸病灶侧头部;呕吐多为喷射性,呕吐物为胃内容物,如合并消化道出血可为咖啡样物。

3.偏瘫

病灶对侧肢体瘫痪。

4.偏身感觉障碍

病灶对侧肢体感觉障碍,主要是痛觉、温度觉减退。

5.脑膜刺激征

见于脑出血已破入脑室、蛛网膜下腔及脑室原发性出血之时,可有颈项强直或强迫头位,Kernig 征阳性。

6.失语症

优势半球出血者多伴有运动性失语症。

7.瞳孔与眼底异常

瞳孔可不等大、双瞳孔缩小或散大。眼底可有视网膜出血和视盘水肿。

8.其他症状

如心律不齐、呃逆、呕吐咖啡色样胃内容物、呼吸节律紊乱、体温迅速上升及心电图异常等变化。脉搏常有力或缓慢,血压多升高,可出现肢端发绀,偏瘫侧多汗,面色苍白或潮红。

(二)不同部位脑出血的临床表现

1.基底节区出血

基底节区出血在脑出血中最多见,占 60%～70%。其中壳核出血最多,约占脑出血的 60%,主要是豆纹动脉尤其是其外侧支破裂引起;丘脑出血较少,约占 10%,主要是丘脑穿动脉或丘脑膝状体动脉破裂引起;尾状核及屏状核等出血少见。虽然各核出血有其特点,但出血较多时均可侵及内囊,出现一些共同症状。现将常见的症状分轻、重两型叙述如下。

(1)轻型:多属壳核出血,出血量一般为数毫升至 30 mL,或为丘脑小量出血,出血量仅数毫升,出血限于丘脑或侵及内囊后肢。患者突然头痛、头晕、恶心、呕吐、意识清楚或轻度障碍,出血灶对侧出现不同程度的偏瘫,也可出现偏身感觉障碍及偏盲(三偏征),两眼可向病灶侧凝视,优势半球出血可有失语。

(2)重型:多属壳核大量出血,向内扩展或穿破脑室,出血量可达 30～160 mL;或丘脑较大量出血,血肿侵及内囊或破入脑室。发病突然,意识障碍重,鼾声明显,呕吐频繁,可吐咖啡样胃内容物(由胃部应激性溃疡所致)。丘脑出血病灶对侧常有偏身感觉障碍或偏瘫,肌张力低,可引出病理反射,平卧位时,患侧下肢呈外旋位。但感觉障碍常先于或重于运动障碍,部分病例病灶对侧可出现自发性疼痛。常有眼球运动障碍(眼球向上注视麻痹,呈下视内收状态)。瞳孔缩小或不等大,一般为出血侧散大,提示已有小脑幕疝形成;部分病例有丘脑性失语(言语缓慢而不清、重复言语、发音困难、复述差、朗读正常)或丘脑性痴呆(记忆力减退、计算力下降、情感障碍、人格改变等)。如病情发展,血液大量破入脑室或损伤丘脑下部及脑干,昏迷加深,出现去大脑强直或四肢弛缓,面色潮红或苍白,出冷汗,鼾声大作,中枢性高热或体温过低,甚至出现肺水肿、上消化道出血等内脏并发症,最后多发生枕骨大孔疝死亡。

2.脑叶出血

脑叶出血又称皮质下白质出血。应用 CT 以后,发现脑叶出血约占脑出血的 15%,发病年龄在 11～80 岁,40 岁以下占 30%,年轻人多由血管畸形(包括隐匿性血管畸形)、烟雾病引起,老年人常见于高血压动脉硬化及淀粉样血管病等。脑叶出血以顶叶最多见,以后依次为颞叶、枕叶、额叶,40% 为跨叶出血。脑叶出血除意识障碍、颅内高压和抽搐等常见症状外,还有各脑叶的特异表现。

(1)额叶出血:常有一侧或双侧的前额痛、病灶对侧偏瘫。部分病例有精神行为异常、凝视麻痪、言语障碍和癫痫发作。

(2)顶叶出血:常有病灶侧颞部疼痛;病灶对侧的轻偏瘫或单瘫、深浅感觉障碍和复合感觉障碍;体象障碍、手指失认和结构失用症等,少数病例可出现下象限盲。

(3)颞叶出血:常有耳部或耳前部疼痛,病灶对侧偏瘫,但上肢瘫重于下肢,中枢性面、舌瘫可有对侧上象限盲;优势半球出血可出现感觉性失语或混合性失语;可有颞叶癫痫、幻嗅、幻视、兴奋躁动等精神症状。

(4)枕叶出血:可出现同侧眼部疼痛,同向性偏盲和黄斑回避现象,可有一过性黑蒙和视物变形。

3.脑干出血

(1)中脑出血:中脑出血少见,自 CT 应用于临床后,临床已可诊断。轻症患者表现为突然出现复视、眼睑下垂、一侧或两侧瞳孔扩大、眼球不同轴、水平或垂直眼震,同侧肢体共济失调,也可表现大脑脚综合征(Weber 综合征)或红核综合征(Benedikt 综合征)。重者出现昏迷、四肢迟缓性瘫痪、去大脑强直,常迅速死亡。

(2)脑桥出血:占脑出血的 10% 左右。病灶多位于脑桥中部的基底部与被盖部之间。患者表现突然头痛,同侧第 Ⅵ、Ⅶ、Ⅷ 对脑神经麻痹,对侧偏瘫(交叉性瘫痪),出血量大或病情重者常有四肢瘫,很快进入意识障碍、针尖样瞳孔、去大脑强直、呼吸障碍,多迅速死亡。可伴中枢性高热、大汗和应激性溃疡等。一侧脑桥小量出血可表现为脑桥腹内侧综合征(Foville 综合征)、闭锁综合征和脑桥腹外侧综合征(Millard-Gubler 综合征)。

(3)延髓出血:延髓出血更为少见,突然意识障碍,血压下降,呼吸节律不规则,心律失常,轻症病例可呈延髓背外侧综合征(Wallenberg 综合征),重症病例常因呼吸心跳停止而死亡。

4.小脑出血

小脑出血约占脑出血的 10%。多见于一侧半球的齿状核部位,小脑蚓部也可发生。发病突然,眩晕明显,频繁呕吐,枕部疼痛,病灶侧共济失调,可见眼球震颤,同侧周围性面瘫,颈项强直等,如不仔细检查,易误诊为蛛网膜下腔出血。当出血量不大时,主要表现为小脑症状,如病灶侧共济失调,眼球震颤,构音障碍和吟诗样语言,无偏瘫。出血量增加时,还可表现有脑桥受压体征,如展神经麻痹、侧视麻痹等,以及肢体偏瘫和/或锥体束征。病情如继续加重,颅内压增高明显,昏迷加深,极易发生枕骨大孔疝死亡。

5.脑室出血

脑室出血分原发与继发两种,继发性是指脑实质出血破入脑室者;原发性指脉络丛血管出血及室管膜下动脉破裂出血,血液直流入脑室者。以前认为脑室出血罕见,现已证实占脑出血的 3%~5%。55% 的患者出血量较少,仅部分脑室有血,脑脊液呈血性,类似蛛网膜下腔出血。临床常表现为头痛、呕吐、项强、Kernig 征阳性、意识清楚或一过性意识障碍,但常无偏瘫体征,脑脊液血性,酷似蛛网膜下腔出血,预后良好,可以完全恢复正常;出血量大,全部脑室均被血液充满者,其临床表现符合既往所谓脑室出血的症状,即发病后突然头痛、呕吐、昏迷、瞳孔缩小或时大时小,眼球浮动或分离性斜视,四肢肌张力增高,病理反射阳性,早期出现去大脑强直,严重者双侧瞳孔散大,呼吸深,鼾声明显,体温明显升高,面部充血多汗,预后极差,多迅速死亡。

四、辅助检查

（一）头颅 CT

发病后 CT 平扫可显示近圆形或卵圆形均匀高密度的血肿病灶，边界清楚，可确定血肿部位、大小、形态及是否破入脑室，血肿周围有无低密度水肿带及占位效应（脑室受压、脑组织移位）和梗阻性脑积水等。早期可发现边界清楚、均匀的高度密度灶，CT 值为 $60\sim80$ Hu，周围环绕低密度水肿带。血肿范围大时可见占位效应。根据 CT 影像估算出血量可采用简单易行的多田计算公式：出血量（mL）$=0.5\times$最大面积长轴（cm）$\times$最大面积短轴（mL）$\times$层面数。出血后 $3\sim7$ 天，血红蛋白破坏，纤维蛋白溶解，高密度区向心性缩小，边缘模糊，周围低密度区扩大。病后 $2\sim4$ 周，形成等密度或低密度灶。病后 2 个月左右，血肿区形成囊腔，其密度与脑脊液近乎相等，两侧脑室扩大；增强扫描，可见血肿周围有环状高密度强化影，其大小、形状与原血肿相近。

（二）头颅 MRI/MRA

MRI 的表现主要取决于血肿所含血红蛋白量的变化。发病 1 天内，血肿呈 T_1 等信号或低信号，T_2 呈高信号或混合信号；第 2 天至 1 周，T_1 为等信号或稍低信号，T_2 为低信号；第 $2\sim4$ 周，T_1 和 T_2 均为高信号；4 周后，T_1 呈低信号，T_2 为高信号。此外，MRA 可帮助发现脑血管畸形、肿瘤及血管瘤等病变。

（三）数字减影血管造影（DSA）

对脑叶出血、原因不明或怀疑脑血管畸形、血管瘤、烟雾病和血管炎等患者有意义，尤其血压正常的年轻患者应通过 DSA 查明病因。

（四）腰椎穿刺检查

在无条件做 CT 时，且患者病情不重，无明显颅内高压者可进行腰椎穿刺检查。脑出血者脑脊液压力常增高，若出血破入脑室或蛛网膜下腔者脑脊液多呈均匀血性。有脑疝及小脑出血者应禁做腰椎穿刺检查。

（五）经颅多普勒超声（TCD）

由于简单及无创性，可在床边进行检查，已成为监测脑出血患者脑血流动力学变化的重要方法。①通过检测脑动脉血流速度，间接监测脑出血的脑血管痉挛范围及程度，脑血管痉挛时其血流速度增高。②测定血流速度、血流量和血管外周阻力可反映颅内压增高时脑血流灌注情况，如颅内压超过动脉压时收缩期及舒张期血流信号消失，无血流灌注。③提供脑动静脉畸形、动脉瘤等病因诊断的线索。

（六）脑电图（EEG）

可反映脑出血患者脑功能状态。意识障碍可见两侧弥漫性慢活动，病灶侧明显；无意识障碍时，基底节和脑叶出血出现局灶性慢波，脑叶出血靠近皮质时可有局灶性棘波或尖波发放；小脑出血无意识障碍时脑电图多正常，部分患者同侧枕颞部出现慢活动；中脑出血多见两侧阵发性同步高波幅慢活动；脑桥出血患者昏迷时可见 $8\sim12$ Hz α 波、低波幅 β 波、纺锤波或弥漫性慢波等。

（七）心电图

可及时发现脑出血合并心律失常或心肌缺血，甚至心肌梗死。

（八）血液检查

重症脑出血急性期白细胞数可增至 $(10\sim20)\times10^9$/L，并可出现血糖含量升高、蛋白尿、尿糖、血尿素氮含量增加,以及血清肌酶含量升高等。但均为一过性,可随病情缓解而消退。

五、诊断与鉴别诊断

(一)诊断要点

1.一般性诊断要点

(1)急性起病,常有头痛、呕吐、意识障碍、血压增高和局灶性神经功能缺损症状,部分病例有眩晕或抽搐发作。饮酒、情绪激动、过度劳累等是常见的发病诱因。

(2)常见的局灶性神经功能缺损症状和体征包括偏瘫、偏身感觉障碍、偏盲等,多于数分钟至数小时内达到高峰。

(3)头颅 CT 扫描可见病灶中心呈高密度改变,病灶周边常有低密度水肿带。头颅 MRI/MRA有助于脑出血的病因学诊断和观察血肿的演变过程。

2.各部位脑出血的临床诊断要点

(1)壳核出血:①对侧肢体偏瘫,优势半球出血常出现失语。②对侧肢体感觉障碍,主要是痛觉、温度觉减退。③对侧偏盲。④凝视麻痹,呈双眼持续性向出血侧凝视。⑤尚可出现失用、体象障碍、记忆力和计算力障碍、意识障碍等。

(2)丘脑出血:①丘脑型感觉障碍,对侧半身深浅感觉减退、感觉过敏或自发性疼痛。②运动障碍,出血侵及内囊可出现对侧肢体瘫痪,多为下肢重于上肢。③丘脑性失语,言语缓慢而不清、重复言语、发音困难、复述差,朗读正常。④丘脑性痴呆,记忆力减退、计算力下降、情感障碍、人格改变。⑤眼球运动障碍,眼球向上注视麻痹,常向内下方凝视。

(3)脑干出血:①中脑出血,突然出现复视,眼睑下垂;一侧或两侧瞳孔扩大,眼球不同轴,水平或垂直眼震,同侧肢体共济失调,也可表现 Weber 综合征或 Benedikt 综合征;严重者很快出现意识障碍,去大脑强直。②脑桥出血,突然头痛,呕吐,眩晕,复视,眼球不同轴,交叉性瘫痪或偏瘫、四肢瘫等。出血量较大时,患者很快进入意识障碍,针尖样瞳孔,去大脑强直,呼吸障碍,并可伴有高热、大汗、应激性溃疡等,多迅速死亡;出血量较少时可表现为一些典型的综合征,如 Foville 综合征、Millard-Gubler 综合征和闭锁综合征等。③延髓出血,突然意识障碍,血压下降,呼吸节律不规则,心律失常,继而死亡。轻者可表现为不典型的 Wallenberg 综合征。

(4)小脑出血:①突发眩晕、呕吐、后头部疼痛,无偏瘫。②有眼震,站立和步态不稳,肢体共济失调、肌张力降低及颈项强直。③头颅 CT 扫描示小脑半球或小脑蚓高密度影及第四脑室、脑干受压。

(5)脑叶出血:①额叶出血,前额痛、呕吐、痫性发作较多见;对侧偏瘫、共同偏视、精神障碍;优势半球出血时可出现运动性失语。②顶叶出血,偏瘫较轻,而偏侧感觉障碍显著;对侧下象限盲,优势半球出血时可出现混合性失语。③颞叶出血,表现为对侧中枢性面、舌瘫及上肢为主的瘫痪;对侧上象限盲;优势半球出血时可有感觉性或混合性失语;可有颞叶癫痫、幻嗅、幻视。④枕叶出血,对侧同向性偏盲,并有黄斑回避现象,可有一过性黑蒙和视物变形;多无肢体瘫痪。

(6)脑室出血:①突然头痛、呕吐,迅速进入昏迷或昏迷逐渐加深。②双侧瞳孔缩小,四肢肌张力增高,病理反射阳性,早期出现去大脑强直,脑膜刺激征阳性。③常出现丘脑下部受损的症状及体征,如上消化道出血、中枢性高热、大汗、应激性溃疡、急性肺水肿、血糖增高、尿崩症等。④脑脊液压力增高,呈血性。⑤轻者仅表现头痛、呕吐、脑膜刺激征阳性,无局限性神经体征。临床上易误诊为蛛网膜下腔出血,需通过头颅 CT 检查来确定诊断。

(二)鉴别诊断

1.脑梗死

发病较缓,或病情呈进行性加重;头痛、呕吐等颅内压增高症状不明显;典型病例一般不难鉴别;但脑出血与大面积脑梗死、少量脑出血与脑梗死临床症状相似,鉴别较困难,常需头颅 CT 鉴别。

2.脑栓塞

起病急骤,一般缺血范围较广,症状常较重,常伴有风湿性心脏病、心房颤动、细菌性心内膜炎、心肌梗死或其他容易产生栓子来源的疾病。

3.蛛网膜下腔出血

好发于年轻人,突发剧烈头痛,或呈爆裂样头痛,以颈枕部明显,有的可痛牵颈背、双下肢。呕吐较频繁,少数严重患者呈喷射状呕吐。约 50% 的患者可出现短暂、不同程度的意识障碍,尤以老年患者多见。常见一侧动眼神经麻痹,其次为视神经、三叉神经和展神经麻痹,脑膜刺激征常见,无偏瘫等脑实质损害的体征,头颅 CT 可帮助鉴别。

4.外伤性脑出血

外伤性脑出血是闭合性头部外伤所致,发生于受冲击颅骨下或对冲部位,常见于额极和颞极,外伤史可提供诊断线索,CT 可显示血肿外形不整。

5.内科疾病导致的昏迷

(1)糖尿病昏迷:①糖尿病酮症酸中毒,多数患者在发生意识障碍前数天有多尿、烦渴多饮和乏力,随后出现食欲缺乏、恶心、呕吐,常伴头痛、嗜睡、烦躁、呼吸深快,呼气中有烂苹果味(丙酮)。随着病情进一步发展,出现严重失水,尿量减少,皮肤弹性差,眼球下陷,脉细速,血压下降,至晚期时各种反射迟钝甚至消失,嗜睡甚至昏迷。尿糖、尿酮体呈强阳性,血糖和血酮体均有升高。头部 CT 结果阴性。②高渗性非酮症糖尿病昏迷,起病时常先有多尿、多饮,但多食不明显,或反而食欲缺乏,以致常被忽视。失水随病程进展逐渐加重,出现神经精神症状,表现为嗜睡、幻觉、定向障碍、偏盲、上肢拍击样粗震颤、痫性发作(多为局限性发作)等,最后陷入昏迷。尿糖强阳性,但无酮症或较轻,血尿素氮及肌酐升高。突出地表现为血糖常高至 33.3 mmol/L(600 mg/dL)以上,一般为 33.3~66.6 mmol/L(600~1 200 mg/dL);血钠升高可达 155 mmol/L;血浆渗透压显著增高达 330~460 mmol/L,一般在 350 mmol/L 以上。头部 CT 结果阴性。

(2)肝性昏迷:有严重肝病和/或广泛门体侧支循环,精神紊乱、昏睡或昏迷,明显肝功能损害或血氨升高,扑翼(击)样震颤和典型的脑电图改变(高波幅的 δ 波,每秒少于 4 次)等,有助于诊断与鉴别诊断。

(3)尿毒症昏迷:少尿(<400 mL/d)或无尿(<50 mL/d),血尿,蛋白尿,管型尿,氮质血症,水电解质紊乱和酸碱失衡等。

(4)急性酒精中毒:①兴奋期,血乙醇浓度达到 11 mmol/L(50 mg/dL)即感头痛、欣快、兴奋。血乙醇浓度超过 16 mmol/L(75 mg/dL),健谈、饶舌、情绪不稳定、自负、易激怒,可有粗鲁行为或攻击行动,也可能沉默、孤僻;浓度达到 22 mmol/L(100 mg/dL)时,驾车易发生车祸。②共济失调期,血乙醇浓度达到 33 mmol/L(150 mg/dL)时,肌肉运动不协调,行动笨拙,言语含糊不清,眼球震颤,视力模糊,复视,步态不稳,出现明显共济失调。浓度达到 43 mmol/L(200 mg/dL)时,出现恶心、呕吐、困倦。③昏迷期,血乙醇浓度升至 54 mmol/L(250 mg/dL)时,患者进入昏迷期,表现昏睡、瞳孔散大、体温降低。血乙醇浓度超过 87 mmol/L(400 mg/dL)

时,患者陷入深昏迷,心率快、血压下降,呼吸慢而有鼾音,可出现呼吸、循环麻痹而危及生命。实验室检查可见血乙醇浓度升高,呼出气中乙醇浓度与血乙醇浓度相当;动脉血气分析可见轻度代谢性酸中毒;电解质失衡,可见低血钾、低血镁和低血钙;血糖可降低。

(5)低血糖昏迷:低血糖昏迷是指各种原因引起的重症的低血糖症。患者突然昏迷、抽搐,表现为局灶神经系统症状的低血糖易被误诊为脑出血。化验血糖低于 2.8 mmol/L,推注葡萄糖后症状迅速缓解,发病后 72 小时复查头部 CT 结果阴性。

(6)药物中毒:①镇静催眠药中毒,有服用大量镇静催眠药史,出现意识障碍和呼吸抑制及血压下降。胃液、血液、尿液中检出镇静催眠药。②阿片类药物中毒,有服用大量吗啡或哌替啶的阿片类药物史,或有吸毒史,除了出现昏迷、针尖样瞳孔(哌替啶的急性中毒瞳孔反而扩大)、呼吸抑制"三联征"等特点外,还可出现发绀、面色苍白、肌肉无力、惊厥、牙关禁闭、角弓反张,呼吸先浅而慢,后叹息样或潮式呼吸、肺水肿、休克、瞳孔对光反射消失,死于呼吸衰竭。血、尿阿片类毒物成分,定性试验呈阳性。使用纳洛酮可迅速逆转阿片类药物所致的昏迷、呼吸抑制、缩瞳等毒性作用。

(7)一氧化碳中毒:①轻度中毒,血液碳氧血红蛋白(COHb)可高于 10%~20%。患者有剧烈头痛、头晕、心悸、口唇黏膜呈樱桃红色、四肢无力、恶心、呕吐、嗜睡、意识模糊、视物不清、感觉迟钝、谵妄、幻觉、抽搐等。②中度中毒,血液 COHb 浓度可高达 30%~40%。患者出现呼吸困难、意识丧失、昏迷,对疼痛刺激可有反应,瞳孔对光反射和角膜反射可迟钝,腱反射减弱,呼吸、血压和脉搏可有改变。经治疗可恢复且无明显并发症。③重度中毒,血液 COHb 浓度可高于 50%以上。深昏迷,各种反射消失。患者可呈去大脑皮质状态(患者可以睁眼,但无意识,不语,不动,不主动进食或大小便,呼之不应,推之不动,肌张力增强),常有脑水肿、惊厥、呼吸衰竭、肺水肿、上消化道出血、休克和严重的心肌损害,出现心律失常,偶可发生心肌梗死。有时并发脑局灶损害,出现锥体系或锥体外系损害体征。监测血中 COHb 浓度可明确诊断。

应详细询问病史,内科疾病导致昏迷者有相应的内科疾病病史,仔细查体,局灶体征不明显;脑出血者则同向偏视、一侧瞳孔散大、一侧面部船帆现象、一侧上肢出现扬鞭现象、一侧下肢呈外旋位,血压升高。CT 检查可助鉴别。

六、治疗

急性期的主要治疗原则:保持安静,防止继续出血;积极抗脑水肿,降低颅内压;调整血压;改善循环;促进神经功能恢复;加强护理,防治并发症。

(一)一般治疗

1.保持安静

(1)卧床休息 3~4 周,脑出血发病后 24 小时内,特别是 6 小时内可有活动性出血或血肿继续扩大,应尽量减少搬运,就近治疗。重症需严密观察体温、脉搏、呼吸、血压、瞳孔和意识状态等生命体征变化。

(2)保持呼吸道通畅,头部抬高 15°~30°,切忌无枕仰卧;疑有脑疝时应床脚抬高 45°,意识障碍患者应将头歪向一侧,以利于口腔、气道分泌物及呕吐物流出;痰稠不易吸出,则要行气管切开,必要时吸氧,以使动脉血氧饱和度维持在 90%以上。

(3)意识障碍或消化道出血者宜禁食 24~48 小时,发病后 3 天,仍不能进食者,应鼻饲以确保营养。过度烦躁不安的患者可适量用镇静药。

（4）注意口腔护理，保持大便通畅，留置尿管的患者应做膀胱冲洗以预防尿路感染。加强护理，经常翻身，预防压疮，保持肢体功能位置。

（5）注意水、电解质平衡，加强营养。注意补钾，液体量应控制在 2 000 mL/d 左右，或以尿量加 500 mL 来估算，不能进食者鼻饲各种营养品。对于频繁呕吐、胃肠道功能减弱或有严重的应激性溃疡者，应考虑给予肠外营养。如有高热、多汗、呕吐或腹泻者，可适当增加入液量，或 10%脂肪乳 500 mL 静脉滴注，每天 1 次。如需长期采用鼻饲，应考虑胃造瘘术。

（6）脑出血急性期血糖含量增高可以是原有糖尿病的表现或是应激反应。高血糖和低血糖都能加重脑损伤。当患者血糖含量增高超过 11.1 mmol/L 时，应立即给予胰岛素治疗，将血糖控制在 8.3 mmol/L 以下。同时应监测血糖，若发生低血糖，可用葡萄糖口服或注射纠正低血糖。

2.亚低温治疗

能够减轻脑水肿，减少自由基的产生，促进神经功能缺损恢复，改善患者预后。降温方法：立即行气管切开，静脉滴注冬眠肌松合剂（0.9%氯化钠注射液 500 mL＋氯丙嗪 100 mg＋异丙嗪 100 mg），同时冰毯机降温。行床旁监护仪连续监测体温（T）、心率（HR）、血压（BP）、呼吸（R）、脉搏（P）、血氧饱和度（SPO₂）、颅内压（ICP）。直肠温度（RT）维持在 34～36 ℃，持续 3～5 天。冬眠肌松合剂用量和速度根据患者 T、HR、BP、肌张力等调节。保留自主呼吸，必要时应用同步呼吸机辅助呼吸，维持 SPO₂ 在 95%以上，10～12 小时将 RT 降至 34～36 ℃。当 ICP 降至正常后 72 小时，停止亚低温治疗。采用每天恢复 1～2 ℃，复温速度不超过 0.1 ℃/h。在 24～48 小时，将患者 RT 复温至 36.5～37 ℃。局部亚低温治疗实施越早，效果越好，建议在脑出血发病 6 小时内使用，治疗时间最好持续 48～72 小时。

（二）调控血压和防止再出血

脑出血患者一般血压都高，甚至比平时更高，这是因为颅内压增高时机体保证脑组织供血的代偿性反应，当颅内压下降时血压也随之下降，因此一般不应使用降血压药物，尤其是注射利血平等强有力降压剂。目前理想的血压控制水平还未确定，主张采取个体化原则，应根据患者年龄、病前有无高血压、病后血压情况等确定适宜血压水平。但血压过高时，容易增加再出血的危险性，则应及时控制高血压。一般来说，收缩压≥26.6 kPa（200 mmHg），舒张压≥15.3 kPa（115 mmHg）时，应降血压治疗，使血压控制于治疗前原有血压水平或略高水平。收缩压≤24.0 kPa（180 mmHg）或舒张压≤15.3 kPa（115 mmHg）时，或平均动脉压≤17.3 kPa（130 mmHg）时可暂不使用降压药，但需密切观察。收缩压在 24.0～30.7 kPa（180～230 mmHg）或舒张压在 14.0～18.7 kPa（105～140 mmHg）宜口服卡托普利、美托洛尔等降压药，收缩压 24.0 kPa（180 mmHg）以内或舒张压 14.0 kPa（105 mmHg）以内，可观察而不用降压药。急性期过后（约 2 周），血压仍持续过高时可系统使用降压药，急性期血压急骤下降表明病情严重，应给予升压药物以保证足够的脑供血量。

止血剂及凝血剂对脑出血并无效果，但如合并消化道出血或有凝血障碍时仍可使用。消化道出血时，还可经胃管鼻饲或口服云南白药、三七粉、氢氧化铝凝胶和/或冰牛奶、冰盐水等。

（三）控制脑水肿

脑出血后 48 小时水肿达到高峰，维持 3～5 天或更长时间后逐渐消退。脑水肿可使 ICP 增高和导致脑疝，是影响功能恢复的主要因素和导致早期死亡的主要死因。积极控制脑水肿、降低 ICP 是脑出血急性期治疗的重要环节，必要时可行 ICP 监测。治疗目标是使 ICP 降至 2.7 kPa

(20 mmHg)以下,脑灌注压>9.3 kPa(70 mmHg),应首先控制可加重脑水肿的因素,保持呼吸道通畅,适当给氧,维持有效脑灌注,限制液体和盐的入量等。应用皮质类固醇减轻脑出血后脑水肿和降低 ICP,其有效证据不充分;脱水药只有短暂作用,常用 20%甘露醇、利尿药如呋塞米等。

1.20%甘露醇

20%甘露醇为渗透性脱水药,可在短时间内使血浆渗透压明显升高,形成血与脑组织间渗透压差,使脑组织间液水分向血管内转移,经肾脏排出,每 8 g 甘露醇可由尿带出水分 100 mL,用药后 20～30 分钟开始起效,2～3 小时作用达峰。常用剂量 125～250 mL,1 次/6～8 小时,疗程 7～10 天。如患者出现脑疝征象可快速加压经静脉或颈动脉推注,可暂时缓解症状,为术前准备赢得时间。冠心病、心肌梗死、心力衰竭和肾功能不全者慎用,注意用药不当可诱发肾衰竭和水盐及电解质失衡。因此,在应用甘露醇脱水时,一定要严密观察患者尿量、血钾和心肾功能,一旦出现尿少、血尿、无尿时应立即停用。

2.利尿剂

呋塞米注射液较常用,脱水作用不如甘露醇,但可抑制脑脊液产生,用于心肾功能不全不能用甘露醇的患者,常与甘露醇合用,减少甘露醇用量。每次 20～40 mg,每天 2～4 次,静脉注射。

3.甘油果糖氯化钠注射液

该药为高渗制剂,通过高渗透性脱水,能使脑水分含量减少,降低颅内压。本品降低颅内压作用起效较缓,持续时间较长,可与甘露醇交替使用。推荐剂量为每次 250～500 mL,每天 1～2 次,静脉滴注,连用 7 天左右。

4.10%人血清蛋白

通过提高血浆胶体渗透压发挥对脑组织脱水降颅压作用,改善病灶局部脑组织水肿,作用持久。适用于低蛋白血症的脑水肿伴高颅压的患者。推荐剂量每次 10～20 g,每天 1～2 次,静脉滴注。该药可增加心脏负担,心功能不全者慎用。

5.地塞米松

可防止脑组织内星形胶质细胞肿胀,降低毛细血管通透性,维持血-脑屏障功能。抗脑水肿作用起效慢,用药后 12～36 小时起效。剂量每天 10～20 mg,静脉滴注。由于易并发感染或使感染扩散,可促进或加重应激性上消化道出血,影响血压和血糖控制等,临床不主张常规使用,病情危重、不伴上消化道出血者可早期短时间应用。

若药物脱水、降颅压效果不明显,出现颅高压危象时可考虑转外科手术开颅减压。

(四)控制感染

发病早期或病情较轻时通常不需使用抗生素,老年患者合并意识障碍易并发肺部感染,合并吞咽困难易发生吸入性肺炎,尿潴留或导尿易合并尿路感染,可根据痰液或尿液培养、药物敏感试验等选用抗生素治疗。

(五)维持水、电解质平衡

患者液体的输入量最好根据其中心静脉压(CVP)和肺毛细血管楔压(PCWP)来调整,CVP保持在 0.7～1.6 kPa(5～12 mmHg)或者 PCWP 维持在 1.3～1.9 kPa(10～14 mmHg)。无此条件时每天液体输入量可按前 1 天尿量+500 mL 估算。每天补钠 50～70 mmol/L,补钾 40～50 mmol/L,糖类 13.5～18 g。使用液体种类应以 0.9%氯化钠注射液或复方氯化钠注射液(林格液)为主,避免用高渗糖水,若用糖时可按每 4 g 糖加 1 U 胰岛素后再使用。由于患者使用大量脱水药、进食少、合并感染等原因,极易出现电解质紊乱和酸碱失衡,应加强监护和及时纠正,意识障碍患者可通过鼻饲管补充足够热量的营养和液体。

(六)对症治疗

1.中枢性高热

宜先行物理降温,如头部、腋下及腹股沟区放置冰袋,戴冰帽或睡冰毯等。效果不佳可用多巴胺受体激动剂如溴隐亭 3.75 mg/d,逐渐加量至 7.5～15.0 mg/d,分次服用。

2.痫性发作

可静脉缓慢推注(注意患者呼吸)地西泮 10～20 mg,控制发作后可予卡马西平片,每次 100 mg,每天 2 次。

3.应激性溃疡

丘脑、脑干出血患者常合并应激性溃疡和引起消化道出血,机制不明,可能是出血影响边缘系统、丘脑、丘脑下部及下行自主神经纤维,使肾上腺皮质激素和胃酸分泌大量增加,黏液分泌减少及屏障功能削弱。常在病后第 2～14 天突然发生,可反复出现,表现呕血及黑便,出血量大时常见烦躁不安、口渴、皮肤苍白、湿冷、脉搏细速、血压下降、尿量减少等外周循环衰竭表现。可采取抑制胃酸分泌和加强胃黏膜保护治疗,用 H_2 受体阻滞剂如:①雷尼替丁,每次 150 mg,每天 2 次,口服。②西咪替丁,0.4～0.8 g/d,加入 0.9%氯化钠注射液,静脉滴注。③注射用奥美拉唑钠,每次 40 mg,每 12 小时静脉注射 1 次,连用 3 天。还可用硫糖铝,每次 1 g,每天 4 次,口服;或氢氧化铝凝胶,每次 40～60 mL,每天 4 次,口服。若发生上消化道出血可用去甲肾上腺素 4～8 mg加冰盐水 80～100 mL,每天 4～6 次,口服;云南白药,每次 0.5 g,每天 4 次,口服。保守治疗无效时可在胃镜下止血,须注意呕血引起窒息,并补液或输血维持血容量。

4.心律失常

心房颤动常见,多见于病后前 3 天。心电图复极改变常导致易损期延长,易损期出现的期前收缩可导致室性心动过速或心室颤动。这可能是脑出血患者易发生猝死的主要原因。心律失常影响心排血量,降低脑灌注压,可加重原发脑病变,影响预后。应注意改善冠心病患者的心肌供血,给予常规抗心律失常治疗,及时纠正电解质紊乱,可试用 β 受体阻滞剂和钙通道阻滞剂治疗,维护心脏功能。

5.大便秘结

脑出血患者,由于卧床等原因,常会出现便秘。用力排便时腹压增高,从而使颅内压升高,可加重脑出血症状。便秘时腹胀不适,使患者烦躁不安,血压升高,也可使病情加重,故脑出血患者便秘的护理十分重要。便秘可用甘油灌肠剂(支),患者侧卧位插入肛门内 6～10 cm,将药液缓慢注入直肠内 60 mL,5～10 分钟即可排便;缓泻剂如酚酞 2 片,每晚口服,也可用中药番泻叶 3～9 g泡服。

6.稀释性低钠血症

稀释性低钠血症又称血管升压素分泌异常综合征,10%的脑出血患者可发生。因血管升压素分泌减少,尿排钠增多,血钠降低,可加重脑水肿,每天应限制水摄入量在 800～1 000 mL,补钠9～12 g;宜缓慢纠正,以免导致脑桥中央髓鞘溶解症。另有脑耗盐综合征,是心钠素分泌过高导致低钠血症,应输液补钠治疗。

7.下肢深静脉血栓形成

急性脑卒中患者易并发下肢和瘫痪肢体深静脉血栓形成,患肢进行性水肿和发硬,肢体静脉血流图检查可确诊。勤翻身、被动活动或抬高瘫痪肢体可预防;治疗可用肝素 5 000 U,静脉滴注,每天 1 次;或低分子量肝素,每次 4 000 U,皮下注射,每天 2 次。

(七)外科治疗

可挽救重症患者的生命及促进神经功能恢复,手术宜在发病后 6~24 小时进行,预后直接与术前意识水平有关,昏迷患者通常手术效果不佳。

1.手术指征

(1)脑叶出血:患者清醒、无神经障碍和小血肿(<20 mL)者,不必手术,可密切观察和随访。患者意识障碍、大血肿和在 CT 片上有占位征,应手术。

(2)基底节和丘脑出血:大血肿、神经障碍者应手术。

(3)脑桥出血:原则上内科治疗。但对非高血压性脑桥出血如海绵状血管瘤,可手术治疗。

(4)小脑出血:血肿直径≥2 cm 者应手术,特别是合并脑积水、意识障碍、神经功能缺失和占位征者。

2.手术禁忌证

(1)深昏迷患者(GCS 3~5 级)或去大脑强直。

(2)生命体征不稳定,如血压过高、高热、呼吸不规则,或有严重系统器质病变者。

(3)脑干出血。

(4)基底节或丘脑出血影响到脑干。

(5)病情发展急骤,发病数小时即深昏迷者。

3.常用手术方法

(1)小脑减压术:是高血压性小脑出血最重要的外科治疗,可挽救生命和逆转神经功能缺损,病程早期患者处于清醒状态时手术效果好。

(2)开颅血肿清除术:占位效应引起中线结构移位和初期脑疝时外科治疗可能有效。

(3)钻孔扩大骨窗血肿清除术。

(4)钻孔微创颅内血肿清除术。

(5)脑室出血脑室引流术。

(八)早期康复治疗

原则上应尽早开始。在神经系统症状不再进展,没有严重精神、行为异常,生命体征稳定,没有严重的并发症、并发症时即可开始康复治疗的介入,但需注意康复方法的选择。早期康复治疗对恢复患者的神经功能,提高生活质量是十分有利的。早期对瘫痪肢体进行按摩及被动运动,开始有主动运动时即应根据康复要求按阶段进行训练,以促进神经功能恢复,避免出现关节挛缩、肌肉萎缩和骨质疏松;对失语患者需加强言语康复训练。

(九)加强护理,防治并发症

常见的并发症有肺部感染、上消化道出血、吞咽困难、水和电解质紊乱、下肢静脉血栓形成、肺栓塞、肺水肿、冠状动脉性疾病和心肌梗死、心脏损伤、痫性发作等。脑出血预后与急性期护理有直接关系,合理的护理措施十分重要。

1.体位

头部抬高 15°~30°角,既能保持脑血流量,又能保持呼吸道通畅。切忌无枕仰卧。凡意识障碍患者宜采用侧卧位,头稍前屈,以利口腔分泌物流出。

2.饮食与营养

营养不良是脑出血患者常见的易被忽视的并发症,应充分重视。重症意识障碍患者急性期应禁食 1～2 天,静脉补给足够能量与维生素,发病 48 小时后若无活动性消化道出血,可鼻饲流质饮食,应考虑营养合理搭配与平衡。患者意识转清、咳嗽反射良好、能吞咽时可停止鼻饲,应注意喂食时宜取 45°角半卧位,食物宜做成糊状,流质饮料均应选用茶匙喂食,喂食出现呛咳可拍背。

3.呼吸道护理

脑出血患者应保持呼吸道通畅和足够通气量,意识障碍或脑干功能障碍患者应行气管插管,指征是 $PaO_2 < 8.0$ kPa(60 mmHg)、$PaCO_2 > 6.7$ kPa(50 mmHg)或有误吸危险者。鼓励勤翻身、拍背,鼓励患者尽量咳嗽,咳嗽无力痰多时可超声雾化治疗,呼吸困难、呼吸道痰液多、经鼻抽吸困难者可考虑气管切开。

4.压疮防治与护理

昏迷或完全性瘫痪患者易发生压疮,预防措施包括定时翻身,保持皮肤干燥清洁,在骶部、足跟及骨隆起处加垫气圈,经常按摩皮肤及活动瘫痪肢体促进血液循环,皮肤发红可用 70%乙醇溶液或温水轻柔,涂以 3.5%安息香酊。

七、预后与预防

(一)预后

脑出血的预后与出血量、部位、病因及全身状况等有关。脑干、丘脑及大量脑室出血预后差。脑水肿、颅内压增高及脑疝、并发症及脑-内脏(脑-心、脑-肺、脑-肾、脑-胃肠)综合征是致死的主要原因。早期多死于脑疝,晚期多死于中枢性衰竭、肺炎和再出血等继发性并发症。影响本病的预后因素有:①年龄较大;②昏迷时间长和程度深;③颅内压高和脑水肿重;④反复多次出血和出血量大;⑤小脑、脑干出血;⑥神经体征严重;⑦出血灶多和生命体征不稳定;⑧伴癫痫发作、去大脑皮质强直或去大脑强直;⑨伴有脑-内脏联合损害;⑩合并代谢性酸中毒、代谢障碍或电解质紊乱者,预后差。及时给予正确的中西医结合治疗和内外科治疗,可大大改善预后,减少病死率和致残率。

(二)预防

总的原则是定期体检,早发现、早预防、早治疗。脑出血是多危险因素所致的疾病。研究证明,高血压是最重要的独立危险因素,心脏病、糖尿病是肯定的危险因素。多种危险因素之间存在错综复杂的相关性,它们互相渗透、互相作用、互为因果,从而增加了脑出血的危险性,也给预防和治疗带来困难。目前,我国仍存在对高血压知晓率低、用药治疗率低和控制率低等"三低"现象,恰与我国脑卒中患病率高、致残率高和病死率高等"三高"现象形成鲜明对比。因此,加强高血压的防治宣传教育是非常必要的。在高血压治疗中,轻型高血压可选用尼群地平和吲达帕胺,对其他类型的高血压则应根据病情选用钙通道阻滞剂、β受体阻滞剂、血管紧张素转化酶抑制剂(ACEI)、利尿剂等联合治疗。

有些危险因素是先天决定的,而且是难以改变甚至不能改变的(如年龄、性别);有些危险因素是环境造成的,很容易预防(如感染);有些是人们生活行为的方式,是完全可以控制的(如抽烟、酗酒);还有些疾病常常是可治疗的(如高血压)。虽然大部分高血压患者都接受过降压治疗,但规范性、持续性差,这样非但没有起到降低血压、预防脑出血的作用,反而使血压忽高忽低,易于引发脑出血。所以控制血压除进一步普及治疗外,重点应放在正确的治疗方法上。预防工作不可简单、单一化,要采取突出重点、顾及全面的综合性预防措施,才能有效地降低脑出血的发病率、病死率和复发率。

除针对危险因素进行预防外,日常生活中须注意经常锻炼、戒烟酒,合理饮食,调理情绪。饮食上提倡"五高三低",即高蛋白质、高钾、高钙、高纤维素、高维生素及低盐、低糖、低脂。锻炼要因人而异,方法灵活多样,强度不宜过大,避免激烈运动。

(杨 丽)

第三节 腔隙性脑梗死

腔隙性脑梗死是指大脑半球深部白质和脑干等中线部位,由直径为 $100\sim400~\mu m$ 的穿支动脉血管闭塞导致的脑梗死。所引起的病灶为 $0.5\sim15.0~mm^3$ 的梗死灶。大多由大脑前动脉、大脑中动脉、前脉络膜动脉和基底动脉的穿支动脉闭塞所引起。脑深部穿动脉闭塞导致相应灌注区脑组织缺血、坏死、液化,由吞噬细胞将该处组织移走而形成小腔隙。好发于基底节、丘脑、内囊、脑桥的大脑皮质贯通动脉供血区。反复发生多个腔隙性脑梗死,称多发性腔隙性脑梗死。临床引起相应的综合征,常见的有纯运动性轻偏瘫、纯感觉性卒中、构音障碍-手笨拙综合征、共济失调性轻偏瘫和感觉运动性卒中。高血压和糖尿病是主要原因,特别是高血压尤为重要。腔隙性脑梗死占脑梗死的 $20\%\sim30\%$。

一、病因与发病机制

(一)病因
真正的病因和发病机制尚未完全清楚,但与下列因素有关。

1.高血压

长期高血压作用于小动脉及微小动脉壁,致脂质透明变性,管腔闭塞,产生腔隙性病变。舒张压增高是多发性腔隙性脑梗死的常见原因。

2.糖尿病

糖尿病时血浆低密度脂蛋白及极低密度脂蛋白的浓度增高,引起脂质代谢障碍,促进胆固醇合成,从而加速、加重动脉硬化的形成。

3.微栓子(无动脉病变)

各种类型小栓子阻塞小动脉导致腔隙性脑梗死,如胆固醇、红细胞增多症、纤维蛋白等。

4.血液成分异常

如红细胞增多症、血小板增多症和高凝状态,也可导致发病。

(二)发病机制
腔隙性脑梗死的发病机制还不完全清楚。微小动脉粥样硬化被认为是症状性腔隙性脑梗死常见的发病机制。在慢性高血压患者中,在粥样硬化斑为 $100\sim400~\mu m$ 的小动脉中,也能发现动脉狭窄和闭塞。颈动脉粥样斑块,尤其是多发性斑块,可能会导致腔隙性脑梗死;脑深部穿动脉闭塞,导致相应灌注区脑组织缺血、坏死,由吞噬细胞将该处脑组织移走,遗留小腔,因而导致该部位神经功能缺损。

二、病理

腔隙性脑梗死灶呈不规则圆形、卵圆形或狭长形。累及管径在 $100\sim400~\mu m$ 的穿动脉,梗死部位主要在基底节(特别是壳核和丘脑)、内囊和脑桥的白质。大多数腔隙性脑梗死位于豆纹动脉分支、大脑后动脉的丘脑深穿支、基底动脉的旁中央支供血区。阻塞常发生在深穿支的前半部分,因而梗死灶均较小,大多数直径为 $0.2\sim15~mm$。病变血管可见透明变性、玻璃样脂肪变、玻璃样小动脉坏死、血管壁坏死和小动脉硬化等。

三、临床表现

本病常见于 $40\sim60$ 岁以上的中老年人。腔隙性脑梗死患者中高血压的发病率约为 75%,糖尿病的发病率为 $25\%\sim35\%$,有 TIA 史者约有 20%。

(一)症状和体征

临床症状一般较轻,体征单一,一般无头痛、颅内高压症状和意识障碍。由于病灶小,又常位于脑的静区,故许多腔隙性脑梗死在临床上无症状。

(二)临床综合征

Fisher 根据病因、病理和临床表现,归纳为 21 种综合征,常见的有以下几种。

1.纯运动性轻偏瘫(pure motor hemiparesis,PMH)

最常见,约占 60%,有病灶对侧轻偏瘫,而不伴失语、感觉障碍和视野缺损,病灶多在内囊和脑干。

2.纯感觉性卒中(pure sensory stroke,PSS)

约占 10%,表现为病灶对侧偏身感觉障碍,也可伴有感觉异常,如麻木、烧灼和刺痛感。病灶在丘脑腹后外侧核或内囊后肢。

3.构音障碍-手笨拙综合征(dysarthric-clumsy hand syndrome,DCHS)

约占 20%,表现为构音障碍、吞咽困难,病灶对侧轻度中枢性面、舌瘫,手的精细运动欠灵活,指鼻试验欠稳。病灶在脑桥基底部或内囊前肢及膝部。

4.共济失调性轻偏瘫(ataxic-hemiparesis,AH)

病灶同侧共济失调和病灶对侧轻偏瘫,下肢重于上肢,伴有锥体束征。病灶多在放射冠汇集至内囊处,或脑桥基底部皮质脑桥束受损所致。

5.感觉运动性卒中(sensorimotor stroke,SMS)

少见,以偏身感觉障碍起病,再出现轻偏瘫,病灶位于丘脑腹后核及邻近内囊后肢。

6.腔隙状态

由 Marie 提出,由于多次腔隙性脑梗死后,有进行性加重的偏瘫、严重的精神障碍、痴呆、平衡障碍、二便失禁、假性延髓性麻痹、双侧锥体束征和类帕金森综合征等。近年由于有效控制血压及治疗的进步,现在已很少见。

四、辅助检查

(一)神经影像学检查

1.颅脑 CT

非增强 CT 扫描显示为基底节区或丘脑呈卵圆形低密度灶,边界清楚,直径为 $10\sim15~mm$。

由于病灶小,占位效应轻微,一般仅为相邻脑室局部受压,多无中线移位,梗死密度随时间逐渐减低,4周后接近脑脊液密度,并出现萎缩性改变。增强扫描于梗死后3天至1个月可能发生均一或斑块性强化,以2~3周明显,待达到脑脊液密度时,则不再强化。

2.颅脑 MRI

MRI 显示比 CT 优越,尤其是对脑桥的腔隙性脑梗死和新旧腔隙性脑梗死的鉴别有意义,增强后能提高阳性率。颅脑 MRI 检查在 T_2WI 像上显示高信号,是小动脉阻塞后新的或陈旧的病灶。T_1WI 和 T_2WI 分别表现为低信号和高信号斑点状或斑片状病灶,呈圆形、椭圆形或裂隙形,最大直径常为数毫米,一般不超过 1 cm。急性期 T_1WI 的低信号和 T_2WI 的高信号,常不及慢性期明显,由于水肿的存在,使病灶看起来常大于实际梗死灶。注射造影剂后,T_1WI 急性期、亚急性期和慢性期病灶显示增强,呈椭圆形、圆形,也可呈环形。

3.CT 血管成像(CTA)、磁共振血管成像(MRA)

了解颈内动脉有无狭窄及闭塞程度。

(二)超声检查

经颅多普勒超声(TCD)了解颈内动脉狭窄及闭塞程度。三维B超检查,了解颈内动脉粥样硬化斑块的大小和厚度。

(三)血液学检查

了解有无糖尿病和高脂血症等。

五、诊断与鉴别诊断

(一)诊断

(1)中老年人发病,多数患者有高血压病史,部分患者有糖尿病史或 TIA 史。

(2)急性或亚急性起病,症状比较轻,体征比较单一。

(3)临床表现符合 Fisher 描述的常见综合征之一。

(4)颅脑 CT 或 MRI 发现与临床神经功能缺损一致的病灶。

(5)预后较好,恢复较快,大多数患者不遗留后遗症状和体征。

(二)鉴别诊断

1.小量脑出血

均为中老年发病,有高血压和急起的偏瘫和偏身感觉障碍。但小量脑出血头颅 CT 显示高密度灶即可鉴别。

2.脑囊虫病

CT 均表现为低信号病灶。但是,脑囊虫病 CT 呈多灶性、小灶性和混合灶性病灶,临床表现常有头痛和癫痫发作,血和脑脊液囊虫抗体阳性,可供鉴别。

六、治疗

(一)抗血小板聚集药物

抗血小板聚集药物是预防和治疗腔隙性脑梗死的有效药物。

1.肠溶阿司匹林(或拜阿司匹林)

每次 100 mg,每天 1 次,口服,可连用 6~12 个月。

2.氯吡格雷

每次 50～75 mg,每天 1 次,口服,可连用半年。

3.西洛他唑

每次 50～100 mg,每天 2 次,口服。

4.曲克芦丁

每次 200 mg,每天 3 次,口服;或每次 400～600 mg 加入 5％葡萄糖注射液或 0.9％氯化钠注射液500 mL 中静脉滴注,每天 1 次,可连用 20 天。

（二）钙通道阻滞剂

1.氟桂利嗪

每次 5～10 mg,睡前口服。

2.尼莫地平

每次 20～30 mg,每天 3 次,口服。

3.尼卡地平

每次 20 mg,每天 3 次,口服。

（三）血管扩张药

1.丁苯酞

每次 200 mg,每天 3 次,口服。偶见恶心、腹部不适,有严重出血倾向者忌用。

2.丁咯地尔

每次 200 mg 加入 5％葡萄糖注射液或 0.9％氯化钠注射液 250 mL 中静脉滴注,每天 1 次,连用 10～14 天;或每次 200 mg,每天 3 次,口服。可有头痛、头晕、恶心等不良反应。

3.倍他司汀

每次 6～12 mg,每天 3 次,口服。可有恶心、呕吐等不良反应。

（四）内科病的处理

有效控制高血压、糖尿病、高脂血症等,坚持药物治疗,定期检查血压、血糖、血脂、心电图和有关血液流变学指标。

七、预后与预防

（一）预后

Marie 和 Fisher 认为腔隙性脑梗死一般预后良好,下述几种情况影响本病的预后。

(1)梗死灶的部位和大小,如腔隙性脑梗死发生在脑的重要部位——脑桥和丘脑,以及大的和多发性腔隙性脑梗死者预后不良。

(2)有反复 TIA 发作,有高血压、糖尿病和严重心脏病(缺血性心脏病、心房颤动、心脏瓣膜病等),症状没有得到很好控制者预后不良。据报道,1 年内腔隙性脑梗死的复发率为 10％～18％;腔隙性脑梗死,特别是多发性腔隙性脑梗死半年后约有 23％的患者发展为血管性痴呆。

（二）预防

控制高血压、防治糖尿病和 TIA 是预防腔隙性脑梗死发生和复发的关键。

(1)积极处理危险因素。①血压的调控:长期高血压是腔隙性脑梗死主要的危险因素之一。在降血压药物方面无统一规定应用的药物。选用降血压药物的原则是既要有效和持久的降低血压,又不至于影响重要器官的血流量。可选用钙通道阻滞剂,如硝苯地平缓释片,每次 20 mg,每天 2 次,口服;或尼莫地平,每次 30 mg,每天 1 次,口服。也可选用血管紧张素转换酶抑制剂 (ACEI),如卡托普利,每次 12.5~25 mg,每天 3 次,口服;或贝拉普利,每次 5~10 mg,每天 1 次,口服。②调控血糖:糖尿病也是腔隙性脑梗死主要的危险因素之一。③调控高血脂:可选用辛伐他汀(Simvastatin,或舒降之),每次 10~20 mg,每天 1 次,口服;或洛伐他汀(Lovastatin,又称美降之),每次 20~40 mg,每天 1~2 次,口服。④积极防治心脏病:要减轻心脏负荷,避免或慎用增加心脏负荷的药物,注意补液速度及补液量;对有心肌缺血、心肌梗死者应在心血管内科医师的协助下进行药物治疗。

(2)可以较长时期应用抗血小板聚集药物,如阿司匹林、氯吡格雷和中药活血化瘀药物。

(3)生活规律,心情舒畅,饮食清淡,适宜的体育锻炼。

(杨　丽)

第四节　阿尔茨海默病

阿尔茨海默病或阿尔茨海默病性痴呆是 Alosis Alzheimer 于 1907 年首先描述,是最常见和最重要的脑变性病。早期认为阿尔茨海默病是早老性痴呆的主要原因之一。对于发生于老年期的痴呆是否就是阿尔茨海默病有很大争论。国际疾病分类诊断标准第 9 次修订(ICD-9)中,将本病于 65 岁以前起病者称早老性痴呆,65 岁以后起病者称老年性痴呆。近年的多数研究证明本病在以发病年龄分组的两组中,无论临床表现,还是神经病理学研究并无本质区别。因此提出两者均用老年性痴呆 Alzheimer 型(SDAT)一词表示。在国际疾病分类诊断标准第 10 次修订(ICD-10)中,应用阿尔茨海默病痴呆这一术语。在此条目下又列出:早发性阿尔茨海默病性痴呆;晚发性阿尔茨海默病性痴呆;阿尔茨海默病性痴呆非典型或混合型;阿尔茨海默病性痴呆未特定。因此按 ICD-10 规定,无论起病早晚,通称为阿尔茨海默病性痴呆,或惯用名阿尔茨海默病。

一、病因及发病机制

迄今对阿尔茨海默病的病因已做了大量的研究,病因仍不清楚。提出多种假说,包括遗传、慢病毒感染、免疫功能改变、铝中毒、神经递质障碍、细胞骨架改变及其他危险因素。

(一)遗传因素

1932 年 Schettky 首先报道阿尔茨海默病的家族倾向,以后的流行病学调查发现阿尔茨海默病患者的一级亲属有极大的患病危险性,约 10%阿尔茨海默病患者有明确的家族史。近代分子生物学技术的应用及神经病理学对阿尔茨海默病的遗传研究取得很大的进展。迄今研究表明,与阿尔茨海默病有联系的基因至少有 5 个,分别位于第 14、19、21、1、12 号染色体上。第 21 号染色体上的类淀粉蛋白前体(APP)基因、第 14 号染色体上的早老素 1(PS1)基因和第 1 号染色体上的早老素 2(PS2)基因突变与早发的家族性阿尔茨海默病有关。位于第 19 号染色体上的载脂蛋白 E(apoE)等位基因 apoEε4 与晚发家族性和散发的阿尔茨海默病的形成有联系。位于 12 号染色体上低密度脂蛋白受体相关蛋白基因可能增加患阿尔茨海默病的风险。神经病理证明,阿尔茨海默病患者脑中神经元纤维缠结和老年斑及部分脑血管壁有淀粉样沉积物,即 β-淀粉样蛋白(Aβ),并证明它是由淀粉样前体蛋白裂解产生。大量 β-淀粉样蛋白及前体蛋白具有神经毒性反应,以上基因可能通过增加生成与积聚 Aβ,产生神经毒性反应,导致神经元坏死。

（二）神经递质障碍

研究发现阿尔茨海默病患者大脑中存在广泛的递质系统障碍,与阿尔茨海默病相关较为肯定的有乙酰胆碱系统、单胺系统、氨基酸类及神经肽类。而这些递质系统与学习和记忆等认知功能有密切关系。阿尔茨海默病患者海马和新皮层胆碱乙酰转移酶(Ch AT)及乙酰胆碱(Ach)显著减少引起皮层胆碱能神经元递质功能紊乱,被认为是记忆障碍和其他认知障碍的原因之一;阿尔茨海默病患者除有大脑皮质病变外还有皮层下神经元变性和神经元脱失,以 Meynert 基底核最明显,而 Meynert 基底核是胆碱能神经元的主要所在地。阿尔茨海默病早期此区胆碱能神经元即减少,由于 Ach 合成明显不足,ChAT 减少与痴呆的严重性,老年斑及神经元纤维缠结数量增多有关。其他递质如去甲肾上腺素、5-羟色胺、谷氨酸,生长抑制素等改变是阿尔茨海默病的原因还是继发尚不清楚。

（三）细胞骨架改变

近年研究表明阿尔茨海默病的神经元纤维缠结是细胞骨架的异常改变,以成对螺旋丝为特征,而 tua 蛋白是成对螺旋丝的主要成分。tua 蛋白是一种功能蛋白,在正常细胞内形成细胞骨架,参与微管组装与稳定。而阿尔茨海默病脑中的 tua 蛋白被异常磷酸化,成为无功能的 tua 蛋白,从而降低了微管组装的能力。随之损害轴浆流动,致使递质及一些不被迅速降解的神经元成分聚集在受累神经元内,导致神经功能减低、丧失,直至神经细胞破坏。认为这是阿尔茨海默病临床症状的发病机制。

尽管在阿尔茨海默病的发病机制研究上已取得显著成绩,但无一个假说得到充分验证,能完满解释阿尔茨海默病的病因,目前大多研究支持阿尔茨海默病的遗传假说。有关阿尔茨海默病危险因素的研究中,唯一能证实的是年龄。

二、病理变化

阿尔茨海默病患者大脑萎缩明显,以颞、顶及前额叶为主,重量常低于 1 000 g。组织学上其病理特征包括老年斑、神经元纤维缠结、神经元减少及轴索和突触异常、颗粒空泡变性、星形细胞和小胶质细胞增生和血管淀粉样改变。

神经元纤维缠结由扭曲、增厚、凝聚成奇特三角形和襻形的神经元纤维组成,是由异常细胞骨架组成的神经元内结构,为磷酸化 tua 蛋白的变异型,是微管相关蛋白的一种主要成分。神经元纤维缠结也可见于正常老年人和其他神经系统变性病中,但在阿尔茨海默病中神经元纤维缠结不仅数量上多于正常老年人,而且与神经元死亡及临床症状有关。在正常老年人神经元纤维缠结多见于颞叶,而阿尔茨海默病则遍及整个大脑,最常见于海马、杏仁核和新皮层的锥体细胞。

老年斑是阿尔茨海默病的特征性病理改变,呈不规则球形,直径 $50 \sim 200\ \mu m$,可以银深染。典型的老年斑有 3 层结构。核心由类淀粉前体蛋白组成,中层为肿胀的轴索和树状突,外层为变性的神经突起。电子显微镜观察,老年斑的组成为增厚的轴索、异常的树状突,和呈节状隆起的异常终端,以及充满增厚神经元纤维的神经元突起和围绕淀粉样纤维中心区的致密层状体。整个老年斑中突触显著减少。组化上,在老年斑区域内早期有氧化酶活性增加,随后至晚期酶活性和线粒体内含物减少。在老年斑内,突触的连结性和功能改变损害了细胞间传送,破坏了突触在学习、记忆和认知上的主要作用。

颗粒空泡变性是细胞质内的一种空泡结构,由一个或多个直径 3.5 μm 的空泡组成,每个空泡的中心都有一个致密颗粒。在阿尔茨海默病中颗粒空泡变性高度选择地见于海马的锥体细胞。神经元的丢失主要是表浅皮层较大的胆碱能神经元,发病早的患者明显且往往伴有神经胶质细胞增生。阿尔茨海默病神经元突触较正常人减少 36%~46%,多发生于老年斑部位,神经元和突触丢失与临床表现关系密切。

除以上的病理变化外,淀粉样血管病与阿尔茨海默病的关系不容忽视,淀粉样血管病又称嗜刚果或斑样血管病。继发于血管病的梗死或脑内出血可与阿尔茨海默病的病理变化同时发生。也就是说Alzheimer病的患者常有淀粉样血管病的病理改变。阿尔茨海默病与淀粉样血管病的主要病理改变,即淀粉样血管病、老年斑和神经元纤维缠结中有同一种 β-淀粉样蛋白,又常并存于老年人,故认为两者的关系密切。

阿尔茨海默病的病理组织改变有特殊的分布,颗粒空泡变性均发生于海马。神经元纤维缠结和老年斑也选择性累及皮质,以颞顶枕结合区最严重,且主要累及颞叶边缘区和扣带回部。

三、临床表现

多发生于 50 岁之后,65 岁左右多见,其临床特征为起病隐匿,持续进行性的智能衰退而无缓解。记忆障碍是本病的首发症状,判断力下降,患者不能对问题进行推理。工作和家务漫不经心,空间和时间定向障碍、情感淡漠和多疑较早出现,继之失语、失用和失认及其他认知缺陷同时出现。偶有尿失禁。最后所有智能都受损,出现明显的运动不能,以至瘫痪。

(一)记忆障碍

通常是家人和同事发现的最早的症状,当天发生的事不能回忆,常常忘记物品放在何处,刚刚说过的话或做过的事不记得,常用"丢三落四""说完就忘"来描述。但患者的记忆障碍常被认为是健康老年人的健忘而被忽视。阿尔茨海默病的早期也可有远期记忆障碍,但程度较轻,至中期,远记忆也明显受损。

(二)视空间技能损害

早期即有患者不能准确地判断物品的位置,常伸手取物而抓空;放物时不能正确判断应放的位置;在熟悉的环境中常常迷路或不认家门。至中期,甚至在家中找不到自己的房间或床,不能临摹几何图形。中期后连简单的平面图也难以画出。在日常生活中穿衣困难,甚至判断不出上衣和裤子。

(三)语言障碍

语言障碍的特殊模式及变化过程有助于诊断本病(表 5-1)。在自发言语中,明显的找词困难是首先表现的语言障碍,由于口语中缺乏实质词,而成为不能表达意思的空话或过多的解释而成赘语。表现为流利型失语口语特点。患者言语的发音,语调及语法相对保留至晚期,而语义方面进行性受损。早期物品的命名可能正常,至少可接受选词提示,列名受损则是阿尔茨海默病早期的敏感指标,随着病情的发展,语言的实用内容逐渐减少,命名不能也愈明显,同时出现错语、新语等。与此同时,听理解能力明显地进行性下降,答非所问,交谈能力下降。阅读和书写障碍,中期后甚至不认识和不会写自己的名字。复述在早期可相对保留,至中期出现模仿语言,至晚期除模仿语言外不可能交谈,进一步恶化,发音不清楚,最终哑口无言。

表 5-1　阿尔茨海默病患者语言障碍发展过程

阶段	表现
Ⅰ	因找词困难,自发语言空洞、冗赘
Ⅱ	列名困难
	轻度命名障碍
	命名不能
	错语
	听理解障碍
	交谈困难
Ⅲ	错语与字靶无关
	模仿语言,重语症
	构音障碍
	缄默

(四)认知功能损害

认知功能损害是阿尔茨海默病的特征性改变,判断力差,概括能力丧失,注意力分散,意志不集中均可在早期出现。尽管有患者可继续工作,多是很熟悉的工作,或简单的重复,当向其提出新要求时,工作能力降低才表现出来。随病情的进展,主动性和解决问题的能力、逻辑和推理的能力进行性受损。计算障碍常在中期明显,但早期也可表现出来。如购物不会算账,付错钱,严重者连简单的加、减法也不会,甚至不认识数字和算术符号。阿尔茨海默病的失用主要为观念性失用和意想运动性失用。常见于中期,表现为丧失已熟练的技能,严重者不会使用任何工具,甚至不能执筷或用勺吃饭。但仍保留运动的肌力和协调。

(五)精神异常

早期出现,并常是患者就医的原因,包括情感淡漠、抑郁、躁狂、幻觉、妄想、性格改变及行为异常。白天自言自语或大声说话,恐惧独居,有的怀疑自己年老的配偶有外遇;怀疑子女偷他的钱物,把不值钱的东西藏起来。多数患者有失眠或夜间谵妄。

(六)运动系统表现

本病早期运动系统常正常。至中期表现为过度活动不安,如无目的地在室内来回走动,或半夜起床摸东西等。早期与中期神经系统检查可无局部阳性体征,但原始轴反射可较早出现。晚期可出现运动障碍,锥体外系症状多见,主要为肌张力的增高,以后逐渐出现锥体系统症状和体征,或原有锥体外系体征加重,最后呈现强直性或屈曲性四肢瘫痪。

此外,阿尔茨海默病患者伴发淀粉样脑血管病者可高达 $27\%\sim89\%$,临床上可并发脑出血或皮质下白质脑病,则产生相应的局灶神经系统体征。

阿尔茨海默病患者视力、视野相对完整。无感觉障碍,少数患者晚期有癫痫发作。肌阵挛性抽跳并非少见。

四、实验室及其他检查

(1)目前尚无确诊阿尔茨海默病的实验室检查方法。血、尿常规及血清检查正常。脑脊液常规检查正常或仅有轻度蛋白增高。已开展对神经递质及一系列生物化学物质、放射免疫、微量元素的研究,试图从脑脊液检查中找出支持阿尔茨海默病的特异生物标志,至今未获得有诊断价值的标记物。脑脊液 β-淀粉样蛋白及其前体蛋白、tua 蛋白,尚处研究阶段。

(2)脑电图大多异常,早期仅有波幅下降或 α 节律变慢。随病情发展,背景脑电图为低和中波幅不规则活动。慢活动不对称也常见。在额叶逐渐重叠有明显的 θ 活动,快活动消失。

(3)CT 和 MRI 检查可见侧脑室扩大和脑沟增宽,额颞叶明显。随病情发展有明显加重的趋势。脑室扩大较皮层萎缩更具有临床意义、因早期 CT 也可能正常,或一部分正常老年人 CT 也可表现脑室扩大和脑沟增宽,因此,CT 对本病的诊断必须与临床结合。MRI 能清楚显示海马,测量海马体积或海马体积与全脑体积的比值,发现阿尔茨海默病患者小于对照组。虽然 MRI 优于 CT 但确诊仍需结合临床。

(4)SPECT(单电子发射计算机断层)显示,脑血流降低,且双颞叶后部和颞顶区血流减少明显,其减少程度与痴呆的严重性成正比,至中晚期则呈弥漫性对称性血流减少。PET(正电子发射断层扫描)证明阿尔茨海默病患者的脑代谢活动降低。脑代谢普遍降低,且联合皮质下降显著;初级运动、感觉和视皮质及大部分皮质下结构的代谢活动正常,或轻度下降。95%患者的葡萄糖代谢下降与其痴呆严重度一致。

(5)神经心理学检查有助于痴呆的诊断与鉴别诊断,但无助于痴呆的病因诊断。常用的痴呆量表有简易精神状态量表(MMSE)、长谷川痴呆量表(HDS)、韦氏成人智力量表(WAIS-RC)、临床痴呆评定量表(CDR)、Blessed 行为量表(BBS)及 Hachinski 缺血积分量表(HIS)等。

五、诊断与鉴别诊断

(一)诊断

1.ICD-10 提出的诊断要点

阿尔茨海默病的诊断主要根据详尽的病史、临床症状的演变过程,结合神经心理学检查及有关辅助检查等。最终确诊靠病理。国际疾病分类诊断标准第 10 次修订(ICD-10)提出 Alzheimer 病的诊断要点如下。

(1)存在痴呆(痴呆描述及诊断要点见前)。

(2)隐袭起病,缓慢进展,通常难以指明起病的时间,但他人会突然察觉到症状的存在,疾病进展过程中会出现明显的高台期。

(3)无临床依据或特殊检查的结果能够提示精神障碍是由其他可引起痴呆的全身性疾病或脑的疾病所致(例如,甲状腺功能减退症、高血钙、维生素 B_{12} 缺乏、烟酸缺乏、神经梅毒、正常压力脑积水或硬膜下血肿)。

(4)缺乏突然性、卒中样发作,在疾病早期无局灶性神经系统损害的体征,如轻瘫、感觉丧失、视野缺损及运动协调不良(但这些症状会在疾病晚期出现)。

以上对阿尔茨海默病诊断虽较明确,但临床诊断仍很困难。

2.NINCDS-ADRDA 的诊断标准

目前多采用 NINCDS-ADRDA 的诊断标准,其诊断正确率为 80%～100%,NINCDS-ADRDA 专题工作组将阿尔茨海默病分为很可能、可能和确诊三种。很可能的诊断标准如下。

(1)根据临床确诊痴呆,用 MMSE 及 Blessed 痴呆量表等神经心理测试验证。

(2)认知功能有两方面或更多的缺损。

(3)记忆和其他认知功能进行性衰退。

(4)无意识障碍,可有精神异常。

(5)发病年龄 40～90 岁,多在 65 岁以后。

(6)排除可导致记忆和认知功能进行性衰退的躯体疾病或其他脑部疾病。

确诊的标准,除符合以上标准外,并有活检或尸检的病理学依据。CT、MRI、SPECT、PET 等检查有助于诊断。

(二)阿尔茨海默病的鉴别诊断

(1)正常老年人的健忘、抑郁症及神经症的鉴别。

(2)皮克病:与阿尔茨海默病有许多共同点,常难以鉴别。皮克病是以早期人格改变,自知力差和社会行为衰退为主,而遗忘出现较晚,空间定位和认知障碍也出现较晚。CT 显示额(或)颞叶萎缩与阿尔茨海默病的弥漫性萎缩不同。

(3)脑血管性痴呆:有明确的卒中史、高血压及动脉粥样硬化;急性起病,神经系统有局灶受损的体征;头颅 CT 有局灶病灶等可鉴别。

(4)皮质下痴呆:如帕金森病性痴呆、亨廷顿病性痴呆等。这类痴呆的记忆障碍主要是健忘(回忆障碍)而非遗忘。认知功能障碍与思维活动慢有关。无语言障碍但可有构音障碍。最具特点的是早期即出现运动系统不正常,不自主运动、步态不正常等。

六、治疗

本病无特效疗法,以对症治疗为主。

(一)改善脑循环和脑代谢的药物

SPECT 和 PET 已证实阿尔茨海默病患者有脑血流减少和糖代谢减退,使用扩张血管药物增加脑血流及脑细胞代谢的药物可能改善早期症状或延缓疾病的进展。常用的药物有银杏叶提取物、双氢麦角碱、脑通、吡拉西坦、茴拉西坦、γ-氨酪酸、胞磷胆碱、脑活素、都可喜等。阿尔茨海默病脑血流的减少是因神经细胞退变的结果,故疗效有限。

(二)改善递质障碍有关的药物

阿尔茨海默病患者存在递质系统障碍,近年来对胆碱能系统缺陷的治疗研究较多。常用的药物如下。

1.增强乙酰胆碱合成和释放的突触前用药

如胆碱和卵磷脂。疗效不肯定。

2.限制乙酰胆碱降解以提高其活性的药物

(1)毒扁豆碱:临床一般每次 6 mg,每天 1 次,逐渐加量,显效范围每天 10～24 mg,分 4～6 次服用,对学习、记忆、行为似有改善,但使用时间延长疗效降低,不良反应增加。

(2)四氢氨基吖啶或他克林:开始给药每天 40 mg,每 6 周增加每天 40 mg,第 19 周起每天 160 mg,不良反应有恶心、呕吐及肝脏毒性,治疗中应查肝功能;

(3)石杉碱甲或哈伯因:是从中药千层塔中提取的胆碱酶抑制剂,临床观察可改善 Alzheimer 病患者的记忆障碍,每天 50～100 μg,不良反应少。

3.突触后用药即胆碱能激动剂

氯贝胆碱可显著提高乙酰胆碱系统的活性,但不能通过血-脑屏障,需通过导管脑室给药。治疗后认知、行为和生活能力有改善。不良反应有恶心,少有抑郁。

（三）基因治疗

利用基因重组技术将正常基因替换有缺陷的基因,以达到根治目的,目前尚处研究阶段。

（四）对症治疗

针对阿尔茨海默病患者不同的神经、精神障碍选择药物。行为障碍:合并抑郁者可选抗抑郁药,应选无抗胆碱不良反应的,可用苯环丙胺 10 mg,每天 2 次,或苯乙肼 15 mg,每天 2 次;对有精神运动兴奋、焦虑、激动、攻击行为者,可选用小剂量强安定剂如氯普噻吨、氯丙嗪等,但注意血压的下降,以防脑血流下降加重认知损害。

（五）康复治疗

应尽量鼓励患者参与社会和日常活动,包括脑力和体力活动。早期患者多下地活动,维持生活的能力,延缓衰退的速度。加强家庭和社会对患者的照顾、帮助及必要的训练。有视空间功能障碍者,应避免单独外出,以防意外。

七、预后

目前尚无有效抑制阿尔茨海默病进行性发展的方法。阿尔茨海默病的病程 5～10 年,多死于并发症。

（杨　丽）

第五节　血管性痴呆

血管性痴呆是指由脑血管病变引起的认知功能障碍综合征。血管性痴呆是老年期痴呆最常见的类型之一,仅次于阿尔茨海默病。临床上通常表现为波动性病程及阶梯式进展,早期认知功能缺损呈"斑块"状分布。

一、流行病学

65 岁以上人群痴呆患病率约为 5%,血管性痴呆患病率为 2%～3%。随年龄增长,血管性痴呆的发病率呈指数增长。卒中后痴呆患病率为 12%～31%。欧美老年期痴呆中血管性痴呆占 20%～30%。目前认为,血管性痴呆是我国老年期痴呆的主要组成部分。

二、危险因素

血管性痴呆的危险因素包括年龄、吸烟、酗酒、文化程度低、高血压、动脉粥样硬化、糖尿病、心肌梗死、心房颤动、白质损害、脂代谢紊乱、高同型半胱氨酸血症等。负性生活事件、脑卒中家族史、高脂饮食等是血管性痴呆发病相关因素。apoEε4 会增加血管性痴呆的危险性。

高血压是血管性痴呆最重要的危险因素。有效控制高血压,尤其是收缩压,可明显降低血管性痴呆的发生。年龄是比较明确的危险因素。吸烟及酗酒能增加脑卒中和痴呆的危险性。文化程度与血管性痴呆的发病率成负相关。文化程度愈高,血管性痴呆发病率愈低。

三、病因

病因包括全身性疾病如动脉粥样硬化、高血压、低血压、心脏疾病(瓣膜病、心律失常、附壁血栓、黏液瘤等)、血液系统疾病(镰状细胞贫血、血黏度增高、血小板增多)及炎性血管病,也可以由颅内病变如腔隙性梗死、Binswanger病、白质疏松、皮质下层状梗死、多发性梗死、出血(外伤性、自发性、蛛网膜淀粉样血管病)、颅内动脉病、炎症性(肉芽肿性动脉炎、巨细胞性动脉炎)、非炎症性(淀粉样血管病、烟雾病)所致。

四、发病机制

(一)分子机制

神经递质功能异常。

1.胆碱能通路受损

胆碱能神经元对缺血不耐受。基底前脑胆碱能神经元接受穿通动脉供血,而后者易受高血压影响而发生动脉硬化。缺血性卒中容易损伤胆碱能纤维投射,导致脑内胆碱不足。

2.兴奋性氨基酸的神经毒性作用

细胞内过量谷氨酸受体激活,继发钙超载,导致大量氧自由基产生,造成线粒体与 DNA 损伤。

3.局部脑血流改变

慢性脑内低灌注引起海马 CAI 区锥体细胞凋亡及神经元丧失,导致记忆功能障碍。血管性痴呆与脑缺血关系密切:缺血半暗带细胞内钙超载、兴奋性氨基酸、自由基,以及缺血后的基因表达、细胞凋亡、迟发性神经元坏死等。

(二)遗传机制

伴皮质下梗死和白质脑病的常染色体显性遗传性脑动脉病缺陷基因 $Notch3$ 基因定位于19q12。$apoE$ 基因多态性与血管性痴呆关系密切。$apoE\epsilon4$ 等位基因增加了血管性痴呆的患病危险。

五、病理

血管性痴呆主要病理改变为脑微血管病变,包括脑卒中后严重的筛状变及白质病变。主要累及皮质、海马、丘脑、下丘脑、纹状体、脑白质等,导致纹状体-苍白球-丘脑-皮质通路破坏。

六、临床表现

临床表现与卒中发生的部位、大小及次数有关。

(一)认知功能损害

突然起病,病情呈阶梯性进展。早期表现为斑片状认知功能损害,最后出现全面性认知功能障碍。病变部位不同,引起的认知功能障碍领域不同,可表现为皮质、皮质下或两者兼而有之,或仅表现为某一重要部位的功能缺失。左侧大脑半球(优势半球)病变可能出现失语、失用、失读、失写及失算等症状;右侧大脑半球皮质病变可能有视空间障碍。皮质下神经核团及其传导束病变可能出现强哭强笑等症。有时还可出现幻觉、自言自语、木僵、缄默、淡漠等精神行为学异常。通常首先累及言语回忆和与视空间技能损害有关的执行功能,记忆障碍较轻。因此,血管性痴呆筛查量表不应以记忆障碍作为筛查和评估的主要标准,应改为存在两种以上认知领域损害,可以包括或不包括记忆损害。

(二)精神行为学异常

病程不同阶段出现精神行为学异常,如表情呆滞、强哭、强笑、抑郁、焦虑、情绪不稳和人格改变等。典型的抑郁发作更为常见。

(三)局灶性神经功能缺损症状和体征

多数患者有卒中史或短暂脑缺血发作史,有局灶性神经功能缺损的症状、体征及相应的神经影像学异常。优势半球病变可出现失语、失用、失读、失算等症;大脑右半球皮质病变可出现视空间技能障碍;皮质下神经核团及传导束病变可出现运动、感觉及锥体外系症状,也可出现强哭、强笑等假性延髓性麻痹症状。影像学检查可见多发腔隙性软化灶或大面积脑软化灶,可伴有脑萎缩、脑室扩大及白质脱髓鞘改变。

(四)辅助检查

血液流变学异常、颅内多普勒超声检查可见颅内外动脉狭窄或闭塞。事件相关电位(P300)可辅助判断某些器质性或功能性认知功能障碍。脑电图可见脑血栓形成区域局限性异常。头颅CT 或 MRI 可见新旧不等的脑室旁、半卵圆中心、底节区低密度病灶并存的特点。

七、临床类型

(一)多发梗死性痴呆

为最常见的类型,常有一次或多次卒中史,病变可累及皮质、皮质下白质及基底节区。当梗死脑组织容量累积达 80～150 mL 时即可出现痴呆。常有高血压、动脉硬化和反复发作的卒中史。典型病程为突然发作、阶梯式进展和波动性认知功能障碍。每次发作遗留不同程度的认知功能损害和精神行为学异常,最终发展为全面性认知功能减退。临床上主要表现为局灶性神经功能缺损症状和体征(如偏瘫、失语、偏盲、假性延髓性麻痹)和突发的认知功能损害。神经影像学可见脑内多发低密度影和脑萎缩。

(二)大面积脑梗死性痴呆

为单次脑动脉主干闭塞引起的痴呆。大面积脑梗死患者常死于急性期,少数存活者遗留不同程度的认知功能障碍。

(三)关键部位梗死性痴呆

关键部位梗死性痴呆是指与脑高级皮质功能相关的特殊部位梗死所致的痴呆,包括皮质(海马与角回)或皮质下(丘脑、尾状核、壳核及苍白球)。

(四)皮质下血管性痴呆

包括多发腔隙性梗死性痴呆、腔隙状态、Binswanger 病、伴皮质下梗死和白质脑病的常染色体显性遗传性脑动脉病、脑淀粉样血管病导致的痴呆,与小血管病变有关。主要表现为皮质下痴呆综合征,即执行功能障碍为主,记忆损害较轻,早期出现精神行为学异常。

(五)分水岭区梗死性痴呆/低灌注性痴呆

急性脑血流动力学改变(如心搏骤停、脱水、低血压)后分水岭梗死所致痴呆。

(六)出血性痴呆

出血性痴呆指脑出血及慢性硬膜下血肿造成的痴呆。蛛网膜下腔出血及正常颅压脑积水导致的痴呆是否包括在内尚有争议。

（七）其他病因引起的痴呆

包括原因不明和罕见的脑血管病引起的痴呆，如烟雾病和先天性血管异常等合并的痴呆。

八、诊断标准

美国国立神经系统疾病与卒中研究所和瑞士国际神经科学研究协会（National Institute of Neurological Disorders and Stroke and the Association International epour la Researcheetl Enseigmenten Neurosciences，NINDS-AIREN）诊断标准如下。

（一）临床很可能（probable）血管性痴呆

1.痴呆符合美国《精神障碍诊断与统计手册》第4版-R诊断标准

主要表现为认知功能明显下降，尤其是自身前后对比。神经心理学检查证实有两个以上认知领域的功能障碍（如记忆、定向、注意、计算、言语、视空间技能及执行功能），其严重程度已干扰日常生活，并经神经心理学测查证实。同时排除意识障碍、神经症、严重失语及脑变性疾病（额颞叶痴呆、路易体痴呆及帕金森痴呆等）或全身性疾病所引起的痴呆。

2.脑血管疾病的诊断

符合1995年全国第四届脑血管病专题会议制定的相关标准。临床表现有脑血管疾病引起的局灶性神经功能缺损症状和体征，如偏瘫、中枢性面舌瘫、感觉障碍、偏盲及言语障碍等，符合头颅CT或MRI上相应病灶，可有或无卒中史。Hachinski缺血评分≥7分。影像学检查（头颅CT或MRI）有相应的脑血管病证据，如多发脑梗死、多个腔隙性脑梗死、大血管梗死、重要部位单个梗死（如丘脑、基底前脑）或广泛的脑室周围白质病变。

3.痴呆与脑血管疾病密切相关

卒中前无认知功能障碍。痴呆发生在脑卒中后的3个月内，并持续3个月以上。或认知功能障碍突然加重、波动或呈阶梯样逐渐进展。支持血管性痴呆诊断：早期认知功能损害不均匀（斑块状分布）；人格相对完整；病程波动，多次脑卒中史；可呈现步态障碍、假性延髓性麻痹等体征；存在脑血管病的危险因素；Hachinski缺血量表≥7分。

（二）可能为（possible）血管性痴呆

（1）符合痴呆诊断。

（2）有脑血管病和局灶性神经系统体征。

（3）痴呆和脑血管病可能有关，但在时间或影像学方面证据不足。

（三）确诊血管性痴呆

（1）临床诊断为很可能或可能的血管性痴呆。

（2）尸检或活检证实不含超过年龄相关的神经元纤维缠结（NFTS）和老年斑（SP）数及其他变性疾病组织学特征。

当血管性痴呆合并其他原因所致的痴呆时，建议用并列诊断，而不用"混合性痴呆"的诊断。

九、鉴别诊断

（一）阿尔茨海默病

阿尔茨海默病患者的认知功能障碍以记忆障碍为主，呈进行性下降。血管性痴呆患者早期表现为斑片状认知功能损害，主要表现为执行功能受损。病程呈波动性进展或阶梯样加重。脑血管病史、神经影像学改变及 Hachinski 缺血量表有助于鉴别血管性痴呆与阿尔茨海默病。评分≥7 分者为血管性痴呆；5～6 分者为混合性痴呆；≤4 分者为阿尔茨海默病。

(二)谵妄

是以意识障碍为特征的急性脑功能障碍综合征。除意识障碍外，还有丰富的视幻觉及听幻觉，症状在短时间（数小时或数天）内出现，并且 1 天中有波动趋势（表 5-2）。

表 5-2　谵妄与痴呆的鉴别诊断

症状	谵妄	痴呆
发病形式	急	不恒定
进展情况	快	缓慢
自诉能力减退	不经常	经常
注意力	佳	差
定向力	完全丧失	选择性失定向
记忆力	完全性记忆障碍	远期比近期好
语言	持续而不连贯	单调或失语
睡眠障碍	有	不定

(三)正常颅压性脑积水

当血管性痴呆患者出现脑萎缩或脑室扩大时，需要与本病鉴别。后者主要表现为进行性认知功能损害、共济失调步态和尿失禁三大主征。隐匿起病，无明确的脑卒中史，影像学无脑梗死的证据。

(四)某些精神症状

卒中累及额颞叶可能出现某些精神症状，如淡漠、欣快、易激惹，甚至出现幻觉。优势半球顶叶损害可出现 Gerstmann 综合征（失写、失算、左右分辨障碍及手指失认）及体象障碍等，容易误诊为痴呆。但上述症状与脑血管病同时发生，随病情加重而加重，随病情好转而好转，甚至消失。症状单一，持续时间短暂，不能认为是痴呆。

(五)去皮质状态

多由于严重或多次卒中所致双侧大脑半球广泛的损害。患者无思维能力，但保留脑干的生理功能，视、听反射正常。肢体可出现无意识动作。可以进食，但不能理解语言，不能执行简单的命令。而痴呆患者能听懂别人的叙述，执行简单的命令，保留一定的劳动与生活能力。

(六)各型失语

患者不能言语或者不能理解他人的言语，但患者一般能有条不紊地处理自己的日常生活和工作。行为合理，情绪正常。也可以借助某种表情或动作与他人进行简单的信息交流。痴呆患者早期一般无明显言语障碍。有自发言语，也能听懂别人的语言。

(七)麻痹性痴呆

属于三期脑实质性梅毒。主要表现为进行性认知功能损害，常合并有某些神经系统体征如瞳孔异常、腱反射减低及共济失调步态等，有特异性血清学及脑脊液免疫学阳性结果。

(八)皮质-纹状体-脊髓变性

通常表现为迅速进展的痴呆，伴小脑性共济失调、肌阵挛。

十、血管性痴呆与血管性认知功能障碍

血管性痴呆传统的诊断标准要求患者有记忆力下降和其他认知领域功能损害,其严重程度达到痴呆标准,该诊断标准具有明显的局限性。首先,血管性痴呆诊断标准是建立在阿尔茨海默病的概念上,但记忆障碍并非是血管性痴呆的典型症状。其次,血管性痴呆的诊断需要认知功能损害程度达到痴呆诊断标准,客观上阻止了识别早期血管性痴呆患者,使其失去有效治疗和防止认知功能损害持续进展的最佳时机。为此,一些学者建议用血管性认知功能障碍取代血管性痴呆。

血管性认知功能障碍是指由脑血管病引起或与脑血管病及其危险因素密切相关的各种程度的认知功能损害,包括非痴呆血管性认知功能障碍、血管性痴呆和伴有血管因素的阿尔茨海默病即混合性痴呆。血管性认知功能障碍比血管性痴呆所包括的范围更为广泛,包括血管因素引起的所有认知功能障碍。血管危险因素或脑卒中史是诊断血管性认知功能障碍所必需,局灶性神经功能缺损体征、突发性、阶梯样进展的病程特点不是血管性认知功能障碍诊断所必需。Hachinski 缺血量表对血管性认知功能障碍诊断非常有用。血管性认知功能障碍概念的提出为血管病所致认知功能损害的早期预防和干预提供了理论依据。

十一、混合性痴呆

混合性痴呆是指既具有阿尔茨海默病典型的临床表现,同时又具备血管性危险因素的痴呆患者。脑血管性损害和原发退行性改变同时存在。至少 1/3 的阿尔茨海默病患者存在血管性损害,而 1/3 的血管性痴呆患者存在阿尔茨海默病样病理学改变。阿尔茨海默病患者的血管性损害促进临床症状的发展,存在 1 次或 2 次腔隙性卒中时,表现出临床症状的风险增加 20 倍。最常见的混合性痴呆类型是具有典型阿尔茨海默病临床特征的患者在卒中后症状突然恶化。这种混合性痴呆类型称为"卒中前痴呆"。另一个常见的现象是有"单纯性"阿尔茨海默病症状的痴呆患者存在血管损害,这种"无症状"血管损害只有在神经影像学检查或组织活检时才能发现。目前很可能低估了在临床诊断为阿尔茨海默病的患者中血管损害对痴呆的促成作用。高龄个体中,单纯性阿尔茨海默病并不能在所有患者中出现临床痴呆症状。腔隙性卒中促成了许多阿尔茨海默病患者痴呆的临床表现。血管损害很可能在晚发性阿尔茨海默病患者中起非常重要的作用。为了描述痴呆的不同类型,Kalaria 和 Ballard 提出了一种连续统一体,其中一端是单纯性阿尔茨海默病,另一端是单纯性血管性痴呆,在两者之间出现了不同的组合。单纯性血管性痴呆和单纯性阿尔茨海默病的诊断通常采用各自的标准,而阿尔茨海默病伴 CVD 或混合性痴呆的诊断则有困难。通过询问照料者以确定先前是否存在 MCI 症状有助于识别卒中导致症状加重的早期阿尔茨海默病患者。在某些患者中,缺血评分也可能提供倾向于血管性病因的证据。

十二、治疗

血管性痴呆的治疗分为预防性治疗和对症治疗。预防性治疗着眼于血管性危险因素的控制,即卒中的一级和二级预防。对症治疗即三级预防,主要包括痴呆的治疗。

(一)一级预防

主要是控制血管性痴呆危险因素如高血压、糖尿病、脂代谢紊乱、肥胖、高盐高脂饮食、高凝状态、脑卒中复发、心脏病、吸烟、睡眠呼吸暂停综合征及高同型半胱氨酸血症等。积极治疗卒中

急性期的心律失常、充血性心力衰竭、癫痫及肺部感染有助于血管性痴呆预防。颅内外血管狭窄者进行介入治疗、球囊扩张术、颈动脉支架成形术改善脑血供。有高血压、脑动脉硬化及卒中史者,定期进行认知功能测查。一旦发现认知功能减退,应积极给予治疗。重点预防卒中复发。低灌注引起者应增加脑灌注,禁用降压治疗。

(二)二级预防

主要是指脑血管病的处理,包括脑卒中急性期与康复期治疗及脑卒中复发的防治。积极改善脑循环、脑细胞供氧,预防新血栓与再梗死等。脑卒中急性期积极治疗脑卒中,防治各种并发症,改善脑功能,避免缺血脑细胞受到进一步损害。

(三)支持治疗

维持良好的心肺功能,保持水、电解质和酸碱平衡;警惕心律失常、心肌梗死和心力衰竭的发生;保证营养摄入,必要时可采取鼻饲或静脉营养。

(四)血压的管理

合理缓慢降压对防治脑卒中极为重要。卒中急性期除非血压过高,一般不主张降压治疗,以免血压过低导致脑灌注锐减而使梗死加重。治疗收缩型高血压(收缩压高于 21.3 kPa/160 mmHg,舒张压低于 12.7 kPa/95 mmHg)比收缩-舒张型高血压(收缩压高于 21.3 kPa/160 mmHg,舒张压高于 12.7 kPa/95 mmHg)更为重要。可口服卡托普利,或静脉注射拉贝洛尔;对血压降低后血容量不足者可给予多巴胺等升压药物。

(五)溶栓及抗凝药物的使用

早期识别急性脑血管病,防止缺血半暗区进一步扩大并促使其恢复;预防脑卒中复发;消除或控制卒中后痴呆的危险因素;积极治疗并发症均可预防血管性痴呆的发生与发展。

(六)高压氧治疗

增加血氧含量、提高血氧分压、加大血氧弥散距离、改善脑组织病变部位血液供应,保护缺血半影区,促进神经组织的恢复与再生,减轻缺血再灌流脑损伤,减少自由基损伤,以改善血管性痴呆患者的认知功能及精神行为学异常。

(七)三级预防

主要指对认知功能障碍的处理。主要包括胆碱酯酶抑制药、神经营养和神经保护药、N-甲基-D 天冬氨酸受体拮抗剂、抗氧化药、改善微循环、益智药、激素替代治疗和抗感染治疗等。目前血管性痴呆的治疗分为作用于胆碱能及非胆碱能系统两大类。

1.作用于胆碱能的药物

胆碱酯酶抑制剂,如乙酰胆碱酯酶抑制剂已开始用于轻中度血管性痴呆治疗。代表药物有盐酸多奈哌齐、重酒石酸卡巴拉汀和加兰他敏等。

(1)多奈哌齐(donepezil,安理申):每天 5～10 mg 口服能改善轻中度血管性痴呆和混合性痴呆患者的认知功能。不良反应有恶心、呕吐、腹泻、疲劳和肌肉痉挛;但在继续治疗中会消失。无肝毒性。

(2)重酒石酸卡巴拉汀(rivastigmine,艾斯能):为丁酰胆碱酯酶和乙酰胆碱酯酶双重抑制剂。口服吸收好,易通过血-脑屏障,对中枢神经系统的胆碱酯酶具有高度选择性,改善皮质下血管性痴呆患者的注意力、执行功能、日常生活能力和精神行为学异常。

（3）加兰他敏：具有抑制胆碱酯酶和调节烟碱型胆碱受体（nAChR）而增加胆碱能神经传导的双重调节作用。能明显改善血管性痴呆及轻中度阿尔茨海默病伴 CVD 患者的认知功能、整体功能、日常生活活动能力和精神行为学异常。

（4）石杉碱甲：是我国科技人员从植物药千层塔中分离得到的一种选择性、可逆性，可选择性降解中枢神经系统的乙酰胆碱，增加神经细胞突触间隙乙酰胆碱浓度，适用于轻中度血管性痴呆患者。

2.非胆碱能药物

（1）脑代谢活化剂：代表药物有吡拉西坦（脑复康）、奥拉西坦、胞磷胆碱、都可喜、脑活素、双氢麦角碱等。吡拉西坦诱导钙内流，改善再记忆过程，还可提高脑葡萄糖利用率和能量储备，促进磷脂吸收及 RNA 与蛋白质合成，具有激活、保护和修复神经细胞的作用。都可喜可加强肺泡气体交换，增加动脉血氧分压和血氧饱和度，有抗缺氧及改善脑代谢和微循环的作用，尚可通过其本身的神经递质作用促进脑组织新陈代谢。双氢麦角碱能改善脑循环，促进脑代谢，直接作用于中枢神经系统多巴胺和 5-羟色胺受体，有增强突触前神经末梢释放递质与刺激突触后受体的作用；改善神经传递功能；抑制 ATP 酶、腺苷酸环化酶的活性，减少 ATP 分解，从而改善细胞能量平衡，使神经元电活动增加。甲氯芬酯（氯酯醒）可抑制体内某些氧化酶，促进神经元氧化还原作用，增加葡萄糖的利用，兴奋中枢神经系统。改善学习和记忆。另外，胞磷胆碱、脑活素、细胞色素 c、ATP、辅酶 A 等也可增强脑代谢。

（2）脑循环促进剂：减少脑血管阻力，增加脑血流量或改善血液黏滞度，提高氧利用度，但不影响正常血压。常用的有麦角衍生物，代表药物双氢麦角碱和尼麦角林，能阻断 α 受体，扩张脑血管，改善脑细胞代谢。

（3）脑血管扩张药：代表药物钙通道阻滞剂尼莫地平，属于二氢吡啶类钙通道阻滞药，作用于 L 型钙通道，具有良好的扩张血管平滑肌的作用，增加容量依赖性脑血流量，减轻缺血半暗带钙超载。每天口服 90 mg，连续 12 周，可改善卒中后皮质下血管性痴呆的认知功能障碍。对小血管病特别有效，对皮质下血管性痴呆有一定益处。

（4）自由基清除剂，如维生素 E、维生素 C 及银杏叶制剂。早期给予银杏叶制剂可以改善脑血液循环、清除自由基，保护脑细胞，起到改善痴呆症状及延缓痴呆进展的作用。

（5）丙戊茶碱：抑制神经元腺苷重摄取、CAMP 分解酶，还可通过抑制过度活跃的小胶质细胞和降低氧自由基水平而具有神经保护作用，能改善血管性痴呆患者的认知功能和整体功能。

（6）N-甲基-D-天冬氢酸受体阻断剂：代表药物有美金刚，被认为是治疗血管性痴呆最有前途的神经保护剂，能与乙酰胆碱酯酶抑制剂联合应用。

（7）精神行为学异常的治疗：抗精神障碍药物用量应较成年人低。抑郁状态宜采用毒性较小的药物，如选择性 5-羟色胺再摄取抑制剂和 NE 再摄取抑制剂。还可配合应用情绪稳定剂如丙戊酸钠等。

（文甜甜）

第六节　帕金森病

帕金森病(PD)又称震颤麻痹,由英国的帕金森于 1817 年描述而得名。PD 是中老年常见的神经系统变性疾病,以黑质多巴胺(DA)能神经元变性缺失和路易小体形成为特征,以静止性震颤、运动迟缓、肌强直和姿势步态异常为主要临床表现。一般在 50～65 岁开始发病,发病率随年龄增长而逐渐增加,60 岁发病率约为 1‰,70 岁发病率达 3‰～5‰,我国目前大概有 170 多万人患有这种疾病。随着人口的老龄化,其发病率呈逐年上升趋势,给家庭和社会都造成了负面影响。

一、病因和发病机制

(一)病因

迄今为止,PD 的病因仍不完全清楚。目前的研究倾向于与年龄老化、遗传和环境毒素因素等综合因素有关。

(1)年龄老化:PD 主要发生于中老年人,40 岁以前发病少见,提示老龄与发病有关。随年龄增长,每 10 年纹状体的多巴胺量可减少 5%～13%;当黑质内多巴胺能神经元损害达 80% 以上及纹状体的多巴胺量下降 80% 时则可引发本病。

(2)遗传性:绝大多数 PD 患者为散发性,约 10% 有家族史,呈不完全外显的常染色体显性内科学性遗传或隐性遗传。

(3)环境因素:流行病学调查结果发现,PD 的患病率存在地区差异,与长期接触杀虫剂、除草剂或某些工业化学品等有毒物质相关。

此外,感染、中毒、药物、脑动脉硬化等原因均可产生与帕金森病类似的临床症状或病理改变,这些情况统称为继发性帕金森综合征或震颤麻痹综合征。

(二)发病机制

目前普遍认为,遗传因素可使患病易感性增加,只有在环境因素及衰老的相互作用下,通过氧化应激、线粒体功能衰竭、钙超载、兴奋性氨基酸毒性作用、细胞凋亡、免疫异常等机制才导致黑质 DA 能神经元大量变性丢失而发病。

PD 的主要病变是在脑部的黑质及纹状体。黑质为制造并贮存纹状体所需要的神经递质——多巴胺的场所,并经黑质-纹状体环路向纹状体输送多巴胺。多巴胺为纹状体的抑制性神经递质,乙酰胆碱为纹状体的兴奋性递质。功能相互拮抗,维持两者平衡,对基底节环路活动起重要的调节作用。PD 患者黑质 DA 能神经元变性丢失、黑质-纹状体 DA 通路变性,纹状体 DA 含量显著降低(>80%),造成 ACh 系统功能相对亢进,产生临床上的诸多症状。

二、病理

主要是黑质致密区含黑色素的神经元严重缺失,残余细胞发生变形,细胞质内出现同心形 Lewy 包涵体。此小体为圆形,分层状,可用 HE 染色法染出。组织化学方面发现纹状体中的多巴胺和其代谢产物高香草酸明显减少,5-羟色胺和去甲肾上腺素也稍有减少等变化,类似的改变也可见于蓝斑、迷走神经背核、脊髓侧角及交感神经节中。

三、临床表现

PD 起病隐匿,缓慢进展。临床症状主要表现如下。

(一)震颤

典型的震颤以肢体远端部分为著,通常从一侧上肢的远端,随着病情的发展,对侧的肢体、口唇、下颌及舌部也可以出现。患肢的震颤主要是由拮抗的肌群出现 4～8/秒有节律的收缩与松弛所引起。手的掌指关节和拇指震颤最为明显,呈"搓丸样"动作。震颤为静止性震颤,具有静止时发生、随意运动时减轻、入睡后消失、情绪激动时加重的特征。

(二)肌肉强直

伸肌和屈肌肌张力均增高,屈肌更为明显。如伸屈关节所受到的阻力比较均匀一致,称"铅管样强直";若患者合并有震颤成分,在被动屈伸关节时感到阻力不均匀,不是一种流畅地运行,有断续的停顿感,称为"齿轮样强直";肌张力增高常出现在四肢、颈区及面部的肌肉,表现为面部表情呆板,很少瞬目,称为"面具脸";吞咽肌强直,表现为吞咽困难和流涎;与言语相关肌肉的强直,表现为言语单调而缓慢、声小及重复。

(三)运动迟缓

患者日常生活中的各种主动运动,如穿衣、扣纽扣、刷牙、洗脸、系鞋带等动作缓慢、减少。书写时越写越小,称为"写字过小征"。行走时两步之间的距离缩小,呈小碎步。讲话语音低沉,语言单调,后期可有吞咽困难,进食咳呛。

(四)姿势步态异常

由于四肢、躯干及颈区肌肉强直,患者出现特殊的姿势,站立时头颈与躯干前倾,膝关节微屈;上肢连带运动消失,患者越走越快,呈前冲姿势而不能突然停下来,称"慌张步态"。

(五)其他症状

可有大小便困难、出汗多、皮脂溢出和直立性低血压等自主神经失调症状;还可有情绪低落、性欲低下,智力和情感反应大多数正常,但偶有痴呆或精神异常。

四、并发症

病情晚期因患者生活不能自理,常出现肺部感染、压疮、骨折、关节固定而致功能丧失。

五、实验室和其他检查

(一)基因检测

在少数家族性 PD 患者,采用 DNA 印迹技术、PCR、DNA 序列分析等可能发现基因突变。

(二)CT 和 MRI 检查

可以排除某些病变,有助于鉴别诊断及进一步确定临床诊断。

(三)脑脊液和尿中的高香草酸(HVA)检查

HVA 是多巴胺的代谢产物,PD 患者脑脊液和尿中的 HVA 含量降低。

六、诊断和鉴别诊断

PD 多中老年发病,缓慢进行性病程,具有震颤、肌强直、运动迟缓、姿势步态异常等临床表现,结合相应的辅助检查可做出诊断。需要与以下疾病相鉴别。

(一)特发性震颤

多在早年起病,属显性遗传病,表现为头、下颌、肢体不自主震颤,震颤频率可高可低,高频率者甚似甲状腺功能亢进症;低频者甚似帕金森震颤。本病无运动减少、肌张力增高及姿势反射障碍,饮酒后或服普萘洛尔治疗有效。

(二)继发性帕金森综合征

有明确病因可寻,如脑外伤、脑卒中、病毒性脑炎、药物(神经安定药、利血平、甲氧氯普胺(胃复安)、甲基多巴、锂、氟桂利嗪(氟桂嗪)等)、金属及一氧化碳中毒等。

(三)帕金森叠加综合征

又称症状性帕金森综合征,在神经科临床上是指具有 PD 的基本表现,但病因、发病机制和临床特征有所不同的一组锥体外系病变。常见的有:①进行性核上性麻痹,常出现双眼球的上下活动障碍。②直立性低血压综合征,于直立体位时可出现血压明显下降。③肝豆状核变性。可查到眼角膜色素环及血清铜氧化酶减少。④橄榄-脑桥-小脑萎缩症,在脑 MRI 影像学上表现为明显的脑干、小脑萎缩等,可以协助鉴别诊断。

七、治疗

本病的病程长,常需终身服药。一般从小剂量开始,缓慢加量,以最合适剂量,达到最佳疗效,并注意治疗方案的个体化。对于症状轻微的早期 PD 患者,如果没有影响到功能,可以先不服用药物,以加强功能锻炼为主,必要时服用一些神经保护药,如维生素 E、泛癸利酮(辅酶 Q_{10})、单胺氧化酶抑制药等。

(一)药物治疗

目标是延缓疾病进展、控制症状,并尽可能延长症状控制的年限,同时尽量减少药物的不良反应和并发症。目前应用的药物如下。

1.抗胆碱药物

通过抑制乙酰胆碱的作用,纠正 DA 和乙酰胆碱的失调而缓解病情,对震颤的改善效果较好,用于早期和轻症患者。主要不良反应为口干、头晕、便秘、排尿困难、视力减退等。前列腺肥大、青光眼患者禁用。此类药可影响记忆和认知功能,所以对 70 岁以上 PD 患者应慎用。常用药物有:苯海索(安坦片)2 mg,2～3 次/天;丙环定(开马君)2.5 mg,3 次/天,可逐渐增加至 20 mg/d。

2.金刚烷胺

对少动、强直、震颤均有改善作用,对伴异动症患者可能有帮助。用法 50～100 mg,每天总剂量不超过 300 mg,2～3 次/天。肾功能不全、严重胃溃疡、肝病患者慎用,哺乳期妇女禁用。

3.左旋多巴

左旋多巴是目前治疗 PD 最有效的药物,其有效率可达 75% 或更高,适用于运动障碍较为严重的患者。常用剂量为 2.5～6 g/d,分 3 次饭后服。一般从小剂量开始,逐渐增量,至显效后改为维持量。

4.其他药物

(1)DA 受体激动药:溴隐亭可直接激活多巴胺受体,疗效迅速,作用持续时间较长,一般与左旋多巴类药物联合应用,以增加疗效。从小剂量开始,治疗剂量 7.5~15 mg/d。不良反应有头痛、失眠、鼻塞、复视、呕吐、腹泻等。

（2）单胺氧化酶 β 抑制药:司来吉兰(丙炔苯丙胺)能阻断 DA 降解,增加脑内 DA 的含量,与维生素 E 合用,治疗早期患者,保护神经元,延缓疾病进展。用法为 2.5~5 mg,2 次/天。不良反应有失眠、口干、直立性低血压等。

(二)外科治疗

早期药物治疗显效,而长期治疗疗效明显减退,同时出现异动症者并药物治疗难以改善者可考虑手术治疗。主要有神经核团细胞毁损手术与电刺激手术两种方式,原理都是为了抑制脑细胞的异常活动,达到改善症状的目的。前者是在异常活跃的神经核团上制造一个直径约 3 mm 的毁损灶,后者则是埋植刺激器通过高频电刺激达到类似毁损的效果。手术对肢体震颤和/或肌强直有较好疗效,但对躯体性中轴症状,如姿势步态异常、平衡障碍无明显疗效。

(三)针灸治疗

多以震颤熄风为主,常用穴位为四神聪、风池、曲池、合谷、阳陵泉、太冲、太溪等,留针时间 30~50 分钟,疗程以 10~15 天为佳。头皮针多以舞蹈震颤控制区为主要的刺激区域,根据症状可配合运动区、感觉区及其他头部经穴。本病的疗程较长,临床上常使用电针,常用频率为100~180 次/分不等,以连续波为主,有时可选择疏密波。

(四)康复治疗

针对患者采用放松和呼吸锻炼,面部、头颈部、躯干、腹肌、手部、下肢、步态锻炼,平衡运动的锻炼,语言障碍的训练等康复治疗,可改善生活质量。

(五)心理治疗

心理因素在疾病治疗和康复过程中有着重要作用,心理治疗应该贯穿整个治疗过程之中。为患者创造良好的治疗和休养环境,给予充分的关心和爱护,帮助认识疾病的原因、表现、治疗和规律,树立战胜疾病的信心。

八、健康指导

(一)注意膳食和营养

饮食宜清淡、少盐,禁烟酒及刺激性食品。膳食中注意满足糖、蛋白质的供应,以植物油为主,少进动物脂肪。无机盐、维生素、膳食纤维供给应充足。多吃新鲜蔬菜和水果,能够提供多种维生素,并能促进肠蠕动,防治大便秘结。

(二)生活中的指导和帮助

疾病早期,应指导患者尽量参与各种形式的活动,坚持四肢各关节的功能锻炼。随着病情的发展,宜注意患者在活动中的安全问题。

(三)加强肢体功能锻炼

主动进行肢体功能锻炼,四肢各关节做最大范围的屈伸、旋转等活动,以预防肢体挛缩、关节僵直的发生;晚期患者做被动肢体活动和肌肉、关节的按摩,以促进肢体的血液循环。

(四)预防并发症

预防感冒。卧床患者要按时翻身,做好皮肤护理,防止尿便浸渍和压疮的发生。被动活动肢体,加强肌肉、关节按摩,对防止和延缓骨关节的并发症有意义。加强口腔护理,定时翻身、叩背,以预防吸入性肺炎和坠积性肺炎。

九、预后

PD 是一种慢性神经系统变性性疾病,进展较缓慢,目前尚无根治方法。据统计,在应用左旋多巴治疗以前的年代,PD 能减少患者的预期寿命,病死率为普通人群的 3 倍;应用左旋多巴替代治疗以后,PD 患者与普通人的病死率大致持平。大多数患者药物治疗获得良好的症状控制的时间可维持 4～5 年,一般 5～8 年会逐渐药效减退,10～12 年出现生活自理能力的下降。目前认为帕金森病本身不会明显缩短患者的寿命,但疾病严重限制患者的活动能力,影响其生活质量,给患者造成极大痛苦,也给家庭和社会造成沉重负担。

(文甜甜)

第六章
呼吸内科疾病的诊疗

第一节　流行性感冒

一、概述

流行性感冒(简称流感)是由流行性感冒病毒引起的急性呼吸道传染病,是人类面临的主要公共健康问题之一。1918年20世纪第一次流感世界大流行死亡人数达2000万,比第一次世界大战死亡人数还多,以后陆续在1957年(H_2N_2)、1968年(H_1N_1)、1977年(H_1N_1)均有大流行。而近年来禽流感病毒H_5N_1连续在亚洲多个国家造成人类感染,形成了对公共卫生的严重威胁,同时也一再提醒人们,一次新的流感大流行随时可能发生。

二、病原学与致病性

流感病毒呈多形性,其中球形直径为$80\sim120$ nm,有囊膜。流感病毒属正黏病毒科,流感病毒属,基因组为分节段、单股、负链RNA。根据病毒颗粒核蛋白(NP)和基质蛋白(M_1)抗原及其基因特性的不同,流感病毒分为甲、乙、丙3型。

甲型流感病毒基因组由8个节段的单链RNA组成,负责编码病毒所有结构蛋白和非结构蛋白。甲型流感病毒囊膜上有3种突起:H、N和M_2蛋白,血凝素(H)和神经氨酸酶(N)为2种穿膜糖蛋白,它们突出于脂质包膜表面,分别与病毒吸附于敏感细胞和从受染细胞释放有关。第3种穿膜蛋白是M_2蛋白,这是一种离子通道蛋白,为病毒进入细胞后脱衣壳所必需。根据其表面H和N抗原的不同,甲型流感病毒又分成许多亚型。甲型流感病毒的血凝素共有16个亚型($H_{1\sim16}$)。神经氨酸酶则有9个亚型($N_{1\sim9}$)。所有16个亚型的血凝素和9个亚型的神经氨酸酶都在禽类中检测出,但只有H_1、H_2、H_3、H_5、H_7、H_9、N_1、N_2、N_3、N_7,可能还有N_8亚型引起人类流感流行。

流感病毒表面抗原特别是H抗原具有高度易变性,以此逃脱机体免疫系统对它的记忆、识别和清除。流感病毒抗原性变异形式有两种:抗原性飘移和抗原性转变。抗原性飘移主要是由于编码H或N蛋白基因点突变导致H或N蛋白分子上抗原位点氨基酸的替换,并由于人群选择压力使得小变异逐步积累。抗原性转变只发生于甲型流感病毒,当2种不同的甲型流感病毒同时感染同一宿主细胞时,其基因组的各节段可能会重新分配或组合,导致新的血凝素和/或神经氨酸酶的出现,或者是 H、N 之间新的组合,从而产生一种新的甲型流感的亚型。

流感病毒在进入宿主细胞之后,其血凝素蛋白需先经宿主细胞的蛋白酶消化,成为 2 个由二硫键相连的多肽,这一过程病毒的致病性密切相关。在人类呼吸道和禽类胃肠道中有一种胰酶样的蛋白酶能够酶切流感病毒的血凝素,因此流感病毒往往引起人类呼吸道感染和禽类胃肠道感染。宿主细胞表面对病毒血凝素的受体在人和禽类之间是不同的,因此通常多数禽流感病毒不感染人类,但是已经有越来越多的证据表明,某些禽流感病毒可越过种属界限而感染人类。当两种分别来源于人和禽的流感同时感染同一例患者时,或另一种可能的中间宿主猪(因为猪对禽流感和人流感都敏感,而且与禽类和人都可能有密切接触),2 种病毒就有可能在复制自身的过程中发生基因成分的交换,产生新的"杂交"病毒。由于人类对其缺乏免疫力,因此患者往往病情严重,死亡率极高。

三、流行病学

流感传染源主要为流感患者和隐性感染者。人禽流感主要是患禽流感或携带禽流感病毒的鸡、鸭、鹅等家禽及其排泄物,特别是鸡传播。流感病毒主要是通过空气飞沫和直接接触传播。人禽流感是否还可通过消化道或伤口传播,至今尚缺乏证据。人对流感病毒普遍易感,新生儿对流感及其病毒的敏感性与成年人相同。青少年发病率高,儿童病情较重。流感流行具有一定的季节性。我国北方常发生于冬季,而南方多发生在冬夏两季,然而流感大流行可发生在任何季节。

根据发生特点不同流感发生可分为散发、暴发、流行和大流行。散发一般在非流行期间,病例在人群中呈散在零星分布,各病例在发病时间及地点上没有明显的联系。暴发是指一个集体或小地区在相当短时间内突然发生很多流感病例。流行是指在较大地区内流感发病率明显超出当地同期发病率水平,流感流行时发病率一般为 5%～20%。大流行的发生是由于新亚型毒株出现,由于人群普遍地缺乏免疫力,疾病传播迅速,流行范围超出国界和洲界,发病率可超过50%。世界性流感大流行间隔 10 年左右,常有2～3个波,通常第一波持续时间短,发病率高,第二波持续时间长,发病率低,有时还有第三波,第一波主要发生在城市和交通便利的地方,第二波主要发生在农村及交通闭塞地区。

四、临床表现

流感的潜伏期一般为 1～3 天。起病多急骤,症状变化较多,主要以全身中毒症状为主,呼吸道症状轻微或不明显。季节性流感多发于青少年,临床表现和轻重程度差异颇大,病死率通常不高,一般恢复快,不留后遗症,死者多为年迈体衰、年幼体弱或合并有慢性疾病的患者。最近在亚洲国家发生的人感染 H_5N_1 禽流感病毒有别于常见的季节性流感。感染后的临床症状往往比较严重,死亡率高达 50%,并且常常累及多种器官。流感根据临床表现可分为单纯型、肺炎型、中毒型、胃肠型。

(一)单纯型

本型最为常见,先有畏寒或寒战,发热,继之全身不适、腰背发酸、四肢疼痛、头昏、头痛。大部分患者有轻重不同的打喷嚏、鼻塞、流涕、咽痛、干咳或伴有少量黏液痰,有时有胸骨后烧灼感、紧压感或疼痛。发热可高达 39～40 ℃,一般持续 2～3 天渐降。部分患者可出现食欲缺乏、恶心、便秘等消化道症状。年老体弱的患者,症状消失后体力恢复慢,常感软弱无力、多汗、咳嗽可持续 1~2 周或更长。体格检查：患者可呈重病容,衰弱无力,面部潮红,皮肤上偶有类似麻疹、猩红热、荨麻疹样皮疹,软腭上有时有点状红斑,鼻咽部充血水肿。本型中较轻者病情似一般感冒,全身和呼吸道症状均不显著,病程仅 1~2 天,单从临床表现难以确诊。

（二）肺炎型

本型常发生在 2 岁以下的小儿,或原有慢性基础疾病,如二尖瓣狭窄、肺源性心脏病、免疫力低下者,以及孕妇、年老体弱者。其特点是在发病后 24 小时内可出现高热、烦躁、呼吸困难、咳血痰和明显发绀。全肺可有呼吸音减低、湿啰音或哮鸣音,但无肺实变体征。胸部 X 线可见双肺广泛小结节性浸润,近肺门较多,肺周围较少。上述症状可进行性加重,抗生素无效。病程 1 周至 2 月余,大部分患者可逐渐恢复,也可因呼吸循环衰竭在 5~10 天死亡。

（三）中毒型

本型较少见。肺部体征不明显,具有全身血管系统和神经系统损害,有时可有脑炎或脑膜炎表现。临床表现为高热不退,神志昏迷,成人常有谵妄,儿童可发生抽搐。少数患者由于血管神经系统紊乱或肾上腺出血,导致血压下降或休克。

（四）胃肠型

本型主要表现为恶心、呕吐和严重腹泻,病程 2~3 天,恢复迅速。

五、诊断

流感的诊断主要依据流行病学资料,并结合典型临床表现确定,但在流行初期,散发或轻型的病例诊断比较困难,确诊往往需要实验室检查。流感常用辅助检查。

（一）一般辅助检查

1.外周血常规

白细胞总数不高或偏低,淋巴细胞相对增加,重症患者多有白细胞总数及淋巴细胞下降。

2.胸部影像学检查

单纯型患者胸部 X 线检查可正常,但重症尤其肺炎型患者胸部 X 线检查可显示单侧或双侧肺炎,少数可伴有胸腔积液等。

（二）流感病毒病原学检测及分型

流感病毒病原学检测及分型对确诊流感及与其他疾病如严重急性呼吸综合征（SARS）等鉴别十分重要,常用病毒学检测方法主要有以下几种。

1.病毒培养分离

病毒培养分离是诊断流感最常用和最可靠的方法之一。目前分离流感病毒主要应用马达犬肾细胞（MDCK）为宿主系统。培养过程中观察细胞病变效应,并可应用血清学实验来进行鉴定和分型。传统的培养方法对于流感病毒的检测因需要时间较长（一般需要 4~5 天）,不利于早期诊断和治疗。近年来新出现了一种快速流感病毒实验室培养技术——离心培养技术（SVC）,在流感病毒的快速培养分离上发挥了很大作用。离心培养法是在标本接种后进行长时间的低速离心,使标本中含病毒的颗粒在外力作用下被挤压吸附于培养细胞上,从而大大缩短了培养时间。

2.血清学诊断

血清学诊断主要是检测患者血清中的抗体水平,即用已知的流感病毒抗原来检测血清中的抗体,此法简便易行、结果可信。血清标本应包括急性期和恢复期双份血清。急性期血样应在发病后 7 天内采集,恢复期血样应在发病后 2~4 周采集。双份血清进行抗体测定,恢复期抗体滴度较急性期有 4 倍或以上升高,有助于确诊和回顾性诊断,单份血清一般不能用作诊断。

3.病毒抗原检测

对于病毒抗原的检测的方法主要有两类:直接荧光抗体检测(DFA)和快速酶(光)免法。DFA 用抗流感病毒的单克隆抗体直接检测临床标本中的病毒抗原,应用亚型特异性的单抗能够快速和直接地检测标本中的病毒抗原,并且可以进一步进行病毒的分型,不仅可用于诊断,还可以用于流行病学的调查。目前快速酶免、光免法主要有 Directigen FluA、Directigen Flu A plus B、Binax Now Flu A and B、Biostar FLU OIA、Quidel Quick vue 和 Zstat Flu test 等。值得注意的是,上述几种检测方法对于乙型流感病毒的检测效果不如甲型。

4.病毒核酸检测

以聚合酶链反应(PCR)技术为基础发展出了各种各样的病毒核酸检测方法,在流感病毒鉴定和分型方面发挥着越来越大的作用,不仅可以快速诊断流感,并且可以根据所分离病毒核酸序列的不同对病毒进行准确分型。常用的方法有核酸杂交、逆转录-聚合酶链反应、多重逆转录-聚合酶链反应、酶联免疫 PCR、实时定量 PCR、依赖性核酸序列扩增、荧光 PCR 等方法。以上述各种检测方法为基础,很多生物制品公司开发出多种试剂盒供临床快速检测应用。近年来,应用基因芯片对流感病毒进行检测和分型是研究的一大热点,基因芯片灵敏度极高,并且可以同时检测多种病毒,尤其适用于流感多亚型、易变异的特点。目前多种基因芯片技术已应用到流感病毒的检测和分型中。

六、鉴别诊断

流行性感冒主要与除流感病毒的多种病毒、细菌等病原体引起的流感样疾病(ILI)相鉴别。确诊需依据实验室检查,如病原体分离、血清学检查和核酸检测。

(1)普通感冒:普通感冒可由多种呼吸道病毒感染引起。除注意收集流行病学资料以外,通常流感全身症状比普通感冒重,而普通感冒呼吸道局部症状更突出。

(2)严重急性呼吸综合征(SARS):SARS 是由 SARS 冠状病毒引起的一种具有明显传染性,可累及多个脏器、系统的特殊肺炎,临床上以发热、乏力、头痛、肌肉关节疼痛等全身症状和干咳、胸闷、呼吸困难等呼吸道症状为主要表现。临床表现类似肺炎型流感。根据流行病学史,临床症状和体征,一般实验室检查,胸部 X 线影像学变化,配合 SARS 病原学检测阳性,排除其他疾病,可做出 SARS 的诊断。

(3)肺炎支原体感染:发热、头痛、肌肉疼痛等全身症状较流感轻,呛咳症状较明显,或伴少量黏痰。胸部 X 线检查可见两肺纹理增深,并发肺炎时可见肺部斑片状阴影等间质肺炎表现。痰及咽拭子标本分离肺炎支原体可确诊。血清学检查对诊断有一定帮助,核酸探针或 PCR 有助于早期快速诊断。

(4)衣原体感染:发热、头痛、肌肉疼痛等全身症状较流感轻,可引起鼻窦炎、咽喉炎、中耳炎、气管-支气管炎和肺炎。实验室检查可帮助鉴别诊断,包括病原体分离、血清学检查和 PCR检测。

(5)嗜肺军团菌感染:夏秋季发病较多,并常与空调系统及水源污染有关。起病较急,畏寒、发热、头痛等,全身症状较明显,呼吸道症状表现为咳嗽、黏痰、痰血、胸闷、气促,少数可发展为ARDS;呼吸道以外的症状也常见,如腹泻、精神症状及心功能和肾功能障碍,胸部 X 线检查示炎症浸润影。呼吸道分泌物、痰、血培养阳性可确定诊断,但检出率低。对呼吸道分泌物用直接荧光抗体法(DFA)检测抗原或用 PCR 检查核酸,对早期诊断有帮助。血清、尿间接免疫荧光抗体测定,也具诊断意义。

七、治疗

隔离患者,流行期间对公共场所加强通风和空气消毒,避免传染他人。

合理应用对症治疗药物,可对症应用解热药、缓解鼻黏膜充血药物、止咳祛痰药物等。具体内容参考"上呼吸道感染"和"急性支气管炎"。

尽早应用抗流感病毒药物治疗:抗流感病毒药物治疗只有早期(起病 1～2 天)使用,才能取得最佳疗效。我国目前上市的药物有神经氨酸酶抑制剂、血凝素抑制剂和 M_2 离子通道阻滞剂三种。

(一)神经氨酸酶抑制剂

神经氨酸酶抑制剂对甲型、乙型流感均有效,包括以下几种。

1.奥司他韦(胶囊/颗粒)

成人剂量每次 75.0 mg,每天 2 次。1 岁以下儿童推荐剂量:0～8 月龄,每次 3.0 mg/kg,每天 2 次;9～11 月龄,每次 3.5 mg/kg,每天 2 次。1 岁及以上年龄儿童推荐剂量:体重不足15.0 kg 者,每次 30.0 mg,每天 2 次;体重 15.0～23.0 kg 者,每次 45.0 mg,每天 2 次;体重 23.0～40.0 kg 者,每次 60.0 mg,每天 2 次;体重大于 40.0 kg 者,每次 75.0 mg,每天 2 次。疗程 5 天,重症患者疗程可适当延长。肾功能不全者要根据肾功能调整剂量。

2.扎那米韦(吸入喷雾剂)

适用于成人及 7 岁以上青少年,用法:每次 10.0 mg,每天 2 次(间隔 12 小时),疗程 5 天。慢性呼吸系统疾病患者用药后发生支气管痉挛的风险较高,应慎用。

3.帕拉米韦

成人用量为 300.0～600.0 mg,小于 30 天新生儿 6.0 mg/kg,31～90 天婴儿 8.0 mg/kg,91 天～17 岁儿童 10.0 mg/kg,静脉滴注,每天 1 次,1～5 天,重症患者疗程可适当延长。

(二)血凝素抑制剂

阿比多尔可用于成人甲型、乙型流感的治疗。用量为每次 200.0 mg,每天 3 次,疗程 5 天。我国临床应用数据有限,需密切观察疗效和不良反应。

(三)M_2 离子通道阻滞剂

金刚烷胺和金刚乙胺针可治疗甲型流感病毒感染,但对目前流行的流感病毒株耐药,不建议使用。

八、预防

隔离患者,流行期间对公共场所加强通风和空气消毒,切断传染链,终止流感流行。流行期间减少大型集会及集体活动,接触者应戴口罩。

(一)疫苗接种

接种流感疫苗是预防流感最有效的手段,可降低接种者罹患流感和发生严重并发症的风险。推荐 60 岁及以上老年人、6 月龄至 5 岁儿童、孕妇、6 月龄以下儿童家庭成员和看护人员、慢性病患者和医务人员等重点人群,每年优先接种流感疫苗。

（二）药物预防

药物预防不能代替疫苗接种。建议对有重症流感高危因素的密切接触者（且未接种疫苗或接种疫苗后尚未获得免疫力者）进行暴露后药物预防，建议不要迟于暴露后 48 小时用药。可使用奥司他韦和扎那米韦等（剂量同治疗量/次，每天 1 次，使用 7 天）。

（三）一般预防措施

保持良好的个人卫生习惯是预防流感等呼吸道传染病的重要手段，主要措施包括：增强体质；勤洗手；保持环境清洁和通风；在流感流行季节尽量减少到人群密集场所活动，避免接触呼吸道感染患者；保持良好的呼吸道卫生习惯，咳嗽或打喷嚏时，用上臂或纸巾、毛巾等遮住口鼻，咳嗽或打喷嚏后洗手，尽量避免触摸眼睛、鼻或口；出现流感样症状应注意休息及自我隔离，前往公共场所或就医过程中需戴口罩。

（王瑞青）

第二节　急性上呼吸道感染

急性上呼吸道感染是指鼻腔、咽或喉部急性炎症的概称。患者不分年龄、性别、职业和地区。全年皆可发病，冬春季节多发，可通过含有病毒的飞沫或被污染的用具传播，多数为散发性，但常在气候突变时流行。由于病毒的类型较多，人体对各种病毒感染后产生的免疫力较弱且短暂，并且无交叉免疫，同时在健康人群中有病毒携带者，故一个人一年内可有多次发病。

急性上呼吸道感染 70%～80% 由病毒引起。主要有流感病毒（甲、乙、丙型）、副流感病毒、呼吸道合胞病毒、腺病毒、鼻病毒、埃可病毒、柯萨奇病毒、麻疹病毒、风疹病毒等。细菌感染可直接或继病毒感染之后发生，以溶血性链球菌为多见，其次为流感嗜血杆菌、肺炎链球菌和葡萄球菌等。偶见革兰阴性杆菌。其感染的主要表现为鼻炎、咽喉炎或扁桃体炎。

当有受凉、淋雨、过度疲劳等诱发因素，使全身或呼吸道局部防御功能降低时，原已存在于上呼吸道或从外界侵入的病毒或细菌可迅速繁殖，引起本病，尤其是老幼体弱或有慢性呼吸道疾病，如鼻旁窦炎、扁桃体炎、慢性阻塞性肺疾病患者更易罹患。

本病不仅具有较强的传染性，而且可引起严重并发症，应积极防治。

一、诊断标准

根据病史、流行情况、鼻咽部发生的症状和体征，结合周围血常规和胸部 X 线检查可作出临床诊断。进行细菌培养和病毒分离，或病毒血清学检查、免疫荧光法、酶联免疫吸附法、血凝抑制试验等，可能确定病因诊断。

（一）临床表现

根据病因不同，临床表现可有不同的类型。

1.普通感冒

普通感冒俗称"伤风"，又称急性鼻炎或上呼吸道卡他，以鼻咽部卡他症状为主要表现。成人多为鼻病毒引起，其次为副流感病毒、呼吸道合胞病毒、埃可病毒、柯萨奇病毒等。起病较急，初期有咽干、咽痒或烧灼感，发病同时或数小时后，可有喷嚏、鼻塞、流清水样鼻涕，2 天后变稠。可伴咽痛,有时由于耳咽管炎使听力减退,也可出现流泪、味觉迟钝、呼吸不畅、声嘶、轻微咳嗽等。一般无发热及全身症状,或仅有低热、不适、轻度畏寒和头痛。检查可见鼻腔黏膜充血、水肿、有分泌物,咽部轻度充血。如无并发症,一般 5 天后痊愈。

2.流行性感冒

流行性感冒简称"流感",是由流行性感冒病毒引起。潜伏期 1～2 天,最短数小时,最长 3 天。起病多急骤,症状变化很多,主要以全身中毒症状为主,呼吸道症状轻微或不明显。临床表现和轻重程度差异颇大。具体相关临床表现见本章第一节。

3.以咽炎为主要表现的感染

(1)病毒性咽炎和喉炎:由鼻病毒、腺病毒、流感病毒、副流感病毒,以及肠病毒、呼吸道合胞病毒等引起。临床特征为咽部发痒和灼热感,疼痛不持久,也不突出。当有吞咽疼痛时,常提示有链球菌感染,咳嗽少见。急性喉炎多为流感病毒、副流感病毒及腺病毒等引起,临床特征为声嘶、讲话困难、咳嗽时疼痛,常有发热、咽炎或咳嗽。体检可见喉部水肿、充血,局部淋巴结轻度肿大和触痛,可闻及喘鸣音。

(2)疱疹性咽峡炎:常由柯萨奇病毒 A 引起,表现为明显咽痛、发热,病程约为 1 周。检查可见咽充血,软腭、悬雍垂、咽及扁桃体表面有灰白色疱疹及浅表溃疡,周围有红晕。多于夏季发病,多见于儿童,偶见于成人。

(3)咽结膜热:主要由腺病毒、柯萨奇病毒等引起。临床表现有发热、咽痛、畏光、流泪、咽及结膜明显充血。病程 4～6 天,常发生于夏季,游泳中传播。儿童多见。

(4)细菌性咽-扁桃体炎:多由溶血性链球菌引起,次为流感嗜血杆菌、肺炎链球菌、葡萄球菌等引起。起病急,明显咽痛、畏寒、发热,体温可达 39 ℃以上。检查可见咽部明显充血,扁桃体肿大、充血,表面有黄色点状渗出物,颌下淋巴结肿大、压痛,肺部无异常体征。

(二)实验室检查

1.血常规

病毒性感染,白细胞计数多为正常或偏低,淋巴细胞比例升高。细菌感染者白细胞计数和中性粒细胞增多及核左移。

2.病毒和病毒抗原的测定

视需要可用免疫荧光法、酶联免疫吸附法、血清学诊断和病毒分离鉴定,以判断病毒的类型,区别病毒和细菌感染。细菌培养可判断细菌类型和进行药物敏感试验。

3.血清 PCT 测定

有条件的单位可检测血清 PCT,有助于鉴别病毒性和细菌性感染。

二、治疗原则

上呼吸道病毒感染目前尚无特殊抗病毒药物,通常以对症处理、休息、忌烟、多饮水、保持室内空气流通、防治继发细菌感染为主。

(一)对症治疗

对有急性咳嗽、鼻后滴漏和咽干的患者可给予伪麻黄碱治疗以减轻鼻部充血,亦可局部滴鼻应用,必要时加用解热镇痛类药物,包括对乙酰氨基酚、布洛芬等。小儿感冒忌用阿司匹林,或含阿司匹林药物及其他水杨酸制剂,因为此类药物与流感的肝脏和神经系统并发症(Reye 综合征)相关,偶可致死。有哮喘病史者忌用阿司匹林。

(二)支持治疗

休息、多饮水、注意营养,饮食要易于消化,特别在儿童和老年患者更应重视。密切观察和监测并发症,抗生素仅在明确或有充分证据提示继发细菌感染时有应用指征。

(三)抗病毒药物治疗

由于目前药物滥用而造成流感病毒耐药现象,所以对于无发热、免疫功能正常、发病不超过2天的患者一般无需应用抗病毒药物。对于免疫缺陷患者,可早期常规使用。奥司他韦和利巴韦林有较广的抗病毒谱,对流感病毒、副流感病毒和呼吸道合胞病毒等有较强的抑制作用,可缩短病程。

(四)抗生素治疗

普通感冒无需使用抗生素。有白细胞计数升高、咽部脓苔、咳黄痰和流鼻涕等细菌感染证据,可根据当地流行病学史和经验选用口服青霉素类、第一代头孢菌素、大环内酯类药物或喹诺酮类药物。16岁以下禁用喹诺酮类抗生素。极少需要根据病原菌选用敏感的抗生素。

(五)中药治疗

可辨证给予患者清热解毒或辛温解表和有抗病毒作用的中药,有助于改善症状,缩短病程。

三、预防

重在预防,隔离传染源有助于避免传染。加强锻炼、增强体质、改善营养、饮食生活规律、避免受凉和过度劳累有助于降低易感性,是预防上呼吸道感染最好的方法。年老体弱易感者应注意防护,上呼吸道感染流行时应戴口罩,避免在人多的公共场合出入。

(王瑞青)

第三节 急性气管-支气管炎

急性气管-支气管炎是由生物、物理、化学刺激或过敏等因素引起的急性气管-支气管黏膜炎症。常发生于寒冷季节或气候突变时,也可由急性上呼吸道感染迁延不愈所致。

一、病因

(一)微生物

病原体与上呼吸道感染类似。

(二)物理、化学因素

冷空气、粉尘、刺激性气体或烟雾。

(三)变态反应

常见的吸入致敏源包括化粉、有机粉尘、真菌孢子、动物毛皮排泄物;或对细菌蛋白质的过敏,钩虫、蛔虫的幼虫在肺内的移行均可引起气管-支气管急性炎症反应。

二、诊断

(一)症状

咳嗽、咳痰,先为干咳或少量黏液性痰,随后转为黏液脓性,痰量增多,咳嗽加剧,偶有痰中带血。伴有支气管痉挛时可有气促、胸骨后发紧感。可有发热(38 ℃左右)与全身不适等症状,但有自限性,3～5 天后消退。

(二)体征

粗糙的干啰音,局限性或散在湿啰音,常于咳痰后发生变化。

(三)实验室检查

(1)血常规检查:一般白细胞计数正常,细菌性感染较重时白细胞总数升高或中性粒细胞计数增多。

(2)痰涂片或培养可发现致病菌。

(3)胸部 X 线检查大多正常或肺纹理增粗。

(四)鉴别诊断

(1)流行性感冒:流行性感冒可引起咳嗽,但全身症状重,发热、头痛和全身酸痛明显,血白细胞数量减少。根据流行病史、补体结合试验和病毒分离可鉴别。

(2)急性上呼吸道感染:鼻咽部症状明显,咳嗽轻微,一般无痰。肺部无异常体征。胸部X 线正常。

(3)其他:如支气管肺炎、肺结核、肺癌、肺脓肿等可表现为类似的咳嗽咳痰的多种疾病表现,应详细检查,以资鉴别。

三、治疗

(一)对症治疗

干咳无痰者可选用喷托维林(咳必清),25 mg,每天 3 次,或美沙芬,15～30 mg,每天 3 次,或可待因,15～30 mg,每天 3 次,或用含中枢性镇咳药的合剂,如联邦止咳露、止咳糖浆,10 mL,每天 3 次。其他中成药如咳特灵、克咳胶囊等均可选用,痰多不易咳出者可选用祛痰药,如溴己新(必嗽平),16 mg,每天 3 次,或用盐酸氨溴索(沐舒坦),30 mg,每天 3 次,或桃金娘油提取物化痰,也可雾化帮助祛痰有支气管痉挛或气道反应性高的患者可选用茶碱类药物,如氨茶碱,100 mg,每天 3 次,或长效茶碱舒氟美 200 mg,每天 2 次,或多索茶碱 0.2 g,每天 2 次或雾化吸入异丙托品,或口服特布他林,1.25～2.5 mg,每天 3 次。头痛、发热时可加用解热镇痛药,如阿司匹林 0.3～0.6 g,每 6～8 小时 1 次。

(二)有细菌感染时选用合适的抗生素

痰培养阳性,按致病菌及药敏试验选用抗菌药。在未得到病原菌阳性结果之前,可选用大环内酯类,如罗红霉素成人每天 2 次,每次 150 mg,或 β-内酰胺类,如头孢拉定成人 1～4 g/d,分4 次服,头孢克洛成人2～4 g/d,分 4 次口服。

四、疗效标准与预后

症状体征消失,化验结果正常为痊愈。

(栾俊旺)

第四节　慢性支气管炎

慢性支气管炎是由于感染或非感染因素引起气管、支气管黏膜及其周围组织的慢性非特异性炎症。临床上以慢性咳嗽、咳痰或气喘为主要症状。疾病不断进展，可并发阻塞性肺气肿、肺源性心脏病，严重影响劳动和健康。

一、病因和发病机制

病因尚未完全清楚，一般认为是多种因素长期相互作用的结果，这些因素可分为外因和内因两个方面。

(一)吸烟

大量研究证明吸烟与慢性支气管炎的发生有密切关系。吸烟时间越长，量越多，患病率也越高。戒烟可使症状减轻或消失，病情缓解，甚至痊愈。

(二)理化因素

包括刺激性烟雾、粉尘、大气污染(如二氧化硫、二氧化氮、氯气、臭氧等)的慢性刺激。这些有害气体的接触者慢性支气管炎患病率远较不接触者为高。

(三)感染因素

感染是慢性支气管炎发生、发展的重要因素，病毒感染以鼻病毒、黏液病毒、腺病毒和呼吸道合胞病毒为多见。细菌感染常继发于病毒感染之后，如肺炎链球菌、流感嗜血杆菌等。这些感染因素造成气管、支气管黏膜的损伤和慢性炎症。感染虽与慢性支气管炎的发病有密切关系，但目前尚无足够证据说明为首发病因。只认为是慢性支气管炎的继发感染和加剧病变发展的重要因素。

(四)气候

慢性支气管炎发病及急性加重常见于冬天寒冷季节，尤其是在气候突然变化时。寒冷空气可以刺激腺体，增加黏液分泌，使纤毛运动减弱，黏膜血管收缩，有利于继发感染。

(五)过敏因素

主要与喘息性支气管炎的发生有关。在患者痰液中嗜酸性粒细胞数量与组胺含量都有增高倾向，说明部分患者与过敏因素有关。尘埃、尘螨、细菌、真菌、寄生虫、花粉及化学气体等，都可以成为过敏因素而致病。

(六)呼吸道局部免疫功能减低及自主神经功能失调

其为慢性支气管炎发病提供内在的条件。老年人常因呼吸道的免疫功能减退，免疫球蛋白的减少，呼吸道防御功能退化等导致患病率较高。副交感神经反应增高时，微弱刺激即可引起支气管收缩痉挛，分泌物增多，而产生咳嗽、咳痰、气喘等症状。

综上所述，当机体抵抗力减弱时，呼吸道在不同程度易感性的基础上，有一种或多种外因的存在，长期反复作用，可发展成为慢性支气管炎。如长期吸烟损害呼吸道黏膜，加上微生物的反复感染，可发生慢性支气管炎。

二、病理

由于炎症反复发作，引起上皮细胞变性、坏死和鳞状上皮化生，纤毛变短，参差不齐或稀疏脱落。黏液腺泡明显增多，腺管扩张，杯状细胞也明显增生。支气管壁有各种炎性细胞浸润、充血、水肿和纤维增生。支气管黏膜发生溃疡，肉芽组织增生，严重者支气管平滑肌和弹性纤维也遭破坏以致机化，引起管腔狭窄。

三、临床表现

(一)症状

起病缓慢，病程长，常反复急性发作而逐渐加重。主要表现为慢性咳嗽、咳痰、喘息。开始症状轻微，气候变冷或感冒时，则引起急性发作，这时患者咳嗽、咳痰、喘息等症状加重。

1.咳嗽

主要由支气管黏膜充血、水肿或分泌物积聚于支气管腔内而引起咳嗽。咳嗽严重程度视病情而定，一般晨间和晚间睡前咳嗽较重，有阵咳或排痰，白天则较轻。

2.咳痰

痰液一般为白色黏液或浆液泡沫性，偶可带血。起床后或体位变动可刺激排痰，因此，常以清晨排痰较多。急性发作伴有细菌感染时，则变为黏液脓性，咳嗽和痰量也随之增加。

3.喘息或气急

喘息性慢性支气管炎可有喘息，常伴有哮鸣音。早期无气急。反复发作数年，并发阻塞性肺气肿时，可伴有轻重程度不等的气急，严重时生活难以自理。

(二)体征

早期可无任何异常体征。急性发作期可有散在的干、湿性啰音，多在背部及肺底部，咳嗽后可减少或消失。喘息型可听到哮鸣音及呼气延长，而且不易完全消失。并发肺气肿时有肺气肿体征。

四、实验室和其他检查

(一)X 线检查

早期可无异常。病变反复发作，可见两肺纹理增粗、紊乱，呈网状或条索状、斑点状阴影，以下肺野较明显。

(二)呼吸功能检查

早期常无异常。如有小呼吸道阻塞时，最大呼气流速-容积曲线在 75％和 50％肺容量时，流量明显降低，它比第 1 秒用力呼气容积更为敏感。发展到呼吸道狭窄或有阻塞时，常有阻塞性通气功能障碍的肺功能表现，如第 1 秒用力呼气量占用力肺活量的比值减少（＜70％），最大通气量减少（低于预计值的 80％）；流速-容量曲线减低更为明显。

(三)血液检查

慢性支气管炎急性发作期或并发肺部感染时，可见白细胞及中性粒细胞计数增多。喘息型者嗜酸性粒细胞计数可增多。缓解期多无变化。

(四)痰液检查

涂片或培养可见致病菌。涂片中可见大量中性粒细胞，已破坏的杯状细胞，喘息型者常见较多的嗜酸性粒细胞。

五、诊断和鉴别诊断

(一)诊断标准

根据咳嗽、咳痰或伴喘息，每年发病持续3个月，连续2年或以上，并排除其他引起慢性咳嗽的心、肺疾病，可做出诊断。如每年发病持续不足3个月，而有明确的客观检查依据（如X线片、呼吸功能等）也可诊断。

(二)分型、分期

1.分型

可分为单纯型和喘息型两型。单纯型的主要表现为咳嗽、咳痰；喘息型者除有咳嗽、咳痰外尚有喘息，伴有哮鸣音，喘鸣在阵咳时加剧，睡眠时明显。

2.分期

按病情进展可分为3期。急性发作期是指"咳""痰""喘"等症状任何一项明显加剧，痰量明显增加并出现脓性或黏液脓性痰，或伴有发热等炎症表现1周之内。慢性迁延期是指有不同程度的"咳""痰""喘"症状迁延1个月以上者。临床缓解期是指经治疗或临床缓解，症状基本消失或偶有轻微咳嗽少量痰液，保持2个月以上者。

(三)鉴别诊断

慢性支气管炎需与下列疾病相鉴别。

1.支气管哮喘

常于幼年或青年突然起病，一般无慢性咳嗽、咳痰史，以发作性、呼气性呼吸困难为特征。发作时两肺布满哮鸣音，缓解后可无症状。常有个人或家族过敏性疾病史。喘息型慢性支气管炎多见于中老年患者，一般以咳嗽、咳痰伴发喘息及哮鸣音为主要症状，感染控制后症状多可缓解，但肺部可听到哮鸣音。典型病例不难区别，但哮喘并发慢性支气管炎和/或肺气肿则难以区别。

2.咳嗽变异性哮喘

以刺激性咳嗽为特征，常由受到灰尘、油烟、冷空气等刺激而诱发，多有家族史或过敏史。抗生素治疗无效，支气管激发试验阳性。

3.支气管扩张

具有咳嗽、咳痰反复发作的特点，合并感染时有大量脓痰，或反复咯血。肺部以湿啰音为主，可有杵状指（趾）。X线检查常见下肺纹理粗乱或呈卷发状。支气管造影或CT检查可以鉴别。

4.肺结核

多有发热、乏力、盗汗、消瘦等结核中毒症状，咳嗽、咯血等及局部症状。经X线检查和痰结核菌检查可以明确诊断。

5.肺癌

患者年龄常在40岁以上，特别是有多年吸烟史，发生刺激性咳嗽，常有反复发生或持续的血痰，或者慢性咳嗽性质发生改变。X线检查可发现有块状阴影或结节状影或阻塞性肺炎。用抗生素治疗，未能完全消散，应考虑肺癌的可能，痰脱落细胞检查或经纤维支气管镜活检一般可明确诊断。

6.肺尘埃沉着病（尘肺）

有粉尘等职业接触史。X线检查肺部可见硅结节，肺门阴影扩大及网状纹理增多，可做出诊断。

六、治疗

在急性发作期和慢性迁延期应以控制感染和祛痰、镇咳为主。伴发喘息时,应予解痉平喘治疗。对临床缓解期宜加强锻炼,增强体质,提高机体抵抗力,预防复发为主。

(一)急性发作期的治疗

1.控制感染

根据致病菌和感染严重程度或药敏试验选择抗生素。轻者可口服,较重患者用肌内注射或静脉滴注抗生素。常用的有喹诺酮类、头孢菌素类、大环内酯类、β内酰胺类或磺胺类口服,如左氧氟沙星 0.4 g,1 次/天;罗红霉素 0.3 g,2 次/天;阿莫西林 2～4 g/d,分 2～4 次口服;头孢呋辛 1.0 g/d,分 2 次口服;复方磺胺甲噁唑 2 片,2 次/天。能单独应用窄谱抗生素应尽量避免使用广谱抗生素,以免二重感染或产生耐药菌株。

2.祛痰、镇咳

可改善患者症状,迁延期仍应坚持用药。可选用氯化铵合剂 10 mL,每天 3 次;也可加用溴己新 8～16 mg,每天 3 次;盐酸氨溴索 30 mg,每天 3 次。干咳则可选用镇咳药,如右美沙芬、那可丁等。中成药镇咳也有一定效果。对年老体弱无力咳痰者或痰量较多者,更应以祛痰为主,协助排痰,畅通呼吸道。应避免应用强的镇咳药,如可卡因等,以免抑制中枢,加重呼吸道阻塞和炎症,导致病情恶化。

3.解痉、平喘

主要用于喘息明显的患者,常选用氨茶碱 0.1 g,每天 3 次,或用茶碱控释药;也可用特布他林、沙丁胺醇等 β_2 激动药加糖皮质激素吸入。

4.气雾疗法

对于痰液黏稠不易咳出的患者,雾化吸入可稀释气管内的分泌物,有利排痰。目前主要用超声雾化吸入,吸入液中可加入抗生素及痰液稀释药。

(二)缓解期治疗

(1)加强锻炼,增强体质,提高免疫功能,加强个人卫生,注意预防呼吸道感染,如感冒流行季节避免到拥挤的公共场所,出门戴口罩等。

(2)避免各种诱发因素的接触和吸入,如戒烟、脱离接触有害气体的工作岗位等。

(3)反复呼吸道感染者可试用免疫调节药或中医中药治疗,如卡介苗、多糖核酸、胸腺素等。

(栾俊旺)

第五节　支气管扩张症

支气管扩张症(简称支气管扩张)是指由支气管及其周围肺组织的慢性炎症所导致的支气管壁肌肉和弹性组织破坏,管腔形成不可逆性扩张、变形。本病多数为获得性,患者多有童年麻疹、百日咳或支气管肺炎等病史。临床症状有慢性咳嗽、咳大量脓痰和反复咯血。过去本病常见,在呼吸系统疾病中发病率仅次于肺结核;随着人民生活的改善,麻疹、百日咳疫苗的预防接种,以及抗生素的应用等,本病已明显减少。

一、病因和发病机制

多种原因都可以引起支气管扩张。虽然我国近年来由支气管-肺感染所致的支气管扩张(感染后性支气管扩张)和由支气管-肺结核所致的支气管扩张(结核后性支气管扩张)病例数已明显减少,但仍然是各种原因中最多见的。由其他原因引起的支气管扩张也应受到重视。

支气管扩张发病机制中的关键环节为支气管感染和支气管阻塞,两者相互影响,形成恶性循环,最终导致支气管扩张。另外,支气管外部纤维的牵拉、先天性发育缺陷及遗传因素等也可引起支气管扩张。

(一)支气管-肺感染

婴幼儿时期严重的支气管-肺感染是引起支气管扩张的主要原因之一,如麻疹、百日咳、流行性感冒等,可并发细菌感染而引起细支气管炎和严重的支气管肺炎,从而造成支气管管壁的破坏和附近组织纤维收缩;这些病变使支气管引流不畅,分泌物潴留,导致阻塞;而阻塞又容易诱发感染。这一感染-阻塞-感染的过程反复进行,最终导致支气管扩张。支气管和肺部慢性感染,如慢性肺脓肿等,使支气管管壁的弹性纤维和平滑肌破坏、断裂,支气管变薄,弹性下降,易于扩张。肺结核在痊愈过程中常伴有支气管肺组织纤维组织增生,牵拉支气管,造成局部支气管扭曲、变形,分泌物不易被清除;随后继发的普通细菌感染使病变进入感染-阻塞-感染的恶性循环过程,最终形成支气管扩张。

(二)支气管器质性阻塞

支气管管腔内肿瘤、异物或管外肿大淋巴结可以造成支气管狭窄或部分阻塞,在支气管内形成活瓣作用,使得空气吸入容易而呼出难,阻塞部位以下的支气管内压逐渐增高,造成管腔扩张,同时部分阻塞使得引流不畅,易引起继发感染而破坏管壁,形成本病。

(三)支气管外部的牵拉作用

肺组织的慢性感染或结核病灶愈合后的纤维组织牵拉,也可形成支气管扩张。

(四)先天及遗传因素

纤毛细胞发育不全,使纤毛杆与各纤丝之间只有致密基质,而浮状物与纤丝间的联系和/或动力蛋白侧臂有所缺失,这将引起纤毛固定,纤毛-黏液排送系统的功能明显降低,故易发生支气管扩张、鼻窦炎、中耳炎、支气管炎和肺炎等。卡塔格内综合征包括右位心、鼻旁窦炎和支气管扩张三种病变。多认为纤毛功能异常是其发病的原因:胚胎发育早期,纤毛功能异常使内脏不能进行正常转位,从而形成右位心和其他内脏反位。纤毛功能异常也影响精子的运动,故男性患者常有不育症。

遗传因素参与支气管扩张形成,如囊性纤维化、先天性低丙种球蛋白血症、先天性肺血管发育畸形等。囊性纤维化在白种人较常见,但我国基本尚无病例报道。

二、病理

支气管弹力组织、肌层及软骨等陆续遭受破坏,由纤维组织代替,管腔逐渐扩张。按形态分为柱状和囊状两种,常合并存在。柱状扩张的管壁破坏较轻。随着病情发展,破坏严重,才出现囊状扩张。管壁黏膜的纤毛上皮细胞被破坏,反复出现慢性和急性炎症,黏膜有炎症细胞和溃疡形成,柱状上皮细胞常有鳞状化生。支气管动脉和肺动脉的终末支常有扩张与吻合,有的毛细血管扩张形成血管瘤,以致患者常有咯血。受累肺叶或肺段多见肺容积缩小甚至肺不张。周围肺组织常见反复感染的病理改变。

感染后性支气管扩张多见于下叶基底段支气管的分支。由于左下叶支气管较细长,且受心脏血管的压迫,引流不畅,容易招致继发感染,故左下叶支气管扩张多于右下叶。舌叶支气管开口接近下叶背段,易受下叶感染的影响,故左下叶与舌叶的支气管扩张常同时存在。结核后性支气管扩张多位于肺上叶,特别多见于上叶尖段与后段支气管及其分支。下叶背段的支气管扩张多数也是结核后性者。右中叶支气管较细长,周围有内、外、前三组淋巴结围绕,易引起肺不张及继发感染,反复发作也可发生支气管扩张。

三、临床表现

(一)症状

一部分患者支气管扩张的起病可追查到童年曾有麻疹、百日咳或支气管肺炎的病史,以后常有反复发作的呼吸道感染;但多数患者询问不出特殊病史。早期轻度支气管扩张可完全无症状,或仅有轻微咳嗽和少量咳痰症状;经过若干时间,由于支气管化脓性感染逐渐加重,病变范围逐渐扩大,乃出现咳嗽、咳大量脓痰和反复咯血等典型的支气管扩张症状。部分病例由于首先咯血而就诊,经X线胸片或肺高分辨率CT检查而发现本病;此类患者平时无慢性咳嗽、大量脓痰等症状,主要表现为反复咯血,故又称干性支气管扩张;其病变多位于上叶支气管,引流较好,故不易感染,常见于结核后性支气管扩张患者。

1.慢性咳嗽、咳大量脓痰

一般多为阵发性,每天痰量可达 $100\sim400$ mL,咳痰多在体位改变时,如起床及就寝时最多,因为支气管扩张感染后,管壁黏膜被破坏,丧失了清除分泌物的功能,引起分泌物的积滞,当体位改变时,分泌物接触到正常黏膜,引起刺激,出现咳嗽及咳大量脓痰。痰液呈黄色脓样,若有厌氧菌混合感染则有臭味。收集全日痰液于玻璃瓶中,数小时后分层:上层为泡沫,下悬脓性成分,中层为浑浊黏液,下层为坏死组织沉淀物。

2.反复咯血

多数患者有反复咯血,血量不等,可为痰中带血或小量咯血,也可表现为大咯血。其原因是支气管表层肉芽组织创面上的小血管或管壁内扩张的小血管破裂出血所致。而所谓干性支气管扩张则以咯血为主要症状,平时有咳嗽,但咳痰不明显。

3.反复肺部感染

其特点是同一肺段反复发生肺炎并迁延不愈。常由上呼吸道感染向下蔓延,支气管感染加重、引流不畅时,炎症扩展至病变支气管周围的肺组织所致。感染重时,出现发热、咳嗽加剧、痰量增多、胸闷、胸痛等症状。因扩张的支气管发生扭曲、变形,引流更差,常于同一肺段反复发生肺炎。由于长期反复感染,反复使用抗生素,使耐药菌的出现概率明显增高,例如,耐药性铜绿假单胞菌就比较多见,给治疗带来困难。

4.慢性感染中毒症状

反复继发感染可引起全身中毒症状,如发热、盗汗、食欲下降、消瘦、贫血等,儿童可影响发育。

(二)体征

早期支气管扩张可无异常体征。病变严重或继发感染,使支气管内有渗出物时,病变部位可听到固定而持久的局限性湿啰音,痰咳出后湿啰音仅可暂时减少或消失。若合并有肺炎时,则可有叩诊浊音和呼吸音减弱等肺炎体征。随着并发症如支气管肺炎、肺纤维化、胸膜增厚与肺气肿等的发生,可出现相应的体征。病程较长的支气管扩张患者可有发绀、杵状指(趾)等体征,全身营养状况也较差。

四、实验室和辅助检查

(一)影像学检查

由于支气管扩张的本质特征是其不可逆性的解剖学改变,故影像学检查对于诊断具有决定性的价值。①后前位 X 线胸片检查:诊断支气管扩张的特异性好,但敏感性不高。早期轻症患者,一般后前位 X 线胸片检查常无特殊发现,或仅有患侧肺纹理增强。疾病后期,X 线胸片显示不规则环状透光阴影,或呈蜂窝状(所谓卷发影),甚至有液平面,可以确认囊性支气管扩张的存在。有时可见肺段或肺叶不张。对于已经确诊为支气管扩张的患者复诊或进行随访时,一般可以仅行后前位 X 线胸片检查。②胸部高分辨率 CT 检查:对于支气管扩张具有确诊价值,可明确支气管扩张累及的部位、范围和病变性质,初次诊断支气管扩张的患者,如条件许可,均应进行本项检查。柱状扩张管壁增厚,并延伸至肺的周边;囊状扩张表现为支气管显著扩张,成串或成簇囊样病变,可含气液面;常见肺不张或肺容积缩小的表现。以往支气管碘油或碘水造影结果是确诊支气管扩张的金标准。现在由于胸部 CT 技术不断发展,特别是多排 CT 检查技术应用于临床,其成像时间很短,扫描层厚很薄(最小层厚可 <1 mm),影像的空间分辨率和密度分辨率都很高,对支气管扩张的诊断准确性很高;加之使用方便,没有支气管造影的不良反应,因此,已经取代了支气管造影检查。

(二)纤维支气管镜(纤支镜)检查

由于目前常规使用的纤支镜一般可以到达 3 级支气管,可以窥见 4 级支气管,而支气管扩张病变一般都发生于较远端的支气管,故经纤支镜直接窥见支气管扩张病变的概率不高。对部分患者可发现出血部位及支气管阻塞的原因,对支气管扩张的病因及定位诊断有一定帮助;经纤支镜取培养标本对于明确感染的病原菌有一定价值。

(三)肺功能检查

支气管扩张的肺功能改变与病变的范围及性质有密切关系。病变局限者,由于肺具有极大的贮备力,肺功能一般无明显改变。柱状扩张对肺功能影响较轻微。囊状扩张的支气管破坏较严重,可并发阻塞性肺气肿。肺功能的损害表现为阻塞性通气障碍,可见第一秒钟用力呼气量和最大通气量减低,残气容积占肺总量百分比增高。随着病情的进展,功能性损害加重,出现通气与血流比例失调及弥散功能的障碍等,可导致动脉血氧分压降低和动脉血氧饱和度下降。病变严重时,可并发肺源性心脏病,甚至右心衰竭。

(四)血常规检查

无感染时血白细胞计数多正常,继发感染时则可增高。

(五)痰微生物检查

痰涂片可发现革兰阴性及阳性细菌;培养可检出致病菌,药敏试验结果对于临床正确选用抗生素具有一定指导价值。

(六)其他

对于怀疑有免疫功能缺陷者应对体液免疫与细胞免疫功能进行检查,例如,进行血 IgG、

IgA、IgM 浓度测定。对于怀疑有纤毛功能障碍者可以取呼吸道黏膜活检标本行电镜检查。对于怀疑囊性纤维化者应测定汗液的钠浓度，还可以进行有关基因的检测。

五、诊断和鉴别诊断

(一)诊断

根据慢性咳嗽、大量脓痰、反复咯血及肺部感染等病史，肺部闻及固定而持久的局限性湿啰音，结合 X 线胸片检查发现符合支气管扩张的影像改变等，可做出诊断；对于临床怀疑支气管扩张，但后前位 X 线胸片无明显异常的患者，依据胸部 CT 尤其是高分辨率 CT 扫描结果可做出诊断。

对于明确诊断支气管扩张者还要注意了解其基础疾病，我国以感染后性支气管扩张和结核后性支气管扩张多见，但也应该注意其他较少见的病因，必要时应进行相应的实验室检查。

(二)鉴别诊断

1.慢性支气管炎

有时与支气管扩张不易鉴别，但多发生于 40 岁以上的患者，咳嗽、咳痰症状以冬、春季节为主，痰为白色泡沫样黏痰，感染急性发作时可呈脓性，痰量较少，且无反复咯血史。肺部的干、湿啰音散在分布。

2.肺脓肿

有大量咳脓痰史，但起病急骤，有寒战、高热等中毒症状，X 线检查可发现脓肿阴影或脓腔。需要注意的是，慢性肺脓肿常并发支气管扩张，支气管扩张患者也易发生肺脓肿。对此类患者，首先应行抗感染治疗，炎症控制后，应行 CT 检查，以明确诊断。

3.肺结核

可有慢性咳嗽、咳痰，但常有午后低热、盗汗、消瘦等全身结核中毒症状，且痰量少。病变多位于上叶，体征为肺尖或锁骨下区轻度浊音和细湿啰音。X 线检查可发现病灶，可有钙化。痰内可查见抗酸杆菌。

4.支气管肺癌

干性支气管扩张以咯血为主，有时易误诊为肺癌。但后者多发生于 40 岁以上的男性吸烟患者，行胸部 X 线检查、纤维支气管镜检查、痰细胞学检查等可作出鉴别。

5.先天性支气管囊肿

与支气管相通且合并感染时可有发热、咳嗽、咳痰及反复咯血。X 线检查和胸部 CT 检查可助诊断，可见边缘整齐光滑、圆形或卵圆形的阴影，多位于上肺野，或两肺弥漫性分布，有时可有液平，受累肺叶一般无明显的容积缩小或肺不张。

六、治疗

支气管扩张的内科治疗重点为控制感染和促进痰液引流；必要时应考虑外科手术切除。

(一)内科治疗

1.一般治疗

根据病情轻重，合理安排休息。合并感染及咯血时，应卧床休息。平时应避免受凉，劝导戒烟，预防呼吸道感染。反复长期感染、反复咯血而身体虚弱者应加强营养。

2.控制感染

有发热、咳脓痰等化脓性感染时,可根据病情、痰培养及药物敏感试验结果选用抗感染药物。病情较轻者可选用口服抗感染药物,病情较重者可静脉使用抗感染药物,如喹诺酮类、头孢菌素类等,怀疑有厌氧菌感染者可使用甲硝唑。疗程以控制感染为度,即全身中毒症状消失,痰量及脓性成分减少,肺部湿啰音减少或消失即可停药。不宜长期使用抗感染药物,以免发生真菌感染等不良反应。

3.祛除痰液

(1)体位引流:可促进脓痰排出,减轻中毒症状,有时较抗感染药物治疗更易见效。应根据病变部位采用相应体位。一般要求病变部位较气管和喉部为高的体位,使病肺处于高位,使引流支气管的开口向下。如病变在下叶时最适用的引流法是使患者俯卧,前胸靠近床沿,头向下,进行深呼吸和咳痰。病变在中叶取仰卧位,床脚垫高 30 cm 左右,取头低脚高位。病变在上叶则可取坐位或其他适当姿势,以利排痰。体位引流应持之以恒。

(2)祛痰剂:可使痰液稀薄便于咳出,如氯化铵 0.3 g,溴己新 16 mg,盐酸氨溴索片 30 mg,鲜竹沥 10 mL,日服 3 次。

(3)雾化吸入:可稀释分泌物,使其易于排出,促进引流,有利于控制感染。可选用生理盐水超声雾化吸入,每天 2~3 次。雾化吸入宜在体位引流痰液后实施。

4.咯血的处理

大量咯血可引起窒息死亡,必须积极治疗。

(二)外科治疗

随着抗感染药物的不断发展,外科手术已较少采用,但对那些病灶局限而内科治疗无效者仍应考虑手术治疗。手术适应证为:反复发作严重呼吸道急性感染或大量咯血,病变范围一般不超过两个肺叶,年龄一般在 10~40 岁,全身情况良好,心肺功能无严重障碍的患者。根据术后随访,10%~40%的患者咯血及感染等支气管扩张症状再发,可能是由于术前对一部分扩张支气管漏诊所致,但也有一部分病例是术后残存支气管因扭曲、移位导致引流不畅而新产生支气管扩张,因此手术应严格掌握适应证。大咯血患者有时需急诊手术治疗。病变广泛或伴有严重肺气肿、肺功能严重损害者,为手术禁忌。

七、预防

积极防治呼吸道感染,尤其是幼年时期的麻疹、百日咳、鼻窦炎、支气管肺炎、肺脓肿等,积极预防、治疗肺结核,对预防支气管扩张症的发生具有重要意义。

(栾俊旺)

第六节　支气管哮喘

支气管哮喘是全球范围内最常见的慢性呼吸道疾病,它是由多种细胞(如嗜酸性粒细胞、肥大细胞、T 细胞、中性粒细胞、气道上皮细胞等)和细胞组分参与的气道慢性炎症性疾病。这种慢性炎症导致气道高反应性的产生,通常出现广泛多变的可逆性气流受限,并引起反复发作的喘息、气急、胸闷或咳嗽等症状，常在夜间和/或清晨发作、加剧，多数患者可自行缓解或经治疗缓解。哮喘的发病率在世界范围内呈上升趋势。据统计，全世界约有 3 亿人患有哮喘，全球患病率为 1％～18％。我国有 1 000 万～3 000 万哮喘患者。2000 年我国 0～14 岁儿童哮喘患病率为 0.12％～3.34％，较 10 年前平均上升了 64.84％。

一、病因

目前认为支气管哮喘是一种有明显家族聚集倾向的多基因遗传性疾病，它的发生既受遗传因素又受环境因素的影响。

(一)遗传

近年来随着分子生物学技术的发展，哮喘相关基因的研究也取得了一定的进展，第 5、6、11、12、13、14、17、19、21 号染色体可能与哮喘有关，但具体关系尚未搞清楚，哮喘的多基因遗传特征为：①外显不全；②遗传异质化；③多基因遗传；④协同作用。这就导致在一个群体中发现的遗传连锁有相关性，而在另一个不同群体中则不能发现这种相关。

国际哮喘遗传学协作研究组曾研究了 3 个种族共 140 个家系，采用 360 个常染色体上短小串联重复多态性遗传标记进行全基因扫描。将哮喘候选基因粗略定位于 5p15、5q23-31、6p21-23、11q13、12q14-24.2、13q21.3、14q11.2-13、17p11、1q11.2、19q13.4、21q21。这些哮喘遗传易感基因大致分 3 类：①决定变态反应性疾病易感的 HLA-Ⅱ类分子基因遗传多态性（如 6p21-23）；②T 细胞受体(TCR)高度多样性与特异性 IgE（如 14q11.2）；③决定 IgE 调节及哮喘特征性气道炎症发生发展的细胞因子基因及药物相关基因（如 11q13、5q31-33）。而 5q31-33 区域内含有包括细胞因子簇 IL-3、IL-4、IL-9、IL-13、GM-CSF 和 β_2-肾上腺素能受体、淋巴细胞糖皮质激素受体、白三烯 C_4 合成酶等多个与哮喘发病相关的候选基因。这些基因对 IgE 调节及对哮喘的炎症发生发展很重要，因此 5q31-33 又被称为细胞因子基因簇。上述染色体区域的鉴定无一显示有与一个以上种族人群存在连锁的证据，表明特异性哮喘易感基因只有相对重要性，同时表明环境因素或调节基因在疾病表达方面，对于不同种族可能存在差异，也提示哮喘和特应症具有不同的分子基础。这些遗传学染色体区域很大，平均含＞20 Mb 的 DNA 和数千个基因，而且目前由于标本量的限制，许多结果不能被重复。因此，寻找并鉴定哮喘相关基因还有大量的工作要做。

(二)变应原

1.变应原

尘螨是最常见的变应原，是哮喘在世界范围内重要的发病因素。常见的有 4 种，即屋尘螨、粉尘螨、宇尘螨和多毛螨。屋尘螨是持续潮湿气候中最主要的螨虫。真菌也是存在于室内空气中的变应原之一，常见为青霉、曲霉、交链孢霉等。花粉与草粉是最常见的引起哮喘发作的室外变应原，木本植物(树花粉)常引起春季哮喘，而禾本植物的草类花粉常引起秋季哮喘。

2.职业性变应原

常见的变应原有谷物粉、面粉、动物皮毛、木材、丝、麻、木棉、饲料、蘑菇、松香、活性染料、乙二胺等。低分子量致敏物质的作用机制尚不明确，高分子量的致敏物质可能是通过与变应原相同的变态反应机制致敏患者并引起哮喘发作。

3.药物及食物添加剂

药物引起哮喘发作有特异性过敏和非特异性过敏两种，前者以生物制品过敏最常见，而后者发生于交感神经阻滞剂和增强副交感神经作用剂,如普萘洛尔、新斯的明。食物过敏大多属于Ⅰ型变态反应,如牛奶,鸡蛋,鱼、虾、蟹等海鲜及调味类食品等可作为变应原,常可诱发哮喘患者发作。

(三)促发因素

1.感染

哮喘的形成和发作与反复呼吸道感染有关,尤其是呼吸道病毒感染,最常见的是鼻病毒,其次是流感病毒、副流感病毒、呼吸道合胞病毒及冠状病毒等。病毒感染引起气道上皮细胞产生多种炎症介质,使随后吸入的变应原的炎症反应和气道收缩反应增强,也可诱导速激肽和组胺失活减少,提高迷走神经介导的反射性支气管收缩。细菌感染在急性哮喘中的作用还未确定。近年,衣原体和支原体感染报道有所增多,部分哮喘病例治疗衣原体感染可改善症状。

2.气候改变

当气温、湿度、气压和空气中离子等发生改变时可诱发哮喘,故在寒冷季节或秋冬气候转变时较多发病。

3.环境污染

环境污染与哮喘发病关系密切。诱发哮喘的有害刺激物中,最常见的是煤气(尤其是 SO_2)、油烟、被动吸烟、杀虫喷雾剂等。烟雾可刺激处于高反应状态的哮喘患者的气道,使支气管收缩,甚至痉挛,致哮喘发作。

4.精神因素

患者紧张不安、情绪激动等,也会促使哮喘发作,一般认为是通过大脑皮质和迷走神经反射或过度换气所致。

5.运动

有 70%～80% 的哮喘患者在剧烈运动后诱发哮喘发作,称为运动性哮喘。典型病例是运动6～10 分钟,在停止运动后 1～10 分钟出现支气管痉挛,临床表现为咳嗽、胸闷、喘鸣,听诊可闻及哮鸣音,多数患者在 30～60 分钟可自行缓解。运动后约有 1 小时的不应期,40%～50% 的患者在此期间再进行运动则不发生支气管痉挛。有些患者虽无哮喘症状,但是运动前后的肺功能测定能发现存在支气管痉挛,可能机制为剧烈运动后过度呼吸,使气道黏膜的水分和热量丢失,呼吸道上皮暂时出现渗透压过高,诱发支气管平滑肌痉挛。

6.药物

有些药物可引起哮喘发作,主要有包括阿司匹林在内的非甾体抗炎药(NSAID)和含碘造影剂,或交感神经阻滞剂等,如误服普萘洛尔等 β_2 受体阻滞剂可引发哮喘。2.3%～20% 的哮喘患者因服用阿司匹林等 NSAID 诱发哮喘,称为阿司匹林哮喘(aspirin induced asthma,ASA)。在ASA 中部分患者合并有鼻息肉,被称为阿司匹林过敏-哮喘-鼻息肉三联征,其临床特点为:①服用阿司匹林类解热镇痛药诱发剧烈哮喘,多在摄入后 30 分钟到 3 小时内发生;②儿童多在 2 岁之前发病,但大多为 30～40 岁的中年患者;③女性多于男性,男女之比约为 2∶3;④发病无明显季节性;⑤病情较重,大多对糖皮质激素有依赖性;⑥半数以上有鼻息肉,常伴有过敏性鼻炎和/或鼻窦炎,鼻息肉切除后有时哮喘症状加重或促发;⑦变应原皮试多呈阴性反应;⑧血清总IgE 多正常;⑨其家族中较少有过敏性疾病的患者。发病机制尚未完全明确,有人认为患者的支气管环氧化酶可能因一种传染性介质(可能是病毒)的影响,致使环氧化酶易受阿司匹林类药物的抑制,影响了花生四烯酸的代谢,抑制前列腺素的合成及生成不均衡,有气道扩张作用的前列

腺素 E_2 和 I_2 明显减少,而有收缩支气管平滑肌作用的前列腺素 F2α 的合成较多,前列腺素 E_2、I_2/前列腺素 $F_2\alpha$ 失衡。环氧化酶被抑制后,花生四烯酸的代谢可能被转移到脂氧化酶途径,致使收缩支气管平滑肌的白三烯生成增多,导致支气管平滑肌强而持久的收缩。阿司匹林过敏的患者对其他抑制环氧化酶(COX)的 NSAID 存在交叉过敏(对乙酰氨基酚除外,主要原因考虑为ASA 抑制COX-1,而对乙酰氨基酚通过抑制 COX-3 发挥作用)。

7.月经、妊娠等生理因素

不少女性哮喘患者在月经前 3～4 天有哮喘加重的现象,可能与经前期孕酮的突然下降有关。如果患者每月必发,且经量不多,适时地注射黄体酮,有时可阻止严重的经前期哮喘。妊娠对哮喘的影响并无规律性,大多病情未见明显变化,妊娠对哮喘的作用主要表现为机械性的影响及哮喘有关的激素变化,如果处理得当,则不会对妊娠和分娩产生不良后果。

8.围生期胎儿的环境

妊 9 周的胎儿胸腺已可产生 T 细胞,且在整个妊娠期胎盘主要产生辅助性Ⅱ型 T 细胞因子,因而在肺的微环境中,Th_2 的反应是占优势的,若母亲已有特异性体质,又在妊娠期接触大量的变应原或受到呼吸道病毒特别是合胞病毒的反复感染,即可能加重其调控的变态反应,以致出生后存在变态反应和哮喘发病的可能性。

二、发病机制

哮喘是多种炎症细胞和炎症介质参与的气道慢性炎症,该炎症过程与气道高反应性和哮喘症状密切相关;气道结构细胞特别是气道上皮细胞和上皮下基质、免疫细胞的相互作用及气道神经调节的异常均加重气道高反应性,且直接或间接加重了气道炎症。

(一)变态反应性炎症

目前研究认为哮喘是由 Th_2 细胞驱导的对变应原的一种高反应。由其产生的气道炎症可分为以下几类。

1.IgE 介导的、T 细胞依赖的炎症途径

可分为以下三个阶段:IgE 激活和 FcR 启动;炎症介质和细胞因子的释放;黏附分子表达促使白细胞跨膜移动。Th_2 细胞分泌 IL-4 调控 B 细胞生成 IgE,后者结合到肥大细胞、嗜碱性粒细胞和嗜酸性粒细胞上的特异性受体,使之呈现致敏状态;当再次接触同种抗原时,抗原与特异性 IgE 交联结合,从而导致炎症介质链式释放。根据效应发生时间和持续时间,可分为早期相反应(引起速发性哮喘反应)和晚期相反应(引起迟发性哮喘反应),前者在接触变应原后数秒内发生,可持续数小时,与哮喘的急性发作有关;后者在变应原刺激后 6～12 小时发生,可持续数天,引起气道的慢性炎症。有多种炎症细胞包括肥大细胞、嗜酸性粒细胞、嗜碱性粒细胞、T 细胞、肺泡巨噬细胞、中性粒细胞和气道上皮细胞参与气道炎症的形成(表 6-1),其中肥大细胞是气道炎症的主要原发效应细胞。炎症细胞、炎症介质和细胞因子的相互作用是维持气道炎症反应的基础(表 6-2)。

表 6-1　参与气道慢性炎症的主要炎症细胞

炎症细胞	作用
肥大细胞	致敏原刺激或渗透压变化均可活化肥大细胞,释放收缩支气管的炎症介质(组胺、疏乙胺酰白三烯、前列腺素 D_2);气道内肥大细胞增多与气道高反应性相关

续表

炎症细胞	作用
嗜酸性粒细胞	破坏气道上皮细胞;参与生长因子的释放和气道重建
T 细胞	释放细胞因子 IL-4、4L-5、IL-9 和 IL-13,这些因子参与嗜酸性粒细胞炎症,刺激 B 细胞产生 IgE;参与整个气道炎症反应
树突状细胞	诱导初始型 T 细胞对吸入抗原的初级免疫反应和变态反应;还可诱导免疫耐受的形成,并在调节免疫反应和免疫耐受中起决定作用
巨噬细胞	致敏原通过低亲和力 IgE 受体激活巨噬细胞,释放细胞因子和炎症介质发挥"放大效应"
中性粒细胞	在哮喘患者的气道内、痰液中数量增加,但其病理生理作用尚不明确,可能是类固醇激素应用所致

表 6-2　调控哮喘气道慢性炎症的主要介质

介质	作用
化学因子	主要表达于气道上皮细胞,趋化炎症细胞至气道;内皮素趋化嗜酸性粒细胞;胸腺活化调控因子(TARC)和巨噬细胞源性趋化因子(MDC)趋化 Th₂ 细胞
白三烯	主要由肥大细胞、嗜酸性粒细胞分泌,是潜在的支气管收缩剂,其抑制剂可改善肺功能和哮喘症状
细胞因子	参与炎症反应,IL-1β、TNF-β 扩大炎症反应;GM-CSF 延长嗜酸性粒细胞存活时间;IL-5 有助于嗜酸性粒细胞分化;IL-4 有助于 Th₂ 增殖发育;IL-13 有助于 IgE 合成
组胺	由肥大细胞分泌,收缩支气管,参与炎症反应
NO	由气道上皮细胞产生,是潜在的血管扩张剂,其与气道炎症密切相关,因此呼出气 NO 常被用来监测哮喘控制状况
PGD2	由肥大细胞分泌,是支气管扩张剂,趋化 Th₂ 细胞至气道

2.非 IgE 介导、T 细胞依赖的炎症途径

Th₂ 细胞还可通过释放的多种细胞因子(IL-4、IL-13、IL-3、IL-5 等)直接引起各种炎症细胞的聚集和激活,以这种方式直接促发炎症反应,主要是迟发型变态反应。如嗜酸性粒细胞聚集活化(IL-5 起主要作用)分泌的主要碱基蛋白、嗜酸性粒细胞阳离子蛋白、嗜酸性粒细胞衍生的神经毒素、过氧化物酶和胶原酶等均可引起气道损伤;中性粒细胞分泌的蛋白水解酶等可进一步加重炎症反应。此外,上述炎症及其炎症介质可促使气道固有细胞活化,如肺泡巨噬细胞可释放TX、PG、PAF 等加重哮喘反应;气道上皮细胞和血管内皮细胞产生内皮素(ETs),是所知的最强的支气管平滑肌收缩剂,且还具有促进黏膜腺体分泌和促平滑肌及成纤维细胞增殖的效应,参与气道重构。

在慢性哮喘缓解期内,气道炎症主要由 Th₂ 分泌的细胞因子如 IL-5 等趋化嗜酸性粒细胞浸润所致;而在急性发作期,气道内中性粒细胞趋化因子 IL-8 浓度增加,中性粒细胞浸润。因此,对于逐渐减少吸入激素用量而引起症状加重的可通过增加吸入激素用量来抑制嗜酸性粒细胞活性;对于突然停用吸入激素而引起的哮喘加重则需加用长效的受体激动剂减弱中性粒细胞的炎症反应。

有关哮喘免疫调节紊乱的机制,得到最广泛关注的"卫生学假说"认为童年时期胃肠道暴露于细菌或细菌产物能够促进免疫系统的成熟,预防哮喘的发生。其核心为 Th₁/Th₂ 细胞因子平衡学说,认为诸如哮喘等变态反应性疾病是由 Th₂ 细胞驱动的对无害抗原或变应原的一种高反

应。Th$_1$ 和 Th$_2$ 细胞所产生的细胞因子有相互制约彼此表型分化及功能的特性。IFN 和 IL-4 分别为 Th$_1$ 和 Th$_2$ 特征性细胞因子。IFN-α、IL-12 可促使活化的 Th$_0$ 细胞向 Th$_1$ 方向发育,而 IL-4 则促使其向 Th$_2$ 方向发育。当 Th$_1$ 细胞占优势时,就会抑制 Th$_2$ 细胞的功能。如果婴幼儿时呼吸系统或消化系统受到感染,比如结核病、麻疹、寄生虫病甚至甲型肝炎病毒感染等,有可能通过巨噬细胞产生 IFN-α 和 IL-12,继而刺激 NK 细胞产生 IFN-γ,后者可增强 Th$_1$ 细胞的发育,同时抑制 Th$_2$ 细胞的活化,从而抑制变态反应性疾病的发生发展。

早年发现肠道寄生虫的感染虽然可以强有力地增加 Th$_2$ 反应,但是它却同样减少了变态反应性疾病的发生。哮喘患者血清、BALF 和体外 T 细胞培养的 IFN-γ 水平是升高的,并且与肺功能的下降呈明显正相关性。一些病毒、支原体和衣原体感染可致产生 IFN-γ 的 CD4$^+$ 和 CD8$^+$ T 细胞活化,通常使哮喘恶化。这些表明 IFN-γ 在哮喘免疫病理中促炎因子的作用可能比其下调 Th$_2$ 细胞因子的作用更明显。由此可见,基于 Th$_1$/Th$_2$ 相互制约的卫生学假说并不能完全解释哮喘发生的免疫失调机制,把哮喘的免疫病理核心看成是 Th$_1$ 和 Th$_2$ 的失衡,试图通过上调 Th$_1$ 纠正 Th$_2$ 的免疫偏倚以治疗变应性哮喘的思路可能是把问题过于简单化。

目前提出了一种基于调节性 T 细胞理论的新卫生学假说。该假说认为,大多数病原体表面存在病原相关性分子(PA MPs)。当以树突状细胞为主的抗原递呈细胞接触抗原时,除抗原吞噬递呈过程外,表面一些特殊的模式识别受体(PRRs)如 Toll-like recepters(TLRs)和凝集素受体与 PA MPs 结合,可能通过抑制性刺激分子或分泌 IL-10、TGF-β 等调节性因子促进 Th$_0$ 细胞向具有调节功能的 Treg 细胞分化,最具代表性地是表达 CD4$^+$CD25$^+$ 产生大量 IL-10 的 TR 亚群,还有 CD4$^+$CD25$^-$ 的抑制性 T 细胞如 Tr$_1$ 和 Th$_3$。这些具有抑制调节功能的 T 细胞亚群会同时抑制 Th$_1$ 和 Th$_2$ 介导的病理过程。由于优越的卫生条件,缺乏微生物暴露,减少了细菌脂多糖(LPS)和 Cp G 基团等 PA MPs 通过 PRRs 刺激免疫调节细胞的可能性,导致后天 Th$_1$ 或 Th$_2$ 反应发展过程中失去 Treg 的平衡调节作用。相比之下,儿童期接触的各种感染因素可激活 Treg,可能在日后抑制病原微生物诱导的过强 Th$_1$ 或 Th$_2$ 反应中发挥重要的功能。

(二)气道重塑

除了气道炎症反应外,哮喘患者气道发生重塑,可导致相对不可逆的气道狭窄。研究证实,非正常愈合的损伤上皮细胞可能主动参与了哮喘气道炎症的发生发展及气道重塑形成过程。Holgate 在上皮-间质营养单位(EMT U)学说中,提出哮喘气道上皮细胞正常修复机制受损,促纤维细胞生长因子-转化生长因子(TGF-β$_1$)与促上皮生长因子-EGF 分泌失衡,继而导致气道重塑,是难治性哮喘的重要发病机制。哮喘患者损伤的气道上皮呈现以持续高表达表皮生长因子受体(EG FR)为特征的修复延迟,可能通过内皮素-1(ET-1)和/或转化生长因子 β$_1$(TGF-β$_1$)介导早期丝裂原活化蛋白激酶(MAPK)家族(ERK1/2 和 p38 MAPK)信号网络通路而实现,诱导上皮下成纤维细胞表达 α-平滑肌肌动蛋白(α-SMA),实现成纤维细胞向肌纤维母细胞转化。上皮下成纤维细胞被活化使过量基质沉积,活化的上皮细胞与上皮下成纤维细胞还可生成释放大量的炎症介质,包括成纤维细胞生长因子(FGF-2)、胰岛素样生长因子(IGF-1)、血小板衍化生长因子(PDGF)、内皮素-1(ET-1)、转化生长因子 β$_1$(TGF-β$_1$)和 β$_2$(TGF-β$_2$),导致气道重建。由此推测,保护气道黏膜,恢复正常上皮细胞表型,可能在未来哮喘治疗中占有重要地位。

气道组织和结构细胞的重塑与 T 细胞依赖的炎症通过信号转导相互作用,屏蔽变应原诱导的机体正常的 T 细胞免疫耐受机制,可能是慢性哮喘持续发展,气道高反应性存在的根本原因。延迟愈合的重塑气道上皮高表达 ET-1 可能是诱导 Th$_2$ 细胞在气道聚集,引起哮喘特征性嗜酸性粒细胞气道炎症的一个重要原因。因此,气道上皮细胞"重塑"有可能激活特异性的炎症信号转导通路,加速 CD4$^+$T 细胞亚群的活化,从而使变应原诱导的局部黏膜免疫炎症持续发展。

(三)气道高反应性

气道反应性是指气道对各种化学、物理或药物刺激的收缩反应。气道高反应性(AHR)是指气道对正常不引起或仅引起轻度应答反应的刺激物出现过度的气道收缩反应。气道高反应性是哮喘的重要特征之一。气道炎症是导致气道高反应性最重要的机制,当气道受到变应原或其他刺激后,由于多种炎症细胞、炎症介质和细胞因子的参与、气道上皮和上皮内神经的损害等而导致 AHR。有人认为,气道基质细胞内皮素(ET)的自分泌及旁分泌,以及细胞因子(尤其是肿瘤坏死因子 TNF-α)与内皮素相互作用在 AHR 的形成上有重要作用。此外,AHR 与 β 肾上腺素能受体功能低下、胆碱能神经兴奋性增强和非肾上腺素能非胆碱能(NANC)神经的抑制功能缺陷有关。在病毒性呼吸道感染、冷空气、SO$_2$、干燥空气、低渗和高渗溶液等理化因素刺激下均可使气道反应性增高。气道高反应性程度与气道炎症密切相关,但两者并非等同。气道高反应性目前已公认是支气管哮喘患者的共同病理生理特征,然而出现气道高反应者并非都是支气管哮喘,如长期吸烟、接触臭氧、病毒性上呼吸道感染、慢性阻塞性肺疾病、过敏性鼻炎、支气管扩张、热带肺嗜酸性粒细胞增多症和过敏性肺泡炎等患者也可出现,所以应该全面地理解 AHR 的临床意义。

(四)神经因素

支气管的自主神经支配很复杂,除以前所了解的胆碱能神经、肾上腺素能神经外,还存在非肾上腺素能非胆碱能(NANC)神经系统。支气管哮喘与 β-肾上腺素能受体功能低下和迷走神经张力亢进有关,并可能存在有 α-肾上腺素能神经的反应性增加。NANC 神经系统又分为抑制性 NANC 神经系统(i-NANC)和兴奋性 NANC 神经系统(e-NANC)。i-NANC 是产生气道平滑肌松弛的主要神经系统,其神经递质尚未完全阐明,可能是血管活性肠肽(VIP)和/或组胺酸甲硫胺。VIP 具有扩张支气管、扩张血管、调节支气管腺体分泌的作用,是最强烈的内源性支气管扩张物质,而气道平滑肌的收缩可能与该系统的功能受损有关。e-NANC 是一种无髓鞘感觉神经系统,其神经递质是 P 物质,而该物质存在于气道迷走神经化学敏感性的 C 纤维传入神经中。当气道上皮损伤后暴露出 C 纤维传入神经末梢,受炎症介质的刺激,引起局部轴突反射,沿传入神经侧索逆向传导,并释放感觉神经肽,如 P 物质、神经激肽、降钙素基因相关肽,结果引起支气管平滑肌收缩、血管通透性增强、黏液分泌增多等。近年研究证明,一氧化氮(NO)是人类 NANC 的主要神经递质,在正常情况下主要产生构建型 NO(eNO)。在哮喘发病过程中,细胞因子刺激气道上皮细胞产生的诱导型 NO(iNO)则可使血管扩张,加重炎症过程。

三、病理

支气管哮喘气道的基本病理改变为气道炎症和重塑。炎症包括肥大细胞、肺巨噬细胞、嗜酸性粒细胞、淋巴细胞与中性粒细胞浸润;气道黏膜下水肿,微血管通透性增加,支气管内分泌物潴留,支气管平滑肌痉挛,纤毛上皮剥离,基底膜漏出,杯状细胞增殖及支气管分泌物增加等病理改变,称为慢性剥脱性嗜酸性粒细胞性支气管炎。

早期表现为支气管黏膜肿胀、充血,分泌物增多,气道内炎症细胞浸润,气道平滑肌痉挛等可逆性的病理改变。上述的改变可随气道炎症的程度而变化。若哮喘长期反复发作,支气管呈现慢性炎症改变,表现为柱状上皮细胞纤毛倒伏、脱落,上皮细胞坏死,黏膜上皮层杯状细胞增多,黏液蛋白产生增多,支气管黏膜层大量炎症细胞浸润、黏液腺增生、基底膜增厚,支气管平滑肌增生,则进入气道重塑阶段,主要表现为上皮下肌纤维母细胞增多导致胶原的合成增加,形成增厚的上皮下基底膜层,可累及全部支气管树,主要发生在膜性和小的软管性气道,即中央气道,是哮喘气道重塑不同于 COPD 的特征性病理改变。具有收缩性的上皮下肌纤维母细胞增加,可能是哮喘气道高反应性形成的重要病理生理基础。

气道炎症和重塑并行,与 AHR 密切相关。后者如气道壁的厚度与气道开始收缩的阈值成反比关系,平滑肌增生使支气管对刺激的收缩反应更强烈,血管容量增加可使气道阻力增高,同时这些因素具有协同/累加效应。肉眼可见肺膨胀及肺气肿较为突出,支气管及细支气管内含有黏稠痰液及黏液栓。支气管壁增厚,黏膜充血肿胀形成皱襞,黏液栓塞局部可发生肺不张。

广泛的气道狭窄是产生哮喘临床症状的基础。气道狭窄的机制包括支气管平滑肌收缩、黏膜水肿、慢性黏液栓(含有大量的嗜酸性粒细胞和库施曼螺旋体)形成、气道重塑及肺实质弹性支持的丢失。

四、临床表现

典型的支气管哮喘出现反复发作的胸闷、气喘、呼吸困难、咳嗽等症状,在发作前常有鼻塞、打喷嚏、眼痒等先兆症状,发作严重者可短时内出现严重呼吸困难,低氧血症。有时咳嗽为唯一症状(咳嗽变异型哮喘)。在夜间或凌晨发作和加重是哮喘的特征之一。哮喘症状可在数分钟内发作,有些症状轻者可自行缓解,但大部分需积极处理。

发作时可出现两肺散在、弥漫分布的呼气相哮鸣音,呼气相延长,有时吸气、呼气相均有干啰音。严重发作时可出现呼吸音低下,哮鸣音消失,临床上称为"静止肺",预示着病情危重,随时会出现呼吸骤停。

哮喘患者在不发作时可无任何症状和体征。

五、诊断

(一)诊断标准

(1)反复发作喘息、气急、胸闷或咳嗽,多与接触变应原,冷空气,物理、化学性刺激及病毒性上呼吸道感染、运动等有关。

(2)发作时在双肺可闻及散在或弥漫性、以呼气相为主的哮鸣音,呼气相延长。

(3)上述症状和体征可经治疗缓解或自行缓解。

(4)除外其他疾病所引起的喘息、气急、胸闷和咳嗽。

(5)临床表现不典型者,应至少具备以下一项试验阳性:①支气管激发试验或运动激发试验阳性;②支气管舒张试验阳性[一秒钟用力呼气容积(FEV$_1$)增加≥12%,且 FEV$_1$ 增加绝对值≥200 mL];③最大呼气流量(PEF)日内变异率≥20%。

符合(1)~(4)条或(4)、(5)条者,可以诊断为支气管哮喘。

(二)分期

根据临床表现可分为急性发作期、慢性持续期和临床缓解期。慢性持续期是指每周均不同频度和/或不同程度地出现症状(喘息、气急、胸闷、咳嗽等);临床缓解期系指经过治疗或未经治疗,症状、体征消失,肺功能恢复到急性发作前水平,并维持 3 个月以上。

（三）相关诊断试验

1.变应原检测

有体内的变应原皮肤点刺试验和体外的特异性 IgE 检测，可明确患者的过敏症状，指导患者尽量避免接触变应原及进行特异性免疫治疗。

2.肺功能测定

肺功能测定有助于确诊支气管哮喘，也是评估哮喘控制程度的重要依据之一。主要有通气功能检测、支气管舒张试验、支气管激发试验和峰流速（PEF）及其日变异率测定。哮喘发作时呈阻塞性通气改变，呼气流速指标显著下降。第 1 秒用力呼气量（FEV_1）、FEV_1 占用力肺活量比值（$EFV_1/FVC\%$）、最大呼气中期流速（MMEF）及最大呼气流速（PEF）均下降。肺容量指标见用力肺活量（FVC）减少、残气量增高、功能残气量和肺容量增高，残气占肺总量百分比增高。缓解期上述指标可正常。对于有气道阻塞的患者，可行支气管舒张试验，常用药物为吸入型支气管扩张药（沙丁胺醇、特布他林），如 FEV_1 较用药前增加≥12％，且绝对值增加＞200 mL，为支气管舒张试验阳性，对诊断支气管哮喘有帮助。对于有哮喘症状但肺功能正常的患者，可行支气管激发试验，常用吸入激发剂为醋甲胆碱、组胺。吸入激发剂后其通气功能下降、气道阻力增加。在设定的激发剂量范围内，如 FEV_1 下降≥20％，为支气管激发试验阳性，使 FEV_1 下降 20％的累积剂量（$Pd_{20}\text{-}FEV_1$）或累积浓度（$Pc_{20}\text{-}FEV_1$）可对气道反应性增高的程度作出定量判断。PEF 及其日变异率可反映通气功能的变化，哮喘发作时 PEF 下降，并且，哮喘患者常有通气功能昼夜变化，夜间或凌晨通气功能下降，如果昼夜 PEF 变异率≥20％有助于诊断为哮喘。

3.胸部 X 线检查

胸部 X 线摄片多无明显异常。但哮喘严重发作者应常规行胸部 X 线检查，注意有无肺部感染、肺不张、气胸、纵隔气肿等并发症的存在。

4.其他

痰液中嗜酸性粒细胞或中性粒细胞计数、呼出气 NO（FeNO）可评估与哮喘相关的气道炎症。

六、鉴别诊断

（一）上气道肿瘤、喉水肿和声带功能障碍

这些疾病可出现气喘，但主要表现为吸气性呼吸困难，肺功能测定流速-容量曲线可见吸气相流速减低。纤维喉镜或支气管镜检查可明确诊断。

（二）各种原因所致的支气管内占位

支气管内良恶性肿瘤、支气管内膜结核等导致的固定的、局限性哮鸣音，需与哮喘鉴别。胸部 CT 检查、纤维支气管检查可明确诊断。

（三）急性左心衰竭

急性左心衰竭发作时症状与哮喘相似，阵发性咳嗽、气喘，两肺可闻及广泛的湿啰音和哮鸣音，需与哮喘鉴别。但急性左心衰竭患者常有高心病、风心病、冠心病等心脏疾病史，胸片可见心影增大、肺瘀血征，有助于鉴别。

（四）嗜酸性粒细胞

嗜酸性粒细胞性肺炎、变态反应肉芽肿性血管炎、结节性多动脉炎、变应性肉芽肿（Churg-strauss 综合征）。

这类患者除有喘息外,胸部 X 线或 CT 检查提示肺内有浸润阴影,并可自行消失或复发。常有肺外的其他表现,血清免疫学检查可发现相应的异常。

(五)慢性阻塞性肺疾病(COPD)

COPD 患者也出现呼吸困难,常与哮喘症状相似,大部分 COPD 患者对支气管扩张剂和抗炎药疗效不如哮喘,对气道阻塞的可逆性不如哮喘。但临床上有大约 10% 的 COPD 患者对激素和支气管扩张剂反应很好,这部分患者往往同时合并有哮喘。而支气管哮喘患者晚期出现气道重塑也可以合并 COPD。

七、治疗和管理

(一)控制目标

近年来,随着对支气管哮喘病因和发病机制认识的不断深入,明确了气道的慢性炎症是哮喘的本质,针对气道炎症的抗感染治疗是哮喘的根本治疗。并且意识到哮喘的气道炎症持续存在于疾病的整个过程,故治疗哮喘应该与治疗糖尿病、高血压等其他慢性疾病一样,长期规范地应用药物治疗,从而预防哮喘急性发作,减少并发症的发生,改善肺功能,提高生活质量,以达到并维持哮喘的临床控制。2006 年全球哮喘防治创议(GINA)明确指出,哮喘的治疗目标是达到并维持哮喘的临床控制,哮喘临床控制的定义包括以下 6 项:①无(或≤2 次/周)白天症状;②无日常活动(包括运动)受限;③无夜间症状或因哮喘憋醒;④无(或≤2 次/周)需接受缓解药物治疗;⑤肺功能正常或接近正常;⑥无哮喘急性加重。哮喘虽然不能被根治,但经过规范治疗,大多数哮喘患者都可以得到很好的控制。全球多中心 GOAL 研究结果表明,对于大多数哮喘患者(包括轻度、中度、重度),经过吸入糖皮质激素(ICS)加吸入长效 β_2 受体激动剂(LABA)(沙美特罗/氟替卡松)联合用药 1 年,有接近 80% 的患者可以达到指南所定义的临床控制。

(二)治疗药物

哮喘的治疗药物根据其作用机制可分为具有扩张支气管作用和抗炎作用两大类,某些药物兼有扩张支气管和抗炎作用。

1.扩张支气管药物

(1)β_2 受体激动剂:通过对气道平滑肌和肥大细胞膜表面的 β_2 受体的兴奋,舒张气道平滑肌、减少肥大细胞和嗜碱性粒细胞脱颗粒和介质的释放、降低微血管的通透性、增加气道上皮纤毛的摆动等,从而缓解哮喘症状。此类药物较多,可分为短效(作用维持 4～6 小时)和长效(作用维持 12 小时)β_2 受体激动剂。后者又可分为速效(数分钟起效)和缓慢起效(30 分钟起效)两种。

短效 β_2 受体激动剂(简称 SABA):常用的药物如沙丁胺醇和特布他林等。有吸入、口服、注射给药途径。①吸入:可供吸入的短效 β_2 受体激动剂有气雾剂、干粉剂和溶液。这类药物舒张气道平滑肌作用强,通常在数分钟内起效,疗效可维持数小时,是缓解轻中度急性哮喘症状的首选药物,也可用于运动性哮喘的预防。如沙丁胺醇每次吸入 100～200 μg 或特布他林 250～500 μg,必要时每 20 分钟重复 1 次。这类药物应按需间歇使用,不宜长期、单一使用,也不宜过量应用,否则可引起骨骼肌震颤、低血钾、心律失常等不良反应。压力型定量手控气雾剂(pMDI)和干粉吸入装置吸入短效 β_2 受体激动剂不适用于重度哮喘发作,其溶液(如沙丁胺醇、特布他林)经雾化吸入适用于轻至重度哮喘发作。②口服:如沙丁胺醇、特布他林等,通常在服药后15～30 分钟起效,疗效维持 4～6 小时。如沙丁胺醇 2～4 mg,特布他林 1.25～2.5 mg,每天 3 次。使用虽较方便,但心悸、骨骼肌震颤等不良反应比吸入给药时明显。缓释剂型和控释剂型的平喘作用维持时间可达 8～12 小时,适用于夜间哮喘患者的预防和治疗。长期、单一应用 β_2 受体激动剂可造成细胞膜 β_2 受体的下调,表现为临床耐药现象,应予以避免。③注射:虽然平喘作用较为迅速,但因全身不良反应的发生率较高,较少使用。

长效 β_2 受体激动剂(简称 LABA):这类 β_2 受体激动剂的分子结构中具有较长的侧链,舒张支气管平滑肌的作用可维持 12 小时以上。有吸入、口服和透皮给药等途径,目前在我国临床使用的吸入型 LABA 有以下两种。①沙美特罗:经气雾剂或碟剂装置给药,给药后 30 分钟起效,平喘作用维持 12 小时以上,推荐剂量 50 μg,每天 2 次吸入。②福莫特罗:经都保装置给药,给药后 3～5 分钟起效,平喘作用维持 8 小时以上。平喘作用具有一定的剂量依赖性,推荐剂量 4.5～9 μg,每天 2 次吸入。福莫特罗因起效迅速,可按需用于哮喘急性发作时的治疗。近年来推荐联合 ICS 和 LABA 治疗哮喘,这两者具有协同的抗炎和平喘作用,并可增加患者的依从性、减少大剂量 ICS 引起的不良反应,尤其适合于中重度持续哮喘患者的长期治疗。口服 LABA 有丙卡特罗、班布特罗,作用时间可维持 12～24 小时,适用于中重度哮喘的控制治疗,尤其适用于缓解夜间症状。透皮吸收剂型现有妥洛特罗贴剂,妥洛特罗本身为中效 β_2 受体激动剂,由于采用结晶储存系统来控制药物的释放,药物经过皮肤吸收,疗效可维持 24 小时,并减轻了全身不良反应,每天只需贴附 1 次,使用方法简单,对预防夜间症状有较好疗效。LABA 不推荐长期单独使用,应该在医师指导下与 ICS 联合使用。

(2)茶碱类:具有舒张支气管平滑肌作用,并具有强心、利尿、扩张冠状动脉、兴奋呼吸中枢和呼吸肌等作用,低浓度茶碱还具有抗炎和免疫调节作用。

口服给药:包括氨茶碱和控(缓)释型茶碱。短效氨茶碱用于轻中度哮喘急性发作的治疗,控(缓)释型茶碱用于慢性哮喘的长期控制治疗。一般剂量为每天 6～10 mg/kg。控(缓)释型茶碱口服后昼夜血药浓度平稳,平喘作用可维持 12～24 小时,尤适用于夜间哮喘症状的控制。茶碱与糖皮质激素和抗胆碱能药物联合应用具有协同作用。但本品与 β_2 受体激动剂联合应用时,易出现心率增快和心律失常,应慎用并适当减少剂量。

静脉给药:氨茶碱加入葡萄糖溶液中,缓慢静脉注射[注射速度不宜超过 0.25 mg/(kg·min)]或静脉滴注,适用于中重度哮喘的急性发作。负荷剂量为 4～6 mg/kg,维持剂量为 0.6～0.8 mg/(kg·h)。由于茶碱的"治疗窗"窄,茶碱代谢存在较大的个体差异,药物不良反应较多,可引起心律失常、血压下降、甚至死亡,在有条件的情况下应监测其血药浓度,及时调整浓度和滴速。对于以往长期口服茶碱的患者,更应注意其血药浓度,尽量避免静脉注射,防止茶碱中毒。茶碱的有效、安全的血药浓度范围为 6～15 mg/L。影响茶碱代谢的因素较多,如发热性疾病、妊娠、抗结核治疗可以降低茶碱的血药浓度;而肝脏疾病、充血性心力衰竭,以及合用西咪替丁或喹诺酮类、大环内酯类等药物均可影响茶碱代谢而使其排泄减慢,导致茶碱的毒性增加,应引起临床医师们的重视,并酌情调整剂量。多索茶碱的作用与氨茶碱相同,但不良反应较轻。二羟丙茶碱(喘定)的作用较茶碱弱,不良反应也较少。

抗胆碱能药物:吸入型抗胆碱能药物如溴化异丙托品和噻托溴铵可阻断节后迷走神经传出支,通过降低迷走神经张力而舒张支气管。本品吸入给药,有气雾剂、干粉剂和雾化溶液三种剂型。经 pMDI 吸入溴化异丙托品气雾剂,常用剂量为 40～80 μg,每天 3～4 次;经雾化泵吸入溴化异丙托品溶液的常用剂量为 50～125 μg,每天 3～4 次。噻托溴铵为新近上市的长效抗胆碱能药物,对 M_1 和 M_3 受体具有选择性抑制作用,每天 1 次吸入给药。本品与 β_2 受体激动剂联合应用具有协同、互补作用。

2.抗炎药物

(1)糖皮质激素:糖皮质激素是最有效的抗变态反应性炎症的药物,其药理作用机制有:①抑制各种炎症细胞包括巨噬细胞、嗜酸性粒细胞、T细胞、肥大细胞、树突状细胞和气道上皮细胞等的生成、活化及其功能;②抑制IL-2、IL-4、IL-5、IL-13、GM-CSF等各种细胞因子的产生;③抑制磷脂酶A2、一氧化氮合成酶、白三烯、血小板活化因子等炎症介质的产生和释放;④增加抗炎产物的合成;⑤抑制黏液分泌;⑥活化和提高气道平滑肌 β_2 受体的反应性,增加细胞膜上 β_2 受体的合成;⑦降低气道高反应性。糖皮质激素通过与细胞内糖皮质激素受体(GR)结合,形成GR-激素复合体转运至核内,从而调节基因的转录,抑制各种细胞因子和炎症介质的基因转录和合成,增加各种抗炎蛋白的合成,从而发挥其强大的抗炎作用。激素的给药途径有吸入、口服和静脉给药。

吸入给药:吸入给药是哮喘治疗的主要给药途径,药物直接作用于呼吸道,起效快,所需剂量小,不良反应少。吸入糖皮质激素(ICS)的局部抗炎作用强,通过吸气过程给药,药物直接作用于呼吸道,通过消化道和呼吸道进入血液的药物大部分被肝脏灭活,因此全身不良反应少。研究证明ICS可以有效改善哮喘症状,提高生活质量,改善肺功能,降低气道高反应性,控制气道炎症,减少哮喘发作的频率,减轻发作的严重程度,降低病死率。ICS的局部不良反应包括声音嘶哑、咽部不适和念珠菌感染。吸药后及时漱口、选用干粉吸入剂或加用储雾器可减少上述不良反应。ICS全身不良反应的大小与药物剂量、药物的生物利用度、肝脏首过代谢率及全身吸收药物的半衰期等因素有关。目前有证据表明,成人哮喘患者每天吸入低中剂量激素,不会出现明显的全身不良反应。长期高剂量吸入糖皮质激素可能出现的全身不良反应包括皮肤瘀斑、肾上腺功能的抑制和骨质疏松等。目前,ICS主要有三类。①定量气雾剂(MDI)。②干粉吸入剂:主要有布地奈德都保、丙酸氟替卡松碟剂及含布地奈德、丙酸氟替卡松的联合制剂。干粉吸入装置比普通定量气雾剂使用方便,配合容易,吸入下呼吸道的药物量较多,局部不良反应较轻,是目前较好的剂型。③雾化溶液:目前仅有布地奈德溶液,经射流装置雾化吸入,对患者吸气的配合要求不高,起效较快,适用于哮喘急性发作时的治疗。

口服给药:适用于中度哮喘发作、慢性持续哮喘吸入大剂量ICS治疗无效的患者和作为静脉应用激素治疗后的序贯治疗。一般使用半衰期较短的糖皮质激素,如泼尼松、泼尼松龙或甲基泼尼松龙等。对于糖皮质激素依赖型哮喘,可采用每天或隔天清晨顿服给药的方式,以减少外源性激素对脑-垂体-肾上腺轴的抑制作用。泼尼松的维持剂量最好每天≤10 mg。长期口服糖皮质激素可能会引起骨质疏松症、高血压、糖尿病、下丘脑-垂体-肾上腺轴的抑制、肥胖症、白内障、青光眼、皮肤菲薄导致皮纹和瘀斑、肌无力等不良反应。对于伴有结核病、寄生虫感染、骨质疏松、青光眼、糖尿病、严重忧郁或消化性溃疡的哮喘患者,全身给予糖皮质激素治疗时应慎重,并应密切随访。全身使用激素对于中度以上的哮喘急性发作是必需的,可以预防哮喘的恶化、减少因哮喘而急诊或住院的机会、降低病死率。建议早期、足量、短程使用。推荐剂量:泼尼松龙40~50 mg/d,3~10天。具体使用要根据病情的严重程度,当症状缓解时应及时停药或减量。

静脉给药:哮喘重度急性发作时,应及时静脉给予琥珀酸氢化可的松(400~1 000 mg/d)或甲基泼尼松龙(80~160 mg/d)。无糖皮质激素依赖倾向者,可在短期(3~5天)内停药;有激素依赖倾向者应延长给药时间,控制哮喘症状后改为口服给药,并逐步减少激素用量。

(2)白三烯调节剂:包括半胱氨酰白三烯受体阻滞剂和5-脂氧化酶抑制剂,半胱氨酰白三烯受体阻滞剂通过对气道平滑肌和其他细胞表面白三烯(CysLT1)受体的拮抗,抑制肥大细胞和嗜酸性粒细胞释放的半胱氨酰白三烯的致喘和致炎作并具有较强的抗炎作用。本品可减轻哮喘症状、改善肺功能、减少哮喘的恶化。但其抗炎作用不如 ICS,不能取代 ICS。作为联合治疗中的一种药物,可减少中重度哮喘患者每天吸入 ICS 的剂量,并可提高吸入 ICS 的临床疗效,本品与 ICS 联用的疗效比吸入 LABA 与 ICS 联用的疗效稍差。但本品服用方便,尤适用于阿司匹林哮喘、运动性哮喘和伴有变应性鼻炎哮喘患者的治疗。口服给药,扎鲁司特 20 mg,每天 2 次;孟鲁司特 10 mg,每天 1 次。

(3)色甘酸钠和尼多酸钠:是一种非皮质激素类抗炎药,可抑制 IgE 介导的肥大细胞释放介质,并可选择性抑制巨噬细胞、嗜酸性粒细胞和单核细胞等炎症细胞介质的释放。能预防变应原引起的速发和迟发反应,以及运动和过度通气引起的气道收缩。吸入给药,不良反应较少。

(4)抗 IgE 单克隆抗体:抗 IgE 单克隆抗体可以阻断肥大细胞的脱颗粒,减少炎症介质的释放,可应用于血清 IgE 水平增高的哮喘的治疗。主要用于经过 ICS 和 LABA 联合治疗后症状仍未控制的严重变应性哮喘患者。该药临床使用的时间尚短,其远期疗效与安全性有待进一步观察。

(5)抗组胺药物:酮替芬和新一代组胺 H_1 受体阻滞剂氯雷他定、阿司咪唑、曲尼司特等具有抗变态反应作用,其在哮喘治疗中作用较弱,可用于伴有变应性鼻炎的哮喘患者的治疗。

(栾俊旺)

第七节　慢性阻塞性肺疾病

慢性阻塞性肺疾病(chronic obstructive pulmonary diseases,COPD)简称慢阻肺,是以持续气流受限为特征的可以预防和治疗的疾病,其气流受限多呈进行性发展,与气道和肺组织对香烟烟雾等有害气体或有害颗粒的异常慢性炎症反应有关。肺功能检查可确定气流受限。在吸入支气管扩张剂后,第一秒用力呼气容积(FEV₁)/用力肺活量(FVC)(FEV₁/FVC)<70%表明存在持续气流受限。

慢性支气管炎是指在除外慢性咳嗽的其他已知原因后,患者每年咳嗽、咳痰 3 个月以上并连续两年者。慢性阻塞性肺疾病是指肺部终末细支气管远端气腔出现异常持久的扩张,并伴有肺泡壁和细支气管的破坏,而无明显的肺纤维化。当慢性支气管炎、COPD 患者肺功能检查出现持续气流受限时,则可诊断为 COPD,若患者无持续气流受限,则不能诊断为 COPD。一些已知病因或具有特征病理表现的疾病也可导致持续气流受限,如支气管扩张症、肺结核纤维化病变、严重的间质性肺疾病、弥漫性泛细支气管炎和闭塞性细支气管炎等,但均不属于 COPD。

一、诊断要点

(一)病史

包括:①危险因素,吸烟史、职业性或环境有害物质接触史;②既往史,包括哮喘史、过敏史、儿童时期呼吸道感染及其他呼吸系统疾病;③家族史,COPD 有家族聚集倾向;④发病年龄和好发季节,多于中年以后发病,症状好发于秋冬寒冷季节,常有反复呼吸道感染及急性加重史,随着病情进展,急性加重逐渐频繁。

（二）临床表现特点

COPD的特征性症状是慢性和进行性加重的呼吸困难、咳嗽和咳痰。慢性咳嗽和咳痰常先于气流受限多年而存在。①呼吸困难：是COPD最重要的症状，也是患者体能丧失和焦虑不安的主要原因。患者常描述为气短、气喘和呼吸费力等。早期仅在劳力时出现，之后逐渐加重，以致日常活动甚至休息时也感到气短。②慢性咳嗽：通常为首发症状，初起咳嗽呈间歇性，早晨较重，以后早晚或整晚均有咳嗽，但夜间咳嗽并不显著，少数病例咳嗽不伴有咳痰，也有少数病例虽有明显气流受限但无咳嗽症状。③咳痰：咳嗽后通常咳少量黏液性痰，部分患者在清晨较多，合并感染时痰量增多，常有脓性痰。④喘息和胸闷：不是COPD的特异性症状，部分患者特别是重症患者有明显的喘息，听诊有广泛的吸气相或呼气相哮鸣音，胸部紧闷感常于劳力后发生，与呼吸费力和肋间肌收缩有关。⑤其他表现：在COPD的临床过程中，特别是程度较重的患者可能会发生全身性症状，如体重下降、食欲缺乏、外周肌肉萎缩和功能障碍、精神抑郁和/或焦虑等，长时间的剧烈咳嗽可导致咳嗽性晕厥。⑥COPD后期出现低氧血症和/或高碳酸血症，可合并慢性肺源性心脏病和右心衰竭。

（三）辅助检查

1.肺功能检查

肺功能检查是判断持续气流受限的主要客观指标。患者吸入支气管舒张剂后的FEV_1/FVC＜70%，可以确定为持续存在气流受限，是诊断COPD的必备条件。肺总量（TLC）、功能残气量（FRC）和残气量（RV）增高，肺活量（VC）减低，表明肺过度充气。

2.胸部X线检查

对确定肺部并发症及与其他疾病（如肺间质纤维化、肺结核等）鉴别具有重要意义。COPD早期X线胸片可无明显变化，以后出现肺纹理增多和紊乱等非特征性改变。

3.胸部CT检查

胸部CT检查不作为常规检查。但在鉴别诊断时，CT检查有益，高分辨率CT对辨别小叶中心型或全小叶型慢性阻塞性肺疾病及确定肺大疱的大小和数量，有很高的敏感性和特异性。

（四）鉴别诊断

COPD应与哮喘、支气管扩张症、充血性心力衰竭、肺结核和弥漫性泛细支气管炎等相鉴别，尤其要注意与哮喘进行鉴别。虽然哮喘与COPD都是慢性气道炎症性疾病，但两者的发病机制不同，临床表现及对治疗的反应性也有明显差别。大多数哮喘患者的气流受限具有显著的可逆性，这是其不同于COPD的一个关键特征。但是，部分哮喘患者随着病程延长，可出现较明显的气道重塑，导致气流受限的可逆性明显减小，临床很难与COPD相鉴别。COPD多于中年后起病，而哮喘则多在儿童或青少年期起病；COPD症状缓慢进展，逐渐加重，而哮喘则症状起伏较大；COPD多有长期吸烟史和/或有害气体和颗粒接触史，而哮喘常伴有过敏体质、过敏性鼻炎和/或湿疹等，部分患者有哮喘家族史。COPD和哮喘可以发生于同一位患者，且由于两者都是常见病、多发病，这种概率并不低。

（五）COPD的评估

COPD评估是根据患者的临床症状、急性加重风险、肺功能异常的严重程度及并发症情况进行综合评估，其目的是确定疾病的严重程度，包括气流受限的严重程度，患者的健康状况和未来急性加重的风险程度，最终目的是指导治疗。

1.症状评估

可采用改良版英国医学研究委员会呼吸困难问卷(mMRC 问卷)对呼吸困难严重程度进行评估(表 6-3)。

表 6-3　改良版英国医学研究委员会呼吸问卷

呼吸困难评价等级	呼吸困难严重程度
0 级	只有在剧烈活动时感到呼吸困难
1 级	在平地快步行走或步行爬小坡时出现气短
2 级	由于气短,平地行走时比同龄人慢或者需要停下来休息
3 级	在平地行走约 100 m 或数分钟后需要停下来喘气
4 级	因为严重呼吸困难而不能离开家,或在穿脱衣服时出现呼吸困难

2.肺功能评估

应用气流受限的程度进行肺功能评估,即以 FEV_1 占预计值% 为分级标准。COPD 患者气流受限的肺功能分级分为 4 级(表 6-4)。

表 6-4　气流受限严重程度的肺功能分级

肺功能分级	气流受限程度	FEV_1 占预计值%
Ⅰ级	轻度	≥80%
Ⅱ级	中度	50%~79%
Ⅲ级	重度	30%~49%
Ⅳ级	极重度	<30%

注:为吸入支气管舒张剂后的 FEV_1 值。

3.急性加重风险评估

上一年发生≥2 次急性加重史者,或上一年因急性加重住院 1 次,预示以后频繁发生急性加重的风险大。

4.COPD 的综合评估

综合评估(表 6-5)的目的是改善 COPD 的疾病管理。目前临床上采用 mMRC 分级或采用 COPD 患者自我评估测试(COPD assessment test,CAT)问卷评分作为症状评估方法,mMRC 分级>2 级或 CAT 评分≥10 分表明症状较重,通常没有必要同时使用两种评估方法。临床上评估 COPD 急性加重风险也有两种方法:①常用的是应用气流受限分级的肺功能评估法,气流受限分级Ⅲ级或Ⅳ级表明具有高风险;②根据患者急性加重的病史进行判断,在过去 1 年中急性加重次数>2 次或上一年因急性加重住院≥1 次,表明具有高风险。当肺功能评估得出的风险分类与急性加重史获得的结果不一致时,应以评估得到的风险最高结果为准,即就高不就低。

表 6-5　COPD 的综合评估

组别	特征		肺功能分级(级)	急性加重(次/年)	呼吸困难分级(级)	CAT 评分(分)
	风险	症状				
A 组	低	少	Ⅰ~Ⅱ	<2	<2	<10
B 组	低	多	Ⅰ~Ⅱ	<2	≥2	≥10
C 组	高	少	Ⅱ~Ⅳ	≥2	<2	<10
D 组	高	多	Ⅱ~Ⅳ	≥2	≥2	≥10

（六）COPD 的病程分期

COPD 的病程可分为急性加重期和稳定期：①急性加重期，患者呼吸道症状超过日常变异范围的持续恶化，并需改变药物治疗方案，在疾病过程中，患者常有短期内咳嗽、咳痰、气短和/或喘息加重，痰量增多，脓性或黏液脓性痰，可伴有发热等炎症明显加重的表现；②稳定期，患者的咳嗽、咳痰和气短等症状稳定或症状轻微，病情基本恢复到急性加重前的状态。

（七）COPD 急性加重期

COPD 急性加重是指患者以呼吸道症状加重为特征的临床事件，其症状变化程度超过日常变异范围并导致药物治疗方案改变。

1.COPD 急性加重的原因

最常见的有气管、支气管感染，主要为病毒、细菌感染。部分病例急性加重的原因难以确定，一些患者表现出急性加重的易感性，每年急性加重≥2 次，被定义为频繁急性加重。环境、理化因素改变，稳定期治疗不规范等均可导致急性加重。肺炎、充血性心力衰竭、心律失常、气胸、胸腔积液和肺血栓栓塞症等的症状酷似 COPD 急性发作，需要仔细加以鉴别。

2.COPD 急性加重的诊断和严重程度评价

COPD 急性加重的诊断主要依靠患者急性起病的临床过程，其特征是呼吸系统症状恶化超出日间的变异，并由此需要改变其药物治疗。主要表现有气促加重，常伴有喘息、胸闷、咳嗽加剧、痰量增加、痰液颜色和/或黏度改变及发热等，也可出现全身不适、失眠、嗜睡、疲乏、抑郁和意识不清等症状。当患者出现运动耐力下降、发热和/或胸部影像学异常时也可能为 COPD 急性加重的征兆。气促加重，咳嗽、痰量增多及出现脓性痰常提示有细菌感染。

COPD 急性加重的评价基于患者的病史、反映严重程度的体征及实验室检查。病史包括 COPD 气流受限的严重程度、症状加重或出现新症状的时间、既往急性加重次数（总数/住院次数）、合并症、目前治疗方法和既往机械通气使用情况。与急性加重前的病史、症状、体征、肺功能测定、动脉血气检测结果和其他实验室检查指标进行对比，对判断 COPD 急性加重及其严重程度评估甚为重要。对于严重 COPD 患者，意识变化是病情恶化和危重的指标，一旦出现需及时送医院救治。是否出现辅助呼吸肌参与呼吸运动，胸腹矛盾呼吸、发绀、外周水肿、右心衰竭和血流动力学不稳定等征象，也有助于判定 COPD 急性加重的严重程度。急性加重期间不推荐进行肺功能检查，因为患者无法配合且检查结果不够准确。动脉血气分析示 $PaO_2 < 8.0$ kPa(60 mmHg) 和/或 $PaCO_2 > 6.7$ kPa(50 mmHg)，提示有呼吸衰竭。如 $PaO_2 < 6.7$ kPa(50 mmHg)，$PaCO_2 > 9.3$ kPa(70 mmHg)，pH<7.30 提示病情严重，需进行严密监护或入住 ICU 行无创或有创机械通气治疗。

二、治疗要点

（一）COPD 稳定期的处理

目标：①减轻当前症状，包括缓解症状、改善运动耐量和改善健康状况；②降低未来风险，包括防止疾病进展、防止和治疗急性加重及减少病死率。

（1）教育和劝导患者戒烟，避免或防止吸入粉尘、烟雾及有害气体等。

（2）药物治疗用于预防和控制症状，减少急性加重的频率和严重程度，提高运动耐力和生命质量。根据病情的严重程度不同，选择的治疗方法也有所不同。COPD 稳定期分级治疗药物推荐方案见表 6-6。

表 6-6　COPD 稳定期起始治疗药物推荐方案

组别	首选方案	次选方案	替代方案
A组	SAMA(需要时)或 SABA(需要时)	LAMA 或 LABA 或 SAMA 和 SABA	茶碱
B组	LAMA 和 LABA	LAMA 和 LABA	SABA 和/或 SAMA 茶碱
C组	ICS+LABA 或 LAMA	LAMA 和 LABA	PDE-4 抑制剂 SABA 和/或 SAMA 茶碱
D组	ICS+LABA 或 LAMA	ICS 和 LAMA 或 ICS+LABA 和 LAMA 或 ICS+LABA 和 PDE-4 抑制剂 或 LAMA 和 LABA 或 LAMA 和 PDE-4 抑制剂	羧甲司坦 SABA 和/或 SAMA 茶碱

注:SAMA,短效抗胆碱药;SABA,短效 β₂ 受体激活剂;LAMA,长效抗胆碱药;LABA,长效 β₂ 受体激活剂;ICS,吸入激素;PDE-4,磷酸二酯酶-4;替代方案中的药物可单独应用或与首选方案和次选方案中的药物联合应用,各栏中药物并非按照优先顺序排序。

支气管舒张剂:支气管舒张剂可松弛支气管平滑肌、扩张支气管、缓解气流受限,是控制 COPD 症状的主要治疗措施。短期按需应用可缓解症状,长期规则应用可预防和减轻症状,增加运动耐力,但不能使所有患者的 FEV_1 得到改善。与口服药物相比,吸入剂的不良反应小,因此多首选吸入治疗。联合应用不同作用机制与作用时间的药物可以增强支气管舒张作用,减少不良反应。联合应用 β₂ 受体激动剂、抗胆碱药物和/或茶碱,可以进一步改善患者的肺功能与健康状况。①β₂ 受体激动剂:主要有沙丁胺醇和特布他林等,为短效定量雾化吸入剂,数分钟内起效,15~30 分钟达到峰值,疗效持续 4~5 小时,每次剂量 100~200 μg(每喷 100 μg),24 小时内不超过 8~12 喷。主要用于缓解症状,按需使用。福莫特罗为长效定量吸入剂,作用持续 12 小时以上,较短效 β₂ 受体激动剂更有效且使用方便,吸入福莫特罗后 1~3 分钟起效,常用剂量为 4.5~9 μg,每天 2 次。茚达特罗是一种新型长效 β₂ 受体激动剂,2012 年 7 月已在我国批准上市,该药起效快,支气管舒张作用长达 24 小时,每天 1 次吸入 150 μg 或 300 μg 可以明显改善肺功能和呼吸困难症状。②抗胆碱药:短效制剂有异丙托溴铵气雾剂,定量吸入,起效较沙丁胺醇等短效 β₂ 受体激动剂慢,但其持续时间长,30~90 分钟达最大效果,可维持 6~8 小时,使用剂量为 40~80 μg(每喷 20 μg),每天 3~4 次,不良反应小。噻托溴铵是长效抗胆碱药,可以选择性作用于 M_1 和 M_2 受体,作用长达 24 小时以上,吸入剂量为 18 μg,每天 1 次。③茶碱类药物:茶碱缓释或控释片,0.2 g,每 12 小时 1 次;氨茶碱 0.1 g,每天 3 次。

激素:对高风险 COPD 患者(C 组和 D 组患者),长期吸入激素与长效 β₂ 受体激动剂的联合制剂可增加运动耐量、减少急性加重发作频率、提高生活质量。目前常用剂型有氟地卡松/沙美特罗、布地奈德/福莫特罗。不推荐对 COPD 患者采用长期口服激素及单一吸入激素治疗。

祛痰药:常用药物有盐酸氨溴索 30 mg,每天 3 次,N-乙酰半胱氨酸 0.2 g,每天 3 次,或羧甲司坦 0.5 g,每天 3 次。

中医治疗:某些中药具有祛痰、支气管舒张和免疫调节等作用,可用于 COPD 治疗。

(3)氧疗:长期氧疗的目的是使患者在静息状态下达到 $PaO_2 \geq 8.0$ kPa(60 mmHg)和/或使 SaO_2 升至 90%。COPD 稳定期患者进行长期家庭氧疗(LTOT),可以提高有慢性呼吸衰竭患者的生存率,对血流动力学、血液学特征、运动能力、肺生理和精神状态都会产生有益的影响。LTOT 应在极重度 COPD 患者中应用,具体指征:①$PaO_2 \leqslant 7.3$ kPa(55 mmHg)或 $SaO_2 \leqslant 88\%$,有或无高碳酸血症;②PaO_2 为 $7.3 \sim 8.0$ kPa($55 \sim 60$ mmHg)或 $SaO_2 < 89\%$,并有肺动脉高压、心力衰竭水肿或红细胞增多症(血细胞比容> 0.55)。LTOT 一般是经鼻导管吸入氧气,流量 $1.0 \sim 2.0$ L/min,每天吸氧持续时间> 15 小时。

(4)通气支持:无创通气已广泛用于极重度 COPD 稳定期患者。无创通气联合长期氧疗对某些患者,尤其是在日间有明显高碳酸血症的患者或许有一定益处。无创通气可以改善生存率但不能改善生命质量。COPD 合并阻塞性睡眠呼吸暂停综合征的患者,应用持续正压通气在改善生存率和住院率方面有明确益处。

(5)康复治疗:康复治疗对进行性气流受限、严重呼吸困难而很少活动的 COPD 患者,可以改善其活动能力,提高生命质量。康复治疗包括呼吸生理治疗、肌肉训练、营养支持、精神治疗和教育等多方面措施。

(6)其他措施:①免疫调节剂,该类药物对降低 COPD 急性加重的严重程度可能具有一定作用,但尚未得到确证,不推荐作为常规使用;②疫苗,流行性感冒(流感)疫苗有灭活疫苗和减毒活疫苗,应根据每年预测的流感病毒种类制备,该疫苗可降低 COPD 患者的严重程度和病死率,可每年接种 1 次(秋季)或 2 次(秋、冬季)。肺炎链球菌疫苗含有 23 种肺炎链球菌荚膜多糖,虽已用于 COPD 患者,但尚缺乏有力的临床观察资料。

(二)COPD 急性加重期的处理

COPD 急性加重的治疗目标为最小化本次急性加重的影响,预防再次急性加重的发生。根据急性加重期的原因和病情严重程度,决定患者院外治疗或住院治疗。多数患者可以使用支气管舒张剂、激素和抗生素在院外治疗。COPD 急性加重可以预防,减少急性加重及住院次数的措施有戒烟、接种流感和肺炎疫苗、掌握吸入装置用法等与治疗有关的知识、吸入长效支气管舒张剂或联合应用吸入激素、使用 PDE-4 抑制剂。

1.院外治疗

COPD 急性加重早期、病情较轻的患者可以在院外治疗,但需注意病情变化,及时决定送医院治疗的时机。院外治疗包括适当增加以往所用支气管舒张剂的剂量及频度,单一吸入短效 β_2 受体激动剂或联合应用吸入短效 β_2 受体激动剂和短效抗胆碱药物。对较严重的病例可给予较大剂量雾化治疗数天,如沙丁胺醇 2 500 μg、异丙托溴铵 500 μg,或沙丁胺醇 1 000 μg 加用异丙托溴铵 $250 \sim 500$ μg 雾化吸入,每天 $2 \sim 4$ 次。症状较重及有频繁急性加重史的患者除使用支气管舒张剂外,还可考虑口服激素,泼尼松龙 $30 \sim 40$ mg/d,连用 $10 \sim 14$ 天,也可用激素联合 SABA 雾化吸入治疗。COPD 症状加重,特别是有脓性痰液时应积极给予抗生素治疗。抗生素的选择应依据患者急性加重的严重程度及常见的致病菌,结合患者所在地区致病菌及耐药菌的流行情况,选择敏感的抗生素,疗程为 $5 \sim 10$ 天。

2.住院治疗

病情严重的 COPD 急性加重患者需要住院治疗,到医院就医或住院治疗的指征:①症状明显加重,如突然出现静息状况下呼吸困难;②重度 COPD;③出现新的体征或原有体征加重(如发绀、意识改变和外周水肿);④有严重的伴随疾病(如心力衰竭或新近发生的心律失常);⑤初始治疗方案失败;⑥高龄;⑦诊断不明确;⑧院外治疗无效或条件欠佳。

COPD 急性加重患者收入 ICU 的指征:①严重呼吸困难且对初始治疗反应不佳;②意识障

碍(如嗜睡、昏迷等);③经氧疗和无创机械通气低氧血症[PaO_2<6.7 kPa(50 mmHg)]仍持续或呈进行性恶化,和/或高碳酸血症[$PaCO_2$>9.3 kPa(70 mmHg)]无缓解甚至恶化,和/或严重呼吸性酸中毒(pH<7.30)无缓解,甚至恶化。

(1)低流量吸氧:氧流量调节以改善患者的低氧血症、保证88%～92%氧饱和度为目标,氧疗30分钟后应进行动脉血气分析,以确定氧合满意而无二氧化碳潴留或酸中毒。

(2)抗菌药物:抗菌药物治疗的指征如下。①呼吸困难加重、痰量增加和脓性痰是3个必要症状;②脓性痰在内的2个必要症状;③需要有创或无创机械通气治疗。临床上应用何种类型的抗菌药物要根据当地细菌耐药情况选择,对于反复发生急性加重、严重气流受限和/或需要机械通气的患者应进行痰培养。药物治疗途径(口服或静脉给药)取决于患者的进食能力和抗菌药物的药代动力学特点,最好给予口服治疗。呼吸困难改善和脓痰减少提示治疗有效。抗菌药物的治疗疗程为5～10天。

临床上选择抗生素要考虑有无铜绿假单胞菌感染的危险因素:①近期住院史;②经常(>4次/年)或近期(近3个月内)抗菌药物应用史;③病情严重(FEV_1占预计值%<30%);④应用口服类固醇激素(近2周服用泼尼松>10 mg/d)。

初始抗菌治疗的建议:①对无铜绿假单胞菌危险因素者,主要依据急性加重严重程度、当地耐药状况、费用和潜在的依从性选择药物,病情较轻者推荐使用青霉素、阿莫西林加或不加用克拉维酸、大环内酯类、氟喹诺酮类、第1代或第2代头孢菌素类抗生素,一般可口服给药,病情较重者可用β内酰胺类/酶抑制剂、第2代头孢菌素类、氟喹诺酮类和第3代头孢菌素类;②有铜绿假单胞菌危险因素者如能口服,则可选用环丙沙星,需要静脉用药时可选择环丙沙星、抗铜绿假单胞菌的β内酰胺类,不加或加用酶抑制剂,同时可加用氨基糖苷类药物;③应根据患者病情的严重程度和临床状况是否稳定选择使用口服或静脉用药,静脉用药3天以上,如病情稳定可以改为口服。

(3)支气管舒张剂:药物同稳定期。短效支气管舒张剂雾化吸入治疗较适用于COPD急性加重期的治疗,对于病情较严重者可考虑静脉滴注茶碱类药物。联合用药的支气管舒张作用更强。

(4)激素:住院的COPD急性加重患者宜在应用支气管舒张剂基础上,口服或静脉滴注激素,激素剂量要权衡疗效及安全性,建议口服泼尼松30～40 mg/d,连续用10天后停药,对个别患者视情况逐渐减量停药;也可以静脉给予甲泼尼龙40～80 mg,每天1次,3天后改为口服。

(5)辅助治疗:在监测出入量和血电解质的情况下适当补充液体和电解质,注意维持液体和电解质平衡,注意补充营养,对不能进食者需经胃肠补充要素饮食或给予静脉高营养;对卧床、红细胞增多症或脱水的患者,无论是否有血栓栓塞性疾病史,均需考虑使用肝素或低分子肝素抗凝治疗。此外,还应注意痰液引流,积极排痰治疗(如刺激咳嗽、叩击胸部、体位引流和湿化气道等),识别及治疗合并症(如冠状动脉粥样硬化、糖尿病和高血压等)及其并发症(如休克、弥散性血管内凝血和上消化道出血等)。

(6)机械通气:可通过无创或有创方式实施机械通气,在此条件下,通过药物治疗消除COPD急性加重的原因,使急性呼吸衰竭得到逆转。进行机械通气的患者应有动脉血气监测。

无创通气:COPD急性加重期患者应用无创通气可降低$PaCO_2$,降低呼吸频率、呼吸困难程度,减少呼吸机相关肺炎等并发症和住院时间,更重要的是降低病死率和插管率。①适应证,具有下列至少 1 项:呼吸性酸中毒[动脉血 pH≤7.35 和/或 PaCO$_2$≥6.0 kPa(45 mmHg)];严重呼吸困难且具有呼吸肌疲劳或呼吸功增加的临床征象,或两者皆存在,如使用辅助呼吸肌、腹部矛盾运动或肋间隙凹陷。②禁忌证(符合下列条件之一),呼吸抑制或停止;心血管系统功能不稳定(低血压、心律失常和心肌梗死);嗜睡、意识障碍或患者不合作;易发生误吸(吞咽反射异常、严重上消化道出血);痰液黏稠或有大量气道分泌物,近期曾行面部或胃食管手术;头面部外伤,固有的鼻咽部异常;极度肥胖;严重胃肠胀气。

有创通气:在积极的药物和无创通气治疗后,患者的呼吸衰竭仍进行性恶化,出现危及生命的酸碱失衡和/或意识改变时,宜用有创机械通气治疗,待病情好转后,可根据情况采用无创通气进行序贯治疗,具体应用指征:①不能耐受无创通气,或无创通气失败,或存在使用无创通气的禁忌证;②呼吸或心搏骤停;③呼吸暂停导致意识丧失或窒息;④意识模糊、镇静无效的精神运动性躁动;⑤严重误吸;⑥持续性气道分泌物排出困难;⑦心率<50 次/分且反应迟钝;⑧严重的血流动力学不稳定,补液和血管活性药无效;⑨严重的室性心律失常;⑩危及生命的低氧血症,且患者不能耐受无创通气。在决定终末期 COPD 患者是否使用机械通气时,还需充分考虑到病情好转的可能性,患者本人及家属的意愿,以及强化治疗条件是否许可。使用最广泛的 3 种通气模式包括同步间歇指令通气(SIMV)、压力支持通气(PSV)和 SIMV 与 PSV 联合模式。由于 COPD 患者广泛存在内源性呼气末正压,导致吸气功耗增加和人机不协调,因此,可常规加用适度的外源性呼气末正压,压力为内源性呼气末正压的 70%~80%。

(栾俊旺)

第八节 病毒性肺炎

病毒性肺炎是由不同种类病毒侵犯肺脏引起的肺部炎症,通常是由于上呼吸道病毒感染向下呼吸道蔓延所致。临床主要表现为发热、头痛、全身酸痛、干咳等。本病一年四季均可发生,但冬春季更为多见。肺炎的发生除与病毒的毒力、感染途径及感染数量有关外,还与宿主年龄、呼吸道局部和全身免疫功能状态有关。通常小儿发病率高于成人,婴幼儿发病率高于年长儿。据报道在非细菌性肺炎中病毒性肺炎占 25%~50%,婴幼儿肺炎中约 60% 为病毒性肺炎。

一、流行病学

罹患各种病毒感染的患者为主要传染源,通常以空气飞沫传播为主,患者和隐性感染者说话、咳嗽、打喷嚏时可将病毒播散到空气中,易感者吸入后即可被感染。其次通过被污染的食具、玩具及与患者直接接触也可引起传播。粪-口传播仅见于肠道病毒。此外也可以通过输血和器官移植途径传播,在新生儿和婴幼儿中母婴间的垂直传播也是一条重要途径。

病毒性肺炎以婴幼儿和老年人多见,流感病毒性肺炎则好发于原有心肺疾病和慢性消耗性疾病患者。某些免疫功能低下者,如艾滋病患者、器官移植者,肿瘤患者接受大剂量免疫抑制剂、细胞毒药物及放射治疗时,病毒性肺炎的发生率明显升高。据报道骨髓移植患者中约 50% 可发生弥漫性间质性肺炎,其中约半数为巨细胞病毒(CMV)所致。肾移植患者中约 30% 发生 CMV 感染,其中 40% 为 CMV 肺炎。

病毒性肺炎一年四季均可发生,但以冬春季节为多,流行方式多表现为散发或暴发。一般认为在引起肺炎的病毒中以流感病毒最多见。根据近年来我国北京、上海、广州、河北、新疆等地区病原学监测,小儿下呼吸道感染中腺病毒和呼吸道合胞病毒引起者分别占第一、二位。北方地区发病率普遍高于南方,病情也比较严重。此外,近年来随着器官移植的广泛开展,CMV 肺炎的发生率有明显增高趋势。

二、病因

(一)流感病毒

流感病毒属正黏液病毒科,系单股 RNA 类病毒,有甲、乙、丙三型,流感病毒性肺炎多由甲型流感病毒引起,由乙型和丙型引起者较少。甲型流感病毒抗原变异比较常见,主要是血凝素和神经氨酸酶的变异。当抗原转变产生新的亚型时可引起大流行。

(二)腺病毒

腺病毒为无包膜的双链 DNA 病毒,主要在细胞核内繁殖,耐湿、耐酸、耐脂溶剂能力较强。现已分离出 41 个与人类有关的血清型,其中容易引起肺炎的有 3、4、7、11、14 和 21 型。我国以 3、7 型最为多见。

(三)呼吸道合胞病毒(RSV)

RSV 系具有包膜的单股 RNA 病毒,属副黏液病毒科肺病毒属,仅 1 个血清型。RSV 极不稳定,室温中两天内效价下降 100 倍,为下呼吸道感染的重要病原体。

(四)副流感病毒

副流感病毒属副黏液病毒科,与流感病毒一样表面有血凝素和神经氨酸酶。与人类相关的副流感病毒分为 1、2、3、4 四型,其中 4 型又分为 A、B 两个亚型。在原代猴肾细胞或原代人胚肾细胞培养中可分离出本病毒。近年来在我国北京和南方一些地区调查结果表明引起婴幼儿病毒性肺炎的病原体排序中副流感病毒仅次于合胞病毒和腺病毒,居第 3 位。

(五)麻疹病毒

麻疹病毒属副黏液病毒科,仅有 1 个血清型。电镜下呈球形或多形性。外壳小突起中含血凝素,但无神经氨酸酶,故与其他副黏液病毒不同。该病毒在人胚和猴肾细胞中培养 5 天后可出现多核巨细胞和核内包涵体。本病毒经上呼吸道和眼结膜侵入人体引起麻疹。肺炎是麻疹最常见的并发症,也是引起麻疹患儿死亡的主要原因。

(六)水痘带状疱疹病毒(VZV)

VZV 为双链 DNA 病毒,属疱疹病毒科,仅对人有传染性。其在外界环境中生存力很弱,可被乙醚灭活。该病毒在被感染的细胞核内增殖,存在于患者疱疹的疱浆、血液及口腔分泌物中。接种人胚羊膜等组织内可产生特异性细胞病变,在细胞核内形成包涵体。成人水痘患者发生水痘肺炎的较多。

(七)鼻病毒

鼻病毒属微小核糖核酸病毒群,为无包膜单股 RNA 病毒,已发现 100 多个血清型。鼻病毒是人类普通感冒的主要病原,也可引起下呼吸道感染。

(八)巨细胞病毒(CMV)

CMV 属疱疹病毒科,为在宿主细胞核内复制的 DNA 病毒。CMV 具有很强的种族特异性。人的 CMV 只感染人。CMV 通常是条件致病源。除可引起肺炎外还可引起全身其他脏器感染。

此外,EB病毒、冠状病毒及柯萨奇病毒、埃可病毒等也可引起肺炎,只是较少见。

三、发病机制与病理

病毒性肺炎通常是由于上呼吸道病毒感染向下蔓延累及肺脏的结果。正常人群感染病毒后并不一定发生肺炎,只有在呼吸道局部或全身免疫功能低下时才会发病。上呼吸道发生病毒感染时常损伤上呼吸道黏膜,屏障和防御功能下降,造成下呼吸道感染,甚至引起细菌性肺炎。

单纯病毒性肺炎的主要病理改变为细支气管及其周围炎和间质性肺炎。细支气管病变包括上皮破坏、黏膜下水肿,管壁和管周可见以淋巴细胞为主的炎性细胞浸润,在肺泡壁和肺泡间隔的结缔组织中有单核细胞浸润,肺泡水肿,被覆着含有蛋白和纤维蛋白的透明膜,使肺泡内气体弥散距离增大。严重时出现以细支气管为中心的肺泡组织片状坏死,在坏死组织周边可见包涵体。在由合胞病毒、麻疹病毒、CMV引起的肺炎患者的肺泡腔内还可见到散在的多核巨细胞。腺病毒性肺炎患者常可出现肺实变,以左下叶最多见,实质以外的肺组织可有明显过度充气。

继发细菌性肺炎时肺泡腔可见大量的以中性粒细胞为主的炎性细胞浸润。严重者可形成小脓肿,或形成纤维条索性、化脓性胸膜炎及广泛性出血。

四、临床表现

病毒性肺炎通常起病缓慢,绝大部分患者开始时均有咽干、咽痛,其后打喷嚏、鼻塞、流涕、发热、头痛、食欲减退、全身酸痛等上呼吸道感染症状,病变进一步向下发展累及肺脏发生肺炎时则表现为咳嗽,多为阵发性干咳,并有气急、胸痛、持续高热。此时体征尚不明显,有时可在下肺区闻及细湿啰音。病程多为2周左右,病情较轻。婴幼儿及免疫缺陷者罹患病毒性肺炎时病情多比较严重,除肺炎的一般表现外,还多有持续高热、剧烈咳嗽、血痰、气促、呼吸困难,发绀、心悸等。体检可见三凹征和鼻翼翕动。在肺部可闻及广泛的干、湿啰音和哮鸣音,也可出现急性呼吸窘迫综合征(ARDS)、心力衰竭、急性肾衰竭、休克。胸部X线检查主要为间质性肺炎,两肺呈网状阴影,肺纹理增粗、模糊。严重者两肺中下野可见弥漫性结节性浸润,但大叶性实变少见。胸部X线改变多在2周后逐渐消退,有时可遗留散在的结节状钙化影。

流感病毒性肺炎多见于流感流行时,慢性心肺疾病患者及孕妇为易感人群。起病前流感症状明显,多有高热,呼吸道症状突出,病情多比较严重,病程达3~4周,病死率较高。腺病毒感染所致肺炎表现突然高热,体温达39~40 ℃,呈稽留热,热程较长。约半数以上患者出现呕吐、腹胀、腹泻,可能与腺病毒在肠道内繁殖有关。合胞病毒性肺炎绝大部分为2岁以内儿童,多有一过性高热,喘憋症状明显。麻疹病毒性肺炎为麻疹并发症,起病初期多有上呼吸道感染症状,典型者表现为起病2天后,首先在口腔黏膜出现麻疹斑,1天后从耳后发际开始出皮疹,以后迅速扩展到颜面、颈部、躯干、四肢。麻疹肺炎可发生于麻疹的各个病期,但以出疹后一周内最多见。因此在患儿发疹期,尤其是疹后期发热持续不退,或退热后又发热,同时呼吸道症状加重,肺部出现干湿啰音,提示继发肺炎。水痘是由水痘带状疱疹病毒引起的一种以全身皮肤水疱疹为主要表现的急性传染病。成人水痘并发肺炎较为常见。原有慢性疾病和/或免疫功能低下者水痘并发肺炎的机会多。水痘肺炎多发生于水痘出疹后1~6天,高热、咳嗽、血痰,两肺可闻及湿啰音和哮鸣音,很少有肺实变。

五、实验室检查

(一)血液及痰液检查

病毒性肺炎患者白细胞总数一般多正常,也可降低,血沉往往正常。继发细菌感染时白细胞总数增多和中性粒细胞比例增高。痰涂片所见的白细胞以单核细胞为主,痰培养多无致病细菌生长。

(二)病原学检查

1.病毒分离

由于合胞病毒、流感病毒、单纯疱疹病毒等对外界温度特别敏感,故发病后应尽早用鼻咽拭子取材,或收集鼻咽部冲洗液、下呼吸道分泌物,取材后放置冰壶内尽快送到实验室。如有可能最好床边接种标本,通过鸡胚接种、人胚气管培养等方法分离病毒。上述方法可靠、重复性好、特异性强,但操作烦琐费时,对急性期诊断意义不大。但对流行病学具有重要作用。

2.血清学检查

血清学诊断技术包括补体结合试验、中和试验和血凝抑制试验等。比较急性期和恢复期双份血清抗体滴度,效价升高 4 倍或 4 倍以上即可确诊。本法主要为回顾性诊断,不适合早期诊断。采用急性期单份血清检测合胞病毒、副流感病毒的特异性 IgM 抗体,其敏感性和特异性比较高,可作为早期诊断指标。

3.特异性快速诊断

(1)电镜技术:用于合胞病毒、副流感病毒、单纯疱疹病毒及腺病毒之诊断。由于检查耗时、技术复杂、费用昂贵,难以推广使用。

(2)免疫荧光技术:其敏感性和特异性均与组织培养相近。其合胞病毒抗原检测的诊断准确率达 70%～98.9%,具有快速、简便、敏感、特异性高等特点。

(3)酶联免疫吸附试验及酶标组化法:广泛用于检测呼吸道病毒抗原,既快速又简便。

4.包涵体检测

CMV 感染时可在呼吸道分泌物,包括支气管肺泡灌洗液和经支气管肺活检标本中发现嗜酸粒细胞核内和胞质内含包涵体的巨细胞,可确诊。

六、诊断

病毒性肺炎的诊断主要依据是其临床表现及相关实验室检查。由于各型病毒性肺炎缺乏明显的特征,因而最后确诊往往需要借助于病原学检查结果。当然某些病毒原发感染的典型表现,如麻疹早期颊黏膜上的麻疹斑、水痘时典型皮疹均可为诊断提供重要依据。

七、鉴别诊断

主要需与细菌性肺炎进行鉴别。病毒性肺炎多见于小儿,常有流行,发病前多有上呼吸道感染和全身不适等前驱表现,外周血白细胞总数正常或偏低,分类中性粒细胞不高。而细菌性肺炎以成人多见,无流行性,白细胞总数及中性粒细胞明显增高。X 线检查时病毒性肺炎以间质性肺炎为主,肺纹理增粗,而细菌性肺炎多以某一肺叶或肺段病变为主,显示密度均匀的片状阴影。中性粒细胞碱性磷酸酶试验、四唑氮盐还原试验、C 反应蛋白水平测定及疫苗培养和病毒学检查均有助于两种肺炎的鉴别。需要注意的是呼吸道病毒感染基础上容易继发肺部细菌感染,其中以肺炎链球菌、金黄色葡萄球菌、流感嗜血杆菌及溶血性链球菌为多见,通常多发生于原有病毒感染热退 4 天后患者再度畏寒、发热,呼吸道症状加剧,咳嗽、咳黄痰、全身中毒症状明显。

此外病毒性肺炎尚需与病毒性上呼吸道感染、急性支气管炎、支原体肺炎、衣原体肺炎和某些传染病的早期进行鉴别。

八、治疗

目前缺少特效抗病毒药物,因而仍以对症治疗为主。

(一)一般治疗

退热、止咳、祛痰、维持呼吸道通畅、给氧,纠正水和电解质、酸碱失衡。

(二)抗病毒药物

金刚烷胺,成人 0.1 g,每天 2 次;小儿酌减,连服 3～5 天。早期应用对防治甲型流感有一定效果。利巴韦林对合胞病毒、腺病毒及流感病毒性肺炎均有一定疗效,每天用量为 10 mg/kg,口服或肌内注射。近年来提倡气道内给药。小于 2 岁者每次 10 mg,2 岁以上的每次 20～30 mg,溶于 30 mL 蒸馏水内雾化吸入,每天 2 次,连续 5～7 天。由 CMV、疱疹病毒引起的肺炎患者可用阿昔洛韦、阿糖腺苷等治疗。

(三)中草药

板蓝根、黄芪、金银花、大青叶、连翘、贯仲、菊花等可能有一定效果。

(四)生物制剂

有报道肌内注射 γ-干扰素治疗小儿呼吸道病毒感染,退热快、体征恢复迅速、缩短疗程、无明显不良反应。雾化吸入从初乳中提取的 SIgA 治疗婴幼儿 RSV 感染也取得良好效果。此外还可试用胸腺素、转移因子等制剂。继发细菌性肺炎时应给予敏感的抗生素。

九、预后

大多数病毒性肺炎预后良好,无后遗症。但是如系流感后发生重症肺炎,或年老体弱、原有慢性病者感染病毒性肺炎后易继发细菌性肺炎,预后较差。另外 CMV 感染者治疗也颇为棘手。

十、预防

接种流感疫苗、水痘疫苗和麻疹疫苗对于预防相应病毒感染有一定效果,但免疫功能低下者禁用麻疹减毒活疫苗。口服 3、4、7 型腺病毒减毒活疫苗对预防腺病毒性肺炎有一定效果。早期较大剂量注射丙种球蛋白对于麻疹和水痘的发病有一定预防作用。应用含高滴度 CMV 抗体免疫球蛋白被动免疫对预防 CMV 肺炎也有一定作用。对于流感病毒性肺炎、CMV 肺炎、水痘疱疹病毒性肺炎患者应予隔离,减少交叉感染。

(栾俊旺)

第九节　细菌性肺炎

一、肺炎球菌肺炎

(一)定义

肺炎球菌肺炎是由肺炎链球菌感染引起的急性肺部炎症,为社区获得性肺炎中最常见的细菌性肺炎。起病急骤,临床以高热、寒战、咳嗽、血痰及胸痛为特征,病理为肺叶或肺段的急性表现。近年来因抗生素的广泛应用,典型临床和病理表现已不多见。

(二)病因

致病菌为肺炎球菌,革兰阳性,有荚膜,复合多聚糖荚膜共有 86 个血清型。成人致病菌多为 1 型、5 型。为口咽部定植菌,不产生毒素(除Ⅲ型),主要靠荚膜对组织的侵袭作用而引起组织的炎性反应,通常在机体免疫功能低下时致病。冬春季因带菌率较高(40%～70%)为本病多发季节。青壮年男性或老幼多见。长期卧床、心力衰竭、昏迷和手术后等易发生肺炎球菌性肺炎。常间诱因有病毒性上呼吸道感染史或受寒、酗酒、疲劳等。

(三)诊断

1.临床表现

因患者年龄、基础疾病及有无并发症,就诊是否使用过抗生素等影响因素,临床表现差别较大。

(1)起病:多急骤,短时寒战继之出现高热,呈稽留热型,肌肉酸痛及全身不适,部分患者体温低于正常。

(2)呼吸道症状:起病数小时即可出现,初起为干咳,继之咳嗽,咳黏性痰,典型者痰呈铁锈色,累及胸膜可有针刺样胸痛,下叶肺炎累及膈胸膜时疼痛可放射至上腹部。

(3)其他系统症状:食欲缺乏、恶心、呕吐及急腹症消化道状。老年人精神萎靡、头痛,意识朦胧等。部分严重感染的患者可发生周围循环衰竭,甚至早期出现休克。

(4)体检:急性病容,呼吸急促,体温达 39～40 ℃,口唇单纯疱疹,可有发绀及巩膜黄染,肺部听诊为实变体征或可听到啰音,累及胸膜时可有胸膜摩擦音甚至胸腔积液体征。

(5)并发症及肺外感染表现如下。①脓胸(5%～10%):治疗过程中又出现体温升高、白细胞计数增高时,要警惕并发脓胸和肺脓肿的可能。②脑膜炎:可出现神经症状或神志改变。③心肌炎或心内膜炎:心率快,出现各种心律失常或心脏杂音、脾大、心力衰竭。

(6)败血症或毒血症(15%～75%):可出现皮肤、黏膜出血点,巩膜黄染。

(7)感染性休克:表现为周围循环衰竭,如血压降低、四肢厥冷、心动过速等,个别患者起病既表现为休克而呼吸道症状并不明显。

(8)麻痹性肠梗阻。

(9)罕见 DIC、ARDS。

2.实验室检查

(1)血常规:白细胞计数为(10～30)×10^9/L,中型粒细胞计数增多 80% 以上,分类核左移并可见中毒颗粒。酒精中毒、免疫力低下及年老体弱者白细胞总数可正常或减少,提示预后较差。

(2)病原体检查:①痰涂片及荚膜染色镜检,可见革兰染色阳性双球菌,2～3 次痰检为同一细菌有意义。②痰培养加药敏可助确定菌属并指导有效抗生素的使用,干咳无痰者可做高渗盐水雾化吸入导痰。③血培养致病菌阳性者可做药敏试验。④脓胸者应做胸腔积液菌培养。⑤对重症或疑难病例,有条件时可采用下呼吸道直接采样法做病原学诊断。如防污染毛刷采样(PSB)、防污染支气管-肺泡灌洗(PBAL)、经胸壁穿刺肺吸引(LA)、环甲膜穿刺经气管吸引(TTA)。

3.胸部 X 线

(1)早期病变肺段纹理增粗、稍模糊。

（2）典型表现为大叶性、肺段或亚肺段分布的浸润、实变阴影,可见支气管气道征及肋膈角变钝。

（3）病变吸收较快时可出现浓淡不均假空洞征。

（4）吸收较慢时可出现机化性肺炎。

（5）老年人、婴儿多表现为支气管肺炎。

（四）鉴别诊断

1.干酪样肺炎

本病常有结核中毒症状,胸部 X 线表现肺实变、消散慢,病灶多在肺尖或锁骨下、下叶后段或下叶背段,新旧不一、有钙化点、易形成空洞并肺内播散。痰抗酸菌染色可发现结核菌,PPD试验常阳性,青霉素 G 治疗无效。

2.其他病原体所致肺炎

（1）多为院内感染,金黄色葡萄球菌肺炎和克雷伯杆菌肺炎的病情通常较重。

（2）多有基础疾病。

（3）痰或血的细菌培养阳性可鉴别。

3.急性肺脓肿

早期临床症状相似,病情进展可出现可大量脓臭痰,查痰菌多为金黄色葡萄球菌、克雷伯杆菌、革兰阴性杆菌、厌氧菌等。胸部 X 线可见空洞及液平。

4.肺癌伴阻塞性肺炎

本病常有长期吸烟史、刺激性干咳和痰中带血史,无明显急性感染中毒症状;痰脱落细胞可阳性;症状反复出现;可发现肺肿块、肺不张或肿大的肺门淋巴结;胸部 CT 及支气管镜检查可帮助鉴别。

5.其他

ARDS、肺梗死、放射性肺炎和胸膜炎等。

（五）治疗

1.抗菌药物治疗

首先应给予经验性抗生素治疗,然后根据细菌培养结果进行调整。经治疗不好转者,应再次复查病原学及药物敏感试验进一步调整治疗方案。

（1）轻症患者。①首选青霉素:青霉素 G 每天 240 万 U,分 3 次肌内注射。或普鲁卡因青霉素每天 120 万 U,分 2 次肌内注射,疗程 5～7 天。②青霉素过敏者:可选用大环内酯类,如红霉素每天 2 g,分 4 次口服,或红霉素每天 1.5 g 分次静脉滴注;或罗红霉素每天 0.3 g,分 2 次口服或林可霉素每天 2 g,肌内注射或静脉滴注;或克林霉素每天 0.6～1.8 g,分 2 次肌内注射,或克林霉素每天 1.8～2.4 g 分次静脉滴注。

（2）较重症患者:青霉素 G 每天 120 万 U,分 2 次肌内注射,加用丁胺卡那每天 0.4 g 分次肌内注射;或红霉素每天 1.0～2.0 g,分 2～3 次静脉滴注;或克林霉素每天 0.6～1.8 g,分 3～4 次静脉滴注;或头孢噻吩钠(先锋霉素 Ⅰ)每天 2～4 g,分 3 次静脉注射。

疗程 2 周或体温下降 3 天后改口服。老人、有基础疾病者可适当延长。8%～15%青霉素过敏者对头孢菌素类有交叉过敏应慎用。如为青霉素速发性变态反应则禁用头孢菌素。如青霉素皮试阳性而头孢菌素皮试阴性者可用。

（3）重症或有并发症患者(如胸膜炎):青霉素 G 每天 1 000 万～3 000 万 U,分 4 次静脉滴注;头孢唑啉钠(先锋霉素Ⅴ),每天 2～4 g ,2 次静脉滴注。

(4)极重症者如并发脑膜炎:头孢曲松每天 1～2 g 分次静脉滴注;碳青霉素烯类如亚胺培南-西司他丁(泰能)每天 2 g,分次静脉滴注;或万古霉素每天 1～2 g,分次静脉滴注并加用第三代头孢菌素;或亚胺培南加第三代头孢菌素。

(5)耐青霉素肺炎链球菌感染者:近年来,耐青霉素肺炎链球菌感染不断增多,通常 MIC ≥1.0 mg/L为中度耐药,MIC≥2.0 mg/L 为高度耐药。临床上可选用以下抗生素:克林霉素每天 0.6～1.8 g 分次静脉滴注;或万古霉素每天 1～2 g 分次静脉滴注;或头孢曲松每天 1～2 g 分次静脉滴注;或头孢噻肟每天 2～6 g 分次静脉滴注;或氨苄西林/舒巴坦、替卡西林/棒酸、阿莫西林/棒酸。

2.支持疗法

支持疗法包括卧床休息、维持液体和电解质平衡等。应根据病情及检查结果决定补液种类。给予足够热量及蛋白和维生素。

3.对症治疗

胸痛者止痛;刺激性咳嗽可给予可待因,止咳祛痰可用氯化铵或棕色合剂,痰多者禁用止咳剂;发热物理降温,不用解热药;呼吸困难者鼻导管吸氧。烦躁、谵妄者服用地西泮 5 mg 或水合氯醛 1～1.5 g 灌肠,慎用巴比妥类。鼓肠者给予缸管排气,胃扩张给予胃肠减压。

4.并发症的处理

(1)呼吸衰竭:机械通气、支持治疗(面罩、气管插管、气管切开)。

(2)脓胸:穿刺抽液必要时肋间引流。

5.感染性休克的治疗

(1)补充血容量:右旋糖酐-40 和平衡盐液静脉滴注,以维持收缩压 12.0～13.3 kPa(90～100 mmHg)。脉压大于 4.0 kPa(30 mmHg),尿量大于 30 mL/h,中心静脉压 0.58～0.98 kPa (4.4～7.4 mmHg)。

(2)血管活性药物的应用:输液中加入血管活性药物以维持收缩压 12.0～13.3 kPa(90～100 mmHg)以上。为升高血压的同时保证和调节组织血流灌注,近年来主张血管活性药物为主,配合收缩性药物,常用的有多巴胺、间羟胺、去甲肾上腺素和山莨菪碱等。

(3)控制感染:及时、有效地控制感染是治疗中的关键。要及时选择足量、有效的抗生素静脉并联合给药。

(4)糖皮质激素的应用:病情或中毒症状重及上述治疗血压不恢复者,在使用足量抗生素的基础上可给予氢化可的松 100～200 mg 或地塞米松 5～10 mg 静脉滴注,病情好转立即停药。

(5)纠正水、电解质和酸碱平衡紊乱:严密监测血压、心率、中心静脉压、血气、水、电解质变化,及时纠正。

(6)纠正心力衰竭:严密监测血压、心率、中心静脉压、意识及末梢循环状态,及时给予利尿及强心药物,并改善冠状动脉供血。

二、葡萄球菌肺炎

葡萄球菌肺炎是由葡萄球菌引起的急性肺部化脓性炎症。常发生于老年人等免疫功能缺陷者及有基础疾病者,病情较重,若治疗不及时或治疗不当,病死率较高。

(一)病因和发病机制

葡萄球菌为革兰阳性球菌,可以分为金黄色葡萄球菌(简称金葡菌)和表皮葡萄球菌2类。前者为致病菌,可引起全身多发性化脓性病变。葡萄球菌肺炎多发生于免疫功能原已受损的患者,如糖尿病、血液病、艾滋病、肝病、营养不良及原已患有慢性支气管-肺病的患者。皮肤感染灶(疖、痈等)中的葡萄球菌可经血液循环到达肺部,引起肺炎。葡萄球菌释放的凝固酶可使细菌周围产生纤维蛋白,保护细菌不被吞噬,其释放的毒素均有溶血、坏死、杀白细胞及血管痉挛等作用。肺内多处浸润、化脓和组织破坏,形成单个或多发性肺脓肿。炎症吸收时,空气经引流支气管进入脓腔,形成气囊肿。

(二)临床表现

起病多急骤,战栗、高热、胸痛、咳痰(痰量大、呈脓性、带血丝或呈粉红色乳状)。毒血症状显著,可全身衰竭或周围循环衰竭。院内感染患者起病稍缓慢,但也有高热及脓痰等。老年人可不发热或低热,肺炎症状可不典型。

早期体征不明显,与严重的毒血症状和呼吸道症状不相称。有大片支气管肺炎或肺脓肿形成后,可闻及湿啰音,很少有肺实变体征,常有胸腔积液体征。

(三)实验室和其他检查

血白细胞计数常在$(15\sim25)\times10^9$/L,可高达50×10^9/L,中性粒细胞比例增加,核左移,有中毒颗粒。痰液和血培养有凝固酶阳性的金黄色葡萄球菌。X线片显示肺段或肺叶实变,或小叶样浸润,其中有单个或多个液气囊肿。

(四)诊断

根据全身毒血症症状、咳嗽、脓血痰,白细胞计数增多、中性粒细胞核左移,X线检查表现片状阴影伴有空洞及液平等,可做出初步诊断。细菌学检查是确诊的依据,可行痰、胸腔积液、血和肺穿刺物培养。

(五)治疗

一般治疗同肺炎球菌肺炎,强调及早清除、引流原发病灶,同时选用敏感抗菌药物。首选耐酶的β内酰胺类抗生素,如苯唑西林、氯唑西林、奈夫西林等;也可应用第2、第3代头孢菌素如头孢唑啉、头孢呋辛钠等;对甲氧西林耐药的菌株可用万古霉素、替考拉宁、利福平、喹诺酮类及磺胺类等药物。临床选择抗菌药物时应参考细菌培养的药物敏感试验。

(六)预后

多数患者经早期诊断、有效治疗预后好,但病情严重者、老年人、患有慢性疾病及出现严重并发症者预后差。

三、克雷伯杆菌肺炎

(一)概述

肺炎克雷伯菌肺炎(旧称肺炎杆菌肺炎),是最早被认识的G^-杆菌肺炎,并且仍居当今社区获得性G^-杆菌肺炎的首位,医院获得性G^-杆菌肺炎的第二或第三位。肺炎克雷伯菌是克雷伯菌属最常见菌种,约占临床分离株的95%。肺炎克雷伯杆菌又分肺炎、臭鼻和鼻硬结3个亚种,其中又以肺炎克雷伯杆菌肺炎亚种最常见。根据荚膜抗原成分的不同,肺炎克雷伯杆菌分78个血清型,引起肺炎者以$1\sim6$型为多。由于抗生素的广泛应用,20世纪80年代以来肺炎克雷伯杆菌耐药率明显增加,特别是它产生超广谱β-内酰胺酶(ESBLs),能水解所有第3代头孢菌素和单酰胺类抗生素。目前不少报道肺炎克雷伯杆菌中产 ESBLs 比率高达 30%～40%，并可引起医院感染暴发流行，正受到密切关注。该病好发于原有慢性肺部疾病、糖尿病、手术后和酒精中毒者，以中老年为多见。

(二)诊断

1.临床表现

多数患者起病突然，部分患者可有上呼吸道感染的前驱症状。主要症状为寒战、高热、咳嗽、咳痰、胸痛、呼吸困难和全身衰弱。痰色如砖红色，被认为是该病的特征性表现，可惜临床上甚为少见；有的患者咳痰呈铁锈色，或痰带血丝，或伴明显咯血。体检患者呈急性病容，常有呼吸困难和发绀，严重者有全身衰竭、休克和黄疸。肺叶实变期可发生相应实变体征，并常闻及湿啰音。

2.辅助检查

(1)一般实验室检查：周围血白细胞总数和中性粒细胞比例增加，核型左移。若白细胞不高或反见减少，提示预后不良。

(2)细菌学检查：经筛选的合格痰标本(鳞状上皮细胞＜10 个/低倍视野或白细胞＞25 个/低倍视野)，或下呼吸道防污染标本培养分离到肺炎克雷伯杆菌，且达到规定浓度(痰培养菌量 ≥10^6 cfu/mL、防污染样本毛刷标本菌是 ≥10^3 cfu/mL)，可以确诊。据报道 20%～60%病例血培养阳性，更具有诊断价值。

(3)影像学检查：X 线征象，包括大叶实变、小叶浸润和脓肿形成。右上叶实变时重而黏稠的炎性渗出物，使叶间裂呈弧形下坠是肺炎克雷伯肺炎具有诊断价值的征象，但是并不常见。在慢性肺部疾病和免疫功能受损患者，患该病时大多表现为支气管肺炎。

(三)鉴别诊断

该病应与各类肺炎包括肺结核相鉴别，主要依据病原体检查，并结合临床作出判别。

(四)治疗

1.一般治疗

一般治疗与其他细菌性肺炎治疗相同。

2.抗菌治疗

轻、中症患者最初经验性抗菌治疗，应选用 β-内酰胺类联合氨基糖苷类抗生素，然后根据药敏试验结果进行调整。若属产 ESBL 菌株，或既往常应用第 3 代头孢菌素治疗，或在 ESBL 流行率高的病区(包括 ICU)，或临床重症患者最初经验性治疗应选择碳青霉烯类抗生素(亚胺培南或美罗培南)，因为目前仅有该类抗生素对 ESBLs 保持高度稳定，没有耐药。哌拉西林/三唑巴坦、头孢吡肟对部分 ESBLs 菌株体外有效，还有待积累更多经验。

四、流感嗜血杆菌肺炎

过去认为流感嗜血杆菌(流感杆菌)为儿童易感细菌，近年来发现成人发生流感嗜血杆菌肺炎也逐渐增多，成为院外获得性肺炎的重要致病菌，可能与介入性诊断与细菌学技术提高有关。伴菌血症者病死率高达 57%。它不仅可使慢性患者致病，也可引起健康成年人的肺炎。5 岁以下儿童的口咽部菌落可高达 90%。

(一)病因与发病机制

流感杆菌是婴幼儿和儿童急性化脓性感染及儿童和成人肺部感染的病原菌，为革兰阴性杆菌，可分为荚膜型和非荚膜型两类。

荚膜成分为多糖类,有型特异性,分为 6 型,其中以 b 型对人类致病力最强,为一磷酸核糖多糖体多糖抗原,它与某些型别的肺炎球菌、大肠杆菌及革兰阳性菌的细胞壁有共同抗原,血清学相互有交叉反应。非荚膜型也有一定致病毒力。流感杆菌产生内毒素(有纤毛制动作用)在致病过程中起重要作用。侵袭性感染中均是有荚膜的细菌 b 型流感杆菌,能够选择性黏附于呼吸道上皮细胞,避免局部的黏液纤毛清除作用,从而保证细菌的定植与增生。

(二)临床表现

流感杆菌肺炎仍以儿童多见,主要由 b 型所致大叶实变为主,少数为支气管肺炎,75％可能出现胸腔积液,肺脓肿少见。成人肺炎多见于原有肺部基础疾病、免疫功能低下者或病毒感染后,但健康成人发病也可占 12％～30％。除一般肺炎症状外,X 线表现无特异性,往往呈支气管肺炎伴少量胸腔积液,两下叶易犯,也有多叶受累。成人菌血症性肺炎在未用特效治疗时死亡率可达 57％。有时也表现为球形肺炎,应与肿瘤区别。伴有急性呼吸窘迫综合征者肺部可出现弥散性间质浸润。

(三)诊断

由于上呼吸道流感杆菌定植率可达 42％,单纯痰液培养结果应结合其他现象进行评价。标本取自经气管抽吸或纤维支气管镜双套管防污染标本毛刷刷取。胸液或血培养可以确认。流感杆菌培养需特殊条件培养基如巧克力琼脂培养基,应含有 X 因子及 V 因子。目前认为该菌有或无荚膜均具致病毒力,甚至发生菌血症。

(四)治疗

20 世纪 80 年代以来,发现流感杆菌部分菌株产生 β-内酰胺酶。有文献报道其产酶率达到 50％,因此对氨苄西林耐药现象日趋普遍,目前已不主张将氨苄西林作为一线经验用药,主张用第 2 代或第 3 代头孢菌素治疗较为适当。如能早期诊断和治疗,本病预后较好。

五、铜绿假单胞菌肺炎

铜绿假单胞菌肺炎是由条件致病菌铜绿假单胞菌引起的肺部炎症,是医院获得性肺炎最常见的致病菌之一。近年来其发病率有上升趋势,常见于机体免疫功能低下或有慢性呼吸道疾病病史的患者。铜绿假单胞菌极易产生获得性耐药,不易被呼吸道防御机制杀灭,所以铜绿假单胞菌肺炎的治疗仍很困难,死亡率高,预后不良。

(一)病因与发病机制

铜绿假单胞菌属假单胞菌属,在琼脂平板上能产生蓝绿色绿脓素。本菌为无荚膜、无芽孢、能运动的革兰阴性菌,为专性需氧菌,本菌生长对营养要求不高,对外界环境抵抗力较强,在潮湿处能长期生存,对紫外线不敏感,加热 55 ℃ 1 小时才被杀灭。铜绿假单胞菌为条件致病菌,原发性铜绿假单胞菌肺炎少见,常继发于宿主免疫功能受损后如粒细胞缺乏、低蛋白血症、肿瘤、应用激素或抗生素等的患者,尤其易发于原有肺部慢性病变基础上,如慢性支气管炎、支气管扩张、肺间质纤维化、气管切开、应用人工呼吸机或雾化器后。

(二)临床表现

(1)多见于老年人,有免疫功能障碍者。

(2)偶尔可见院外感染,几乎都发生在有较严重的基础疾病的院内感染患者。

(3)起病急缓不一,可有寒战、中等度发热或高热,晨起比下午明显。

(4)相对缓脉、嗜睡、神志模糊。

(5)咳嗽、咳大量黄脓痰,典型者咳翠绿色脓性痰。

(6)重症易出现呼吸衰竭、周围循环衰竭,并在较短时间内死亡。

(7)体检肺部有弥漫细湿啰音及喘鸣音。

(三)实验室检查

1.血常规

外周血白细胞计数轻度增高,中性粒细胞增高不明显,可有核左移或胞质内出现中毒颗粒。

2.细菌学检查

痰涂片可见成对或短链状排列的革兰阴性杆菌,痰或血液细菌培养对于诊断及治疗具有重要意义。

3.X线检查

X线检查多为弥漫性双侧支气管肺炎。病变呈结节状浸润,后期融合成直径 2 cm 或更大的模糊片状实变阴影,有多发性小脓肿,下叶多见。部分患者可有胸腔积液征象。

(四)诊断

(1)原有肺部疾病,长期使用抗生素、激素、抗癌药物及免疫功能低下,或有应用呼吸机、雾化器治疗的病史。

(2)寒战、高热等明显中毒症状,伴相对缓脉、咳嗽、咳大量黄脓痰,肺部可闻及湿啰音。

(3)白细胞计数轻度增高,中性粒细胞增高不明显。

(4)X线显示双侧多发性散在斑片影或结节影,可迅速融合并扩展为较大片状模糊阴影。

(5)痰培养连续 3 次铜绿假单胞菌阳性或细菌计数$>10\times10^9$/L 可助诊断。

(五)治疗

1.一般治疗

加强营养和治疗基础疾病对本病十分重要。必要时酌情给予新鲜血浆或清蛋白,以提高人体的免疫功能。

2.抗菌药物治疗

早期选用敏感的抗菌药物是治疗本病成败的关键,常用的药物有以下几类。

(1)β-内酰胺类:对抗铜绿假单胞菌活性较高的有头孢他啶 2 g,2 次/天静脉滴注;哌拉西林 4 g,2 次/天静脉滴注;亚胺培南(泰能)0.5 g,1 次/8 小时静脉滴注;头孢哌酮 2 g,2 次/天静脉滴注;另外 β-内酰胺类加酶抑制剂,如阿莫西林加克拉维酸 1.2 g,3~4 次/天静脉滴注;替卡西林加克拉维酸 3.2 g,3~4 次/天静脉滴注;头孢哌酮加舒巴坦(舒普深)2 g,2 次/天静脉滴注也有一定的效果。

(2)氨基糖苷类:氨基糖苷类抗生素,如阿米卡星 0.4 g,1 次/天静脉滴注,或妥布霉素按体重一次 1~1.7 mg/kg,1 次/8 小时静脉滴注,特别是与 β-内酰胺类抗生素联合对铜绿假单胞菌有较好疗效。但此类抗生素具有肾毒性及耳毒性,而铜绿假单胞菌肺炎又多见于老年人或有严重基础疾病患者,因而在很大程度上限制了它们的使用。

(3)氟喹诺酮类:氟喹诺酮类中环丙沙星 0.2 g,2 次/天静脉滴注,左氧氟沙星 0.2 g,2 次/天静脉滴注,对铜绿假单胞菌有一定抗菌活性。

(六)预防

应加强院内消毒隔离,特别是要注意人工呼吸器械、雾化及湿化装置、吸痰器、给氧面罩及导管的定期消毒,昏迷患者应注意口腔护理,减少和防止分泌物吸入。还应注意合理使用广谱抗生素,严格掌握皮质激素及免疫抑制剂的应用指征。

（栾俊旺）

第十节　肺　性　脑　病

肺性脑病是由慢性胸肺疾病伴有呼吸衰竭,出现缺氧与二氧化碳（CO_2）潴留而引起以精神及神经系统综合征为主要表现的一种综合征。突出表现为严重呼吸性酸中毒、自主呼吸减弱及中枢神经系统功能障碍的精神神经症状。

肺性脑病是我国独特应用的疾病诊断名词,相当于国际文献所称的"二氧化碳麻醉",主要病因是由于严重的 CO_2 潴留。其发病机制尚未完全阐明,但目前认为低氧血症、CO_2 潴留和酸中毒3 个因素共同损伤脑血管和脑细胞是最根本的发病机制。

一、诊断要点

(一)病因与诱因

慢性肺心病为肺性脑病的主要基础病因。常见诱因有:①急性呼吸道与肺部感染,严重支气管痉挛,气道内痰液阻塞,使原已受损的肺通气功能进一步下降致体内 CO_2 潴留。②医源性因素,如镇静剂应用不当,高浓度吸氧,导致呼吸抑制而加重 CO_2 麻醉状态;不适当应用脱水剂及利尿剂,致痰液黏稠而加重气道阻塞。③COPD 伴有右心衰竭时,由于脑血流量减少,加重脑缺氧及脑代谢功能紊乱。

(二)临床表现特点

包括:①基础疾病的表现,有慢性胸肺疾病伴有呼吸衰竭的表现。②CO_2 潴留的神经系统表现,症状与 $PaCO_2$ 上升的速度及 pH 下降程度密切相关。早期轻症患者有头痛、头胀、烦躁、恶心呕吐,视力、记忆力和判断力减退;睡眠规律改变(白天嗜睡不醒,夜间失眠、惊醒);继之有神志恍惚、谵语、幻觉、精神错乱、抓空摸床、无意识动作和抽搐、扑翼样震颤;逐渐出现昏迷,眼底视神经盘水肿,眼球突出,球结合膜充血水肿,出现锥体束征,对各种刺激无反应,脑疝形成等。③缺氧的神经系统表现,可引起注意力不集中、定向力减退、头痛、兴奋,继而烦躁、谵妄、肌肉抽搐,神经肌腱反射亢进;中枢神经系统受抑制,伴有神志恍惚、昏迷。④血气分析,示 $PCO_2 > 9.3$ kPa(70 mmHg),pH 常 <7.25。

(三)临床分型与分级

1.临床分型

根据其神经精神症状,可将肺性脑病分为三型:①抑制型,以神志淡漠、嗜睡、昏迷等中枢神经抑制状态为主;②兴奋型,以烦躁不安、谵妄、多语等神经兴奋症状为主;③不定型,抑制与兴奋症状交替出现。

2.临床分级

包括:①轻型,神志恍惚、淡漠、嗜睡、精神异常或兴奋、多语而无神经系统异常体征者。②中型,浅昏迷、谵妄、躁动,肌肉轻度抽动或语无伦次,对各种刺激反应迟钝、瞳孔对光反应迟钝而无上消化道出血或弥散性血管内凝血等并发症。③重型,昏迷或出现癫痫样抽搐,对各种刺激无反应、反射消失或出现病理性神经体征;可合并上消化道出血、弥散性血管内凝血或休克。

(四)诊断注意事项

对慢性胸肺疾病,临床病程中出现神经精神症状时,首先应考虑肺性脑病。但出现精神障碍的神经症状者并不全是肺性脑病,临床极易混淆,故应注意与感染中毒性脑病、严重电解质紊乱、脑出血、弥散性血管内凝血、脑动脉硬化、单纯性碱中毒等相鉴别。一律或盲目按肺性脑病处理,必然会造成严重后果。

二、治疗要点

(一)正确氧疗

氧疗目标是使 SaO_2 上升至 90％以上或 $PaO_2 > 8.0$ kPa(60 mmHg),同时不使 $PaCO_2$ 上升 > 1.3 kPa(10 mmHg)或 pH < 7.25。若氧疗方法和给氧浓度掌握不当,会导致病情加重,甚至危及生命。肺性脑病因呼吸性酸中毒,有严重高碳酸血症,呼吸中枢对 CO_2 刺激不敏感,此时靠低氧刺激颈动脉窦及主动脉弓的化学感受器以兴奋呼吸。若突然吸入高浓度氧,则可使上述化学感受器不敏感,反而致使呼吸抑制,通气量减少,CO_2 潴留更多,加重呼吸衰竭和肺性脑病病情。因此,对未行机械通气的患者给氧原则仍以持续性、低浓度、低流量为准。一般吸氧浓度为 28％～30％,氧流量为 1～2 L/min。

(二)保持呼吸道通畅、增加通气量、改善 CO_2 潴留

积极改善通气,纠正缺 O_2 和 CO_2 潴留是抢救肺性脑病的关键性措施。

1.清除痰液

包括:①痰液黏稠者,可用祛痰剂如溴己新(必嗽平)8 mg,每天 3 次;氨溴索 30 mg,每天 3 次;鲜竹沥液 10～20 mL,每天 3 次;10％氯化铵 10 mL,每天 3 次;棕色合剂 10 mL,每天 3 次。氨溴索静脉、肌内及皮下注射,成人每次 15 mg,每天 2 次;也可加入液体中静脉滴注。②无效或积痰干结者,可用药物雾化吸入或超声热蒸气雾化吸入治疗。③咳痰无力者,可采用翻身、拍背、体位引流等措施帮助排痰。必要时可在给氧情况下,通过纤维支气管镜吸引气管、支气管内的分泌物。

2.解除支气管痉挛

以茶碱类、皮质激素和 β_2 受体兴奋剂最常用。①氨茶碱:0.1～0.2 g 每天 3 次口服;或用 0.125～0.25 g 加入 25％葡萄糖液 20 mL 中缓慢静脉注射。注射速度≤0.25 mg/(kg·min),静脉滴注维持量为 0.6～0.8 mg/(kg·h),日注射量一般≤1.0 g。②皮质激素可用甲泼尼龙 80～160 mg 或氢化可的松 300～500 mg 加入液体中静脉滴注。③β_2 受体兴奋剂:常用的有沙丁胺醇(舒喘灵)、特布他林(喘康速)、福莫特罗等,可酌情选用。

3.呼吸兴奋剂的应用

呼吸兴奋剂可刺激呼吸中枢或主动脉弓、颈动脉窦化学感受器,在气道通畅的前提下提高通气量,从而纠正缺氧和促进 CO_2 的排出,减轻 CO_2 潴留,尚能使患者暂时清醒,有利于咳痰、排痰。其应用原则是:①必须保持气道通畅,否则会促发呼吸肌疲劳,加重 CO_2 潴留;②脑缺氧或脑水肿未纠正而出现频繁抽搐者慎用;③患者的呼吸肌功能基本正常;④若停用呼吸兴奋剂最好逐渐减量或延长给药间隔,使患者呼吸中枢兴奋性逐步恢复,不可突然停药;⑤应严格掌握呼吸兴奋剂的适应证,它常用于慢性阻塞性肺病伴有呼吸中枢敏感性降低,或应用镇静催眠药、氧疗使低氧刺激消

失后引起的呼吸抑制,或肺性脑病氧疗过程中及机械呼吸撤离前后配合应用;对以肺换气功能障碍为主所导致的呼吸衰竭患者不宜使用。既往常用尼可刹米、洛贝林,用量过大可引起不良反应,现已基本不用。取而代之的有多沙普仑,常用 20～50 mg 加入液体中静脉滴注,该药对镇静催眠药过量引起的呼吸抑制和 COPD 并发急性呼吸衰竭有显著的呼吸兴奋效果。

纳洛酮是阿片受体阻滞剂,有兴奋呼吸中枢作用,可行肌内或静脉注射,每次 0.4～0.8 mg,静脉滴注 1.2～2.8 mg 加入 5% 葡萄糖液 250 mL 中静脉滴注。

(三)控制感染

控制感染是缓解肺性脑病病情发展和降低病死率的重要环节。抗感染治疗抗生素的选择参见"慢性阻塞性肺疾病"。

(四)其他治疗

1.脑水肿的治疗

对重症者可以采取轻度或中度脱水,并以缓慢的或中等速度利尿为宜,再辅以冰帽、降温等物理措施。常用制剂为 20% 甘露醇 1～2 g/kg,快速静脉滴注,每天 1～2 次。也可使用 β 七叶皂苷钠 5～10 mg 静脉注射,每天 1～2 次,或 20 mg/d 加入液体中静脉滴注。肾上腺皮质激素对缺氧所致的脑水肿也有良好的作用。

2.镇静剂的应用

对肺性脑病患者的谵妄、狂躁不安和精神症状,在排除代谢性碱中毒后,应着重改善肺泡通气,避免用能加重呼吸抑制的镇静剂,如吗啡、哌替啶、巴比妥类药物、氯丙嗪等。必要时可用东莨菪碱 0.3～0.6 mg 肌内注射,或地西泮 10 mg 肌内注射。也可用中成药醒脑静脉注射液(安宫牛黄注射液)2～4 mL 肌内注射。

3.脑细胞代谢与保护剂的应用

如细胞色素 C、辅酶 A、ATP、胞磷胆碱、脑活素、纳洛酮等。

4.防治并发症

包括酸碱平衡失调与电解质紊乱、心力衰竭、休克、上消化道出血、弥散性血管内凝血等。

(栾俊旺)

第十一节 肺 脓 肿

肺脓肿是由化脓性病原体引起肺组织坏死和化脓,导致肺实质局部区域破坏的化脓性感染。通常早期呈肺实质炎症。后期出现坏死和化脓。如病变区和支气管交通则有空洞形成(通常直径>2 cm),内含由微生物感染引致的坏死碎片或液体,其外周环绕炎症肺组织。和一般肺炎相比,其特点是引致的微生物负荷量多(如急性吸入),局部清除微生物能力下降(如气道阻塞),以及受肺部邻近器官感染的侵及。如肺内形成多发的较小脓肿(直径<2 cm)则称为坏死性肺炎。肺脓肿和坏死性肺炎病理机制相同,其分界是人为的。

肺脓肿通常由厌氧、需氧和兼性厌氧菌引起,也可由非细菌性病原体,如真菌、寄生虫等所致。应注意类似的影像学表现也可由其他病理改变产生,如肺肿瘤坏死后空洞形成或肺囊肿内感染等。

在抗生素出现前,肺脓肿自然病程常表现为进行性恶化,病死率曾达 50%,患者存活后也往往遗留明显的临床症状,需要手术治疗,预后不理想。自有效抗生素应用后,肺脓肿的疾病过程得到显著改善。但近年来随着肾上腺皮质激素、免疫抑制剂及化疗药物的应用增加,造成口咽部内环境的改变,条件致病的肺脓肿发病率又有增多的趋势。

一、病因和发病机制

化脓性病原体进入肺内可有几种途径,最主要的途径是口咽部内容物的误吸。

(一)呼吸道误吸

口腔、鼻腔、口咽和鼻咽部隐匿着复杂的菌群,形成口咽微生态环境。健康人唾液中的细菌含量约 10^8/mL,半数为厌氧菌。在患有牙病或牙周病的人群中厌氧菌可增加 1 000 倍,易感个体中还可有多种需氧菌株定植。采用放射活性物质技术显示,45% 健康人睡眠时可有少量唾液吸入气道。在各种因素引起的不同程度神智改变的人群中,约 75% 在睡眠时会有唾液吸入。

临床上特别易于吸入口咽分泌物的因素有全身麻醉、过度饮酒或使用镇静药物、头部损伤、脑血管意外、癫痫、咽部神经功能障碍、糖尿病昏迷或其他重症疾病,包括使用机械通气者。呼吸机治疗时,虽然人工气道上有气囊保护,但在气囊上方的积液库内容物常有机会吸入到下呼吸道。当患者神智状态进一步受到影响时,胃内容物也可吸入,酸性液体可引起化学性肺炎,促进细菌性感染。

牙周脓肿和牙龈炎时,因有高浓度的厌氧菌进入唾液可增加吸入性肺炎和肺脓肿的发病。相反,仅 10%~15% 厌氧菌肺脓肿可无明显的牙周疾病或其他促使吸入的因素。没有吸入因素者常需排除肺部肿瘤的可能性。

误吸后肺脓肿形成的可能性取决于吸入量、细菌数量、吸入物的 pH 和患者的防御机制。院内吸入将涉及 G 菌,特别是在医院获得的抗生素耐药菌株。

(二)血液循环途径

通常由在体内其他部位的感染灶,经血液循环播散到肺内,如腹腔或盆腔及牙周脓肿的厌氧菌感染可通过血液循环播散到肺。

感染栓子也可起自于下肢和盆腔的深静脉的血栓性静脉炎或表皮蜂窝织炎,或感染的静脉内导管,吸毒者静脉用药也可引起。感染性栓子可含金黄色葡萄球菌、化脓性链球菌或厌氧菌。

(三)其他途径

比较少见。

(1)慢性肺部疾病者,可在下呼吸道有化脓性病原菌定植,如支气管扩张症、囊性纤维化,而并发症肺脓肿。

(2)在肺内原有空洞基础上(肿胀或陈旧性结核空洞)合并感染,不需要有组织的坏死,空洞壁可由再生上皮覆盖。局部阻塞可在周围肺组织产生支扩或肺脓肿。

(3)邻近器官播散,如胃肠道。

(4)污染的呼吸道装置,如雾化器有可能携带化脓性病原体进入易感染着肺内。

(5)先天性肺异常的继发感染,如肺隔离症、支气管囊肿。

二、病原学

肺脓肿可由多种病原菌引起,多为混合感染,厌氧菌和需氧菌混合感染占 90%。社区获得性感染和院内获得性感染的细菌出现频率不同。社区获得性感染中,厌氧菌为70%,而在院内获得性感染中,厌氧菌和铜绿假单胞菌起重要作用。

(一)厌氧菌

厌氧菌是正常菌群的主要组成部分,但可引起身体任何器官和组织感染。近年来由于厌氧菌培养技术的改进,可及时得到分离和鉴定。在肺脓肿感染时,厌氧菌是常见的病原体。

引起肺脓肿感染的致病性厌氧菌主要指专性厌氧菌。专性厌氧菌只能在无氧或低于正常大气氧分压条件下才能生存或生长。厌氧菌分为G^+厌氧球菌、G^-厌氧球菌、G^+厌氧杆菌、G^-厌氧杆菌。其中G^-厌氧杆菌包括类杆菌属和梭杆菌属,类杆菌属是最主要的病原菌,以脆弱类杆菌和产黑素类杆菌最常见。G^+厌氧球菌主要为消化球菌属和消化链球菌属。G^-厌氧球菌主要为产碱韦荣球菌。G^+厌氧杆菌中产芽孢的有梭状芽孢杆菌属和产气荚膜杆菌;不产芽孢的为放线菌属、真杆菌属、丙酸杆菌属、乳酸杆菌属和双歧杆菌属。外源性厌氧菌肺炎较少见。

(二)需氧菌

需氧菌常形成坏死性肺炎,部分区域发展成肺脓肿,因而其在影像学上比典型的厌氧菌引起的肺脓肿病变分布弥散。

金黄色葡萄球菌是引起肺脓肿的主要G^+需氧菌,是社区获得的呼吸道病原菌之一。通常健康人在流感后可引起严重的金黄色葡萄球菌肺炎,导致肺脓肿形成,并伴薄壁囊性气腔和肺大疱,后者多见于儿童。金黄色葡萄球菌是儿童肺脓肿的主要原因,也是老年人在基础疾病上并发院内获得性感染的主要病原菌。金黄色葡萄球菌也可由体内其他部位的感染灶经血液循环播散,在肺内引起多个病灶,形成血源性肺脓肿,有时很像是肿瘤转移。其他可引起肺脓肿的G^+菌是化脓性链球菌(甲型链球菌,乙型B溶血性链球菌)。

最常引起坏死性肺炎伴肺脓肿的G^-需氧菌为肺炎克雷伯杆菌,这种肺炎形成一到多个脓肿者占25%,同时常伴菌血症。但需注意有时痰培养结果可能是口咽定植菌,该病病死率高,多见于老年人和化疗患者,肾上腺皮质激素应用者,糖尿病患者也多见。铜绿假单胞菌也影响类似的人群,如免疫功能低下患者、有严重并发症者。铜绿假单胞菌在坏死性过程中形成多发小脓肿。

其他由流感嗜血杆菌、大肠埃希菌、鲍曼不动杆菌、变形杆菌、军团菌等所致坏死性肺炎引起脓肿则少见。

三、病理

肺脓肿时,细支气管受感染物阻塞,病原菌在相应区域形成肺组织化脓性炎症,局部小血管炎性血栓形成、血供障碍,在实变肺中出现小区域散在坏死,中心逐渐液化,坏死的白细胞及死亡细菌积聚,形成脓液,并融合形成1个或多个脓肿。当液化坏死物质通过支气管排出,形成空洞、形成有液平的脓腔,空洞壁表面残留坏死组织。当脓肿腔直径达到2 cm,则称为肺脓肿。炎症累及胸膜可发生局限性胸膜炎。如果在早期及时给予适当抗生素治疗,空洞可完全愈合,胸X线检查可不留下破坏残余或纤维条索影。但如治疗不恰当,引流不畅,炎症进展,则进入慢性阶段。脓肿腔有肉芽组织和纤维组织形成,空洞壁可有血管瘤。脓肿外周细支气管变形和扩张。

四、分类

肺脓肿可按病程分为急性和慢性,或按发生途径分为原发性和继发性。急性肺脓肿通常少于 4～6 周,病程迁延 3 个月以上则为慢性肺脓肿。大多数肺脓肿是原发性,通常有促使误吸的因素,或由正常宿主肺炎感染后在肺实质炎症的坏死过程演变而来。而继发性肺脓肿则为原有局部病灶基础上出现的并发症,如支气管内肿瘤、异物或全身性疾病引起免疫功能低下所致。细菌性栓子通过血液循环引致的肺脓肿也为继发性。膈下感染经横膈直接通过淋巴管或膈缺陷进入胸腔或肺实质,也可引起肺脓肿。

五、临床表现

肺脓肿患者的临床表现差异较大。由需氧菌(金黄色葡萄球菌或肺炎克雷伯杆菌)所致的坏死性肺炎形成的肺脓肿病情急骤、严重,患者有寒战、高热、咳嗽、胸痛等症状。儿童在金黄色葡萄球菌肺炎后发生的肺脓肿也多呈急性过程。一般原发性肺脓肿患者首先表现吸入性肺炎症状,有间歇发热、畏寒、咳嗽、咳痰、胸痛、体重减轻、全身乏力、夜间盗汗等,和一般细菌性肺炎相似,但病程相对慢性化,症状较轻,可能和其吸入物质所含病原体致病力较弱有关。甚至有的起病隐匿,到病程后期多发性肺坏死、脓肿形成,与支气管相交通,则可出现大量脓性痰,如为厌氧菌感染则伴有臭味。但痰无臭味并不能完全排除厌氧菌感染的可能性,因为有些厌氧菌并不产生导致臭味的代谢终端产物,也可能是病灶尚未和气管支气管交通。咯血常见,偶尔可为致死性的。

继发性肺脓肿先有肺外感染症状(如菌血症、心内膜炎、感染性血栓静脉炎、膈下感染),然后出现肺部症状。在原有慢性气道疾病和支气管扩张的患者则可见痰量显著改变。

体格检查无特异性,阳性体征出现与脓肿大小和部位有关。如脓肿较大或接近肺的表面,则可有叩诊浊音,呼吸音降低等实变体征,如涉及胸膜则可闻胸膜摩擦音或胸腔积液体征。

六、诊断

肺脓肿诊断的确立有赖于特征性临床表现及影像学和细菌学检查结果。

(一)病史

原发性肺脓肿有促使误吸因素或口咽部炎症和鼻窦炎的相关病史。继发性肺脓肿则有肺内原发病变或其他部位感染病史。

(二)症状与体征

由需氧菌等引起的原发性肺脓肿呈急性起病,如以厌氧菌感染为主者则呈亚急性或慢性化过程,脓肿破溃与支气管相交通后则痰量增多,出现脓痰或脓性痰,可有臭味,此时临床诊断可成立。体征则无特异性。

(三)实验室检查

1.血常规检查

血白细胞和中性粒细胞计数升高,慢性肺脓肿可有血红蛋白和红细胞计数减少。

2.胸部影像学检查

影像学异常开始表现为肺大片密度增深、边界模糊的浸润影,随后产生 1 个或多个比较均匀低密度阴影的圆形区。当与支气管交通时,出现空腔,并有气液交界面(液平),形成典型的肺脓肿。有时仅在肺炎症渗出区出现多个小的低密度区,表现为坏死性肺炎。需氧菌引起的肺脓肿周围常有较多的浓密炎性浸润影,而以厌氧菌为主的肺脓肿外周肺组织则较少见浸润影。

病变多位于肺的低垂部位和发病时的体位有关,侧位胸 X 线片可帮助定位。在平卧位时吸入者75％病变见于下中位背段及后基底段,侧卧位时则位于上叶后外段(由上叶前段和后段分支形成,又称腋段)。右肺多于左肺,这是受重力影响吸入物最易进入的部位。在涉及的肺叶中,病变多分布于近肺胸膜处,室间隔鼓出常是肺炎克雷伯杆菌感染的特征。病变也可引起胸膜反应、脓胸或气胸。

当肺脓肿愈合时,肺炎性渗出影开始吸收,同时脓腔壁变薄,脓腔逐渐缩小,最后消失。在71例肺脓肿系列观察中,经适当抗生素治疗,13％脓腔在2周消失,44％为4周,59％为6周,3个月内脓腔消失可达70％,当有广泛纤维化发生时,可遗留纤维条索影。慢性肺脓肿脓腔周围有纤维组织增生,脓腔壁增厚,周围细支气管受累,继发变形或扩张。

血源性肺脓肿则见两肺多发炎性阴影,边缘较清晰,有时类似转移性肿瘤,其中可见透亮区和空洞形成。

胸部CT检查对病变定位,坏死性肺炎时肺实质的坏死、液化的判断,特别是对引起继发性肺脓肿的病因诊断均有很大的帮助。

3.微生物学监测

微生物学监测的标本包括痰液、气管吸引物、经皮肺穿刺吸引物和血液等。

(1)痰液及气管分泌物培养:在肺脓肿感染中,需氧菌所占比例正在逐渐增加,特别是在院内感染中。虽然有口咽菌污染的机会,但重复培养对确认致病菌还是有意义的。由于口咽部厌氧菌内环境,痰液培养厌氧菌无意义,但脓肿性痰标本培养阳性,而革兰染色却见到大量细菌,且形态较一致,则可能提示厌氧菌感染。

(2)应用防污染技术对下呼吸道分泌物标本采集:是推荐的方法,必要时可采用。厌氧菌培养标本不能接触空气,接种后应放入厌氧培养装置和仪器以维持厌氧环境。气相色谱法检查厌氧菌的挥发脂肪酸,迅速简便,可用于临床用药选择的初步参考。

(3)血液标本培养:因为在血源性肺脓肿时常可有阳性结果,需要进行血培养,但厌氧菌血培养阳性率仅5％。

4.其他

(1)CT引导下经胸壁脓肿穿刺吸引物厌氧菌及需氧菌培养,以及其他无菌体腔标本采集及培养。

(2)纤维支气管镜检查,除通过支气管镜进行下呼吸道标本采集外,也可用于鉴别诊断,排除支气管肺癌、异物等。

七、鉴别诊断

(一)细菌性肺炎

肺脓肿早期表现和细菌性肺炎相似,但除由一些需氧菌所致的肺脓肿外,症状相对较轻,病程相对慢性化。后期脓肿破溃与支气管相交通后则痰量增多,出现脓痰或脓性痰,可有臭味,此时临床诊断则可成立。胸部影像学检查,特别是CT检查,容易发现在肺炎症渗出区出现多个小的低密度区。当与支气管交通时,出现空腔,肝有气液交界面(液平),形成典型的肺脓肿。

(二)支气管肺癌

在50岁以上男性出现肺空洞性病变时,肺癌(通常为鳞癌)和肺脓肿的鉴别常需考虑。由支气管肺癌引起的空洞性病变(癌性空洞),无吸入病史,其病灶也不一定发生在肺的低垂部位。而肺脓肿则常伴有发热、全身不适、脓性痰、血白细胞和中性粒细胞计数升高,对抗生素治疗反应好。影像学上显示偏心空洞,空洞壁厚,内壁不规则,则常提示恶性病变。痰液或支气管吸引物的细胞学检查及微生物学涂片和培养对鉴别诊断也有帮助。如对于病灶的诊断持续存在疑问,情况允许时,也可考虑手术切除病灶及相应肺叶。其他肺内恶性病变.包括转移性肺癌和淋巴瘤也可形成空洞病变。

需注意的是肺癌和肺脓肿可能共存,特别在老年人中。因为支气管肿瘤可使其远端引流不畅,分泌物潴留。引起阻塞性肺炎和肺脓肿。一般病程较长,有反复感染史,脓痰量较少。纤维支气管镜检查对确定诊断很有帮助。

(三)肺结核

空洞继发感染肺结核常伴空洞形成,胸部 X 线检查空洞壁较厚,病灶周围有密度不等的散在结节病灶。合并感染时空洞内可有少量液平,临床出现黄痰,但整个病程长,起病缓慢,常有午后低热、乏力、盗汗、慢性咳嗽、食欲缺乏等慢性症状,经治疗后痰中常可找到结核杆菌。

(四)局限性脓胸

局限性脓胸常伴支气管胸膜漏和肺脓肿有时在影像学上不易区别。典型的脓胸在侧位胸片呈"D"字阴影,从后胸壁向前方鼓出。CT 对疑难病例有帮助,可显示脓肿壁有不同厚度,内壁边缘和外表面不规则;而脓胸腔壁则非常光滑,液性密度将增厚的壁层胸膜和受压肺组织下的脏层胸膜分开。

(五)大疱内感染

患者全身症状较胸 X 线片显示状态要轻。在平片和 CT 上常可见细而光滑的大疱边缘,和肺脓肿相比其周围肺组织清晰。以往胸片将有助于诊断。大疱内感染后有时可引起大疱消失,但很少见。

(六)先天性肺病变继发感染

支气管脓肿及其他先天性肺囊肿可能无法和肺脓肿鉴别,除非有以往胸 X 线片进行比较。支气管囊肿未感染时,也不和气管支气管交通,但囊肿最后会出现感染,形成和气管支气管的交通,气体进入囊肿,形成含气囊肿,可呈单发或多发含气空腔,壁薄而均一;合并感染时,其中可见气液平面。如果患者一开始就表现为感染性支气管囊肿,通常清晰的边界就会被周围肺实质炎症和实变所遮掩。囊肿的真正本质只有在周围炎症或渗血消散吸收后才能显示出来。

先天性肺隔离症感染也会同样出现鉴别诊断困难,可通过其所在部位(多位于下叶)及胸部 CT 扫描和 MRI 及造影剂增强扫描帮助诊断,并可确定异常血管供应来源,对手术治疗有帮助。

(七)肺挫伤血肿和肺撕裂

胸部刺伤或挤压伤后,影像学可出现空洞样改变,临床无典型肺脓肿表现,有类似的创伤病史常提示此诊断。

(八)膈疝

通常在后前位胸 X 线片可显示"双重心影",在侧位上在心影后可见典型的胃泡,并常有液平。如有疑问可进行钡剂及胃镜检查。

(九)包囊肿和其他肺寄生虫病

包囊肿可穿破,引起复合感染,曾在羊群牧羊分布的区域居住者需考虑此诊断。乳胶凝聚试验,补体结合和酶联免疫吸附试验,也可检测血清抗体,帮助诊断。寄生虫中如肺吸虫也可有类似症状。

（十）真菌和放线菌感染

肺脓肿并不全由厌氧菌和需氧菌所致,真菌、放线菌也可引起肺脓肿。临床鉴别诊断时也需考虑。

（十一）其他

易和肺脓肿混淆的还有空洞型肺栓塞、Wegener 肉芽肿、结节病等,偶尔也会形成空洞。

八、治疗

肺脓肿的治疗应根据感染的微生物种类及促使产生感染的有关基础或伴随疾病而确定。

（一）抗感染治疗

抗生素应用已有半个世纪,肺脓肿在有效抗生素合理应用下,加上脓液通过和支气管交通向体外排出,因而大多数对抗感染治疗有效。

近年来,某些厌氧菌已产生 β-内酰胺酶,在体外或临床上对青霉素耐药,故应结合细菌培养及药敏结果,及时合理选择药物。但由于肺脓肿患者很难及时得到微生物学的阳性结果,故可根据临床表现,感染部位和涂片染色结果分析可能性最大的致病菌种类,进行经验治疗。由于大多数和误吸相关,厌氧菌感染起重要作用,因而青霉素仍是主要治疗药物,但近年来情况已有改变,特别是院内获得感染的肺脓肿。常为多种病原菌的混合感染,故应联合应用对需氧菌有效的药物。

1.青霉素 G

该药为首选药物,对厌氧菌和 G^+ 球菌等需氧菌有效。

用法:240 万 U/d 肌内注射或静脉滴注;严重病例可加量至 1 000 万 U/d 静脉滴注,分次使用。

2.克林霉素

克林霉素是林可霉素的半合成衍生物,但优于林可霉素,对大多数厌氧菌有效,如消化球菌、消化链球菌、类杆菌梭形杆菌、放线菌等。目前有 10%～20% 脆弱类杆菌及某些梭形杆菌对克林霉素耐药。主要不良反应是假膜性肠炎。

用法:0.6～1.8/d,分 2～3 次静脉滴注,然后序贯改口服。

3.甲硝唑(灭滴灵)

该药是杀菌药,对 G 厌氧菌,如脆弱类杆菌有作用。多为联合应用,不单独使用。通常和青霉素、克林霉素联合用于厌氧菌感染。对微需氧菌及部分链球菌如密勒链球菌效果不佳。

用法:根据病情,一般 6～12 g/d,可加量到 24 g/d。

4.β-内酰胺类抗生素

某些厌氧菌如脆弱类杆菌可产生 β-内酰胺酶,故青霉素、羧苄西林、三代头孢中的头孢噻肟、头孢哌酮效果不佳。对其活性强的药物有碳青霉烯类,替卡西林克拉维酸、头孢西丁等,加酶联合制剂作用也强,如阿莫西林克拉维酸或联合舒巴坦等。

院内获得性感染形成的肺脓肿,多数为需氧菌,并行耐药菌株出现,故需选用 β-内酰胺抗生素的第二代、第三代头孢菌素,必要时联合氨基糖苷类。

血源性肺脓肿致病菌多为金黄色葡萄球菌,且多数对青霉素耐药,应选用耐青霉素酶的半合成青霉素的药物,对耐甲氧西林的金黄色葡萄球菌(MRSA),则应选用糖肽类及利奈唑胺等。

给药途径及疗程尚未有大规模的循证医学证据,但一般先以静脉途径给药。

和非化脓性肺炎相比,其发热呈逐渐下降,7 天达到正常。如果 1 周未能控制体温,则需再新评估。影像学改变时间长,有时达数周,并有残余纤维化改变。

治疗成功率与治疗开始时症状、存在的时间及空洞大小有关。对治疗反应不好者,还需注意有无恶性病变存在。总的疗程要 4～6 周,可能需要 3 个月,以防止反复。

(二)引流

(1)痰液引流对于治疗肺脓肿非常重要,体位,引流有助于痰液排出。纤维支气管镜除作为诊断手段,确定继发性脓肿原因外,还可用来经气道内吸引及冲洗,促进引流,利于愈合。有时脓肿大、脓液量多时,需要硬质支气管镜进行引流,以便于保证气道通畅。

(2)合并脓胸时,除全身使用抗生素外,应局部胸腔抽脓或肋间置入导管水封并引流。

(三)外科手术处理

内科治疗无效,或疑及有肿瘤者为外科手术适应证。包括治疗 4 周后脓肿不关闭、大出血、合并气胸、支气管胸膜瘘。在免疫功能低下、脓肿进行性扩大时也需考虑手术处理。有效抗生素应用后,目前需外科处理病例已减少($<15\%$),手术时要防止脓液进入对侧,麻醉时要置入双腔导管,否则可引起对侧肺脓肿和 ARDS。

九、预后

取决于基础病变或继发的病理改变,治疗及时、恰当者,预后良好。厌氧菌和 G 杆菌引起的坏死性肺炎,多表现为脓腔大(直径>6 cm),多发性脓肿,临床多发于有免疫功能缺陷,年龄大的患者。并发症主要为脓胸、脑脓肿、大咯血等。

十、预防

应注意加强个人卫生,保持口咽内环境稳定,预防各种促使误吸的因素。

(王瑞青)

第十二节 肺 水 肿

肺内正常的解剖和生理机制保持肺间质水分恒定和肺泡处于理想的湿润状态,以利于完成肺的各种功能。如果某些原因引起肺血管外液体量过度增多甚至渗入肺泡,引起生理功能紊乱,则称为肺水肿。临床表现主要为呼吸困难、发绀、咳嗽、咳白色或血性泡沫痰,两肺散在湿啰音,影像学呈现为以肺门为中心的蝶状或片状模糊阴影。理解肺液体和溶质转运的基本原理是合理有效治疗肺水肿的基础。

一、肺内液体交换的形态学基础

肺泡表面为上皮细胞,肺泡表面约有 90% 被扁平 I 型肺泡细胞覆盖,其余为 II 型肺泡细胞(图 6-1)。细胞间连接紧密,正常情况下液体不能透过。II 型肺泡细胞含有丰富的磷脂类物质,主要成分是二软脂酰卵磷脂,其分泌物进入肺泡,在肺泡表面形成一薄层减低肺泡表面张力的肺泡表面活性物质,维持肺泡开放,并有防止肺泡周围间质液向肺泡腔渗漏的功能。II 型肺泡细胞除了分泌表面活性物质外,还参与钠运输。钠先通过肺泡腔侧的阿米洛利敏感性钠通道进入细胞内,再由位于基膜侧的 Na,K-ATP 酶将钠泵入肺间质。肺毛细血管内衬着薄而扁平的内皮细胞,内皮细胞间的连接较为疏松,允许少量液体和某些蛋白质颗粒通过。近年来的研究还发现,支气管肺泡上皮还表达 4 种特异性水转运蛋白或称为水通道蛋白(AQP)1、3、4、5,可加速水的转运,参与肺泡液体的交换。

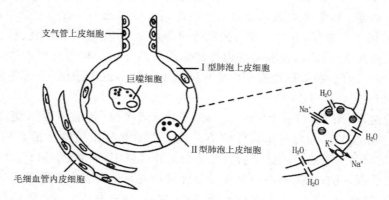

图 6-1 肺泡液体交换形态学基础示意图

电镜观察可见肺泡的上皮与血管的基膜之间不是完全融合,与毛细血管相关的肺泡壁存在一侧较薄和一侧较厚的边(图 6-2)。薄侧上皮与内皮的基膜相融合,即由肺泡上皮、基膜和毛细血管内皮三层所组成,有利于血与肺泡的气体交换。厚侧由肺毛细血管内皮层、基膜、胶原纤维和弹力纤维交织网、肺泡上皮、极薄的液体层和表面活性物质层组成。上皮与内皮基膜之间被间隙(肺间质)分离,该间隙与支气管血管束周围间隙、小叶间隔和脏层胸膜下的间隙相连通,以利液体交换。进入肺间质的液体主要通过淋巴系统回收。在厚侧肺泡隔中,电镜下可看到神经和点状胶原物质组成的感受器。当间质水分增加,胶原纤维肿胀刺激"J"感受器,传至中枢,反射性使呼吸加深加快,引起胸腔负压增加,淋巴管液体引流量增多。

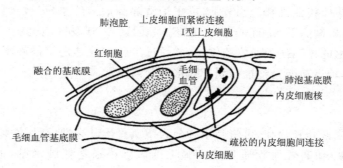

图 6-2 肺泡毛细血管结构示意图

二、发病机制

无肺泡液体清除时,控制水分通过生物半透膜的各种因素可用 Starling 公式概括,若同时考虑到滤过面积和回收液体至血管内的机制,可改写为下面公式:

$$EVLW=\{(SA\times Lp)[(P_{mv}-P_{pmv})-\sigma(\pi_{mv}-\pi_{pmv})]\}-Flymph$$

式中 EVLW 为肺血管外液体含量;SA 为滤过面积;Lp 为水流体静力传导率;P_{mv} 和 P_{pmv} 分别为微血管内和微血管周围静水压;σ 为蛋白反射系数;π_{mv} 和 π_{pmv}。分别为微血管内和微血管周围胶体渗透压;Flymph 为淋巴流量,概括了所有将液体回收到血管内的机制。

这里之所以使用微血管而不是毛细血管这一术语,是因为液体滤出还可发生在小动脉和小静脉处。此外,$SA \times Lp = K_f$,是水过系数。虽然很难测定 SA 和 Lp,但其中强调了 SA 对肺内液体全面平衡的重要性。反射系数表示血管对蛋白的通透性。如果半透膜完全阻止可产生渗透压的蛋白通过,σ 值为 1.0,相反,如其对蛋白的滤过没有阻力,σ 值为 0。因此,σ 值可反映血管通透性变化影响渗透压梯度,进而涉及肺血管内外液体流动的作用。肺血管内皮的 σ 值为 0.9,肺泡上皮的 σ 值为 1.0。因此,在某种程度上内皮较肺泡上皮容易滤出液体,导致肺间质水肿发生在肺泡水肿前。

从公式可看出,如果 SA、Lp、P_{mv} 和 π_{pmv} 部分或全部增加,其他因素不变,EVLW 即增多。P_{pmv}、σ、π_{mv} 和 Flymph 的减少也产生同样效应。由于重力和肺机械特性的影响,肺内各部位的 P_{mv} 和 P_{pmv} 并不是均匀一致的。在低于右心房水平的肺区域中,虽然 P_{mv} 和 P_{pmv} 均可升高,但前者的升高程度大于后者,这有助于解释为什么肺水肿易首先发生在重力影响最明显的部位。

正常时,尽管肺微血管和间质静水压力受姿势、重力、肺容量乃至循环液体量变化的影响,但肺间质和肺泡均能保持理想的湿润状态。这是由于淋巴系统、肺间质蛋白和顺应性的特征有助于对抗液体潴留并连续不断地清除肺内多余的水分。肺血管静水压力和通透性增加时,淋巴流量可增加 10 倍以上对抗肺水肿的产生。起次要作用的是肺间质内蛋白的稀释效应,它由微血管内静水压力升高后致使液体滤过增多引起,效应是降低 π_{pmv},反过来减少净滤过量,但对血管通透性增加引起的肺水肿不起作用。预防肺水肿的另一因素是顺应性变化效应。肺间质中紧密连接的凝胶结构不易变形,顺应性差,肺间质轻度积液后压力即迅速升高,阻止进一步滤过。但同时由于间质腔扩张范围小,当移除肺间质内水分的速度赶不上微血管滤出的速度时,易发生肺泡水肿。

近年来的研究又发现,肺水肿的形成还受肺泡上皮液体清除功能的影响。肺泡Ⅱ型细胞在儿茶酚胺依赖性和非依赖性机制的调节下,可主动清除肺泡内的水分,改善肺水肿。据此,可以推论,肺水肿的发病机制除了 Starling 公式中概括的因素外,还受肺泡上皮主动液体转运功能的左右。只有液体漏出的作用强于回收的作用,并超过了肺泡液体的主动转运能力后才发生肺水肿。而且,肺泡液体转运功能完整也有利于肺水肿的消散。

三、分类

为便于指导临床诊断和治疗,可将肺水肿分为微血管压升高性(高压性肺水肿)、微血管压正常性(常压性肺水肿)和高微血管压合并高肺毛细血管膜通透性肺水肿(混合性肺水肿)3 类(表 6-7)。

表 6-7　肺水肿分类

类型	影响因素
高压性肺水肿	心源性:左心衰竭、二尖瓣病、左房黏液瘤
	肺静脉受累:原发性静脉闭塞性疾病、纵隔纤维化或肉芽肿病变
	神经源性:颅脑外伤、颅内压升高、癫痫发作后

续表

类型	影响因素
常压性肺水肿	吸入有毒烟雾和可溶性气溶胶：二氧化氮、二氧化硫、一氧化碳、高浓度氧、臭氧、烟雾烧伤、氨气、氯气、光气、有机磷酸酯
	吸入有毒液体：液体性胃内容物、淹溺、高张性造影剂、乙醇
混合性肺水肿	吸毒或注射毒品过量
	急性呼吸窘迫综合征（ARDS）

四、病理和病理生理

肺表面苍白，含水量增多，切面有大量液体渗出。显微镜下观察，可将其分为间质期、肺泡壁期和肺泡期。

间质期是肺水肿的最早表现，液体局限在肺泡外血管和传导气道周围的疏松结缔组织中，支气管、血管周围腔隙和叶间隔增宽，淋巴管扩张。液体进一步潴留时，进入肺泡壁期。液体蓄积在厚的肺泡毛细血管膜一侧，肺泡壁进行性增厚。发展到肺泡期时，充满液体的肺泡壁会丧失其环形结构，出现褶皱。无论是微血管内压力增高还是通透性增加引起的肺水肿，肺泡腔内液体中蛋白与肺间质内相同时，提示表面活性物质破坏，而且上皮丧失了滤网能力。

肺水肿可影响肺顺应性、弥散功能、通气/血流比值和呼吸类型。其程度与病理改变有关，间质期最轻，肺泡期最重。肺含水量增加和肺表面活性物质破坏，可降低肺顺应性，增加呼吸功。间质和肺泡壁液体潴留可加宽弥散距离。肺泡内部分或全部充满液体可引起弥散面积减少和通气/血流比值降低，产生肺泡动脉血氧分压差增加和低氧血症。区域性肺顺应性差异易使吸入气体进入顺应性好的肺泡，加重通气/血流比值失调。同时由于肺间质积液刺激 J 感受器，呼吸浅速，进一步增加每分钟无效腔通气量，减少呼吸效率、增加呼吸功耗。当呼吸肌疲劳不能代偿性增加通气和保证肺泡通气量后，即出现 CO_2 潴留和呼吸性酸中毒。

此外，肺水肿间质期即可表现出对血流动力学的影响。间质静水压升高可压迫附近微血管，增加肺循环阻力，升高肺动脉压力。低氧和酸中毒还可直接收缩肺血管，进一步恶化血流动力学，加重右心负荷，引起心功能不全。

五、临床表现

高压性肺水肿体检时可发现心脏病体征，临床表现依病程而变化。在肺水肿间质期，患者可主诉咳嗽、胸闷、呼吸困难，但因为增加的水肿液体大多局限在间质腔内，只表现轻度呼吸浅速，听不到啰音。因弥散功能受影响或通气/血流比值失调而出现动脉血氧分压降低。待肺水肿液体渗入到肺泡后，患者可主诉咳白色或血性泡沫痰，出现严重的呼吸困难和端坐呼吸，体检时可听到两肺满布湿啰音。血气分析指示低氧血症加重，甚至出现 CO_2 潴留和混合性酸中毒。

常压性和混合性肺水肿的临床表现可因病因而异，而且同一病因引起肺水肿的临床表现也可依不同的患者而变化。吸入有毒气体后患者可表现为咳嗽、胸闷、气急，听诊可发现肺内干啰音或哮鸣音。吸入胃内容物后主要表现为气短、咳嗽。通常为干咳，如果经抢救患者得以存活，度过急性肺水肿期，可咳出脓性黏痰，痰培养可鉴定出不同种类的需氧菌和厌氧菌。淹溺后，由于肺泡内的水分吸收需要一定时间,可表现咳嗽、肺内湿啰音,血气分析提示严重的持续性低氧血症,部分病例表现为代谢性酸中毒,呼吸性酸中毒少见。高原肺水肿的症状发生在到达高原的12小时至3天,主要为咳嗽、呼吸困难、乏力和咯血,常合并胸骨后不适。体检可发现发绀和心动过速,吸氧或回到海平面后迅速改善。对于吸毒或注射毒品患者来讲,最严重的并发症之一即是肺水肿。过量应用海洛因后,肺水肿的发生率为48%~75%,也有报道应用美沙酮、右丙氧芬、氯氮䓬和乙氯维诺可诱发肺水肿。患者送到医院时通常已昏迷,鼻腔和口腔喷出粉红色泡沫状水肿液,发生严重的低氧血症、高碳酸血症、呼吸性合并代谢性酸中毒、ARDS。

六、影像学改变

典型间质期肺水肿的X线表现主要为肺血管纹理模糊、增多,肺门阴影不清,肺透光度降低,肺小叶间隔增宽。两下肺肋膈角区可见Kerley B线,偶见Kerley A线。肺泡水肿主要为腺泡状致密阴影,弥漫分布或局限于一侧或一叶的不规则相互融合的模糊阴影,或呈肺门向外扩展逐渐变淡的蝴蝶状阴影。有时可伴少量胸腔积液。但肺含量增加30%以上才可出现上述表现。CT和磁共振成像术可定量甚至区分肺充血和肺间质水肿,尤其是体位变化前后的对比检查更有意义。

七、诊断和鉴别诊断

根据病史、症状、体检和X线表现常可对肺水肿做出明确诊断,但需要肺含水量增多超过30%时才可出现明显的X线变化,必要时可应用CT和磁共振成像术帮助早期诊断和鉴别诊断。热传导稀释法和血浆胶体渗透压-肺毛细血管楔压梯度测定可计算肺血管外含水量及判断有无肺水肿,但均需留置肺动脉导管,为创伤性检查。用^{99m}Tc-人血球蛋白微囊或^{113}In-运铁蛋白进行肺灌注扫描时,如果通透性增加可聚集在肺间质中,通透性增加性肺水肿尤其明显。此外,高压性肺水肿与常压性肺水肿在处理上有所不同,两者应加以鉴别(表6-8)。

表6-8 高压性肺水肿与常压性肺水肿鉴别

项目	高血压肺水肿	常压性肺水肿
病史	有心脏病史	无心脏病史,但有其他基础疾病病史
体征	有心脏病体征	无心脏异常体征
发热和白细胞计数升高	较少	相对较多
X线表现	自肺门向周围蝴蝶状浸润,肺上野血管影增深	肺门不大,两肺周围弥漫性小斑片阴影
水肿液性质	蛋白含量低	蛋白含量高
水肿液胶体渗透压/血浆胶体渗透压	<0.6	>0.7
肺毛细血管楔压	出现充血性心力衰竭静脉注射时PCWP>2.4 kPa	≤1.6 kPa
肺动脉舒张压-肺毛细血管楔压差	<0.6 kPa	>0.6 kPa
利尿剂治疗效果	心影迅速缩小	心影无变化,且肺部阴影不能在1~2天内消散

八、高压性肺水肿治疗

(一)病因治疗

输液速度过快者应立即停止或减慢速度。尿毒症患者可用透析治疗。感染诱发者应立即应用恰当抗生素。毒气吸入者应立即脱离现场,给予解毒剂。麻醉剂过量摄入者应立即洗胃及给予对抗药。

(二)氧疗

肺水肿患者通常需要吸入较高浓度氧气才能改善低氧血症,最好用面罩给氧。湿化器内置75%~95%乙醇或10%硅酮有助于消除泡沫。

(三)吗啡

每剂5~10 mg皮下或静脉注射可减轻焦虑,并通过中枢性交感神经抑制作用降低周围血管阻力,使血液从肺循环转移到体循环,并可舒张呼吸道平滑肌,改善通气。对心源性肺水肿效果最好,但禁用于休克、呼吸抑制和慢性阻塞性肺疾病合并肺水肿者。

(四)利尿

静脉注射呋塞米(速尿)40~100 mg或布美他尼(丁尿胺)1 mg,可迅速利尿、减少循环血量和升高血浆胶体渗透压,减少微血管滤过液体量。此外静脉注射呋塞米还可扩张静脉,减少静脉回流,在利尿作用发挥前即可产生减轻肺水肿的作用。但不宜用于血容量不足者。

(五)血管舒张剂

血管舒张剂是治疗急性高压性肺水肿的有效药物,通过扩张静脉,促进血液向外周再分配,进而降低肺内促进液体滤出的驱动压。此外,还可扩张动脉、降低系统阻力(心脏后负荷),增加心排血量,其效果可在几分钟内出现。对肺水肿有效的血管舒张剂分别是静脉舒张剂、动脉舒张剂和混合性舒张剂。静脉舒张剂代表为硝酸甘油,以10~15 μg/min的速度静脉给药,每3~5分钟增加5~10 μg的剂量直到平均动脉压下降(通常>2.7 kPa)、肺血管压力达到一定的标准、头痛难以忍受或心绞痛减轻。混合性舒张剂代表为硝普钠,通常以10 μg/min的速度静脉给药,每3~5分钟增加5~10 μg的剂量直到达到理想效果。动脉舒张压不应<8.0 kPa (60 mmHg),收缩压峰值应该高于12.0 kPa(90 mmHg),多数患者在50~100 μg/min剂量时可以获得理想的效果。

(六)强心剂

强心剂主要适用于快速心房纤颤或扑动诱发的肺水肿。2周内未用过洋地黄类药物者,可用毒毛花苷K 0.25 mg或毛花苷C 0.4~0.8 mg溶于葡萄糖内缓慢静脉注射,也可选用氨力农静脉滴注。

(七)β₂受体激动剂

已有研究表明雾化吸入长效、短效 β_2 受体激动剂,如特布他林或沙美特罗可能有助于预防肺水肿或加速肺水肿的吸收和消散,但其疗效还有待于进一步验证。

(八)肾上腺糖皮质激素

对肺水肿的治疗价值存在分歧。一些研究表明,它能减轻炎症反应和微血管通透性,促进表面活性物质合成,增强心肌收缩力,降低外周血管阻力和稳定溶酶体膜。可应用于高原肺水肿、中毒性肺水肿和心肌炎合并肺水肿。通常用地塞米松20~40 mg/d或氢化可的松400~800 mg/d静脉注射,连续2~3天,但不适合长期应用。

(九)减少肺循环血量

患者坐位,双腿下垂或四肢轮流扎缚静脉止血带,每20分钟轮番放松一肢体5分钟,可减少静脉回心血量。适用于输液超负荷或心源性肺水肿,禁用于休克和贫血患者。

(十)机械通气

出现低氧血症和/或 CO_2 潴留时,可经面罩或人工气道机械通气,辅以 $0.3\sim1.0$ kPa($3\sim10$ cmH_2O)呼气末正压。可迅速改善气体交换和通气功能,但无法用于低血压和休克患者。

(王瑞青)

第七章

消化内科疾病的诊疗

第一节　胃食管反流病

胃食管反流病(gastroesophageal reflux disease,GERD)是指胃内容物反流入食管,引起不适和并发症的一种疾病。GERD 可分为非糜烂性反流病、糜烂性食管炎和巴雷特食管(Barrett食管)3 种类型,以非糜烂性反流病最为常见,约占 70%;糜烂性食管炎可合并食管狭窄、溃疡和消化道出血;Barrett 食管有可能发展为食管腺癌。

一、流行病学

GERD 的流行率有明显的地理差异。在西方较为常见,但亚洲的流行率也在逐年上升。西方国家人群中 7%~15% 有胃食管反流症状。

二、病因和发病机制

(一)下食管括约肌抗反流的屏障功能减弱

下食管括约肌是食管-胃连接处抗反流的第一道屏障。GERD 患者的下食管括约肌静息压明显低于正常。下食管括约肌的舒缩受神经、体液控制,也受胃肠激素的影响。胆碱能和 β-肾上腺素能拟似药、α-肾上腺素能拮抗剂、多巴胺、地西泮、钙通道阻滞剂、吗啡等药物,脂肪、咖啡等食物,抽烟、酗酒等不良嗜好和不良精神刺激均可引起下食管括约肌的压力异常。正常人腹内压增加时能通过迷走反射引起下食管括约肌收缩。当举重或弯腰致腹压升高时,若下食管括约肌的压力不能同步升高,易引起胃食管反流。

(二)食管对胃反流物的廓清能力障碍

胃酸和胃蛋白酶是食管黏膜的主要损害因子。此外,反流物中还常混有含胆汁、胰酶及溶血卵磷脂的十二指肠液。胃酸和胆汁酸在食管黏膜的损害中具有协同作用,胆汁也可单独引起食管炎症。正常食管对反流物的廓清能力包括食管排空与唾液中和两部分。此外,唾液对食管的冲刷作用、唾液内的碳酸氢盐(pH 6~7)对反流物中酸的中和作用、坐立位时反流物的重力影响,都参与胃反流物的清除。当某些疾病如黏膜炎症、硬皮病等导致食管肌肉或神经受损时,则可因蠕动障碍而引起食管廓清能力下降。

(三)食管黏膜屏障功能的损害

食管黏膜屏障由前上皮屏障、上皮屏障和后上皮屏障三部分组成。

(1)前上皮屏障主要包括食管黏膜表面黏液层、不动水层、表面 HCO_3^- 复合物和黏膜表面活性物质。

(2)上皮屏障包括结构屏障和功能屏障。结构屏障由角质层上皮细胞的管腔侧细胞膜、上皮细胞间连接复合物和上皮细胞扭曲复杂的间隙组成。结构屏障具有很高的电阻,可维持对 H^+ 等的低通透性;功能屏障包括细胞内和细胞间缓冲系统、细胞膜上的离子转运系统。

(3)后上皮屏障主要包括食管血供、食管上皮损伤后的修复机制。当上述屏障功能受损时,即使在生理反流情况下,也可引起食管炎症。

(四)GERD 发病的其他因素

1.裂孔疝和 GERD

不少 GERD 患者伴有裂孔疝。裂孔疝合并 GERD 的机制可能是下食管括约肌张力低下和/或出现频繁的下食管括约肌自发松弛有关。裂孔疝可能影响下食管括约肌关闭或增强感觉刺激以致发生下食管括约肌松弛。此外,卧位时疝囊有存液作用,吞咽时下食管括约肌松弛,容易促使反流发生。

2.食管胃角

食管胃角也称 His 角、His 瓣,是指食管腹内段与胃底所形成的夹角,正常情况下为一锐角。进食后胃底容受性舒张可使食管胃角贴向食管壁,阻止胃内容物返向食管,起到抗反流作用。如果食管胃角变钝或胃底容受性舒张障碍会影响食管胃角的作用,容易发生反流。

3.心理-社会因素

心理-社会因素可以通过精神内分泌途径影响食管和胃的动力。有资料提示催眠疗法、行为认知疗法、抗抑郁或抗焦虑治疗可能对反流性食管炎的治疗有益。

三、病理生理改变

GERD 涉及的病理生理因素包括滑动型食管裂孔疝、下食管括约肌压力下降、一过性食管下括约肌松弛、酸度、肥胖、胃食管连接处扩张性增高、食管酸廓清时间延长、胃排空延迟等。影响 GERD 症状感觉的因素包括反流液的酸度、反流位置、反流物中存在气体、胃十二指肠反流、纵行肌收缩、黏膜完整性、外周及中枢致敏机制等。

糜烂性食管炎可据不同的发展阶段分为 3 期,即早期、中期和晚期。其中早期病变最具特性,而中、晚期则与其他类型的食管炎难以鉴别。很多学者以早期反流性食管炎为病理诊断标准:①基底细胞增生,其厚度超过黏膜上皮厚度的 15%(正常厚度约 10%);②固有膜乳头深度增加,其深度大于上皮厚度的 66%(正常厚度小于 66%)。仅凭上述改变,甚至在没有其他组织学异常表现的情况下,也可确定糜烂性食管炎的诊断。国际上对 Barrett 食管的诊断存在两种见解:一种认为只要食管远端鳞状上皮被柱状上皮取代,即可诊断为 Barrett 食管;另一种认为只有食管远端柱状上皮化生并存在肠上皮化生时才能诊断。鉴于我国对 Barrett 食管的研究还不够深入,因此以食管远端存在柱状上皮化生作为诊断标准较为稳妥,但必须详细注明组织学类型及是否存在肠上皮化生。内镜与病理诊断相结合有助于 Barrett 食管深入研究。

尽管非糜烂性反流病在胃镜下表现阴性,也无统一的非糜烂性反流病病理学诊断标准,但非糜烂性反流病可有一定的病理改变,如表层细胞肿胀,灶状基底细胞增生,炎症细胞浸润,上皮乳头内血管扩张、充血等表现。

四、临床表现

反流性食管炎的临床表现可分为典型症状、非典型症状和消化道外症状。典型症状有胃灼热、反流；非典型症状为胸痛、腹上区疼痛和恶心、反胃等；消化道外症状包括口腔、咽喉部、肺及其他部位（如脑、心）的一些症状。

（一）胸骨后烧灼痛

胸骨后烧灼痛又称胃灼热，症状多在进食后 1 小时左右发生，半卧位、躯体前屈或剧烈运动可诱发，而过热、过酸食物则可使之加重。烧灼感的严重程度不一定与病变的轻重一致。严重食管炎尤其在瘢痕形成者可无或仅有轻微烧灼感。

（二）胃-食管反流

患者每于餐后、躯体前屈或卧床时有酸性液体或食物从胃、食管反流至咽部或口腔。此症状多在胸骨后烧灼痛发生前出现。

（三）咽下困难

患者初期常可因食管炎引起继发性食管痉挛而出现间歇性咽下困难。后期由于食管瘢痕形成狭窄，烧灼痛反而减轻而为永久性咽下困难所替代，进食固体食物时可在剑突处引起堵塞感或疼痛。

（四）消化道外症状

反流液可侵蚀咽部、声带和气管而引起慢性咽炎、慢性声带炎和气管炎。胃液反流及胃内容物吸入呼吸道尚可致吸入性肺炎。近年来的研究已表明 GERD 与部分反复发作的哮喘、咳嗽、声音嘶哑、夜间睡眠障碍、咽炎、耳痛、龈炎、癔球症、牙釉质腐蚀等有关。婴儿下食管括约肌尚未发育，易发生 GERD 并引起呼吸系统疾病甚至营养、发育不良。目前对 GERD 的研究已从胃肠专业涉及呼吸、心血管、耳鼻喉科及儿科等多领域。

五、辅助检查

（一）X 线检查

传统的食管钡餐检查将胃食管影像学和动力学结合起来，可显示有无黏膜病变、狭窄、裂孔疝等，并显示有无钡剂的胃食管反流，因而对诊断有互补作用，但敏感性较低。

（二）内镜检查

鉴于我国是胃癌、食管癌高发国家，因此对拟诊患者一般先行内镜排查，特别是症状发生频繁、程度严重、伴有报警征象或有肿瘤家族史的患者。上消化道内镜检查有助于确诊糜烂性食管炎及有无合并症和并发症，如裂孔疝、食管炎性狭窄、食管癌等，同时有助于诊断及评估本病的严重度。目前 GERD 的内镜下分级标准沿用洛杉矶标准，即 A～D 4 级。

（三）食管高分辨率测压

根据食管高分辨率测压的导管和测压原理，分为 21～36 通道的水灌注食管高分辨率测压和测压通道高达 33～36 通道的固态食管高分辨率测压。此后又发展出了 3D 食管高分辨率测压技术。食管高分辨率测压除帮助食管 pH 电极定位、术前评估食管功能和预测手术外，还能预测抗反流治疗的疗效和是否需长期维持治疗。因此，食管测压能帮助评估食管功能，尤其是对治疗困难者。GERD 行食管测压的主要阳性表现包括：①下食管括约肌压力下降、一过性食管下括约肌松弛发生频繁、合并裂孔疝；②食管体部动力障碍等。

(四)24 小时食管 pH 监测

24 小时食管 pH 监测即将一微探头经鼻插入食管下食管括约肌上方 5 cm 处,记录 24 小时中所有反流活动。24 小时食管 pH 监测能详细显示酸反流、昼夜酸反流规律、酸反流与症状的关联及患者对治疗的反应,使治疗个体化,推荐在内镜检查和质子泵抑制剂(proton pump inhibitors,PPI)试验后仍不能确定反流时应用。检测指标包括以下几方面。①总酸暴露时间:24 小时总的、立位、卧位 pH<4 的总时间百分率;②酸暴露频率:pH<4 的次数;③酸暴露的持续时间:反流持续时间≥5 分钟的次数和最长反流持续时间。根据 pH 监测的有关参数由计算机测算酸反流积分。无线 pH 监测技术可以分析 48~72 小时的食管 pH 变化,提高患者检测时的舒适度及依从性,有助于更好地了解酸反流与临床症状之间的相关性。

(五)多导腔内电阻抗

多导腔内电阻抗可以不借助胃酸来确认食管内食物团块的存在,它可以同时监测酸、弱酸或非酸反流。多导腔内电阻抗通常与测压或 pH 监测相结合。当结合测压时,多导腔内阻抗测压法能提供食管收缩及食物团块输送的信息。当结合 pH 监测时,24 小时 pH-多导腔内阻抗监测法可以检测到不依赖 pH 改变的胃食管反流信息(包括酸和非酸反流)。通过 pH-多导腔内阻抗监测法检测,可以明确反流的分布及清除;依据 pH 的变化可简单区分酸与非酸反流;根据多导腔内电阻抗检测可区分反流物为液体、气体、或混合反流。pH-多导腔内阻抗监测法已成为诊治 GERD 的金标准,可以指导药物选择、手术治疗、内镜下抗反流治疗。

六、诊断和鉴别诊断

完整而准确的病史是 GERD 诊断的基础。对于伴有典型反流症状群又缺乏报警症状的患者,可行 PPI 诊断性治疗:服用标准剂量 PPI 每天 2 次,疗程 1~2 周。服药后若症状明显改善则为 PPI 试验阳性,支持 GERD 的诊断;若症状改善不明显则为 PPI 试验阴性,不支持该诊断。PPI 试验已被证实是 GERD 诊断简便、无创、敏感的方法,缺点是特异性较低。PPI 试验阴性有以下几种可能:①抑酸不充分;②存在酸以外的诱发因素;③症状非反流引起。

对于 PPI 治疗无效或具有报警症状(吞咽困难、吞咽痛、出血、体重减轻或贫血)的患者应行进一步检查。若内镜发现食管下段有明显黏膜破损及病理支持的炎症表现,则糜烂性食管炎诊断明确。非糜烂性反流病主要依赖症状进行诊断,患者以反流、胃灼热为主诉时,如能排除可能引起胃灼热症状的其他疾病,且内镜检查未见食管黏膜破损及其他器质性疾病,即可作出非糜烂性反流病的诊断。根据 24 小时食管 pH 测定结果,非糜烂性反流病可分为下列 3 个亚型:①食管有异常酸暴露;②食管测酸在正常范围,但超过 50% 的胃灼热症状发作与"生理性"酸反流相关,推测食管对酸敏感;③胃灼热症状与酸反流无关,这被认为是功能性胃灼热,主要与内脏敏感性增高有关。

七、治疗

(1)治疗目的:①愈合食管炎症,消除症状;②防治并发症;提高生活质量,预防复发。治疗包括调整生活方式、内科、外科和内镜治疗。

(2)具体措施:抑酸以提高胃内 pH;增加食管对酸、碱反流物的清除;促进胃排空;增加下食管括约肌张力。

（一）调整生活方式

正确的体位是减少反流的有效方法,如餐后保持直立,避免过度负重,不穿紧身衣,抬高床头等。肥胖者应减肥。睡前 3 小时勿进食以减少夜间的胃酸分泌。饮食宜少量、高蛋白、低脂肪和高纤维素,戒烟、限制咖啡因、酒精、巧克力及酸辣食品。许多药物能降低下食管括约肌的压力,如黄体酮、茶碱、前列腺素 E_1、地诺前列酮和前列腺素 A_2、抗胆碱药、β 受体兴奋剂、α 受体阻滞剂、多巴胺、地西泮和钙通道阻滞剂等,在应用时应加以注意。

（二）内科药物治疗

药物治疗的目的在于加强抗反流屏障功能,提高食管清除能力,改善胃排空与幽门括约肌功能以防止胃、十二指肠内容物反流,保护食管黏膜。

1.抑酸剂

抑酸剂包括 PPI 和 H_2 受体拮抗剂。PPI 能持久抑制基础与刺激后胃酸分泌,是治疗 GERD 最有效的药物。PPI 常规或双倍剂量治疗 8 周后,多数患者症状完全缓解,糜烂性食管炎得到愈合。但由于患者下食管括约肌张力未能得到根本改善,故停药后约 80% 会在 6 个月内复发。所以推荐在愈合治疗后继续维持治疗 1 个月。若停药后仍有复发,建议在再次取得缓解后按需维持治疗,在 PPI 中任选一种,当有症状时及时用药。为防止夜间酸突破的发生,对部分须严格控制胃酸分泌的患者,可以在 PPI 早晨 1 次的基础上,临睡前加用 H_2 受体拮抗剂 1 次,二者有协同作用。此外,洛杉矶分级 LA~C、LA~D,合并裂孔疝的 GERD 患者需要加倍剂量的 PPI。

2.制酸剂和黏膜保护剂

制酸剂沿用已久,如氢氧化铝、碳酸钙、铝碳酸镁等。铝碳酸镁对黏膜也有保护作用,同时能可逆性吸附胆酸等碱性物质,使黏膜免受损伤,尤其适用于非酸反流相关的 GERD 患者。黏膜保护剂种类繁多,能在受损黏膜表面形成保护膜以隔绝有害物质的侵蚀,有利于受损黏膜的愈合。

3.促动力药

促动力药如多潘立酮、莫沙必利、伊托必利等。多潘立酮为选择性多巴胺受体拮抗剂,对食管和胃平滑肌有显著促动力作用;莫沙必利是 5-羟色胺受体 4 激动剂,对全胃肠平滑肌均有促动力作用;伊托必利具有独特的双重作用机制,既可阻断多巴胺 D_2 受体,也可抑制乙酰胆碱酯酶活性,同时还能提高下食管括约肌的张力,对心脏无不良影响。

4.联合用药

抑酸与促动力药物的联合应用是目前治疗 GERD 最常用的方法,与单用 PPI 相比,联用促动力药物通过抑制反流和改善食管廓清及胃排空能力起到协同作用。巴氯芬是一种 γ-氨基丁酸 b 型受体激动剂,巴氯芬 20 mg,每天 3 次,可以明显抑制一过性食管下括约肌松弛的发生;pH-多导腔内阻抗监测法阻抗监测显示巴氯芬可以明显减少非酸反流,但对食管酸暴露没有影响。巴氯芬停药前要逐渐减量,以防症状反跳。

5.个体化用药

可根据临床分级个体化用药。轻度可单独选用 PPI、促动力药或 H_2 受体拮抗剂;中度宜采用 PPI 或 H_2 受体拮抗剂和促动力药联用;重度宜加大 PPI 口服剂量,或 PPI 与促动力药联用。对久治不愈或反复发作伴有明显焦虑或抑郁者,应加用抗抑郁或抗焦虑治疗(如 5-羟色胺再摄取抑制剂或 5-羟色胺及去甲肾上腺素再摄取抑制剂)。

(三)GERD 的内镜下治疗

内镜手术适应证包括：①中、重度反流性食管炎,经内科治疗无效;②经久不愈的食溃疡及出血;③合并食管裂孔疝;④年轻人需长期大量药物治疗;⑤反复发作的食管狭窄;⑥反复并发肺炎等。

Barrett 食管见于 10%～15% 的 GERD 患者。内镜检查时如发现上皮呈微红色,自胃延伸至食管腔,即可疑及此症。当长度＞3 cm 时,称为长段 Barrett 食管,＜3 cm 时为短段 Barrett 食管。Barrett 食管一般预后良好,但考虑到 Barrett 食管发生食管腺癌的风险比一般人群高30 倍以上,故应定期内镜随访。Barrett 食管的内镜下治疗包括氩离子激光凝固术、消融术、内镜下黏膜剥离术等。

(四)GERD 的手术治疗

GERD 的手术治疗主要适应证:①年龄较轻,手术条件好的患者,可作为药物维持疗法的另一选项;②控制反流及其诱发的吸入性肺炎。药物治疗失败不是手术治疗的指征,这往往表明症状不是反流引起,而与内脏敏感性增高或焦虑、抑郁有关。手术治疗的首选方法是腹腔镜下 Nissen 胃底折叠术。手术成功率为 85%～90%;死亡率约为 0.2%;复发率为 2%～8%。术后并发症可有咽下困难和气胀综合征(不能嗳气呕吐)。但是手术不能使症状根本治愈(50% 以上患者仍需再次接受药物治疗),也不能预防食管癌的发生。对无法停药且手术条件好的患者,手术治疗比终生服药更为可取,控制反流症状比药物疗法好。

(五)难治性 GERD 的诊疗

双倍剂量的 PPI 治疗 8～12 周后胃灼热和/或反流等症状无明显改善者称为难治性 GERD。首先需检查患者的依从性,并优化 PPI 使用。在药物的选择方面,抑酸强度高、个体间代谢速率差异小的 PPI(如埃索美拉唑)是优选。难治性 GERD 患者需进行食管阻抗-pH 监测及内镜检查等评估。若反流监测提示存在症状相关酸反流,可增加 PPI 剂量和/或换一种 PPI,或在权衡利弊后行抗反流手术治疗。GERD 伴食管外症状的患者 PPI 治疗无效时需进一步评估,寻找相关原因。

（辛　胜）

第二节　急性胃炎

急性胃炎是由多种不同的病因引起的急性胃黏膜炎症,包括急性单纯性胃炎、急性糜烂出血性胃炎和吞服腐蚀物引起的急性腐蚀性胃炎与胃壁细菌感染所致的急性化脓性胃炎。其中,临床意义最大和发病率最高的是以胃黏膜糜烂、出血为主要表现的急性糜烂出血性胃炎。

一、流行病学

迄今为止,目前国内外尚缺乏有关急性胃炎的流行病学调查。

二、病因

急性胃炎的病因众多,大致有外源性和内源性两大类,包括急性应激、化学性损伤(如药物、酒精、胆汁、胰液)和急性细菌感染等。

(一)外源性因素

1.药物

各种非甾体抗炎药(NSAIDs),包括阿司匹林、吲哚美辛、吡罗昔康和多种含有该类成分复方药物。另外,糖皮质激素和某些抗生素及氯化钾等均可导致胃黏膜损伤。

2.酒精

主要是大量酗酒可致急性胃黏膜胃糜烂甚至出血。

3.生物性因素

沙门菌、嗜盐菌和葡萄球菌等细菌或其毒素可使胃黏膜充血水肿和糜烂。Hp 感染可引起急、慢性胃炎,发病机制类似,将在慢性胃炎节中叙述。

4.其他

某些机械性损伤(包括胃内异物或胃柿石等)可损伤胃黏膜。放射疗法可致胃黏膜受损。偶可见因吞服腐蚀性化学物质(强酸或强碱或甲酚及氯化汞、砷、磷等)引起的腐蚀性胃炎。

(二)内源性因素

1.应激因素

多种严重疾病如严重创伤、烧伤或大手术及颅脑病变和重要脏器功能衰竭等可导致胃黏膜缺血、缺氧而损伤。通常称为应激性胃炎,如果系脑血管病变、头颅部外伤和脑手术后引起的胃十二指肠急性溃疡称为 Cushing 溃疡,而大面积烧灼伤所致溃疡称为 Curling 溃疡。

2.局部血供缺乏

局部血供缺乏主要是腹腔动脉栓塞治疗后或少数因动脉硬化致胃动脉的血栓形成或栓塞引起供血不足。另外,还可见于肝硬化门静脉高压并发上消化道出血者。

3.急性蜂窝织炎或化脓性胃炎

此两者甚少见。

三、病理生理学和病理组织学

(一)病理生理学

胃黏膜防御机制包括黏膜屏障、黏液屏障、黏膜上皮修复、黏膜和黏膜下层丰富的血流、前列腺素和肽类物质(表皮生长因子等)和自由基清除系统。上述结果破坏或保护因素减少,使胃腔中的 H^+ 逆弥散至胃壁,肥大细胞释放组胺,则血管充血甚或出血、黏膜水肿及间质液渗出,同时可刺激壁细胞分泌盐酸、主细胞分泌胃蛋白酶原。若致病因子损及腺颈部细胞,则胃黏膜修复延迟、更新受阻而出现糜烂。

严重创伤、大手术、大面积烧伤、脑血管意外和严重脏器功能衰竭及休克或者败血症等所致的急性应激的发生机制为:急性应激→皮质-垂体前叶-肾上腺皮质轴活动亢进、交感-副交感神经系统失衡→机体的代偿功能不足→不能维持胃黏膜微循环的正常运行→黏膜缺血、缺氧→黏液和碳酸氢盐分泌减少及内源性前列腺素合成不足→黏膜屏障破坏和氢离子反弥散→降低黏膜内 pH→进一步损伤血管与黏膜→糜烂和出血。

NSAIDs 所引起者则为抑制环加氧酶(COX)致使前列腺素产生减少,黏膜缺血缺氧。氯化钾和某些抗生素或抗肿瘤药等则可直接刺激胃黏膜引起浅表损伤。

乙醇可致上皮细胞损伤和破坏、黏膜水肿、糜烂和出血。另外,幽门关闭不全、胃切除(主要是 Billroth Ⅱ 式)术后可引起十二指肠-胃反流,则此时由胆汁和胰液等组成的碱性肠液中的胆盐、溶血磷脂酰胆碱、磷脂酶 A 和其他胰酶可破坏胃黏膜屏障,引起急性炎症。

门静脉高压可致胃黏膜毛细血管和小静脉扩张及黏膜水肿,组织学表现为只有轻度或无炎症细胞浸润,可有显性或非显性出血。

(二)病理学改变

急性胃炎主要病理和组织学表现以胃黏膜充血、水肿,表面有片状渗出物或黏液覆盖为主。黏膜皱襞上可见局限性或弥漫性陈旧性或新鲜出血与糜烂,糜烂加深可累及胃腺体。

显微镜下则可见黏膜固有层多少不等的中性粒细胞、淋巴细胞、浆细胞和少量嗜酸性粒细胞浸润,可有水肿。表面的单层柱状上皮细胞和固有腺体细胞出现变性与坏死。重者黏膜下层也有水肿和充血。

对于腐蚀性胃炎若接触了高浓度的腐蚀物质且长时间,则胃黏膜出现凝固性坏死、糜烂和溃疡,重者穿孔或出血甚至腹膜炎。

另外少见的化脓性胃炎可表现为整个胃壁(主要是黏膜下层)炎性增厚,大量中性粒细胞浸润,黏膜坏死。可有胃壁脓性蜂窝织炎或胃壁脓肿。

四、临床表现

(一)症状

部分患者可有上腹痛、腹胀、恶心、呕吐和嗳气及食欲缺乏等。如伴胃黏膜糜烂出血,则有呕血和/或黑便,大量出血可引起出血性休克。有时上腹胀气明显。细菌感染导致者可出现腹泻等。并有疼痛、吞咽困难和呼吸困难(由于喉头水肿)。腐蚀性胃炎可吐出血性黏液,严重者可发生食管或胃穿孔,引起胸膜炎或弥漫性腹膜炎。化脓性胃炎起病常较急,有上腹剧痛、恶心和呕吐、寒战和高热,血压可下降,出现中毒性休克。

(二)体征

上腹部压痛是常见体征,尤其多见于严重疾病引起的急性胃炎出血者。腐蚀性胃炎因口腔黏膜、食管黏膜和胃黏膜都有损害,口腔、咽喉黏膜充血、水肿和糜烂。化脓性胃炎有时体征酷似急腹症。

五、辅助检查

急性糜烂出血性胃炎的确诊有赖于急诊胃镜检查,一般应在出血后 24～48 小时进行,可见到以多发性糜烂、浅表溃疡和出血灶为特征的急性胃黏膜病损。黏液糊或者可有新鲜或陈旧血液。一般急性应激所致的胃黏膜病损以胃体、胃底部为主,而 NSAIDs 或酒精所致的则以胃窦部为主。注意 X 线钡剂检查并无诊断价值。出血者做呕吐物或大便隐血试验,红细胞计数和血红蛋白测定。感染因素引起者,做白细胞计数和分类检查、大便常规检查和培养。

六、诊断和鉴别诊断

主要由病史和症状做出拟诊,经胃镜检查可得以确诊。但吞服腐蚀物质者禁忌胃镜检查。有长期服用 NSAIDs、酗酒及临床重危患者,均应想到急性胃炎的可能。对于鉴别诊断,腹痛为主者,应通过反复询问病史与急性胰腺炎、胆囊炎和急性阑尾炎等急腹症甚至急性心肌梗死相鉴别。

七、治疗

（一）基础治疗

基础治疗包括给予镇静、禁食、补液、解痉、止吐等对症支持治疗。此后给予流质或半流质饮食。

（二）针对病因治疗

针对病因治疗包括根除 Hp、去除 NSAIDs 或乙醇等诱因。

（三）对症处理

表现为反酸、上腹隐痛、烧灼感和嘈杂者，给予 H_2 受体拮抗药或质子泵抑制剂。以恶心、呕吐或上腹胀闷为主者可选用甲氧氯普胺、多潘立酮或莫沙必利等促动力药。以痉挛性疼痛为主者，可给予莨菪碱等药物进行对症处理。

有胃黏膜糜烂、出血者，可用抑制胃酸分泌的 H_2 受体阻滞剂或质子泵抑制剂外，还可同时应用胃黏膜保护药如硫糖铝或铝碳酸镁等。

对于较大量的出血则应采取综合措施进行抢救。当并发大量出血时，可以冰水洗胃或在冰水中加去甲肾上腺素（每 200 mL 冰水中加 8 mL），或同管内滴注碳酸氢钠，浓度为 1 000 mmol/L，24 小时滴 1 L，使胃内 pH 保持在 5 以上。凝血酶是有效的局部止血药，并有促进创面愈合作用，大剂量时止血作用显著。常规的止血药，如卡巴克络、抗血栓溶芳酸和酚磺乙胺等可静脉应用，但效果一般。内镜下止血往往可收到较好效果。

其他具体的药物请参照"慢性胃炎"和"消化性溃疡"的部分章节。

八、并发症的诊断、预防和治疗

急性胃炎的并发症包括穿孔、腹膜炎、水、电解质紊乱和酸碱失衡等。为预防细菌感染者选用抗生素治疗，因过度呕吐致脱水者及时补充水和电解质，并适时检测血气分析，必要时纠正酸碱平衡紊乱。对于穿孔或腹膜炎者，则必要时行外科治疗。

九、预后

病因去除后，急性胃炎多在短期内恢复正常。相反病因长期持续存在，则可转为慢性胃炎。由于绝大多数慢性胃炎的发生与 Hp 感染有关，而 Hp 自发清除少见，故慢性胃炎可持续存在，但多数患者无症状。流行病学研究显示，部分 Hp 相关性胃窦炎（<20%）可发生十二指肠溃疡。

（辛　胜）

第三节　乙型病毒性肝炎

乙型病毒性肝炎是由乙型肝炎病毒（HBV）引起的肝脏炎症性改变。在我国已成为危害人们身体健康的最重要的疾病之一。估计全国 HBV 感染人口约为 1.2 亿，其中活动性乙型肝炎患者约为 2 800 万。据估计，全球慢性 HBV 感染者多达 3.6 亿。慢性感染者中 50%～75% 有活跃的病毒复制和肝脏炎症改变,部分慢性肝炎可进展为肝硬化、肝衰竭或原发性肝癌。慢性 HBV 感染的自然病程漫长,可持续 30～50 年,并且多在青壮年时期发病,对国计民生影响重大。

一、病原学

HBV 属于嗜肝 DNA 病毒科的一员。完整的 HBV 颗粒也称为 Dane 颗粒,其基因组为环状部分双链 DNA,由约 3 200 个碱基对组成。HBV 具有较强的抵抗力,对热、低温、干燥、紫外线和一般浓度的化学消毒剂耐受;对 0.5％过氧乙酸、3％漂白粉敏感,100 ℃加热 10 分钟或高压蒸气消毒可灭活。

二、流行病学

HBV 感染呈世界性分布,估计全球约有 3.5 亿人口现行慢性感染,每年新增感染人数为 5 千万人左右,死亡约 1 百万人。HBV 感染高流行区的流行特征是感染多发生在婴幼儿,其乙型肝炎表面抗原(HBsAg)携带率接近人群的平均携带率,HBeAg 阳性率很高。亚洲为 HBV 高流行区。HBV 主要通过体液-血液传播,途径主要有母婴传播、密切生活接触、血液和性接触传播。

(一)传染源

乙型肝炎患者和携带者都可以成为传染源。急性乙型肝炎患者从起病前数周开始,持续于整个急性期。慢性无症状携带者数量大,无明显症状难于发现,是我国 HBV 传播最重要的传染源。

(二)传播途径

1.母婴传播

由带有 HBV 的母亲传给胎儿和婴幼儿,是我国乙型肝炎病毒传播的最重要途径。可通过宫内、围生期垂直传播和出生后的水平传播。HBsAg 和 HBeAg 双阳性或仅有 HBsAg 阳性的母亲所生婴儿,如不接种乙肝疫苗,将分别有 90％～95％及 25％～40％成为 HBsAg 携带者。婴儿期感染 HBV 将长期或终生带毒。

2.血液传播

输入被 HBV 污染的血液和血制品后,可引起输血后乙型肝炎。近年来,由于对献血员进行严格筛选,输血后乙型肝炎的发生率已明显降低。

3.医源性传播

使用被 HBV 污染的医疗器械引起的传播,如手术和牙科器械、注射器等所致的 HBV 传播。

4.日常生活接触传播

HBV 可以通过日常生活密切接触传播给家庭成员。主要通过隐蔽的胃肠道外传播途径而患者不自知。如在日常生活中共用剃须刀、牙刷等引起 HBV 的传播;或易感者有渗液的皮肤病灶,接触带有 HBV 的体液等,是家庭内水平传播的重要途径。

5.性接触传播

HBV 可以经性接触传播。因此,婚前应做 HBsAg 检查,对一方为 HBsAg 阳性、另一方为乙型肝炎易感者,在婚前应做乙肝疫苗的预防接种。

(三)人群易感性

人群对 HBV 普遍易感。重点预防对象包括新生儿、未行预防接种的 HBsAg 阳性者家庭成员、接触乙型肝炎患者的医护人员、化验员等。

三、发病机制

乙型肝炎发病机制尚未充分阐明。目前研究认为,疾病的发生是病毒与宿主免疫系统相互作用的结果。乙肝病毒感染是肝炎发生的始动因子,而病变主要是免疫应答的结果。受感染的肝细胞膜上由于存在病毒核心抗原表达,为宿主细胞毒性 T 细胞识别引起免疫应答,在清除病毒的同时导致感染 HBV 的肝细胞损伤。而机体对病毒的免疫耐受可能是乙型肝炎慢性化的关键因素之一。

四、临床表现

感染 HBV 后的表现是多样的。包括无症状携带、急性肝炎、慢性肝炎、肝衰竭等。乙型肝炎的潜伏期 45～160 天,平均为 90 天。

(一)急性乙型肝炎

起病急,总病程 2～4 个月。典型病例可分为黄疸前期、黄疸期、恢复期。

(二)慢性乙型肝炎

慢性乙型肝炎指肝脏病变无改善或反复发作,病程超过 6 个月的乙型肝炎。急性肝炎病程超过 6 个月而仍在好转中者,难以诊断为慢性肝炎。临床常表现为反复疲乏、食欲减退、肝区钝痛等,体检发现肝脾大、肝掌、蜘蛛痣等。化验检查多数患者已有 HBsAg 阳性史多年,血清谷丙转氨酶(ALT)反复异常,血清球蛋白、胆红素增高等。慢性肝炎根据组织病变可分为轻、中、重度。

(三)重型肝炎

重型肝炎是指由于大范围的肝细胞死亡或急剧的肝功能严重破坏而引起的临床综合征。根据发病的基础和缓急又分为急性重型肝炎、亚急性重型肝炎、慢性重型肝炎。急性重型肝炎是指以急性黄疸型肝炎起病,≤2 周出现极度乏力;消化道症状明显;迅速出现 II 度以上(按 IV 度划分)肝性脑病;凝血酶原活动度低于 40% 并排除其他原因者;肝浊音界进行性缩小;黄疸急剧加深,或黄疸很浅,甚至尚未出现黄疸,但有上述表现者均应考虑本病。

亚急性重型肝炎:以急性黄疸型肝炎起病,15 天至 24 周出现极度乏力,消化道症状明显;同时凝血酶原时间明显延长,凝血酶原活动度低于 40% 并排除其他原因者。慢性重型肝炎:在慢性肝炎或肝硬化病史的基础上出现亚急性重型肝炎的表现。

五、实验室检查

(一)肝功能检查

1.血清酶的检测

以血清 ALT 为主,升高 2 倍以上时,结合病原学检测及临床表现有诊断价值。重型肝炎时肝细胞大量坏死,黄疸加深而 ALT 反而下降,提示预后不良。谷草转氨酶(AST)意义与 ALT 相同,但特异性稍差。血清碱性磷酸酶(AKP)的显著升高有利于肝外梗阻性黄疸的鉴别。

2.血清蛋白

肝损害时血清蛋白水平下降,慢性肝损害时抗原性物质绕过肝滤过功能进入体循环,导致大量免疫球蛋白产生。白/球蛋白比值下降或倒置反映肝功能的显著下降。

3.血清和尿胆色素检测

黄疸型肝炎时血清直接和间接胆红素均升高,急性肝炎早期尿中尿胆原增加。

4.凝血酶原时间检测

肝损害时凝血酶原时间延长、凝血酶原活动度下降,与肝损害程度呈正比。

(二)病原学检测

1.血清免疫学检测

常用 ELISA 法检测乙型肝炎病毒标志物。

2.分子生物学检测

使用分子杂交技术或实时定量仪可定性或定量检测 HBV-DNA 水平。

六、诊断

根据流行病学史、临床表现、肝功能检查及病原学检测,乙型肝炎的诊断并不困难。必要时行肝脏组织病理活检,以明确诊断及了解病情程度。有以下任何一项阳性,可诊断为现症 HBV 感染:①血清 HBsAg 阳性。②血清 HBV-DNA 阳性。③血清抗-HBc-IgM 阳性。④肝内 HBcAg 和/或 HBsAg 阳性,或 HBV-DNA 阳性。

(一)急性乙型肝炎的诊断

必须与慢性乙型肝炎急性发作鉴别。诊断急性乙型肝炎可参考下列动态指标:①HBsAg 滴度由高到低,HBsAg 消失后抗-HBs 阳转。②急性期抗-HBc-IgM 滴度高,抗-HBc-IgG 阴性或低水平。

(二)慢性乙型肝炎的诊断

临床符合慢性肝炎,并有一种以上现症 HBV 感染标志阳性。

(三)慢性 HBsAg 携带者的诊断

无任何临床症状和体征,肝功能正常,HBsAg 持续阳性 6 个月以上者。

七、治疗

乙型肝炎的治疗包括一般治疗、辅助治疗、对症治疗以及抗病毒治疗在内的综合治疗。对不同的病情选择不同的策略。

急性乙型肝炎具有自限性,以辅助治疗和对症治疗为主。轻度的病情较稳定的慢性乙型肝炎,给予相应的对症和辅助治疗并随访观察病情;对肝功能持续或反复异常、肝组织活检炎症活动较重的病例,应争取规范的抗病毒治疗,必要时加以辅助治疗。对于重型肝炎的病例,应以支持、对症治疗为主,积极防治并发症,度过危险期,病情稳定后视病情再做进一步治疗。

(一)一般治疗

急性肝炎早期和慢性肝炎急性发作期应强调卧床休息至症状明显减轻。慢性肝炎时患者多有程度不同的心理负担,应予以耐心解释,有条件者配合心理治疗。

(二)辅助治疗

辅助治疗主要包括护肝及降酶治疗。

1.护肝药物

(1)缓解肝脏炎症的药物:目前应用最广泛的是甘草酸制剂,临床效果较为确切。甘草酸制剂常用的有复方甘草酸苷、异甘草酸镁、甘草酸二铵、甘草甜素等。

（2）其他一些非特异护肝药物：主要是一些参与肝脏生理活动的化合物。包括维生素类（B族维生素，维生素C、维生素E、维生素K等），促进解毒功能的药物（葡醛内酯等），能量制剂（辅酶A、ATP、肌苷等）等。护肝药物应根据情况选取1～2种，不易繁多，以免加重肝脏负担。

2.降酶药物

降酶药物大多从我国中草药物中发展而来。

（1）联苯双酯是合成的五味子丙素的中间体，具有明显的降酶作用。剂量15 mg，每天三次，用药一个月无效者可加大剂量至每次30 mg。半数患者停药后在半年内ALT反跳，可再次给药。为防止反跳发生，应在ALT正常后继续服用2～3个月并逐渐减量，可每半个月检查1次肝功能，如无波动则减药5 mg，2～3个月停药。

（2）中药：中药五味子、垂盆草等均有显著的降酶作用，可酌情选用。

3.退黄药物

（1）苯巴比妥（肝药酶诱导剂）：可用于肝内胆汁淤积，也是长效的镇静剂，在肝脏功能损害较重的患者慎用，以免诱发肝性昏迷。剂量30～60 mg，每天3次。

（2）熊去氧胆酸：具有利胆、细胞膜保护作用。每天剂量10 mg/kg，分2～3次口服，不可与考来烯胺或氢氧化铝制剂同用。

（三）重型肝炎的治疗

重型肝炎的治疗主要以综合疗法为主，主要措施是加强护理，进行监护，密切观察病情。加强支持疗法，维持水和电解质平衡，补给新鲜血液或血制品、富含支链氨基酸的多种氨基酸，应用抑制炎症坏死及促肝细胞再生的药物。改善肝微循环，降低内毒素血症，预防和治疗各种并发症。

1.支持治疗一般措施

患者应绝对卧床休息，最好能在监护病房密切观察病情。严格隔离消毒，防止医院内感染，加强口腔和皮肤的护理。

营养物质及热量的供应：饮食中蛋白量根据病情调整，有低蛋白血症、水肿明显而无肝性脑病患者，可给予高蛋白饮食，成人每天约100 g；当并发肝性脑病时，则严格限制蛋白质供应。应提供充足的糖类及维生素，脂肪不作限制，可静脉滴注葡萄糖液及支链氨基酸。

维持电解质及酸碱平衡：低钠血症补钠勿过度，低钾时视尿量予以口服和静脉补钾，注意纠正酸碱失衡。

2.并发症的处理

（1）肝性脑病的防治。①除去诱因：尽可能防止肝毒性药物的使用，勿过量进食蛋白，预防感染与胃肠道出血，保持大便通畅。②减少毒素的吸收：口服乳果糖、食醋保留灌肠以酸化肠道环境；口服头孢唑啉，抑制肠道菌群繁殖。③维持氨基酸平衡：支链氨基酸对肝性脑病的治疗可能有效。④防治脑水肿：应防止和处理一些加重脑水肿的因素，如减少刺激、防治低血糖、缺氧等。保持液体的平衡，防止低血钠及过多液体输入。应及早使用脱水剂和/或利尿剂。

（2）出血的防治：使用足量的止血药，维生素K_1 10 mg，每天3次，连用3天；输入新鲜血浆、血小板、或凝血酶原复合物。使用胃黏膜保护剂或制酸剂，如雷尼替丁、奥美拉唑等，防治消化道出血。积极防治DIC。

（3）继发感染的防治：输入新鲜的血浆及丙种球蛋白，对防治感染非常重要。发生感染时应选针对性强的药物，并且避免使用肝毒性药物。长时间使用抗生素应注意避免发生二重感染。

(4)急性肾功能不全的防治:积极防止诱发因素,避免引起血容量降低。如避免强烈利尿,及时纠正水和电解质平衡紊乱,积极预防出血和感染。少尿时积极纠正低血容量,可使用右旋糖酐-40、血浆等。

3.人工肝支持与肝脏移植

人工肝支持治疗已逐渐证明并不能降低重型肝炎的病死率,正在发展的生物人工肝可能会带来一些希望。肝脏移植是终末期肝病患者的最终选择。

(四)抗病毒治疗

抗病毒治疗是治疗慢性乙型肝炎、阻止病变活动的有效方法。目前,乙肝抗病毒药物临床常用恩替卡韦、富马酸替诺福韦二吡呋酯、富马酸丙酚替诺福韦、艾米替诺福韦等。

(王瑞青)

第四节　药物性肝病

药物性肝病是指药物和/或其代谢产物引起的不同程度和类型的肝损害,又称为 DILI,是引起肝损伤的常见病因。目前已发现有上千种药物有潜在肝毒性,包括了医学处方药物及人们因治疗、营养等目的使用的非处方药物、中草药、保健品、膳食补充剂。不同药物可导致相同类型肝损伤,同种药物也可导致不同类型的肝损伤。DILI 占所有药物不良反应的 6%,急性肝炎的5%,非病毒性慢性肝炎的 20%～50%,是引起暴发性肝衰竭的重要病因之一(50%以上)。

DILI 中只有少部分由剂量依赖的毒性药物引起,而绝大多数是在推荐剂量下发生的个体对药物或其代谢产物的特异质性反应,难以预测,无特异性诊断标志物,发病与遗传易感因素、药物的理化和毒理性质,以及环境因素有关。

一、发病机制

肝是药物清除、生物转化和分泌的主要场所。肝常能通过多种机制适应低水平的肝毒性,然而当药物代谢过程中毒反应性产物的产生超过他们能安全排泄的速率时就会引起肝损伤。DILI 的机制还包括药物本身的毒性、免疫过敏机制、代谢过程中由肝实质摄取、经胆盐及有机阴离子的转运和排出异常等方面。

(一)非免疫机制

某些药物(如对乙酰氨基酚)在肝内 P450 酶作用下可转化为毒性代谢产物,产生亲电子基和氧自由基,引起肝内谷胱甘肽耗竭,并与蛋白质、核酸和脂质等大分子物质共价结合,引起脂质过氧化,破坏线粒体、细胞骨架、微管、内质网及细胞核功能,结果导致肝细胞变性、坏死、凋亡和对炎症介质的敏感性增高。如果药物及其代谢产物引起肝窦底侧膜的摄取障碍、肝细胞分泌胆汁功能破坏和毛细胆管膜上的转运器的功能障碍,则可导致药物性胆汁淤积。

(二)免疫过敏机制

药物反应性代谢产物可通过改变肝细胞的蛋白质形成新抗原、以半抗原复合物形式获得抗原性、诱导自身抗体的产生等启动细胞免疫和/或体液免疫反应,引起免疫介导的肝损伤。

（三）易感因素

许多获得和遗传性因素与 DILI 的发生危险性有关：①年龄（老龄）；②性别（女性）；③慢性酒精摄入；④药物的化学性质、剂量、疗程及药物间协同作用；⑤基础疾病（肝脏疾病和代谢紊乱）等。对于老年人、新生儿、营养不良者和已患有肝、肾疾病的患者应适当调整用药剂量；⑥宿主遗传因素：一些与药物生物转化、解毒及免疫反应过程相关基因（如细胞色素 P450、跨膜转运蛋白、溶质转运蛋白、解毒酶、免疫因子、组织相容性复合体 Ⅱ 抗原等）的单核苷酸多态性与特异质性 DILI 相关。

二、病理学

DILI 可引起所有类型的肝损伤病理变化，包括坏死性肝炎、胆汁淤积、脂肪变、血管损伤和肝肿瘤。而肝内所有细胞均会受到药物的影响，有些药物甚至可能出现多种损伤表现。临床较多见的是类似急性黄疸型肝炎和胆汁淤积性肝病的症状和实验室检查异常。

三、临床表现和实验室检查

（一）临床表现

DILI 可因肝损伤药物的种类及机制不同而出现所有急、慢性肝胆疾病的类似表现。而最多见的是急性肝炎型和胆汁淤积型。

急性肝炎表现为主者常有全身症状如发热、乏力、食欲缺乏、黄疸和血清氨基转移酶增高达正常上限 2～30 倍，ALT/碱性磷酸酶≥5，高胆红素血症和凝血因子 Ⅱ 时间延长与肝损伤严重度相关。病情较轻者，停药后短期能恢复（数周至数月）。重者发生暴发性肝衰竭，出现进行性黄疸、血液凝固异常和肝性脑病，常发生死亡。DILI 是引起急性肝衰竭（acute liver failure，ALF）的最常见原因之一。

以胆汁淤积为主的 DILI 其临床与实验室表现主要为黄疸和瘙痒，可伴有发热、上腹痛、右上腹压痛及肝大，伴血清氨基转移酶轻度增高而碱性磷酸酶明显增高达正常上限 2～10 倍，ALT/碱性磷酸酶≤2，结合胆红素明显升高（34～500 $\mu mol/L$），胆盐、脂蛋白 X、血清 γ-谷氨酰转肽酶及胆固醇升高，而抗线粒体抗体阴性。一般于停药后 3 个月到 3 年恢复，少数可进展为胆汁淤积性肝硬化。混合型 ALT≥3 正常上限，碱性磷酸酶≥2 正常上限，2<ALT/碱性磷酸酶<5。

以变态反应为主的急性 DILI，常有发热、皮疹、黄疸、淋巴结肿大，伴血清氨基转移酶、胆红素和碱性磷酸酶中度增高，药物接触史常较短（4 周以内）。疾病严重程度与药物剂量之间无肯定联系；再次给药时，不仅疾病严重度增加，潜伏期也缩短，患者血清中存在自身抗体为其特点。

慢性 DILI 在临床上可表现为慢性肝炎、肝纤维化、代偿性和失代偿性肝硬化、自身免疫性肝炎样 DILI、慢性肝内胆汁淤积和胆管消失综合征等，还可出现肝窦阻塞综合征/肝小静脉闭塞病及肝脏肿瘤。肝窦阻塞综合征/肝小静脉闭塞病也可呈急性，并有腹水、黄疸、肝大等表现。

（二）严重程度分级

根据严重程度可分为 0～5 级。

1.0 级

无肝损伤，患者对暴露药物可耐受，无肝毒性反应。

2.1 级

轻度肝损伤,血清 ALT 和/或碱性磷酸酶呈可恢复性升高,总胆红素<2.5 倍正常值上限,且国际标准化比值(international normalized,INR)<1.5。多数患者可适应。可有或无乏力、虚弱、恶心、厌食、右上腹痛、黄疸、瘙痒、皮疹或体重减轻等症状。

3.2 级

中度肝损伤,血清 ALT 和/或碱性磷酸酶升高,总胆红素≥2.5×正常上限,或虽无总胆红素升高但 INR≥1.5。上述症状可有加重。

4.3 级

重度肝损伤,血清 ALT 和/或碱性磷酸酶升高,总胆红素≥5×正常上限,伴或不伴 INR≥1.5。患者症状进一步加重,需要住院治疗,或住院时间延长。

5.4 级

ALF、血清 ALT 和/或碱性磷酸酶水平升高,总胆红素≥10×正常上限(171 μmol/L)或每天上升≥17.1 μmol/L,INR≥2.0 或凝血因子Ⅱ活动度<40%,可同时出现:①腹水或肝性脑病;或②与 DILI 相关的其他器官功能衰竭。

6.5 级

致死性,因 DILI 死亡,或需接受肝移植才能存活。

(三)临床分型

1.发病机制分型

(1)固有型:可预测,与药物剂量密切相关,个体差异不显著。

(2)特异质型:临床上较为常见和多样化,不可预测,个体差异显著。又分免疫特异质性和遗传特异质性。前者有免疫反应特征,通常起病较快。

2.病程分型

病程可分为以下 2 种。①急性:占绝大多数;②慢性:定义为发生 6 个月后血清 ALT、AST、碱性磷酸酶及总胆红素仍持续异常,或存在门静脉高压或慢性肝损伤的影像学和组织学证据。

3.受损靶细胞类型分类

由国际医学组织理事会初步建立后经修订,通过计算 R 值进行临床分型和观测演变。R=(ALT 实测值/ALT 正常上限)/(碱性磷酸酶实测值/碱性磷酸酶正常上限)。可分为以下 4 种。①肝细胞损伤型:ALT≥3×正常上限,且 R≥5;②胆汁淤积型:ALT≥2×正常上限,且 R≤2;③混合型:ALT≥3×正常上限,碱性磷酸酶≥2×正常上限,且 2<R<5;④肝血管损伤型:相对少见,靶细胞可为肝窦、肝小静脉和肝静脉主干及门静脉等的内皮细胞。表现为肝窦阻塞综合征/肝小静脉闭塞病,紫癜性肝病、巴德-吉亚利综合征、可引起特发性门静脉高压症的肝汇管区硬化和门静脉栓塞、肝脏结节性再生性增生等。

四、诊断和鉴别诊断

DILI 的诊断主要根据服药史、发病过程与服药的时间有相关性的特点并排除其他肝损伤因素作出综合诊断。完整的诊断应包括诊断名、临床类型、病程、Roussel Uclaf 因果关系评估方法评分结果、严重程度分级。

（一）用药史和危险因素

1.用药史

需了解患者发病前3个月内服过的药物,包括剂量、用药途径、持续时间及同时使用的其他药物。更应详细询问非处方药、中草药及保健品应用情况,此外还应了解患者的职业和工作环境。

中草药引起的肝损伤需引起警示。其毒理学基础包括:①药物及制剂的固有成分、污染物、掺杂物、微生物及重金属等均可能成为引起肝损伤的原因;②用药时间过长造成药物积累,或用量过大造成中毒;③中药材误用或炮制煎煮不当;④中药材滥用、劣药等人为因素;⑤中西药不合理的联合使用等。

临床支持DILI的诊断依据:使用已知有肝毒性的药物(如化学治疗、抗结核、某些抗生素类药物);血液药物分析阳性(如对乙酰氨基酚-蛋白加合物、吡咯-蛋白加合物、维生素A);肝活检有药物沉积(如维生素A自发荧光)及小囊泡性脂肪肝、嗜伊红细胞、小叶中央坏死、胆管损伤等肝损伤证据。

2.危险因素

危险因素包括以下几方面。①肝病史:原来有无病毒性肝炎和其他肝病的证据;②原发病:是否有可能累及肝;③年龄＞50岁;④使用多种药物。

3.时序特点

时序特点包括以下几个方面:①可疑药物的给药到出现肝损伤的时间间隔多在1～12周。但既往已有对该种药物的暴露史或致敏史的患者可能在较短的时间内发病(1～2天)。1年以前服用的药物基本排除是急性肝炎的诱因。②停药后肝功能异常和肝损伤好转,常常数周内完全恢复。如果停药后临床表现在几天内消失而氨基转移酶在1周内下降超过50％,则对诊断非常有意义。③偶然再次给予损伤药物引起肝功能再次异常。但不可故意重新给予可疑损伤药物,以免引起严重肝损伤的危险,特别是免疫致敏性肝炎,重新给药有时会引起急性重型肝炎。

（二）药物过敏或过敏性疾病表现

任何相关的变态反应如皮疹和嗜酸性粒细胞增多对诊断DILI十分重要。药物变态反应具以下特点:①服药开始后5～90天及距最后1次用药15天之内出现肝功能障碍。②首发症状主要为发热、皮疹、皮肤瘙痒和黄疸等。③发病初期外周血嗜酸性粒细胞上升(达6％以上)或白细胞计数增加。④药物敏感试验(淋巴细胞培养试验、皮肤试验)为阳性,血清中有自身抗体。⑤偶然再次用药时可再引起肝病。对于药物变态反应所致的肝病具①④或①⑤者可以确诊;具①②或①③者可以拟诊。

（三）排除其他能够解释肝损伤的病因

排除标准根据肝损伤的类型而有差别:①急性肝炎患者要询问有无肝胆疾病史、酒精滥用史和流行病学上与病毒感染相符合的情况(吸毒、输血、最近外科手术、流行病地区旅行);②对主要的肝炎病毒应进行血清学分析(A、B、C、D、E型肝炎病毒;某些情况下还包括巨细胞病毒、EB病毒和疱疹病毒);③需排除与心功能不全有关的潜在的肝缺血,特别是老年患者;④需通过超声或其他适当的检查手段排除胆道阻塞;⑤还应排除自身免疫性肝炎或胆管炎、一些酷似急性肝炎过程的细菌感染(如弯曲菌属、沙门菌属、李斯特菌属);⑥人类免疫缺陷病毒和获得性免疫缺陷综合征的并发症。年轻患者应排除肝豆状核变性。

诊断DILI的难点在于某些临床表现不典型的病例,如:①药物用于治疗的疾病本身会导致肝异常(如细菌感染);②既往已有慢性肝病;③同时摄入几种肝毒性药物(如联合抗结核治疗);④药物处方难以分析的病例:如自服被认为是安全的药物(中草药)、隐瞒信息(非法药物)、遗忘信息(老年),急性重型肝炎或亚急性重型肝炎。

多数情况下诊断 DILI 不需要肝活检,然而在需要排除其他肝损伤病因和定义至今未知肝毒性药物的损伤等情况下可进行肝活检检查。在疾病早期进行肝活检有助于鉴别病变类型和了解肝损伤程度。

五、治疗

(一)预防

药物性肝损害重在预防,应严格掌握药物的适应证,不可滥用。应避免同时使用多种药物,特别是应谨慎使用那些在代谢中有相互作用的药物;尽可能了解将服用的药物与肝损伤的可能关系,避免不必要的服药;避免服药时饮酒(酒精与多种药物合用)。

(二)停用和防止重新给予引起肝损伤的药物

引起肝损伤的药物包括属于同一生化家族的药物,以防止有相关化学结构的药物之间的交叉毒性反应。

(三)早期清除和排泄体内药物

服药 6 小时内可通过洗胃、导泻(硫酸镁)、吸附(活性炭)等清除胃肠残留的药物。还可采用血液透析(血浆药物浓度高,分布容积低的情况下)、血液超滤(摄取过量在 14~24 小时的患者)、渗透性利尿(血浆药物浓度低,分布容积高,采用血液超滤无效的情况下)促进药物的排泄。

(四)药物治疗

(1)药物包括抗氧化剂(促进反应性代谢产物的清除)、保护性物质的前体、阻止损伤发生的干预剂或膜损伤的修复剂。常用药物有以下几种。①N-乙酰半胱氨酸:对于对乙酰氨基酚过量的患者有特殊疗效,可作为谷胱甘肽的前体或通过增加硫酸盐结合解毒已形成的反应性代谢物,此外还有促进肝内微循环的作用。治疗应尽早,10 小时内给药可获最大保护效果。用法为初次口服(或灌胃)140 mg/kg,以后每 4 小时口服 70 mg/kg,共 72 小时;或首次静脉滴注 150 mg/kg(加入 5%葡萄糖液 200 mL 内静脉滴注 15 分钟),以后静脉滴注 50 mg/kg(500 mL/4 h),最后 100 mg/kg(1 000 mL/16 h);②还原型谷胱甘肽:补充肝内巯基团,有利于药物的生物转化;③S-腺苷-L-蛋氨酸:通过转甲基作用,增加膜磷脂的生物合成,增加膜流动性并增加 Na^+-K^+-ATP 酶活性,加快胆酸的转运。通过转硫基作用,增加生成细胞内主要解毒剂谷胱甘肽和半胱氨酸,生成的牛磺酸可与胆酸结合,增加其可溶性,对肝内胆汁淤积有一定的防治作用。用药方法为每天 1~2 g 静脉滴注;④多烯磷脂酰胆碱:具有保护和修复肝细胞膜作用;⑤熊去氧胆酸:有稳定细胞膜、免疫调节及线粒体保护作用,能促进胆酸运输和结合胆红素的分泌,可用于 DILI 特别是药物性淤胆的治疗。用法为 0.25 g 每天 3 次,口服;⑥甘草酸制剂;⑦皮质激素:可诱导 MRP2,从而加速胆红素排泄,可用于胆汁淤积和有免疫高敏感性证据的患者,可采用甲基泼尼松龙 30~40 mg/d,有效后减量。

(2)对发生 DILI 的患者应加强支持治疗。卧床休息,密切检测肝功能等指标,特别是监测 ALF 和进展为慢性肝衰竭的征象。酌情补充血浆、清蛋白、支链氨基酸,给予口服新霉素和乳糖,给予预防应激性溃疡的药物。无肝性脑病时给予高热量高蛋白饮食,补充维生素,注意维持水、电解质和酸碱平衡。

（3）胆汁淤积引起的瘙痒、骨病、脂溶性维生素缺乏等的治疗类似于其他胆汁淤积性肝病。

（4）药物引起 ALF 的治疗原则基本同急性重型肝炎。

（五）支持治疗

重症 DILI 可选择人工肝支持治疗。

（六）肝移植

重症 DILI 导致肝衰竭、重度胆汁淤积和慢性肝损伤进展到肝硬化时，可考虑肝移植治疗。

（赵　珉）

第五节　酒精性肝病

酒精性肝病是由于长期大量饮酒导致的中毒性肝损伤，初期表现为肝细胞脂肪变性，进而发展为酒精性肝炎、最终导致肝纤维化、酒精性肝硬化。短期严重酗酒时也可诱发广泛肝细胞损害甚或肝衰竭。本病在欧美国家多见，近年来我国发病率也在上升。目前居肝硬化病因的第 2 位。

一、病因和发病机制

饮酒后乙醇主要在小肠上段吸收，90％以上在肝内代谢。乙醇进入肝细胞后，80％～85％经过乙醇脱氢酶代谢为乙醛，再通过乙醛脱氢酶代谢为乙酸，后者在外周组织中降解为水和 CO_2。多余的乙醇可通过肝微粒体乙醇氧化酶、过氧化氢酶降解。肝微粒体乙醇氧化酶中细胞色素 P450CYP2E1 是代谢限速酶，可由酒精诱导而加速乙醇降解。乙醇代谢为乙醛、乙酸过程中，氧化型辅酶Ⅰ转变为还原型辅酶Ⅰ明显增加，肝内氧化还原状态异常。

乙醇导致肝脏脂肪变可能与以下原因有关：①外周脂肪组织动员、肠道乳糜微粒吸收增多，脂肪酸转运入肝脏增多；②肝脏合成内源性脂肪酸增多。肝内氧化还原状态异常。脂肪酸 β 氧化减少，转化为甘油三酯增多；③极低密度脂蛋白合成或分泌减少，甘油三酯转运出肝细胞减少；④乙醇诱导单磷酸腺苷活化蛋白激酶活性，抑制过氧化物酶体增殖体激活受体，诱导激素调节元件结合蛋白 1c 促进脂肪合成增加，降解减少。最终导致肝脏内甘油三酯积聚，加剧细胞氧化应激反应。

酒精性脂肪肝肝炎与以下机制有关：①乙醇的中间代谢物乙醛是高度反应活性分子，结合细胞内蛋白质和 DNA 形成复合物，作为新抗原诱发机体自身免疫损伤；并造成线粒体损伤、谷胱甘肽功能抑制，促进氧化应激反应。②长期摄入酒精诱导肝微粒体乙醇氧化酶通路的 P450CYP2E1，加剧细胞氧化应激和脂质过氧化反应。③内毒素和细胞因子：酒精性肝病患者肠菌易位，肠道通透性增加，单核-吞噬细胞系统清除减弱，产生内毒素血症；肝脏的库普弗细胞通过 Toll 受体诱发 CD14 的表达，促使其与内毒素成分脂多糖结合活化，诱导炎症信号通路活化，激活肝星状细胞，促进肝纤维化发生。

二、病理学

酒精性肝病病理学改变主要为大泡性或大泡性为主伴小泡性混合性肝细胞脂肪变性。中华医学会肝病学分会脂肪肝和酒精性肝病学组于 2010 年修订酒精性肝病诊疗指南，依据病变肝组织是否伴有炎症反应和纤维化,可分为单纯性脂肪肝、酒精性肝炎肝纤维化和肝硬化。各型酒精性肝病病理型特点见表 7-1。

表 7-1　酒精性肝病病理分级

分级	脂肪变(F)	炎症(G)	分期	纤维化(S)
0	<5%	无炎症	0	无纤维化
1	5%~30%	腺泡 3 带呈现少数气球样肝细胞,腺泡内散在个别点灶状坏死和中央静脉周围炎	1	腺泡 3 带局灶性或广泛的窦周/细胞周纤维化和中央静脉周围纤维化
2	31%~50%	腺泡 3 带明显气球样肝细胞,腺泡内点灶状坏死增多,出现 Mallory 小体,门管区轻至中度炎症	2	纤维化扩展至门管区。中央静脉周围硬化性玻璃样坏死,局灶性或广泛门管区星芒状纤维化
3	51%~75%	腺泡 3 带广泛气球样肝细胞,腺泡内点灶状坏死明显。出现 Mallory 小体和凋亡小体,门管区中度炎症和/或管汇区周围炎症	3	腺泡内广泛纤维化,局灶性或广泛桥接纤维化
4	>75%	融合性坏死和/或桥接坏死	4	肝硬化

(一)单纯性脂肪肝

依据肝细胞脂肪变性占组织标本量的范围分 4 度:$F_{0\sim4}$。

(二)酒精性肝炎肝纤维化

酒精性肝炎的脂肪肝程度与单纯性脂肪肝一致,分为 4 度($F_{0\sim4}$)。依据炎症程度,分为 4 级($G_{0\sim4}$);依据纤维化范围和形态,肝纤维化分为 4 期($S_{0\sim4}$)。

(三)酒精性肝硬化

肝小叶结构完全损毁,代之以假小叶和广泛纤维化,典型的是小结节性肝硬化。根据纤维间隔是否有界面性肝炎,分为活动性和静止性。

三、诊断和鉴别诊断

酒精性肝病的诊断包括病因诊断、病理诊断、鉴别诊断。

(一)病因诊断

1.病史

(1)饮酒史:长期大量饮酒是诊断酒精性肝病的必备条件。包括酒的种类、每天的摄入量和持续时间等。目前酒精摄入的安全量尚有争议,我国标准:长期饮酒史,一般超过 5 年,折合乙醇量男性≥40 g/d,女性≥20 g/d,或 2 周内有大量饮酒史(>80 g/d)。但应注意性别、遗传易感性等因素的影响。乙醇量换算公式:乙醇量(g)=饮酒量(mL)×酒精含量(%)×0.8(酒精比重)。

(2)饮酒方式:不同酒精饮料所致肝损伤也有差异。狂饮模式,空腹饮酒造成的肝损伤更严重。

(3)慢性肝炎病毒感染史:酒精性肝病和慢性病毒性肝炎有明显协同作用。酒精性肝损害可增加患者对乙型肝炎病毒、丙型肝炎病毒的易感性;反之,慢性肝炎患者对酒精敏感性增高,容易促进肝硬化和肝癌的发生发展。

(4)其他:女性对酒精介导肝毒性的敏感性是男性 2 倍,酒精性肝硬化发生于非白色人种者较多。存在蛋白质热量营养不良和严重程度对决定酒精性肝病患者的预后,病死率与营养不良程度成正比。遗传因素、基因多态性也影响酒精代谢，此外尚需排除代谢异常和药物因素引起的肝脏损伤。

2.症状和体征

（1）轻症酒精性肝病：肝脏生化、影像学和组织病理学检查基本正常或轻微异常。

（2）酒精性脂肪肝：一般情况良好，常仅有肝大，影像学诊断符合脂肪肝标准，血清 ALT、AST 或血清 γ-谷氨酰转肽酶可轻微异常。

（3）酒精性肝炎：临床表现差异大，与组织学损害程度相关。常发生在近期大量饮酒后，出现全身不适、食欲减退、恶心呕吐、乏力、腹泻、肝区疼痛等症状。可有低热、黄疸、肝大并有触痛。严重者可并发 ALF。

（4）酒精性肝硬化：常有明显酒精性容貌，肝掌、蜘蛛痣、面部毛细血管扩张。可以门脉高压为主要表现，但脾大不如肝炎肝硬化常见。此外还可出现肝外器官酒精中毒损害，如酒精性心肌病、胰腺炎，巨幼红细胞贫血，骨骼肌萎缩、生育障碍。可伴神经系统表现为谵妄、Wernicke 脑病、周围神经病等。

（5）评价酒精性肝病严重程度的指标：有几种方法可用于评估酒精性肝炎的严重程度和近期存活率。Maddrey 判别函数，即 $4.6×$（凝血因子Ⅱ时间-对照值）＋血清总胆红素（mg/dL），当判别函数＞32，提示患者近期病死率高。终末期肝病模型评分＞18，Glasgow 评分＞8，提示预后不良。其他如 Lille 评分也有预测价值。

3.实验室检查

（1）血常规：多有白细胞计数升高、营养不良性贫血。脾功能亢进时可有白细胞、血小板计数减少。

（2）生化检查：①血清 AST、ALT 轻中度升高，以 AST 为著，AST/ALT 比值可超过 2 倍。线粒体 AST/总 AST 明显增高。禁酒后 4 周血清 AST、ALT 基本恢复正常（低于 2 倍正常上限值），但酒精性肝炎 AST＞500 U/L，ALT＞200 U/L 较少，需考虑其他病因；②血清 γ-谷氨酰转肽酶升高 2 倍以上，禁酒 4 周后明显下降（降到正常值的 1/3 或比戒酒前下降 40％以上）；③糖缺陷转铁蛋白增高：过量乙醇抑制糖蛋白糖基转移酶活性，影响转铁蛋白糖基化过程，是反映慢性乙醇中毒的指标，但敏感性特异性有限；④其他：平均红细胞容积增高。

4.影像学检查

（1）B 超检查：可见肝脏体积增大，近场回声弥漫性增强，远场回声逐渐衰退；肝内管道结构显示不清，但肝内血管走向正常，对诊断脂肪肝帮助较大。肝硬化为小结节性肝硬化，肝表面波纹状，可有门脉高压。

（2）CT 检查：可见弥漫性肝脏密度降低，肝/脾 CT 比值≤1。0.7＜肝/脾 CT 比值≤1.0 为轻度；0.5＜肝/脾 CT 比值≤0.7 为中度；肝/脾 CT 比值≤0.5 者为重度。

（3）MRI 检查：对鉴别脂肪肝或肝炎和肝硬化及肝癌等可能更好。

（二）病理学检查

肝活组织检查是确定酒精性肝病及分期分级的可靠方法，是判断其严重程度和预后的重要依据。但很难与其他病因引起的肝脏损害鉴别。

（三）鉴别诊断

首先应排除其他原因所引起的脂肪肝。排除非酒精性脂肪肝、嗜肝病毒感染、药物、中毒性肝损伤和自身免疫性肝病等。对于酒精性肝病与病毒性肝炎所致的肝硬化应审慎鉴别。肝性脑病要和酒精性谵妄、Wernicke 脑病等相鉴别。

四、治疗

酒精性肝病的治疗原则是戒酒、营养支持、清除肝脂肪浸润、治疗酒精性肝炎、防治肝硬化及并发症。

(一)戒酒

戒酒是治疗酒精性肝病的关键。戒酒 4 周可使酒精性脂肪肝恢复正常,也可使酒精性肝炎的临床症状、肝功能、病理学改变逐渐减轻,在彻底戒酒后甚至可完全恢复。虽然戒酒难以逆转肝硬化的病理改变,但可以提高肝硬化患者的存活率。可以用心理疗法或用纳曲酮、阿坎酸等药物辅助戒酒。若出现酒精戒断症状时可减量应用地西泮类等药物。

(二)营养支持

长期酗酒者,酒精代替了食物提供身体所需热量,故而蛋白质营养不良和维生素缺乏症常见。在戒酒的基础上,对酒精性肝病患者应给予高热量(35～40 kcal/kg)、高蛋白(1.5 g/kg)、低脂饮食,如有肝性脑病的表现或先兆,应限制蛋白质饮食。此外,乙醇代谢过程中对维生素的利用、转化、贮存均发生障碍,尤其是 B 族维生素缺乏普遍,应注意及时补充维生素 A、B 族维生素、维生素 E、叶酸和微量元素。对严重酒精性肝病患者,积极给予肠内营养支持。

(三)药物治疗

单纯戒酒可使酒精性脂肪肝恢复正常,戒酒配合积极的药物治疗也可使酒精性肝炎恢复,肝纤维化得到改善,并降低肝衰竭的病死率。

1.糖皮质激素

虽然多年来对其疗效尚存在争议,但到目前为止多数临床研究表明糖皮质激素对重型酒精性肝炎有效,可降低其病死率。主要机制是通过抑制核因子 κB 转录活性进而抑制以肿瘤坏死因子 α 为主的多种炎症因子的转录,抑制肝细胞的炎症反应。泼尼松龙每天 40 mg,7 天后如果 Lille 评分<0.45,可继续激素治疗 3 周,2 周内逐步撤药;如果 7 天后 Lille 评分>0.45,提示预后不良,合适的患者应尽早考虑肝移植。感染和消化道出血是激素应用的禁忌证。

2.己酮可可碱

己酮可可碱可抑制肿瘤坏死因子 α 基因的转录,相应降低肿瘤坏死因子 α 下游效应分子水平。主要用于酒精性肝炎,尤其适宜合并感染或肝肾综合征的严重酒精性肝炎患者,用法:400 mg每天 3 次,连续 28 天。

3.抗氧化剂

补充外源性谷胱甘肽及其前体药物 N-乙酰半胱氨酸、S-腺苷蛋氨酸可增加肝细胞内谷胱甘肽含量,改善肝细胞的抗氧化能力,促进肝细胞修复。N-乙酰半胱氨酸与糖皮质激素有协同作用。

4.抗肿瘤坏死因子 α 抗体

抗肿瘤坏死因子 α 抗体可阻断肿瘤坏死因子 α 活性,减轻肿瘤坏死因子 α 介导的病理损伤。但疗效和安全性尚存争议。

(四)肝移植

Child-Pugh C 级和终末期肝病模型评分>15 的酒精性肝硬化患者在经过仔细的医疗和心理评估后可考虑肝移植,但要求患者肝移植前戒酒 3～6 个月,并且无其他脏器的严重酒精性损害。移植后主要问题是患者再次酗酒，则会很快进展为包括肝纤维化在内的肝脏损害。

五、预后

酒精性脂肪肝一般预后良好，戒酒后可完全恢复。酒精性肝炎如能及时戒酒和治疗，大多可恢复，主要死亡原因为肝衰竭。若不戒酒，酒精性脂肪肝可进展为酒精性肝硬化，部分酒精性肝硬化可并发肝癌。

（赵　珉）

第八章
肾内科疾病的诊疗

第一节 急性肾小球肾炎

一、疾病概述

急性肾小球肾炎简称急性肾炎,是一组常见的肾小球疾病。起病急,以血尿、少尿、蛋白尿、水肿及高血压等为其临床特征。急性肾炎可由多种病因所致,其中最常见的为链球菌感染后肾炎。在我国上呼吸道感染占60%～70%,皮肤感染占1%～20%,除链球菌之外,葡萄球菌、肺炎球菌、脑膜炎双球菌、淋球菌、流感杆菌及伤寒杆菌等感染都可引起肾小球肾炎。任何年龄均可发病,但以学龄儿童为多见,青年次之,中年及老年少见。一般男性发病率较高,男女之比约为2：1。

本病发病机制多与抗原抗体介导的免疫损伤有关。机体感染链球菌后,其菌体内某些成分作为抗原,经过2周与体内产生的相应抗体结合,形成免疫复合物,通过血液循环,沉积于肾小球内,当补体被激活后,炎症细胞浸润,导致肾小球损伤而发病。肾小球毛细血管的免疫性炎症使毛细血管腔变窄,甚至闭塞,并损害肾小球滤过膜,可出现血尿、蛋白尿及管型尿等,并使肾小球滤过率下降,因而对水和各种溶质(包括含氮代谢产物、无机盐)的排泄减少,发生水钠潴留,继而引起细胞外液容量增加,因此临床上有水肿、尿少、全身循环充血状态如呼吸困难、肝大、静脉压增高等表现。本病的高血压,目前认为是由于血容量增加所致,是否与"肾素-血管紧张素-醛固酮系统"活力增强有关,尚无定论。

近年来,认为链球菌感染后肾炎不止一种抗原,与链球菌有关的内源性抗原抗体系统可能也参与发病。致肾炎链球菌通过酶作用或其产物与机体的免疫球蛋白(Ig)结合,改变Ig化学组成或其抗原性,然后形成免疫复合物而致病。如致肾炎链球菌能产生唾液酸酶(sialiadase)使Ig发生改变。目前认为致肾炎链球菌抗原先植入肾小球毛细血管壁,然后与抗体作用而形成免疫复合物(原位形成)是主要的发病机制。

本病预后一般良好,儿童85%～99%、成人50%～75%可完全恢复,就儿童急性肾炎来说,6个月内血尿消失者达90%,持续或间歇蛋白尿超过1年者占58%,在2年以上仍有蛋白尿者占32%,急性肾炎演变为慢性肾炎者不超过10%。

急性肾小球肾炎起病较急,与患者体质有一定关系,临床表现以水肿、血尿为主要特征。水不自行,赖气以动,故水肿一证是全身气化功能障碍的一种表现,涉及的脏腑也较多,但与肺、脾、肾三脏的关系最为密切,其中又以肾为本。究其病因主要如下。①先天不足,房劳过度:先天不足,肾元亏虚,复遭外邪侵袭,则气化失司,水湿内蕴而成本病;若肾津亏虚,则阴虚不能制阳,可致虚热伤络,发为血尿。②外邪侵袭,风水相搏:风邪外袭,内舍于肺,肺失宣通肃降,以致风遏水阻,风水相搏。风鼓水溢,内犯脏腑经络,外溢四肢肌肤。③湿毒浸淫,内归脾肺:湿热之邪蕴于肌肤,郁久则热甚成毒,湿毒之邪蕴于局部,则化为痈疡疮痍,邪归脾肺,致脾失健运,肺失宣降,水湿不行,运行受阻,溢于肌肤四肢。④食居不节,水湿困脾:水湿之邪内盛则湿困脾胃,运化转输功能失司,水湿不运,溢于肌肤四肢。综上,风邪与寒、热、湿、毒等邪气兼挟侵袭是本病的主要原因,肾元亏虚则是发病的内因,过度劳累、汗出当风、冒雨涉水等则为本病发病的诱因。

本病病机的转化主要表现为主导病邪的转化和虚实的转化。病初以风寒为主者,病程中可以化热;以风热为主者,可以化火生毒,或伤阴耗气;风热夹湿可化为湿热火毒,湿热伤及脾肾,火热灼伤脉络,耗气伤阴,可致阴虚阳亢而生变症等。病程短者以邪实为主;病程长者,正气耗伤,正虚邪存,难以痊愈,不仅损伤身体,而且涉及肺、脾、肝、心等诸脏。疾病发生发展过程中还可出现气滞、血瘀、痰湿等兼挟证。当分别缓急,详审轻重。

二、诊断要点

(一)临床表现

本病起病较急,病情轻重不等。多数患者有明确的链球菌感染史,如上呼吸道感染、咽炎、扁桃体炎及皮肤感染等。潜伏期相当于致病抗原初次免疫后诱导机体产生免疫复合物所需的时间,呼吸道感染者的潜伏期较皮肤感染者短,一般经过 2~4 周(上呼吸道感染、咽炎、扁桃体炎一般 6~10 天,皮肤感染者约2 周后)突然起病,首发症状多为水肿和血尿,呈典型急性肾炎综合征表现,重症者可发生急性肾损伤。本病可见于各年龄组,但以儿童最为常见。

1.全身症状

起病时症状轻重不一,患者常有头痛、食欲减退、恶心、呕吐、疲乏无力、腰酸等,部分患者先驱感染没有控制,可有发热,咽喉疼痛,体温一般在 38 ℃上下,发热以儿童为多见。

2.水肿及少尿

常为本病之首发症状,出现率为 80%~90%。在发生水肿之前,患者都有少尿,每天尿量常在 500 mL 左右,少数患者可少至 400 mL 以下,发生尿闭者少见。轻者仅晨起眼睑水肿,面色较苍白,呈"肾炎面容",重者延及全身,体重也随之增加。水肿多先出现于面部,特别以眼睑为著,下肢及阴囊也显著。晨起以面部为著,活动后下肢为著。水肿出现的部位主要决定于两个因素,即重力作用和局部组织的张力,儿童皮肤及皮下组织较紧密,则水肿的凹陷性不十分明显,水肿的程度还与食盐的摄入量有密切关系,食盐摄入量多则水肿加重,反之也然。大部分患者经过 2~4周,可自行利尿退肿,严重者可有胸腔积液、腹水。产生原因主要是全身毛细血管壁通透性增强,肾小球滤过率降低,而肾小管对钠的重吸收增加致水钠潴留。

3.血尿

肉眼血尿为常见初起症状之一,40%~70% 的患者可见到。尿呈浑浊红棕色,为洗肉水样,一般在数天内消失,也可持续 1~2 周才转为显微镜血尿。镜下血尿多在 6 个月内消失,也可因感染、劳累而暂时反复,也有持续 1~3 年才完全消失。此外,也有少数患者肾小球病变基本消退,而镜下血尿持续存在,认为无多大临床意义。

4.蛋白尿

多数患者均有不同程度蛋白尿,主要为清蛋白,20%～30%表现为肾病综合征(尿蛋白超过 3.5 g/24 h。血浆清蛋白低于 30 g/L),经 2 周后可完全消失。蛋白尿持续存在提示病情迁延,或转为慢性肾炎的可能。

5.高血压

高血压见于 80%的病例,多为轻中度高血压,收缩压及舒张压均增高。急性肾炎之血压升高多为一过性,往往与水肿及血尿同时发生,一般持续 2～3 周,多随水肿消退而降至正常。产生原因主要为水、钠潴留使血容量扩张所致,经利尿、消肿后血压也随之下降。重度高血压者提示肾损害严重,可并发高血压危象、心力衰竭或视网膜病变等。

6.神经系统症状

症状主要为头痛、恶心、呕吐、失眠、反应迟钝;重者可有视力障碍。甚至出现昏迷、抽搐。此与血压升高及水、钠潴留有关。

(二)体征

急性肾炎的主要体征是程度轻重不一的水肿,以组织疏松及低垂部位为明显,晨起时眼睑、面部可见水肿,活动后下肢水肿明显。随病情发展至全身,严重者可出现胸腔、腹腔、阴囊,甚至心包腔的大量积液,重度高血压者眼底检查可出现视网膜小动脉痉挛或视盘水肿。

(三)检查与检验

1.尿液检查

血尿为急性肾炎重要所见,或肉眼血尿或镜下血尿,尿沉渣检查中,红细胞多为严重变形红细胞,但应用襻利尿剂时可暂为非变形红细胞,此外还可见红细胞管型,提示肾小球有出血渗出性炎症,是急性肾炎的重要特点。尿沉渣还常见肾小管上皮细胞、白细胞、大量透明和颗粒管型。

尿蛋白通常为(＋)～(＋＋),1～3 g/d,多属非选择性蛋白,若病情好转,则尿蛋白减少,但可持续数周至数月。如果蛋白尿持续在 1 年以上,多数提示为慢性肾炎或演变为慢性肾炎。

尿常规一般在 4～8 周内大致恢复正常,残余镜下血尿(或爱迪计数异常)或少量蛋白尿(可表现为起立性蛋白尿)可持续半年或更长。

2.血常规检查

严重贫血少见,红细胞计数及血红蛋白可稍低,系因血容量扩大,血液稀释所致,白细胞计数可正常或增高,此与原发感染灶是否继续存在有关。

急性肾炎时血沉几乎都增快,一般在 30～60 mm/h,随着急性期缓解,血沉在 2～3 个月也逐渐恢复正常。

3.肾功能检查

急性肾炎患者肾小球滤过率(GFR)呈不同程度下降,但肾血浆流量仍可正常,因而滤过分数常减少,与肾小球滤过功能受累相比较,肾小管功能相对良好,肾浓缩功能多能保持。临床常见一过性氮质血症,血中尿素氮、肌酐增高,不限进水的患儿,可有轻度稀释性低钠血症,此外还可有高血钾及代谢性酸中毒。

4.血浆蛋白和脂质测定

血清清蛋白浓度常轻度降低,此为水、钠潴留及血容量增加和稀血症所致,急性肾炎病程较短而尿蛋白量少,所以血清清蛋白降低不是由于尿中大量蛋白丢失所造成,且利尿消肿后即恢复正常浓度。血清蛋白电泳多见清蛋白降低,γ 球蛋白增高,少数病例伴有 α_2 和/或 β 球蛋白增高,后者增高的病例往往并存高脂血症。

5.细胞学和血清学检查

急性肾炎发病后自咽部或皮肤感染灶培养出 β 溶血性链球菌的阳性率约 30%,早期接受青霉素治疗者更不易检出,链球菌感染后可产生相应抗体,常借检测抗体证实前驱的链球菌感染,如抗链球菌溶血素,抗体(ASO),其阳性率达 50%～80%。通常于链球菌感染后 2～3 周出现,3～5周滴度达高峰,半年内恢复正常。判断其临床意义时应注意,其滴度升高仅表示近期有过链球菌感染,与急性肾炎的严重性无直接相关性;经有效抗生素治疗者其阳性率减低,皮肤感染灶患者阳性率也低,尚可检测抗脱氧核糖核酸酶 B 及抗玻璃酸酶(anti-HAse)。并应注意于3周后复查,如滴度升高,则更具诊断价值。

6.血补体测定

除个别病例外,肾炎病程早期血总补体及 C3 均明显下降,8 周后恢复正常,此规律性变化为本症的典型表现。血补体下降程度与急性肾炎病情轻重无明显相关,但低补体血症持续8周以上,应考虑有其他类型肾炎之可能,如膜增生性肾炎、冷球蛋白血症或狼疮肾炎等。

7.尿纤维蛋白降解产物(FDP)

血液和尿液测定中出现 FDP 意味着体内有纤维蛋白形成和纤维蛋白原及纤维蛋白分解代谢增强,尿液 FDP 测定能更正确地反映肾血管内凝血。

8.其他检查

部分病例急性期可测得循环免疫复合物及冷球蛋白,通常典型病例不需肾活检,但如与急进性肾炎鉴别困难或病后 3 个月仍有高血压、持续低补体血症或肾功能损害者建议肾活检检查,明确病理类型。

(四)鉴别诊断

1.热性蛋白尿

急性感染发热的患者可出现蛋白尿、管型或镜下血尿,极易与不典型或轻型急性肾炎相混淆,但前者没有潜伏期,无水肿及高血压,热退后尿常规迅速恢复正常。

2.急进性肾炎

起病过程与急性肾炎相似,但除急性肾炎综合征外,常早期出现少尿、无尿及肾功能急剧恶化为特征,重症急性肾炎呈现急性肾损伤伴少尿或无尿持续不缓解,病死率高,与该病相鉴别困难时,应及时做肾活检以明确诊断。

3.慢性肾炎急性发作

发作时症状同本病,但有慢性肾炎史,诱发因素较多,如感染诱发者临床症状(多在 1 周内,缺乏间歇期)迅速出现,常有明显贫血、低蛋白血症、肾功能损害等,B超检查有的显示双肾缩小。急性症状控制后,贫血仍存在,肾功能不能恢复正常,对鉴别有困难的。除了肾穿刺进行病理分析之外,还可根据病程和症状、体征及化验结果的动态变化来加以判断。

4.IgA 肾病

该病潜伏期短,多于上呼吸道感染后 1～2 天即以血尿起病,通常不伴水肿和高血压,链球菌培养阴性,ASO 滴度不升高。一般无血清补体下降,1/3 患者血清 IgA 增高,该病多有反复发作史,鉴别困难时需行肾活检,病理免疫荧光示 IgA 弥漫沉积于系膜区。

5.全身系统性疾病引起的肾损害

如过敏性紫癜肾炎、狼疮性肾炎等,虽有类似本病之临床表现,但原发病症状明显,不难诊断。

6.急性泌尿系统感染或肾盂肾炎

可表现有血尿、腰痛等与急性肾炎相似的临床表现,但急性肾盂肾炎一般无少尿表现,少有水肿和高血压,多有发热、尿路刺激症状。尿中以白细胞为主,尿细菌培养阳性可以区别,抗感染治疗有效等,均可帮助诊断。

三、现代医学治疗

(一)治疗原则

急性肾小球肾炎为自限性疾病,无特异疗法,主要是对症处理,改善肾功能,预防和控制并发症,促进机体自然恢复。

(二)一般治疗

1.休息

急性期应卧床休息,通常需 2～3 周,待肉眼血尿消失、血压恢复、水肿减退即可逐步增加室内活动量。对遗留的轻度蛋白尿及血尿应加强随访观察而无须延长卧床期,但如病情反复,应继续卧床休息,卧床休息能增加肾血流量,可改善尿异常改变,同时 3 个月内宜避免剧烈体力活动,并应注意防寒、防潮。

2.饮食治疗

(1)控制钠盐摄入:对有水肿、血压高者用无盐或低盐饮食,一般每天摄取钠 1.2 g/d,水肿严重时限制为 0.5 g/d,注意禁用腌制食品,尽量少用味精,同时禁食含碱主食及含钠高的蔬菜,如白萝卜、菠菜、小白菜或酱油。

(2)蛋白质摄入:一般认为血尿素氮＜14 mmol/L,蛋白质可不限制;尿素氮如超过 21.4 mmol/L,每天饮食蛋白质应限制到 0.5 g/kg 体重,蛋白质以乳类及鸡蛋为最好,羊肉除营养丰富、含优质蛋白质外,还有消肿利尿的作用,糖类及各种维生素应充分供给。

(3)水的摄入:对严重水肿且尿少者液体也应限制,目前多主张每天摄入水量以不显性失水量加尿量计算。儿童不显性失水每天为 15～20 mL/kg 体重,在条件许可下,每天测量体重,对决定摄入液体量是否合适较有帮助。

(三)药物治疗

1.感染灶的治疗

对有前驱感染且病灶尚存者应积极进行治疗,使其痊愈,即使找不到明确感染灶的急性肾炎患者。也有人主张用青霉素(过敏者用红霉素)常规治疗 10～14 天,也有人主张在 2 周青霉素疗程后,继续用长效青霉素 2～4 周。抗生素对预防本病的再发往往无效。因此不必预防性的使用,对反复扁桃体发炎的患者,在病情稳定的情况下,可做扁桃体切除术。

2.对症治疗

(1)水肿的治疗:对轻、中度水肿,限制钠水入量及卧床休息即可;高度水肿者应使用噻嗪类或髓襻利尿药,如呋塞米(速尿)2 mg/kg 体重,每天 1～2 次治疗,一般不主张使用贮钾利尿药及渗透性利尿药,多巴胺等多种可以解除血管痉挛的药物也可应用,以促进利尿。

(2)高血压的治疗:轻度高血压经限制钠盐和卧床休息后可纠正,明显高血压者[儿童舒张压＞13.3 kPa(100 mmHg)或成人舒张压＞14.7 kPa(110 mmHg)]应使用抗高血压药物。一般采用利尿药、钙通道阻滞剂、β-受体阻滞剂及血管扩张药,如硝苯地平(硝苯吡啶)20～40 mg/d,或肼屈嗪(肼苯哒嗪)25 mg,每天 3 次以使血压适当降低。

3.抗凝疗法

肾小球内凝血是急性肾炎的重要病理改变之一,主要为纤维素沉积及血小板聚集。因此,采用抗凝疗法将有助于肾炎缓解,可以应用普通肝素静脉滴注或低分子肝素皮下注射,每天 1 次,10～14次为 1 个疗程,间隔 3～5 天,根据患者凝血指标调整,共 2～3 个疗程。双嘧达莫(潘生丁)口服,尿激酶 2 万～6 万单位加入 5%葡萄糖液 250 mL 静脉滴注,或每天 1 次,10 天为 1 个疗程,根据病情进行 2～3 个疗程。注意肝素与尿激酶不可同时应用。

4.抗氧化剂应用

(1)超氧歧化酶可使 O^- 转变成 H_2O_2。

(2)硒谷胱甘肽过氧化物酶,使 H_2O_2 还原为 H_2O。

(3)维生素 E 是体内血浆及红细胞膜上脂溶性清除剂,维生素 E 及辅酶 Q_{10} 可清除自由基,阻断由自由基触发的脂质过氧化连锁反应,保护肾细胞,减轻肾内炎症过程。

5.肾上腺糖皮质激素

一般不用,但急性期症状明显时可小剂量短期使用,一般不超过 2 周。

6.并发症的治疗

(1)高血压脑病:出现高血压脑病时应选用硝普钠 50 mg 溶于葡萄糖液 250 mL 中静脉滴注,速度为 0.5 $\mu g/(kg \cdot min)$,随血压变化调整剂量。

(2)急性心力衰竭:近年研究认为,急性肾炎患者出现胸闷、心悸、肺底啰音、心界扩大等症状时,心排血量并不降低,射血指数也不减少,与心力衰竭的病理生理基础不同,而是水钠潴留、血容量增加所致的淤血状态,因此洋地黄类药物疗效不理想,且易引起中毒。严格控制水钠摄入,静脉注射呋塞米、硝普钠或酚妥拉明等多能使症状缓解。

(3)继发细菌感染,急性肾炎由于全身抵抗力较低,易继发感染,最常见的是肺部和泌尿系统感染。一旦发生应及时选用敏感、强效及无肾毒性的抗生素治疗,并加强支持疗法,常用的为青霉素类和第三代头孢菌素或四代抗生素。

(四)透析治疗

目前对急性肾炎所致的急性肾衰竭主张"早期、预防性和充分透析治疗",早期预防性透析是指在并发症出现之前即进行透析治疗,特别是高分解代谢型急性肾损伤,可以有效降低病死率,血液透析或腹膜透析均可采用,血液透析疗效快速,适用于紧急透析,其中连续性血液透析滤过治疗效果最佳。腹膜透析适用于活动性出血、无法耐受血液透析和无血液透析设备的情况。

(马振华)

第二节　慢性肾小球肾炎

慢性肾小球肾炎简称慢性肾炎,以蛋白尿、血尿、高血压、水肿为基本临床表现,起病方式各有不同,病情迁延,缓慢进展,可有不同程度的肾功能减退,最终将发展为慢性肾衰竭。

一、病因和发病机制

绝大多数慢性肾炎患者的病因尚不明确,仅有少数慢性肾炎是由急性肾炎发展所致。虽然慢性肾炎的病因、发病机制和病理类型不尽相同,但起始因素多为免疫介导炎症,导致病程慢性化的机制除免疫因素外,非免疫因素如高血压、蛋白尿、高血脂等也占有重要作用。

二、病理

慢性肾炎可由多种病理类型引起,常见类型有系膜增生性肾小球肾炎(包括 IgA 和非 IgA 系膜增生性肾小球肾炎)、系膜毛细血管性肾小球肾炎、膜性肾病及局灶性节段性肾小球硬化等。

病变进展至后期,所有上述不同类型病理变化均可转化为程度不等的肾小球硬化、肾小管萎缩、肾间质纤维化。疾病晚期肾体积缩小,转化为硬化性肾小球肾炎。

三、临床表现

多数起病缓慢、隐袭。临床表现呈多样性,蛋白尿、血尿、高血压、水肿为其基本临床表现,可有不同程度肾功能减退,病情时轻时重、迁延、渐进性发展为慢性肾衰竭。

早期患者可有乏力、疲倦、腰部疼痛、食欲缺乏,水肿可有可无,一般不严重。有的患者可无明显临床症状。血压可正常或轻度升高。肾功能正常或轻度受损(肾小球滤过率下降),这种情况可持续一段时间后,肾功能逐渐恶化,最终发展成尿毒症。部分患者除上述慢性肾炎的一般表现外,血压可以有程度不等的升高,甚至出现高血压脑病,这时患者可有眼底出血、渗出,甚至视盘水肿,如血压控制不好,肾功能恶化较快,预后较差。慢性肾炎往往有急性发作现象,常因感染、劳累呈急性发作,或用肾毒性药物后病情急骤恶化,经及时去除诱因和适当治疗后病情可一定程度缓解,但也可能由此而进入不可逆慢性肾衰竭。

四、实验室检查

(一)尿液检查

血尿,多以镜下血尿为主,可有红细胞管型。程度不等的蛋白尿,部分患者出现大量蛋白尿(尿蛋白定量超过 3.5 g/24 h)。

(二)血液检查

早期血常规检查正常或轻度贫血,白细胞和血小板计数多正常。

(三)肾功能检查

早期肾功能无异常,随着病情的进展,可出现血肌酐升高和肾小球滤过率下降。

(四)病理检查

肾脏活体组织检查可明确慢性肾炎的病理类型,对于指导治疗和估计预后具有重要意义。

五、诊断与鉴别诊断

(一)诊断

凡尿化验异常(蛋白尿、血尿、管型尿)、水肿及高血压病史达一年以上,在除外继发性肾小球肾炎及遗传性肾小球肾炎后,临床上可诊断为慢性肾炎。

(二)鉴别诊断

1.继发性肾小球疾病

如狼疮性肾炎、过敏性紫癜肾炎、糖尿病肾病等,依据相应的病史及实验室检查,一般不难鉴别。

2.其他原发性肾小球疾病

（1）隐匿型肾小球肾炎：临床上轻型慢性肾炎应与隐匿型肾小球肾炎相鉴别，后者主要表现为无症状性血尿和/或蛋白尿，无水肿、高血压和肾功能损害。

（2）感染后急性肾炎：有前驱感染史并以急性发作起病的慢性肾炎需与此病相鉴别。慢性肾炎急性发作多在短期内（数天）病情急骤恶化，血清补体 C_3 一般无动态变化有助于与感染后急性肾炎相鉴别；此外，疾病的转归不同，慢性肾炎无自愈倾向，呈慢性进展，可资区别。

3.原发性高血压肾损害

伴有高血压的慢性肾炎需与原发性高血压肾损害（即良性小动脉性肾硬化症）鉴别，后者先有较长期高血压，其后再出现肾损害，临床上远曲小管功能损伤（如尿浓缩功能减退、夜尿增多）多较肾小球功能损伤早，尿改变轻微（微量至轻度蛋白尿，可有镜下血尿及管型），常有高血压的其他靶器官（心、脑）并发症。

4.Alport 综合征

常起病于青少年（多在 10 岁之前），患者同时出现眼部、耳部疾病及肾脏损害，有阳性家族史（多为性连锁显性遗传）。

六、治疗

慢性肾炎的治疗主要是防止或延缓肾功能进行性恶化，改善或缓解临床症状及防治严重合并症，根据肾脏病理检查结果进行综合性治疗。

（一）低蛋白饮食和必需氨基酸治疗

肾功能正常者注意低盐低脂饮食，不宜严格限制蛋白质入量，出现肾功能损害的患者应限制蛋白及磷的入量并配合使用必需氨基酸或 α-酮酸。

（二）控制高血压

高血压是加速肾小球硬化、促进肾功能恶化的重要因素，积极控制高血压是十分重要的环节。治疗原则：①力争把血压控制在理想水平，蛋白尿不低于 1 g/d，血压应控制在 16.67/10 kPa（125/75 mmHg）以下；尿蛋白低于 1 g/d，血压控制可放宽到 17.33/10.67 kPa（130/80 mmHg）以下。②选择能延缓肾功能恶化、具有肾保护作用的降血压药物。

高血压患者应限盐（＜3 g/d）；有水钠潴留容量依赖性高血压患者可选用噻嗪类利尿药。对肾素依赖性高血压则首选血管紧张素转换酶抑制剂（ACEI）或血管紧张素 Ⅱ 受体阻滞剂。此外钙通道阻滞剂、β 受体阻滞剂、α 受体阻滞剂也可选用。高血压难以控制时可选用不同类型降压药联合应用。

近年研究证实，ACEI 除具有降低血压作用外，还有减少尿蛋白和延缓肾功能恶化的肾保护作用，故 ACEI 可作为慢性肾炎患者控制高血压的首选药物。肾功能不全患者应用 ACEI 要防止高血钾，血肌酐大于 350 μmol/L 的非透析治疗患者不宜再使用，注意少数患者应用 ACEI 干咳的不良反应。血管紧张素 Ⅱ 受体阻滞剂具有与 ACEI 相似的肾保护作用和减少尿蛋白作用，但不引起持续性干咳。

（三）糖皮质激素和细胞毒药物

鉴于慢性肾炎为一临床综合征，其病因、病理类型及其程度、临床表现和肾功能等变异较大，故此类药物是否应用应区别对待。在肾活检明确病理类型后谨慎应用。还可选择中药雷公藤总苷片，但应注意该药可以引起白细胞减少及肝功能损害，女性患者长期服用可导致月经周期紊乱甚至闭经。

（四）避免加重肾损害的因素

感染、劳累、妊娠及应用肾毒性药物（如氨基糖苷类抗生素、含马兜铃酸的中草药等），均可能加重肾脏损害，导致肾功能恶化，应予以避免。

七、预后

慢性肾炎病情迁延，病变呈进行性发展，最终出现慢性肾衰竭。病变进展速度个体差异很大，病理类型为重要因素，但防止各种危险因素、正确制订延缓肾功能损害进展的措施同样具有重要意义。

（马振华）

第三节　急性肾小管间质性肾炎

对于肾小管间质性肾炎（tubulointerstitial nephritis，TIN）的认识，最早可追溯到 1792 年。当时有 1 位患者死于肾衰竭、高血压，尸体解剖时发现肾间质有明显炎症改变，推测与饮用船上含铅较高的淡水有关。TIN 是由多种病因引起、发病机制各异、以肾小管间质病变为主的一组疾病，按其肾脏病理变化的特点分为：以肾间质水肿、炎性细胞浸润为主的急性肾小管间质性肾炎（acute tubulointerstitial nephritis，ATIN）和以肾间质纤维化、肾小管萎缩为主的慢性肾小管间质性肾炎（chronic tubulointerstitial nephritis，CTIN）。文献报道 10%～15% 的急性肾损伤和 25% 的慢性肾衰竭是分别由急、慢性 TIN 引起，因此 TIN 已日益受到重视。

文献报道，在蛋白尿和/或血尿肾活检的病例中 ATIN 约占 1%，而在急性肾损伤患者进行肾活检的病例中 ATIN 所占比例为 5%～15%。ATIN 如能早期诊断、及时治疗，肾功能多可完全恢复或显著改善。因此，重视 ATIN 的早期诊断和治疗对提高肾脏疾病的整体防治水平具有重要意义。

一、ATIN 的病因及发病机制研究现状

（一）病因

原发性 ATIN 的病因主要为药物及感染。历史上感染相关性 ATIN 十分常见，近代由于疫苗及大量抗微生物药物问世，许多感染都已能有效预防和/或迅速控制，所以感染相关性 ATIN 患病率已显著下降；相反，近代由于大量新药上市，药物过敏日益增多，它已成为 ATIN 的首要病因。除此而外，尚有少数病因不明者，被称为"特发性 ATIN"，不过其后某些特发性 ATIN 如肾小管间质性肾炎-葡萄膜炎综合征（TINU）病因已基本明确，是自身抗原导致的免疫反应致病。

（二）发病机制的研究现状

1.药物过敏性 ATIN

药物已成为 ATIN 最常见的病因，免疫反应是其发病的主要机制。大多数研究显示本病主要由细胞免疫引起，但是也有研究在少数病例的肾活检标本中见到抗肾小管基底膜（TBM）抗体沉积，提示体液免疫也可能参与致病。所以不同患者及不同药物的发病机制可能有所不同。

（1）细胞免疫反应：有如下证据提示细胞免疫参与药物所致 ATIN 的发病。①肾间质呈现弥漫性淋巴细胞、单核-巨噬细胞和嗜酸性粒细胞浸润；②免疫组化检查显示肾间质浸润细胞是以 T 淋巴细胞为主；③肾间质中出现非干酪性肉芽肿，提示局部存在迟发型超敏反应。

目前认为参与药物过敏性 ATIN 发病的细胞免疫反应主要是 T 细胞直接细胞毒反应及抗原特异性迟发型超敏反应。多数药物过敏性 ATIN 的肾间质浸润细胞是以 $CD4^+$ 细胞为主，$CD4^+/CD8^+>1$，而西咪替丁和 NSAID 诱发的 ATIN 却以 $CD8^+$ 为主，$CD4^+/CD8^+<1$。药物（半抗原）与肾小管上皮细胞蛋白（载体）结合形成致病抗原，经肾小管上皮细胞抗原递呈作用，使肾间质浸润 T 细胞（包括 $CD4^+$ 和 $CD8^+$）致敏，当再次遇到此相应抗原时，$CD4^+$ 细胞就可通过 Ⅱ 类主要组织相容性复合物、$CD8^+$ 细胞通过 Ⅰ 类主要组织相容性复合物限制性地识别小管上皮细胞，诱发 T 细胞直接细胞毒反应和迟发型超敏反应（$CD8^+$ 细胞主要介导前者，而 $CD4^+$ 细胞主要介导后者），损伤肾小管，导致肾间质炎症（包括非干酪性肉芽肿形成）。

这些活化的 T 细胞还可以合成及释放大量细胞因子，包括 γ 干扰素、白细胞介素-2（IL-2）、白细胞介素-4（IL-4）、肿瘤坏死因子 α（TNFα）参与致病。同时细胞毒 T 细胞所产生的粒酶、穿孔素等物质，也具有细胞毒作用而损伤肾小管。此外，肾间质中激活的单核-巨噬细胞也能释放蛋白溶解酶、活性氧等物质加重肾小管间质损伤，并能分泌转化生长因子-β（TGF-β）活化肾间质成纤维细胞，促进细胞外基质合成，导致肾间质病变慢性化。

NSAID 在引起 ATIN 同时还可能引起 MCD，其发病也与 T 细胞功能紊乱有关。NSAID 抑制环氧化酶，使前列腺素合成受抑制，花生四烯酸转为白三烯增加，后者激活 T 细胞。激活的辅助性 T 细胞通过释放细胞因子而使肾小球基膜通透性增加，引起肾病综合征。

（2）体液免疫反应：药物及其代谢产物可作为半抗原与宿主体内蛋白（即载体，如肾小管上皮细胞蛋白）结合形成致病抗原，然后通过如下体液免疫反应致病。①Ⅰ型超敏反应：部分患者血清 IgE 升高，外周血嗜酸性粒细胞计数增多、出现嗜酸性粒细胞尿，病理显示肾间质嗜酸性粒细胞浸润，提示Ⅰ型超敏反应致病。②Ⅱ型超敏反应：部分患者血中出现抗 TBM 抗体，免疫病理显示 TBM 上有 IgG 及 C3 呈线样沉积，提示Ⅱ型超敏反应致病。这主要见于甲氧西林（methi-cillin，又称二甲氧苯青霉素及新青霉素Ⅰ）所致 ATIN，也可见于苯妥英钠、别嘌醇、利福平等致病者。目前认为这种抗 TBM 疾病的靶抗原是 3M-1 糖蛋白，由近曲小管分泌黏附于肾小管基底膜的外表面，相对分子质量为 48 kDa。正常人对此蛋白具有免疫耐受，但是药物半抗原与其结合形成一种新抗原时，免疫耐受即消失，即能诱发抗 TBM 抗体产生，导致 ATIN。此外，从前报道Ⅲ型超敏反应（循环免疫复合物致病）也可能参与药物过敏性 ATIN 发病，其实基本见不到这种病例。

2.感染相关性 ATIN

广义上的感染相关性 ATIN 也包括病原微生物直接侵袭肾间质导致的 ATIN 如急性肾盂肾炎。此处所讲感染相关性 ATIN 仅指感染诱发免疫反应导致的 ATIN。

一般认为，感染相关性 ATIN 也主要是由细胞免疫反应致病，理由如下：①肾组织免疫荧光检查阴性，不支持体液免疫致病；②肾间质中有大量淋巴细胞和单核细胞浸润；③免疫组化检查显示肾间质中浸润的淋巴细胞主要是 T 细胞。

3.TINU 综合征

TINU 综合征是一个 ATIN 合并眼色素膜炎的综合征，临床较少见。1975 年首先由 Dinrin 等报道，迄今报道 300 余例。此综合征的病因及发病机制至今尚不完全明确，但与机体免疫功能素乱及遗传因素影响相关,简述如下。

(1)细胞免疫:目前较公认的发生机制是细胞免疫致病。其主要依据为:①患者的皮肤试验反应能力降低;②外周血中 T 细胞亚群(CD3⁺、CD4⁺、CD8⁺)异常,CD4⁺/CD8⁺ 比值降低,CD56⁺ 的 NK 细胞增高;③肾脏病理检查可见肾间质中有大量 CD3⁺、CD4⁺、CD8⁺ 淋巴细胞浸润,多数报道以 CD4⁺ 细胞为主,并长期存在。④在部分患者肾间质中可见非干酪性肉芽肿,提示局部存在迟发型超敏反应。

(2)体液免疫:目前有证据表明,TINU 综合征也可存在体液免疫的异常。其依据为:①患者存在多克隆高丙种球蛋白血症,尤以血 IgG 水平升高明显;②在部分 TINU 综合征患儿肾组织中检测出抗肾小管上皮细胞抗体成分。Wakaki 等对 1 例 13 岁女孩肾组织匀浆中的 IgG 纯化后测得 125 kDa 抗体成分,证实为抗肾小管上皮细胞抗体,并通过免疫组化法明确该抗体存在于皮质区肾小管上皮细胞的胞质中。③少数病例血清检测出抗核抗体、类风湿因子、抗肾小管及眼色素膜抗体等自身抗体及循环免疫复合物,提示体液免疫异常在部分 TINU 综合征中起作用,并可能是一种自身免疫性疾病。

(3)遗传因素:有关单卵双生兄弟、同胞姐妹共患 TINU 综合征,以及 TINU 综合征患者母亲患有肉芽肿病的报道,均强烈显示出本症具有遗传倾向。已有报道证实 TINU 综合征与人类白细胞抗原(HLA)系统有着密切关联,主要集中在 HLA-DQA1 和 DQB1 及 DR6、DR14 等等位基因。

二、ATIN 的临床及病理表现、诊断与鉴别诊断

(一)临床表现及辅助检查

1.临床表现

(1)药物过敏性 ATIN:典型表现如下。①用药史:患者发病前均有明确的用药史。20 世纪 80 年代前,青霉素、半合成青霉素、磺胺类等抗菌药物是诱发 ATIN 的主要药物;而 20 世纪 80 年代后,国内外文献报道诱发 ATIN 最多的药物是 NSAID 和头孢菌素类抗生素。②药物过敏表现:常为药物热及药疹(常为小米至豆大斑丘疹或红斑,弥漫对称分布,伴瘙痒)。③肾损害:患者常在用药后一至数天出现尿化验异常和肾小球及肾小管功能损害,少尿性(病情较重者)或非少尿性(病情较轻者)急性肾损伤十分常见。

但是,NSAID 引起的过敏性 ATIN 常有如下独特表现:①虽然有患者在用药后 1 天至数天出现肾损害,但是有的却可在用药后数周至数月才发病;②临床常无药物过敏的全身表现,如药物热及药疹;③在导致 ATIN 的同时,又能引起 MCD,临床出现肾病综合征。若不认识它的这些特点,即易导致误漏诊。

(2)感染相关性 ATIN:常首先出现与感染相关的全身表现,而后才呈现尿化验异常、急性肾损伤及肾小管功能异常。既往此 ATIN 常由细菌感染引起,而现代病毒等微生物引起者更常见。

(3)TINU 综合征:常发生于青少年,女性居多。病前常有乏力、食欲减退、体重下降及发热等非特异症状,而后出现肾损害(尿化验异常、急性肾损伤及肾小管功能异常)及眼色素膜炎(虹膜睫状体炎或全色素膜炎,常两侧同时发生)。少数患者眼色素膜炎出现在肾损害前,多数同时出现,或眼色素膜炎出现在肾损害后(一个月到数月)。患者常伴随出现血沉增快、血清 C 反应蛋白及 γ 球蛋白增高。

2.实验室检查

(1)尿常规化验:常表现为轻度蛋白尿(<1 g/d,以小分子性蛋白尿为主),镜下血尿(甚至肉眼血尿),无菌性白细胞尿(早期尚能见嗜酸性粒细胞尿),以及管型尿(包括白细胞管型)。

(2)血常规化验:一般无贫血,偶尔出现轻度贫血。30%～60%的药物过敏性 ATIN 患者外周血嗜酸性粒细胞计数增多。

(3)肾小管损伤指标及肾小管功能检查:患者尿 N-乙酰-β-D-氨基葡萄糖苷酶(NAG)、γ-谷氨酰转肽酶(γ-GT)及亮氨酸氨基肽酶(LAP)增多,提示肾小管上皮细胞损伤。尿 β_2 微球蛋白、α_1 微球蛋白、视黄醇结合蛋白及溶菌酶常增多,提示近端肾小管重吸收功能障碍;尿比重和尿渗透压减低,提示远端肾小管浓缩功能减退。患者有时还能出现肾性尿糖,甚至范可尼综合征,以及肾小管酸中毒。

近年,一些能反映早期急性肾损害的尿生物标志物检验已开始应用于临床,这对早期发现及诊断 ATIN 很有帮助,例如尿中性粒细胞明胶酶相关脂质运载蛋白(NGAL)检验,尿肾脏损伤分子-1(KIM-1)检验,及尿白细胞介素-18(IL-18)检验等。

(4)肾小球功能检查:患者出现急性肾损伤时,血肌酐及尿素氮将迅速升高,血清胱抑素 C 水平也升高。

(5)其他检验:对疑及药物诱发抗 TBM 抗体的患者,应进行血清抗 TBM 抗体检测。

3.影像学检查

超声等影像学检查显示 ATIN 患者的肾脏体积正常或增大,若能除外淀粉样变肾病及糖尿病肾病,肾脏体积增大对提示急性肾损伤很有意义。

4.^{67}镓核素扫描

20 世纪 70 年代末即有报道 ATIN 患者肾脏摄取核素 ^{67}镓(^{67}Ga)明显增多,因此认为 ^{67}Ga 核素扫描有助 ATIN 诊断。但是,在此后的研究中发现 ^{67}Ga 核素扫描诊断 ATIN 的敏感性仅58%～68%,特异性也不高。因此,^{67}Ga 同位素扫描并不是理想的 ATIN 检测指标,临床上很少应用。不过,文献报道急性肾小管坏死患者极少出现 ^{67}Ga 核素扫描阳性,因此认为此检查对鉴别 ATIN 与急性肾小管坏死仍有一定意义。

(二)病理表现

1.光学显微镜检查

ATIN 的病理特点主要是肾间质炎细胞浸润及水肿。无论药物过敏性 ATIN、感染相关性ATIN 或 TINU 综合征,肾间质中弥漫浸润的炎细胞均以淋巴细胞(主要是 T 细胞)及单核细胞为主,常伴不同程度的嗜酸性粒细胞(药物过敏性 ATIN 最明显),并偶见中性粒细胞。可见肾小管炎(炎细胞趋化至肾小管周围,并侵入肾小管壁及管腔)。此外,在部分药物过敏性 ATIN及 TINU 综合征患者的肾间质中,还可见上皮样细胞肉芽肿。肾小管上皮细胞常呈不同程度的退行性变,可见刷状缘脱落,细胞扁平,甚至出现灶状上皮细胞坏死及再生。肾小球及肾血管正常。

2.电子显微镜检查

无特殊诊断意义。NSAID 引起 ATIN 同时可伴随出现 MCD,此时可见肾小球足细胞足突广泛融合。

3.免疫荧光检查

多呈阴性。但是药物(如甲氧西林)诱发抗 TBM 抗体致病者,能在 TBM 上见到 IgG 及 C$_3$ 呈线样沉积。

(三)诊断与鉴别诊断

1.诊断

原发性 ATIN 确诊需要依靠肾组织病理检查,但是在此基础上还必须结合临床表现才能进行准确分类。

(1)药物过敏性 ATIN:若有明确用药史,典型药物过敏表现(药疹、药物热、血嗜酸性粒细胞计数增多等),尿检验异常(轻度蛋白尿、血尿、无菌性白细胞尿及管型尿),急性肾损伤及肾小管功能损害(肾性糖尿及低渗透压尿等),一般认为临床即可诊断药物过敏性 ATIN(当然,能进行肾组织病理检查确认更好)。如果上述表现不典型(尤其是无全身药物过敏表现,常见于 NSAID 致病者),则必须进行肾穿刺病理检查才能确诊。

(2)感染相关性 ATIN:若有明确感染史,而后出现 ATIN 肾损害表现(轻度尿检验异常、急性肾损伤及肾小管功能损害)即应疑及此病,及时进行肾活检病理检查确诊。

(3)TINU 综合征:在出现 ATIN 肾损害表现前后,又出现眼色素膜炎(虹膜睫状体炎或全色素膜炎),即应高度疑及此病,及时做肾活检病理检查确诊。

2.鉴别诊断

应该与各种能导致急性肾损伤的疾病鉴别,与肾小球及肾血管疾病鉴别不难,此处不拟讨论。只准备在此讨论如下两个疾病。

(1)药物中毒性急性肾小管坏死:应与药物过敏性 ATIN 鉴别,尤其是无全身药物过敏表现的 ATIN。两者均有用药史,尿常规检验均改变轻微(轻度蛋白尿,少许红、白细胞及管型),都常出现少尿性或非少尿性急性肾损伤。但是,药物中毒性急性肾小管坏死具有明确的肾毒性药物用药史,发病与用药剂量相关,而无药物过敏表现;尿检验无或仅有少许白细胞,无嗜酸性粒细胞;除某些肾毒性中药(如含马兜铃酸中草药)致病者外,很少出现肾性糖尿等近端肾小管功能损害。上述临床实验室表现可资初步鉴别。此外,正如前述,有学者认为 ^{67}Ga 同位素扫描对两者鉴别也有意义,而肾活检病理检查可以明确将两者区分。

(2)IgG$_4$ 相关性 TIN:这是近年才认识的一个自身免疫性疾病。此病能累及多个器官系统,被称为 IgG$_4$ 相关性疾病,但是也有约 5% 患者仅表现为 IgG$_4$ 相关 TIN,而无全身系统表现。此病仅表现为 TIN 且出现急性肾损伤时,则需要与原发性 ATIN 鉴别。IgG$_4$ 相关 TIN 具有特殊的临床病理表现,例如,血清 IgG$_4$ 水平增高,补体 C$_3$ 水平下降,肾活检病理检查在肾间质中可见大量 IgG$_4$ 阳性浆细胞浸润,并伴随轻重不等的席纹样纤维化等。这些表现均与原发性 ATIN 不同,鉴别并不困难。

三、ATIN 的治疗对策、预后及防治展望

(一)去除病因

早期诊断,去除病因是治疗的关键。对药物过敏性 ATIN 患者及时停用致敏药物,对感染相关性 ATIN 患者有效控制感染,都是治疗的关键。许多患者在去除上述病因后病情可自行好转,轻者甚至可以完全恢复。

（二）糖皮质激素治疗

一些较小型的非随机对照临床试验结果显示，糖皮质激素治疗药物过敏性 ATIN 疗效明显，与单纯停用致敏药物比较，ATIN 的完全缓解率更高，缓解时间缩短；但是，另外一些小型临床试验却未获得上述效果，认为与单纯停用致敏药物相比疗效无异。由于缺乏高质量大样本的前瞻随机对照临床试验证据，故目前尚难下确切结论。

根据主张用激素治疗学者的意见，对药物过敏性 ATIN 患者用激素治疗的指征为：①ATIN 病情严重，如肾功能急剧恶化需要透析治疗，和/或病理检查肾间质炎症严重或肉芽肿形成；②停用致敏药后数天肾功能无明显改善者。若治疗过晚（往往 ATIN 病期已超过 3 周），病理检查已发现肾间质明显纤维化时，激素则不宜应用。

若拟用糖皮质激素进行治疗，那么激素起始剂量应多大？全部疗程应多长？目前也无指南推荐意见或建议。美国经典肾脏病专著《The Kidney（第 9 版）》认为可用泼尼松 1 mg/（kg·d）作起始剂量口服，3~4 周后逐渐减量，再过 3~4 周停药。国内不少单位主张泼尼松起始剂量宜小，30~40 mg/d 即可，减停药方法与上基本相同。另外，如果应用糖皮质激素正规治疗 4 周无效时（这常见于治疗过晚病例），也应停用激素。

感染相关性 ATIN 是否也适用糖皮质激素治疗？意见更不统一。不少学者都主张仅给予抗感染治疗，而不应用激素，尤其在感染未被充分控制时。但是，某些感染相关性 ATIN（如汉坦病毒导致的出血热肾综合征）病情极重，感染控制后 ATIN 恢复十分缓慢，很可能遗留下慢性肾功能不全。有学者对这种患者应用了激素治疗，并发现其中部分病例确能有促进疾病缓解和减少慢性化结局的疗效，所以他们认为，在特定条件下，感染相关性 ATIN 在感染控制后仍可考虑激素治疗。

至于 TINU 综合征，由于它是一个自身免疫性疾病，故必须使用糖皮质激素治疗。TINU 综合应用激素治疗的疗效往往很好，对个别疗效较差者和/或肾间质出现上皮样细胞肉芽肿者，必要时还可加用免疫抑制剂治疗。

（三）免疫抑制剂治疗

药物过敏性 ATIN 一般不需要使用免疫抑制剂治疗。但是，也有报道认为，若激素治疗 2 周无效时，仍可考虑加用免疫抑制剂如环磷酰胺或吗替麦考酚酯。环磷酰胺的常用量为 1~2 mg/（kg·d），一般仅用 4~6 周，不宜过长；而文献报道的吗替麦考酚酯用量为 0.5~1.0 g，每天 2 次，应该服用多久，尚无统一意见。

另外，当药物诱发抗 TBM 抗体致病时，除需用激素及免疫抑制剂积极治疗外，必要时还要配合进行血浆置换治疗。不过自从甲氧西林被弃用后，现在抗 TBM 抗体所致 ATIN 已很难遇到。

（四）透析治疗

当 ATIN 患者出现急性肾损伤达到透析指征时，就应及时进行透析，以清除代谢废物，纠正水、电解质和酸碱平衡紊乱，维持生命，赢得治疗时间。

（五）ATIN 的预后

药物过敏性 ATIN 的大系列研究资料显示，约 64.1% 的患者治疗后疾病能完全缓解，23.4% 能部分缓解，而 12.5% 将进入终末肾衰竭需依靠肾脏替代治疗维持生命。另一篇文献统计，约 36% 的药物过敏性 ATIN 将最终转变成慢性肾脏病。

影响疾病预后的因素如下。①治疗是否及时：这是影响疾病预后的关键因素。一般认为发病＞3周未及时停用致敏药物进行治疗者,往往预后差。②年龄:老年患者预后差。③病理检查:肾间质纤维化(常伴肾小管萎缩及肾小管周毛细血管消失)程度重者、出现上皮样细胞肉芽肿者预后差。但是血清肌酐峰值高低、病理检查肾间质炎细胞浸润轻重及是否存在肾小管炎,与疾病预后无关。

感染相关性 ATIN 的预后与感染是否被及时有效控制及肾损害严重程度密切相关。而TINU 综合征从总体上讲预后较好,不过疾病(尤其眼色素膜炎)较易复发。

(六)对 ATIN 治疗的思考及期望

正如前述,影响药物过敏性 ATIN 预后的首要因素是有否及时停用致敏药物,停药不及时的患者往往预后差。为此早期识别此病进而及时停用致敏药非常重要。既往在讲述本病临床表现时,很强调发热、皮疹及关节痛"三联征",这"三联征"的描述最早来自甲氧西林所致 ATIN 的报道,在甲氧西林被弃用后,近年已很少出现(文献报道仅呈现在约 10% 患者中)。为此在识别药物过敏性 ATIN 时,对"三联征"不宜过度强调,否则必将导致 ATIN 诊断延误。应该说,对所有用药后出现急性肾损伤及尿检验异常(轻度蛋白尿,伴或不伴血尿及无菌性白细胞尿)的患者,均应及时做肾活检病理检查,看是否药物过敏性 ATIN?这对于临床无全身过敏表现的 ATIN患者(常见于 NSAID 致病时)尤为重要。

至今,对药物过敏性 ATIN 是否该用糖皮质激素治疗?看法仍未统一;而对某些感染相关性 ATIN 重症病例,在感染控制后能否应用激素去减轻病情、改善预后?争论更大。即使应用激素治疗,治疗方案(药物起始剂量,持续用药时间及停药指征等)应如何制订?也没有一致意见。这主要是由于对上述 ATIN 治疗,一直缺乏高质量的前瞻随机对照临床试验证据。ATIN的发病率不是很高,正如前述,在血尿和/或蛋白尿进行肾活检的患者中其所占比例仅 1% 左右,因此欲组织大样本的临床试验去验证某一治疗方案对 ATIN 的疗效,会有一定困难。但是这项工作必须去做,可能需要众多医疗单位参与的多中心研究去完成,我们期望在不久的将来能看到这种高质量的临床试验证据。

(李玲麟)

第四节　急性肾盂肾炎

急性肾盂肾炎是由各种常见的革兰阴性杆菌或革兰阳性球菌引起的炎症性疾病,它是泌尿系统感染性疾病之一。泌尿系统感染性疾病是内科疾病中最常见的感染性疾病之一。根据受侵犯的部位其分为上泌尿系统感染和下泌尿系统感染。前者包括输尿管炎、肾盂肾炎、肾多发性脓肿和肾周围脓肿;后者常包括膀胱炎和尿道炎。有时当泌尿系统感染后较难准确的界定发病部位,为此,总称尿路感染。

一、病因病机

(一)发病原因

1.尿路梗阻性疾病引发

如结石、肿瘤、前列腺肥大、尿道狭窄、术后输尿管狭窄,神经源性膀胱等引发的排尿不畅,细菌不易被冲洗清除,细菌在梗阻部位大量繁殖生长而引起感染。

2.泌尿系统解剖异常

如膀胱、输尿管反流证、输尿管、肾脏、肾盂畸形结构异常,尿液排泄不畅而致感染。

3.妇女易感因素

如妊娠期、月经期、产褥期等,由于妊娠早期孕酮分泌增加,使肾盂、肾盏、输尿管张力减退,妊娠后期扩大的子宫压迫输尿管,有利于细菌的繁殖。另外,分娩时膀胱受伤更易诱致上行性感染。

4.医源性作用引发

在疾病的诊治过程中,尿路手术器械的应用,膀胱镜检查逆行肾盂造影,妇科检查,留置导尿管等易引起感染。

5.代谢疾病引发

最常见的是糖尿病患者引起的感染。因糖尿病糖代谢紊乱导致血糖浓度升高,白细胞功能缺陷,易于细菌生长繁殖,常易引起感染、肾乳头坏死、肾脓肿、肾盂肾炎。

6.其他因素

尿路感染是老年人的常见病,发病率仅次于呼吸道感染。其原因是老年人的免疫功能低下,抗感染能力下降,特别是伴有全身疾病者,如高血压、糖尿病、长期卧床、营养不良等。更年期女性雌激素分泌降低;老年男性前列腺液分泌减少,因前列腺液有抗菌作用;老年性肾血管硬化;肾及膀胱黏膜相对处于缺血状态,骨盆肌肉松弛,局部黏膜血循环不良,使尿路黏膜抗病功能下降;老年人生理性口渴感下降,饮水量减少,尿路冲洗作用减弱;老年痴呆者,大小便失常,污染会阴等。

(二)感染途径与发病机制

1.上行性感染

绝大部尿路感染是上行性感染引发的。在正常人中,膀胱以上尿路是无菌的,后尿道也基本上是无菌的,而前尿道是有菌的。尿道黏膜有抵抗细菌侵袭的功能,且有尿液经常冲洗,故在正常情况下一般不会引起感染。当机体抵抗力下降,或外阴不洁,有粪便等感染,致病菌由前尿道通过后尿道、膀胱、输尿管、肾盂,到达肾髓质而引起急性肾盂肾炎。

2.血行感染

细菌从感染灶,如扁桃体炎、牙龈炎、皮肤等感染性疾病,侵入血液循环到肾脏,先在肾皮质引起多发性小脓肿,沿肾小管向下扩展,引起肾盂肾炎。但炎症也可从肾乳头部向上、向下扩散。

3.淋巴道感染

下腹部和盆腔的器官与肾,特别是升结肠与右肾的淋巴管是沟通的。当盆腔器官、阑尾和结肠发生感染时,细菌也可通过淋巴道进入肾脏而引发,但临床少见。

4.直接感染

如果邻近肾脏的器官、组织、外伤、或有感染时,细菌直接进入肾脏引发感染。

(三)尿路感染的致病菌

1.细菌性病原体

任何细菌侵入尿路均可引起感染,最常见的致病菌是革兰阴性菌。大肠埃希菌是最常见的致病菌,占90%以上;也可见于克雷伯杆菌、产气杆菌等;其次是由革兰阳性菌引起,主要是葡萄球菌和链球菌,占5%～10%;金葡萄球菌较少见;腐生性葡萄球菌的尿路感染,常发生于性生活活跃的女性。妊娠期菌尿的菌种,以大肠埃希菌多见,占 80％以上。

2.真菌性病原体

近年来真菌性尿路感染呈增多趋势,最常见的真菌感染由念珠菌引起。主要与长期应用糖皮质激素及细胞毒类药物和抗生素有关。糖尿病患者和长期留置导尿管者也常见。

3.其他病原体

支原体、衣原体感染,多见于青年女性,一般同时伴有阴道炎。淋菌感染尿道致病也常见。另外,各种病毒也可能损害尿道感染。免疫缺陷患者,除上述病原菌外,尚可能有巨细胞病毒,或疱疹病毒感染。已有证明腺苷病毒是引发学龄期儿童出血性膀胱炎的原因,但对成年人损害较少。

二、临床表现

典型的急性肾盂肾炎起病急骤,临床表现有严重的菌尿、肾系和全身症状。常见寒战、高热、腰痛或肋脊角叩痛、尿频尿急尿痛的一组综合征。通常还伴有腹部绞痛、恶心、呕吐等。急性肾盂肾炎年龄多见于 20～40 岁的女性和 50 岁以上的男性,女婴幼儿也常见,男女比约为 1：10。任何致病菌皆可引起急性肾盂肾炎,但绝大多数为革兰阴性菌,如大肠埃希菌、副大肠埃希菌等,其中以大肠埃希菌为多见,占 60％～70％,球菌主要为葡萄球菌,但较少见。

严重的急性肾盂肾炎可引起革兰阴性杆菌败血症中毒性休克,急性肾乳头坏死和发生急性肾衰竭。或感染性病灶穿破肾包膜引起肾周脓肿,或并发肾盂积液。非复杂急性肾盂肾炎 90％以上可以治愈,而复杂性肾盂肾炎很难彻底治愈,需引起重视。

(一)全身表现

(1)寒战高热:体温多在 38～39 ℃,也可高达 40 ℃,热型不一,一般为弛张热型,也可为间歇热或稽留热,伴有头痛、全身酸痛,热退时有大汗等。

(2)腰痛、腹痛、恶心、呕吐、食欲缺乏:腰痛为酸胀刺痛,腹痛常表现为绞痛,或隐痛不一,多为输尿管炎症刺激向腹股沟反射而致。

(3)泌尿系统症状:尿频、尿急、尿痛症状。

(4)体征:肾区叩击痛、肋脊角压痛等。

(5)严重者出现烦躁不安、意识不清、血压下降、休克等表现。

(二)辅助检查

1.尿常规检测

肉眼观察尿色不清,浑浊,少数患者呈现肉眼血尿,并有腐败气味。40％～60％的患者有镜下血尿。多数患者红细胞 2～10 个/HP,少数患者镜下大量红细胞,常见白细胞或脓细胞,离心沉渣镜下＞5 个/HP。急性期常呈白细胞满视野,若见到白细胞管型则为肾盂肾炎,诊断提供重要依据。尿蛋白可见 24 小时蛋白定量＜1.0 g。

2.尿细菌培养

尿培养是确定尿路感染的重要指标。在有条件的情况下均应做尿细菌定量培养和药敏试验,中段尿培养,菌落数均≥10^2/mL 即可诊断为尿路感染。

3.血常规检查

急性肾盂肾炎白细胞可轻或中度升高,中性粒细胞可增多,并有核左移,血沉可增快。急性膀胱炎时,常无上述表现。

4.肾功能测定

急性肾盂肾炎时,偶有一过性尿浓缩功能障碍,治疗后可恢复。在严重感染时,少数患者可见血肌酐升高、尿素氮升高,应引起重视。尿 N-乙酰葡萄糖苷酶和半乳糖苷酶多升高,尿 β_2-微球蛋白多升高,而下尿路感染多正常。

5.影像学检查

B超检查时急性肾盂肾炎患者的肾脏多表现为不同程度增大或正常,回声粗乱,如有结石、肿瘤、脓肿、畸形、肾盂积脓等均可发现。

静脉肾盂造影、CT、等检查均可发现尿路梗阻或其他肾脏疾病。

三、诊断与鉴别诊断

(一)诊断

各年龄段男女均可发生急性肾盂肾炎,但常见于育龄女性。临床表现有两组症状群:①尿路局部表现,如尿频、尿急、尿痛等尿路刺激症状,多伴有腰痛、肾区压痛或叩击痛,或有各输尿管点压痛。如出现严重的腹痛,并向下腹部或腹股沟放射者,常提示有尿路梗阻伴感染。②全身感染表现,起病多急剧,寒战高热,全身酸痛不适,乏力,热退时大汗,约有10%的患者可表现为食欲减退、恶心、呕吐、腹痛或腹泻等消化道症状。如高热持续不退者,常提示有肾脓肿、败血症和中毒性休克的可能。常伴有白细胞计数升高和血沉增快,一般无高血压表现,少数患者可因有肾功能损害而肌酐升高。尿液外观浑浊,可见脓尿和血尿。但需注意部分患者临床表现与急性膀胱炎非常相似,有条件者应做定位确诊。另外,尿路感染也是小儿常见病。儿童急性感染多以全身症状为主,尿路刺激征随年龄增长逐渐明显。如反复感染者,多伴有泌尿系统解剖结构异常,应认真查找原因。

在经过对症及抗菌治疗后未见好转的患者,应注意做血尿细菌培养。如患者存在真菌的易感因素,尿中白细胞计数增多,而尿细菌培养阴性或(和)镜检有真菌者,应确诊真菌感染存在。导尿标本培养菌落计数在 1 000/mL 以上有诊断价值。如导尿标本不离心,每高倍视野找到1~3个真菌,菌落计数多在 $1.5×10^3/mL$ 以上,其正确性可达到80%。血培养阳性有重要的诊断价值。血清抗念珠菌抗体的测定有助于诊断。

(二)鉴别诊断

有典型的临床表现及尿细菌学检查阳性者诊断不难。但在不典型的患者易误认为其他系统感染,应与以下疾病相鉴别。

1.其他发热性疾病

急性肾盂肾炎以发热等全身症状较突出者,但尿路的刺激症状不明显,常易与其他感染性疾病相混淆而被误诊,如流行性感冒、疟疾、败血症、伤寒等,如能详细询问病史,注意尿路感染的局部症状及肾区叩击痛,并作尿沉渣和细菌学检查,不难鉴别。

2.腹部器官炎症

部分患者急性肾盂肾炎表现为腹痛、恶心、呕吐、白细胞计数增高等消化道症状,而无尿路感染的局部症状,常易被误诊为急性胃肠炎、急性胆囊炎、阑尾炎、附件炎,但注意询问病史及尿沉渣镜检尿细菌培养不难鉴别。

3.肾结核

以血尿为主而伴有白细胞尿及尿路刺激征,易被误诊为肾结核,应予以排除。肾结核的主要表现以尿路刺激征更为明显,晨尿结核菌培养可阳性,而普通细菌培养阴性;尿沉渣可找到抗酸杆菌;尿结核杆菌 DNA 可阳性,部分患者可有肺、附睾等肾外和低热等表现。但需注意肾结核常与普通菌感染并存,如普通感染经抗生素治疗后,仍残留有尿路感染症状和尿沉渣异常者,应高度注意肾结核的可能性。

4.非细菌性尿道综合征

尿路刺激症状明显,但反复多次尿检及清洁中段尿培养均为阴性,多数患者不发热,体温正常。尿道刺激综合征的病因尚不明确。

四、诊断标准

(一)尿路感染的诊断标准

(1)正规清洁中段尿(要求尿液停留在膀胱中 4 小时以上)细菌定量培养,菌落数$\geqslant 10^5/mL$,2 天内应重复培养 1 次。

(2)参考清洁离心中段尿沉渣检查,白细胞>10 个/HP,或有尿路感染症状者。

(3)或做膀胱穿刺尿培养,如细菌阳性(不论菌落数多少)也可确诊。

(4)做尿培养计算有困难者,可用治疗前清晨清洁中段尿(尿停留在膀胱 4 小时以上)正规方法的离心尿沉渣革兰染色找细菌,如细菌>1/油镜视野,结合临床泌尿系统感染症状也可确诊。

(5)尿细菌数在 $10^4\sim10^5/mL$ 者应复查。如仍为 $10^4\sim10^5/mL$,需结合临床表现来诊断或做膀胱穿刺尿培养来确诊。

(二)急性肾盂肾炎的诊断标准

尿检查阳性者,符合上述尿路感染标准并有下列情况时,可进行诊断。

(1)尿抗体包裹细菌检查阳性者多为肾盂肾炎,阴性者多为膀胱炎。

(2)膀胱灭菌后的尿标本细菌培养结果阳性为肾盂肾炎,阴性者多为膀胱炎。

(3)参考临床症状:有寒战、发热、体温>38 ℃,或伴有腰痛、腹痛、肾区叩击痛或压痛,尿中有白细胞尿和管型者多为肾盂肾炎。

(4)经治疗后症状已消失,但又复发者多为肾盂肾炎(多在停药后 6 周内);用单剂量抗生素治疗无效,或复发者多为肾盂肾炎。

(三)与慢性肾盂肾炎鉴别诊断

(1)尿路感染病史在 1 年以上,经抗菌治疗效果不佳,多次尿细菌定量培养均阳性或频频发作者,多为慢性肾盂肾炎。

(2)经治疗症状消失后,仍有肾小管功能(尿浓缩功能)减退,能排除其他原因所致的慢性肾盂肾炎。

(3)X 线造影证实有肾盂、肾盏变形,肾影不规则,甚至缩小者,或 B 超检查肾、肾盏回声粗糙不均,或肾略有缩小者为慢性肾盂肾炎的表现。

五、治疗

因急性肾盂肾炎未能得到彻底痊愈或反复发作时,可导致慢性炎症,使肾衰竭日趋严重。为此,对于初发的急性肾盂肾炎或慢性尿路感染急性发作表现为急性肾盂肾炎患者,尽其找出基础原因,如结石、肿瘤、畸形等梗阻病因及感染致病菌,力求彻底治疗。

（一）一般治疗

（1）感染急性期：临床症状明显时，以卧床休息为主，尤其在急性肾盂肾炎发热时，更需卧床休息。

（2）祛除病因：如结石、输尿管狭窄、前列腺肥大、尿反流、畸形等。

（3）补充水分：摄入充分的水分，给予易消化又富含维生素的食品。

（4）排空尿液：定时排空尿液，减轻膀胱内压力及减少残余尿，减轻膀胱输尿管反流。

（5）讲卫生：注意会阴部清洁卫生，定期清洁坐浴，避免上行性感染。

（二）抗生素的应用

由于新的更为有效的抗生素不断问世，治疗尿路感染的效果不断提高。在临床中应合理选择使用以达到疗效最好，不良反应较小的目的，需注意以下原则。

仅治疗有症状的细菌尿，使用抗生素最好行清洁中段尿培养，根据药敏结果选用抗生素。若发病严重，在来不及做尿培养时应选用对革兰阴性杆菌有效的抗菌药物，氨苄西林加氨基苷类加他唑巴坦。轻者可用复方磺胺甲噁唑、喹诺酮类、氨曲南等。在治疗 72 小时无效者，应按药敏结果用药。由于第一代头孢类如氨苄西林耐药菌球明显增加，故不宜作为治疗尿路感染的一线药物。复方磺胺甲噁唑和喹诺酮类对大多数尿感细菌敏感，可作为首选药物治疗。第三代头孢类如亚胺培南和氨基苷类抗生素可作为复杂性尿感的经验用药。氨基苷类抗生素有肾、耳毒性，一般采取单剂注射后，改为其他抗生素口服，可达到保持其疗效而减少不良反应。

联合用药：在病情较轻时，可选用一种药物。因病情危重，或治疗无明显好转（通常 24～36 小时可好转），若 48 小时无效，病情难于控制，或有渐进加重时，采用药物或应用两种以上药物联合治疗。在联合用药时应严密检测观察肾功能的变化，年龄、体质和药物的相互作用，严重者取静脉给药和肌内注射为主，轻症者多采用内服给药。抗菌药物的应用通常为 2～3 周。若尿菌仍为阳性，应治疗 4～6 周。若积极的治疗后仍持续发热者，应注意肾盂积脓或肾脏肾周脓肿的可能。

（马振华）

第五节　慢性肾盂肾炎

慢性肾盂肾炎是指肾脏肾盂由细菌感染而引发的肾脏损害和由此产生的疾病。病程常超过 6～12 个月，具有独特的肾脏、肾盂病理改变。表现复杂，症状多端。若尿路感染持续反复发作半年以上，呈持续性或间断性菌尿，同时伴有肾小管间质持续性功能和结构的改变，即可诊断为慢性肾盂肾炎。慢性肾盂肾炎如不彻底祛除病因和积极治疗，可进一步发展而损伤肾实质，出现肾小球、肾小管间质功能障碍，而致肾衰竭。其所致的肾衰竭占慢性肾衰竭病例总数的 2%。

一、病因病机

（一）病因病机

尿路具有抵抗微生物感染的能力，其中最重要的作用是尿液冲刷的作用。如果这种作用受到影响而减弱，容易引发细菌感染，导致病情难以控制而迁延不愈，反复发作，最终导致肾脏永久性损害。影响减弱尿路抵抗力的因素多为复杂因素,而在尿路无复杂情况下则极少发生慢性肾盂肾炎。

慢性肾盂肾炎多发生于尿路解剖结构异常和异物长期阻塞。功能发生改变情况下,微生物尿路感染者,其细菌性尿感是在尿路解剖异常、异物长期阻塞、功能改变基础上发生的。引发慢性肾盂肾炎的因素有 3 种:①伴有慢性反流性肾盂肾炎(即反流性肾病);②伴有尿路梗阻的慢性肾盂肾炎(慢性梗阻性肾盂肾炎,如结石、肿瘤、前列腺肥大、膀胱源性、输尿管狭窄、尿道狭窄等);③为数极少的特发性慢性肾盂肾炎(即发病原因不明确者)。

(二)病理改变

慢性肾盂肾炎的病理改变除慢性间质性肾炎改变外,同时还有肾盏、肾盂的炎症纤维化及变形。主要有肾盏、肾盂的炎症表现,肾盂扩大,畸形,肾皮质及乳头部有瘢痕形成,肾脏较正常缩小;双侧肾的病变常不对称,肾髓质变形,肾盂、肾盏黏膜及输尿管增厚,严重者肾实质广泛萎缩;光镜下肾小管萎缩及瘢痕形成,间质可有淋巴、单核细胞浸润,急性发作时可有中性粒细胞浸润;肾小球可正常或轻度小球周围纤维化,如有长期高血压,则可见肾小球毛细血管硬化,肾小囊内胶原沉着;其中肾盂、肾盏扩张或变形是慢性肾盂肾炎的特征性表现。

二、临床表现

慢性肾盂肾炎临床表现多隐匿,病程较长,缠绵不愈,反复发作。根据临床表现可分为两种类型。

(一)尿路感染表现

多数感染的症状不太明显,但有轻度尿频,排尿不适,腰部轻度隐痛或困重,下腹隐痛不适感,但更为常见的为间歇性、无症状性细菌尿和/或间歇性低热。

(二)慢性间质性肾炎损害的表现较突出

如尿浓缩功能减弱出现多尿,夜尿增多,尿比重或渗透压下降,脱水等。由于肾小管重吸收钠的能力下降而致低钠;并发生肾小管性酸中毒和高钾血症;并可有肾性糖尿(血糖不高)和氨基酸尿;当炎症渐进侵犯肾实质时,可出现高血压、水肿、肾功能障碍。各种肾脏疾病的晚期,均可有上述表现。但在慢性肾盂肾炎或反流性肾脏病时,这些表现出现的早,通常在血肌酐为 $200\sim$ $300\ \mu mol/L$ 时已出现。

(三)特发性慢性肾盂肾炎

特发性慢性肾盂肾炎为数少的特发性慢性肾盂肾炎。

(四)实验室检查

1.尿检验

尿检验与一般间质性肾炎相同,但可间歇出现真性细菌尿;白细胞尿,或偶见白细胞管型;这是可以与一般间质性肾炎相鉴别的地方。尿细菌培养可能阴性;在急性发作时,与急性肾盂肾炎表现相同,但尿培养多有真性细菌尿。慢性肾盂肾炎尿 β_2-微球蛋白常增高;尿蛋白通常不超过 $1.0\ g/24\ h$,少数患者尿蛋白量 24 小时超过 $3.0\ g$ 以上者,常提示预后不佳,或提示非本病的可能。

2.血生化检查

通常肾小管尿浓缩功能减低,可有尿钠、尿钾排出增多,代谢性酸中毒。尿少时血钾常增高,晚期出现肾小球功能障碍,血尿素氮、肌酐增高,肾小球滤过率下降,并导致尿毒症。

(五)影像学检查

1.X 线检查及 CT 检查

两项检查,同时做肾盂静脉造影,诊断价值颇高。可以发现显示局灶的粗糙的皮质瘢痕,伴有邻近的肾盏变钝,或呈鼓槌状变形;肾盂扩大,积水等变形现象;发现瘢痕具有特征性意义。双肾病理变化多不对称。

2.B 超检查

B 超检查有一定的诊断价值,无创伤而操作简便,表现肾皮质变薄,回声粗乱,肾盂、肾盏扩张,肾积水等。彩超检查多表现血流不畅,肾内血管粗细不等,双侧肾大小不等,表面不平。

三、诊断与鉴别诊断

本病常隐匿发病。少数有急性肾盂肾炎既往史,尿路感染的反复发作史,多在 1 年以上。一般多在泌尿系统解剖异常或功能异常基础上发病。各种原因的尿路梗阻或膀胱输尿管反流。如结石、肿瘤、输尿管狭窄、前列腺肥大增生;或放疗等因素引发的尿道狭窄。也可仅有尿路感染的病史,而无细菌学检查的证据。持续性肾小管功能损害,对诊断有参考价值。而影像学的改变是诊断的关键,如肾盂静脉造影、B 超检查,显示局灶粗糙的肾皮质瘢痕,伴有相关肾乳头收缩,肾盏扩张变短。瘢痕常见于上下极,当久治不愈时,可出现夜尿增多、水肿、贫血、高血压及肾功能不全,主要体征有肋脊角压痛或双肾叩击痛等。

(一)诊断

1.反复发作型

该类型为典型的慢性肾盂肾炎,患者经常反复发生尿路刺激症状,伴有菌尿、白细胞尿,常有间歇性低热和中等热,肾区钝痛,诊断多不困难。

2.长期低热型

患者无尿路刺激症状,仅有较长时间低热、头晕、疲乏无力、体重减轻、食欲减退等一般症状,易误诊为神经性低热、结核病或其他慢性感染性疾病。

3.血尿型

少数患者以反复发作性血尿为特征,尿色略红而浑浊,多伴有腰脊酸痛,有轻度的尿路刺激症状,血尿可自行缓解。

4.无症状性菌尿(也称隐匿型菌尿)

患者既无全身症状,又无尿路刺激症状,而尿中常有多量的细菌,少量白细胞,偶见白细胞管型,此型多见于妊娠妇女及女孩。

5.高血压型

患者既往可有尿路刺激感染的病史。但临床表现是以头昏、头痛及疲乏为特征的高血压症状;或偶尔检查发现有高血压;而无尿路刺激症状,可间歇性菌尿。因此极易误诊为特发性高血压病。

本病是急进型高血压的基础病之一,当遇有青壮年妇女患高血压者,应考虑到慢性肾盂肾炎的可能,患者可伴有蛋白尿和贫血,肾小球滤过率降低。

(二)鉴别诊断

有典型的临床表现及尿细菌学检查阳性者,诊断不难。但在不典型的病例中,易误诊为其他疾病。诊断和漏诊的原因主要是对本病的临床表现多样化认识不够,对本病的流行病学及易感因素注意不够,以及未及时的做影像学检查及实验室检查有关。主要应与以下疾病相鉴别。

1.非细菌性尿道综合征

患者有尿频、尿急、尿痛等排尿困难的症状,少数伴有下腹隐痛不适,但尿常规检验多无明显变化。尿培养多阳性,或菌落计数多$<10^4$/mL,又称尿频-排尿困难综合征,也称症状性无菌尿、急性尿道综合征。

2.肾结核

如尿道刺激症状逐渐加重时,伴有低热、盗汗,应考虑肾结核。同时肾结核多伴有生殖器结核,如附睾和睾丸,或有其他系统结核病史者。而且血尿多与尿路刺激同时出现。而膀胱炎时,血尿为"终末血尿"。尿结核菌阳性,影像学检查多有帮助。

3.慢性肾小球肾炎

本病无尿路刺激症状,无白细胞管型,或白细胞、尿菌阴性,尿蛋白含量多,常>1.0 g/24 h,肾小球功能损害较明显。

4.慢性肾盂肾炎的急性发作与急性肾盂肾炎

慢性肾盂肾炎急性发作,常有慢性肾盂肾炎的病史。而急性肾盂肾炎无慢性病史,常急骤发作,不难鉴别。

四、诊断标准

(1)尿路感染病史 1 年以上,而且经常反复发作。

(2)持续性细菌尿,尿白细胞或白细胞管型。

(3)X 线造影或 B 超证实,有肾盂变形,肾影不规则,瘢痕形成,回声粗糙不均,双肾形态不一致。

(4)经治疗症状消失后,仍有肾小管浓缩功能减退者,夜尿多,尿比重下降,肾小球滤过率下降。

五、治疗

对本病的治疗目的为纠正尿路异常或反流,控制感染,防止肾功能进一步恶化。选择对细菌敏感、毒性较小的抗生素,疗程要长,避免使用具有肾毒性药物。

(一)一般治疗

注意个人卫生,保持会阴清洁;摄入充足的水分,避免便秘;定期排空膀胱尿液,睡前排空膀胱以减轻膀胱内压及减少残余尿。注意休息,防过度疲劳;适当参加劳作和运动。

(二)祛除诱因

因本病迁延不愈,具有复杂因素,因此要注意复杂因素的存在,如结石、输尿管反流、输尿管狭窄、尿道狭窄、前列腺增大和耐药细菌的存在等。此类因素应寻求外科治疗,只有祛除了复杂因素,尿路感染才易控制痊愈。

(三)抗生素治疗

选择抗生素时,最好先用清洁中段尿细菌培养后做药敏试验,选择对细菌敏感的抗生素。如果需在培养结果前应用抗生素,需选择广谱抗生素和耐敏的抗生素,如氨苄西林、氨基糖苷类、他唑巴坦、复方磺胺甲噁唑等,疗程为 4~6 周,以免复发。

（四）控制高血压

应引起重视的是慢性肾盂肾炎患者常引起高血压，而高血压又可进一步加重肾损害，因此，应严密控制高血压，尽量把血压控制在 17.3/10.7 kPa（130/80 mmHg），可有效保护靶器官。

（五）对症治疗

控制清除体内感染病灶，如前列腺炎、慢性妇科炎症；对肾功能不全者，按肾功能不全进行治疗。注意维持体内水、电解质和酸碱平衡。

（马振华）

第六节 肾 结 核

肾结核是由结核杆菌引起的慢性、进行性、破坏性的肾脏感染性病变。肾结核是全身结核的一部分，绝大多数继发于肺结核。原发病灶多在肺部，其次为肠、骨关节和淋巴结，其感染传播途径主要是体内结核病灶中的结核菌播散至肾脏，属继发性结核。肾结核往往在肺结核发生或恢复多年后，才出现肾结核临床症状。肾结核占肺外结核的 8%～20%。

一、病因病机

（一）感染途径

肾结核的病原体是结核分枝杆菌，感染途径包括血源性感染、淋巴管播散和直接蔓延，尿液上行性达到肾脏。其中血行感染是公认的最主要的途径。原发病灶几乎都在肾脏，其次为附睾、女性生殖器附件、淋巴、骨关节等，偶见继发于腹膜和全身粟粒性结核。

（二）发病机制

原发性的病灶结核杆菌经过血行等途径进入肾脏，主要在肾小球的毛细血管丛中形成多发性结核病灶，几乎都在肾皮质。常无症状，不易发觉，多数可自愈，此属肾皮质病理性结核。如果机体免疫力较强时，双侧肾皮质结核可完全自愈，不会发展为临床结核。

当机体免疫功能下降时，病灶不愈合，随之结核杆菌经肾血管侵犯肾髓质，则多为单侧发生。如病变未得到控制而进行性发展，可致肾乳头溃破、坏死，病变蔓延至肾盏，形成空洞性溃疡。病变可随尿液直接向下蔓延，可直接引发输尿管、膀胱结核。随淋巴管或肾盂播散，可累及全肾，有时病灶可发生纤维化、钙化，可引起肾小盏颈部瘢痕狭窄，使肾盏形成闭合性脓腔，使病变加速发展，成为无功能脓肾。病变直接扩展至肾周时，可发生肾周围寒性脓肿。肾结核灶的钙化多呈散在性结核灶，也可使全肾成为弥漫性钙化肾。

当输尿管狭窄时，可引起尿流梗阻，而发生肾盂积水或积脓。膀胱结核可引起黏膜小溃疡和结节，肌层纤维化可引起膀胱容量减少，如膀胱三角区病变严重时，可使输尿管口狭窄或闭锁。尿道也可因结核发生狭窄，排尿困难。

二、临床表现

肾结核发病多隐匿，潜伏期可达 20 年之久，病变过程非常缓慢，病变主要在肾脏。但病肾本身症状并不多见，多数都表现为尿频、尿急、尿痛的下尿道刺激症状。由于双肾病灶发展不同步，故临床上 90％的患者表现为单侧肾结核。

肾结核多在肺结核发生或恢复多年后才出现症状。由于耐药结核菌的产生与扩展,再加上抗结核药物易引发肝肾损害等不良反应,部分患者不能坚持长疗程治疗,所以肾结核目前较为常见。

肾结核好发于成年人,多见于青壮年,男性稍多于女性,但幼年和老年也可发生。肾结核的临床表现与病变侵犯的部位及组织损害的程度不同而不同。病变的初期,病灶局限,仅在尿检时有异常变化。尿镜检白细胞、红细胞增多,尿中可找到结核杆菌,当侵犯输尿管、膀胱、尿道时,则有一系列症状出现,其主要表现有以下几点。

(一)全身症状及体征

由于肾结核是全身结核传播其中的一个部位,为此当结核进展严重而典型时,即可出现结核病变的全身表现。如乏力、盗汗或自汗、低热、食欲缺乏、消瘦、精神不佳等。

肾结核进展严重时可出现脓肾,肾脏体积增大而致腰部疼痛,肾区压痛,叩击痛,肾区包块、肿胀等。

(二)尿道刺激症状

当病变蔓延到下尿路,膀胱尿道黏膜出现结核性炎症时,可出现尿频、尿急、尿痛、脓尿、血尿、耻骨弓上或下腹部隐痛、灼烧等不适感。上述刺激症状是肾结核、膀胱结核最主要也是最早出现的临床症状。

(三)血尿

血尿是肾结核第 2 个主要症状,发生率为 70％～80％。少数患者可出现肉眼血尿,多数为镜下血尿、全程血尿和终末血尿交替出现,常与尿路刺激症状等同时出现。

(四)脓尿

脓尿的发生率为 20％～30％。由于局部组织的破坏,干酪样坏死组织随尿路下行而致尿液浑浊不清,尿常规可见大量脓细胞。

(五)其他

肾结核如果是继发于其他系统部位者,可出现其他系统结核病证的表现,如淋巴结肿大、溃破、窦道形成,骨结核的冷脓肿,男性生殖系统结核的附睾、睾丸肿痛或结节,肺结核的胸痛、咳嗽、咯血、盗汗等症状。

三、辅助检查

(一)尿液检查

1.尿液常规检查

新鲜尿液呈酸性,是肾结核尿液的特点,含有少量蛋白(±～＋),大多数患者可有镜下血尿和脓尿,但是在发生混合性感染时,尿液可呈碱性反应。镜下可见大量白细胞。

2.尿沉渣抗酸杆菌检查

留清晨第一次尿或留 24 小时尿做直接涂片,抗酸染色后做抗酸杆菌检查,阳性率可达50％～70％。但应注意由于肾结核杆菌常呈间断少量从尿中排出,为此应多次反复检查。其次约有 12％的假阳性,主要因包皮垢杆菌、非典型分枝杆菌污染尿液而导致假阳性,故不能依靠一次阳性结果确立诊断。故阳性结果仅有参考意义,不能作为确诊依据。

3.尿结核杆菌培养

尿结核杆菌培养对肾结核的诊断有决定性作用,其阳性率可达90%以上。由于肾脏排菌是间断性的,所以应连续培养3次以上;再则尿结核杆菌培养应在抗菌治疗前进行培养,时间过长,需1~2个月才能得到结果,操作较难。

4.尿结核菌动物接种检查

进行豚鼠接种,其结果诊断价值极高,可作为诊断依据,其阳性率高达90%以上,需2个月得出结果,时间长。

(二)血液检查

1.红细胞沉降率(血沉)

因肾结核是一种慢性消耗疾病,血沉常增快,无特异性,是检查有无结核的一种常用筛选方法,有参考价值,即使血沉正常也不能排除结核存在。

2.肾功能检查

血尿素氮、肌酐、尿酸测定。在单侧肾脏患有结核,而另一侧肾正常时,肾功能可代偿,检查肾功能正常。当累及双肾病变较严重时,上述项目常增高。肾功能检查虽说不是肾结核的直接诊断依据,但对治疗和预后和严重程度有非常重要价值,故需做常规检查。

3.血结核菌抗体测定(PPD-IgG)

阳性者表示有过结核菌感染。

4.分枝杆菌抗体测试

在结核活动期,结核病患者呈阳性。

(三)影像学检查

1.X线胸片检查

X线片可发现肺有结核陈旧性病灶。

2.X线腹部平片

X线片可见肾外形增大,或呈分叶状,晚期可缩小,钙化。4.5%~31%可显示肾结核特征性改变,片状、云絮状或斑块状钙化灶,分布不规则,不定型,常表现局限于一侧肾脏。若钙化遍及结核肾全部时,甚至输尿管时,即形成所谓的"自截肾"。早期诊断价值不大,约40%无异常X线表现。

3.B超检查

由于肾脏病理改变结构不同,所以轻中重度损害者图像表现各异。

(1)囊肿型:肾包膜很不规则,肾实质和肾窦区有一个或多个大小不等的无回声区,边缘不规则,内有云雾状光点回声,囊壁厚薄不均,甚至呈锯齿状,囊内壁有不均的斑片状强回声。

(2)积水型:肾包膜不规则,肾盂肾盏扩张,其内为无回声区,如同肾积水。但积水型肾结核内壁多呈粗糙不整,边缘回声增强。可见输尿管受累、增粗、僵硬,管腔狭窄,管壁增厚、粗糙,回声增强。

(3)积脓型:肾轮廓明显增大,包膜欠光滑,局部凹凸不平,皮质肿胀,回声低,肾盂、肾盏明显扩张,边界模糊,其内弥漫分布云雾状细光点,或粗大斑片状回声。

(4)炎症萎缩型:肾脏明显缩小,包膜不规则,皮髓质分界不清,回声粗糙混乱,多为单侧肾脏病变,如为双侧病理表现大小变形,回声多有异差。可与慢性肾衰竭的肾形变化相鉴别。

(5)钙化型:肾包膜不规则,皮质区可见多个大小不等形态不规则的团块,与斑片状强回声。

(6)混合型:肾脏大小不等表示不光滑,肾实质内回声粗乱,可见多个无回声区及斑片状强回声,肾盂、肾盏分离可伴输尿管扩张。目前由于超声波检查技术的提高,超声波检查因此属于一种无创伤、简便易行、较准确的诊断方法。

4.膀胱镜检查

此项检查是诊断泌尿系统结核重要诊断方法。在膀胱镜的直观下,可以发现膀胱内典型结核,黏膜被破坏的改变而确立诊断。同时又可取病理组织进行病理检查和细菌培养。再则,又可通过膀胱镜两侧输尿管插管做逆行造影,以确诊双侧输尿管肾盂的病理改变情况和严重程度。在行膀胱镜检查时,有严重的膀胱刺激征时和膀胱过于缩小,容量过于少时不宜做此项检查。

5.静脉肾盂造影(IVP)

通过此项检查,可以发现肾脏的病理改变和肾功能情况。在肾实质有明显病理改变时,IVP可在63%～90%的病例中发现异常改变。最先出现肾盏变钝,肾乳头和肾小盏的病变为杯口模糊,毛糙不整,如虫蚀样变,瘢痕形成,使肾小盏变形、缩小或消失。肾乳头空洞,干酪样病灶,可有散在钙化影。肾集合系统狭窄,皮质瘢痕和充盈缺损等。晚期可见整个肾钙化(自截肾),多个肾盏不显影或大空洞。如果全肾被破坏形成脓肾,肾功能丧失时,造影检查患肾不可显影。如输尿管被结核破坏时,可呈管壁不规则,管腔粗细不匀,狭窄而失去正常的弯曲度和弹性而呈现串珠样特征性改变。当IVP发现空洞形成和尿路狭窄时,是诊断肾结核强有力的证据,可与肾结石、肾瘤、单纯性肾积水、反流性肾病相鉴别。

6.CT检查

肾脏CT检查是诊断肾结核的一项重要手段。其简便易行,又无创伤,并可与其他肾脏病相鉴别。CT诊断肾结核可以清晰地观察到扩大的肾盏、肾盂、空洞、钙化、纤维化、管壁增厚的肾盂及输尿管,并可观察到肾的大小和肾实质的厚度和结核的破坏程度,了解肾周围组织结构变化,有助于肿瘤、结石、畸形等疾病的鉴别诊断。

四、诊断与鉴别诊断

肾结核发病多隐匿,常易被医患忽视,除详细追访病史、接触史、家族史及临床理学检查外,应做进一步检验室及光学检查,一般确诊并不难。

(1)慢性膀胱刺激症状渐渐加重,经抗生素治疗效果不佳。

(2)血尿普通细菌多次培养阴性者。

(3)有肾外结核,尿检查有血尿者;男性附睾、精囊、前列腺发现有硬结者。

(4)有低热、肾区隐痛、压痛、叩击痛者。

五、鉴别诊断

需与肾肿瘤、尿路结石、尿路畸形等合并感染相鉴别,与慢性肾盂肾炎鉴别诊断。

六、诊断标准

(1)多发生于20～40岁,伴进行性尿频、尿急、尿痛、脓尿、血尿,严重者可导致尿失禁。

(2)尿常规检查呈酸性尿,有少量清蛋白,有红细胞或脓细胞,普通细菌培养阴性。

(3)24小时尿沉渣可找到抗酸杆菌。

(4)膀胱镜检查可见一侧输尿管口附近黏膜充血,或有结核结节、溃疡,严重者可有膀胱黏膜广泛充血,结构不清。

(5)肾盂造影检查可见肾盏边缘如虫蚀状或空洞形成,晚期患侧可不显影,对侧肾和输尿管有积水现象。

(6)可伴有生殖系结核,或并存有其他器官结核。有不明原因的血尿或脓尿,有膀胱刺激症状者,在除外引起膀胱炎的明显原因后,应考虑肾结核的可能。

(7)B超、CT检查,有扩大的肾盏、肾盂、空洞钙化及肾实质等的变化。

(8)尿培养结核杆菌,如在使用抗结核药前反复送尿培养阳性者。

七、治疗

对于肾结核的治疗,需重视对患者的全身整体综合调治,和局部病变情况相结合的全面考虑,以选择最合理的治疗方案,持续长疗程彻底治疗。

(一)一般治疗

以休息为主,适当地运动锻炼,加强营养食品的摄入,保持心情舒畅乐观态度。

(二)抗结核化学药物治疗(简称化疗)

药物治疗的原则,早期联合用药适量、规律、疗程要长,或在全疗程中使用药敏感的药物,彻底治疗。最常见的治疗失败的原因是未有按规律用药而治疗不充分。

1.抗结核药物治疗指征

(1)临床前期肾结核。

(2)局限在一组大肾盏以内的单侧或双侧肾结核。

(3)孤立肾肾结核。

(4)伴有其他部位的活动性结核。

(5)双侧肾结核不宜手术者。

(6)肾结核伴有其部位严重疾病不宜手术者。

(7)手术前后的治疗。

2.抗结核药的选择

首选第一线、第二线药物。而三线药物只有在一线、二线药物无效或产生耐药时才考虑应用。目前认为异烟肼、利福平、吡嗪酰胺、链霉素是抗结核要点第一线药物。常用抗结核药物介绍如下。

(1)异烟肼:抑制结核菌 DNA 的合成,杀菌力强,不良反应小,吸收快,70%从肾脏排出,常用每天剂量 300 mg,一次口服。偶见周围神经炎,可加服维生素 B_6,无周围神经反应时不必用,因其可减低异烟肼的疗效。一般疗程为 6～12 个月。

(2)利福平:是利福霉素半合成衍生物,为广谱抗生素,作用机制为抑制菌体 RNA 聚合酶,常与异烟肼联合应用,每天用量为 450～600 mg,一次口服。偶有消化道反应,短暂性肝功能损害,血小板减少和间质性肾炎。

(3)吡嗪酰胺:能杀灭巨噬细胞内酸性环境中的结核杆菌,每天剂量为 1.5 g,分 3 次口服。不良反应可见肝损害而出现黄疸和转氨酶升高,偶见高尿酸血症、关节痛、胃肠不适反应。

(4)链霉素:为广谱氨基苷类抗生素,有杀灭结核杆菌作用。能干扰结核菌酶活性,阻碍其蛋白合成。在尿 pH 在 7～7.8 时作用最强,pH＜6.0 时作用明显减弱。如同时服用碳酸氢钠碱化尿液,可增强其疗效。每天肌内注射 1.0 g,如伴有肾功能减退者或 50 岁以上患者,可每天注射

0.5～0.75 g。不良反应有口麻,使用中可渐渐消失。主要的不良反应可致听神经损伤而出现耳鸣、耳聋,肾功能严重损害者忌用。其他氨基苷类抗生素如卡那霉素、卷曲霉素等虽有抗结核作用,但效果不如链霉素。

(5)乙胺丁醇:对结核杆菌有抑菌作用,与其他抗结核药联用时,可减少其他药物的耐菌作用。该药吸收及组织渗透性较好,每天剂量为 25 mg/kg,一次口服,8 周后改为 15 mg/kg,不良反应小,剂量过大时可引起球后视神经炎、视力减退、视野缩小、中心盲点等,停药后可恢复。

(6)对氨基水杨酸钠:为抑菌药,能加强链霉素、异烟肼抗结核菌作用。用量为每天 8～12 g,分 3～4 次口服。不良反应为胃肠道不适、恶心、呕吐、腹泻等,餐后服用可减少反应,也可每天 12 g 加入 5%葡萄糖 500 mL 静脉滴注。

(三)外科治疗

虽然抗结核药物治疗肾结核可使绝大部分肾结核患者完全控制治愈,但仍有少部分患者化疗仍不奏效,仍需外科治疗,如进行全肾切除术、肾部分切除术及肾病灶清除术。

(马振华)

第七节　IgA 肾病

IgA 肾病是一组以系膜区 IgA 沉积为特征的肾小球肾炎,1968 年由法国病理学家 Berger 和 Hinglais 最先报道,目前已成为全球最常见的原发性肾小球疾病。我国最早于 1984 年由北京协和医院与北京医科大学第一医院联合报道了一组 40 例 IgA 肾病,此后,国内各中心对该病的报道日益增多,研究百花齐放。本章将针对 IgA 肾病的一些重要而值得探索的问题加以讨论。

一、IgA 肾病的流行病学特点与发病机制

(一)流行病学特点

1.广泛性与异质性

IgA 肾病为全世界范围内最常见的原发肾小球疾病。各个年龄段都能发病,但高峰在 20～40 岁。北美和西欧的调查显示男女比例为 2:1,而亚太地区比例为 1:1。IgA 肾病的发病率存在着明显的地域差异,亚洲地区明显高于其他地区。美国的人口调查显示 IgA 肾病年发病率为 1/100 000,儿童人群年发病率为 0.5/100 000,而这个数字仅为日本的 1/10。中国的一项 13 519 例肾活检资料显示,IgA 肾病在原发肾小球疾病中所占比例高达 45%。此外,在无肾病临床表现的人群中,于肾小球系膜区能发现 IgA 沉积者也占 3%～16%。

以上数据提示了 IgA 肾病的广泛性与异质性特点。首先,IgA 肾病发病的地域性及发患者群的构成存在明显差异。这些差异可能与遗传、环境因素相关,也可能与各地选择肾活检的指征不同有关。日本和新加坡选择尿检异常(如镜下血尿)的患者常规进行肾穿刺病理检查,为此 IgA 肾病发生率即可能偏高;而美国主要选择蛋白尿>1.0 g/d 的患者进行肾穿刺,则其 IgA 肾病发生率即可能偏低。其次,IgA 肾病的发病存在明显的个体差异性。肾脏病理检查发现系膜区 IgA 沉积却无肾炎表现的个体并不少。同样为系膜区 IgA 沉积,有的患者出现肾炎有的患者

却无症状,原因并不清楚。欲回答这个问题必须对发病机制有更透彻理解,IgA 于肾小球沉积的过程与免疫复合物造成的肾损伤过程可能是分别独立调控的环节,同时,基因的多态性的研究或许能解释这些表型差异。最后,不同地域患者、不同个体的临床表现及治疗反应的差异势必会影响治疗决策,为此目前国际上尚无统一的治疗指南。2012 年改善全球肾脏病预后组织(KDIGO)发表了《肾小球肾炎临床实践指南》,其中对 IgA 肾病治疗的建议几乎都来自较低级别证据。

2.病程迁延,认识过程曲折

早期观点认为 IgA 肾病是一良性过程疾病,预后良好。随着研究深入及随访期延长,现已明确其中相当一部分患者的病程呈进展性,高达 50% 的患者能在 20～25 年逐渐进入终末期肾脏病(ESRD),这就提示对 IgA 肾病积极进行治疗、控制疾病进展很重要。

(二)发病机制

1.免疫介导炎症的发病机制

(1)黏膜免疫反应与异常 IgA_1 产生:大量研究表明 IgA 肾病的启动与血清中出现过量的异常 IgA_1(铰链区 O-糖链末端半乳糖缺失,对肾小球系膜组织有特殊亲和力)密切相关。这些异常 IgA_1 在循环中蓄积到一定程度,并沉积于肾小球系膜区,才可能引发 IgA 肾病。目前关于致病性 IgA_1 的来源主要有两种观点,均与黏膜免疫反应相关。其一,从临床表现来看,肉眼血尿往往发生于黏膜感染(如上呼吸道、胃肠道或泌尿系统感染)之后,提示 IgA_1 的发生与黏膜免疫相关,推测肾小球系膜区沉积的 IgA_1 可能来源于黏膜免疫系统。其二,IgA 肾病患者过多的 IgA_1 可能来源于骨髓免疫活性细胞。Julian 等提出"黏膜-骨髓轴"观点,认为血清异常升高的 IgA 并非由黏膜产生,而是由黏膜内抗原特定的淋巴细胞或抗原递呈细胞进入骨髓腔,诱导骨髓 B 细胞增加 IgG_1 分泌所致。所以,血中异常 IgA_1 的来源目前尚未明确,有可能来源于免疫系统的某一个部位,也可能是整个免疫系统失调的结果。

以上发病机制的认识开阔了治疗思路,即减少黏膜感染,控制黏膜免疫反应,有可能减少 IgA 肾病的发病及复发。对患有慢性扁桃体炎并反复发作的患者,现在认为择机摘除扁桃体有可能减少黏膜免疫反应,降低血中异常 IgA_1 和循环免疫复合物水平,从而减少肉眼血尿发作和尿蛋白。

(2)免疫复合物形成与异常 IgA_1 的致病性:异常 IgA_1 沉积于肾小球系膜区的具体机制尚未完全清楚,可能通过与系膜细胞抗原(包括种植的外源性抗原)或细胞上受体结合而沉积。大量研究证实免疫复合物中的异常 IgA_1 与系膜细胞结合后,即能激活系膜细胞,促其增殖、释放细胞因子和合成系膜基质,诱发肾小球肾炎;而非免疫复合物状态的异常 IgA_1 并不能触发上述致肾炎反应。上述含异常 IgA_1 的免疫复合物形成过程能被多种因素调控,包括补体成分 C_{3b} 及巨噬细胞和中性粒细胞上的 IgA Fc 受体(CD89)的可溶形式。

以上过程说明系膜区的异常 IgA_1 沉积与肾炎发病并无必然相关性,其致肾炎作用在一定程度上取决于免疫复合物形成及其后续效应。此观点可能也解释了为何有人系膜区有 IgA 沉积却无肾炎表现的原因。

(3)受体缺陷与异常 IgA_1 清除障碍:现在认为肝脏可能是清除异常 IgA 的主要场所。研究发现,与清除异常 IgA_1 免疫复合物相关的受体有肝细胞上的去唾液酸糖蛋白受体(ASGPR)及肝脏 Kupffer 细胞上的 IgA Fc 受体($Fc\alpha RI$,即 CD89),如果这些受体数量减少或功能异常,就能导致异常 IgA_1 免疫复合物清除受阻,这也与 IgA 肾病发病相关。

肝硬化患者能产生一种病理表现与 IgA 肾病十分相似的肾小球疾病,被称为"肝硬化性肾小球疾病",其发病机制之一即可能与异常 IgA_1 清除障碍相关。

(4)多种途径级联反应致肾脏损伤:正如前述,含有异常 IgA_1 的免疫复合物沉积于系膜,将触发炎症反应致肾脏损害。从系膜细胞活化、增殖,释放前炎症及前纤维化细胞因子,合成及分泌细胞外基质开始,通过多种途径的级联放大反应使肾损害逐渐加重。受累细胞从系膜细胞扩展到足细胞、肾小管上皮细胞、肾间质成纤维细胞等肾脏固有细胞及循环炎症细胞;病变性质从炎症反应逐渐进展成肾小球硬化及肾间质纤维化等不可逆病变,最终患者进入 ESRD。

免疫-炎症损伤的级联反应概念能为治疗理念提出新思路。2013 年 Coppo 等人认为应该对 IgA 肾病早期进行免疫抑制治疗,这可能会改善肾病的长期预后。他们认为 IgAN 治疗存在"遗产效应",若在疾病早期阻断一些免疫发病机制的级联放大反应,即可能留下持久记忆,获得长时期疗效。这一观点大大强调了早期免疫抑制治疗的重要性。

综上所述,随着基础研究的逐步深入,IgA 肾病的发病机制已越来越趋清晰,但是遗憾的是,至今仍无基于 IgA 肾病发病机制的特异性治疗问世,当前治疗多在减轻免疫病理损伤的下游环节,今后应力争改变这一现状。

2.基因相关的遗传发病机制

遗传因素一定程度上影响着 IgA 肾病发生。在不同的种族群体中,血清糖基化异常的 IgA_1 水平显现出不同的遗传特性。约75%的 IgA 肾病患者血清异常 IgA_1 水平超过正常对照的第90百分位,而其一级亲属中也有 30%~40%的成员血清异常 IgA_1 水平升高,不过,这些亲属多数并不发病,提示还有其他决定发病的关键因素存在。

家族性 IgA 肾病的病例支持发病的遗传机制及基因相关性。多数病例来自美国和欧洲的高加索人群,少数来自日本,中国香港也有相关报道。2004 年北京大学第一医院对 777 例 IgA 肾病患者进行了家族调查,发现 8.7%患者具有阳性家族史,其中 1.3%已肯定为家族性 IgA 肾病,而另外 7.4%为可疑家族性 IgA 肾病,为此有学者认为在中国 IgA 肾病也并不少见。

目前对于 IgA 肾病发病的遗传因素的研究主要集中于 HLA 基因多态性、T 细胞受体基因多态性、肾素-血管紧张素系统基因多态性、细胞因子基因多态性及子宫珠蛋白基因多态性。IgA 肾病可能是个复杂的多基因性疾病,遗传因素在其发生发展中起了多大作用,尚有待进一步的研究。

二、IgA 肾病的临床-病理表现与诊断

(一)IgA 肾病的临床表现分类

1.无症状性血尿、伴或不伴轻度蛋白尿

患者表现为无症状性血尿,伴或不伴轻度蛋白尿(少于 1 g/d),肾功能正常。我国一项试验对表现为单纯镜下血尿的 IgA 肾病患者随访 12 年,结果显示 14%的镜下血尿消失,但是约 1/3 患者出现蛋白尿(超过 1 g/d)或者肾小球滤过率(GFR)下降。这个结果也提示对表现无症状性血尿伴或不伴轻度蛋白尿的 IgA 肾病患者,一定要长期随访,因为其中部分患者随后可能出现病变进展。

2.反复发作肉眼血尿

多于上呼吸道感染(细菌性扁桃体炎或病毒性上呼吸道感染)后 3 天内发病,出现全程肉眼血尿,儿童和青少年(80%~90%)较成人(30%~40%)多见,多无伴随症状,少数患者有排尿不

适或胁腹痛等。一般认为肉眼血尿程度与疾病严重程度无关。患者在肉眼血尿消失后,常遗留下无症状性血尿、伴或不伴轻度蛋白尿。

3.慢性肾炎综合征

常表现为镜下血尿、不同程度的蛋白尿(常>1.0 g/d,但少于大量蛋白尿),而且随病情进展常出现高血压、轻度水肿及肾功能损害。这组 IgA 肾病患者的疾病具有慢性进展性质。

4.肾病综合征

表现为肾病综合征的 IgA 肾病患者并不少见。对这类患者首先要做肾组织的电镜检查,看是否 IgA 肾病合并微小病变病,如果是,则疾病治疗及转归均与微小病变病相似。但是,另一部分肾病综合征患者,常伴高血压和/或肾功能减退,肾脏病理常为 Lee 氏分级(详见下述)Ⅲ～Ⅴ级,这类 IgA 肾病治疗较困难,预后较差。

5.急性肾损伤

IgA 肾病在如下几种情况下可以出现急性肾损害(AKI):①急进性肾炎,临床呈现血尿、蛋白尿、水肿及高血压等表现,肾功能迅速恶化,很快出现少尿或无尿,肾组织病理检查为新月体肾炎。IgA 肾病导致的急进性肾炎还经常伴随肾病综合征。②急性肾小管损害,这往往由肉眼血尿引起,可能与红细胞管型阻塞肾小管及红细胞破裂释放二价铁离子致氧化应激反应损伤肾小管相关。常为一过性轻度 AKI。③恶性高血压,IgA 肾病患者的高血压控制不佳时,较容易转换成恶性高血压,伴随出现 AKI,严重时出现急性肾损伤(ARF)。

上述各种类型 IgA 肾病患者的血尿,均为变形红细胞血尿或变形红细胞为主的混合型血尿。

(二)IgA 肾病的病理特点、病理分级及对其评价

1.IgA 肾病的病理特点

(1)免疫荧光(或免疫组化)表现:免疫病理检查可发现明显的 IgA 和 C_3 于系膜区或系膜及毛细血管壁沉积,也可合并较弱的 IgG 和/或 IgM 沉积,但 C_{1q} 和 C_4 的沉积少见。有时小血管壁可以见到 C_3 颗粒沉积,此多见于合并高血压的患者。

(2)光学显微镜表现:光镜下 IgA 肾病最常见的病理改变是局灶或弥漫性系膜细胞增生及系膜基质增多,因此最常见的病理类型是局灶增生性肾炎及系膜增生性肾炎,有时也能见到新月体肾炎或膜增生性肾炎,可以伴或不伴节段性肾小球硬化。肾小球病变重者常伴肾小管间质病变,包括不同程度的肾间质炎症细胞浸润,肾间质纤维化及肾小管萎缩。IgA 肾病的肾脏小动脉壁常增厚(不伴高血压也增厚)。

(3)电子显微镜表现:电镜下可见不同程度的系膜细胞增生和系膜基质增多,常见大块高密度电子致密物于系膜区或系膜区及内皮下沉积。这些电子致密物的沉积部位与免疫荧光下免疫沉积物的沉积部位一致。肾小球基底膜正常。

所以,对于 IgA 肾病诊断来说,免疫荧光(或免疫组化)表现是特征性表现,不做此检查即无法诊断 IgA 肾病;电镜检查若能在系膜区(或系膜区及内皮下)见到大块高密度电子致密物,对诊断也有提示意义。而光镜检查无特异表现。

2.IgA 肾病的病理分级

(1)Lee 氏和 Hass 氏分级:目前临床常用的 IgA 肾病病理分级为 Lee 氏(见表 8-1)和 Hass

氏分级(见表 8-2)。这两个分级系统简便实用,对判断疾病预后具有较好作用。

(2)牛津分型:国际 IgA 肾病组织与肾脏病理学会联合建立的国际协作组织,提出了一项具有良好重复性和预后预测作用的新型 IgA 肾病病理分型——牛津分型。

表 8-1 Lee 氏病理学分级系统

分级	肾小球病变	肾小球-间质病变
I	多数正常、偶尔轻度系膜增宽(阶段)伴/不伴细胞增生	无
II	<50%的肾小球呈现局灶性系膜增生和硬化,罕见小新月体	无
III	弥漫系膜细胞增生和基质增宽(偶尔局灶节段),偶见小新月体和粘连	局灶肾间质水肿,偶见细胞浸润,罕见肾小管萎缩
IV	显著的弥漫系膜细胞增生和硬化,<45%的肾小球出现新月体,常见肾小球硬化	肾小管萎缩,肾间质炎症和纤维化
V	病变性质类似IV级,但更重,肾小球新月体形成>45%	类似IV级病变,但更重

表 8-2 Hass 氏病理学分级系统

亚型	肾小球病变
I(轻微病变)	肾小球仅有轻度系膜细胞增加,无节段硬化,无新月体
II(局灶节段肾小球硬化)	肾小球病变类似于原发性局灶节段肾小球硬化,伴肾小球系膜细胞轻度增生,无新月体
III(局灶增殖性肾小球肾炎)	≤50%的肾小球出现细胞增殖,为系膜细胞增生,可伴内皮细胞增生,绝大多数病例为节段性增生。可见新月体
IV(弥漫增殖性肾小球肾炎)	≥50%的肾小球出现细胞增殖,为系膜细胞增生,伴或不伴内皮细胞增生,细胞增生可为节段性或球性。可见新月体
V(晚期慢性肾小球肾炎)	≥40%的肾小球球性硬化,其余可表现为上述各种肾小球病变。≥40%的皮质肾小管萎缩或消失

牛津分型应用了 4 个能独立影响疾病预后的病理指标,并详细制定了评分标准。这些指标包括系膜细胞增生(评分 M0 及 M1)、节段性硬化或粘连(评分 S0 及 S1)、内皮细胞增生(评分 E0 及 E1)及肾小管萎缩/肾间质纤维化(评分 T0、T1 及 T2)。牛津分型的最终病理报告,除需详细给出上述 4 个指标的评分外,还要用附加报告形式给出肾小球个数及一些其他定量病理指标(如细胞及纤维新月体比例、纤维素样坏死比例、肾小球球性硬化比例等),以更好地了解肾脏急性和慢性病变情况。

牛津分型的制定过程比以往任何分级标准都严谨及科学,而且聚集了国际肾脏病学家及病理学家的共同智慧。但是,牛津分型也存在一定的局限性,例如,新月体病变对肾病预后的影响分析较少,且其研究设计没有考虑到不同地区治疗方案的差异性,亚洲的治疗总体较积极(用激素及免疫抑制剂治疗者较多),因此牛津分型在亚洲的应用尚待进一步验证。

综上可见,病理分级(或分型)的提出需要兼顾指标全面、可重复性好及临床实用(包括操作简便、指导治疗及判断预后效力强)多方面因素,任何病理分级(或分型)的可行性都需要经过大量临床实践予以检验。

(三)诊断方法、诊断标准及鉴别诊断

1.肾活检指征及意义

IgA 肾病是一种依赖于免疫病理学检查才可确诊的肾小球疾病。但是目前国内外进行肾活检的指征差别很大,欧美国家大多主张对持续性蛋白尿>1.0 g/d 的患者进行肾活检,而在日本对于尿检异常(包括单纯性镜下血尿)的患者均建议常规做肾活检。有学者认为,掌握肾活检指征太紧有可能漏掉一些需要积极治疗的患者,而且目前肾穿刺活检技术十分成熟,安全性高,故肾活检指征不宜掌握过紧。确有这样一部分 IgA 肾病患者,临床表现很轻,尿蛋白<1.0 g/d,但是病理检查却显示中度以上肾损害(Lee 氏分级Ⅲ级以上),通过肾活检及时发现这些患者并给予干预治疗很重要。所以,正确掌握肾活检指征,正确分析和评价肾组织病理检查结果,对指导临床合理治疗具有重要意义。

2.IgA 肾病的诊断标准

IgA 肾病是一个肾小球疾病的免疫病理诊断。免疫荧光(或免疫组化)检查见 IgA 或 IgA 为主的免疫球蛋白伴补体 C_3 呈颗粒状于肾小球系膜区或系膜及毛细血管壁沉积,并能从临床除外过敏性紫癜肾炎、肝硬化性肾小球疾病、强直性脊柱炎肾损害及银屑病肾损害等继发性 IgA 肾病,诊断即能成立。

3.鉴别诊断

IgA 肾病应注意与以下疾病鉴别。

(1)以血尿为主要表现者:需要与薄基底膜肾病及 Alport 综合征等遗传性肾小球疾病鉴别。前者常呈单纯性镜下血尿,肾功能长期保持正常;后者除血尿及蛋白尿外,肾功能常随年龄增长而逐渐减退直至进入 ESRD,而且还常伴眼耳病变。肾活检病理检查是鉴别的关键,薄基底膜肾病及 Alport 综合征均无 IgA 肾病的免疫病理表现,而电镜检查却能见到各自特殊的肾小球基底膜病变。

(2)以肾病综合征为主要表现者:需要与非 IgA 肾病的系膜增生性肾炎鉴别。两者都常见于青少年,肾病综合征表现相似。假若患者血清 IgA 增高和/或血尿显著(包括肉眼血尿),则较支持 IgA 肾病。鉴别的关键是肾活检免疫病理检查,IgA 肾病以 IgA 沉积为主,而非 IgA 肾病常以 IgM 或 IgG 沉积为主,沉积于系膜区或系膜及毛细血管壁。

(3)以急进性肾炎为主要表现者:少数 IgA 肾病患者临床呈现急进性肾炎综合征,病理呈现新月体性肾炎,他们实为 IgA 肾病导致的Ⅱ型急进性肾炎。这种急进性肾炎应与抗肾小球基底膜抗体或抗中性白细胞胞质抗体致成的Ⅰ型或Ⅲ型急进性肾炎鉴别。血清抗体检验及肾组织免疫病理检查是准确进行鉴别的关键。

三、IgA 肾病的预后评估及治疗选择

(一)疾病活动性及预后的评估指标及其意义

1.疾病预后评价指标

(1)蛋白尿及血压控制:蛋白尿和高血压的控制好坏会影响肾功能的减退速率及肾病预后。Le 等通过多变量分析显示,与肾衰竭关系最密切的因素为时间平均尿蛋白水平(time-average proteinuria,TA-UP)及时间平均动脉压水平(time-average mean arterial blood pressure,TA-MAP)。计算方法为:求 6 个月内每次随访时的尿蛋白量及血压的算术平均值,再计算整个随访期间所有算术平均值的均值。

(2)肾功能状态:起病或病程中出现的肾功能异常与不良预后相关,表现为 GFR 下降,血清肌酐水平上升。日本一项针对 2 270 名 IgA 肾病患者7 年随访的研究发现,起病时血清肌酐水平与达到 ESRD 的比例成正相关。

(3)病理学参数:病理分级的预后评价意义已被许多研究证实。系膜增生、内皮增生、新月体形成、肾小球硬化、肾小管萎缩及间质纤维化的程度与肾功能下降速率及肾脏存活率密切相关。重度病理分级患者预后不良。

(4)其他因素:肥胖 IgA 肾病患者肾脏预后更差,体重指数(BMI)超过25 kg/m² 的患者,蛋白尿、病理严重度及 ESRD 风险均显著增加。此外,低蛋白血症、高尿酸血症也是肾脏不良结局的独立危险因素。

2.治疗方案选择的依据

只有对疾病病情及预后进行全面评估才可能制订合理治疗方案。应根据患者年龄、临床表现(如尿蛋白、血压、肾功能及其下降速率)及病理分级来综合评估病情,分析各种治疗的可能疗效及不良反应,最后选定治疗方案。而且,在治疗过程中还应根据疗效及不良反应来实时对治疗进行调整。

(二)治疗方案选择的共识及争议

1.非免疫抑制治疗

(1)拮抗血管紧张素 II 药物:目前血管紧张素转换酶抑制剂(ACEI)或血管紧张素 AT_1 受体阻滞剂(ARB)已被用作 IgA 肾病治疗的第一线药物。研究表明,ACEI/ARB 不仅具有降血压作用,而且还有减少蛋白尿及延缓肾损害进展的肾脏保护效应。由于 ACEI/ARB 类药物的肾脏保护效应并不完全依赖于血压降低,因此 ACEI/ARB 类药物也能用于血压正常的 IgA 肾病蛋白尿患者治疗。2012 年 KDIGO 制定的《肾小球肾炎临床实践指南》,推荐对尿蛋白>1 g/d 的 IgA 肾病患者长期服用 ACEI 或 ARB 治疗(证据强度 1B);并建议对尿蛋白 0.5～1 g/d 的 IgA 肾病患者也用 ACEI 或 ARB 治疗(证据强度 2D)。指南还建议,只要患者能耐受,ACEI/ARB 的剂量可逐渐增加,以使尿蛋白降至 1 g/d 以下(证据强度 2C)。

ACEI/ARB 类药物用于肾功能不全患者需慎重,应评估患者的药物耐受性并密切监测药物不良反应。服用 ACEI/ARB 类药物之初,患者血清肌酐可能出现轻度上升(较基线水平上升<30%),这是由药物扩张出球小动脉引起。长远来看,出球小动脉扩张使肾小球内高压、高灌注及高滤过降低,对肾脏是起保护效应,因此不应停药。但是,用药后如果出现血清肌酐明显上升(超过了基线水平的30%～35%),则必须马上停药。多数情况下,血清肌酐异常升高是肾脏有效血容量不足引起,故应及时评估患者血容量状态,寻找肾脏有效血容量不足的原因,加以纠正。除急性肾损害外,高钾血症也是ACEI/ARB类药物治疗的另一严重不良反应,尤易发生在肾功能不全时,需要高度警惕。

这里还需要强调,根据大量随机对照临床试验的观察结果,近年国内外的高血压治疗指南均不提倡 ACEI 和 ARB 两药联合应用。指南明确指出:在治疗高血压方面两药联用不能肯定增强疗效,却能增加严重不良反应;而在肾脏保护效应上,也无足够证据支持两药联合治疗。2013 年刚发表的西班牙 PRONEDI 试验及美国VANEPHRON-D试验均显示,ACEI 和 ARB 联用,与单药治疗相比,在减少 2 型糖尿病肾损害患者的尿蛋白排泄及延缓肾功能损害进展上并无任何优势。而在 VANEPHRON-D 试验中,两药联用组的高钾血症及急性肾损害不良反应却显著增加,以致试验被迫提前终止。

(2)深海鱼油:深海鱼油富含的 n-3(ω-3)多聚不饱和脂肪酸,理论上讲可通过竞争性抑制花生四烯酸,减少前列腺素、血栓素和白三烯的产生,从而减少肾小球和肾间质的炎症反应,发挥肾脏保护作用。几项大型随机对照试验显示,深海鱼油治疗对 IgA 肾病患者具有肾功能保护作用,但是荟萃分析却未获得治疗有益的结论。因此,深海鱼油的肾脏保护效应还需要进一步研究验证。鉴于深海鱼油治疗十分安全,而且对防治心血管疾病肯定有益,所以 2012 年 KDIGO 制定的《肾小球肾炎临床实践指南》建议,给尿蛋白持续>1 g/d 的 IgA 肾病患者予深海鱼油治疗(证据强度 2D)。

(3)扁桃体切除:扁桃体是产生异常 IgA$_1$ 的主要部位之一。很多 IgA 肾病患者都伴有慢性扁桃体炎,而且扁桃体感染可导致肉眼血尿发作,所以择机进行扁桃体切除就被某些学者推荐作为治疗 IgA 肾病的一个手段,认为可以降低患者血清 IgA 水平和循环免疫复合物水平,使肉眼血尿发作及尿蛋白排泄减少,甚至对肾功能可能具有长期保护作用。

近期日本一项针对肾移植后复发 IgA 肾病患者的小规模研究表明,扁桃体切除术组降低尿蛋白作用显著(从 880 mg/d 降到 280 mg/d),而未行手术组则无明显变化。日本另外一项针对原发性 IgA 肾病的研究也同样显示,扁桃体切除联合免疫抑制剂治疗,在诱导蛋白尿缓解和/或血尿减轻上效果均较单用免疫抑制治疗优越。不过上面两个研究均为非随机研究,且样本量较小,因此存在一定局限性。Wang 等人的荟萃分析也认为,扁桃体切除术联合激素和肾素-血管紧张素系统(RAS)阻断治疗,至少对轻中度蛋白尿且肾功能尚佳的 IgA 肾病患者具有肾功能的长远保护效应。

但是,2012 年 KDIGO 制定的《肾小球肾炎临床实践指南》认为,扁桃体切除术常与其他治疗(特别是免疫抑制剂)联合应用,所以疗效中扁桃体切除术的具体作用难以判断,而且也有临床研究并未发现扁桃体切除术对改善 IgA 肾病病情有益。所以,该指南不建议用扁桃体切除术治疗 IgA 肾病(证据强度 2C),认为还需要更多的随机对照试验进行验证。不过,有学者认为如果扁桃体炎与肉眼血尿发作具有明确关系时,仍可考虑择机进行扁桃体切除。

(4)抗血小板药物:抗血小板药物曾被广泛应用于 IgA 肾病治疗,并有小样本临床试验显示双嘧达莫治疗 IgA 肾病有益,但是许多抗血小板治疗都联用了激素和免疫抑制治疗,故其确切作用难以判断。2012 年 KDIGO 制定的《肾小球肾炎临床实践指南》不建议使用抗血小板药物治疗 IgA 肾病(证据强度 2C)。

2.免疫抑制治疗

(1)单用糖皮质激素治疗:2012 年 KDIGO 的《肾小球肾炎临床实践指南》建议,IgA 肾病患者用 ACEI/ARB 充分治疗 3~6 个月,尿蛋白仍未降达 1 g/d 以下,而患者肾功能仍相对良好(GFR>50 mL/min)时,应考虑给予6 个月的激素治疗(证据强度 2C)。多数随机试验证实,6 个月的激素治疗确能减少尿蛋白排泄及降低肾衰竭风险。

不过,Hogg 等人进行的试验,是采用非足量激素相对长疗程治疗,随访 2 年,未见获益。另一项Katafuchi等人开展的低剂量激素治疗,虽然治疗后患者尿蛋白有所减少,但是最终进入 ESRD 的患者比例并无改善。这两项试验结果均提示中小剂量的激素治疗对 IgA 肾病可能无效。Lv 等进行的文献回顾分析也发现,在肾脏保护效应上,相对大剂量短疗程的激素治疗方案比小剂量长疗程治疗方案效果更优。

在以上研究中，激素相关的不良反应较少，即使是采用激素冲击治疗，3月内使用甲泼尼龙达到 9 g，不良反应报道也较少。但是，既往的骨科文献认为使用甲泼尼龙超过 2 g，无菌性骨坏死发生率就会上升；Lv 等进行的文献复习也认为激素治疗会增加不良反应（如糖尿病或糖耐量异常、高血压、消化道出血、Cushing 样体貌、头痛、体重增加、失眠等）发生，因此仍应注意。

（2）激素联合环磷酰胺或硫唑嘌呤治疗：许多回顾性研究和病例总结（多数来自亚洲）报道，给蛋白尿＞1 g/d 和/或 GFR 下降和/或具有高血压的 IgA 肾病高危患者，采用激素联合环磷酰胺或硫唑嘌呤治疗，病情能明显获益。但是，其中不少研究存在选择病例及观察的偏倚，因此说服力牵强。

近年有几篇联合应用激素及上述免疫抑制剂治疗 IgA 肾病的前瞻随机对照试验结果发表，多数试验都显示此联合治疗有效。两项来自日本同一组人员的研究，给肾脏病理改变较重和/或蛋白尿显著而 GFR 正常的 IgA 肾病患儿，进行激素、硫唑嘌呤、抗凝剂及抗血小板制剂的联合治疗，结果均显示此联合治疗能获得较高的蛋白尿缓解率，并且延缓了肾小球硬化进展，因此在改善疾病长期预后上具有优势。2002 年 Ballardie 等人报道的一项小型随机临床试验，用激素联合环磷酰胺续以硫唑嘌呤进行治疗，结果肾脏的 5 年存活率联合治疗组为 72%，而对照组仅为 6%。但是，2010 年 Pozzi 等发表了一项随机对照试验却获得了阴性结果。此试验入组患者为血清肌酐水平低于 176.8 μmol/L（2 mg/dL）、蛋白尿水平高于 1 g/d 的 IgA 肾病病例，分别接受激素或激素联合硫唑嘌呤治疗，经过平均 4.9 年的随访，两组结局无显著性差异。

总的来说，联合治疗组的不良反应较单药治疗组高，包括激素不良反应及免疫抑制剂的不良反应（骨髓抑制等），而且两者联用时更容易出现严重感染（各种微生物感染，包括卡氏肺孢子菌及病毒感染等），这必须高度重视。因此，在治疗 IgA 肾病时，一定要认真评估疗效与风险，权衡利弊后再作出决策。

2012 年 KDIGO 制定的《肾小球肾炎临床实践指南》建议，除非 IgA 肾病为新月体肾炎肾功能迅速减退，否则不应用激素联合环磷酰胺或硫唑嘌呤治疗（证据强度 2D）；IgA 肾病患者 GFR ＜30 mL/(min·1.73 m²) 时，若非新月体肾炎肾功能迅速减退，不用免疫抑制剂治疗（证据强度 2C）。

（3）其他免疫抑制剂的应用：①吗替麦考酚酯，分别来自中国、比利时及美国的几项随机对照试验研究了高危 IgA 肾病患者使用吗替麦考酚酯（MMF）治疗的疗效。来自中国的研究指出，在 ACEI 的基础上使用 MMF（2 g/d），有明确降低尿蛋白及稳定肾功能的作用。另外一项中文发表的研究也显示 MMF 治疗能够降低尿蛋白，12 个月内尿蛋白量由 1~1.5 g/d 降至 0.5~0.75 g/d，比大剂量口服泼尼松更有益。与此相反，比利时和美国在白种人群中所做的研究（与前述中国研究设计相似）均认为 MMF 治疗对尿蛋白无效。此外，Xu 等进行的荟萃分析也认为，MMF 在降尿蛋白方面并没有显著效益。所以 MMF 治疗 IgA 肾病的疗效目前仍无定论，造成这种结果差异的原因可能与种族、MMF 剂量或者其他尚未认识到的影响因素相关，基于此，2012 年 KDIGO 制定的《肾小球肾炎临床实践指南》并不建议应用 MMF 治疗 IgA 肾病（证据强度 2C）。认为需要进一步研究观察。值得注意的是，如果将 MMF 用于肾功能不全的 IgA 肾病患者治疗，必须高度警惕卡氏肺孢子菌肺炎等严重感染，以前国内已有使用 MMF 治疗 IgA 肾病导致卡氏肺孢子菌肺炎死亡的案例。②雷公藤总甙，雷公藤作为传统中医药曾长期用于治疗自身免疫性疾病，其免疫抑制作用已得到大量临床试验证实。雷公藤总甙是从雷公藤中提取出的有效成分。Chen 等的荟萃分析认为,应用雷公藤总甙治疗 IgA 肾病,其降低尿蛋白作用肯定。但是国内多数临床研究的证据级别都较低,因此推广雷公藤总甙的临床应用受到限制。此外,还需注意此药的毒副作用,如性腺抑制(男性不育及女性月经紊乱、闭经等)、骨髓抑制、肝损害及胃肠道反应。③其他药物,环孢素 A 用于 IgA 肾病治疗的相关试验很少,而且它具有较大的肾毒性,有可能加重肾间质纤维化,目前不推荐它在 IgA 肾病治疗中应用。来氟米特能通过抑制酪氨酸激酶和二氢乳清酸脱氢酶而抑制 T 细胞和 B 细胞的活化增殖,发挥免疫抑制作用,临床已用其治疗类风湿关节炎及系统性红斑狼疮。国内也有少数用其治疗 IgA 肾病的报道,但是证据级别均较低,其确切疗效尚待观察。

3.对 IgA 肾病慢性肾功能不全患者进行免疫抑制治疗的争议

几乎所有的随机对照研究均未纳入 GFR<30 mL/min 的患者,GFR 在 30～50 mL/min 的患者也只有少数入组。对这部分人群来说,免疫抑制治疗是用或者不用? 若用应该何时用? 如何用? 均存在争议。

有观点认为,即使 IgA 肾病已出现慢性肾功能不全,一些依然活跃的免疫或非免疫因素仍可能作为促疾病进展因素发挥不良效应,所以可以应用激素及免疫抑制剂进行干预治疗。一项病例分析报道,对平均 GFR 为 22 mL/min 的 IgA 肾病患者,用大剂量环磷酰胺或激素冲击续以 MMF 治疗,患者仍有获益。另外,Takahito 等的研究显示,给 GFR 小于 60 mL/min 的 IgA 肾病患者予激素治疗,在改善临床指标上较单纯支持治疗效果好,但是对改善肾病长期预后无效。

对于进展性 IgA 肾病患者,如果血清肌酐水平超过221～265 μmol/L(2.5～3 mg/dL)时,至今无足够证据表明免疫抑制治疗仍然有效。有时这种血肌酐阈值被称为"一去不返的拐点",因此选择合适的治疗时机相当关键。但是该拐点的具体范围仍有待进一步研究确证。

综上所述,对于 GFR 在 30～50 mL/min 范围的 IgA 肾病患者,是否仍能用免疫抑制治疗? 目前尚无定论;但是对 GFR<30 mL/min 的患者,一般认为不宜进行免疫抑制治疗。

(三)关于 IgA 肾病治疗的思考

IgA 肾病的临床过程变异很大,从完全良性过程到快速进展至 ESRD,预后较难预测。国内多数医师根据 IgA 肾病的临床-病理分型来选用不同治疗方案,但是具体的治疗适应证及治疗措施,仍缺乏规范化的推荐或建议。2012 年 KDIGO 制定的《肾小球肾炎临床实践指南》关于 IgA 肾病治疗的推荐或建议证据级别也欠高,存疑较多。正如前述,指南对非新月体肾炎的 IgA 肾病患者,不推荐用激素联合环磷酰胺或硫唑嘌呤治疗,但是临床实践中仍可见不少这类患者用上述治疗后明显获益。另外,对于 ACEI/ARB 充分治疗无效、尿蛋白仍>1 g/d 而 GFR 在 30～50 mL/min 水平的 IgA 肾病患者,就不能谨慎地应用免疫抑制治疗了吗? 也未必如此。因此,有关 IgA 肾病的治疗,包括治疗适应证、时机及方案还有许多研究工作需要去做。应努力开展多中心、前瞻性、随机对照临床研究,选择过硬的研究终点(如血肌酐倍增、进入 ESRD 和全因死亡等),进行长时间的队列观察(IgA 肾病临床经过漫长,可能需要 10 年以上追踪观察)。只有这样,才能准确地判断治疗疗效,获得高水平的循证证据,以更合理地指导临床实践。

(李玲麟)

第八节 肾病综合征

一、概述

肾病综合征(Nephrotic Syndrome,NS)不是一独立疾病,而是指由多种病因引起的,以肾小球基底膜通透性增加伴肾小球滤过率降低等肾小球病变为主的一组综合征。包括大量的蛋白尿、低蛋白血症、高脂血症和水肿。临床特点:"三高一低",即大量蛋白尿、高脂血症、水肿,血浆蛋白低(≤30 g/L)。病情严重者会有浆膜腔积液、无尿表现。

根据病因,NS可分为原发性、继发性和先天性三大类。先天性NS指出生后3个月内发病,临床表现符合NS。成人的2/3和大部分儿童NS为原发性,成人的1/3和儿童的10%可由继发性因素引起。NS分类和常见病因见表8-3。

表8-3 NS分类和常见病因

分类	病因
原发性	免疫机制
继发性	药物、毒物、过敏:非甾体消炎药,有机或无机汞,花粉、疫苗等过敏
	感染:细菌、病毒、寄生虫感染
	肿瘤:肺、胃等器官肿瘤,白血病及淋巴瘤等
	系统性疾病:系统性红斑狼疮、过敏性紫癜、淀粉样变等
	代谢性疾病:糖尿病、甲状腺疾病等
	其他:Wegner肉芽肿、妊娠高血压综合征、肾移植后排异、肾动脉狭窄等
先天性	遗传因素

二、病理特点

原发性NS根据病理可分为五种,分型及特点见表8-4。

表8-4 原发性NS病理分型及临床特点

分型	病理特点	临床特点
微小病变型肾病	光镜下肾小球基本正常,近端肾小管上皮细胞可见脂肪变性。免疫荧光阴性,电镜下特征性表现为广泛的肾小球脏层上皮细胞足突消失	男性多于女性,儿童高发,成人发病率降低,60岁后发病率又升高。占儿童原发性NS的80%~90%,成人原发性NS的10%~20%。典型临床表现为NS,约15%的患者伴镜下血尿
系膜增生性肾小球肾炎	光镜可见肾小球弥漫性系膜细胞增生伴系膜基质增多。按免疫荧光结果可分为IgA肾病(单纯IgA或以IgA沉积为主)和非IgA系膜增生性肾小球肾炎(以IgG或IgM沉积为主)。电镜下系膜区可见到电子致密物	在我国发病率很高,约占原发性NS的30%,显著高于西方国家。男性多于女性,好发于青少年。约50%患者有前驱感染,于上呼吸道感染后急性起病。IgA肾病者几乎均有血尿,约15%表现为NS;肺IgA型约50%患者出现NS约70%伴有血尿

续表

分型	病理特点	临床特点
系膜毛细血管性肾小球肾炎	光镜下共同特点为系膜细胞和系膜基质弥漫重度增生，可插入到基底膜和内皮细胞之间，使毛细血管襻呈"双轨征"为其典型特征性病理改变	占我国原发性 NS 的 10%～20%。男性多于女性，好发于青壮年。50%～60% 的患者表现为 NS，几乎所有的患者均有血尿；1/4～1/3 的患者常在呼吸道感染后发病，表现为急性肾炎综合征
膜性肾病	光镜下肾小球弥漫性病变，一局限于肾小球基膜的免疫复合物沿肾小球基底膜外侧（上皮下）沉积，刺激基底膜增殖，致使"钉突"形成，基底膜弥漫增厚为特征的一种疾病	占我国原发 NS 的 20%。男性多于女性，好发于中老年。一般起病隐匿，月 80% 表现为 NS，30% 可伴有镜下血尿，一般无肉眼血尿。极易发生血栓栓塞并发症，深静脉血栓发生率高达 50%
局灶性阶段性肾小球硬化	光镜下其病理特征为局灶、节段损害。病变以系膜基质增多、血浆蛋白沉积、球囊粘连、玻璃样变性为特征，电镜可见弥漫性足细胞足突消失，免疫荧光呈现 IgM 和 C_3 沉积	占我国原发性 NS 的 5%～10%。好发于青少年男性，多为隐匿起病。50%～75% 表现为大量蛋白尿及 NS，3/4 的患者伴有血尿，部分可见肉眼血尿

三、临床表现

（一）大量蛋白尿

大量蛋白尿是 NS 的标志。正常人每天尿蛋白质排泄量不超过 150 mg。而 NS 的患者每天从尿液中丢失的蛋白质远远超过正常人，多达 3.0～3.5 g，儿童为 50 mg/kg。体重为 60 kg 的成人，每天丢失蛋白质达 3 g 以上，即可认为大量蛋白尿。

正常肾小球滤过膜对血浆蛋白有选择性滤过作用，能有效阻止绝大部分血浆蛋白从肾小球滤过，只有极小量的血浆蛋白进入肾小球滤液。大量蛋白尿的产生是由于肾小球滤过屏障发生异常所致。肾小球滤过屏障异常，可分为电荷异常及通透性异常。当电荷屏障受损时，肾小球滤过膜对带负电荷的清蛋白的通透性增加，致使原尿中蛋白含量增多。其次，肾小球滤过膜通透性异常时，对大中分子量蛋白质选择性滤过作用受损，导致大中分子蛋白质等大量漏出。当超过近曲小管回吸收量时，形成大量蛋白尿。此外，肾小球动脉压力增加及高灌注、高滤过的因素如高血压、高蛋白饮食或大量输注人血清蛋白（Serum Albumin，ALB）均可加重尿蛋白的排出。

（二）低蛋白血症

低蛋白血症即血浆蛋白水平低于 30 g/L，见于绝大部分 NS 患者。肝脏血浆清蛋白合成与分解及丢失不平衡时，则出现低蛋白血症。出现低蛋白血症主要有以下几方面原因。

（1）NS 患者大量清蛋白从尿中丢失。每天丢失蛋白质达 3 g 以上。而正常人每天尿蛋白质排泄量不超过 150 mg。

（2）肾小管分解清蛋白的量增加。正常人肝脏合成的清蛋白约 10% 在近曲小管上皮细胞被分解。在 NS 患者，由于近曲小管摄取和分解滤过蛋白明显增加，肾内清蛋白代谢可增加至 16%～30%。

（3）胃肠黏膜水肿致蛋白质吸收不足。NS 患者因胃肠道黏膜水肿导致饮食减退，蛋白质摄入不足，吸收不良或丢失。

另外，年龄、病程、慢性肝病及营养不良等均可影响血浆清蛋白水平。

低蛋白血症导致 NS 患者药物与清蛋白的结合有所减少,因而血中游离药物的水平升高,此时,常规剂量也可产生毒性或不良反应。

(三)高脂血症

NS 患者脂代谢异常的特点为血浆中几乎各种脂蛋白成分均增加,如血浆总胆固醇(Ch)、甘油三酯(TG)、低密度脂蛋白胆固醇(LDL-C)、极低密度脂蛋白胆固醇(VLDL-C)均升高。而高密度脂蛋白胆固醇(HDL-C)可升高、正常或降低。在疾病过程中,各脂质成分的增加出现在不同的时间,一般以 Ch 升高出现最早,其次才为磷脂及 TG。除数量改变外,脂质的比例也发生改变,各种脂蛋白中胆固醇/甘油三酯及胆固醇/磷脂的比例均升高。载脂蛋白也常有异常,如ApoB 明显升高,ApoC 和 ApoE 轻度升高。

脂质代谢异常发生的原因有肝脏合成 Ch、TG 及脂蛋白增加;尿中 HDL 丢失增加;脂质调节酶活性改变及 LDL 受体活性或数目改变致脂质清除障碍。NS 时,HDL 的 ApoAI 可有50%～100%从尿中丢失。

NS 患者的高脂血症对心血管疾病发生率的影响,主要与高脂血症出现时间的长短、LDL/HDL 的比例、高血压史及吸烟等因素有关。长期的高脂血症,尤其是 LDL 上升、HDL 下降,可加速冠状动脉粥样硬化的发生,增加患者发生急性心肌梗死的危险性。

(四)水肿

临床上,患者水肿常渐起,最初多见于踝部,呈凹陷性。晨起眼睑、面部可见水肿,随病情发展,水肿可发展至全身,出现胸腔、腹腔,甚至出现心包腔的大量积液及阴囊或会阴部高度水肿。水肿的出现及其严重程度与低蛋白血症的程度呈正相关。水肿的发生与以下因素有关。

(1)低蛋白血症使血浆胶体渗透压降低,当血浆清蛋白低于 25 g/L 时,液体在间质区潴留;低于 15 g/L 时,可有腹水或胸腔积液形成。

(2)血浆胶体渗透压降低导致血容量减少,使交感神经兴奋性增高,近端小管 Na^+ 吸收增加。

(3)低血容量使渗透压和容量感受器受到刺激,促使抗利尿激素和肾素-血管紧张素-醛固酮分泌,最终致使远端肾小管水钠吸收增加,导致水、钠潴留。

(4)某些肾内因子改变了肾小管周围体液平衡机制,使近曲小管 Na^+ 吸收增加。

(五)NS 的主要并发症

1.血栓栓塞

NS 患者由于血液浓缩及高脂血症造成血液黏稠度增加。另外,大量蛋白质从尿中丢失,肝代偿性合成蛋白增加,血小板功能亢进等因素均加重高凝状态。血栓栓塞是 NS 常见的甚至严重致死性的并发症之一。临床上以肾静脉和深静脉血栓最为常见。

2.感染

由于存在营养不良、免疫状态异常、激素及免疫抑制剂的应用,感染的机会增加。感染部位多发生在呼吸道、泌尿系统和皮肤。常见的致病菌有肺炎链球菌、溶血性链球菌和大肠埃希菌等。由于糖皮质激素的应用,其感染的临床征象常不明显。

3.急性肾衰竭

急性肾衰竭是 NS 的主要并发症。可发生在 NS 的不同阶段,但以疾病初期和肾病未获缓解时的发生率为最高。发生急性肾衰竭的原因:①缺血、感染或药物引起的急性肾小管坏死;②严重血容量不足所致的肾前性氮质血症;③感染、药物及过敏所致的急性间质性肾炎;④高凝所致的急性肾静脉血栓形成；⑤肾间质水肿。对 NS 合并急性肾衰竭者应积极寻找原因，及早给予对因治疗，肾功能大多可恢复正常。

4.代谢紊乱

NS 患者存在明显的低清蛋白血症，蛋白代谢呈负平衡。长期低清蛋白血症可造成患者贫血、营养不良、生长发育迟缓、机体抵抗力下降、甲状腺素水平低下、钙磷代谢紊乱、维生素 D 缺乏等。高脂血症增加血液黏稠度，易发生血栓、栓塞并发症。

四、实验室和其他检查

(一)尿常规检查

大量蛋白尿，尿蛋白定量＞3.0 g/d。

(二)血浆蛋白测定

绝大部分 NS 患者血浆清蛋白＜30 g/L。

(三)血脂测定

血脂升高。

(四)尿沉渣镜检

可见红细胞增多，可见管型，肾功能正常或受损(GFR 下降)。

(五)肾穿刺活检

肾穿刺活检有助于诊断。

五、诊断与鉴别诊断

(一)诊断

1.确诊 NS

临床上根据"三高一低"即大量蛋白尿(尿蛋白定量＞3.0 g/d)、高脂血症、水肿和低蛋白血症(≤30 g/L)的典型表现，临床上只要满足大量蛋白尿和低蛋白血症即可诊断 NS。

2.确认病因

确定 NS 后，应鉴别是原发性、继发性或先天性；三者病因各异，治疗方法不一，临床上一般需先排除继发性因素才考虑原发性或先天性。有条件的医院，最好能进行肾活检，以作出病理诊断。

3.判断

判定有无并发症出现。

(二)鉴别诊断

需与继发性 NS 进行鉴别诊断的主要包括下列疾病。

1.过敏性紫癜肾炎

好发于青少年，患者具备皮疹、紫癜、关节痛、腹痛及便血等紫癜特征表现，多在皮疹出现后1～4 周出现血尿、蛋白尿、水肿、高血压等肾炎的特点。若紫癜特征表现不典型，易误诊为原发性 NS。本病早期往往伴血清 IgA 升高。肾活检弥漫系膜增生为常见病理改变，免疫病理是 IgA 及 C_3 为主要沉积物，故不难鉴别。

2.系统性红斑狼疮肾炎

系统性红斑狼疮肾炎多见于青少年和中年女性，患者多有发热、皮疹及关节痛，血清抗核抗体、抗 ds-DNA、抗 SM 抗体阳性,补体 C_3 下降,肾活检光镜下除系膜增生外,病变有多样性特征。免疫病理呈"满堂亮"。

3.糖尿病肾病

糖尿病肾病好发于中老年人,多发于糖尿病史 10 年以上的患者,可表现为 NS。眼底检查有微血管改变。肾活检示肾小球基底膜增厚和系膜基质增生,典型损害为 Kimmelstiel-Wilson 结节形成。糖尿病病史及特征性眼底改变有助于鉴别诊断。肾活检可明确诊断。

4.乙肝病毒相关肾炎

乙肝病毒相关肾炎多见于儿童和青少年,以 NS 或蛋白尿为主要临床表现。血清 HBV 抗原阳性,肾活检切片中可找到 HBV 抗原。

5.Wegner 肉芽肿

本病的三大特征为鼻及鼻窦坏死性炎症、肺炎、坏死性肾小球。肾损害的临床特征为急进性肾小球肾炎或 NS。血清 γ-球蛋白、IgG、IgA 增高。

6.淀粉样肾病

淀粉样肾病好发于中老年,肾淀粉样变是全身多器官受累的一部分。早期可仅有蛋白尿,一般经 3~5 年出现 NS,确诊依靠肾活检。

7.恶性肿瘤所致的 NS

各种恶性肿瘤均可通过免疫机制引起 NS,甚至以 NS 为早期临床表现。因此对 NS 患者应做全面检查,排除恶性肿瘤。

8.肾移植术后移植肾复发

肾移植后 NS 的复发率约为 10%,通常术后 1 周至 25 个月,出现蛋白尿,受者往往出现严重的 NS,并在 6 个月至 10 年间丧失移植肾。

六、治疗原则

NS 是肾内科的常见疾病,常用以肾上腺皮质激素为主的综合治疗。原则为控制水肿,维持水、电解质平衡,预防和控制感染及并发症。合理使用肾上腺皮质激素,对复发性肾病或对激素耐药者应配合使用细胞毒类药物、免疫抑制药,治疗不仅以消除尿蛋白为目的,同时还应重视肾功能的保护。

(一)病因治疗

有继发性病因者应积极治疗原发病。对基础疾病采取积极有效的治疗:包括进行积极有效的抗肝炎病毒治疗;手术或化疗治疗肿瘤;停用相关药物;治疗感染性疾病;有效控制自身免疫性疾病等。

(二)一般对症处理

1.休息与活动

NS 发生时应以卧床休息为主,在一般情况好转后。水肿基本消退后可适度起床活动,以防肢体血管血栓形成。病情基本缓解后可逐步增加活动,缓解病情半年无复发者可考虑增加室内轻工作,尽量避免各种感染。

2.饮食

宜进清淡、易消化食物,应低盐(<3 g/d)饮食,禁用腌制食品,少用味精及食碱。应给予较高的优质蛋白摄入,每天 0.8~1.0 g/kg。能量供给每天以 30~35 kcal/kg (1 kcal=4.184 kJ)体

重为宜。严重高脂血症患者应当限制脂类的摄入量,采用少油低胆固醇饮食。同时注意补充铜、铁、锌等微量元素,在激素应用过程中,适当补充维生素及钙剂。

（三）利尿消肿治疗

对 NS 患者利尿治疗的原则是不宜过快过猛,以免造成血容量不足、加重血液高黏倾向,诱发血栓、栓塞并发症。

以噻嗪类(如氢氯噻嗪)加保钾利尿剂(如氨苯蝶啶、螺内酯)并用效果好;效果不佳时,改用渗透性利尿剂(如右旋糖酐-40、羟乙基淀粉),静脉滴注清蛋白提高血浆胶体渗透压,并用襻利尿剂(如呋塞米)。

对严重顽固性水肿患者,上述治疗无效者可试用短期血液超滤治疗,可迅速脱水,严重腹水患者还可考虑在严格无菌操作条件下放去腹水,体外浓缩后自身静脉回输。

（四）抑制免疫与炎症反应治疗

1.糖皮质激素(简称激素)

原发性 NS 最基本的治疗药物是糖皮质激素。激素通过抑制炎症反应、抑制免疫反应、抑制醛固酮和抗利尿激素分泌,影响肾小球基底膜通透性等综合作用而发挥利尿、消除尿蛋白的疗效。使用原则是:起始足量;缓慢减药;长期维持。

临床上根据患者对糖皮质激素的治疗反应,分为"激素敏感型"(用药 8 周内 NS 缓解)、"激素依赖型"(激素治疗有效,激素减量或停药 2 周内复发)和"激素抵抗型"[足量泼尼松 1 mg/(kg·d)或甲泼尼龙 0.8 mg/(kg·d),8～12 周无效]三类,各自的进一步治疗措施有所区别。大剂量激素冲击疗法可迅速、完全地抑制一些酶的活性,并使激素特异性受体达到饱和,在短时间内发挥激素抗炎的最大效应;另一方面大剂量激素的免疫抑制及利尿效应也均较常规剂量更为明显。因而,大剂量激素冲击疗法可用来治疗对常规激素无效的难治性 NS,可使部分患者得以缓解。

长期应用激素的患者易出现药物性糖尿、感染、骨质疏松等不良反应,少数病例还可能发生股骨头无菌性缺血性坏死,须加强监测,及时处理。

2.细胞毒药物

激素治疗无效,或激素依赖型或反复发作型,因不能耐受激素的不良反应而难以继续用药的 NS 可以试用细胞毒药物治疗。由于此类药物多有性腺毒性、降低人体抵抗力及诱发肿瘤的危险,因此,在用药指征及疗程上应慎重掌握。若无激素禁忌,一般不作为首选或单独治疗用药。目前临床上常用的此类药物有环磷酰胺(CTX)、氮芥、苯丁酸氮芥、硫唑嘌呤、长春新碱及噻替哌等。

3.免疫抑制剂

对激素有依赖或激素抵抗,或不适宜激素治疗的患者可考虑在激素基础上加用或单用免疫抑制剂治疗。能增加 NS 的缓解率、降低复发率、减少激素等药物的不良反应。但仍需密切观察其不良反应如骨髓抑制及消化道反应等,用药前应慎重权衡利弊。临床常用的有环孢素(CsA)、吗替麦考酚酯(MMF)、他克莫司(FK506,普乐可复)等。具体剂量、疗程因个体而异。

应用激素、细胞毒药物及其他新型免疫抑制药治疗 NS 可有多种方案,原则是增强疗效的同时,最大限度地减少不良反应。临床上应结合患者肾小球病理类型、年龄、肾功能和有否相对禁忌证等情况不同而区别对待,制定个体化治疗方案。

（五）降低尿蛋白治疗

持续性大量蛋白尿可导致肾小球高滤过、促进肾小球硬化，加重肾小管-间质损伤，进而影响肾小球病的预后。已经证实减少尿蛋白可以有效缓解肾功能恶化。已经证实血管紧张素转换酶抑制剂（ACEI）或血管紧张素Ⅱ受体拮抗剂（ARB）可通过降低肾小球内压和直接影响肾小球基底膜对大分子的通透性，减少尿蛋白。但在 NS 严重水肿时，存在血流量相对不足时，使用 ACEI或 ARB 易引起肾前性急性肾衰竭，因此应避免使用。在 NS 部分缓解或稳定后开始应用，根据病情剂量可翻倍，降低尿蛋白。

（六）并发症治疗

1.降脂治疗

由于 NS 常合并高脂血症，增加血浆黏度和红细胞变性，机体处于高凝状态。临床上根据血脂的异常情况选择降脂药物。应用降脂药物时要注意其肝毒性和横纹肌溶解的不良反应，使用过程中注意监测肝功能和肌酸肌酶，避免两类降脂药物同时使用，注意药物相互作用。

2.抗凝和抗血小板黏附治疗

NS 患者由于低蛋白血症、凝血因子改变和激素应用，常处于高凝状态，血栓栓塞并发症发生率较高，以肾静脉血栓形成和下肢深静脉栓塞常见。当血浆蛋白低于 20 g/L 时，提示存在高凝状态，建议常规开始预防性抗凝治疗。常用的药物有普通肝素和低分子量肝素、双香豆素、抗血小板黏附药如阿司匹林、磷酸二酯酶抑制药如双嘧达莫等。

3.抗感染治疗

一般情况下，在激素治疗时无须应用抗生素预防感染，因使用抗生素易诱发真菌二重感染。但应用糖皮质激素易诱发感染，一旦发现感染，应及时选用对致病菌敏感、强效且无肾毒性的抗生素积极治疗。严重感染难控制时，可考虑减少或停用激素。

（马振华）

第九节　急性肾衰竭

急性肾衰竭（ARF）是临床常见的一种综合征。由于各种原因引起的双肾排泄功能在短时间内（数小时或数天）肾小球滤过率下降至正常值的 50%；代谢迅速减退，氮质废物堆积体内；水、电解质、酸碱平衡紊乱失调；血肌酐和尿素氮进行性升高（通常血肌酐每天可上升 88.4～176.8 μmol/L，尿素氮上升 3.6～10.7 mmol/L），常伴有少尿或无尿，预后情况各异。

急性肾小管坏死导致的急性肾衰竭，临床上常表现为少尿期、多尿期及恢复期 3 个阶段。急性肾衰竭也有尿量不减少者，称为非少尿型急性肾衰竭。

一、病因病机

（一）病因分类

急性肾衰竭可见于各种疾病，尤其常见于内科、外科和妇产科疾病。不同原因所致急性肾衰竭发病机制不同，临床表现及治疗预后也不尽相同。如及早诊断和治疗，则肾功能可完全恢复。若病情严重，诊治不及时，或并发多脏器功能衰竭，病死率很高。

按发病因素将急性肾衰竭可分为 3 类：即肾前性急性肾衰竭、肾实质性急性肾衰竭、肾后性急性肾衰竭。

1.肾前性急性肾衰竭

由于肾前因素而致机体有效微循环血容量减少，肾血流量灌注不足引起急性肾功能损害，肾小球滤过率降低，肾小管对尿素氮、水和钠的重吸收相对增加，使血尿素氮升高，尿量减少，尿比重增高，多见于下列情况。

(1)血容量不足：多种原因的失血、体液丢失，如严重的外伤、外科手术、烧伤、呕吐、腹泻、大量腹水、大量运用利尿剂等。

(2)有效循环血容量减少：常见于肾病综合征、肝功能衰竭，大量应用血管扩张药或麻醉药物等。

(3)循环功能不全：见于充血性心力衰竭、心源性休克、严重心律失常、心脏压塞等。

(4)肾脏血流动力学的自身调节紊乱：见于血管紧张转换酶抑制剂、前列腺素抑制剂等的应用导致肾血流量灌注不足。

2.肾实质性急性肾衰竭

由于各种肾脏实质性病变或肾前性肾衰竭发展而导致的急性肾衰竭。

(1)肾小管疾病：急性肾衰竭由肾小管疾病导致者占 40%～60%，其中以急性肾小管坏死(ATN)最为常见。病因可分为两类，即肾毒性物质或肾缺血而致，如药物、造影剂、重金属、有机溶剂、生物毒素，以及血管内溶血、血红蛋白尿、胆红素尿、轻链蛋白及高钙血症均可引起肾小管损伤，导致急性肾衰竭。

(2)肾小球疾病：任何原因引起急性肾小球肾炎综合征，如各型急进型肾小球肾炎、急性肾小球肾炎、狼疮性肾炎等。

(3)急性间质性肾炎：如药物过敏，如青霉素类、利福平、磺胺类等，严重感染休克败血症所致。

(4)肾小血管和微血管疾病：如原发性或继发性坏死性血管炎、恶性高血压肾损害、妊娠高血压综合征、溶血性尿毒症综合征、产后特发性急性肾衰竭等。

(5)肾动静脉阻塞：常见于肾脏的双侧或单侧肾动脉或肾静脉血栓形成，或胆固醇结晶栓塞，夹层动脉瘤出血压迫肾动脉，导致急性肾衰竭。

(6)某些慢性肾脏疾病：在某些诱因作用下，如感染、心力衰竭、尿路梗阻、使用肾毒性药物、水、电解质紊乱等，使肾功能急骤减退，导致急性肾衰竭。

3.肾后性急性肾衰竭

由于各种原因引起的急性尿路梗阻，下尿路梗阻使上尿路压力升高，形成大量肾积水而压迫肾实质，使肾功能急骤下降，常见于结石、前列腺肥大、尿道狭窄、神经源性膀胱、肿瘤、血块堵塞、各种原因引起的输尿管狭窄等。

(二)发病机制

急性肾衰竭是由于多种病因及多种因素参与，常是多种因素综合作用的结果。目前尚无一种学说能完全解释各种急性肾衰竭病机。现在大多数学者认为：着重于肾缺血或肾中毒引起肾小管损伤学说。

1.肾小管损伤

当肾小管急性严重损伤时，由于肾小管阻塞和肾小管基底膜断裂，引起肾小管内液反漏入间质,从而引起急性肾小管上皮细胞变性坏死,肾间质水肿,肾小管阻塞,肾小球有效滤过率下降。

2.肾小管上皮细胞代谢障碍

肾小管上皮细胞的代谢障碍,导致肾小管上皮细胞坏死。

3.肾血流动力学的改变

肾缺血和肾毒素的作用致血管活性物质释放,引起肾血流学动力改变,导致肾血液灌注量不足,肾小球滤过率下降而致急性肾衰竭。

主要的血管活性物质有肾素-血管紧张素系统、前列腺素、儿茶酚胺、内皮素、心钠素、抗利尿激素、血管内皮舒张因子、肿瘤坏死因子等。

4.缺血再灌注损伤

肾缺血再灌注损伤主要为氧自由基及细胞内钙含量超负荷,使肾小管上皮细胞内膜脂质过氧化增强,导致细胞功能紊乱,以致细胞坏死。

5.表皮生长因子

肾脏是体内合成表皮生长因子的主要部位之一,但对肾脏的修复与再生起重要作用。急性肾衰竭时由于肾脏受损,使表皮生长因子合成减少。在恢复期,肾小管上皮细胞的表皮生长因子及其受体数量明显增多,血肌酐和钠滤过分数下降,提示表皮生长因子与肾损害修复有关。

二、临床表现

(一)病史

急性肾衰竭常继发于各种严重所致的周围循环衰竭,严重的肾脏疾病或肾中毒,尿路梗阻等疾病,但也有个别病例无明显的原发病。

(二)尿量变化

急骤地发生少尿,严重者可无尿(<500 mL/24 h),也有个别病例多尿表现,如处理得当,数天或数周出现多尿期。

(三)尿毒症症状

患者可不同程度出现腰痛、软弱无力、食欲缺乏,或口中有氨臭味,甚至可出现胸闷气短、烦躁不安、嗜睡、意识障碍等。

(四)水钠潴留

由于少尿可出现水肿或全身水肿、高血压、肺水肿、呼吸困难、咯血泡沫痰、两肺布满湿啰音,合并脑水肿者甚至可见嗜睡、躁动、惊厥、昏迷等。

(五)电解质紊乱酸碱失衡

高钾血症可见胸闷、肢体麻木、心率缓慢、心律失常、室颤、停搏、酸中毒出现、恶心呕吐、呼吸深大。

三、诊断

由于引起急性肾衰竭的各种疾病,致病因素多种多样而各有很大差异,在治疗手段上也有很大不同,为此诊断与鉴别诊断的确切与否,给予有效治疗的正确与否直接关系到患者的肾功能恢复。虽然有 $70\%\sim80\%$ 的肾功能急性衰竭是由急性肾小管坏死引起的,但也不能主观、简单地做出诊断,所以面对急骤发生少尿和迅速发生氮质血症患者,必须尽可能明确病因,作出正确判断,才能采取相应治疗,消除逆转急性肾衰竭。

（一）病史

常继发于各种严重的疾病所致的周围循环衰竭和肾中毒后，如外伤、烧伤、呕吐、腹泻、脱水，严重细菌感染、药物中毒等。原有肾小管、肾小球、间质性肾病、尿路梗阻性疾病等。

（二）体征

少尿型急性肾衰竭，可有明显的体征、酸中毒及神经系统改变，如昏睡、烦躁、意识模糊、呼吸深长、血压下降、腰痛等。

（三）实验室检查与其他检查

1.尿液分析

尿液分析对肾前性和肾小管坏死的急性肾衰竭有重要意义，包括尿常规镜检、尿比重、渗透压、肾衰竭指数、排泄分数等。

2.尿酶的测定

如 N-乙酰 B 氨基葡萄糖苷酶（NAG）；r-谷氨酰转肽酶（r-GT）等均可显著升高。因这些酶来自肾脏，尤其是肾小管，当肾脏、肾小管受损时，尿酶被大量释放入尿液中，故尿酶增多。这是肾脏，尤其是肾小管损伤的重要指标。在检查尿酶留取标本时应注意生殖腺分泌物污染。因这些污染物中酶含量较高，易影响结果的准确性。

3.血液检验

血肌酐、尿素氮急骤上升，β_2-微球蛋白增高，肾小球滤过率下降。

（四）指甲、头发肌酐测定

由于指甲和头发的生长都需要相对较长时间，因此，取修剪下来的指甲头发，检测肌酐值，将其与血肌酐值相对照，有一定临床意义。

一般若指甲或头发肌酐正常，而血肌酐升高，则提示急性肾衰竭。若指甲或头发肌酐及血肌酐均升高，则提示慢性肾衰竭。

（五）肾脏影像学检查

1.彩色 B 超检查

彩色 B 超检查为最常规检查，简便易行，诊断意义大，一般急性肾衰竭双肾体积增大，肾实质及皮质增厚，肾脏血流动力学改变受阻；诊断肾动脉狭窄和肾脏缺血性灶病变有重要意义。鉴别肾前性急性肾衰竭和急性肾小管坏死：当急性肾小管坏死时，肾阻力指数（RI）明显升高；当肾前性肾衰竭不缓解时，RI 进行性升高，而且临床约一半的急性肾小球肾炎、急性间质性肾炎、狼疮性肾炎患者的 RI 升高。

彩色 B 超可诊断肾后性急性肾衰竭，如对双侧肾积水、结石、肿瘤、前列腺肥大、膀胱源性潴留等尿路梗阻性疾病做出较确切的诊断。

2.CT、MRI 检查

通过体层扫描检查肾脏，可发现肾脏的形态大小、组织结构是否异常，如肾积水、肾周脓肿、肿瘤，对适宜肾静脉造影患者，增强扫描能辨认肾血管，判断肾静脉血栓形成及肾动脉狭窄，主要应用于肾性和肾后性的急性肾衰竭的诊断。

四、鉴别诊断

对急性肾衰竭的诊断，首先应明确是否为急性肾衰竭，当确认为急性肾衰竭时应鉴别病因、病理性质，是否为肾前性、肾性或肾后性，应采取排除法。因这 3 型的治疗原则大不相同且预后各异,因此鉴别诊断十分重要,以求最佳治疗方案。常需与以下疾病鉴别。

(一)肾前性氮质血症与急性肾小管坏死鉴别诊断

肾前性急性肾衰竭常由肾外因素引起的周围循环衰竭,肾脏血流灌注不足,而导致肾小球滤过率急剧下降而发病。此时肾脏本身无器质性病变,而是处于一种应激反应状态。

较常见的有:各种原因引发的休克、失钠失水、失血、充血性心力衰竭和严重的肝脏疾病等。但若这种肾前性氮质血症状态持久不能缓解,肾血流量持续灌注不足,时间＞2 小时,则可能发展至急性肾小管坏死(ATN)。

两者治疗上截然不同,肾前性氮质血症,需要大量补液补血;而急性肾小管坏死,应严格控制输入液量,以防止急性心力衰竭、肺水肿、水中毒。尿的检查指标可以帮助进一步鉴别,所以鉴别是否肾前性氮质血症与急性肾小球坏死非常重要。

(二)肾后性氮质血症与急性肾小管坏死的鉴别诊断

肾后性氮质血症又称急性阻塞性肾病,如果及时解除梗阻,肾功能可迅速得到改善,如长期梗阻超过几个月,则可造成不可逆的肾脏损害,如详细询问病史和结合临床检查并不难诊断。如果临床有导致阻塞的原发病因病史,如结石、肿瘤、前列腺肥大、骨盆外伤史、尿道损伤、尿道感染狭窄、宫颈、阴道、会阴放疗后损伤尿道,长期有排尿不利异常者,脊柱外伤,膀胱源性等,通过临床影像学检查多可确诊。

(三)急性肾小管坏死诊断依据

(1)既往无肾脏病史,此时发病,有引起急性肾小管坏死的病因,如肾缺血、中毒等。

(2)经补液扩容后尿量仍不增多。

(3)指甲、头发肌酐检验在正常范围。

(4)B 超检查显示双肾增大或正常。

(5)多无严重的贫血,只呈中度贫血,但应除外失血和溶血所致贫血。

(6)血尿素氮、肌酐迅速升高,肌酐清除率较正常值下降 50％ 以上。

(7)排除肾前性和肾后性氮质血症和其他因肾脏疾病引起的急性肾衰竭。

(四)与肾小球疾病、肾间质疾病及肾血管疾病等肾脏本体引起急性肾衰竭鉴别诊断

1.肾小球疾病所致的急性肾衰竭

尿蛋白(＋＋＋)～(＋＋＋＋),24 小时尿蛋白多超过 2.0 g,多伴血尿,红细胞管型,颗粒管型,伴有高血压、水肿、原发性肾小球炎所致的急性肾衰竭,常见于新月体肾炎、重症急性肾小球肾炎及 IgA 肾病。继发性肾小球疾病,见于系统性红斑狼疮,过敏性紫癜性肾炎等。

2.急性间质性肾炎

有可疑药物应用史,有过敏表现,如皮疹、发热、血 IgE 升高、尿中白细胞增多、尿蛋白轻微、血尿及红细胞管型尿少见,常表现尿糖阳性,血糖正常。

3.肾血管性疾病

如急性双侧肾静脉血栓形成,双侧肾动脉闭塞,经彩色多普勒,肾血管造影,可确诊。

4.微小血管炎致急性肾衰竭

临床呈急性肾炎综合征表现,尿蛋白(＋＋＋)～(＋＋＋＋)不等,伴血尿及红细胞管型尿,原发性小血管炎 ANCA 常阳性,继发性血管炎多见于系统性疾病,如系统性红斑狼疮。

5.其他

如肾小管内盐类结晶、肝肾综合征、移植肾排异等,可根据病史和其他相应实验室检查,诊断不难。

对于急性肾衰竭需及时判断病因、采取正确的治疗方案,有时也不容再等待复杂的各项检查结果。况且有些医院不具备相应的检查条件,故详细地询问病史,仔细的体格检查,往往简单的实验检查,如血尿常规及血肌酐、尿素氮等结果进行分析,绝大多数病例可以做出 ARF 的病因诊断。

五、病理诊断

在肾脏疾病中,ARF 起病急骤,病因复杂而各异,在临床初步诊断的基础及时治疗,常可很快恢复或延缓进展,如误治失治,有相当数量的患者可在短时期内死亡或进展为慢性肾衰竭而影响预后,为此在有条件的情况下和患者病情允许的条件下,应及早进行病理检查。肾活检在 AFR 的诊断和治疗中具有很主要的位置,对判断病因和病变性质、轻重程度、预测转归,指导、确立治疗方案有着重要意义。

六、诊断标准

(一)急性肾衰竭诊断标

全国危重病急救医学学术会议拟定标准。

(1)常继发于各种严重疾病所致的周围循环衰竭或肾中毒后,但也有个别病例可无明显的原发病。

(2)急骤地发生少尿(<400 mL/24 h),但也有非少型表现者,在个别严重病例(肾皮质坏死)可表现无尿(<100 mL/24 h)。

(3)急骤发生和与日俱增的氮质血症。

(4)经数天至数周后,如处治恰当,会出现多尿期。

(5)尿常规检查,尿呈等张(比重 1.010~1.016),蛋白尿(常为+~++)、尿沉渣检查常有颗粒管型、上皮细胞碎片、红细胞和白细胞。

(二)急性肾小管坏死临床分期

急性肾小管坏死,临床通常分为少尿期、多尿期、恢复期 3 个阶段。

1.少尿期

突然出现少尿(尿量<400 mL/d)或无尿(尿量<100 mL/d),同时伴有氮质血症、电解质紊乱、酸碱平衡失调,一般少尿期持续 2~3 天到 3~4 周,平均 10 天左右。

2.多尿期

少尿期后,尿量逐渐增多,6~7 天后尿量可多达 3 000~5 000 mL/d,血尿素氮、血肌酐开始下降,氮质血症症状改善。多尿期因大量水分及电解质随尿排出,可出现脱水和低血钾、低血钠等电解质紊乱情况。

3.恢复期

多尿后肾功能逐渐恢复,血尿素氮、血肌酐降至正常范围。

(三)病情分级标准

1.参照中华人民共和国原卫生部 1993 年《中药新药治疗急性肾衰竭的临床研究指导原则》分类

(1)重度:血肌酐>884 μmol/L,血尿素氮>24.99 mmol/L。

(2)中度:血肌酐为 442～884 μmol/L,血尿素氮为 14.28～24.99 mmol/L。

(3)轻度:血肌酐为 176.8～442 μmol/L,血尿素氮为 7.14～14.28 mmol/L。

2.按每天血尿素氮增加数值分类

(1)重度:每天血尿素氮增加>10.71 mmol/L。

(2)中度:每天血尿素氮增加 5.355～10.71 mmol/L。

(3)轻度:每天血尿素氮增加<5.355 mmol/L。

七、治疗

(一)防治急性肾衰竭出现

在未进入临床 ARF 之前,就应充分认识到可能导致 ARF 发生的诱因,并采取有效的防范措施,这是最有效预防 ARF 发生的方法。

1.积极控制感染

对机体不同系统的感染,尽早作出确诊,选择有效的抗生素治疗,防治中毒休克。

2.及时纠正血容量

急性缺血性 ARF 在发病初期,多数伴有血容量不足而引发休克,如外伤、产伤、呕吐、腹泻、烧伤等失血失液,应及时纠正补充血液及胶体、晶体液,以纠正血容量不足,是至关重要的一环。这即是治疗措施,也是诊断手段。如难于判断血容量是否充分时,应参考尿比重和尿渗透压指标,80%的患者可明确诊断。另外,还有部分病例可能正处于肾前性 ARF 向肾性过渡阶段,此时,还要防止补充容量过度而发生肺水肿、心力衰竭。在扩容时,严密观察血压、脉搏、呼吸、尿量、尿比重等情况。

3.利尿剂的应用

如经过补充容量,若此时尿量仍少于 30 mL/h,可用 20%甘露醇 250 mL 静脉推注(15～20 分钟)。甘露醇可降低入球小动脉阻力,由于渗透性作用,使血浆水分增加,使肾小球毛细血管内胶体压降低,增加小球有效滤过压,减轻肾小管或间质水肿,临床上可产生渗透性利尿效果。如果仍无效,不主张重复应用,因甘露醇可导致肺水肿,并可能使肾功能恶化。

呋塞米(速尿)的应用:早期应用呋塞米(速尿),有预防发生 ARF 的作用。呋塞米可使扩张的肾内血管前列腺素合成增加,使肾血流重新分配。通过排钠利尿,减轻肾小管肿胀,去除肾小管的阻塞。通常首剂 100 mg 静脉注射,4 小时后再给 200～400 mg,如仍无尿,再重复应用或增加剂量。

4.血浆代用品及抗胆碱药物的应用

如右旋糖酐-40,本品能提高血浆胶体渗透压,吸收血管的水分而补充血容量,维持血压;并能使已经聚集的红细胞和血小板聚集降低,血液黏滞性从而改善微循环,防止休克后期的血管内凝血;抑制凝血因子Ⅱ的激活,使凝血因子Ⅰ和Ⅷ活性降低,及其抗血小板作用均可防止血栓形成,尚具有渗透性利尿作用。静脉滴注后立即开始从血流中消除,$t_{1/2}$约为 3 小时,临床常用于各种休克的治疗。除补充血容量外,能改善微循环和组织灌注,可用于失血、创伤、烧伤、感染中毒性休克等,还可早期预防因休克引起的弥散性血管内凝血等。

山莨菪碱(654-2)注射液:本品为阻断 M 胆碱受体的抗胆碱药,可使平滑肌明显松弛,并能解除血管痉挛(尤其是纵血管),同时有镇痛作用,注射后迅速从尿中排出,适用于感染中毒性休克。

上述两种药物的应用方法:右旋糖酐-40 250～500 mL(儿童不超过 20 mL/kg),加入山莨菪碱注射液 20～40 mg,抗休克时滴注速度为 20～40 mL/min,在 30～60 分钟可滴注入 500 mL。随时观察尿量,如尿量逐渐增多时,可缓慢滴注。疗程和用量视病情而定,通常每天 1 次或 2 次,或隔天 1 次。

当初次应用右旋糖酐-40 时需做皮试,如果有过敏体质或皮试阳性者禁用。偶有变态反应,如皮疹、哮喘、热源反应而寒战高热,如发现立即停用,对症治疗。用量过大时可致出血。血尿、经血增多、鼻血、皮肤黏膜出血等,有充血性心力衰竭者禁用。

5.高能物质的应用

ATP 等高能物质对 ARF 的肾脏有保护作用,输入 ARF 患者体内 ATP 和 Mg^{2+},可使肾小管濒临死亡的细胞恢复功能。Mg^{2+} 可防止 ATP 的脱氨和去磷酸化作用,从而使体内 ATP 维持较高水平,Mg^{2+} 也有助于维持细胞结构。

(二)一般治疗

1.休息

对所有的 ARF 患者,在少尿期或无尿期应绝对卧床休息,多尿期应注意水分的摄入,注意室内空气流通。恢复期在室内适当活动,仍需注意过度疲劳。

2.营养治疗

急性肾功能不全者,多数存在着营养不良状态,而且在发生 ARF 后,在多种因素作用下可出现高分解状态,也可加重营养不良,可以增加患者的病死率。且合并其他合并症的概率增高,所以在 ARF 的患者营养治疗中显得尤为重要。

尤其是在机体受到严重打击后,如复杂的外科手术、脓毒血症、复合性创伤和大面积烧伤,在以上情况下出现的 ARF 都有高分解代谢改变。为此,营养治疗显得非常重要。营养支持治疗可以在 ARF 患者中促进肾脏功能的恢复,静脉滴注氨基酸治疗可以使患者的临床症状和代谢紊乱得到显著改善,静脉给予高张糖和必需氨基酸可以减慢肾功能的恶化,并减少对透析的需要。而且胃肠外营养可以导致患者血清钾和磷的下降。另外,在肾脏替代疗法时,可适当提高蛋白质的入量及注意维生素和微量元素的补充。

从营养的补充途径而言,口服是营养补充的最安全、最简便的途径,但对于不能进食口服的 ARF 患者,一般可采用鼻饲、胃肠外营养及静脉疗法等。

(三)对致病因素的控制

(1)积极纠正水、电解质、酸碱失衡。

(2)严格控制感染,选择敏感有效的抗生素。

(3)及时纠正休克,补充血容量,或用药物纠正。

(4)消除病因或诱因,脱离、排除毒性损害,禁用肾毒性药物。

(5)及早治疗原发病,如肾后性、梗阻性疾病,采用外科及内科措施。

(四)急性肾衰竭的透析时机

因内外学者一般认为:在没有出现临床并发症之前即开始透析,或早期预防性透析是有益的。因为发生 ARF 的年龄不同,原发病不一,病情复杂多变,生理功能紊乱差异较大,内科治疗效果及预后差异较大。医者应详细分析病情的发展,严密观察应用药物等综合治疗。不可逆转者应及时进行血透治疗,防止并发症的产生和加重病情进展。为保持机体内环境的稳定,肾替代疗法具体标准如下。

(1)少尿:24 小时<500 mL;无尿:24 小时<100 mL 者。

(2)高血钾 K^+>6.7 mmol/L。

(3)严重酸中毒 pH<7.1。

(4)氮质血症 BUN>30 mmol/L。

(5)肺水肿。

(6)尿毒症脑病。

(7)尿毒症心包炎。

(8)尿毒症神经病变或肌病。

(9)严重的血钠异常 Na^+<115 mmol/L 或>160 mmol/L。

(10)高热。

(11)存在可透析性药物过量。

(五)非少尿型急性肾衰竭治疗

临床上很多少尿型 ARF 的早期不表现非少尿型,只不过非少尿期存在时间较短,或被忽视。急性间质性肾炎并发的 ARF,20%～60%为非少尿型。在 ATN 中,由肾毒性引起的 ARF,11%～25%为非少尿型,造影剂引起的占 12%。非少尿型 ARF 也分肾前性、肾性和肾后性。非少尿型 ARF 的肾功能 ATN 菊粉清除率降低,肾小管功能均比肾前性差,但优于少尿型 ATN,临床症状,需要透析人数、平均住院日也比少尿型好。

非少尿型 ARF 很少有水潴留,从临床症状和生化检查指标上看也较轻。多数患者不用透析,肾功损害可以恢复。如果要透析治疗,应注意不要除水或少除水,必要时在透析治疗中需输液以补偿强迫超滤的液体丢失。

另外,注意病因治疗、对症治疗、临床护理等。

(马振华)

第九章

内分泌科疾病的诊疗

第一节 甲状腺功能亢进症

甲状腺功能亢进症(简称甲亢)是指由于甲状腺本身或甲状腺以外的多种原因引起的甲状腺激素增多,进入循环血中,作用于全身的组织和器官,造成机体的神经、循环、消化等各系统的兴奋性增高和代谢亢进为主要表现的疾病的总称。甲亢是内分泌系统的常见病和多发病。本病可发生于任何年龄,从新生儿到老年人均可能患甲亢,但最多见于中青年女性。

甲亢的病因较复杂,其中以 Graves 病(GD)最多见,又称毒性弥漫性甲状腺肿,是一种伴甲状腺激素分泌增多的器官特异性自身免疫性疾病,约占所有甲亢患者的 85%;其次为亚急性甲状腺炎伴甲亢和结节性甲状腺肿伴甲亢;其他少见的病因有垂体性甲亢、碘甲亢等。本节主要讨论 Graves 病。

一、病因及发病机制

GD 的发病机制和病因未明,一般认为它是以遗传易患性为背景,在精神创伤、感染等应激因素作用下,诱发体内的免疫系统功能紊乱,"禁忌株"细胞失控,Ts 细胞减弱了对 Th 细胞的抑制,特异 B 细胞在特异 Th 细胞辅助下产生异质性免疫球蛋白(自身抗体)而致病。可作为这些自身抗体的组织抗原或抗原成分很多,主要有 TSH、TSH 受体、Tg、甲状腺 TPO 等。

二、病理

(一)甲状腺

甲状腺多呈不同程度的弥漫性、对称性肿大,或伴峡部肿大。质软至韧,包膜表面光滑、透亮,也可不平或呈分叶状。甲状腺内血管增生、充血,使其外观呈鲜牛肉色或猪肝色。滤泡增生明显,呈立方形或高柱状,并可形成乳头状皱褶突入滤泡腔内,腔内胶质常减少或消失。细胞核位于底部,可有分裂象。高尔基器肥大,内质网发育良好,有较多核糖体,线粒体常增多。凡此均提示滤泡上皮功能活跃,处于 TH 合成和分泌功能亢进状态。

(二)眼

浸润性突眼者的球后组织中常有脂肪浸润,纤维组织增生,黏多糖和糖胺聚糖沉积,透明质酸增多,淋巴细胞及浆细胞浸润。眼肌纤维增粗、纹理模糊,肌纤维透明变性、断裂及破坏,肌细胞内黏多糖也增多。

(三)双下肢对称性胫前黏液性水肿

双下肢对称性胫前黏液性水肿少见。病变皮肤切片在光镜下可见黏蛋白样透明质酸沉积，伴多数带颗粒的肥大细胞、吞噬细胞和内质网粗大的成纤维细胞浸润；电镜下可见大量微纤维伴糖蛋白及酸性糖胺聚糖沉积。

(四)其他

骨骼肌、心肌有类似上述眼肌的改变，但较轻。久病者或重度甲亢患者肝内可有脂肪浸润、灶状或弥漫性坏死、萎缩，门静脉周围纤维化乃至肝硬化。颈部、支气管及纵隔淋巴结增大较常见，脾也可增大。少数病例可有骨质疏松。

三、临床表现

女性多见，男女之比为 1∶(4～6)，各年龄组均可发病，以 20～40 岁为多。临床表现不一，老年和儿童患者的临床表现常不典型，典型病例表现三联症。

(一)甲状腺激素分泌过多综合征

1.高代谢综合征

由于 T_3、T_4 分泌过多和交感神经兴奋性增高，促进物质代谢，氧化加速使产热、散热明显增多，患者常有疲乏无力、怕热多汗、皮肤温暖潮湿、体重锐减、低热(危象时可有高热)等。

2.心血管系统

患者可有心悸、胸闷、气短、心动过速，严重者可导致甲亢性心脏病。查体时可见：①心动过速，常为窦性，休息及熟睡时心率仍快。②心尖区第一心音亢进，常有收缩期杂音，偶在心尖部可听到舒张期杂音。③心律失常以期前收缩、房颤多见，房扑及房室传导阻滞少见。④可有心脏肥大、扩大及心力衰竭。⑤由于收缩压上升、舒张压下降，脉压增大，有时出现水冲脉、毛细血管搏动等周围血管征。

3.精神、神经系统

患者易激动、烦躁、失眠、多言多动、记忆力减退。有时出现幻觉，甚而表现为亚躁狂症或精神分裂症。偶尔表现为寡言、抑郁者，以老年人多见。可有双手及舌平伸细震颤，腱反射亢进。

4.消化系统

患者常有食欲亢进、多食消瘦、大便频繁。老年患者可有食欲缺乏、厌食。重者可有肝大及肝功能异常，偶有黄疸。

5.肌肉骨骼系统

部分患者可有甲亢性肌病、肌无力及肌萎缩，多见于肩胛与骨盆带肌群。周期性瘫痪多见于青年男性患者，原因不明。

6.内分泌系统

早期血 ACTH、皮质醇及 24 小时尿 17-羟皮质类固醇(17-羟)升高，继而受过多 T_3、T_4 抑制而下降，皮质醇半衰期缩短。

7.生殖系统

女性常有月经减少或闭经，男性有阳痿，偶有乳腺发育。

8.血液和造血系统

周围血液中，淋巴细胞绝对值和百分比及单核细胞增多，但白细胞总数偏低。血小板寿命缩短。有时可出现皮肤紫癜或贫血。

(二)甲状腺肿

绝大多数患者有程度不等的弥漫性、对称性甲状腺肿大,随吞咽动作上下运动;质软、无压痛、久病者较韧;肿大程度与甲亢轻重无明显关系;左、右叶上下极可扪及细震颤,可闻及收缩期吹风样或连续性收缩期增强的血管杂音,为诊断本病的重要体征。极少数无甲状腺肿大或甲状腺位于胸骨后纵隔内。甲状腺肿大压迫气管、食管及喉返神经时,出现气短、进食哽噎及声音嘶哑。

(三)眼征

GD患者中,有25%~50%伴有眼征,其中突眼为重要而较特异的体征之一。突眼多与甲亢同时发生,但也可在甲亢症状出现前或甲亢经药物治疗后出现,少数仅有突眼而缺少其他临床表现。按病变程度可分为单纯性(干性、良性、非浸润性)和浸润性(水肿性、恶性)突眼两类。

1.非浸润性突眼

非浸润性突眼占大多数,无症状,主要因交感神经兴奋和TH的β肾上腺素能样作用致眼外肌群和提上睑肌张力增高有关,球后及眶内软组织改变不大,突眼度<18 mm,经治疗常可恢复,预后良好。眼征有以下几种。①Dalrymple征:眼裂增大。②Stellwag征:瞬目减少。③Mobius征:双眼聚合能力欠佳。④Von Graefe征:眼向下看时巩膜外露。⑤Joffroy征:眼向上看时前额皮肤不能皱起。

2.非浸润性突眼

非浸润性突眼较少见,症状明显,多发生于成年患者,由于眼球后软组织水肿和浸润所致,预后较差。除上述眼征更明显外,往往伴有眼睑肿胀肥厚,结膜充血水肿。患者畏光、复视、视力减退、阅读时易疲劳、异物感、眼胀痛或刺痛、流泪、眼球肌麻痹而视野缩小、斜视、眼球活动度减少甚至固定。突眼度一般>19 mm,左右突眼度常不等。由于突眼明显,不能闭合,结膜及角膜经常暴露,尤其是睡眠时易受外界刺激而引起充血、水肿,继而感染。

四、实验室检查

(一)血清甲状腺激素测定

1.血清总三碘甲状腺原氨酸(TT_3)

TT_3浓度常与TT_4的改变平行,但在甲亢初期与复发早期,TT_3上升往往很快,约4倍于正常;而TT_4上升较缓,仅为正常的2.5倍,故测定TT_3为早期GD、治疗中疗效观察及停药后复发的敏感指标,也是诊断T_3型甲亢的特异指标。但应注意老年淡漠型甲亢或久病者TT_3可不高。

2.血总甲状腺素(TT_4)

TT_4是判定甲状腺功能最基本的筛选指标,在估计患者甲状腺激素结合球蛋白TBG正常情况下,TT_4的增高提示甲亢。甲亢患者TT_4升高受TBG影响,而TBG又受雌激素、妊娠、病毒性肝炎等影响而升高,受雄激素、低蛋白血症(严重肝病、肾病综合征)、泼尼松等的影响而下降,分析时必须注意。

3.血清游离甲状腺素(FT_4)及游离T_3(FT_3)

不受血TBG影响,能直接反映甲状腺功能。其敏感性和特异性均明显高于TT_4和TT_3,含量极微,正常值因检查机构而有不同。

4.血清反 $T_3(rT_3)$

rT_3 无生物活性,是 T_4 在外周组织的降解产物,其血浓度的变化与 T_3、T_4 维持一定比例,尤其是与 T_4 的变化一致,可作为了解甲状腺功能的指标。

(二)促甲状腺激素(TSH)

甲状腺功能改变时,TSH 的波动较 T_3、T_4 更迅速而显著,故血中 TSH 是反映下丘脑-垂体-甲状腺轴功能的敏感指标。尤其是对亚临床型甲亢和亚临床型甲减的诊断有重要意义。垂体性甲亢升高,甲状腺性甲亢正常或降低。

(三)甲状腺摄[131]I率

本法诊断甲亢的符合率达 90%。正常值为:3 小时,5%～25%;24 小时,20%～45%,高峰出现在 24 小时。甲亢患者摄[131]I率增强,3 小时＞25%,24 小时＞45%,且高峰前移。缺碘性甲状腺肿摄[131]I率也可增高,但一般无高峰前移,可做 T_3 抑制试验鉴别。影响摄[131]I率的因素如下。①使摄[131]I率升高的因素:长期服用女性避孕药。②使摄[131]I率降低的因素:多种食物及含碘药物(包括中药)、抗甲状腺药物、溴剂、利舍平(利血平)、保泰松、对氨基水杨酸、甲苯磺丁脲等。做本测定前应停用上述药物、食物 1 个月以上。孕妇和哺乳期妇女禁用。

(四)促甲状腺激素释放激素(TRH)兴奋试验

GD 时血 T_3、T_4 增高,反馈抑制 TSH,故 TSH 细胞不被 TRH 兴奋。如静脉注射 TRH 200 μg 后 TSH 有升高反应,可排除甲亢;如 TSH 不增高(无反应)则支持甲亢的诊断。本试验因在体外进行测定 TSH,无须将核素引入人体,故不良反应少,对年老有冠心病或甲亢性心脏病者较 T_3 抑制试验安全。

(五)T_3 抑制试验

T_3 抑制试验主要用于鉴别甲状腺肿伴摄[131]I率增高系由甲亢或是单纯性甲状腺肿所致;也曾用于长期抗甲状腺药物治疗后,预测停药后复发可能性的参考。方法:先测定基础摄[131]I率后,口服 T_3 20 μg,每天 3 次,连续 6 天(或甲状腺片 60 mg,每天 3 次,连服 8 天),然后再测摄[131]I率。对比两次结果,正常人及单纯性甲状腺肿患者摄[131]I率下降 50% 以上;甲亢患者不被抑制,故摄[131]I的下降＜50%。伴有冠心病、甲亢性心脏病或严重甲亢者禁用本项试验,以免诱发心律失常、心绞痛或甲状腺危象。

(六)甲状腺自身抗体测定

未经治疗的 GD 患者血 TSAb 阳性检出率可达 80%～100%,有早期诊断意义,对判断病情活动、是否复发也有价值;还可以作为治疗后停药的重要指标。50%～90% 的 GD 患者血中可检出 TGAb 和/或 TPOAb,但滴度较低。如长期持续阳性且滴度较高,提示患者有进展为自身免疫性甲减的可能。

(七)影像学检查

超声、放射性核素扫描、CT、MRI 等可根据需要选用。

五、诊断及鉴别诊断

(一)诊断

根据临床表现三联征及实验室检查,诊断并不困难。但早期轻型、老年人、小儿表现不典型,尤其是淡漠型甲亢应特别注意。

（二）鉴别诊断

1.单纯性甲状腺肿

无甲亢症状。摄^{131}I率虽也增高但高峰不前移。T_3抑制试验可被抑制。T_3正常或偏高，T_4正常或偏低，TSH正常或偏高。TRH兴奋试验正常。血TSAb、TGAb和TPOAb阴性。

2.神经症

神经、精神症状相似，但无高代谢症状群、突眼及甲状腺肿，甲状腺功能正常。

3.其他疾病

以消瘦、低热为主要表现者，应与结核、恶性肿瘤鉴别；腹泻者应与慢性结肠炎鉴别；心律失常应与冠心病、风湿性心脏病鉴别；淡漠型甲亢应与恶性肿瘤、消耗病鉴别；突眼应与眶内肿瘤、慢性肺心病等相鉴别。

六、治疗

一般治疗是解除精神紧张和负担、避免情绪波动。确诊后应适当卧床休息并给予对症、支持疗法。忌碘饮食，补充足够热量和营养如蛋白、糖类及各种维生素。有交感神经兴奋、心动过速者可用普萘洛尔（心得安）、利舍平等；如失眠可给地西泮（安定）、氯氮䓬（利眠宁）。甲亢的治疗，常用方法如下。

（一）控制甲亢的基本方法

（1）抗甲状腺药物治疗。

（2）放射性碘治疗。

（3）手术治疗。

（二）抗甲状腺药物治疗

疗效较肯定；一般不引起永久性甲减；方便、安全、应用最广。

1.常用药物

（1）硫脲类：甲硫氧嘧啶和丙硫氧嘧啶（PTU）。

（2）咪唑类：甲巯咪唑（他巴唑，MMI）和卡比马唑（甲亢平）。

2.作用机制

通过抑制过氧化物酶活性，使无机碘氧化为活性碘而作用于碘化酪氨酸减少，阻止甲状腺激素合成，丙硫氧嘧啶还可以抑制T_4在周围组织中转化为T_3，故首选用于严重病例或甲状腺危象。

3.适应证

病情轻、甲状腺呈轻至中度肿大者；年龄在20岁以下，或孕妇、年迈体弱或合并严重心、肝、肾疾病等而不宜手术者；术前准备；作为放射性^{131}I治疗前后的辅助治疗；甲状腺次全切除后复发而不宜^{131}I治疗者。

4.剂量用法与疗程

长程治疗分为初治期、减量期及维持期，按病情轻重决定剂量。

（1）初治期：丙硫氧嘧啶或甲硫氧嘧啶：300～450 mg/d，甲巯咪唑或卡比马唑：30～40 mg/d，分2～3次口服。至症状缓解或T_3、T_4恢复正常时即可减量。

（2）减量期：每2～4周减量1次，丙硫氧嘧啶或甲硫氧嘧啶每次减50～100 mg/d，甲巯咪唑或卡比马唑每次减5～10 mg/d，待症状完全消除，体征明显好转后再减至最小维持量。

（3）维持期：丙硫氧嘧啶或甲硫氧嘧啶 50～100 mg/d,甲巯咪唑或卡比马唑 5～10 mg/d,维持1.5～2 年,必要时还可以在停药前将维持量减半。疗程中除非有较严重的反应,一般不宜中断,并定期随访疗效。

5.治疗中注意事项

（1）如经治疗症状缓解但甲状腺肿大及突眼却加重时,抗甲状腺药物应酌情减量,并加用甲状腺片,每天 30～60 mg。可能由于抗甲状腺药物过量,T_3、T_4 减少后对 TSH 反馈抑制减弱,故 TSH 分泌增多促使甲状腺增生、肥大。

（2）注意抗甲状腺药物不良反应:粒细胞减少与药疹甲巯咪唑较丙硫氧嘧啶常见,初治时每周化验白细胞总数、白细胞分类,以后每 2～4 周 1 次。常见于开始服药 2～3 个月。当白细胞计数低于 $4×10^9$/L 时应注意观察,试用升白细胞药物如维生素 B_4、利血生、鲨肝醇、脱氧核糖核酸,必要时可采用泼尼松。如出现突发的粒细胞缺乏症（对药物的变态反应）,常表现咽痛、发热、乏力、关节酸痛等时,应紧急处理并停药。有些患者用抗甲状腺药物后单有药疹,一般不必停药,可给抗组胺药物,必要时可更换抗甲状腺药物种类,目前临床用药中丙硫氧嘧啶出现药疹者较少,但应该特别警惕出现剥脱性皮炎、中毒性肝炎等,一旦出现应停药抢救。

（3）停药问题:近年认为完成疗程后尚须观察,TRAb 或 TSI 免疫抗体明显下降者方可停药以免复发。

（三）放射性碘治疗

1.放射性碘治疗甲亢作用机制

利用甲状腺高度摄取和浓集碘的能力及 ^{131}I 释放出 β 射线对甲状腺的毁损效应（β 射线在组织内的射程约 2 mm,电离辐射仅限于甲状腺局部而不累及毗邻组织）,破坏滤泡上皮而减少 TH 分泌。另外,也抑制甲状腺内淋巴细胞的抗体生成,加强了治疗效果。

2.适应证

（1）中度甲亢、年龄在 25 岁以上者。

（2）对抗甲状腺药有过敏等反应而不能继用,或长期治疗无效,或治疗后复发者。

（3）合并心、肝、肾等疾病不宜手术,或术后复发,或不愿手术者。

（4）非自身免疫性家族性毒性甲状腺肿者。

（5）某些高功能结节者。

3.禁忌证

（1）妊娠、哺乳期妇女（^{131}I 可透过胎盘和进入乳汁）。

（2）年龄在 25 岁以下者。

（3）严重心、肝、肾衰竭或活动性肺结核者。

（4）外周血白细胞计数在 $3×10^9$/L 以下或中性粒细胞计数低于 $1.5×10^9$/L 者。

（5）重症浸润性突眼症。

（6）甲状腺不能摄碘者。

（7）甲状腺危象。

4.方法与剂量

根据甲状腺估计重量和最高摄 ^{131}I 率推算剂量。一般主张每克甲状腺组织一次给予 ^{131}I 70～100 μCi（1 Ci ＝ 3.7×10^{10} Bq）放射量。甲状腺重量的估计有 3 种方法:①触诊法。②X 线检查。③甲状腺显像。

5.治疗前注意事项

不能机械采用公式计算剂量,应根据病情轻重、过去治疗情况、年龄、甲状腺有无结节、^{131}I在甲状腺的有效半衰期长短等全面考虑;服^{131}I前2～4周应避免用碘剂及其他含碘食物或药物;服^{131}I前如病情严重,心率超过120次/分,血清T_3、T_4明显升高者宜先用抗甲状腺药物及普萘洛尔治疗,待症状减轻方可用放射性^{131}I治疗。最好服抗甲状腺药物直到服^{131}I前2～3天再停,然后做摄^{131}I率测定,接着采用^{131}I治疗。

6.疗效

一般治疗后2～4周症状减轻,甲状腺缩小,体重增加,3～4个月约60%以上的患者可治愈。如半年后仍未缓解,可进行第二次治疗,且于治前先用抗甲状腺药物控制甲亢症状。

7.并发症

(1)甲状腺功能减退:分暂时性和永久性甲减两种。早期由于腺体破坏,后期由于自身免疫反应所致。一旦发生均需用TH替代治疗。

(2)突眼的变化不一:多数患者的突眼有改善,部分患者无明显变化,极少数患者的突眼恶化。

(3)放射性甲状腺炎:见于治疗后7～10天,个别可诱发危象。故必须在^{131}I治疗前先用抗甲状腺药物治疗。

(4)致癌问题:^{131}I治疗后癌发生率并不高于一般居民的自然发生率。但由于年轻患者对电离辐射敏感,有报道婴儿和儿童时期颈都接受过X线治疗者甲状腺癌的发生率高,故年龄在25岁以下者应选择其他治疗方法。

(5)遗传效应:经^{131}I治疗后有报道可引起染色体变异,但仍在探讨中,并须长期随访观察方能得出结论。为保证下一代及隔代子女的健康,将妊娠期列为^{131}I治疗的禁忌证是合理的。

(四)手术治疗

甲状腺次全切除术的治愈率可达70%以上,但可引起多种并发症,有的病例于术后多年仍可复发,或出现甲状腺功能减退症。

1.适应证

(1)中、重度甲亢,长期服药无效,停药后复发,或不愿长期服药者。

(2)甲状腺巨大,有压迫症状者。

(3)胸骨后甲状腺肿伴甲亢者

(4)结节性甲状腺肿伴甲亢者。

2.禁忌证

(1)较重或发展较快的浸润性突眼者。

(2)合并较重的心、肝、肾、肺疾病,不能耐受手术者。

(3)妊娠早期(第3个月前)及晚期(第6个月后)。

(4)轻症可用药物治疗者。

3.术前准备

先抗甲状腺药物治疗达下列指标者方可进行术前服药:①症状减轻或消失。②心率恢复到80～90次/分以下。③T_3、T_4恢复正常。④BMR<+20%。达到上述指标者开始进行术前服用复方碘溶液。服法:3～5滴/次,每天服3次,逐日增加1滴直至10滴/次,维持2周。作用:减轻甲状腺充血、水肿,使甲状腺质地变韧,方便手术并减少出血。近年来,使用普萘洛尔或普萘洛

尔与碘化物联合使用作术前准备,疗效迅速,一般于术前及术后各服 1 周。

4.手术并发症

(1)出血。须警惕引起窒息,严重时须气管切开。

(2)局部伤口感染。

(3)喉上与喉返神经损伤,引起声音嘶哑。

(4)甲状旁腺损伤或切除,引起暂时性或永久性手足抽搐。

(5)突眼加重。

(6)甲状腺功能减退症。

(7)甲状腺危象。

(五)高压氧治疗

1.治疗机制

(1)高压氧治疗可以迅速增加各组织供氧,甲亢患者因甲状腺素增多,机体各组织代谢旺盛、耗氧量增加,要求心脏收缩力增强、心率加快,增加心排血量为组织运送更多氧气和营养物质。心率加快、血压升高结果增加心肌的耗氧量。患者进行高压氧治疗可以迅速增加各组织的氧气供应,减轻心脏负担;高压氧治疗可以减慢心率,降低心肌耗氧量。

(2)高压氧治疗可以减低机体的免疫能力,减少抗体的产生、减少淋巴细胞的数量。

(3)高压氧治疗可以改善大脑皮质的神经活动,改善自主神经功能,稳定患者情绪。调整机体免疫功能。

(4)有实验证明,高压氧治疗可以调整甲状腺素水平,不论甲状腺素水平高或低,经高压氧治疗均有恢复正常水平的趋势。

2.治疗方法

(1)治疗压力不宜过高 1.8～2 ATA、每次吸氧 60 分钟、每天 1 次、连续 1～2 个疗程。

(2)配合药物治疗。

(3)甲状腺危象患者可在舱内进行高压氧治疗同时配合药物治疗。

(4)甲状腺手术前准备,行高压氧治疗可减少甲状腺血流量。

七、应急措施

(1)当患者出现明显呼吸困难、发绀、抽搐、昏迷、血压下降、心律失常等情况时,提示有急性呼吸衰竭的可能,立即建立人工气道,行气管插管或气管切开,保持呼吸道通畅,加压给氧,监测生命体征的变化,同时保持静脉液路通畅。

(2)一旦呼吸停止应立即行人工呼吸、气管插管,调用呼吸机进行合理的机械通气。

八、健康教育

(1)给患者讲述疾病的有关知识,如药物、输血治疗的目的、氧气吸入的重要性,使患者主动配合治疗。

(2)保持良好的情绪,保证充足的休息和睡眠,以促进身体恢复。

(3)康复期注意营养,适当户外活动,提高机体抵抗力。

(4)对恶性肿瘤坚持化疗者和病理产科患者再次怀孕者,应特别注意监测 DIC 常规,血小板计数,注意出血倾向,及时就诊。

(文甜甜)

第二节　肥　胖　症

肥胖症是指身体脂肪的过度堆积,以及体重的超重。在健康的个体中,女性身体脂肪约为体重量 25%,男性约为 18%。体重指数(BMI),即体重(kg)/身高(m)²,与身体脂肪高度相关,因此目前国际上常常使用 BMI 来作为评估肥胖症水平的指标,一般认为 BMI 为 20～25 kg/m² 代表健康体重,轻度超重的定义是 BMI 为 25～30 kg/m²,或者体重在正常体重的上限与高于正常体重上限(根据标准身高－体重表)的 20% 之间;而 BMI 高于 30 kg/m²,或者体重高于正常体重上限的 20%,被定义为肥胖症。BMI 高于 30 kg/m² 意味着患病风险极大地增高。肥胖症与神经性厌食和神经性贪食相比较不属于精神类疾病,但是属于医学类疾病。

在美国大约 35% 的女性和 31% 的男性显著超重(BMI≥27 kg/m²);如果以 BMI 超过 25 kg/m² 来定义肥胖症,可能现在肥胖的美国人多于不肥胖的;如果以 BMI 超过 30 kg/m² 来定义肥胖症,则有 11% 的女性和 8% 的男性有肥胖症。目前在美国,肥胖症的患病率至少是 20 世纪早期的 3 倍。

社会经济地位与肥胖症密切相关,在美国,社会经济地位低的女性肥胖症的患病率是社会经济地位高的女性的 6 倍。无论男性还是女性,体重在 25～44 岁增加是最明显的。怀孕可能导致女性体重大大地增加,如果一个女性接连怀孕,她们的体重平均会比上一次怀孕约有 2.5 kg 的增长。在 50 岁以后,男性的体重趋于稳定,在 60～74 岁,甚至会出现轻微下降;女性则相反,体重的持续增长会持续到 60 岁,在 60 岁以后才会开始下降。

一、病因学

肥胖症是一个复杂的多因素疾病,涉及生物、社会、心理等多方面因素。在今天,大多数研究者认为肥胖者是能量平衡障碍,即能量摄入与消耗的障碍;肥胖症也是与某个基因结构有关的疾病,而这个基因结构是通过文化和环境的影响来被调整的。

(一)生物学因素

1.遗传因素

遗传因素在肥胖症中起着重要作用。双生子研究和寄养子研究均显示遗传因素对患肥胖症有重要影响。大约 80% 的肥胖患者都有肥胖症家族史;80% 的肥胖父母的下一代都是肥胖子女,父母其中之一是肥胖者,他们中 40% 的下一代有肥胖,而父母都很苗条的,只有 10% 的下一代是肥胖者。这些均提示了遗传的作用。虽然有研究发现肥胖基因能调节体重和身体脂肪的储存,但迄今为止,还未发现肥胖症特异的遗传标志物。

2.神经生物学

中枢神经系统,特别是外侧下丘脑存在"摄食中枢"或者"饥饿中枢",可以根据能量需求的改变来调节食物摄取的量,并以此来维持体内脂肪的基线储存量。动物试验发现,用电刺激动物的外侧下丘脑,已经吃饱了的动物又重新开始吃食物;损毁了大白鼠两侧的外侧下丘脑,结果发现动物拒绝吃东西。

饱足感与饥饿感对食物摄取起着调控作用,参与肥胖症的发病。饱足感是一种当饥饿被满足后的感觉。人会在就餐结束时停止进食是因为他们已经补充了那些耗尽的营养,来自已经被吸收的食物的新陈代谢的信号通过血液被携带到大脑,大脑信号激活了可能位于下丘脑的受体细胞,从而产生了饱足感。5-羟色胺、多巴胺和去甲肾上腺素的功能紊乱通过下丘脑参与调节进食行为,其他涉及的激素因子可能包括促肾上腺皮质激素释放因子(CRF)、神经肽Y、促性腺激素释放激素和促甲状腺激素。当重要营养物质耗尽,新陈代谢信号强度下降,便产生饥饿感。嗅觉系统对饱足感可能起着重要作用,实验显示通过使用一个充满特殊气味的吸入器使鼻子里的嗅球受到食物气味的强烈刺激,从而产生出对食物的饱足感。

有一种脂肪细胞产生的激素称为瘦素,是脂肪的自动调节器。当血液瘦素浓度低时,更多的脂肪被消耗,而当瘦素浓度高时,脂肪消耗较少。

(二)心理社会因素

尽管心理、社会因素是肥胖症发展的重要因素,但是这些因素如何导致肥胖症至今尚不清楚。饮食调节机制易受环境影响,文化、家庭和个体心理活动因素都影响着肥胖症的发展。

肥胖症与文化有着密切的关系,随着全球化的进展和经济飞速发展导致生活节奏加快、人们压力增大、活动锻炼时间明显减少,而快餐文化的迅速发展及餐馆餐饮消费的增多,使得当今社会肥胖症日益增多。躯体活动明显减少是作为公共卫生问题的肥胖症日趋增多的一个主要因素,原因是躯体活动不足限制了能量的消耗、而摄食却不一定会相应减少。

特殊的家族史、生活事件、人格结构或是潜意识冲突都可能导致肥胖症。有很多肥胖的患者因为在他们的成长环境里可以看到很多的过量进食例子,所以他们学会了用过量摄食作为应对情绪紊乱及各种心理问题的一种方式。

(三)其他因素

有很多临床疾病会导致肥胖症。肾上腺皮质功能亢进与特征性的脂肪分配有关(水牛型肥胖症);黏液水肿与体重增加有关,尽管并非恒定;其他神经内分泌障碍,包括脑性肥胖症(Frohlich's综合征),是以肥胖症及性与骨骼的异常为特征。

不少精神药物会导致体重增加。在非典型抗精神药物中,奥氮平、氯氮平、利培酮和喹硫平常见的不良反应即为体重增加;在心境稳定剂中,锂盐、丙戊酸盐和卡马西平也会引起体重增加;长期使用选择性5-羟色胺再摄取抑制剂也能导致体重增加。

二、临床特征

(一)心理和行为障碍

肥胖症的心理和行为障碍分成两类:进食行为紊乱和情绪紊乱。肥胖症患者的进食模式存在很大的差异,最常见的是,肥胖者经常抱怨他们不能限制自己进食,并且很难获得饱足感。一些肥胖者甚至不能区分饥饿和其他烦躁不安的状态,并且当他们心情不好时就会吃东西。

肥胖症患者不会出现明显的或者过度的病理心理学。通过对那些已经做过胃旁路术的严重肥胖患者的研究,发现对他们最多见的精神科诊断是重性抑郁障碍。但是,在肥胖症患者中重性抑郁障碍的患病率并不高于普通人群。自我贬低自己的体像尤其是见于那些从童年期就开始肥胖的人,这可能是由于对肥胖人群长期的社会偏见所致。有些研究反应肥胖者因病感觉羞耻和社会偏见在教育和就业问题上遭遇到不公正待遇。很多肥胖者在试图节食的过程中会出现焦虑和抑郁。

(二)生理障碍

肥胖会对生理功能产生很大的影响,产生一系列的医学并发症。

当体重增加时血液循环会负担过重,严重肥胖者可能会发生充血性心力衰竭;高血压和肥胖症高度关联;肥胖症患者的低密度脂蛋白水平升高,而高密度脂蛋白水平下降,低水平高密度脂蛋白可能是增加肥胖症心血管疾病风险的机制之一。如果一个人是上半身体脂肪增加、而非下半身,很可能与糖尿病的发生相关联。严重肥胖症患者肺功能受损非常严重,包括肺换气不足、高碳酸血症、缺氧症和嗜睡(即肥胖肺心综合征),且肥胖肺心综合征的病死率很高。肥胖症可能会恶化骨关节炎及因皮肤伸张、擦烂和棘皮症而引起皮肤病问题。肥胖妇女存在产科风险,易患毒血症和高血压。

肥胖症还与一些癌症有关联。肥胖男性患前列腺癌和结肠直肠癌的比率更高,肥胖女性患胆囊癌、乳腺癌、宫颈癌、子宫癌和卵巢癌的比率更高。研究发现肥胖症通过影响雌激素分泌而导致子宫内膜癌和乳腺癌的产生和恶化。

三、诊断与鉴别诊断

(一)诊断

肥胖症的诊断主要根据 BMI 或体重:BMI 高于 30 kg/m²,或者体重高于正常体重上限的20%,被诊断为肥胖症。

(二)鉴别诊断

1.其他综合征

夜间进食综合征的患者会在晚餐后过度进食,他们是被充满压力的生活环境而促发的,一旦得了往往就会每天反复发生,直到压力缓解。

暴食综合征(贪食症)被定义为在短时间里突然强迫性地摄取大量食物,通常随后伴有严重的不安和自责。暴食也可以表现为是一种应激反应。与夜间进食综合征比起来,暴食综合征的暴食发作并不是定时的,而且常常与特定的促发环境紧密相连。

肥胖肺心综合征(匹克威克综合征)是当一个人的体重超过理想体重的100%,并伴有呼吸和心血管疾病时才被认为患有肥胖肺心综合征。

2.躯体变形障碍(畸形恐惧症)

一些肥胖者感觉他们的身体畸形、令人厌恶,并且感觉他人对他们带有敌意和厌恶。这种感觉是与他们的自我意识及社会功能受损紧密相连。情绪健康的肥胖者没有体像障碍,只有少数神经质的肥胖者才有体像障碍。该躯体变形障碍主要局限于从儿童期就已经肥胖的人,而在这些儿童期就肥胖的人中间,也仅有少于一半的人患躯体变形障碍。

四、病程和预后

肥胖症的病程是进展性的。减轻体重的预后很差,那些体重明显减轻的患者,90%最终体重再增加;儿童期就开始肥胖的患者预后特别差;青少年发病的肥胖症患者,往往更严重,更难治,与情绪紊乱的联系也比成人肥胖症更紧密。肥胖症的预后取决于肥胖产生的医学并发症。

肥胖症对患者健康有着不良影响,与心血管疾病、高血压[血压高于 21.3/12.7 kPa(160/95 mmHg)]、高胆固醇血症(血胆固醇高于 6.5 mmol/L)、由遗传决定的糖尿病特别是2 型糖尿病(成年起病或非胰岛素依赖型糖尿病)等一系列疾病有关。根据美国健康协会的资料,肥胖的男性无论抽不抽烟,都会由于结肠、直肠和前列腺癌症而比正常体重的男性有更高的病死率。肥胖的女性会由于胆囊、胆管、乳腺、子宫(包括子宫颈和子宫内膜)和卵巢的癌症而比正常女性有更高的病死率。研究指出一个超重的人其体重越重,死亡的概率就越大。对那些极端肥胖的人,即体重为理想体重的2倍,减轻体重可能是挽救他们生命的方法,这些患者可能会出现心肺衰竭,特别是在睡觉的时候(睡眠呼吸暂停综合征)。

五、治疗

存在广泛的精神病理学如焦虑障碍、抑郁障碍的肥胖者,在节食过程中有过情绪紊乱病史的及正处于中年危机的肥胖者,应该尝试减肥,并最好在专业人员严格的督导下进行。

(一)节食

减肥的基础很简单——通过摄入低于消耗减少热量摄入。减少热量摄入的最简单方式就是建立一个低热量的饮食方式,包含那些易获得食物的均衡节食计划可获得最佳长期效果。对大多数人来说,最满意的节食计划通常的食物数量参照标准的节食书上可获得的食物营养价值表,这样节食可以最大机会地长期保持体重的持续减少。

禁食计划一般用于短期减肥,但经常会引发一些疾病,包括直立性低血压、钠利尿和氮平衡的破坏。酮体生成节食是高蛋白、高脂肪的节食方式,用于促进减肥,但这种节食会增高胆固醇浓度并且会导致酮症,产生恶心、高血压和嗜睡等反应。无论各种节食方式多么有效,他们大多数都很乏味,所以当一个节食者停止节食并回到以前的饮食习惯,会刺激他们加倍地过度进食。

一般而言,减肥的最好方式就是有一个含有4 602~5 021 kJ的均衡饮食方案。这种节食方案可以长期执行,但必须另外补充维生素,特别是铁、叶酸、锌和维生素B_6。

(二)锻炼

增加躯体活动常常被推荐为一种减肥养生法。因为多数形式的躯体活动所消耗的热量直接与体重成一定比例,所以做同样多的运动肥胖的人比正常体重的人消耗更多的热量。而且,以前不活动的人增加躯体活动事实上可能还会减少食物摄入。锻炼也有助于维持体重的减低。

(三)药物疗法

各种用于治疗肥胖症的药物中,有些药物效果较好,如安非他明、右旋安非他明、苄非他明、苯二甲吗啡、苯丁胺、马吲哚等。药物治疗有效是因为它会抑制食欲,但是在使用几周后可能会产生对该作用的耐受。

奥利斯特是一个选择性胃和胰腺脂肪酶抑制剂减肥药,这种抑制剂用于减少饮食中脂肪(这种脂肪会通过粪便排泄出来)的吸收。它通过外围机制起作用,所以一般不影响中枢神经系统(即心跳加快、口干、失眠等),而大多数减肥药都会影响中枢神经系统。奥斯利特主要的不良反应是肠胃道不良反应。该药可以长期使用。

西布曲明是一种β苯乙胺,它抑制5-羟色胺和去甲肾上腺素的再摄取(在一定范围内还抑制多巴胺),用于减肥,长期使用可以维持体重减轻。

(四)外科手术

那些可引发食物吸收不良或者减少胃容量的外科手术方法已经用于显著肥胖者。胃旁路术是一个通过横切或者固定胃大弯或胃小弯而使胃变小的手术。胃成形术使胃的入口变小从而使食物通过变慢。尽管会出现呕吐、电解质紊乱和梗阻,但是手术的结果还是成功的。抽脂术(脂肪切除术)一般是为了美容,而对长期的减肥并没有用。

（五）心理治疗

精神动力性心理治疗以内省为取向，可能对一些患者有效，但没有证据表明揭示过度进食的无意识原因可以改变肥胖者以过度进食来应对压力的症状。在成功的心理治疗和成功的减肥后的几年里，多数患者在遇到压力时还会继续过度进食，而且，许多肥胖者似乎特别容易过度依赖一个治疗师，在心理治疗结束过程中可能会发生紊乱的退行。

行为矫正已经是最成功的心理治疗法，并被认为是治疗肥胖症的选择。患者通过指导会认识到与吃有关的外界线索，并且在特定环境中保持每天的进食量，比如在看电影、看电视或处于焦虑、抑郁等某种情绪状态之下时。患者也会通过教导发展出新的进食模式，比如慢吃，细嚼慢咽，吃饭时不看书，两餐间不吃东西或不坐下就不吃东西。操作性条件治疗通过奖励比如表扬或新衣服来强化减肥，也已经使减肥获得成功。

团体治疗有助于保持减肥动机，有助于提高对已经减肥成功的成员的认同，并且可以提供有关营养方面的教育。

（六）综合治疗

一个管理肥胖症患者的真正全面的方法是以设备（如新陈代谢测量室）和人（如营养学家和锻炼生理学家）为核心；但是这些都很难获得。设计高质量的项目时，要有容易获得的资源（如治疗手册），以及合理运用锻炼、心理治疗和药物治疗相结合的综合方法。决定使用哪种心理治疗或体重管理方法是一项重要环节，并且与患者一起来决定哪些资源的结合可以控制体重将是最合适的方式。

（文甜甜）

第三节　糖　尿　病

糖尿病是一组由遗传和环境因素相互作用而引起的临床综合征。因胰岛素分泌绝对或相对不足及靶组织细胞对胰岛素敏感性降低，引起糖、蛋白质、脂肪、水和电解质等一系列代谢紊乱。临床以高血糖为主要表现，多数情况下会同时合并脂代谢异常和高血压等，久病可引起多个系统损害。病情严重或应激时可发生急性代谢紊乱如酮症酸中毒等。

糖尿病患者的心血管危险是普通人群的 4 倍，超过 75％ 的糖尿病患者最终死于心血管疾病。NCEP ATPⅢ认为，糖尿病是冠心病的等危症；有学者甚至认为糖尿病是"代谢性血管病"。

一、分类

（一）胰岛素依赖型糖尿病

该型多发生于青幼年。临床症状较明显，有发生酮症酸中毒的倾向，胰岛素分泌缺乏，需终身用胰岛素治疗。

（二）非胰岛素依赖型糖尿病

非胰岛素依赖型糖尿病多发生于 40 岁以后的中、老年人。临床症状较轻，无酮症酸中毒倾向，胰岛素水平可正常、轻度降低或高于正常，分泌高峰延迟。部分肥胖患者可出现高胰岛素血症，非肥胖者有的胰岛素分泌水平低，需用胰岛素治疗。

(三)其他特殊类型的糖尿病

其他特殊类型的糖尿病包括以下 3 种。

(1)B 细胞遗传性缺陷:①家族有 3 代或更多代的成员在 25 岁以前发病,呈常染色体显性遗传,临床症状较轻,无酮症酸中毒倾向,称青年人中成年发病型糖尿病(简称 MODY)。②线粒体基因突变糖尿病。

(2)内分泌病。

(3)胰腺外分泌疾病等。

(四)妊娠期糖尿病

妊娠期糖尿病指在妊娠期发生的糖尿病。

二、临床表现

(一)代谢紊乱综合征

多尿、多饮、多食、体重减轻(三多一少),部分患者外阴瘙痒、视物模糊。胰岛素依赖型 DM 起病急,病情较重,症状明显;非胰岛素依赖型 DM 起病缓慢,病情相对较轻或出现餐后反应性低血糖。反应性低血糖是由于糖尿病患者进食后胰岛素分泌高峰延迟,餐后 3～5 小时血浆胰岛素水平不适当地升高,其所引起的反应性低血糖可成为这些患者的首发表现。患者首先出现多尿,继而出现口渴,多饮,食欲亢进,但体重减轻,形成典型的"三多一少"表现。患者可有皮肤瘙痒,尤其是外阴瘙痒。高血糖可使眼房水、晶状体渗透压改变而引起屈光改变致视物模糊。患者可出现诸多并发症和伴发病、反应性低血糖等。

(二)糖尿病自然病程

1.胰岛素依赖型糖尿病

胰岛素依赖型糖尿病多于 30 岁以前的青少年期起病,起病急,症状明显,有酮症倾向,患者对胰岛素敏感。在患病初期经胰岛素治疗后,部分患者胰岛功能有不同程度的改善,胰岛素用量可减少甚至停用,称蜜月期。蜜月期一般不超过 1 年。15 年以上长期高血糖患者,可出现慢性并发症。强化治疗可减低或延缓并发症的发生。

2.非胰岛素依赖型糖尿病

非胰岛素依赖型糖尿病多发生于 40 岁以上中、老年人,患者多肥胖,起病缓慢,病情轻,口服降糖药物有效,对胰岛素不敏感;但在长期的病程中,胰岛 β 细胞功能逐渐减退,以至需要胰岛素治疗。

(三)并发症

1.急性并发症

(1)糖尿病酮症酸中毒(DKA)是糖尿病的急性并发症。多发生于胰岛素依赖型糖尿病患者,也可发生在非胰岛素依赖型糖尿病血糖长期控制不好者。其病因有感染,饮食不当,胰岛素治疗中断或不足,应激情况如创伤、手术、脑血管意外、麻醉、妊娠和分娩等。有时可无明显的诱因,多见于胰岛素的作用下降。患者表现为原有的糖尿病症状加重,尤其是口渴和多尿明显,胃肠道症状、乏力、头痛、萎靡、酸中毒深大呼吸,严重脱水、血压下降、心率加快、嗜睡、昏迷。少数患者既往无糖尿病史,还有少数患者有剧烈腹痛、消化道出血等表现。

(2)高渗性非酮症糖尿病昏迷(HNDC):简称高渗性昏迷,是糖尿病急性代谢紊乱的表现之一,多发生在老年人。可因各种原因导致大量失水,发生高渗状态,病情危重。患者易并发脑血管意外、心肌梗死、心律失常等并发症,病死率高达 40%～70%。有些患者发病前无糖尿病史。常见的诱因有感染、急性胃肠炎、胰腺炎、血液或腹膜透析、不合理限制水分、脑血管意外,某些药物如糖皮质激素、利尿、输入大量葡萄糖液或饮用大量含糖饮料等。患者的早期表现为原有糖尿病症状逐渐加重,可有呕吐,腹泻,轻度腹痛,食欲缺乏,恶心,尿量减少,无尿,呼吸加速,表情迟钝、神志淡漠,不同程度的意识障碍;随后可出现嗜睡、木僵、幻觉、定向障碍、昏睡以至昏迷。患者体重明显下降,皮肤黏膜干燥,皮肤弹性差,眼压低、眼球软,血压正常或下降,脉搏细速,腱反射可减弱。并发脑卒中时,有不同程度的偏瘫,失语,眼球震颤,斜视,癫痫样发作,反射常消失,前庭功能障碍,有时有幻觉。

(3)感染:糖尿病患者常发生疖、痈等皮肤化脓性感染,可反复发生,有时可引起败血症或脓毒血症;泌尿系统感染中以肾盂肾炎和膀胱炎最常见,尤其是多见于女性患者,反复发作可转为慢性;皮肤真菌感染,如足癣也常见;真菌性阴道炎和巴氏腺炎是女性糖尿病患者常见并发症,多为白色念珠菌感染所致;糖尿病合并肺结核的发生率较高,易扩展播散形成空洞,下叶病灶较多见。

2.慢性并发症

(1)大血管病变:大和中动脉粥样硬化主要侵犯主动脉、冠状动脉、大脑动脉、肾动脉和肢体外周动脉等,临床上引起冠心病、缺血性或出血性脑血管病、高血压,肢体外周动脉粥样硬化常以下肢动脉病变为主,表现为下肢疼痛、感觉异常和间歇性跛行,严重者可导致肢体坏疽。

(2)糖尿病视网膜病变:是常见的并发症,其发病率随年龄和糖尿病的病程增长而增加,病史超过 10 年者,半数以上有视网膜病变,是成年人失明的主要原因。此外,糖尿病还可引起白内障、屈光不正、虹膜睫状体炎。

(3)糖尿病肾病:又称肾小球硬化症,病史常超过 10 年以上。胰岛素依赖型 DM 患者30%～40%发生肾病,是主要死因;非胰岛素依赖型糖尿病患者约 20%发生肾病,在死因中列在心、脑血管病变之后。

(4)糖尿病神经病变:糖尿病神经病变常见于 40 岁以上血糖未能很好控制和病程较长的糖尿病患者。但有时糖尿病性神经病变也可以是糖尿病的首发症状,也可在糖尿病初期或经治疗后血糖控制比较满意的情况下发生。

(5)糖尿病足(肢端坏疽):在血管、神经病变的基础上,肢端缺血,在外伤、感染后可发生肢端坏疽。糖尿病患者的截肢率是非糖尿病者的 25 倍。

三、诊断

(一)辅助检查

1.尿糖测定

尿糖阳性是诊断线索,肾糖阈升高时(并发肾小球硬化症)尿糖可阴性。肾糖阈降低时(妊娠),尿糖可阳性。尿糖定性检查和 24 小时尿糖定量可判断疗效,指导调整降糖药物。

2.血葡萄糖(血糖)测定

血糖测定常用葡萄糖氧化酶法测定。空腹静脉正常血糖 3.3～5.6 mmol/L(全血)或 3.9～6.4 mmol/L(血浆、血清)。血浆、血清血糖比全血血糖高 1.1 mmol/L。

3.葡萄糖耐量试验

葡萄糖耐量试验有口服和静脉注射 2 种。当血糖高于正常值但未达到诊断糖尿病标准者,须进行口服葡萄糖耐量试验(OGTT)。成人口服葡萄糖 75 g,溶于 250～300 mL 水中,5 分钟内饮完,2 小时后再测静脉血血糖含量。儿童按 1.75 g/kg 计算。

4.糖化血红蛋白 A1(GHbA1)

其量与血糖浓度呈正相关,且为不可逆反应,正常人 HbA1c 在 3%～6%。病情控制不良的 DM 患者 GHbA1c 较高。因红细胞在血液循环中的寿命约为 120 天,因此 GHbA1 测定反映取血前 8～12 周的血糖状况,是糖尿病患者病情监测的指标。

5.血浆胰岛素和 C-肽测定

血浆胰岛素和 C-肽测定有助于了解胰岛 B 细胞功能和指导治疗。①血胰岛素水平测定:正常人口服葡萄糖后,血浆胰岛素在 30～60 分钟达高峰,为基础值的 5～10 倍,3～4 小时恢复基础水平。②C-肽:正常人基础血浆 C-肽水平约为 0.4 nmol/L。C-肽水平在刺激后则升高 5～6 倍。

6.尿酮体测定

尿酮体测定对新发病者尿酮体阳性胰岛素依赖型糖尿病的可能性大。

7.其他

血脂、肾功能、电解质及渗透压、尿微量清蛋白测定等应列入常规检查。

(二)诊断要点

1.糖尿病的诊断标准

首先确定是否患糖尿病,然后对被做出糖尿病诊断者在排除继发性等特殊性糖尿病后,做出胰岛素依赖型或非胰岛素依赖型的分型,并对有无并发症及伴发病做出判定。1999 年 10 月我国糖尿病学会采纳的诊断标准如下。①空腹血浆葡萄糖(FBG):低于 6.0 mmol/L 为正常,FBG 不低于 6.1 mmol/L 且低于 7.0 mmol/L(126 mg/dL)为空腹葡萄糖异常(IFG),FBG 不低于 7.0 mmol/L 暂时诊断为糖尿病。②服糖后 2 小时血浆葡萄糖水平(P2hBG):低于 7.8 mmol/L 为正常,P2hBG 不低于 7.8 mmol/L 且低于 11.1 mmol/L 为糖耐量减低(IGT),P2hBG 不低于 11.1 mmol/L 暂时诊断为糖尿病;③糖尿病的诊断:标准症状+随机血糖不低于 11.1 mmol/L,或 FPG 不低于 7.0 mmol/L,或 OGTT 中 P2hBG 不低于 11.1 mmol/L;症状不典型者,需另一天再次证实。

作为糖尿病和正常血糖之间的中间状态,糖尿病前期(中间高血糖)人群本身即是糖尿病的高危人群。及早发现和处置糖尿病和糖尿病前期高危人群的心血管危险,对预防糖尿病和心血管疾病具有双重价值。因此,OGTT 应是具有心血管危险因素和已患心血管病个体的必查项目,以便早期发现糖尿病前期和糖尿病,早期进行干预治疗,以减少心血管事件发生。

2.糖尿病酮症酸中毒的诊断条件

(1)尿糖、尿酮体强阳性。

(2)血糖明显升高,多数在 500 mg/dL(28.9 mmol/L)左右,有的高达 600～1 000 mg/(33.3～55.6 mmol/L)。

(3)血酮体升高,多大于 50 mg/dL(4.8 mmol/L),有时高达 300 mg/dL。

(4)CO_2 结合力降低,pH 小于 7.35,碳酸氢盐降低,阴离子间隙增大,碱剩余负值增大。

(5)血钾正常或偏低,血钠、氯偏低,血尿素氮和肌酐常偏高。血浆渗透压正常或偏高。

(6)白细胞计数升高,如合并感染时则更高。

3.鉴别诊断

(1)其他原因所致的尿糖阳性:肾性糖尿由肾糖阈降低致尿糖阳性,血糖及 OGTT 正常。甲亢、胃空肠吻合术后,因碳水化合物在肠道吸收快,餐后 0.5～1 小时血糖过高,出现糖尿,但 FBG 和 P2hBG 正常;弥漫性肝病,肝糖原合成、储存减少,进食后 0.5～1 小时血糖高出现糖尿,但 FBG 偏低,餐后 2～3 小时血糖正常或低于正常;急性应激状态时胰岛素对抗激素分泌增加,糖耐量降低,出现一过性血糖升高,尿糖阳性,应激过后可恢复正常;非葡萄糖的糖尿如果糖、乳糖、半乳糖可与班氏试剂中的硫酸铜呈阳性反应,但葡萄糖氧化酶试剂特异性较高,可加以区别;大量维生素 C、水杨酸盐、青霉素、丙磺舒也可引起尿糖假阳性反应。

(2)药物对糖耐量的影响:噻嗪类利尿药、呋塞米、糖皮质激素、口服避孕药、阿司匹林、吲哚美辛、三环类抗抑郁药等可抑制胰岛素释放或对抗胰岛素的作用,引起糖耐量降低,血糖升高,尿糖阳性。

(3)继发性糖尿病:肢端肥大症或巨人症、皮质醇增多症、嗜铬细胞瘤分别因生长激素、皮质醇、儿茶酚胺分泌过多,对抗胰岛素而引起继发性糖尿病。久用大量糖皮质激素可引起类固醇糖尿病。通过病史、体检、实验室检查,不难鉴别。

(4)除外其他原因所致的酸中毒或昏迷,才能诊断糖尿病酮症酸中毒或高渗性非酮症糖尿病昏迷。

四、治疗

治疗原则为早期、长期、综合、个体化。基本措施为糖尿病教育,饮食治疗,体育锻炼,降糖药物治疗和病情监测。

(一)饮食治疗

饮食治疗是糖尿病治疗的基础疗法,也是糖尿病治疗成功与否的关键。目前主张平衡膳食,掌握好每天进食的总热量、食物成分、规律的餐次安排等,应严格控制和长期执行。饮食治疗的目标是维持标准体重,纠正已发生的代谢紊乱,减轻胰腺负担。饮食控制的方法如下。

1.制订总热量

理想体重(kg)=身高(cm)-105。计算每天所需总热量(成年人),根据休息、轻度、中度、重度体力活动分别给予 104.6～125.52 kJ/kg,125.52～146.44 kJ/kg,146.44～167.36 kJ/kg,不低于 167.36 kJ/kg(40 kcal/kg)的热量。儿童、孕妇、乳母、营养不良和消瘦及伴消耗性疾病者应酌情增加,肥胖者酌减,使患者体重恢复至理想体重的±5%。

2.按食品成分转为食谱三餐分配

根据生活习惯、病情和药物治疗的需要安排。可按每天分配为 1/5、2/5、2/5 或 1/3、1/3、1/3;也可按 4 餐分为 1/7、2/7、2/7、2/7。在使用降糖药过程中,按血糖变化再作调整,但不能因降糖药物剂量过大,为防止发生低血糖而增加饮食的总热量。

3.注意事项

(1)糖尿病患者食物选择原则:少食甜食、油腻食品,多食含纤维多的蔬菜、粗粮,在血糖控制好的前提下可适当进食一些新鲜水果,以补充维生素,但应将热量计算在内。

(2)糖尿病与饮酒:非糖尿病患者长期饮酒易发生神经病变,糖尿病患者长期饮酒可加重神经病变,并可引起肝硬化,胰腺炎及多脏器损坏。对戒酒困难者在血糖控制好和无肝肾病变的前提下可少量饮酒,一般白酒低于 100 g(2 两),啤酒低于 200 mL。

(二)体育锻炼

运动能促进血液循环,降低非胰岛素依赖型糖尿病患者的体重,提高胰岛素敏感性,改善胰岛素抵抗,改善糖代谢,降低血脂,减少血栓形成,改善心肺功能,促进全身代谢。运动形式有行走、慢跑、爬楼梯、游泳、骑自行车、跳舞、打太极拳等有氧运动,每周至少 3～5 次,每次 30 分钟以上。胰岛素依赖型糖尿病患者接受胰岛素治疗时,常波动于相对胰岛素不足和胰岛素过多之间。在胰岛素相对不足时进行运动可使肝葡萄糖输出增多,血糖升高,游离脂肪酸(FFA)和酮体生成增加;在胰岛素相对过多时,运动使肌肉摄取和利用葡萄糖增加,肝葡萄糖生成降低,甚至诱发低血糖。因此对胰岛素依赖型糖尿病患者运动宜在餐后进行,运动量不宜过大。总之,体育锻炼应个体化。

(三)药物治疗

目前临床应用的药物有六大类,即磺酰脲类(SU)、双胍类、α-葡萄糖苷酶抑制药、噻唑烷二酮类(TZD)、苯甲酸衍生物类、胰岛素。

1.治疗原则

胰岛素依赖型糖尿病一经诊断,则需用胰岛素治疗。非胰岛素依赖型糖尿病患者经饮食控制后如血糖仍高,则需用药物治疗。出现急性并发症者则需急症处理;出现慢性并发症者在控制血糖的情况下对症处理。

2.磺酰脲类

目前因第一代药物不良反应较大,低血糖发生率高,已较少使用,主要选用第二代药物。

(1)用药方法:一般先从小剂量开始,1～2 片/天,根据病情可逐渐增量,最大剂量为6～8 片/天。宜在餐前半小时服用。格列本脲作用较强,发生低血糖反应较重,老年人、肾功不全者慎用。格列齐特和格列吡嗪有增强血纤维蛋白溶解活性、降低血液黏稠度等作用,有利于延缓糖尿病血管并发症的发生。格列喹酮的代谢产物由胆汁排入肠道,很少经过肾排泄,适用于糖尿病肾病患者。格列苯脲是新一代磺酰脲类药物,作用可持续 1 天,服用方便,1 次/天;它不产生低血糖,对心血管系统的影响较小。格列吡嗪控释片(瑞易宁)1 次/天口服,该药可促进胰岛素按需分泌,提高外周组织对胰岛素的敏感性,显著抑制肝糖的生成,有效降低全天血糖,不增加低血糖的发生率,不增加体重,不干扰脂代谢,不影响脂肪分布;与二甲双胍合用疗效增强。

(2)药物剂量:格列本脲,每片 2.5 mg,2.5～15 mg/d,分 2～3 次服;格列吡嗪,每片 5 mg,5～30 mg/d,分 2～3 次服;格列吡嗪控释片(瑞易宁),每片 5 mg,5～20 mg/d,1 次/天;格列齐特,每片 80 mg,80～240 mg/d,分 2～3 次服;格列喹酮,每片 30 mg,30～180 mg/d,分 2～3 次服;格列苯脲,每片 1 mg,1～4 mg/d,1 次/天。

3.双胍类

(1)常用的药物剂量:肠溶二甲双胍,每片 0.25 g,0.5～1.5 g/d,分 2～3 次口服;二甲双胍,每片 0.5 g,0.85～2.55 g/d,分 1～2 次口服,剂量超过 2.55 g/d 时,最好随三餐分次口服。

(2)用药方法:二甲双胍开始时用小剂量,餐中服,告知患者有可能出现消化道反应,经一段时间有可能减轻、消失;按需逐渐调整剂量,以不超过 2 g/d 肠溶二甲双胍或 2.55 g/d 二甲双胍(格华止)为度;老年人减量。

4.α-葡萄糖苷酶抑制药

用药方法:常用药物如阿卡波糖(拜糖平),开始剂量 50 mg,3 次/天,75～300 mg/d;倍欣0.2 mg,3 次/天,与餐同服。合用助消化药、制酸药、胆盐等可削弱效果。

5.胰岛素增敏(效)药

胰岛素增敏(效)药包括罗格列酮、吡格列酮等,属于噻唑烷二酮类口服降糖药。

(1)吡格列酮。①用药方法:口服 1 次/天,初始剂量为 15 mg,可根据病情加量直至 45 mg/d。肾功能不全者不必调整剂量。②本品不适于胰岛素依赖型糖尿病、糖尿病酮症酸中毒的患者,禁用于对本品过敏者。活动性肝病者不应使用本品。水肿和心功能分级 NYHA Ⅲ~Ⅳ 患者不宜使用本品。本品不宜用于儿童。用药过程中若 ALT 水平持续超过 3 倍正常上限或出现黄疸,应停药。联合使用其他降糖药有发生低血糖的危险。③常见不良反应有头痛、背痛、头晕、乏力、恶心、腹泻等,偶有增加体重和肌酸激酶升高的报道。

(2)罗格列酮。①用药方法:起始剂量为 4 mg/d,单次服用;经 12 周治疗后,如需要可加量至 8 mg/d,1 次/天或 2 次/天服用。②临床适应证及注意事项同吡格列酮,但本品的肝不良反应少。

6.胰岛素

(1)适应证包括以下几方面:胰岛素依赖型糖尿病;糖尿病酮症酸中毒、高渗性昏迷和乳酸性酸中毒伴高血糖时;合并重症感染、消耗性疾病、视网膜病变、肾病变、神经病变、急性心肌梗死、脑血管意外;因伴发病需外科治疗的围术期;妊娠和分娩;非胰岛素依赖型糖尿病患者经饮食及口服降糖药治疗未获得良好控制;全胰腺切除引起的继发性糖尿病。

(2)临床常用胰岛素制剂包括超短效胰岛素、人胰岛素类似物,无免疫原性,低血糖发生率低;短效胰岛素(R);中效胰岛素(中性鱼精蛋白锌胰岛素 NPH);预混胰岛素(30R、50R);长效胰岛素(鱼精蛋白锌胰岛素 PZI)。

(文甜甜)

第四节 痛 风

痛风是一组由于遗传性或获得性嘌呤代谢紊乱和/或尿酸排泄障碍所致的异质性疾病。其临床特点有高尿酸血症、以尿酸盐结晶和沉积所致的特征性急性关节炎、痛风石、严重者有关节畸形及功能障碍。累及肾脏者可有间质性肾炎,常伴尿酸性尿路结石。高尿酸血症引起急性关节炎发作、痛风石形成及关节、肾脏改变时,称为痛风。仅有高尿酸血症,或高尿酸血症伴随尿酸性肾结石,不能诊断为痛风。患者常伴发肥胖、2 型糖尿病、高脂血症、高血压病、冠心病等。高尿酸血症和痛风常是代谢综合征的一部分。随着经济发展,生活方式改变,以及人均寿命的延长,其患病率逐年上升。

一、发病机制和分类

本病是多原因的,分原发性和继发性两大类。原发性的基本属遗传性,遗传方式多数未明,仅 1‰~2‰因酶缺陷引起,如磷酸核糖焦磷酸合成酶(PRS)亢进症、次黄嘌呤-鸟嘌呤磷酸核糖转移酶(HGPRT)缺乏症、腺嘌呤磷酸核糖转移酶(AP-RT)缺乏症等。原发性痛风与肥胖、原发性高血压、血脂异常、糖尿病、胰岛素抵抗关系密切。继发性主要因肾脏病或酸中毒引起的滤过/排泄障碍、血液病或肿瘤的细胞过度增殖和放化疗后的大量破坏、高嘌呤饮食等引起的。

体内 80％的尿酸来源于体内嘌呤生物合成（内源性）；20％的尿酸来源于富含嘌呤食物的摄取（外源性）。目前尚无证据说明溶解状态的尿酸有毒性。痛风的发生应取决于血尿酸的浓度和在体液中的溶解度。

引起高尿酸血症的病因主要包括高嘌呤饮食、ATP 降解增加、尿酸生成增多、细胞破坏所致的 DNA 分解增多、尿酸排泄减少等。尿酸是嘌呤代谢的最终产物，参与尿酸代谢的嘌呤核苷酸有次黄嘌呤核苷酸、腺嘌呤核苷酸和鸟嘌呤核苷酸。核苷酸的生成有两个途径：主要是从氨基酸、磷酸核糖及其他小分子的非嘌呤基的前体，从头合成而来；另一途径是从核酸分解而来，核苷酸再一步步生成尿酸。在嘌呤代谢过程中，一旦酶的调控发生异常，即可发生血尿酸量的变化。

肾小球滤出的尿酸减少、肾小管排泌尿酸减少或重吸收增加，均可导致尿酸的排出减少，引起高尿酸血症。其中大部分是由于肾小管排泌尿酸的能力下降，少数为肾小球滤过减少或肾小管重吸收增加。肾脏对尿酸的排泄减少与肾内缺血和乳酸生成增多、离子交换转运系统对尿酸排泄的抑制，以及肾内的钼、硫与铜结合增多等因素有关。另外，噻嗪类利尿剂、呋塞米、乙胺丁醇、吡嗪酰胺、小剂量阿司匹林、烟酸、乙醇等，均可竞争性抑制肾小管排泌尿酸而引起高尿酸血症。

二、病理生理和临床表现

（一）急性关节炎

急性关节炎常是痛风的首发症状，是尿酸盐结晶、沉积引起的炎症反应。当环境温度为 37℃，血 pH 为 7.4 时，尿酸钠的饱和浓度为 380 μmol/L（6.4 mg/dL）。当尿酸浓度超过此水平时，则容易形成针状结晶而析出，引起痛风性关节炎、痛风石。血尿酸过高与血浆清蛋白、α_1、α_2 球蛋白结合减少，关节局部 pH、温度降低等有关。关节滑膜上的痛风微小结晶析出并脱落，析出的结晶激活了 Hageman 因子、5-羟色胺、血管紧张素、缓激肽、花生四烯酸及补体系统，又可趋化白细胞，使之释放白三烯 B_4（LTB_4）和糖蛋白化学趋化因子，单核细胞也可在刺激后释放白介素 1（IL-1）等引发关节炎发作。

下肢关节尤其是跖趾关节，承受的压力大，容易损伤，局部温度较低，故为痛风性关节炎的好发部位。关节软骨容易发生尿酸盐沉积，发生软骨退行性改变，导致滑囊增厚、软骨下骨质破坏及周围组织纤维化，晚期可发展为关节强硬和关节畸形。

（二）痛风石

长期高尿酸血症可引起一种特征性改变叫痛风石。血尿酸水平持续高于饱和浓度，导致尿酸盐结晶沉积在关节、骨和软骨、滑囊膜、肌腱和皮下结缔组织等，引起慢性炎症反应，形成上皮肉芽肿。其周围有大量单核细胞、巨核细胞，有时还有分叶核细胞的浸润。随着沉积的尿酸盐不断增多，在局部逐渐形成黄白色赘生物，为芝麻至鸡蛋或更大不等。早期质地较软，后期由于痛风石内纤维组织的增多，质地逐渐变硬。痛风石可溃破，排出白色尿酸盐结晶，形成不易愈合的皮肤溃疡。

（三）痛风的肾脏病变

90％～100％痛风患者有肾损害，由于患者的肾小管功能障碍，导致尿液的 pH 降低；而尿 pH 为 7.4 时，99％以上的尿酸呈离子状态；尿液 pH 为 7.0 时，尿酸在尿液中的溶解度增加 10 倍；而 pH 为 5.0 时，85％的尿酸为非离子状态。因此，尿酸盐在酸性环境下更容易形成结晶，形成恶性循环。尿酸在远曲小管和集合管形成结晶而析出，引起肾小管与肾间质的化学性炎症。

痛风主要可引起 3 种类型的肾脏病变。

1.痛风性肾病

痛风性肾病呈慢性进展经过。其特征性组织学表现是肾髓质或乳头处有尿酸盐结晶,其周围有圆形细胞和巨大细胞反应,呈间质性炎症,导致肾小管变形、上皮细胞坏死、萎缩、纤维化、硬化、管腔闭塞,进而累及肾小球血管床。临床可有蛋白尿、血尿、等渗尿,进而发生高血压、氮质血症等肾功能不全表现。尽管痛风患者 17%～25% 死于尿毒症,但很少是痛风单独引起,常与老化、高血压、动脉粥样硬化、肾结石或感染等综合因素有关。

2.急性梗阻性肾病

急性梗阻性肾病也称为高尿酸血症肾病,主要见于放疗、化疗等致急剧明显的血尿尿酸增高的患者,导致肾小管急性、大量、广泛的尿酸结晶阻塞——急性肾衰竭。

3.尿酸性尿路结石

结石在高尿酸血症期即可出现。其发生率在高尿酸血症中占 40%,占痛风患者的 1/4,比一般人群高 200 倍,在一切结石中占 10%。其发生率与血尿酸水平及尿酸排出量呈正相关,约 84% 的尿酸性结石由单纯的尿酸构成,4% 为尿酸与草酸钙的混合性结石,其余为草酸或磷酸钙结石。

三、实验室检查

(一)血尿酸测定

血尿酸测定多采用血清标本、尿酸氧化酶法,正常值男性 $150 \sim 380\ \mu mol/L$($2.4 \sim 6.4\ mg/dL$),女性 $100 \sim 300\ \mu mol/L$($1.6 \sim 3.2\ mg/dL$)。一般男性大于 $420\ \mu mol/L$($7.0\ mg/dL$),女性大于 $350\ \mu mol/L$($6\ mg/dL$)可确定高尿酸血症。由于存在波动性,应反复监测。

(二)尿尿酸测定

高尿酸血症可分为产生过多型、排泄减少型、混合型、正常型四型。限制嘌呤饮食 5 天后,每天尿酸排出量仍超过 $3.57\ mmol$($600\ mg$),可认为尿酸生成增多。

(三)滑囊液检查

急性关节炎期,行关节腔穿刺,拍取滑囊液检查,在旋光显微镜下,见白细胞内有双折光现象的针形尿酸盐结晶。同时发现白细胞,特别是分中性粒细胞增多。

(四)痛风结节内容检查

标本取自结节自行破溃物或穿刺结节内容物,判定方法有两种。

(1)紫脲酸胺反应:取硝酸 1 滴,滴在标本上,加热使硝酸蒸掉,然后再滴氨水 1 滴,若是尿酸标本是暗紫红色,特异性很高,氧嘌呤则阴性。

(2)旋光显微镜检查:结节内容呈黏土状,镜下可见双折光的针状结晶,呈黄色。

(五)X 线检查

急性关节炎期可见非特征性软组织肿胀;慢性期或反复发作后,可见软骨缘破坏,关节面不规则,软骨面、骨内、腔内可见痛风石沉积,骨质边缘可见增生反应等非特异表现;典型者由于尿酸盐侵蚀骨质,使之呈圆形或不整齐的穿凿样透亮缺损,为痛风的 X 线特征。

(六)关节镜检查

在痛风发作时,常在滑膜上见到微小结节,冲洗关节腔时,可见部分结晶脱落到关节腔内。

(七)X 线双能骨密度检查

在 X 线检查尚无变化时,可早期发现受伤害的关节骨密度下降。

(八)超声显像

尿酸性尿路结石 X 线检查不显影,但超声显像可显影。混合型结石 X 线、超声显像均可显影。

(九)CT 与 MRI 检查

沉积在关节内的痛风石,根据其灰化程度的不同在 CT 扫描中表现为灰度不等的斑点状影像。痛风石在 MRI 检查的 T_1 和 T_2 影像中均呈低到中等密度的块状阴影。两项联合检查可对多数关节内痛风石作出准确诊断。

四、诊断和鉴别诊断

本症可发生于任何年龄,但发病的高峰年龄为 40 岁左右,患病率随年龄的增长有逐渐增高的趋势。临床上以男性患者多见,只有 5% 的患者为女性,且多为绝经后妇女。肥胖及体力活动较少者易患本病。常有家族史及代谢综合征表现,在诱因基础上,突然半夜关节炎发作或尿酸结石发作,大致可考虑痛风,查血尿酸增高可确诊。有条件作关节腔穿刺、痛风石活检 X 线检查、关节腔镜检查等可协助确诊。有困难者用秋水仙碱诊断性治疗迅速显效,具有特征性诊断价值。需注意的是痛风导致的急性关节炎的多呈自限性。轻微发作一般数小时至数天可缓解,严重者可持续 1~2 周或更久。通常痛风的急性关节炎发作缓解后,患者症状全部消失,关节活动完全恢复正常,此阶段称为间隙期,可持续数月至数年。多数患者于 1 年内症状复发,其后每年发作数次或数年发作 1 次。有些病例表现不典型,需与类似疾病做鉴别。

(一)急性关节炎

需与其他原因关节炎相鉴别。

1.风湿性关节炎

风湿性关节炎多见于青少年女性,以膝关节炎为主,常伴环形红斑等。

2.类风湿关节炎

类风湿关节炎多见中青年女性,好发小关节,呈梭形肿胀,类风湿因子效价高。

3.创伤性关节炎

因痛风常在创伤后发作故易误诊,重要的是痛风病情和创伤程度呈不平行关系。

4.化脓性关节炎

全身中毒症状重,而滑囊液无尿酸盐结晶。

5.假性关节炎

老年膝关节炎,滑囊液中可见焦磷酸钙结晶,本病罕见。

(二)慢性关节炎

1.类风湿关节炎

关节呈慢性僵直畸形,多见于中青年女性,血尿酸不增高,X 线缺乏穿凿作特征性缺损。

2.银屑病(牛皮癣)关节炎

20% 左右的患者可伴有血尿酸增高,有时难以与痛风相区别。常累及远端的指(趾)间关节、掌指关节、跖趾关节,少数可累及脊柱和股髂关节,表现为非对称性关节炎,可有晨僵现象。X 线照片可见关节间隙增宽,骨质增生与破坏可同时存在,末节指(趾)远端呈铅笔尖或帽状。

3.骨肿瘤

多处穿凿样破坏以致骨折、畸形而误诊为骨肿瘤。但无急性关节炎及高尿酸血症病史,鉴别有困难者活组织检查。

4.假性痛风

假性痛风多见于用甲状腺素进行替代治疗的老年人,为关节软骨钙化所致。一般女性较多见,膝关节最常受累。关节炎发作常无明显的季节性。血尿酸水平正常。关节滑囊液检查可发现有焦磷酸钙结晶或磷灰石,X线照片可见软骨呈线状钙化,尚可有关节旁钙化。部分患者可同时合并有痛风,则可有血尿酸浓度升高,关节滑囊液检查可见尿酸盐和焦磷酸钙两种结晶。

（三）尿路结石

尿路结石需与其他成分的结石鉴别。草酸钙、磷酸钙、碳酸钙结石X线显影,易与混合型尿酸结石混淆,但后者有高尿酸血症及相关痛风表现。胱氨酸结石X线也不显影,但血尿酸不高。

五、预防和治疗

对原发性痛风目前尚无根治的方法,但通过控制高尿酸血症通常可有效地减少发作,使病情逆转。本病的治疗目标为:①迅速终止急性关节炎发作;②控制尿酸性肾病与肾石病,保护肾功能。不同病情阶段的治疗措施各不相同。

（一）一般处理

对疑诊患者及家属进行检查,早期发现高尿酸血症。控制体重、控制血脂、避免过量饮酒等有助于预防血尿酸水平升高。每天蛋白质的摄入量应限制在 1 g/kg 体重左右。由于果糖摄入过多可导致体内嘌呤核苷酸产生增多,进而促进尿酸的生成,故应少食富含果糖的食物。动物内脏(心、肝、肾、脑)及海产品、菌菇酵母类等均为高嘌呤食物,应限制食用。肉类、鱼虾类、豌豆、菠菜等也含一定量的嘌呤,食用要适量。还应该戒烟、避免劳累,多饮水促进尿酸的排泄。不宜使用抑制尿酸排泄药、利尿剂、小剂量阿司匹林等。生活方式的调整很重要。需定期进行血尿酸浓度监测,以确保血尿酸水平经常控制在正常范围之内。对经饮食控制等非药物治疗后血尿酸浓度仍超过 475 μmol/L(8 mg/dL)、24 小时尿尿酸排泄量大于6.54 mmol,或有明显家族史者,即使未出现关节炎、痛风石、肾石病等临床表现,也应使用降低尿酸的药物。

（二）急性发作期的处理

首先应绝对卧床休息,抬高患肢,避免受累关节负重,持续至关节疼痛缓解后 72 小时左右方可逐渐恢复活动。并迅速投用抗炎药物。

1.秋水仙碱

对控制痛风急性发作具有非常显著的疗效,为痛风急性关节炎期的首选用药。可减少或终止因白细胞和滑膜内皮细胞吞噬尿酸盐所分泌的化学趋化因子,对于制止炎症有特效。通常用药后 6～12 小时可使症状减轻,约 90% 患者在 24～48 小时可完全缓解。用法如下。①口服法:0.5 mg/h 或 1 mg/2 h,一天总量 4.8 mg,持续 24～48 小时,或在出现胃肠道症状前停止使用;②静脉法:可减少胃肠反应、一般 1.2 mg 溶于生理盐水 20 mL 中,5～10 分钟缓慢注射,4～5 小时可再次注射,总剂量不超过 4 mg。一旦外漏会造成组织坏死。秋水仙碱毒性很大,可能导致恶心呕吐、腹泻、肝细胞伤害、骨髓抑制、脱发、呼吸抑制等,故有骨髓抑制、肝肾功能不全、白细胞减少者禁用、治疗无效者,不可再用,应改用非甾体抗炎药。极少数患者使用秋水仙碱后,可发生急性心功能衰竭和严重的室性心律失常。

2.非甾体抗炎药

效果不如秋水仙碱,但较温和,发作超过 48 小时也可应用,无并发症的急性病风湿性关节炎发作可首选非类固醇抗炎镇痛药物。非类固醇抗炎镇痛药与秋水仙碱合用,可增强镇痛的效果。此类药物宜在餐后服用,以减轻胃肠道刺激。常用的是吲哚美辛每次 50 mg,1 天 3 次;或保泰松每次 0.1 g,1 天 3 次。其他还有双氯芬酸、布洛芬、酮洛芬、阿明洛芬、阿西美辛、尼美舒利、舒林酸、萘普生、美洛昔康、吡罗昔康等。症状消退后减量。

3.ACTH 或糖皮质激素

仅上述两类药无效或禁忌时用,且易反跳。一般每天以 ACTH 40 U 加入静脉滴注或40～80 U 肌内注射;泼尼松 10 mg,1 天 3 次等。曲安西龙(去炎松)5～20 mg 关节腔注射,常可使症状得到缓解。

4.关节剧烈疼痛者

可口服可待因 30～60 mg,或肌内注射哌替啶 50～100 mg。降低血尿酸的药物在用药早期可使进入血液中的尿酸一过性增多,有加重急性关节炎的可能,故在痛风的急性期不宜使用。

(三)间隙用及慢性期治疗

降低血尿酸药物为本期治疗的主要用药,以控制高尿酸血症,治疗目标为血尿酸水平维持在360 μmol/L(6 mg/dL)以下。应用降低血尿酸药物的适应证包括:①经饮食控制后血尿酸仍超过 416 μmol/L(7 mg/dL)者;②每年急性发作在 2 次以上者;③有痛风石或尿酸盐沉积的 X 线证据者;④有肾石病或肾功能损害者。造成功能障碍者,需适当关节理疗和锻炼,痛风石较大或已破溃形成瘘管者,应行手术治疗减轻局部不适合活动障碍。有关节畸形者可通过手术进行矫形。

1.抑制尿酸合成药

本药主要机制是抑制黄嘌呤氧化酶,阻止黄嘌呤转化为尿酸。适用于尿酸生成过多者和不适合使用促进尿酸排泄药者。用法为别嘌呤醇每次 0.1 g,1 天 3 次,逐渐增至每次 0.2 g。由于别嘌呤醇的生物半衰期为 18～30 小时,也可每天单次用药,顿服 0.3 g。可与促进尿酸排泄药合用,作用更强;也可单独使用。不良反应有胃肠道刺激、皮疹、发热、肝损害、骨髓抑制等。不良反应多见于有肾功能不全者,故肾功能不全者宜减半量应用。

2.促进尿酸排泄药

本药主要抑制肾小管的再吸收,适用于高尿酸血症期及发作间歇期、慢性期。当内生肌酐清除率小于 30 mL/min 时无效。有尿路结石或每天尿酸排出量＞3.57 mmol(600 mg)时不宜使用。为避免用药后因尿中的尿酸排泄急剧增多而引起肾脏损害及尿路结石,用药时应从小剂量开始。用药期间需多饮水,同时服用碱性药,如碳酸氢钠每天 3～6 g。促排泄药可持续用药12～18 个月,直至尿酸平稳。常用药有以下几种。①丙磺舒(羧苯磺胺):开始剂量每次 0.25 g,1 天2 次,两周内增至每次 0.5 g,1 天 3 次,1 天最大量 2 g;②磺吡酮(苯磺唑酮):作用比丙磺舒强,开始每次 50 mg,1 天 2 次,渐增至每次 100 mg,1 天 3 次;③苯溴马隆(苯溴香豆素):作用更强,1 天1 次,25～100 mg。偶有出疹、发热、胃肠道刺激、促使急性发作等不良反应。

(四)急性肾衰竭

发生急性肾衰竭者,先用乙酰唑胺 0.5 mg,以后 1 天 3 次,每次 0.25 g,并大量经静脉补液和补给 1.25% 碳酸氢钠溶液,可同时静脉注射呋塞米 60～100 mg,使水分迅速排出,增加尿流量,冲开结晶的堵塞。同时减量使用抑制尿酸合成药别嘌呤醇。处理后如仍不能解除肾衰竭者可行血液透析。肾功能损害严重者,预后较差。 **(孙庆英)**

第十章
风湿免疫科疾病的诊疗

第一节 类风湿关节炎

类风湿关节炎(rheumatoid arthritis,RA)是一个以累及周围关节为主的系统性自身性免疫疾病。其特征性表现为对称性多关节炎,关节滑膜的慢性炎症可引起关节软骨、软骨下骨及关节周围组织侵蚀破坏,最终导致关节畸形、强直和功能障碍,使患者丧失劳动能力和致残,预期寿命缩短。

一、概述

类风湿关节炎分布于世界各地区、各民族。在世界范围内,类风湿关节炎的患病率为0.3%~1.5%,但是在某些人群中如北美印第安披玛族人可高达5.0%。在我国患病率为0.3%~0.6%,也就是说我国患类风湿关节炎的总人数在300万以上。

类风湿关节炎可以发生在任何年龄,但更多见于30岁以后,女性高发年龄为45~54岁,男性随年龄增加而逐渐增加。女性发病约为男性的3倍。

二、病因病理

(一)病因

类风湿关节炎的病因尚未完全阐明。可能与遗传、感染及内分泌等因素有关。

1.遗传因素

对类风湿关节炎的家族及孪生子共患率的研究发现,本病具有复合遗传病的倾向。单卵双生子共患率为27%,而双卵双生子为13%,这两组数据均高于一般人群的患病率,提示遗传因素与类风湿关节炎发病密切相关。通过分子生物学检测发现,HLA-DRβ₁多个亚型的β链第三高变区氨基酸排列有相同的片段,称为共同表位,它在类风湿关节炎患者表达频率明显高于正常人群。因此,被认为是类风湿关节炎遗传易感性的基础,且此表位的量又与类风湿关节炎病情严重性呈正相关。对HLA以外的基因如T细胞受体基因、性别基因、球蛋白基因均可能与类风湿关节炎发病、发展有关,因此认为类风湿关节炎是一个多基因疾病。

2.感染因素

虽然类风湿关节炎的发病和分布不具有传染性疾病的流行病学特征,但一些研究者从关节滑膜、软骨组织中分离到了病原体或其基因,其他研究也证实感染因子如病毒、支原体、细菌都可通过介导自身免疫反应引起携带某种基因的易感个体患病,并影响类风湿关节炎的病情进展;病原体可能改变滑膜细胞或淋巴细胞基因表达而改变其性能;活性 B 淋巴细胞使之产生抗体;活化 T 淋巴细胞和巨噬细胞并释放细胞因子;感染因子的某些成分与人体自身抗原通过分子模拟或模糊识别而导致自身免疫反应的发生。

3.内分泌因素

更年期前后的女性类风湿关节炎发病率明显高于同年龄男性及老年女性,75%患者妊娠期间病情缓解,尤其在妊娠最后三个月症状改善明显;90%患者往往在分娩后数周或数月后出现血清类风湿因子升高和疾病复发;口服避孕药可缓解病情,这些均说明性激素在类风湿关节炎发病中的作用。

4.其他因素

寒冷、潮湿、疲劳、外伤、吸烟及精神刺激均可能与类风湿关节炎的发生有关。

(二)发病机制

对类风湿关节炎发病机制的研究始终是研究的重点之一,但迄今为止尚缺乏一致的结论。一般认为未知的抗原进入人体后,首先被巨噬细胞等抗原呈递细胞(APC)所吞噬,经消化、浓缩后与其细胞表面的 HLA-DR 分子结合成复合物,若此复合物被 T 淋巴细胞受体识别,形成"三分子"复合物,则该 T 淋巴细胞被活化;通过其分泌的各种细胞因子和介质,一方面使关节出现炎症和破坏,另一方面使 B 淋巴细胞激活分化为浆细胞,分泌大量免疫球蛋白,包括类风湿因子和其他抗体,与抗原形成免疫复合物,在补体的参与下,促进炎症反应。由此可见,类风湿关节炎是由免疫介导的自身免疫疾病,但初始抗原尚不明确。

CD4$^+$ T 淋巴细胞大量浸润类风湿关节炎滑膜组织,其产生的细胞因子也增加,在类风湿关节炎发病中起着重要的作用。在病程中不同的 T 细胞克隆因受到体内外不同抗原的刺激而活化增殖,滑膜的 A 型细胞(巨噬样细胞)也因抗原而活化,它们所产生的细胞因子如 IL-1、TNF-α、IL-6、IL-8 等促使滑膜处于持续炎症状态。特别是 TNF-α 进一步破坏关节软骨和骨质,而 IL-1 则是引起类风湿关节炎全身症状,如发热、乏力、CRP 和血沉升高的主要原因。

另外,从细胞凋亡理论而言,凋亡本身是细胞程序化死亡,是维持机体细胞增生和死亡之间的平衡的生理机制。类风湿关节炎滑膜出现凋亡分子 Fas 与 Fas 配体比例失调,可能抑制滑膜组织细胞的正常凋亡使类风湿关节炎的滑膜炎得以持续。

(三)病理

类风湿关节炎关节的基本病理改变是滑膜炎,表现为滑膜微血管增生,滑膜衬里细胞由1～2层增生至 8～10 层,滑膜间质有大量 T 淋巴细胞、浆细胞、巨噬细胞及中性粒细胞等炎性细胞浸润。在以上病理基础上,这些细胞及血管侵犯软骨或骨组织,形成侵袭性血管翳/软骨、骨结合区,软骨破坏明显,软骨细胞减少。修复期可形成纤维细胞增生及纤维性血管翳/软骨、骨结合区,而此时软骨破坏不明显。

关节外的基本病理改变为血管炎,主要表现为小动脉的坏死性全层动脉炎,有单核细胞浸润、内膜增殖及血栓形成,还可有小静脉及白细胞破碎性血管炎。血管炎可造成皮肤(如慢性溃疡)、神经(如周围神经炎)及多种内脏损伤(肺、心、肾等)。

类风湿结节的中心是在血管炎基础上发生的纤维素样坏死区,中心外呈多层放射状或栅栏状排列的组织细胞及携带 HLA-DR 抗原的巨噬细胞,最外层为肉芽组织及慢性炎性细胞(主要是淋巴细胞和浆细胞）。

三、临床表现

（一）临床体征

60％～70％类风湿关节炎患者以隐匿型的方式起病，在数周或数月内逐渐出现近端指间关节、掌指关节、腕关节等四肢小关节肿胀、僵硬。8％～15％患者可以在某些外界因素如感染、劳累过度、手术、分娩等刺激下，在几天内发作，呈急性起病方式。发病时常伴有乏力、食欲减退、体重减轻等全身不适，有些患者可伴有低热。除关节表现外，还可见肺、心、神经系统、骨髓等器官受累表现。

1.关节表现

（1）晨僵：是指患者在清晨醒来发现关节部位的发紧和僵硬感，这种感觉在活动后可明显改善。晨僵是许多关节炎的表现之一，但是，在类风湿关节炎最为突出，往往持续时间超过1个小时以上。一般在慢慢活动关节后，晨僵减轻。

（2）疼痛及压痛：类风湿关节炎的关节疼痛及压痛往往是最早的关节症状，程度因人而异。关节疼痛的最常见部位是近端指间关节、掌指关节、腕关节，但也可累及肘、膝、足等。其特点是持续性、对称性关节疼痛和压痛。

（3）肿胀：患者的关节肿胀主要是由于关节腔积液、滑膜增生及组织水肿而致。可见于任何关节，但以双手近端指间关节、掌指关节及腕关节受累最为常见。

（4）关节畸形：晚期类风湿关节炎患者可出现关节破坏和畸形。由于滑膜、软骨破坏、关节周围支持性肌肉的萎缩及韧带牵拉的综合作用引起关节半脱位或脱位。常见的关节畸形有近端指间关节梭形肿胀；尺侧腕伸肌萎缩，致手腕向桡侧旋转、偏移，手指向尺侧代偿性移位，形成掌指关节尺侧偏移；近端指间关节严重屈曲，远端指间关节过伸呈钮孔花样畸形；近端指间关节过伸，远端指间关节屈曲畸形，形成鹅颈样畸形；掌指关节脱位；肘、膝、踝关节强直畸形等。

2.关节外表现

病情严重或关节症状突出时易见关节外表现。受累的脏器可以是某一器官，也可以同时伴有多个内脏受累，严重程度也不同，故其临床表现不甚一致。

（1）血管炎：血管炎是重症类风湿关节炎的表现之一，患者多伴有淋巴结病变及骨质破坏。组织中有免疫复合物沉积，血清类风湿因子阳性、冷球蛋白阳性及补体水平下降。病理上表现为坏死性小动脉或中动脉病变。如指（趾）坏疽、梗死、皮肤溃疡、紫癜、网状青斑、多发性神经炎、巩膜炎、角膜炎、视网膜血管炎或肝脾肿大。

（2）类风湿结节：5％～15％的类风湿关节炎患者有类风湿结节，大多见于病程的晚期。结节易发生在关节隆突部及经常受压部位，如肘关节鹰嘴突附近、足跟腱鞘、手掌屈肌腱鞘、膝关节周围等。结节大小0.2～3cm，呈圆形或卵圆形，数量不等，触之有坚韧感，按之无压痛。结节还常见于心包、胸膜、心肺实质组织、脑等内脏，若结节影响脏器功能，可能出现受损脏器的症状。一般来说，类风湿结节出现提示类风湿关节炎病情活动，但有时结节也会出现在关节炎好转时，与病情发展和关节表现不一致。

（3）肺部表现：类风湿肺损害可致间质性肺炎、肺间质纤维化、类风湿胸膜炎和类风湿肺尘埃沉着病等。类风湿胸膜炎常见于疾病活动期，一般无自觉症状。广泛的胸膜病变可引起少至中等量胸腔积液，应用糖皮质激素治疗可使疾病好转。并发间质性肺炎时，可反复发作慢性支气管炎,致限制性通气障碍。类风湿肺尘埃沉着病多发生于从事矿工职业的患者。

(4)心脏表现:类风湿关节炎可以出现心包炎,心包积液为渗出性,偶尔可以有心脏压塞。有时类风湿结节出现于心肌、心瓣膜,引致心瓣膜关闭不全。

(5)眼部表现:约30%的类风湿关节炎患者有干燥性角膜炎;累及巩膜时,可引起巩膜外层炎、巩膜炎、巩膜软化或穿孔;眼底血管炎可引起视力障碍或失明。

(6)肾损害:患者可出现膜性及系膜增生性肾小球肾炎、间质性肾炎、局灶性肾小球硬化及淀粉样变性。肾淀粉样变性发生率为5%～15%,表现为持续性蛋白尿,肾组织活检可见淀粉样蛋白沉积及血清中抗淀粉蛋白P抗体阳性。

(7)神经系统损害:类风湿关节炎神经系统损害多由血管炎引起。出现单个或多个肢体局部性感觉缺失、垂腕征、垂足征或腕管综合征。寰枢关节脱位而压迫脊髓时,则出现颈肌无力、进行性步态异常及颈部疼痛。硬脑膜类风湿结节则可引致脑膜刺激征。

(8)淋巴结病:30%的类风湿关节炎患者可有淋巴结肿大,且多伴有病情活动、类风湿因子阳性和血沉增快。淋巴结活检可见生发中心 $CD8^+T$ 细胞浸润。淋巴滤泡散在性均匀增生是类风湿关节炎的特点,并有助于同淋巴瘤的鉴别。

(9)其他:除上述系统表现外,活动期类风湿关节炎还可以出现贫血、体重减轻、肝脾大等关节外症状。

(二)实验室检查

1.血清及细胞学检查

(1)自身抗体。①类风湿因子(rheumatoid factor,RF):是类风湿关节炎血清中针对 IgG Fc 片段上抗原表位的一类自身抗体,它可分为 IgM、IgA、IgG 及 IgE 4 型。类风湿关节炎中 IgM 型 RF 阳性率为60%～78%,类风湿因子阳性的患者较多伴有关节外表现,如皮下结节及血管炎等;②其他自身抗体:国内外研究显示抗 Sa 抗体、抗核周因子抗体(antiperinuclear factor, APF)、抗角蛋白抗体(antikeratin antibody,AKA)及抗环瓜氨酸肽(CCP)抗体等对早期和特异性诊断类风湿关节炎有一定意义。

(2)血常规:类风湿关节炎患者可伴有贫血。以正细胞低色素性贫血较常见,多与病情活动程度有关。患者的外周血白细胞变化不尽一致。病情活动期可有白细胞及嗜酸性粒细胞轻度增加。类风湿关节炎患者的病情活动时可有血小板升高,在病情缓解后降至正常。

(3)补体和免疫复合物:非活动性类风湿关节炎患者的总补体、C_3 及 C_4 水平多正常,甚至略高。但是在关节外表现较多者,可出现总补体、C_3 及 C_4 水平下降。

(4)急性时相反应物:类风湿关节炎活动期可有多种急性时相蛋白升高,包括 α_1 巨球蛋白、纤维蛋白原、C反应蛋白、淀粉样蛋白 A、淀粉样蛋白 P 及 α_2 巨球蛋白等。临床上应用较广的是 C反应蛋白(CRP)。此外血沉(erythrocyte sedimentation rate,ESR)也是临床最常采用的监测方法。C反应蛋白及血沉均为类风湿关节炎非特异性指标,但可作为类风湿关节炎疾病活动程度和病情缓解的指标。C反应蛋白与病情活动指数、晨僵时间、握力、关节疼痛及肿胀指数、血沉和血红蛋白水平密切相关。病情缓解时 C反应蛋白下降,反之则上升。C反应蛋白水平持续不降多预示病变的进展。病情加重则血沉加快,病情缓解时可恢复至正常,但约有5%的类风湿关节炎患者在病情活动时血沉并不增快。

2.滑膜液检查

类风湿关节炎患者的滑液一般呈炎性特点,白细胞总数可达 $1.0 \times 10^9/L$,甚至更多,蛋白

>40 g/L,透明质酸酶<1 g/L,滑液中可测出类风湿因子、抗胶原抗体及免疫复合物。镜下可见巨噬细胞、多形核细胞及其残核(Reiter 细胞)。

(三)影像学检查

1.关节 X 线检查

临床 X 线检查常规首选双手(包括腕)或双手相加双足相进行检查。早期 X 线表现是受累关节周围软组织肿胀,关节间隙变窄,局限性骨质疏松和骨质侵蚀,晚期为关节半脱位、畸形及强直。美国风湿病学会将 X 线表现分为 4 期。

Ⅰ期:正常或关节端骨质疏松。

Ⅱ期:关节端骨质疏松,偶有关节软骨下囊样破坏或骨侵蚀改变。

Ⅲ期:明显的关节软骨下囊性破坏,关节间隙变窄,关节半脱位等畸形。

Ⅳ期:除Ⅱ、Ⅲ期改变外,并有纤维性或骨性强直。

(1)手和腕:几乎全部患者均有双手和腕关节的侵蚀。骨皮质变薄,广泛性骨质疏松,进而出现关节端的边缘性骨质侵袭,常见于第 2、3 掌指关节桡侧和第 3 近端指间关节两侧,手腕关节可以发生特征性关节脱位畸形,手指关节可发生"钮孔花""鹅颈"等畸形。腕关节间隙普遍狭窄,出现腕骨聚拢现象及骨质侵蚀或囊性变,晚期可以产生关节的纤维性或骨性强直。

(2)足:主要累及跖趾关节,趾间关节也可受累及。

(3)肘:表现为对称性关节囊增厚,关节腔积液,关节周围密度增高,有时可在软组织影内发现密度略高的类风湿结节,关节间隙狭窄,特别是在肱桡关节处,可见关节面的囊性变和骨侵蚀。严重者可出现关节脱位和间隙消失。

(4)肩:肩关节间隙狭窄,关节面不规则骨硬化,关节面肱骨头侧及肩锁关节锁骨端肩峰和喙锁关节的骨质侵蚀。

(5)膝:早期出现关节囊增厚、关节腔积液进而关节间隙狭窄,关节边缘骨侵蚀,晚期可见关节屈曲或内翻畸形。

(6)髋:早期髋关节持重面对称性狭窄,股骨头向内侧移位,股骨头、颈出现骨质侵蚀及囊性变,伴有骨质硬化增生,晚期关节间隙完全消失产生纤维性强直。

(7)脊柱:颈椎受累最为常见,以 C_1、C_2 最明显,常表现为寰枢椎半脱位和枢椎齿状突骨质侵蚀。

2.CT 和磁共振成像(MRI)

CT 有助于发现早期骨关节侵蚀、股骨头脱位等情况。类风湿关节炎颈椎寰枢椎关节病变受累相对多见,行 CT 检查可以显示如齿状突骨侵蚀、脊柱受压、关节脱位等改变。MRI 对显示关节内透明软骨、肌腱、韧带、滑膜囊肿和脊髓受压有良好的效果。MRI 可很好地分辨关节软骨、滑液和软骨下组织,对早期发现关节破坏很有帮助,已经证明,发病 4 个月内即可通过 MRI 发现关节破坏的迹象。

(四)关节镜及针刺活检

关节镜及针刺活检的应用已越来越广泛。关节镜对关节疾病的诊断及治疗均有价值,针刺活检则是一种操作简单、创伤小的检查方法。

四、诊断标准

2009 年美国风湿病学会(ACR)/联合欧洲抗风湿病联盟(EULAR)/新的类风湿关节炎

（RA）分类标准（简称 ACR/EULAR 2010 标准，表 10-1）。

表 10-1　ACR/EULAR 2010 标准

受累关节情况	受累关节数	得分（0～5分）
中大关节	1	0
	2～10	1
小关节	1～3	2
	4～10	3
至少1个为小关节	＞10	5
血清学		得分（1～3分）
类风湿因子（RF）或抗瓜氨酸蛋白抗体（ACCP）抗体均阴性		0
RF 或抗 ACCP 抗体至少1项低滴度阳性		2
RF 或抗 ACCP 抗体至少1项高滴度（＞正常上限3倍）阳性		3
滑膜炎持续时间		得分（0～1分）
＜6 周		0
＞6 周		1
急性时相反应物		得分（0～1分）
CRP 或 ESR 均正常		0
CRP 或 ESR 增高		1

新旧诊断标准的主要差别：①新的诊断标准首先以受累关节多寡作为主要指标，关节炎需经超声（US）或磁共振成像（MRI）证实并排除了其他疾病所致为前提；②新增了抗瓜氨酸蛋白抗体（ACCP）检测，并重视其和类风湿因子（RF）在 RA 诊断中的作用；③把急性时相反应物 C 反应蛋白（CRP）和血沉（ESR）增高及炎症持续 6 周作为参考条件之一；④结构性的破坏不再作为分类标准的一部分，废除了原标准中的晨僵、皮下结节、对称性关节炎和双手 X 线平片改变 4 项；⑤新标准可对 1 个以上的关节炎进行早期诊断，因此能及时应用改善病情的抗风湿药物（DMARDs）和生物制剂治疗，可提高疗效并改变 RA 的预后。

五、治疗方法

类风湿关节炎的治疗目的在于减轻关节的炎症反应，抑制病变发展及骨质破坏，尽可能地保护关节和肌肉的功能及达到病情完全缓解。类风湿关节炎的治疗原则包括：①早期治疗，尽早应用缓解病情抗风湿药（DMARDs），包括慢作用抗风湿药（SAARDs）和免疫抑制剂；②联合用药，联合应用两种以上 DMARD 可通过抑制免疫或炎症损伤的不同环节产生更好的作用；③个体化方案，应根据患者的病情特点、对药物的作用及不良反应等选择个体化治疗方案；④功能锻炼，在药物治疗的同时，应强调根据的功能活动。

RA 诊疗流程强调 RA 的早期诊断及病情评估，并以此选择治疗方法和策略，包括患者教育、早期给予 DMARDs、正确应用 NSAIDs、小剂量激素及积极应用理疗和体疗方法。在治疗过程中要定期评估病情活动性，根据疗效调整 DMARDs 用法，并强调了 DMARDs 联合治疗的重要性。同时，根据病情可考虑给予生物制剂。对于关节畸形患者给予外科治疗。

（一）一般治疗

一般来说,在关节肿痛明显时应强调休息及关节制动,而在关节肿痛缓解后应注意关节的功能锻炼。此外,理疗、外用药物对缓解关节症状有一定作用。

（二）药物治疗

1.非甾体抗炎药（NSAIDs）

通过抑制前列腺素合成所需要的环氧化酶（COX）而起到消炎止痛的作用,该类药物是治疗类风湿关节炎的常用药物。但只能缓解症状,并不能阻止疾病的进展。在应用非甾体抗炎药的同时,应加用 DMARDs。非甾体抗炎药的品种很多,主要包括以下几种。

（1）布洛芬:有较强的解热镇痛和抗炎作用,胃肠道不良反应较少。治疗剂量为 1.2~2.4 g/d,分次服用。

（2）双氯芬酸:其解热镇痛和抗炎作用强,口服剂量为 75~150 mg/d,分次服用。

（3）萘丁美酮:抗炎作用与抑制前列腺素的合成、白细胞凝聚及钙转运有关。胃肠道不良反应较轻。每天用量 1 000 mg。

（4）美洛昔康:其用法为每天 7.5~22.5 mg,胃肠道不良反应较少。

（5）依托度酸:是另一种选择性 COX-2 抑制剂,胃肠道不良反应较少,每天剂量 200~400 mg,分两次服用。

（6）塞来昔布:为特异性 COX-2 抑制剂,胃肠道不良反应轻,每天剂量 200~400 mg。

此类药物在发挥解热、镇痛、抗炎作用的同时,常削弱对胃肠道黏膜的保护作用,减少了肾内血流,影响了血小板功能,因此常见不良反应有恶心、呕吐、上腹疼痛、胃黏膜糜烂出血、消化性溃疡出血、穿孔、肾功能损害、血小板功能异常、皮疹、转氨酶升高、哮喘、头晕、头痛等反应。20 世纪 90 年代初发现,COX 存在两种不同的异构体即 COX-1 和 COX-2。COX-1 产生的花生四烯酸代谢产物如生理性前列腺素,参与调节多种生理功能,保护胃黏膜,增加肾血流灌注和血小板聚集。COX-2 则产生于某种应激条件下如在炎症因子的刺激下,产生炎症性前列腺素促进局部炎症反应。因此选择性抑制 COX-2 而不影响 COX-1 的非甾体抗炎药能加强抗炎作用,减少胃肠道等毒副作用,适合于老年患者和以往有消化道溃疡病史的患者服用。

2.慢作用抗风湿药及免疫抑制剂

在过去的 30 年中,与其他任何一种风湿性疾病相比,RA 的治疗发生了重大的改变。大多数 RA 患者在确诊后若得到及早治疗可达到疾病的临床缓解。这主要归功于出现了许多可以联合使用的 DMARDs。患者的治疗目标是达到疾病缓解或处于低疾病活动状态,这一点已达成共识。

RA 达标治疗流程有两条主线分别表示不同的治疗目标:①达到缓解并维持缓解的主要目标;②针对病程较长的 RA 患者而制订的达到并维持低疾病活动性的替代目标。达到并维持这两条治疗目标的措施基本相同。应当适时地对疾病进行包括关节评估在内的疾病活动度评估,并根据评估结果适当调整治疗方案。

这类药物起效时间比较晚,一般需要 3~6 个月。这类药物对疼痛的缓解作用较差,但及早使用能延缓或阻止关节骨的破坏,减少残疾。但是此类药物常有各种不同的毒副作用,应密切观察,定期进行实验室检查。此类药物主要包括以下几种。

（1）甲氨蝶呤（methotrexate,MTX）:可抑制白细胞的趋向性,有直接抗炎作用,是目前治疗类风湿关节炎的首选药物之一,是二氢叶酸还原酶的抑制剂,可引起细胞内叶酸缺乏,使核蛋白合成减少，从而抑制细胞增殖和复制。一般主张小剂量及长疗程。每周 7.5～20 mg，一次口服、静脉注射或肌内注射。通常在 4 周后起效。不良反应有恶心、口炎、腹泻、脱发、肺炎、肝酶升高、肝及肺纤维化及血液学异常等。小剂量叶酸或亚叶酸与甲氨蝶呤同时使用可减少甲氨蝶呤的毒副作用而不影响疗效。

（2）柳氮磺吡啶（SSZ）：该药能减轻关节局部炎症和晨僵，可使血沉和 C 反应蛋白下降，并可减缓滑膜的破坏。一般从小剂量开始，逐渐增加至每天 2～3 g。一般用药后 1～2 个月可起效。柳氮磺吡啶的不良反应有恶心、腹泻、皮疹、白细胞计数减低、肝酶升高等，但一般停药减量后可恢复正常。

（3）来氟米特：为一种新的抗代谢性免疫抑制剂，它可以抑制二氢乳清酸脱氢酶和酪氨酸激酶的活性。来氟米特主要通过抑制嘧啶合成通路，进而干扰 DNA 的合成，使细胞分裂在 G1 期受阻。来氟米特可明显减轻关节肿痛、晨僵及增加握力，且可使血沉及 C 反应蛋白水平下降。其用量 10～20 mg/d。主要不良反应有胃肠道反应、皮疹、乏力及白细胞计数降低等。

（4）羟氯喹：其细胞内浓度高，治疗效果好。常用剂量为每天 0.2～4 g。可由小剂量开始，1 周后增至足量。不良反应有恶心、呕吐、头痛、肌无力、皮疹及白细胞减少，偶有视网膜病变。

（5）金制剂：包括注射和口服两种剂型。注射金制剂最常用的有硫代苹果酸金钠和硫代葡萄糖金，两者的临床效果相近。国内常用的金制剂有金诺芬，商品名为瑞得。服法为 3 mg，每天 2 次，或 6 mg 每天 1 次。病情控制后仍需长期维持治疗。主要不良反应有皮疹和腹泻。个别患者可见白细胞减少和蛋白尿等。使用金制剂治疗 RA 过程烦琐且难以监测其毒性，故目前应用较少。

（6）青霉胺（DP）：可使血浆中巨球蛋白的二硫键断裂而发生解聚，使类风湿因子滴度下降，抑制淋巴细胞的转化，使抗体生成减少，稳定溶酶体酶，并与铜结合而抑制单氨氧化酶的活性。一般每天口服 125～250 mg，然后增加至每天 500～750 mg。用药 4～6 周见效，疗效与金制剂相似。青霉胺的不良反应有恶心、呕吐、口腔溃疡、味觉丧失等。个别患者出现蛋白尿、血尿、白细胞或血小板计数减少等。

（7）环孢素：可抑制 CD4 和 CD8 T 细胞的 IL-2 表达及 IFN-γ 和 IL-4 的血浆水平。同时还可降低 B 细胞的活性、CD40 信号及抑制钙依赖性蛋白磷酸化。环孢素可缓解关节肿痛及晨僵，并可降低血沉、C 反应蛋白及类风湿因子滴度，使滑膜破坏减缓。常用剂量为 2.5～5 mg/（kg·d）。环孢素可引起胃肠道症状、头痛、感觉异常及肝酶升高等。在少数患者可引起肾毒性，一般在减量后可逐渐恢复。停药的最常见原因是血压或肌酐升高。

（8）硫唑嘌呤（AZA）：硫唑嘌呤是 6-巯基嘌呤的衍生物，在体内干扰嘌呤核苷酸的形成和 DNA 的合成，故硫唑嘌呤具有抗炎效能，减少类风湿因子的生成和改善病情。剂量通常为 50～200 mg/d。虽然 AZA 不是治疗 RA 的首选药物，但当患者为 MTX 禁忌或不耐受 MTX 时，AZA 可以替代 MTX。常见的不良反应有胃肠道不适、骨髓抑制、肌无力、肝毒性和流感样症状。中性粒细胞减少是 AZA 最常见的不良反应，可以通过测定硫代嘌呤甲基转移酶（TMPT）遗传多态性来进行预测。

（9）雷公藤：属双子叶植物，具有消炎解毒，祛风湿功效。对病情轻、中度的患者治疗效果较好。治疗剂量为 30～60 mg/d。主要不良反应有皮疹、口炎、血细胞减低、腹泻等，经减量或对症处理后可消失。雷公藤对男女生殖系统有影响，育龄妇女服药后可出现月经紊乱、闭经；男性患者精子数量减少和活性降低,引起不育,故对未婚男女慎用本药。

3.糖皮质激素

能迅速缓解关节炎的临床症状。长时间使用或用法不当则可能引起明显的不良反应。虽然糖皮质激素起效快,疗效显著,但不良反应也较大。目前糖皮质激素主要与 DMARDs 联合使用作为部分 RA 患者的初始"诱导"治疗,以迅速控制病情,在 DMARDs 起效后逐渐减药。如果长期使用的剂量相当于泼尼松大于 7.5~10.0 mg/d 时,就需要加强 DMARDs 治疗。

4.免疫及生物治疗

包括针对细胞表面分子及细胞因子等的靶位分子免疫治疗,如肿瘤坏死因子抑制剂、IL-1受体拮抗剂等。此外还有以去除血浆中异常免疫球蛋白及免疫细胞为主要目的的免疫净化治疗,如血浆置换、免疫吸附及去淋巴细胞治疗等。

5.植物药

如帕夫林、正清风痛宁等。可单用或联合其他药物治疗,对缓解关节肿痛和晨僵有较好的作用。

（黄 利）

第二节 多发性肌炎和皮肌炎

多发性肌炎(polymyositis,PM)和皮肌炎(dermatomyositis,DM)均为累及横纹肌的特发性炎症性肌病。临床上以对称性近端肌无力为主要表现,DM 尚有特征性皮疹;病理上以横纹肌肌纤维变性和间质炎症为特点。作为系统性疾病,PM/DM 常累及多脏器,伴发肿瘤和其他结缔组织病。

PM/DM 患病率为 0.5~8.4/10 万,成人男女之比为 1∶2,发病高峰分布在 10~15 岁和45~60 岁2个时期。伴发恶性肿瘤者的平均年龄约为 60 岁,合并其他结缔组织病的患者平均年龄为 35 岁。儿童期发病以 DM 为主,男女比例接近。

一、病因与发病机制

PM/DM 的确切发病机制还不清楚,普遍认为 PM/DM 属于自身性免疫疾病范畴,其证据如下。

(1)包括肌炎特异性自身抗体(myositis-specific autoantibodies,MSAs)在内的一系列自身抗体的检出。

(2)常与其他自身性免疫疾病合并。

(3)骨骼肌抗原免疫动物可发生炎性肌病。

(4)PM/DM 患者外周血淋巴细胞呈肌毒性,并呈现其他免疫学异常。

(5)激素等免疫抑制治疗有效。其中 MSAs 可分为 3 类:即抗合成酶抗体,抗非合成酶细胞质(SRP)抗体和抗核抗原(Mi2)的抗体。抗合成酶抗体中,抗组氨酰 tRNA 合成酶抗体,即抗Jo-1 抗体,最具代表性。不同 MSAs 与 PM/DM 的临床表现类型密切相关,如抗合成酶抗体阳性的肌炎容易合并肺间质病变等,被称为抗合成酶综合征。

PM/DM 的病因或诱因尚不清楚,但推测病毒感染可能是重要因素,其证据如下。

(1)不同 MSAs 的肌炎存在发病季节的不同,如抗合成酶综合征多于前半年发病,而抗扰信号识别颗粒(signal-recognition particles,SRP)抗体阳性的肌炎多于后半年发病,提示可能与感染因素相关。

(2)某些微小 RNA 病毒可作为底物与合成酶反应。

(3)大肠埃希菌的组氨酰 tRNA 合成酶、肌蛋白、脑心肌炎病毒(一种微小 RNA 病毒)的衣壳蛋白之间存在氨基酸序列的同源性;而后者可以诱发小鼠发生肌炎;尽管大肠埃希菌的组氨酰 tRNA 合成酶与人类(Jo-1)不完全一致,但病毒或病毒-酶复合体可能通过分子模拟机制,引起自身免疫反应。

(4)某些病毒,如柯萨奇病毒 A9 可引起肌炎症状;在儿童 DM 中,该病毒滴度较正常对照升高;柯萨奇病毒 B1 可引起新生 Swiss 小鼠发生肌炎,2 周后,病毒滴度无法检出,但肌炎持续存在达 70 天以上;裸鼠或无胸腺小鼠感染柯萨奇病毒 B1 后,却可清除病毒,不发生肌炎,说明 T 细胞在本病中的特殊作用。

(5)脑心肌炎病毒诱导成年 BALB/c 小鼠的 PM 模型,呈病毒剂量依赖,且不同表型有不同易感性。

总之,目前认为 PM/DM 是由免疫介导的,在特定的遗传易感性背景下,由环境因素触发而发病;是以横纹肌为主要的靶组织,可以多系统受累的自身免疫性弥漫性结缔组织病。

二、病理

PM/DM 的组织病理学改变主要表现为 3 个方面:①肌肉炎性浸润为特征性表现。炎性细胞多为淋巴细胞、巨噬细胞和浆细胞;浸润位于间质、血管周围。②肌纤维变性、坏死、被吞噬。初期轻度改变可见个别肌纤维肿胀,呈灶性透明变性或颗粒变性。在进行性病变中肌纤维可呈玻璃样、颗粒状和空泡变性,甚至坏死。③可见肌细胞再生及胶原结缔组织增生。再生的肌细胞胞质嗜碱,核大呈空泡样,核仁明显。慢性患者可见纤维大小不等,间质纤维化。发生于肌束边缘的肌纤维直径变小的束周萎缩为 DM 特征性改变之一。

DM 的病理改变为表皮角化增厚,真皮血管增生,淋巴细胞浸润,真皮浅层水肿,后期表皮萎缩变薄、胶原纤维沉积等。直接免疫荧光检查在皮损处的真皮表皮交界处可见不连续的灶性免疫球蛋白和补体沉积。上述皮肤病理改变为非特异性。

三、临床表现

(一)肌肉病变

骨骼肌受累为本病特征。起病多隐袭,受累肌群包括四肢近端肌肉、颈部屈肌、脊柱旁肌肉、咽部肌肉、呼吸肌等,面肌与眼外肌受累极少见。肌无力是主要表现,患者下蹲、起立、平卧位抬头、翻身、正坐,重症患者发音、吞咽以致呼吸均感困难。部分患者肢体远端肌肉也受累。体检见肌力减低,25%患者肌肉有压痛。晚期可出现肌萎缩。罕见的暴发型表现为横纹肌溶解,肌红蛋白尿,急性肾衰竭。

(二)皮肤改变

皮肌炎(DM)可出现特异性皮肤表现:①上眼睑和眶周可有特殊的水肿性淡紫色斑(又称"向阳性皮疹")。②四肢关节的伸侧面可见红斑性鳞屑性疹,称为戈特隆征。其他表现还有肩背部、颈部、前胸领口"V"字区弥漫性红斑,分别称为"披肩"征和"V"字征,常伴光敏感。此外,甲周红斑、雷诺现象也可见。

(三)肺部病变

5％～10％患者出现肺间质病变。表现为干咳、呼吸困难,易继发感染。体检可及肺底捻发音,血气分析示低氧血症,严重者出现呼吸衰竭,病情可呈进行性发展,预后很差。X 线检查显示磨毛玻璃状、结节状和网格状改变。肺功能示限制性通气障碍。其他表现还有肺门影增大、肺不张、胸膜增厚、胸腔积液、肺动脉高压等。

(四)其他

严重患者有心肌受累,表现为心电图 ST-T 改变,充血性心力衰竭,严重心律失常者少见。因再生的骨骼肌纤维可释放肌酸酶同工酶 MB(CK-MB),该同工酶的升高并不意味着心肌受累,可结合更为特异的心肌肌钙蛋白(TnT、TnI)以资鉴别。消化道也可受累,钡餐可见食管扩张,蠕动差,钡剂通过缓慢及梨状窝钡潴留。胃肠道血管炎多见于儿童 DM。

发热、体重减轻、关节痛/关节炎并不少见,由于肌肉挛缩可引起关节畸形。

四、实验室和辅助检查

PM/DM 的实验室改变有红细胞沉降率增快,有时有轻度贫血和白细胞升高,γ 球蛋白和免疫球蛋白的增高等。此外还可有尿肌酸、肌红蛋白的异常,但临床应用不多。

(一)肌酶谱检查

95％～99％患者有肌肉来源的酶活性增高,包括肌酸激酶(CK)、天冬氨酸氨基转移酶(AST)、丙氨酸氨基转移酶(ALT)、乳酸脱氢酶(LDH)、缩醛酶(ALD)等。其中 CK 最为敏感。CK 主要存在于骨骼肌、心肌、脑组织的细胞质中,相应的 CK 有 3 种同工酶,其中 CK-MM 主要存在于骨骼肌。CK 的作用是催化肌酸向磷酸肌酸的转化,因后者含高能磷酸键,在肌肉收缩时可提供直接的能量来源。CK 主要通过肾脏清除。临床上多以 CK 的高低推断肌炎的轻重、病情的进展和治疗的反应。但常有临床表现与 CK 水平不一致、不平行的情况,如:①起病极早期与晚期肌肉萎缩明显者;②老年 PM/DM;③存在 CK 活性的循环抑制物。上述 3 种情况可有临床显著的肌无力表现,而 CK 无明显升高。反之,患者肌力正常或接近正常,肌活检也提示无明显肌纤维变性坏死表现,但可能由于存在肌细胞膜"渗漏"现象,可伴有 CK 明显升高。有研究提示,CK 相对低水平升高的肌炎预后不良。

(二)肌电图(EMG)

EMG 检查示肌源性损害。典型表现为低波幅,短程多相波(棘波);可有插入性激惹增强,出现正锐波,自发性纤颤波;及自发性、杂乱、高频放电。但有 10％～15％患者 EMG 无明显异常。本病晚期可出现神经源性损害,呈神经源性和肌源性的混合相。

(三)肌活检

部位多选肱二头肌、股四头肌。活检应注意避开 EMG 针刺部位,以免出现假阳性。

(四)自身抗体检查

MSAs 对肌炎特异性好,但敏感性不足。尚可出现类风湿因子、抗核抗体及抗肌肉成分的抗体,如肌红蛋白、肌球蛋白、肌钙蛋白、原肌球蛋白抗体等,但均不特异。

(五)肌肉磁共振成像(MRI)检查

在 T₂加权像和脂肪抑制序列(STIR)可显示受累肌肉炎症/水肿导致的高信号改变,敏感性较高。并有助于引导肌活检,提高阳性率。

五、诊断和鉴别诊断

(一)诊断

1.PM/DM 诊断标准

(1)肢带肌(肩胛带、骨盆带、四肢近端肌肉)和颈前屈肌呈对称性无力,可伴有吞咽困难和呼吸肌无力。

(2)肌肉活检显示有横纹肌纤维变性、坏死、被吞噬、再生及单个核细胞浸润。

(3)血清肌酶谱增高。

(4)EMG 有肌源性损害。

符合 4 项标准可确诊 PM;符合前 4 项标准,且满足皮肤特征性皮疹,则可诊断 DM。

2.抗合成酶综合征和 MSAs 相关综合征

抗合成酶综合征是指 PM/DM 有抗 Jo-1 或其他抗合成酶抗体阳性,合并间质性肺病、发热、关节炎、雷诺现象、技工手的临床综合征。其中"技工手"是指手指侧面或掌面粗糙、脱屑、"肮脏"的外观表现。该综合征及其他 MSAs 相关综合征与相应的肌炎特异性自身抗体之间的内在联系尚有待进一步研究。

3.无肌炎的皮肌炎

DM 中有 10% 表现为无肌炎的皮肌炎,即有戈特隆征等 DM 典型皮肤改变,而无肌炎的临床和/或亚临床表现。其中部分患者始终无肌炎出现。"无肌炎的皮肌炎"究竟是不是 DM 的一个独立的临床表现型,或仅为 DM 过渡性表现尚有争议。

(二)鉴别诊断

PM/DM 的有关鉴别诊断,主要要求回答 3 个问题:①有无肌无力的客观证据?有助于与风湿性多肌痛、纤维肌痛综合征等有疲乏、肌痛症状的疾病相鉴别。②有无肌炎?有助于与神经源性疾病、神经肌肉接头疾病和非炎性的肌源性疾病等一大组疾病相鉴别。③是否为 PM/DM?这 3 个问题有助于和其他炎性肌病,如包涵体肌炎鉴别。

1.包涵体肌炎

包涵体肌炎(inclusion body myositis,IBM)属于炎性肌病,其病理特征为光镜下肌纤维内见线状空泡,肌质内和/或核内可见包涵体;电镜下可见直径10～25 nm 的丝状包涵体,本病也因此而得名。IBM 多发生于中年以上人群,男性多见。起病隐袭,进展缓慢。肌无力表现可累及近端和远端肌肉,可呈不对称性,无肌痛,CK 正常或呈低水平升高。少见肺脏、关节累及,ANA 偶可阳性,无 MSA 出现。EMG 表现为肌源性损害或合并神经源性损害。IBM 的临床表现、甚至早期组织病理学改变,常与 PM 无法区分。而对激素及免疫抑制治疗的低反应性是其特点之一。因此,出现治疗抵抗的肌炎应重新审视,进一步除外 IBM 的可能。

2.恶性肿瘤相关 DM/PM

40 岁以上 DM/PM 患者合并肿瘤的发生率为 10%～20%,DM 较 PM 更易与肿瘤相关。肿瘤可于 DM/PM 之前、同时或之后发生。当肌炎呈不典型性:如有肌无力等临床表现,但反复查肌酶正常,或 EMG 正常,或肌活检不典型,或呈激素抵抗;需结合年龄性别,其他临床表现和危险因素,积极除外合并肿瘤之可能。

3.与其他结缔组织病伴发的 PM/DM

炎性肌病的表现可以出现于硬皮病、系统性红斑狼疮、混合结缔组织病、干燥综合征。有时仅有肌无力的症状,无肌酶或 EMG 的异常。PM 偶见于类风湿关节炎、成人 Still 病、Wegener 肉芽肿和结节性多动脉炎。在系统性血管炎中,肌无力症状更多与动脉炎和周围神经受累相关,而不是肌肉本身的免疫性炎症。风湿科常用药物,如糖皮质激素、青霉胺、氯喹、秋水仙碱等也可引起肌病,停药后可缓解,也应鉴别。

4.神经系统疾病

运动神经元病中的进行性脊肌萎缩症、肌萎缩侧索硬化症等因累及脊髓前角细胞可引起缓慢进展的肌肉无力、萎缩,但其受累肌肉的模式与 PM 不同,多从远端向近端延伸,常伴肌束颤动,肌萎缩较早出现;进行性延髓性瘫痪有后组脑神经运动核及皮质脑干束受累,可出现吞咽困难,但均有上运动神经元受累表现,肌电图呈明显的神经源性损害。

肌肉神经接头疾病中,重症肌无力为针对突触后膜乙酰胆碱受体的自身性免疫疾病,最常有眼外肌累及,而 PM 几无眼外肌受累报道。其晨轻暮重的表现,疲劳试验、新斯的明或依酚氯铵试验,血清抗乙酰胆碱受体(AChR)抗体测定,以及 EMG 重复电刺激试验可资鉴别。肌无力综合征(Eaton-Lambert 综合征)发病机制为神经末梢乙酰胆碱释放障碍,大多伴发肿瘤或自身免疫性疾病如系统性红斑狼疮、Graves 病,也有肢体近端肌无力,其 EMG 以高频重复电刺激波幅逆增为特征。

5.其他

非炎性肌病中,遗传性肌营养不良症常有阳性家族史。多于儿童发病,近端肌肉萎缩明显,多伴腓肠肌等假性肥大现象。甲状腺功能亢进和减退均可并发肌病,甲减性肌病尤可出现 CK 的明显增高,其具体机制不清楚,可能与 CK 清除障碍有关,应予鉴别。其他如线粒体肌病、糖原累积病等代谢性肌病也须鉴别。

六、治疗

(一)一般性治疗

支持疗法、对症处理、功能锻炼等不容忽视。有呼吸肌、吞咽肌受累的 PM/DM,呼吸道的护理、必要时机械通气,胃肠道或静脉营养支持,维持水、电解质和酸碱平衡,防治感染、抗生素合理使用等均至关重要。

(二)首选糖皮质激素治疗

一般认为开始剂量泼尼松 $1\sim2$ mg/(kg·d),严重者可用甲泼尼龙 200 mg 以上静脉冲击治疗。病情控制后逐渐减量。自开始用药到病情最大限度改善需 $1\sim6$ 个月,减药过快,常可出现病情复发。疗程一般不应少于 2 年。糖皮质激素除可改善肌无力外,对伴随的间质性肺病、关节炎、吞咽困难也均有效。

(三)细胞毒性药物的使用

细胞毒性药物常与糖皮质激素联合治疗,有助于控制疾病,还能减少激素用量。常用药物为甲氨蝶呤(MTX,每周 $10\sim25$ mg)和硫唑嘌呤[AZA,2 mg/(kg·d)]。两者均须定期观察血常规和肝功能情况。

PM/DM 治疗中的激素抵抗,是指激素大剂量[$>1\sim2$ mg/(kg·d)]、长疗程使用(>1 至数月),仍不能改善症状和使肌酶正常化的情况。临床多以联合使用细胞毒性药物强化治疗。对难治性 PM/DM,即有激素抵抗且联用一种细胞毒性药物(MTX 或 AZA)仍无效,则可联合使用MTX+AZA,或在前述一个细胞毒性药物基础上加用环孢素[CsA,3 mg/(kg·d)];对呈激素抵抗的合并肺间质病变的患者,还可考虑使用环磷酰胺冲击治疗。

(四)大剂量静脉丙种球蛋白(IVIG)

丙种球蛋白 IVIG 治疗 DM/PM 疗效肯定,尤其对改善重症 DM/PM 的呼吸肌、吞咽肌受累的症状有效。不良反应少见,偶有发热、头痛、呼吸急促、血管收缩症状、白细胞减少表现,但对有心功能、肾功能不全、高凝状态或有深静脉血栓形成应慎用。

(五)其他药物

羟氯喹(0.2～0.4 g/d)对 DM 皮损有一定疗效。须注意其视网膜毒性。

七、预后

在糖皮质激素、细胞毒性药物及其他治疗手段得到广泛应用后,本病的预后已得到明显改观。但 PM/DM 的 5 年与 10 年存活率仍为 70%～80% 和 60%。多数 PM/DM 患者呈慢性经过,2 年后逐渐趋向恢复,也可缓解复发交替,一般认为病程超过 7 年者,很少死于本病。提示预后不良的主要因素有:全身性肌无力,有呼吸肌受累、吞咽困难者;肺脏、心脏等重要脏器受累者;发病年龄大、合并恶性肿瘤者和激素抵抗者。

(黄　利)

第三节　系统性硬化症

系统性硬化症(systemic sclerosis,SSc)也称硬皮病,是指结缔组织的异常增生,它不仅在皮肤真皮层内增生造成皮肤肿胀,继以变厚变硬,最终萎缩,还累及血管、肺、消化道、肾、心等器官造成内脏受损的表现。本病女性多见,发病率大概是男性的 4 倍,儿童相对少见。

本病以皮肤受累范围为主要指标分为以下 5 型。①弥漫性硬皮病:除面部、肢体远端和近端受累外,皮肤增厚还累及躯干。②局限性硬皮病:皮肤增厚仅限于肘(膝)的远端,但可累及面部和颈部。③无皮肤硬化的硬皮病:临床无皮肤硬化的表现,但有系统性硬化症特征性的内脏表现和血管、血清学异常。④重叠综合征:上述 3 种情况中的任意一种与诊断明确的类风湿关节炎、系统性红斑狼疮、多发性肌炎/皮肌炎同时出现时。⑤未分化结缔组织病虽无系统性硬化症的皮肤增厚和内脏异常表现,但有雷诺现象伴系统性硬化症的临床和/或血清学特点。

一、病因与发病机制

(一)病因

系统性硬化症的病因尚不明确,可能与多种致病因素有关,包括遗传和环境因素的共同作用。

1.遗传基础

(1)家族史:已有很多研究报道 SSc 的家族聚集现象,表明遗传因素导致疾病的易感性。有报道家族性的 SSc 发生率为 1.6%～7%。尽管 SSc 在一级亲属中的绝对危险因素很小,但阳性家族史的发病相对危险仍是最高的。

(2)种族因素:有研究证实,非洲裔美国女性每年的总发病率约为 22.5%,而在高加索地区女性的发病率约为 12.8%（$P<0.001$），而且非洲裔美国人发病后的临床症状似乎更为严重。同样，种族性对疾病的影响是受多种因素的相互作用而决定的。

（3）性别：女性发病率高，尤其是育龄期妇女，因此雌激素可能对发病有作用。

2.环境因素

目前已明确某些化学物品和药品（如三氯乙烯等）可以引起硬皮病样皮肤改变，尤其是近年在西班牙出现的因服用掺假的菜籽油和在美国出现的因服用污染的 L-色氨酸食品而出现硬皮样皮肤改变。此外，SSc 的发病率在煤矿、金矿和与硅石尘埃相接触的人群中较高。

（二）发病机制

1.纤维化病变

本病的特异性改变是胶原产生过多及细胞外基质成分如葡氨基多糖、纤维连接蛋白的沉积，提示本病可能与成纤维细胞的异常相关。细胞外基质成分蛋白在调节与免疫反应激活相关的细胞游走和各种基因的表达中起重要作用。SSc 外周血单一核细胞可以在活体内被细胞外基质成分激活，导致促炎症细胞因子的生成，增强纤维化。

2.血管病变

血管损伤是 SSc 最早而且是很关键的病变。SSc 血管的中心病变是内皮细胞，出现肿胀、增生，继以血栓形成造成管腔狭窄，组织缺血。此外，内皮细胞还分泌许多因子［如转化生长因子 β（TGF-β）、血小板衍化生长因子（PDGF）等细胞因子，细胞外基质和黏附蛋白，抗凝固因子，血管活性蛋白等］来调节血管的稳定性和渗透性。由于内皮细胞活化，上述因子在 SSc 中出现异常，导致成纤维细胞增殖并加重内皮细胞本身的病变。同时，血管反应性也出现异常。

3.自身免疫性病变

近年来，在 SSc 的血清中发现大量特异性抗体，因此更明确地把 SSc 归类于自身性免疫疾病。这些自身抗体在发病机制中的作用并不完全清楚，但其相应的靶抗原却都是细胞核代谢过程中的重要成分，有些自身抗原和反转录病毒的蛋白间有共同的成分，因此也有人提出本病的发病机制是因分子模拟所致。免疫学检测示血清抗核抗体阳性率达 90% 以上，大部分自身抗体属于抗核抗体谱范围内，包括抗局部异构酶Ⅰ抗体，抗着丝点抗体、抗核仁抗体（包括对不同核仁成分：RNA 多聚酶Ⅲ、U3RNA 蛋白复合体等的抗体）、抗多发性肌炎-硬皮病抗体、抗组蛋白抗体等。其他还有抗Ⅰ型胶原、Ⅳ型胶原、抗板层抗体等。此外，多种细胞因子［TGF-β、结缔组织生长因子（CTGF）、肿瘤坏死因子（TNF）、白细胞介素（IL）家族］也在 SSc 的病程中起作用，并随病程的变化而变化。

二、病理

胶原的增殖、组织的纤维化是 SSc 受损组织中共同而突出的病理改变。如在皮肤的真皮层有增厚，胶原明显增加，附件萎缩，小动脉玻璃样化，而表皮层变薄。淋巴细胞和浆细胞的浸润仅见于疾病的早期。血管的变化明显，尤其是微血管，如通过电子微血管镜检查甲皱，可以看到增大的/巨毛细血管、毛细血管出血、毛细血管排列紊乱、无血管区及分支毛细血管等表现。微小动脉和小动脉有内皮细胞增生，管腔变窄，在 SSc 肾损害者，主要表现为肾入球小动脉和叶间动脉内皮细胞增生及血管壁的纤维性坏死，以致肾皮质缺血坏死。肾小球也可有病变。类似血管病变和纤维化也可见于其他脏器。

三、临床表现

本病起病缓慢。发病年龄在 30～50 岁。

(一)雷诺现象

雷诺现象是 SSc 最多见的初期表现,约 70％的患者首发症状为雷诺现象,可先于 SSc 的其他表现(如关节炎、内脏受累)1～2 年或与其他症状同时出现。临床特点为手指(足趾)端遇冷、情绪激动后出现麻木感和颜色的顺序变化,首先是颜色变白,继以紫,再变红。最初可仅有一个或少数指(趾)端受累,以后逐渐扩大到更多的手指(足趾)。其原理在早期为局部小动脉痉挛,以后可因为血管内皮细胞肿胀导致组织缺血而出现指端溃疡及瘢痕,手(足)末节坏死或软组织及指骨因缺血而被吸收变短。

(二)皮肤改变

皮肤改变是 SSc 标记性症状。皮损依次经历肿胀期、硬化期、萎缩期。几乎所有病例皮肤硬化首先出现在手指逐渐向近端扩展,皮肤发亮、紧绷,皱褶消失,汗毛稀疏,病变皮肤与正常皮肤界限不清。患者胸上部和肩部有紧绷感,颈前出现横向厚条纹,仰头时感颈部皮肤紧绷。面部皮肤受累可表现为面具样面容。口周出现放射性沟纹,口唇变薄,鼻端变尖。手指的皮肤紧绷可逐渐导致指间关节和掌指关节完全伸展受限和屈曲畸形。受累皮肤可有色素沉着或色素脱失,头发毛囊处没有色素,形成黑白相间改变称"椒盐征"。手指、面部、嘴唇、舌和颊黏膜可于数年后出现小的毛细血管扩张,常见于局限性硬皮病,也可见于病程长的弥漫性硬皮病患者。

早期肿胀期,手指呈腊肠样,手背非可凹性肿胀。数周或数月后进入硬化期,皮肤呈蜡样光泽,厚而硬,紧贴于皮下,不易捏起。5 年后进入萎缩期,浅表真皮变薄变脆,表皮松弛。皮下软组织钙化是 SSc 晚期并发症,手指端、肘、膝等易受外伤的部位是钙化好发之处。

(三)骨关节和肌肉

多关节痛和肌肉疼痛常为早期症状,也可出现关节炎,约 29％的患者可出现侵蚀性关节炎。晚期由于腱鞘纤维化,受累关节活动时,尤其是膝关节可触到皮革样摩擦感。腕关节腱鞘广泛纤维性增厚可导致腕管综合征。肌肉无力常见于严重皮肤病变者,多数因失用性萎缩造成。部分患者会出现肌酶的升高。骨质吸收可见于末端指骨、肋骨、锁骨和下颚角。

(四)消化系统

消化道受累是 SSc 的常见表现,约 70％的患者出现,任何部位均可累及,其中食道受累最常见(90％),肛门、直肠次之(50％～70％),小肠和结肠较少(40％和 10％～50％)。食管受累表现为上腹饱胀、胸骨后烧灼感,以及胃部反流。在平卧或弯腰时明显,是胃食管括约肌压力减低和远端食管扩张所致。消化性食管炎可导致食管下段狭窄。1/3 的 SSc 患者可有 Barrett 食管化生,这些患者发展为腺癌等并发症的危险性增高。吞咽困难可单独出现,是神经肌肉功能失调性食管动力丧失所致。食管测压和食管造影显示下 2/3 食管蠕动幅度下降或消失。胃部和肠道可出现毛细血管扩张,引起消化道出血。胃部扩张的黏膜下毛细血管在内镜下呈宽条带,被称为"西瓜胃"。

小肠蠕动减弱可导致肠胀气和腹痛,偶可出现假性肠梗阻。吸收不良综合征伴体重下降、腹泻和贫血,是由于肠道无张力或纤维化导致淋巴管阻塞引起的细菌过度滋生。肠壁黏膜肌层变性,空气进入肠壁黏膜下面,可出现肠壁囊样积气征,表现为小肠壁的透 X 线囊肿或线性条带。

大肠受累导致慢性便秘,节段性肠道无力可导致肠套叠。大肠钡灌肠显示扩张和大口憩室。

肛门括约肌松弛可导致大便失禁,偶有肛门脱垂。

(五)肺部

2/3 以上的 SSc 患者有肺部受累,成为目前 SSc 最主要的致死原因。最常见的症状是运动时气短,活动耐力减低,常伴干咳。

肺间质纤维化和肺动脉血管病变常同时存在,但往往以一个病理过程占主导地位。在弥漫性硬皮病伴抗 Scl-70 阳性的患者中,肺间质纤维化常较重;在 CREST 综合征中,肺动脉高压常较明显。肺间质纤维化常以嗜酸性肺泡炎为先导。在肺泡炎期,高分辨 CT 扫描可显示肺部呈毛玻璃样改变,支气管肺泡灌洗可发现灌洗液中细胞数增多,大多是肺泡巨噬细胞,可见到中性粒细胞或嗜酸性粒细胞。胸片改变示肺间质纹理增粗,严重时呈网状结节样改变,主要累及肺部的下 2/3。肺功能显示限制性通气障碍,肺活量降低,肺顺应性降低,气体弥散量减少。体检可闻及肺底细小爆裂音。肺间质纤维化患者肺泡细胞和支气管癌的发生率增高。

肺动脉高压是 SSc 的另一种严重肺部病变,是由于肺动脉和微动脉内膜纤维化和中膜肥厚导致狭窄和闭塞。肺动脉高压首先表现为劳力性呼吸困难,最终进展为右心功能衰竭。无创性超声心动检查可发现早期肺动脉高压。心导管检查发现 33% 的患者有肺动脉高压。其预后非常差,平均生存期不到 2 年。

(六)心脏

主要表现为心包炎,伴或不伴有心包积液、心力衰竭和不同程度的传导阻滞或心律失常。病理检查 80% 的患者有片状心肌纤维化。临床表现为气短、胸闷、心悸和水肿。超声心动图检查显示约半数患者有心包肥厚或积液,但临床心肌炎和心脏压塞不多见。

(七)肾脏

硬皮病肾病变以叶间动脉、弓形动脉及小动脉为著,其中最主要为小叶间动脉。临床表现不一,部分患者有多年皮肤及其他内脏受累而无肾损害的临床表现;有些在病程中出现肾危象,即突然发生严重高血压、急进性肾衰竭。如不及时处理,常于数周内死于心力衰竭和尿毒症。患者可出现乏力加重,气促、严重头痛、视力模糊、抽搐、神志不清等症状。实验室检查发现肌酐正常或增高、蛋白尿和/或镜下血尿,可有微血管溶血性贫血和血小板计数减少。少数患者可在没有高血压的情况下发生肾危象。肾危象的预测因素有:①系统性硬皮病;②病程小于 4 年;③疾病进展快;④抗 RNA 多聚酶Ⅲ抗体阳性;⑤服用大剂量激素或小剂量环孢素;⑥血清肾素水平突然升高。

(八)其他

SSc 患者常伴眼干和/或口干症状。部分患者可出现甲状腺功能减低,可见甲状腺纤维化。可有三叉神经痛和男性阳痿。局限性 SSc 偶见胆汁性肝硬化。

四、实验室与辅助检查

(一)一般检查

红细胞沉降率可正常或轻度增快。偶有贫血,多为与慢性炎症有关的低增生性贫血,可有轻度血清蛋白降低,球蛋白升高,主要是 IgG。

(二)免疫学检查

血清 ANA 阳性率达 90% 以上,核型为斑点型和核仁型。在 CREST 综合征患者中,50%～90% 抗着丝点抗体(ACA)阳性,在弥漫性硬皮病中仅 10% 阳性。ACA 阳性患者常倾向于出现皮肤毛细血管扩张、皮下钙质沉积及肺动脉高压,较 ACA 阴性患者出现限制性肺部病变少,其滴度不随时间和病程变化。抗拓扑异构酶 I(Scl-70)抗体是 SSc 的特异性抗体,阳性率为15%~20%,该抗体阳性与弥漫性皮肤硬化,肺间质纤维化等相关,抗 Scl-70 抗体阳性患者死亡率增加。此外,抗核仁抗体对 SSc 相对特异,常见的有几种:抗 RNA 聚合酶 I/III 抗体常与肾危象、心脏受累相关;抗纤维蛋白 Th/To 抗体见于局限性硬皮病患者;抗 PM-Scl 抗体和抗 Ku 抗体见于局限性 SSc 重叠多发性肌炎的患者。抗 U3RNP 抗体与肌病、肠道受累和肺动脉高压相关。抗 SS-A 和/或抗 SS-B 抗体存在于 SSc 与干燥综合征重叠的患者。约 30%病例 RF 阳性。

(三)病理及甲皱检查

硬变皮肤活检见网状真皮致密胶原纤维增多,表皮变薄,表皮突消失,皮肤附属器萎缩。真皮和皮下组织内(也可在广泛纤维化部位)可见 T 淋巴细胞大量聚集。电子甲皱毛细血管镜(nailfold video capillaroscopy,NVC)作为一种非创伤性的微血管检查方法已越来越广泛地用于 SSc 患者的微血管病变评估、病情监测和疗效评估。2000 年,有学者将 SSc 患者的微血管病表现通过 NVC 分为 3 种形式,早期、活动期和晚期。其中,早期 NVC 表现为可见扩张/巨毛细血管,可见毛细血管出血,相对保留完好的毛细血管分布,以及没有毛细血管的缺失;活动期 NVC 表现为巨毛细血管常见,毛细血管出血常见,毛细血管中度缺失,轻度毛细血管结构紊乱,没有或轻度分支毛细血管,存在水肿;晚期 NVC 表现为不规则毛细血管扩张,少有或没有巨毛细血管和出血,严重的毛细血管缺失伴广泛的无血管区,正常毛细血管排列的紊乱,以及分支或灌木丛样毛细血管的存在。

(四)影像学及肺功能检查

胸部 X 线检查可有肺纹理增粗,严重时呈网状结节样改变,以肺底为著,或有小的囊状改变。高分辨 CT 和肺功能检查是检测和随访间质性肺病的主要手段。钡餐检查可显示食管、胃肠道蠕动减弱或消失,下端狭窄,近侧增宽,小肠蠕动也减少,近侧小肠扩张,结肠袋可呈球形改变。双手 X 线检查可见双手指端骨质吸收,软组织内有钙盐沉积。

(五)超声心动图和右心漂浮导管检查

超声心动检查作为无创性的检查方法,是早期发现肺动脉高压的首选检查。但其敏感性和特异性较差。右心漂浮导管仍是诊断肺动脉高压的金标准。其可以测定肺血管阻力、心排血量,同时进行急性血管扩张试验和选择性肺动脉造影。

五、诊断和鉴别诊断

(一)诊断标准

目前以 1980 年美国风湿病学会(ACR)提出的系统性硬化症分类标准作为诊断标准。

1.主要条件

近端皮肤硬化:手指及掌指(跖趾)关节近端皮肤增厚、紧绷、肿胀。这种改变可累及整个肢体、面部、颈部和躯干(胸部、腹部)。

2.次要条件

(1)指硬化:上述皮肤改变仅限手指。

(2)指尖凹陷性瘢痕,或指垫消失:缺血导致指尖凹陷性瘢痕,或指垫消失。

(3)双肺基底部纤维化:在立位胸片上,可见条状或结节状致密影,以双肺底为著,也可呈弥漫斑点或蜂窝状肺。要除外原发性肺病所引起的这种改变。

判定:具有主要条件或两个以上次要条件者,可诊为系统性硬化症。此外,雷诺现象,多发性关节炎或关节痛,食管蠕动异常,皮肤活检示胶原纤维肿胀和纤维化,血清有 ANA、抗 Scl-70 抗体和抗着丝点抗体均有助于诊断。

(二)鉴别诊断

本病应与假性硬皮病如硬肿病、硬化性黏液水肿、嗜酸性筋膜炎及肾源性系统纤维化/肾源性纤维性皮病相鉴别。

六、治疗

本病尚无特效药物。早期治疗的目的在于阻止新的皮肤和脏器受累,而晚期治疗的目的在于改善已有的症状。

(一)一般治疗

戒烟,加强营养,注意手足保暖和避免精神刺激。

(二)SSc 相关指端血管病变(雷诺现象和指端溃疡)的治疗

二氢吡啶类钙通道阻滞剂,通常口服硝苯地平(每次 10~20 mg,每天 3 次)可以用于 SSc 相关的雷诺现象的一线治疗。静脉注射伊洛前列素或其他适合的前列环素类似物可用于治疗 SSc 相关的严重的雷诺现象和局部缺血。口服波生坦也对治疗指端溃疡有效。

(三)SSc 相关肺动脉高压的治疗

1.一般治疗

氧疗、使用利尿剂和强心剂及抗凝治疗。

2.肺动脉血管扩张剂

目前临床上应用的血管扩张剂有钙通道阻滞剂,前列环素及其类似物,内皮素-1 受体拮抗剂及 5 型磷酸二酯酶抑制剂等。

(1)钙通道阻滞剂:仅有 10%~15% 的肺动脉高压患者对钙通道阻滞剂敏感,只有急性血管扩张药物试验结果阳性的患者才能应用钙通道阻滞剂治疗。多选用地尔硫革,从小剂量开始应用,逐渐递增,争取数周内达到最大耐受剂量,然后维持应用。应用 1 年还应再次进行急性血管扩张药物试验重新评价患者是否持续敏感,只有长期敏感者才能继续应用。

(2)前列环素类药物:前列环素类似物是人工合成制剂,前列环素缺乏可导致肺动脉高压。依前列醇、伊洛前列素、曲前列环素、贝前列环素等可用于治疗肺动脉高压。目前,在我国只有吸入性伊洛前列素,每天吸入治疗次数为 6~9 次,每次吸入剂量至少在 5~20 μg。长期应用该药,可降低肺动脉压力和肺血管阻力,提高运动耐量,改善生活质量。

(3)内皮素-1 受体拮抗剂:内皮素-1 主要由内皮细胞分泌,是一种强的内源性血管收缩剂,并可促血管平滑肌细胞增生,研究表明内皮素-1 表达增加与肺动脉高压严重度和预后密切相关。波生坦、西他生坦被推荐用于治疗 SSc 相关的肺动脉高压。波生坦(全可利)初始剂量 62.5 mg,每天 2 次,连续 4 周,后续125 mg,每天 2 次维持治疗。其为治疗心功能Ⅲ级肺动脉高压首选治疗。不良反应主要表现为肝损害。

(4)5 型磷酸二酯酶抑制剂:西地那非是一种强效、高选择性 5 型磷酸二酯酶抑制剂,推荐初始口服剂量 20 mg,每天 3 次。常见不良反应包括头痛、面部潮红等,但均可耐受。

(5)其他:一氧化氮(NO)是血管内皮释放的血管舒张因子,具有调节血管张力、血流、炎症反应和神经传导等广泛的生物学作用。吸入 NO 已成为治疗肺动脉高压的新型方法,但仍需要进一步随机对照试验以评估其安全性和有效性。

3.侵入性治疗

房间隔造口术,肺心联合移植和肺移植,肺血栓动脉内膜切除术,右心室辅助装置等。

4.基因治疗

严重病例可考虑自体或异体干细胞移植。

(四)SSc 相关肾危象的治疗

肾危象可通过使用 ACEI 来治疗。即使患者已经开始透析治疗,仍应继续使用 ACEI。激素与 SSc 肾危象风险增加相关。使用激素的患者需要仔细的监测血压和肾功能。

(五)SSc 相关皮肤受累的治疗

甲氨蝶呤可改善早期弥漫性 SSc 的皮肤硬化。其他药物如青霉胺、环孢素、他克莫司、松弛素和静脉注射丙种球蛋白对改善皮肤硬化可能有效。

(六)SSc 的间质性肺病的治疗

环磷酰胺被推荐用于治疗 SSc 的间质性肺病。抗胸腺细胞抗体和霉酚酸酯对早期弥漫性病变包括间质性肺病可能有效。

(七)其他脏器的治疗

长效质子泵抑制剂对胃食管反流性疾病,食管溃疡和食管狭窄有效。促动力药物如甲氧氯普胺和多潘立酮可用于治疗 SSc 相关的功能性消化道动力失调如吞咽困难,胃食管反流性疾病,饱腹感等。皮下注射奥曲肽用于假性肠梗阻。胃胀气和腹泻提示小肠细菌过度生长,治疗可使用抗生素,但需经常变换抗生素种类,以避免耐药。

(黄　利)

第十一章
老年保健与老年科疾病的诊疗

第一节 老年保健概述

一、老年保健的意义

老年保健组织对于保障老年人的健康和生活具有重要意义。随着社会的进步和医学的发展,我国老年人的保健组织和机构正在不断发展和健全。在老年人的保健组织中,医护保健人员应该发挥越来越大的作用,从而把"老有所养,老有所医"的要求具体地落在实处。

(一)满足人口老龄化的需求

我国作为世界第一人口大国,目前60岁以上老年人口已达1.43亿,占中国总人口的11%,占全球老年人口总量的1/5,已经成为世界上老龄人口最多的国家,进入人口年龄结构的老年型社会。人的寿命延长,人口结构老龄化,同时说明医药卫生、预防保健事业发达,疾病减少,人民的生活水平提高,营养和精神生活改善。但是,老龄人口增多,又会给老人自身、家庭和社会带来一系列问题,给我国的预防保健事业提出新的课题。

(二)实现健康老龄化目标

健康的老龄化是指老年人健康的寿命和独立生活的寿命更长,老年人伤残期与需要依赖他人护理的时期缩短,参与社会的年限延长,与社会隔离及受歧视的年限缩短。健康的老龄化不仅是延长人类的生物学年龄,还应延长人类的心理年龄和社会年龄。实现健康的老龄化是老年保健目标。

(三)减少人口老龄化问题

调查结果显示:我国老年人平均预期带病期:城市男性为12.25年,占余寿的75.2%,女性为15.11年,占余寿的78.5%;农村男性为9年,占余寿的57.1%,女性为11.46年,占余寿的62.4%。即我国老年人60岁以后的寿命中有3/4的时间生存在带有慢性疾病的状况之中。为此增强老年人自我保健意识,提高老年群体的身体素质,才能解决这一问题。

二、老年保健的范畴

老年保健的目的是维持和促进老年人健康,为老年人提供疾病的预防、治疗及机体康复功能锻炼,开展健康手册、健康教育、健康咨询、健康体检、功能训练等保健活动。

(1)院内老人保健。

(2)院外中间状态的老人保健:如老人院、疗养院、日间老人护理站、敬老院、老年公寓。

(3)社区-家庭老人保健:进行物理、心理、语言等治疗,社会义工、营养咨询、卫生器材使用、运输患者。

三、老年保健的内容

(一)老年保健的重点人群

1.高龄老年人

高龄老年人是体质脆弱的人群,高龄老年人群体中 60%~70% 的人有慢性疾病,常有多种疾病并发。随着年龄的增高,老年人的健康状况不断退化,同时心理健康状况也令人忧虑。因此,高龄老年人对医疗、护理、健康保健等方面的需求加大。

2.独居老年人

随着社会的发展和人口老龄化,高龄化及我国推行计划生育政策所带来的家庭结构变化和子女数的减少,家庭已趋于小型化,只有老年人组成的家庭比例在逐渐增高。特别是我国农村,青年人外出打工的人数越来越多,导致老年人单独生活的现象比城市更加严重。独居老年人很难外出看病,对医疗保健的社区服务需求量增加。因此,帮助他们购置生活必需品、定期巡诊、送医送药上门、为老年人提供健康咨询或开展社区老年人保健具有重要意义。

3.丧偶老人

丧偶老年人随着年龄增高而增加,丧偶对老年人的生活影响很大,所带来的心理问题也非常严重。丧偶使多年的夫妻生活所形成的互相关爱、互相支持的平衡状态突然被打破,使夫妻中的一方失去了关爱和照顾,常会使丧偶老年人感到生活无望、乏味,甚至积郁成疾。据世界卫生组织报告,丧偶老年人的孤独感和心理问题发生率高于有配偶者,这种现象对老年人的健康是有害的,尤其是近期丧偶者,常导致原有疾病的复发。

4.患病的老年人

老年人患病后,身体状况差,生活自理能力下降,需要经过全面系统的治疗,因而加重了老年人的经济负担。为缓解经济压力,使部分老年人会自行购药、服药,避免对病情的延误诊断和治疗,应做好老年人的健康检查、健康教育、保健咨询和配合医师治疗,从而促进老年人的康复。

5.新近出院的老人

近期出院的老年人因疾病未完全恢复,身体状况差,常需要继续治疗和及时调整治疗方案,如遇到经济困难等不利因素,疾病极易复发甚至导致死亡。因此,从事社区医疗保健的人员,应根据老年患者的情况,定期随访。

6.精神障碍的老人

老年人中的精神障碍主要是痴呆患者,包括血管性痴呆和老年性痴呆。随着老年人口增多和高龄老年人的增多,痴呆患者也会增加。痴呆使老年人生活失去规律,并且不能自理,常伴有营养障碍,从而加重原有的躯体疾病。因此,痴呆老年人需要的医疗和护理服务明显高于其他人群,应引起全社会的重视。

(二)老年保健服务人群的特点

1.老年人患病特点

多种疾病同时存在、病情复杂;症状不典型;病程长、康复慢、并发症多;病情发展迅速,容易出现危象和多脏器衰竭；高龄老人退行性疾病、精神疾病、老年痴呆、致残疾病等发病率高。

2.对医疗服务需求特点

就诊率高、住院率高、医疗费用高、住院时间长、需要全面照顾人数多。

3.对保健服务和福利设施需求的特点

社会交往少、活动和独立生活的能力降低、实际收入少、参与社会和经济活动的机会少、社会地位低、情感空虚即孤独、多余感，应针对上述老年人存在的问题设置保健服务和福利。

4.高龄老人的照顾特点

退行性疾病容易导致活动受限，生活不能自理，3.9%～8.4%老人需要照顾。

（三）中国老年保健的策略

中国老年保健的策略是贯彻全国老龄工作会议精神，构建更加完善的多渠道、多层次、全方位的，即包括政府、社区、家庭和个人共同参与的老年保障体系，进一步形成老年人口寿命延长、生活质量提高、代际关系和谐、社会保障有力的健康老龄化社会的老年服务保健网络。

1.老有所医

保证老年人的医疗保健，大多数老年人的健康状况随着年龄的增长而下降，健康问题和疾病逐渐增多。"老有所医"关系到老年人的生活质量。要改善老年人口的医疗状况，必须首先解决好医疗保障问题。只有深化医疗保健制度的改革，逐步实现社会化的医疗保险，运用立法的手段和国家、集体、个人合理分担的原则，将大多数的公民纳入这一体系中，才能改变目前支付医疗费用的被动局面，真正实现"老有所医"。

2.老有所养

实施老年人的生活保障工程，家庭养老仍然是我国老年人养老的主要方式，但是由于家庭养老功能的逐渐弱化，养老必然由家庭转向社会，特别是社会福利保健机构。建立完善社区老年服务设施和机构，增加养老资金的投入，确保老年人的基本生活和服务保障，将成为老年人安度幸福晚年的重要方面。

3.老有所乐

服务于老年人的文化生活，老年人为国家工作、奉献了自己的一生，退休后有权继续享受生活的乐趣。国家、集体和社区都有责任为老年人的"所乐"提供条件，积极引导老年人正确和科学地参与社会文化活动，提高身心健康水平和文化修养。"老有所乐"的内容十分广泛，如社区内可建立老年活动站，开展琴棋书画、阅读欣赏、体育文娱活动，饲养鱼虫花草、组织观光旅游、参与社会活动等。

4.老有所学

老年人应继续不断的发展，并取得成就，老年人虽然在体力和精力上不如青年人和中年人，但老年人在人生岁月中积累了丰富的经验和广博的知识，是社会的宝贵财富。因此，老年人仍然存在着一个继续发展的愿望。老年大学为老年人提供了一个再学习的机会，也为老年人的社会交往创造了有利的条件。老年学员通过一段时间的学习，精神面貌发生了很大的改观，生活变得充实而活跃，身体健康状况也有明显改善，因此，受到老年人的欢迎。老年人可根据自己的兴趣爱好，选择学习内容，如医疗保健、少儿教育、绘画、烹调、缝纫等，这些知识又给老有所为创造了一定的条件或有助于潜能的发挥。

5.老有所为

老年人可直接参与社会发展，将自己的知识和经验直接用于社会活动中，如从事各种技术咨询服务、医疗保健服务、人才培养等。

老年人还可以间接参与社会发展,如献计献策、社会公益活动、编史或写回忆录、参加家务劳动支持子女工作等。在人口老化日益加剧的今天,不少国家开始出现了劳动力缺乏的问题,老有所为将在一定程度上缓和这种矛盾;同时,老有所为也为老年人增加了个人收入,对提高老年人在社会和家庭中的地位及进一步改善自身生活质量起到了积极的作用。

6.老有所教

科学的、良好的教育和精神文化生活是老年人生活质量和健康状况的前提和根本保证。因此,社会有责任对老年人进行科学的教育,并帮助老年人建立健康的、丰富的、高品位的精神文化生活。

(四)老年保健基础护理

从老年患者的清洁卫生、饮食起居、舒适的体位、环境,到基本生命体征的观察与测量,以及服药、注射等最基本的护理方法,都属于基础护理的范畴。老年人的健康长寿与家庭基础护理的优劣有很大的关系。有一部分老年人最终夺去他们生命的不是原发病,而是由于护理知识缺乏、护理不当所导致的并发症,可见基础护理在老年人的健康中占有相当重要的地位。

(五)老年保健的评价指标

老年保健的评价指标包括:专职人员数量;无残疾期望寿命;老年人自杀发生率;老年人严重抑郁症发生率;老年痴呆发生率;适宜于老人的公共设施数量;用于老年保健的卫生预算百分比;用于老年保健的非卫生预算百分比;领取退休金的百分比;福利待遇情况。

(王淑敏)

第二节　老年人健康状况综合评估

生命科学认为,衰老是不可抗拒的自然规律。从 35 岁开始,人体器官功能开始减退,其衰老速度随增龄而上升。在安静状态下,如果以 30 岁各器官功能为 100%,每增加一岁其功能衰老次序为:神经传导速度以 0.4%、心排血量以 0.8%、肾小球滤过率以 1.0%、最大呼吸能力以 1.1%下降。但是,通过科学措施可延缓衰老的进程,使人延年益寿。现代的科学研究证明,无论采用何种方法(如生长期测算法、性成熟期测算法或细胞分裂次数与分裂周期的乘积计算法)计算,人类自然寿命至少可以活到 100～140 岁,均比现在实际平均寿命(目前最长寿的前 10 位国家实际平均年龄均超过了 78 岁)长很多。因此,如何提高生命质量和生活质量,已成为日益关注的话题;尤其在我国人口老龄化发展趋势迅猛,老年人口规模大,城多乡少的倒置显著,老年女性数量多于男性,老龄化超前于国民经济发展,由东向西区域递减的地区发展不平衡等特点,更需要采取多种措施加以延缓衰老的进程。

健康才能长寿。世界卫生组织(WHO)对健康定义为:健康不仅是指没有疾病和身体缺陷,还要有完整的生理、心理状况和良好的社会适应能力。这一定义揭示了人类健康的本质,指出了健康所涉及的若干方面。因此,对老年人进行健康状况综合评估是通过多学科的综合诊断,以确定个体在生活质量、躯体健康、心理健康、功能状态及已患疾病病情等多维度衡量老年人整体康状况的评价方法,有的研究也称其为老年综合健康功能评估。健康状况综合评估的特点是"多维度"评估和"多学科"团队合作实施。通过综合评估,及早发现潜在的功能缺陷,对医疗和护理的需求,制订切实可行的干预策略并及时调整治疗方案,以实现健康老龄化即保持精神、心理、社会关系、体能和功能的最佳状态。

老年人健康状况评估是由老年全科医师、老年医学护士、社会工作者、老年精神科医师等组成的核心团队(即评估团队)负责执行。老年人健康状况综合评估包括以下几个方面。

一、生活质量的评估

维持良好的生活质量是保证健康老龄化的关键。WHO对生活质量的定义是指不同文化和价值体系中的个体对他们的生存目标、期望、标准及所关心的事情相关的生存状况的感受。中国老年医学会对老年人生活质量的定义是指60岁或65岁以上的老年人群对自我的身体、精神、家庭和社会生活满意的程度和老年人对生活的全面评价。

(一)生活质量的主观评价

生活质量是一个带有个性的和易变的概念,老年人的生活质量不能单纯从躯体、心理、社会功能等方面获得,评估时最好以老年人的体验为基础,评估受试者生活的客观状态,进行其主观评价。

1.生活满意度

生活满意度是指个人对生活总的观点,以及现在实际情况与希望之间、与他人之间的差距。生活满意度指数是用来评估老年人心情、兴趣、心理、生理主观完美状态的指标。生活满意度可从对生活的兴趣、决心和毅力、知足感、自我概念、情绪等方面进行评估。

2.主观幸福感

主观幸福感是反映在社会中个体生活质量的重要心理学参数,包括认知和情感两个基本要素。

(二)人类发展指数

人类发展指数是综合了人们的预期寿命、受教育的程度和经济发展等方面的指数,通过该指数可反映个体生活质量的水平。

(三)经济状况

老年人的经济收入对物质和精神生活有着广泛的影响,是决定生活质量的重要因素,这是由于老年人因退休其固定收入减少、给予经济支持的配偶去世等原因所带来的经济不宽余,可导致在家庭、社会或生活独立性的地位下降。绝对和相对贫困对健康都有明显的负面影响。经济状况的评定是通过个人收入是否能满足个人消费,是否需要他人支援等来衡量。

通过询问被调查者的家庭经济来源,有无经济困难,是否定期或经常得到亲属或子女的经济资助,家庭中有无失业、待业人员,单位工资福利待遇如何,医疗费用的支付形式等进行经济状况的评估。对低收入者,询问其收入是否足够支付日常生活开销和部分医疗费用的开支等经济状况,尤其是独居或丧偶及没有其他经济来源的老年人,一旦发现生活困难应及时向有关部门反映加以解决。

(四)文化水准

高水平的文化水准追求高水平的生活质量。生活质量具有文化依赖性,一个人价值观、信念和信仰、习俗是文化的核心要素。文化水平决定着人们对健康、疾病、老化和死亡的看法及信念,是文化水平评估的主要内容。老年人文化水准评估重点对象是住院老年患者和独居老年人,尤其是文化水平较低且易产生孤独感而导致悲观情绪的老年人。

（五）居住环境状况

环境因素的变化超过了老年人的调节范围和适应能力会产生不良影响。居住环境是老年人的生活场所，是学习、社交、娱乐、休息的地方，良好的居住条件可使老年人生活安逸、舒适，提高了生活质量，其中居家安全环境因素是评估生活质量的重点。

新房间入住要做到"三绿"：选好绿色装修材料，通风2个月后再入住到绿色环境中，室内空气达到绿色标准。同时，注意身边化学品的污染，如空气清新剂含有的苯酚，漂白剂中的次氯酸钠，家用电器含有的溴耐燃剂，厕所清洁剂含的萘等对身体均有不同程度的危害性。

二、躯体健康的评估

通过对老年人的病史采集及全面体格检查资料的全面评估，以了解身体的健康状况，为进一步制订保健计划提供依据。对老年人进行躯体健康评估时，除了生理功能及疾病本身外，还要对日常生活的自理程度进行评估。

（一）通过体格检查发现老年人躯体的一些特征性变化

老年人一般应每1～2年进行1次健康身体检查。检查项目包括智力、意识形态，体位、步态，皮肤情况，生命体征（包括体温、脉搏、血压、呼吸等），测量身高、体重，以及各器官、系统等相关检查。通过体检可发现老年人身体的一些特征性变化。

1.一般躯体状况

（1）老年人身高缩短。正常人从50岁起身高可缩短，男性平均缩短2.9 cm，女性缩短4.9 cm。

（2）皮肤干燥、皱纹多，弹性差，缺乏光泽；可见老年色素斑、老年疣、老年性白斑等；40岁后常有浅表毛细血管扩张。

（3）基础体温较低。70岁以上轻度感染者常无发热表现，如果午后体温比清晨高1 ℃以上，应视为发热。

（4）高血压和直立性低血压在老年人较常见，平卧10分钟后测量血压，再直立1、3、5分钟后各测量血压1次，如直立时任何1次收缩压比卧位降低≥2.7 kPa（20 mmHg）或舒张压降低≥1.3 kPa（10 mmHg），称为直立性低血压。

2.眼、耳、鼻、喉及口腔

（1）眼球可凹陷，眼睑下垂，瞳孔反应迟钝，眼干，角膜周围有类脂质浸润，角膜可出现白灰色云翳，易出现老视眼，区分色彩、暗适应能力有不同程度衰退；易患白内障，眼压增高或青光眼等。

（2）耳垢干燥；随增龄听力逐渐减退，对高音量或噪声易产生焦虑，常有耳鸣，特别在安静环境下明显。

（3）鼻腔黏膜萎缩、变薄、干燥。

（4）口腔黏膜及牙龈苍白，黏膜干燥，味觉减低；多有牙列缺失；牙齿颜色发黄、变黑或不透明，牙齿易松动。

3.胸腹部

（1）胸部可出现桶状胸改变，肺部叩诊常示过清音，呼吸音强度减轻；在其他临床症状和体征出现之前呼吸＞25次/分，提示存在下呼吸道感染、充血性心力衰竭或其他病变的信号。患过胸膜炎者可有胸壁坍陷。

（2）心尖冲动可能出现在锁骨中线旁，搏动幅度减小。第一及第二心音减弱或可闻及第四心音。静息时心率变慢。主动脉瓣、二尖瓣钙化、纤维化及脂质堆积可导致瓣膜僵硬和关闭不全,听诊时可闻及异常的舒张期杂音,并可传导到颈动脉。

(3)由于内脏下垂致肋缘下可触及肝脏。肠鸣音减少。

4.泌尿生殖系统

(1)膀胱容量减少,很难触诊到膨胀的膀胱。

(2)老年女性阴毛稀疏,呈灰色;阴唇皱褶增多,阴蒂变小;阴道变窄,阴道壁干燥苍白,皱褶不明显。子宫颈变小,子宫及卵巢缩小。

(3)男性阴毛变稀、变灰,阴茎、睾丸变小,双阴囊变得无皱褶和晃动,前列腺组织增生导致排尿不畅或困难。

5.脊柱与四肢

腰脊变平,颈部脊体变直致头部前倾。椎间盘退行性变使脊柱后凸;部分关节活动受限。

6.神经系统

检查可发现神经传导速度变慢,对刺激反应的时间延长。

7.精神状态

老年人精神活动能力逐渐下降,如记忆力减退,易疲劳、注意力不易集中,反应变慢,动作不协调,生理性睡眠缩短等。

(二)老年人躯体健康状况的评估

通常根据3个方面判断躯体健康状况。

(1)形体健康状况:是否具有标准体格指数,有无显著驼背或其他畸形。

(2)进行功能状况的评估:体力能力,肢体灵活性,步态平稳性,反应能力,相应的听、视能力,心、脑、肺、肝、肾、内分泌及神经-精神系统等功能是否异常。

(3)有无严重疾病:根据临床症状,经物理及实验室检查、仪器测定等是否发现病理性改变,有无被确诊患有重要器质性疾病。

三、心理健康的评估

心理健康是指心理行为能适应环境变化。WHO提出个人心理健康的10项标准:①充分的安全感;②有自知之明,对自己的能力做出恰如其分的评价;③生活目标切合实际;④与周围环境保持良好接触;⑤保持自己人格的完整与和谐;⑥具有一定的学习能力;⑦能适度地表达和控制自己的情绪;⑧保持良好的人际关系;⑨有限度地发挥自己才能与兴趣爱好;⑩在允许范围内,个人的基本需求应得到一定程度的满足。

(一)老年人认知功能的特点

1.感觉与知觉

老年人的感觉器官随增龄而影响其感觉反应,出现知觉反应相对减慢。但人们对当前周围事物的感知是在过去经验基础上进行的,老年人经验丰富,其知觉的准确性一般仍较高。但老年人常发生定向力障碍,影响其对时间、人物的辨别,会出现诸如单独外出看朋友而找不到过去常去的老朋友家的情况。

2.记忆

老年人记忆衰退个体差异很大。为延缓记忆衰退,老年人可坚持适当的脑力锻炼和记忆训练,提高记忆能力。

3.思维

老年人的思维特点是常不能集中精力思考问题,思维迟钝,联想缓慢,计算速度减慢,计算能力减退,尤其是心算能力。

(二)老年人情感变化的特点

情感是人对客观事务认识的内心体验的外在反映。老年人情感变化的特点:①不倾向于控制自己的情感,尤其表现在喜悦、悲伤、愤怒和厌恶情绪方面;②对害羞的控制及对恐惧情绪的态度没有明显的年龄差异;③老年人在描述喜悦时用词少于中青年;④老年人的忧郁感更多的是对健康的关注;⑤就气愤而言,老年人取决于个人得失,其次才是不合心意和不愉快的遭遇;⑥老年女性的疑病倾向比男性强。

对情绪的评估包括焦虑和抑郁两个方面:焦虑表现为紧张、不安、急躁等,但又说不出具体明确的焦虑对象。情绪低落是抑郁的特征,典型症状为兴趣减退甚至消失,对前途悲观失望,无助感,感到精神疲惫,缺乏动力,自我评价低,严重的感到生命或生活本身没有意义,常伴有失眠、悲哀、自责、性欲减退等,严重者可出现自杀倾向。

(三)心理健康的综合评估

WHO 提出良好心理健康的评价标准。

(1)具有良好的个性,情绪稳定,性格温和,意志坚强,感情丰富,具有坦荡的胸怀和豁达乐观的心境。具备良好意志品质的特点是目的性明确,学会调整自己的期望值和一些心态,培养自己的坚强性、自觉性、果断性和自制性。

(2)良好的处世能力,观察问题客观现实,具有较强的自我控制能力,能适应复杂的社会环境,对事物变迁能始终保持良好的情绪。

(3)具有良好的人际关系,待人接物大度和善,不过分计较,能助人为乐,与人为善。

四、功能状态的评估

功能状态包括躯体功能和社会功能两个方面。

(一)躯体功能状态

1.功能状态评估的内容

老年人的躯体功能状态评估包括以下 3 个层面。

(1)日常生活能力(activities of daily living,ADL):老年人最基本的日常自理能力是自我照顾及从事每天必需的日常生活能力,如衣(穿脱衣、鞋、帽,修饰打扮)、食(进餐)、行(行走、变换体位、上下楼)、个人卫生(洗漱、沐浴、上厕、控制大小便)等,主要是确定老年人是否需要长期照顾。这一层次功能受限,将影响老年人基本生活需要的满足。

(2)功能性日常生活能力(instrumental activities of daily living,IADL):此功能反映老年人自我活动的能力,包括购物、整理家务、打电话、付费、做饭、洗衣、服药、旅游等。这一层次的功能反映了老年人是否能独立生活并具备良好的日常生活功能。

(3)高级日常生活能力(advanced activities of daily living,AADL):高级日常生活能力包括主动参加社交、娱乐活动、工作承担力等。随着老年期生理变化或疾病的困扰,该层面的能力可能会逐渐减退。此能力的缺失比前两者出现得早,一旦发现老年人有此层面生活能力下降,则需进一步的功能检查和评估。

2.常用的评估工具

在医院、社区、养老院、家庭病房、康复中心等开展的评估工具有多种标准化的评估量表（表11-1）。

表11-1　评估日常生活能力量表

量表	功能
（1）Katz ADL 量表（Katz ADL Scale）	基本自理能力
（2）Barthel 量表（Barthel Index）	自理能力和行走能力
（3）Kenny 自护量表（Kenny Selfcare Scale）	自理能力和行走能力
（4）IADL 量表（IADL Scale）	烹饪、购物、家务等复杂活动
（5）Lawton IADL 量表（Lawton IADL Scale）	IADL 能力

（1）Katz 日常生活功能指数评价：此量表可用于测量评价慢性疾病的严重程度、治疗效果及预测某些疾病的进展。①量表的结构和内容：此量表将日常生活能力功能分为进食、更衣、沐浴、移动、如厕和控制大小便等，以决定各项功能完成的独立程度。②评定方法：通过与被测者交谈或自填问卷，确定各项评分，计算总分值。③结果解释：总分值范围是 0～12 分，分值越高，提示被测者的日常生活能力越强。

（2）Lawton 功能性日常生活能力。①量表的结构和内容：此量表将功能性日常生活能力分为 7 个方面，主要用于评定被测者的功能性日常生活能力。②评定方法：通过与被测者或家属等知情人交谈或自填问卷，确定各项评分，计算总分值。③结果解释：总分值范围是 0～14，分值越高，提示被测者功能性日常生活能力越高。

3.跌倒风险因素的评估

跌倒常可导致老年人灾难性的后果，如跌倒引起骨折长期卧床产生肌肉萎缩、压疮等。评估老年人跌倒发生的危险因素包括以下几点。

（1）内部因素：①身体衰弱，无力支撑失去平衡的躯体；②伴有肢体的神经、关节、肌肉疾病，灵活性降低；③视力、听力障碍，触觉及本体感觉功能下降，偏盲等；④步态紊乱及平衡功能下降；⑤认知功能障碍，反应力差；⑥晕厥、直立性低血压、糖尿病合并神经病变、电解质紊乱、感染、脱水等；⑦使用的药物，尤其是影响中枢神经系统的药物；⑧心理因素：沮丧、抑郁、焦虑及不佳的心理状态等均可使精力不易集中而发生跌倒；⑨害怕跌倒的老年人，容易使步态失去平衡而更易发生跌倒等。

（2）外部因素：①地面不平、湿滑；②照明差、灯光昏暗；③多重用药的影响；④碰到步行路途中的障碍物；⑤楼梯台阶、卫生间马桶没有扶栏、把手；⑥穿不合适的鞋、袜及行走的辅助工具；⑦社会因素：教育、收入、卫生保健水平，享受卫生服务的途径，独居环境等。

（二）社会功能状态

社会功能是指人际关系及其参与社会活动的程度。测定社会功能的方法有 3 类：①承担各种社会活动的总能力；②承担 1 或 2 种特殊社会活动的能力；③社会支持的程度（人际关系）。老年人应着重评估个体参与社会活动的能力，与亲属、朋友、社区组织的关系等方面。

评估老年人参与社会活动的能力，其目的是明确对参与社会活动的感知度、满意度及适应度，以便及时发现问题采取干预措施，以免给老年人带来心理方面的不良影响。老年人由于老化及某些功能的退化而使参与社会活动的能力下降。老年人对参与社会活动能力的程度及适应性与性别、个性、文化背景、家庭背景、社会地位、经济状况等因素有关。

参与社会活动能力的评估包括以下几方面。

1.一般活动能力

了解老人过去的职业、离退休时间和现在有无工作等，有助于了解是否由于离退休给老年人带来不良影响，也可以评估目前一般出去活动是否适应。

2.家庭活动能力

离退休后家庭成了主要的生活场所，并常担当起照料第三代的任务；家庭成员之间和谐相处是高生活质量的反映，使老年人参与更多的家庭活动。若丧偶则对参与家庭活动能力会产生一定影响。

3.社会活动能力

收集老人日常社会活动资料，可提供有关自我概念和社会支持的信息。如果被评估者对每天活动不能明确表述，提示社会活动能力的缺失或不能融合到社会活动中去；不明确的回答提示有认知或其他精神障碍。

让老年人描述对自己承担的社会活动是否满意及与自己的角色期望是否相符，观察有无角色适应不良的身心行为反应，如头痛、头晕、疲乏、睡眠障碍、焦虑、抑郁等，对评估老年人参与社会活动能力是一项很重要的指标。

（王淑敏）

第三节　老年人的饮食保健

一、中老年人的体质变化

（一）衰老

生物体从生长发育达到成熟期后，机体内的形态结构和生理功能发生一系列退行性变化。这些退行变化是循序渐进的，不断发展且不可逆转。但每个个体在成熟期后，各细胞、组织和器官的蜕变速度并不一致，不同个体存在明显差异。但总是随着机体逐渐衰老，各项生理功能呈直线下降。年龄越大，生理功能越是低下，衰老的程度越是严重。

老年人随增龄引起各系统功能普遍降低，使机体的内环境处于不稳定状态或处于失平稳的"边缘"状态；对外环境的适应能力也下降，有时微小的外环境变化也可引起老年人机体的较强甚至剧烈的反应。貌似"健康"的老年人实际上在机体内存在着或轻或重的潜在功能不全。

（二）老年人的储备能力减低

中老年人逐渐出现内脏和组织的萎缩、重量的减轻、皮肤弹性的下降及细胞数目的减少，影响到人体的主要生命器官如神经、循环、呼吸、消化和泌尿生殖等系统功能普遍降低，使人体潜在的储备功能减弱，一旦承受额外负担或过度疲劳时，有可能出现严重后果。例如，老年人肾动脉硬化后可使肾血流量减少其原来水平的 47%～73%，肾小球总数从中年时的 80 万减至老年时的 40 万左右，下降一半，肾储备功能明显减少；当出现感染、休克、肾毒性药物及其他应激状态时，老年人就可出现肾功能不全或衰竭。

（三）老年人的抵抗力下降

老年人随增龄其免疫功能和内分泌等多种功能都存在着不同程度的下降和失调。从而削弱了老年人多种器官的代偿能力和抗病能力。一旦遇上外环境的不良变化，就可引起比青壮年严重得多的反应和后果。

衰老或老化的表现，各人之间存在着个体差异，不同器官和不同组织的蜕变也有不同。即使同一老年人，在不同身心状态下，其衰老的表现也不一样。中老年保健既重视体质的变化，也要保持良好的身心素质。科学研究证明，有健康心理和健康身体的老年人，可推迟衰老出现的时间，减轻衰老的程度，延缓衰老的进程。

（四）头面部老化

容易引起人们注意，头发慢慢减少，两鬓斑白并逐渐增多、扩展，最后变成白发银须。脱发多见于男性，额顶部开始，有的人波及全部头顶，仅剩边缘少数毛发。少数人也出现白眉和白鼻毛。

额部皱纹从中年开始即可出现，由浅而深，渐渐增多，延及外眼角、上下眼睑和口角，显现条条鱼尾纹。

眼睛衰老最明显的特征呈下眼睑肿胀，好像眼下悬一个小口袋，如果加上眼睑松垂，发生老年性白内障等，构成一幅老年人独有的面容。

皮肤松弛，老年人在皮肤上（脸部和手背等）可见到数目不一的老年斑（寿斑）。

（五）老年人身高普遍下降

体重则因人而异，有的人大腹便便，出现发福肥胖，不少人则体重下降。随着增龄，老年人发生骨质疏松，女性尤为普遍和明显，导致脊柱弯曲和弓背，呈现老态龙钟的体型。

（六）老年人细胞、组织和器官的蜕变

出现生理功能减退，如老年人都有远视（老花眼）、视力减退、光感减弱和视野变小；听力下降，对高频率声音下降尤为明显；嗅觉迟钝，以致有的老人难辨香臭，食之乏味。

其他各系统内脏功能都有相应下降和失调，尤其是视、听功能的减损，常影响老年人对周围环境的观感，以致出现反应迟钝、表情淡漠和动作呆板等现象。

二、中老年人必需的营养物质

对于中老年人来讲，其新陈代谢功能减弱，因此，对营养物质的需求与年轻人有所不同。

（一）蛋白质

中老年人体内的分解代谢增加，合成代谢减少，所以要适当多吃一些富含蛋白质的食品，至少应当和成年期吃得一样多，每天每千克体重为 $1\sim1.5$ g，到 70 岁以后可以适当减少。

蛋白质代谢后会产生一些有毒物质，中老年人的肝、肾功能较弱，清除这些有毒物质的能力较差，如果蛋白质吃得太多，其代谢后的有毒产物不能及时排出，反而会影响身体健康。所以，中老年人蛋白质的摄入量一定要适量，既不能少，也不宜过多。

（二）脂肪

中老年人胰脂肪酶分泌减少，对脂肪的消化能力减弱，所以，应当少吃一些脂肪，适量吃些植物油对身体还是有好处的。

（三）糖类

中老年人对糖类的摄入量应严格控制。中老年人对糖分过多、过少的适应能力减弱。因此，不少中老年人都有患轻度糖尿病的趋势。水果和蜂蜜中所含的果糖，既容易消化吸收，又不容易

在体内转化成脂肪,是中老年人理想的糖原。

(四)维生素

中老年人对各种维生素的需要量有所减少。但是,由于吸收不良或排泄增加等原因,中老年人往往有维生素缺乏的现象。中老年人应该注意摄取的维生素有维生素 A、维生素 B_1、维生素 B_2、维生素 C 和维生素 E。这些维生素主要存在于绿色或黄色蔬菜、各种水果、粗粮及植物油中。

(五)无机盐

因为中老年人多有维生素 D 缺乏的现象,导致机体对钙质的吸收减少,所以 50 岁以上的人往往有骨质疏松症,特别是女性较多见。因此,中老年人要多吃些含钙量较高的食物,如骨头汤、牛奶等。患有骨质疏松症的中老年人,每天可适当补充钙质。为了促进钙质的吸收,应多晒太阳,以增加体内的维生素 D。

(六)水

中老年人的饮水量根据各自的需要而定,注意不要有意识地过多摄入而增加肾的负担。

三、中老年人饮食营养的十大误区

饮食是人类获取营养的重要手段。因此,在饮食上应掌握科学获取营养的方法,而在目前,却存在不少获取营养的误区。

(一)水果一定比蔬菜的营养好

事实上,大多数水果的营养价值不如日常的蔬菜。

(二)瘦肉不含大量脂肪

一般来说,猪肉的瘦肉中的脂肪含量是各种肉中最高的,达 25%～30%,而兔肉最低,仅为 0.5%～2%。鸡肉(不带皮)的脂肪含量也比较低。牛肉的脂肪含量一般在 10% 以下,但如果是肥牛,即便是里脊部位也布满细细的脂肪点,脂肪含量甚至超过猪肉。

(三)多吃植物油利于长寿

人群调查和实验证明,动物脂肪摄入量高的人,心血管疾病发病率较高,植物油摄入量高的人,心血管疾病发病率确实低一些,但奇怪的是,两类人的寿命并没有大的差别。经调查,原因是植物油摄入高的人癌症发病率比较高。如果多吃植物油,最好能够补充摄入维生素 E 等抗氧化物质。

(四)常服保健食品

随着生活水平的提高,目前许多老年人受广告影响,都多吃或长年坚持服用人参或蜂王浆等滋补品,认为这样可以延年益寿。其实,并不像人们想象的那么简单。市场上销售的保健品五花八门,如燕窝类、龟类、人参类、蜂王浆类等,都具有很高的热量,含糖量也很高,经常食用会使人血压升高,尤其是对心血管疾病患者来说,更有很大的危险性,易导致血管破裂,发生脑出血等。真正健康的体魄是花钱买不来的。

(五)饮用水越纯净越好

事实上,人们身体所需要的很多元素,一部分就是从饮水中获得的。含有某些微量元素或化合物的矿泉水甚至能够对某些疾病有疗效。蒸馏水本身几乎不含溶质,能够把人体中的一些物质溶解出来,对于一些金属元素中毒的人有好处,但正常人常喝可能造成某些矿物质的缺乏。

(六)没有咸味的食品就不含盐

盐是氯化钠,然而除此之外,钠还有各种化合物形式。因血液中含有大量的钠离子,所以动物性食品毫无例外都含较多的钠。此外,加工食品中也含有大量的钠。因此即使吃没有咸味的食品照样可以获得不少钠。

(七)含有多种氨基酸的食品都是高级营养品

氨基酸本身并没有什么神秘之处,它只是蛋白质的组成单元。食品中含有蛋白质,也自然含有氨基酸。廉价的玉米和土豆中照样含有多种氨基酸。健康人既然具有消化蛋白质的能力,就完全可以从普通食物中获得氨基酸,也就没有必要喝什么昂贵的氨基酸营养液。

(八)纯天然食品一定对人体无害

食品化学分析也发现,许多纯天然食品中都含有有害物质。例如,生豆角中有溶血物质,发芽土豆中有毒素,某些鱼类中含有胺等可能导致中毒的物质,等等,如果对这些食品处理不当就会发生危险。

(九)加了添加剂的食品一定有害

比起烟和酒来,食品添加剂对健康成年人造成的危害微乎其微。只要遵守国家有关限量规定,现在允许使用的添加剂都是相当安全的,而且总的来说利大于弊。

(十)洋快餐营养丰富

营养学家认为,洋快餐高热量、高脂肪,缺乏绿色蔬菜,膳食纤维不足,营养不平衡。其他品质的快餐也存在相似的问题。经常食用,势必会带来营养不良的后果。

四、老年人常有的几种不正常的营养状态

老年人的不正常营养状态分为营养不足与营养过度两种。最常见的老年人不正常营养状态有以下几种。

(一)单纯性营养不足

主要原因是缺乏照顾,老年人的寡居生活中,自己准备的饮食过于简单,或者病魔缠身,食欲下降,或者患高血压病、糖尿病、肝病时医师对饮食的苛刻限制,以致饮食量不够身体的需要,因此,发生单纯性营养不足。治疗时设法给患者足够的能量及合适的饮食,还要设法提高患者的食欲。

(二)蛋白质不足

外表健康的老年人,体内常表现为负氮平衡,也就是说机体内组织蛋白的分解常大于蛋白质的合成。人体内的氨基酸的需要随着年龄变化而改变,有些学者还认为老年人对某些氨基酸的需要较青壮年多,因此,老年人应补充较多的蛋白质。

(三)老年贫血

老年人多患萎缩性胃炎,胃酸过低导致不能吸收铁,或食物中缺少铁,或胃肠道慢性出血(消化性溃疡、痔疮等),均可使老年性贫血发病率增多,应全面检查身体,治疗其病因,增加含铁的食物。

(四)钙质缺乏症

钙是骨骼的重要成分,还与心脏、神经和肌肉的活动、血液的凝固密切相关,由于老年人对钙的吸收、排泄、代谢紊乱,支持身体重量的脊椎骨、骨盆和下肢骨等容易脱钙和缺钙,造成骨质疏松,容易弯曲或折断,而在不需要钙质的地方,钙却容易沉积,形成骨质增生。在防治的方法中,首先应保证每天必需的钙,食用含钙丰富的食物。

(五)营养过度

自老年前期(45～59岁)开始,如果不注意饮食的选择及限制食量,体重增加就会很明显,很容易出现营养过度状态——肥胖。如果超过标准体重的20%即为肥胖症,当然,肥胖的原因很多(遗传、内分泌功能失调、消化功能亢进等因素),但对大多数老年肥胖者来说,营养过度仍是主要因素。营养过度使体内脂肪贮存过多,血内脂肪酸及胆固醇含量增高,其结果易于发生冠心病、糖尿病、高血压病、痛风、动脉粥样硬化等,甚至并发心、脑、肾血管的各种意外。防治的方法主要还是适当控制饮食,辅助适量运动。

五、中老年人吃蔬菜的禁忌

久存蔬菜——新鲜的青菜,买来存放家里不吃,便会慢慢损失一些维生素。如菠菜在20℃时放置一天,维生素C损失达84%。若要保存蔬菜,应在避光,通风,干燥的地方贮存。

丢弃了含维生素最丰富的部分——如豆芽,有人在吃时只吃上面的芽而将豆瓣丢掉。事实上,豆瓣中含维生素C比芽的部分多2～3倍。再就是做蔬菜饺子馅时把菜汁挤掉,维生素会损失70%以上。正确的方法是,切好菜后用油拌好,再加盐和调料,这样油包菜,馅就不会出汤。

先切菜再冲洗——在洗切青菜时,若将菜切了再冲洗,大量维生素就会流失到水中。

生吃而不洗净——蔬菜的污染多为农药或霉菌。进食蔬菜发生农药中毒的事时有发生。蔬菜也是霉菌的寄生体,霉菌大都不溶于水,甚至有的在沸水中安然无恙。它能进入蔬菜的表面几毫米深。因此食蔬菜必须用清水多洗多泡,去皮,多丢掉一些老黄腐叶,切勿吝惜,特别是生吃更应该如此,不然,会给你的身体健康带来危害。

偏爱吃炒肉菜——有些人为了减肥不食脂肪而偏爱吃和肉一起炒的蔬菜。最近据研究人员发现,凡是含水分丰富的蔬菜,其细胞之间充满空气,而肉类的细胞之间却充满了水,所以蔬菜更容易吸收油脂,一碟炒菜所含的油脂往往比一碟炸鱼或炸排骨所含的油脂还多。

用小火炒菜——维生素C。都怕热,怕煮,据测定,大火快炒的菜,维生素C损失仅17%,若炒后再焖,菜里的维生素C将损失59%。所以炒菜要用旺火,这样炒出来的菜,不仅色美味好,而且菜里的营养损失也少。烧菜时加少许醋:也有利于维生素的保存。还有些蔬菜如黄瓜、西红柿等,最好凉拌吃。

烧好的菜不马上吃——有人为节省时间,喜欢提前把菜烧好,然后在锅里温着等人来齐再吃或下顿热着吃。其实蔬菜中的维生素B_1,在烧好后温热的过程中,可损失25%。烧好的白菜若温热15分钟可损失维生素C 20%,保温30分钟会再损失10%,若长到1小时,就会再损失20%,假若青菜中的维生素C在烹调过程中损失20%,溶解在菜汤中损失25%,如果再在火上温热15分钟会再损失20%,共计65%。那么我们从青菜中得到的维生素C就所剩不多了。

吃菜不喝汤——许多人爱吃青菜却不爱喝菜汤,事实上,烧菜时,大部分维生素溶解在菜汤里。以维生素C为例,小白菜炒好后,维生素C会有70%溶解在菜汤里,新鲜豌豆放在水里煮沸3分钟,维生素C有50%溶在汤里。

吃素不吃荤——时下素食的人越来越多,这对防止动脉硬化无疑是有益的。但是不注意搭配、一味吃素也并非是福。现代科学发现吃素至少有四大害处:一是缺少必要的胆固醇,而适量的胆固醇具有抗癌作用;二是蛋白质摄入不足,这是引起消化道肿瘤的危险因素;三是核黄素摄入量不足,会导致维生素缺乏;四是严重缺锌,而锌是保证机体免疫功能健全的一种十分重要的微量元素,一般蔬菜中都缺乏锌。

六、中老年人补钙必须注意的问题

人进入中老年以后,往往会有这样的感觉:容易疲劳,周身乏力,腰酸背痛,时不时还会腿抽筋,身材不再挺拔,一不小心还容易骨折……这些问题的出现,其实大多与中老年人缺钙有关。科学补钙则能避免上述问题的出现。补钙虽然重要但是不能随便补,也有一些必须注意的问题。

补钙产品都会标明含钙量,标明含钙量通常使用两种方法:含钙化合物的量或者含钙元素的量,营养学上习惯用钙元素的毫克量来表示。一些生活中常见常用的钙化合物的含钙量为:乳酸钙 13.0%、碳酸钙 40.0%、磷酸氢钙 23.0%、葡萄糖酸钙 9.0%、氯化钙 27.2%、醋酸钙 23.0%。一些新的钙化合物,其含钙量为:活性钙(煅烧)50.0%、生物碳酸钙(生牡蛎钙)38.4%、L-苏糖酸钙 13.0%、枸橼酸钙(柠檬酸钙)21.0% 等。

补钙产品的溶解度和钙在人体内的吸收利用有很大关系。一般情况下,如果钙的溶解度大,在溶液中钙是呈离子状态的补钙产品,在人体内的吸收利用情况必然较好。溶解度大的钙化合物有氯化钙、乳酸钙、醋酸钙、葡萄糖酸钙、枸橼酸钙等;溶解度稍差的有碳酸钙、磷酸氢钙及未经处理的活性钙等。

人体对钙的吸收除了溶解度的影响外,与身体状态和一些别的因素等也有密切的关系。即使有种种原因,钙吸收率可能偏高或偏低,但市场上的补钙产品的钙吸收率在同等情况下都是差不多的,不会有太悬殊的差距,所以,要补钙的中老年人不要被那些钙吸收率超高的广告所欺骗。

补钙产品的配方合理与否对钙的吸收有影响。维生素 D 具有促进钙吸收的作用,因此在钙保健品中适量加些维生素 D 可增加钙的吸收。维生素 D 主要是在日光照射下人体皮肤自行合成的,不是从食物中摄取的,一般情况下身体内储存有维生素 D,在一定的时期内能促进钙的吸收。当身体内维生素 D 减少后,又没有补充维生素 D,人体对钙的吸收就会大大减少。所以,一些广告宣传吃补钙产品不用服维生素 D,钙的吸收也会很好,是一种误导。

中老年人补钙要根据自身体质进行,如果只靠吃钙片和维生素 D 进行补钙防治骨质疏松症是不行的。骨质疏松症是一种全身性的代谢性骨骼疾病,是人体衰老的表现。一般人在 30～35 岁达到一生中所获得的最高骨量,称为峰值骨量。此后,就开始骨量丢失,特别是绝经后的中老年女性,在绝经后 1～10 年,骨量丢失速度会明显加快。所以,要想老来骨头硬朗,关键是在 35 岁之前打好基础,到了中老年大量补钙并不能逆转骨量减少的趋势,也不可能治愈骨质疏松。绝大多数的中老年人骨质疏松都是属于原发性的骨质疏松,这应该在医师的指导下进行治疗,盲目补钙不但无益,还可能有害。

钙经胃肠吸收,进入血液,形成血钙(即血液中钙的含量),再通过骨代谢,把血钙进行钙盐沉积,形成骨骼。血液中钙的含量必须保持在一定水平,过多或过少都不行。过量补钙,血液中血钙含量过高,可导致高钙血症,还会引起并发症,如肾结石、血管钙化等。

所以,中老年人最安全有效的补钙方式是在日常饮食中加强钙的摄入量,食物补钙比药物补钙更安全。喝牛奶和食用奶制品、虾皮、黄豆、青豆、豆腐、芝麻酱等含钙丰富的食物是补钙的一个好方法。此外,还应选择健康的生活方式,少喝咖啡和可乐,不要吸烟,因为这些都会造成骨量丢失。晒太阳和户外运动也有利于钙的吸收和利用。一般认为,中老年人每天钙的需要量为 800 mg。

七、中老年人宜多食含铜食物

铜是人体不可缺少的一种微量元素,对于维持人体正常生理功能起着非常重要的作用。中老年人体内缺少铜元素时,会出现记忆力减退、思维混乱、反应迟钝、步态不稳、运动失常等情况,甚至会导致冠心病的发生。铜元素的缺乏还会使中老年人更快地出现牙齿脱落、腿脚不灵、筋骨乏力等衰老症状。现代医学实验发现,黑发者头发中铜的含量明显高于灰发、白发者,灰发、白发的发生与体内铜缺乏有一定关系,医学专家认为这是因为铜在黑色素的合成中起重要的作用。此外,科学家们还发现,铜元素在抗衰老、保护皮肤、防治流行性感冒和癌症等方面也有一定的辅助作用。

预防中老年人的铜缺乏症,就要进行一番补充铜元素的工作了。补铜的途径以食补为佳,中老年人要在日常饮食上更多摄入一些富含铜的食物。食品中的含铜量以牡蛎中的含量最高。此外,海产品和动物肝脏中也含有较多的铜。科学家在调查中发现,经常食用海产品的中老年人,其体内一般不缺乏铜。需要注意的是,补铜就应不吃或少吃过度精制的食物;饭后尽量不要立即服用维生素 C,因为维生素 C 可阻碍铜的吸收;也不能过多食用糖和巧克力,因为其中所含有的果糖和砂糖会阻碍人体对铜的吸收,降低含铜食物的营养价值。

八、中老年人更适合喝配方奶

中老年人随着年龄的增长,体力活动大大减少,进食量也明显减少,再加上消化吸收功能的下降,如果仅凭日常的饮食很难满足人体对营养的需要,因此,中老年人需要额外补充人体所需的各种营养物质。中老年配方奶是一个不错的选择。

中老年配方奶是根据中老年人的生理特点专门研制的,添加了中老年人平常摄入不足的一些营养元素。比如,老年人每天需维生素 E 100 mg 左右,而日常饮食平均只能提供 70 mg 左右,喝配方奶则能基本补足其余的 30%。另外,中老年配方奶除满足了中老年人的基础营养外,还有针对性地强化了长链不饱和脂肪酸。比如,添加了帮助增强记忆力、防止老年人智力退化的 DHA 和增强老年人机体免疫能力的核苷酸。

有些身体虚弱的中老年人认为自己平时的饮食营养比较全面,再加上每天都喝一袋鲜牛奶,因此不需要再饮用配方奶了。事实上,配方奶比鲜牛奶更适合身体虚弱的中老年人饮用。普通的纯牛奶中,一些中老年人容易缺乏的特定营养元素较少,如铁、锌、维生素 E 等,因此,中老年人更应选择适合自己的配方奶。

当然中老年人如果身体健康,而且有着良好的生活习惯,再配合营养均衡的饮食,喝天然的纯牛奶就可以达到补充营养的目的,则不必喝配方奶了。

九、中老年人应多吃蜜少吃白糖

蜂蜜从古代起就被人们视为一种极好的食品,古代就有用蜂蜜作药用来治病的记载,《神农本草经》中将蜂蜜列为上品,后来由于白糖的普及,人们才开始不经常食用这种食品了。人到中老年,胃肠消化功能下降,如果吃糖过多,不仅容易产生腹部胀气而妨碍营养物质的吸收,过多的热能留在体内转化成脂肪,还容易诱发糖尿病、高血压、高血脂等病症。对于一些想吃点甜味的中老年人,不妨以蜂蜜代替糖,并可将蜂蜜作为日常保健的食品。

蜂蜜除了像白糖一样含有能产生甜味的成分外,还含有多种营养物质,如各种矿物质、维生素、酶等。蜂蜜含有的果糖占39％,葡萄糖占34％,这两种糖属于单糖,能直接被人体吸收。当人吃了蜂蜜之后,其中的葡萄糖被迅速吸收,而果糖却吸收较慢,从而起到维持血糖平衡的作用。科学家经过对一系列营养品进行研究后发现,除葡萄糖外,蜂蜜是人体吸收最快的物质。

多吃蜂蜜有助于胃及十二指肠溃疡病愈合,软化大肠,预防和治疗便秘。定期服食蜂蜜,对神经衰弱、心脏病、贫血等都有一定的帮助治疗作用。患有高血压病的中老年人,如能坚持吃蜂蜜,有利于维持正常的血压。因为蜂蜜中含有丰富的钾,钾离子进入人体后有排除体内钠离子的功效,从而起到维持血液中电解质平衡的作用。所以,患有高血压性心脏病或动脉硬化性心脏病的中老年人,如能坚持做到每天早晚各饮1杯淡蜂蜜水,可起到保护血管的作用,对身体很有好处。

患有慢性肝病及肝功能不良的中老年人,多吃蜂蜜也有一定的益处,可以使转氨酶下降,促进肝细胞功能的恢复。对于患有肺结核、虚痨久咳的中老年人,蜂蜜也是良好的天然营养品,常食能增强体质,促进康复。

蜂蜜对老年斑也有一定的作用。中医认为,老年斑的产生与气血运行不畅有一定的关系。现代医学研究也认为,生姜和蜂蜜都有很强的抗氧化效果,可以快速清除自由基,抑制体内过氧化脂质的产生,因而可防止老年斑的出现。为此烦恼的中老年人,不妨试试每天喝杯蜂蜜生姜水。根据中医理论,生姜具有发散作用,年老体弱,表虚自汗的中老年人不宜久服,否则易耗气伤阴,而蜂蜜的补益作用正好可以弥补这一缺点,起到互补的作用。

十、中老年人早餐宜、忌

一顿好的早餐,能为中老年人提供充足的营养和能量。如果早餐的营养摄入不足,很容易导致整个上午人体所需能量不足,加大了上午和中午人体发生低血糖反应的风险,而低血糖最大的危害就是造成脑细胞缺少能量甚至死亡。因此,对于中老年人特别是有血糖波动问题的中老年人来说,健康早餐是非常重要的。有些中老年人已逐渐认识到早餐的重要性,然而吃早餐也有一些"宜"与"不宜"的问题。

(一)早餐的时间

很多中老年人有早起的习惯,也由此认为早餐也应该吃得早,通常每天早早起床,然后草草地吃完早餐去锻炼。然而这种做法可能导致中老年人的肠胃出现问题。现代医学研究认为,人体经过一夜的睡眠时间,绝大部分器官得到了充分的休息,但是消化系统在夜间仍处在工作繁忙状态,紧张地消化着一天中存留在胃肠道中的食物,只有到了早晨的时候才处于休息状态,一般至少2小时后,消化系统才能恢复正常功能。如果早餐吃得过早,就会干扰肠胃的休息,加重消化系统的负担。由于中老年人的各个组织器官的功能都已逐渐衰老,消化系统的功能减退速度更快,这样身体的新陈代谢就需要更多的时间和能量。如果过早地吃早餐,身体的能量就会被转移用来消化食物。早上也是人体排除毒素等代谢物的时间,过早吃早餐,代谢物就不能得到及时排除,积存于体内过久就会成为各种中老年疾病的诱发因子。所以,中老年人早上醒来之后不要立刻起床,先在床上平躺15～30 mg,再起来喝杯温水清理肠胃中的垃圾,然后再开始吃早餐。早上8点以后再吃早餐较为适宜,进餐时间至少应保证有15～20 mg,利于细嚼慢咽,让肠胃有充足的时间进行消化。

(二)早餐要定时定量

定时定量是指中老年人每天早餐的时间和数量要基本固定,避免有较大的变动。按时吃早餐不但可以保证人体营养物质的需求,而且有利于消化系统的消化和吸收,对健康有益。早餐定量要求早餐的进食量要基本固定,饥饱适宜,要避免过饥过饱、暴饮暴食的不良饮食习惯。早餐如果过量,超过胃肠的消化能力,食物便不能被消化吸收,久而久之,会使消化功能下降,胃肠功能发生障碍而引起胃肠疾病。同时,大量的食物残渣贮存在大肠中,被大肠中的细菌分解,其中的一些无法吸收的物质,经肠壁进入人体血液中,对人体十分有害,并容易引起血管疾病,使人更加衰老。一般早餐要占全天总热量的30%~35%。早餐与活动量相对应。吃八成饱即可。

(三)早餐吃什么

营养学家认为,中老年人的早餐宜吃容易消化的温热、柔软的食物。首先,应有热的饮料,如牛奶、豆浆、麦片、藕粉、热茶等。此外,还应该有点心,如面包、饼干、馒头、包子、蛋糕等。脂肪与糖类宜少,动物蛋白质(如鸡蛋等)与新鲜蔬菜应有适当数量,还宜吃些水果或喝些果汁。喝点粥对中老年人的身体也很有好处,如果能在粥中加些莲子、红枣、山药、桂圆等保健食品,则效果更佳。

十一、中老年人应尽量少用鸡汤进补

很多的中老年人,尤其是体弱多病的中老年人,都喜欢用鸡炖汤来滋补身体,认为鸡汤的营养价值比鸡肉高,对身体非常有好处。也有的中老年人,身体一直很硬朗,突然患了高血压,甚至吃降压药也没用。经过医师检查发现,是因为每天喝鸡汤进补引起的。这些情况不禁让很多中老年人感到困惑,鸡汤进补到底好不好。

鸡汤有"天下第一汤"的美誉,但不是所有的中老年人都适宜喝鸡汤进补。有以下这些情况的中老年人都是不适合喝鸡汤的。

(1)患有高脂血症的中老年人。鸡汤所含的营养比鸡肉要少得多,而且根据研究显示,鸡汤中含有一定的脂肪,患有高血脂症的中老年人多喝鸡汤会促使胆固醇进一步升高,可引起动脉硬化、冠状动脉粥样硬化等疾病。

(2)有高血压的中老年人不能常喝鸡汤。因为常喝鸡汤不仅能引起动脉硬化,还会使血压持续升高。盲目地以鸡汤进补,只会进一步加重病情,对身体有害无益。

(3)肾脏功能较差的中老年人不能常喝鸡汤。鸡汤内含有一些小分子蛋白质,对于患有急性肾炎、急慢性肾功能不全等症的中老年人而言,由于肾脏功能较差,肾脏对蛋白质分解产物不能及时处理,多喝鸡汤就会引起高血脂,还会增加肾脏负担,从而进一步加重病情。

(4)胃部和消化道有病症的中老年人不能常喝鸡汤。因为鸡汤有较明显的刺激胃酸分泌的作用,所以患有胃溃疡、胃酸过多、消化道溃疡或近阶段有胃出血情况的中老年人,不宜多喝鸡汤。

(5)有胆管疾病(胆囊炎和胆石症等)的中老年人不能常喝鸡汤。因为消化鸡汤内的脂肪需要胆汁参与,喝鸡汤后会刺激胆囊收缩,从而加重病情。

所以,中老年人不要盲目喝鸡汤进补,如果有需要的话,每次最好不要超过200 mL,一周不要超过2次。

十二、中老年人常吃虾皮可增强体质

虾皮是用一种小虾干制而成,营养丰富,蛋白质含量是鱼、蛋、奶的几倍到几十倍。每百克虾皮的含钙量为2 g左右。此外,虾皮的另一大特点是矿物质数量、种类丰富,含有丰富的钾、碘、镁、磷等微量元素。虾皮因钙含量非常丰富,具有"钙库"之称。虾皮味道鲜香,容易消化,是适合中老年人食用的营养佳品,对健康极有裨益。

虾皮中富含的镁元素,对心脏活动具有重要的调节作用,能很好地保护心血管系统,减少血液中胆固醇含量,防止动脉硬化,同时还能扩张冠状动脉,能预防高血压及心肌梗死。中老年人常食虾皮,可预防因缺钙所致的骨质疏松症。根据科学家的研究结果,血压的高低与钙含量也有关系,适当进补钙对某些中老年人患者来说可以不用任何药物,只通过提高钙的摄取就能控制血压。

虾皮的食用方法很多,可汤、可炒、可馅、可调味。家常菜有虾皮豆腐、虾皮油菜、虾皮韭菜、虾皮小葱、虾皮萝卜汤等,均为中老年人鲜美的下饭佳肴。

虾皮虽然美味,但对少数中老年人来说,却是一种禁忌食品。中医认为,虾皮是发物,染有宿疾的中老年人不宜食用;中老年人正值"上火"之时也不宜食用;有某些过敏性疾病的中老年人,如过敏性鼻炎、支气管哮喘、反复发作过敏性皮炎、过敏性腹泻等,可能会由食用虾皮引起发作,因此,对虾皮过敏的中老年人,不论在缓解期或发作期都不要进食虾皮。

十三、中老年人多吃花生油可长寿

对于花生及花生制品,如花生油的营养问题,是多年来很多国内外的科学家都在潜心研究的课题。一些科学家的研究结果指出,食用花生油及花生制品可降低心血管疾病发生率 20% 以上。花生油在降低血脂、预防心血管疾病等方面都有很好的效果,尤其对于中老年人来说,如果多吃花生油,将会远离心血管疾病的危害。

科学家对花生油进行检验发现,每 100 g 花生油的含锌量达到 8.48 mg,比别的油类含量都高。锌元素能激活中老年人的脑细胞,对延缓衰老有特殊作用。另外,花生本身是高能、高蛋白和高脂类的植物性食物,不含胆固醇和脂肪酸,而且富含微量元素、植物固醇、白藜芦醇、异黄酮、抗氧化剂等物质,有重要的保健作用,更是乳、肉食物的优秀替代品。对于中老年人来说,多吃花生油可以起到良好的平衡膳食、改善营养与健康状况的作用。

花生油中还含有一种生物活性很强的天然多酚类物质——白藜芦醇,这种物质不仅是肿瘤疾病天然的化学预防剂,也是降低血小板聚集,预防和治疗动脉粥样硬化、心脑血管疾病的化学预防剂,具有抗氧化和稀释血液的功效,有助于降低人体的胆固醇水平,改善心血管健康,预防心肌梗死、脑栓塞、心脏病等,对中老年人来说是一种很好的天然抗衰老化合物。

此外,花生中的蛋白质对人体的营养平衡具有重要作用。花生的蛋白质属于优质蛋白,含有人体必需的 8 种氨基酸,人体消化率很高,可以达到 90%,极易被人体吸收利用,其中最重要的赖氨酸含量比较高,有效利用率接近 100%。根据近年来的科学研究证明,赖氨酸对防止中老年人过早衰老也有作用。另外,花生蛋白质还有一定量的谷氨酸、天门冬氨酸和儿茶素,有补脑、促进脑细胞发育和增强记忆力等功效。

十四、老年人科学进食"四度"

老年人饮食,除了要选择适宜老年人的食谱外,还应注意进食的科学性。在进食时,应当注意以下"四度"。

(1)速度:进食时要细嚼慢咽,这样,就扩大了食物和肠壁的接触面积,有利于消化液充分发挥作用。此外,唾液有免疫、消化、助咽、溶菌等作用。细嚼能充分发挥唾液的有益作用。老年人的牙齿较稀少,加之消化功能下降,如果不充分细嚼,就会影响食物的消化吸收。有的老年人镶有假牙,如果囫囵吞枣,进食过快,容易将假牙吞入食管和胃,假牙中的细金属丝也可能划破食管和胃壁,造成上消化道出血。

(2)饱度:老年人的消化能力下降,吃得过饱,食物不能全部被消化,会有许多未消化的食糜团停留在肠道中,经细菌发酵后会产生较多的气体,使人感到腹胀和不适。吃得过饱,对胃肠道也是一个沉重的负担。老年人支撑胃的肝胃韧带、膈胃韧带等易由于牵拉而松弛,从而有罹患胃下垂的可能。由于饱餐后大量血液流向胃肠,引起心肌供血相应不足,同时血脂暂时升高,有碍心肌氧的运输,若患有冠心病,还会诱发心绞痛。

(3)温度:老年人的胃肠道黏膜变薄,腺体和小绒毛逐渐萎缩,对食物的刺激十分敏感。如果进食过烫或过冷的食物,都会对胃肠道产生刺激,食糜团会较快地通过胃肠道,从而影响消化功能。经常进食过烫的食物,食管的防御功能下降,也易增加老年人罹患食管癌的危险性。一般来说,老年人食物的温度以 20～40℃为宜。

(4)硬度:老年人唾液淀粉酶、胃酸、胃淀粉酶、胰脂肪酶和淀粉酶等消化液的分泌减少,加之肠道蠕动减弱,消化功能较差,粗糙坚硬食物不易消化。《华佗食论》云:"食物有三化:一火化,烂煮也;一口化,细嚼也;一腹化,入胃白化也。老年唯借火化,磨运易即输精多。"古代医家的这些论述,颇具科学道理,是很值得老年人进食时借鉴的。

十五、老年人不要过饮过食

(一)暴饮暴食

每当亲朋欢聚或喜庆佳节,丰宴畅饮几乎成了习惯,然而,欢宴后常常招致不幸,酩酊大醉后的呕吐不止,大吃大喝后的腹痛、腹泻、暴饮暴食后的突发病——急性出血性坏死性胰腺炎、心肌梗死、脑血管意外等,均可使人突然死亡。过饮过食导致伤身毁躯的悲痛教训虽已历历在目,但至今尚未被人们普遍接受,尤其对待老年人,必须注意不要过饮过食。

人的胃是一个由肌肉组成的口袋式的器官,它每天分泌 5 000～6 000 mL 的消化液,胃还得不停地蠕动,不断地消化食物,如果一次进食量太大,难以消化的食物太多,使胃机械性扩大,胃的蠕动能力则减弱,更不能充分消化食物,可造成急性胃扩张、胃穿孔或者胃痛、腹泻、排出不消化食物。过饮过食可促进分泌大量胰液,造成急性胰腺炎发作;过饮过食可使消化器官的血液循环增多,心脏负担加重,可诱发心绞痛、心肌梗死、老年人动脉粥样硬化、冠心病、脑血管疾病多,消化功能差,过饮过食对老年人实在是太危险了。我国明代敖英《东谷赘言》一书中指出:"多食之人有五患,一者大便数,二者小便数,三者扰睡眠,四者身重不堪修业,五者多患消化不良。"元朝朱丹溪指出"五味之过,疾病蜂起"。这一切,对我们今天的老年饮食,不是没有教益的。

(二)晚餐过量的害处

中医认为,"晚餐中满不消,而脾胃大伤""饱食即卧,乃生百病"。但生活中,常见一些中年人由于白天忙于工作,晚饭时全家又会聚,乘机改善一番伙食,吃得颇饱。殊不知,长期如此进食,会带来严重后果。晚餐过量,使人发胖,人过中年肥胖,是一种疾病的先兆、衰老的信号。而中年人发胖虽有生理性和病理性等多种复杂的原因,但和晚餐质量好坏有一定关系。有关人员实验发现,每天早上一次摄入 2 Kcal 热量的食物,对体重影响不大;而晚上摄入同样的食物,体重就会明显增加。因此,中年人的晚餐应逐步清淡,摄入的热量控制在不超过全天总量的 30%,这对防止和控制发胖是有好处的。晚餐过量诱发冠心病、高血压,如进大量高脂肪、高蛋白的食物,血脂猛然增高,由于睡眠时人的血液流速明显降低,大量血脂容易沉积在血管壁上,造成血管粥样硬化而引起冠心病、高血压等疾病。同时晚餐质优量多又会刺激肝脏制造低密度和极低密度脂蛋白,把过多的胆固醇运载到动脉壁堆积起来,成为诱发动脉粥样硬化和冠心病的又一原因。

晚餐过量导致糖尿病,因为晚餐长期过量,反复刺激胰岛素(调节糖代谢的主要激素)大量分泌,往往会造成胰岛 B 细胞提前衰竭,进而引发糖尿病。上海市一次对 10 万人进行糖尿病普查结果发现,40 岁后患病率急剧上升;市民发病率明显高于农民。这和上海市民"早饭吃得少,中午吃不好,晚餐酒饭饱"的习惯是有关系的。

晚餐过量,易得肠癌,一天的副食品大部分由晚上一餐吃下,活动又减少,必然有一部分蛋白质不能消化,也有小部分消化产物不能吸收。这些物质在大肠内受到厌氧菌的作用,会产生一些毒性物质,一方面直接刺激肠壁;另一方面可吸收入血,增加肝、肾等解毒器官的负担和对大脑的毒性刺激;晚餐高脂膳食还使胆汁分泌增多,胆酸在肠道厌氧菌的作用下,可生成脱氧胆酸等致癌物质,直接刺激肠壁;同时睡眠时肠蠕动减少,又相对延长了这些物质在肠腔内停留时间,增加了内源性和外源性致癌物质的作用,因而使大肠癌发病率增高。晚餐过量,发生猝死,有些身强力壮的中年人,晚餐酒足饭饱后,在睡梦中突然发生休克,来不及抢救即死亡。经尸体解剖检查才发现,是患了凶险的急性坏死性(出血性)胰腺炎。原因是,晚饭过饱后,充盈饱满的胃及十二指肠在躺卧时可压迫肝、胰及胆管出口,使胆管、胰管压力增高;高脂食物和过饱还可以促进胆汁分泌,促进胰腺分泌。这些因素都可能引起十二指肠乳头水肿,括约肌痉挛,以致"共同通道"阻塞,一旦胰管和胰腺腺泡破裂,胰液溢出,或胆汁逆流入胰管,激活胰液中的胰蛋白酶原,使之转变成有强烈消化作用的胰蛋白酶,结果消化了胰腺本身组织和周围组织,就引起休克以致死亡。由此可见,中年人要保持健康长寿,合理安排一日三餐,注意节制晚餐,是多么重要。

(三)营养过剩可致癌

美国生物医学博士林也森指出,人们应重视均衡汲取营养的重要性。汲取过量营养未必对身体有益,相反,可能会导致癌症、心脏病、糖尿病或未老先衰。减少这些疾病的主要方法是改变饮食习惯和生活方式,注意营养的均衡性和多运动。

林博士认为,维生素 C 和维生素 E 有抗氧化及消除体内分子自由基的作用。体内如有大量自由基,就会导致组织和器官受损,造成病患和衰老。蔬菜和水果含有丰富的维生素 C,多吃陈年蒜头(不含亚硝酸)和维生素 E 可抑制巨噬细胞的黏附作用与细胞增殖,有助于减少血管硬化,降低患心脏病和癌症的可能性。

根据生物演化论,林博士建议,每天汲取 500～600 mg 维生素 C 和 200 国际单位的维生素 E 是较适合的。他说,80% 的致癌因素是非遗传的,所以人们可以降低或预防患癌的危险性。他称,陆上动物的肉类含有丰富的花生四烯酸,这会促进癌细胞分裂与增殖,因此人类应多吃五谷粗粮和瓜果蔬菜,汲取多种矿物质和维生素,这样更有利于健康与长寿。

(王淑敏)

第四节 老年人的日常生活保健

一、中老年人居室的环境

良好的居住环境,应注意以下几点。

(1)空气要新鲜:新鲜的空气含有大量的负氧离子,对人体的健康有益,有人将其誉为"空气维生素"。它能调节大脑皮质的功能,消除疲劳,提高工作效率;降低血压,改善睡眠,治疗神经衰弱;改善肺的呼吸功能,有利于吐故纳新;提高机体免疫系统功能,增强抵抗力。有人调查后证实,海滨、森林、乡村、郊区、公园、山区,空气中的负氧离子含量高,在这些地区居住生活的人,会感到头脑清醒,心情舒畅而延年益寿。因此,中老年人的居室要注意经常通风换气,以保持室内空气新鲜。

(2)湿度要适宜:中老年人的居室内保持一定的湿度,对维持呼吸道的正常功能有重要作用。如气候干燥时,可在地面洒适量冷水,或在居室内放两盆清水,使其慢慢弥散于空气中,保持室内的相对湿度;若用加湿器喷雾加湿,则效果更佳。一般相对湿度以 30%～50% 为宜。

(3)温度要恒定:老年人机体新陈代谢功能降低,血液循环较差,既怕冷又怕热,对气候变化很敏感,适应能力差,故寒冷和炎热对老年人的健康都会带来很大的影响。因此,老年人的居室要特别注意室温恒定,避免忽高忽低。若居室气温过高,会使人情绪不安,烦躁出汗;气温过低,则周身寒冷,影响日常生活。

(4)光线要充足:中老年人的居室内要特别注意采光和照明,其光线宜柔和明亮,过强则给脑细胞以劣性刺激,使人感到烦躁、眩晕,影响思维判断能力;太弱则让人产生压抑感、孤独感,影响大脑的工作效率;光线柔和明快,使人感到心情舒畅,精神振奋。因此,居室内一般要选用 15～25 W 的白炽灯为宜;书房可选用台灯,以 25～40 W 的白炽灯比较合适,也可另配置一个吊灯或日光灯,以免室内的光线反差太大;会客室内的光线要柔和,采用 60～100 W 的白炽吊灯或顶灯。看电视时,可在电视机附近安装一只绿色或浅蓝色的 3～5 W 的彩灯,防止视觉疲劳;厨房内可采用 20 W 的白炽灯或 9 W 的 H 型吊灯;盥洗室可采用普通白炽灯。灯具的色彩、造型可根据中老年人的审美观和爱好选择,以简朴、大方、安全为主。

(5)色彩要协调:居室内的色彩可影响人的心理活动,故中老年人的居室墙壁可刷成米黄色或浅橘黄色并配以淡黄色窗帘,可使人心情开朗,振奋精神,延缓衰老,以保持青春活力。

(6)布局要合理:一是设施整齐美观,并根据中老年人的特点,悬挂几幅书法绘画作品,以显典雅质朴。卧室面积以 12 m² 左右为宜,且通风向阳。二是家具摆设简单,物品不宜过多,以实用方便为主。床铺平坦柔软,吸湿性强,接触皮肤的一层以铺毛巾被为宜。中老年人的睡床不宜过软,以木板床铺为宜,枕头高度为一拳左右高为宜。

(7)绿化要适度:中老年人大都喜欢在室内摆设几盆花卉、盆景和绿草等,使室内充满生机和活力,振奋精神,益于身心健康。在摆设时,要讲究艺术效果,使其与室内环境搭配合理,协调一致。

二、老年人的起居安全

安全问题,应是人进入老年最应考虑的一个问题,若因为对安全的忽视,造成伤、残,以至于死亡,那就不值了。

(1)要善于控制情绪,做到情绪稳定,避免受到七情的损害。如久别亲人,突然相逢,由于过度兴奋,可突发脑出血,带来"乐极生悲"的后果。如一气之下,命归西天。如观看一场电视转播的紧张球赛,也可能因激动而发生意外。总之,老年人一定要胸怀开阔,把什么事都要看得淡一些,"遇事无怒",怡然自得。

(2)参加锻炼要量力而行。运动量不要大,更不能蛮干,尤其不能做急剧旋转,过分负量(举重),以及比较长久的弯腰低头等动作。运动时,千万不要争强好胜,动不动就一决雌雄,在气候过于炎热或过于寒冷时,最好不要锻炼。老年人不论进行何种锻炼,呼吸一定要保持均匀、自然,决不能憋气,如感到有胸闷、头晕、眼花,或心跳过速等反常现象,应立即停止活动,千万不能硬撑。

(3)老年人俯身后要避免快速立起,这是因为,老年人随着血管硬化,脑部血液供应减少,故老年人在做俯身动作后应避免快速立起,否则易招致脑部暂时缺血,产生头晕。尤其是患有心血管慢性病的老年人,更要特别当心。如确实必须做起身动作时,动作一定要缓慢,让上身慢慢俯下,在拣拾地上的物品时,可以采用缓缓屈腿下蹲的办法,并尽量保持头部向上,腰杆挺直的姿势,这样比较安全。

(4)老年人不要攀高。这是因为老年人四肢不如青年人灵活,臂力和腿力减弱,身体平衡能力下降,故要避免做攀高的动作,具体地说,如上凳、爬梯取东西、擦窗、换电灯泡、敲钉子、挂东西等。必须要做时,一定要谨慎小心,不要急于操作,谨防因身体重心发生变化而跌落下来;在攀高时,如发现体力不支或脚力虚软,要立即下来,在攀高时,最好请人在一旁扶持、保护。

(5)老年人不宜摸黑行走。因为稍有不慎,轻则造成碰撞、摔倒,重则危及生命。如确需夜里起来行走的,当分不同情况区别对待:在床头接一根控制室内照明灯的拉线开关绳或者安装一只床头灯,以免半夜需要喝水、便溺,或因为睡不好想起来吸支烟等,可以随手先开电灯,不要在床铺周围任意放置东西,也不要改变房间里原有家具的位置,更不能在通路上留下障碍物。老年人在下床时,先要在床沿上稍坐片刻,待头脑清醒时再下床。有戴眼镜习惯的老年人,临睡时一定要把眼镜放在床头最容易拿到的地方,夜间有事起床,要先把眼镜戴上。

(6)老年人要注意走路时的安全。在平日的交通事故中,就经常有老年人被人群挤倒,被车辆撞倒的实例发生,故老年人出门时一定要注意以下几点:①外出不要走得太远,最好在房前屋后或在公园草地、街头绿化地带,尽量不要到人多车多的马路上去。必须外出的,最好有家属陪伴,或带上一根手杖。②走路时步子应小,行动要缓慢,要注意路砸情况,例如,有无足经绊脚的东西,有否瓜果皮。③不要穿硬塑料底之类的鞋,因为这种鞋易打滑,宜穿质地轻、软的布底、橡胶底之类的轻便鞋。④天气不好时,如刮大风、有大雾、下大雨,最好不出门,晚上出门时应戴上一只电筒。

(7)老年人要注意乘车的安全。最好不要去挤公共汽车,因为老年人因乘车而被挤伤,甚至造成骨折,在现实生活中曾时有发生。必须乘车时,要注意:应避开上下班乘车高峰,站上人多拥挤时,应尽量靠后站,以免在拥挤时被人撞倒,上车后不要站在车门口,以免被上下车的人在无意中碰撞,坐在座位上不要打瞌睡,以免车子在停站或急刹车时,不注意将头部撞上硬物;身体不佳时,出门乘车最好有人陪伴。

三、中老年人健康的生活方式

健康是最宝贵的财富,中老年健康问题尤其应该摆在首位,因为健康不能用钱来买到。中老年如能在日常生活中稍加注意,按合理科学的生活方式去做,就会延长健康年龄。同时中老年人保持心情愉快,建立科学的生活方式,是防治心身疾病的重要环节,这是医学、心理、营养、运动等各方面专家的一致看法。

专家们提出:中老年人因工作压力、社会竞争、丧偶、子女分居及下岗退休等社会因素,都会使中老年人产生孤独感、压抑感。根据我国心理学研究人员的数据,我国中年人40%、老年人20%患有不同程度的焦躁、抑郁症。

近几年中,老年人的疾病也发生了改变。过去以神经症为多发病,而20世纪、21世纪则以脑血管病和肿瘤为高发病率,其次是动脉硬化、帕金森病及老年性痴呆。随着生活水平的提高,内分泌病、糖尿病、肥胖病及皮肤病也明显增多。专家指出这些问题均是与不健康、不科学的生活方式直接有关。此外专家们还认为:长寿健康不能靠吃补药、服抗衰老药来保证,而应建立文明、健康、科学的生活方式。

根据大多数专家的意见,健康的生活方式主要有科学运动、合理营养、膳食多样、睡眠充足、起居有常、饮食有节、心理平衡、户外活动、讲究卫生、常晒太阳、善待自己、善待他人等。有人总结为四句话:"合理膳食,适量运动,戒烟限酒,心理平衡"而确定为健康的四大基石。强调注意:讲求膳食平衡,防止营养缺乏及营养过剩倾向,提倡合理运动,因人、因地、因病制宜;去除吸烟、嗜酒等不良习惯,应认识到位,主动实行,渐进实施。心理平衡讲求心理自我保健,克服不健康心理。国外推行的健康家庭生活方式是健身(F)、和谐(V)、营养(N)。

四、有益中老年健康的起居习惯

在日常生活中,人们会自然而然地养成许多起居方面的习惯,但经过实践验证,有些习惯对健康不利,便称为坏毛病,有些习惯对健康有益,应大力提倡。

(1)按时睡眠:在人体内,每天都有一个自然的生理变化节律,这一节律可用测量体温的方法找到。当体温曲线下降时最易入睡,许多失眠者都因上床太早。人应按体内节律入睡,不应按时钟上的时间入睡。保持有规律的上床时间,睡前做相同的活动,使之形成习惯,保持固定的习惯,对睡眠非常有利。

(2)晚间少起夜:老年人由于膀胱功能减弱,小便次数增多,因此晚间起夜次数多。应控制自己的饮食,养成少起夜的习惯,对自己的健康大有好处。夜里,人从绝对安静的睡眠状态中突然起床,相当于在做一种激烈运动,如果是冬天,还会受到寒冷的刺激,血管会骤然收缩,血压突然升高,容易发生血管破裂,导致脑出血。因此,夜间要控制如厕次数,并注意保暖。

(3)定时大便:定时如厕大便,形成习惯,可减少便秘。便秘对于老人和高血压、心血管患者危害很大,容易引起脑出血、心肌梗死等。

(4)常伸懒腰:伸懒腰是机体在一种状态中静止时间过长而产生疲劳感的恢复机制。伸一次懒腰虽然只有3～5秒,却能使全身大部分肌肉得到较强的收缩,使淤血被赶回了心脏,增加了循环血容量,消除人的疲劳。

(5)站着吃饭:医学实践证明,站立位用餐最科学,坐式次之,而下蹲式最差。这是因为下蹲时腿部和腹部受压,血流受阻,回心血量减少,也影响胃的血液供应。

(6)饭前喝汤:饭前先喝一点汤,好像体育运动的预备活动一样,可使消化器官活动起来,为进食做好准备。这样,能充分发挥消化器官功能,有助于对食物的消化和吸收。

(7)笑口常开:笑对整个人体来说是最好的"体操",松弛紧张的肌肉,减轻肌肉负担;增大胸廓容积,像在做深呼吸,吸进更多的氧;促进了血液循环,也相当于心脏按摩;消除神经紧张,治好神经衰弱和失眠;排忧解愁,使心情开朗;头脑清醒,延生益寿。

五、中老年人行动"八忌"

(1)忌吃饭太快:老年人吃饭要细嚼慢咽,这样才有利于食物的消化吸收。

(2)忌突然站立:老年人在坐或卧时,不要突然改变位置,尤其是想站立时,动作一定要缓慢。

(3)忌猛然扭头:颈骨在快速扭转时会挤压血管,导致血管受压断流,造成瘫痪。

(4)忌站立穿裤:老年人身体重心不稳,骨质疏松,站着穿裤一不小心会摔倒,后果不堪设想。

(5)忌过分仰脖:老年人习惯坐沙发,脖子后仰幅度会增大,颈部动脉易被挤压受损,轻者头晕、呕吐,重者瘫痪。

(6)忌系裤带过紧:系裤带过紧会造成下半身血流不畅,易发痔疮。

(7)忌说话太快:老年人讲话太快不仅血压容易升高,心脏负担也会超重。

(8)忌用力排便:老年人大都有便秘症,排便时一定要顺其自然,切勿使劲,否则会使血压突然升高,导致晕倒、休克,还有可能导致脑出血。

六、老年人生活"八忌"

(1)忌久吃药:凡药三分毒。虽然老年人身体功能下降,会患较多疾病,但也不能只要有点不舒服就去找药吃。长期以往,容易对药产生依赖性而成药瘾。人会不自觉地加大服药量,如一些镇静药、止痛药、激素类药等很容易使人上瘾,使身体受到伤害,严重时甚至危及生命。

(2)忌久悲叹:老年人最忌总是想到自己活一天少一天,身体好像衰老得很快,从而对生活失去追求,悲观厌世。心理情绪对健康有很大的影响,不良情绪会使机体处于非正常的状况,长期如此,没有病也会生出病来。

(3)忌久进补:体质虚弱时,可适当进补,以增强机体各方面的功能。但补药并非万能之物。过多的补药可能会使身体无法协调各方面的功能,新陈代谢变得紊乱,反而对健康有害。最好的补养是饮食平衡。

(4)忌久坐定:老年人身体各器官的适应能力和耐受力较低,如果长时间坐着并保持某一种姿势,对机体有很大的害处。像久看电视、久坐牌桌、过久看书等,都是不良习惯。"生命在于运动"更适合于老年人的保健。

(5)忌久奔波:老年人身体功能减退,就要服老而顺其自然,应以较缓和的运动为主,要以静养为主,使容易疲劳的身心尽快恢复正常状态,平静地度过晚年。

(6)忌久懒床:由于各人的体质不同,多年来养成的生活习惯不同,睡多睡少是不能衡量和决定健康水平的,只要睡后起床精神好就行。如睡得过多,会过久缺水、血液黏稠,容易诱发心血管疾病。

(7)忌久无事:安享晚年不是什么事都不做,让儿女侍候,饭来张口,衣来伸手。脑常用则灵,并会放慢衰老的速度。手脚也是如此,经常活动,保持其灵敏性,能刺激身体各器官保持最佳状态。

(8)忌久离群:儿女们有了自己的事业和家庭,一般不可能经常陪伴左右,如果老年人总爱待在家中,少于交际,会影响到一个人的性格变化,使心理状况恶化。故老年人一定要多走出家门,交好友,这样才能益寿。

七、中老年人应防空调病

随着人们生活水平的日益提高,城市居民及部分乡村家庭使用了空调,以改善室内温度,有利于夏季纳凉和冬季取暖。炎热的夏天,烈日当空,气候闷热之时使用空调,会给中老年人送来一片清凉世界;进入隆冬,满天飞雪,冰封大地之时使用空调,会让人觉得温暖如春。然而,空调虽好,使用不当也会对人体健康带来不利影响。因此,夏季和冬季使用空调时,要注意自我保健,预防"空调病"。

(1)开空调的时间不要太长:中老年人若长期在空调恒温的条件下生活,身体内环境适应外界的能力减弱,抵抗力降低,当外环境有变化时,人体往往适应不了而容易患多种疾病。

(2)室内外温差不要太大:室内温度过低或过高时,室内外的温差增大,当中老年人离开空调的环境而突然进入外部自然环境时,机体来不及调整而易得病,如感冒、胃肠道疾病等。

(3)关门闭窗不要太久:使用空调时需要封闭的条件,与外界环境基本隔绝,以保持恒温,此时空气流动减少,室内空气中氧气的浓度逐渐降低,而灰尘、微生物、废气等浓度升高,影响人体健康。故关闭一段时间后,应定时打开门窗换气,尽量保持空气清新。

(4)使用空调不要太频:中老年人患有骨关节肌肉疾病时,病变部位大都怕凉,故使用空调不能过勤或尽量少用,以免加重病情。

八、老年人安全过冬法

立冬之后,天气转寒,气候干燥,给老年人的生理、心理带来诸多不良影响,稍不注意,便会引起旧病复发或诱发新病。因此,老年人要适应冬令气候特点,顺应自然,重视保健,安全过冬。

(1)加强防寒保暖:老年人由于主要脏器老化,功能减退,适应性和抵抗力较差,当寒潮或强冷空气袭来时,高血压、中风的发病率明显增高,心血管患者也容易出现心绞痛、心肌梗死及心力衰竭等。严寒还是伤风感冒、支气管炎、肺心病、肺气肿、哮喘病的重要诱因。此外,受寒冷刺激后,还容易发生手足冻疮、皲裂和皮肤瘙痒等。因此,老年人的冬令衣着应以松软、轻便、贴身、御寒、保暖为宜,衣料宜选用棉、毛丝织品等。

(2)重视饮食调理:中医素有"虚则补之""寒则温之""药补不如食补"之说。冬令老年人的日常膳食应以"温""补"为主,多吃些瘦肉、禽蛋、鱼类、豆类及其制品等含优质蛋白质的食品,以增加营养;多食用牛、羊、狗肉等热量高的食品,以温补肾阳,增强御寒能力;还应多食新鲜蔬菜、水果等含多种维生素的食物,以防皮肤干燥、皲裂。此外,还要注意多喝些热汤,以滋补脏腑,增进食欲,驱寒保暖。

(3)讲究心理卫生:冬季是万物闭藏的季节,自然界阴盛阳衰。实践证明,许多疾病的发生、发展和恶化与人的心理状态息息相关。因此,老年人应避免忧伤、焦虑、紧张等不良因素的刺激,经常保持情绪乐观,精神愉快,科学安排生活,注意劳逸结合,防止过度疲劳,保证充分的睡眠,使意志安宁,心境恬静。这样,有利于阳气潜藏,敛阴护阳,养精蓄锐,预防疾病。

(4)改善居室环境:冬季,人们为了御寒,往往门窗紧闭,再加上取暖设施,致使室内的空气干燥、污浊,容易引起呼吸道疾病。因此,在控制室内温度的同时,应注意室内整洁、空气流通和湿度调节。晴朗天气要打开门窗通风,保持空气新鲜,阳光充足。还可在室内养花、养鱼,既可美化、净化居室,又可调节室内空气环境。

(5)适当体育锻炼:冬季,气候寒冷,人体惰性大,老年人千万不可终日躲在室内,在力所能及的情况下,应坚持每天锻炼。这对增强体质,防病保健大有裨益。锻炼的项目、强度可因人而异,合理选择,循序渐进,舒适为宜。尽量多做些全身性的运动,如打太极拳、练气功、慢跑、做操等。早晨起床后,还可行搓腰术,方法是:两手对搓发热后,紧按腰眼处,然后用力上下搓 120 次,一上一下为一次,也可将手搓热,擦面部和耳部。实践证明,此法有健胃、防聋、悦颜色、润肌肤的功效。

九、中老年人睡觉前宜做哪些事

白天忙碌了一天,晚上应该好好休息,保证充足的睡眠,对消除疲劳和促进健康大有好处。为此,睡前应做好六件事。

(1)坚持睡前刷牙:睡前刷牙,可使口腔整夜保持清洁卫生,既可避免口腔和牙齿生病,又可防止口臭。因为人在夜间唾液分泌大为减少。而唾液不仅是一种消化液,还具有清洗口腔、杀菌消毒的作用。晚间刷牙是老年人不应忽视的一种保健措施。

(2)坚持睡前泡脚:睡前用温水泡脚可以使血流下行,对大脑起到良好的刺激作用,有利于消除疲劳,促进入睡,睡得安稳。特别在寒冷的冬天,用温水泡双脚,使受冷而收缩的足部血管慢慢扩张,血流增加,相对而言,供给头部的血流就会减少,大脑的兴奋也随之降低,便起到一种催眠作用。另外,温水洗脚,还可清洁皮肤、防止皲裂,特别是爱出汗的汗脚,洗后可清除臭味。一般泡脚应保持 15~20 分钟为宜。

(3)洗涤会阴部:用清洁的温水加肥皂洗涤会阴部,可以防止肠道寄生虫(如鞭虫等)的自身感染,防止泌尿道感染,尤其是女性,每晚更应坚持洗涤下身,既清洁卫生,又让人感到全身轻松、舒服。养成便后洗肛门的习惯。

(4)喝少量的开水:有的老人习惯晚上喝茶水,但不要太浓,也不要喝得太多,否则会造成老人夜不能寐。睡前喝少量的开水,可帮助消化,防止老年人夜晚口干舌燥。

(5)开窗通风:睡觉前打开窗户使空气流通,排除室内污浊的空气,尤其是家里有人吸烟,更应打开门窗,把烟雾放尽再入睡,这样睡眠时能呼吸新鲜空气,使睡眠更香。

(6)如厕:老年人夜晚经常起来上厕所,因此睡前应如厕,排净大小便,使夜间睡眠安稳。

十、中老年人睡眠应注意哪些

睡眠是人体大脑及各器官最好的休息方式。

人的睡眠时间依体质和习惯不同而异,中老年人一般每天需要睡眠 6~8 小时。睡眠时间过长,往往会导致倦怠无力、精神萎靡等;过短则大脑得不到充分休息而出现头昏脑胀、神志恍惚等症状。衡量睡眠的标准主要是"质",即深沉恬静,像"春眠不觉晓"一样,一觉到天亮,疲劳消除。由此可见,睡眠是一剂天然的"补药"。中老年人若要有良好的睡眠,必须注意以下几点。

(1)思绪静,身舒松:一是睡前不饮酒、不喝浓茶和咖啡,使情绪放松安静。二是临睡前用温水洗脚,将一切顾虑抛尽,宜思生平惬意赏心之事。三是睡前舒松身体,如散步、做八段锦等以诱导入静,从而收到"夜来心静睡味长,忧愁烦恼两相忘;须臾舒身入帐去,一枕东窗挂骄阳"的效果。

(2)空气新,环境幽:睡眠时力求空气流通,以提供足够的新鲜空气。夜深人静之时,大气层中浊气稀释而变得洁净,若"空气通窗牖",可发挥睡眠的最大效益。睡眠的环境要安静,光线幽暗,声音单调,切忌明灯高烛,声音嘈杂而影响入睡。

(3)衣被暖,睡得深:俗话说"床安席暖",说的是入睡前先安好床,使之固定而不摇晃,避免上床时发生摇动而产生噪声;根据季节调整被褥,以保持适宜的睡眠温度,从而达到梦乡甜美。

(4)莫过饱,勿太饥:饮食不节,损伤脾胃,影响睡眠,"胃不和则卧不安"就是这个道理,故晚餐宜清淡易于消化,既避免暴饮暴食,又防止饥肠辘辘。晚餐时间最好安排在下午5~6时,俗话说"晚食常宜申酉前,何夜徒劳滞胸膈"就是这个道理。

十一、中老年人失眠的催眠法

(1)脑子要空,精神放松:睡了睡了,"一睡了之",不要带着思想负担去睡眠,这是催眠的前提条件。

长期失眠者,最好在睡前不看书报和少想问题,在室内外活动一阵子再上床休息。还要安排最佳时间催眠。如果你是脑力劳动者,想争取更短的睡眠时间和最佳睡眠效果,那你最好将睡眠时间安排在晚上10点至凌晨两点半,因为这段时间激素水平和体温下降,各种生理功能处于低潮。

(2)饮食催眠:如果你想睡得香甜,请在睡前先用温水洗脚,然后喝一杯热牛奶或40 g糖制品,以增加体内胰岛素的分泌,帮助氨基酸"进驻"肌肉细胞,促进更多具有催眠作用的色氨酸进入细胞,从而使睡眠深入持久。

(3)津液催眠:如果你由于精神紧张或情绪兴奋难以入睡,请取仰卧姿,双手放在脐下,舌舔下腭,全身放松,口中生津时,不断将津液咽下,几分钟后,你便进入梦乡。

(4)眼球看眉梢催眠:眼球使劲地看自己的眉,坚持10秒,眼疲自闭,可快速入睡。

(5)疲劳催眠:睡前进行较大活动量的体育运动,然后,洗个热水澡或用热水烫脚。还可用健身球催眠。健身球在手掌中旋转时,能起到疏通经络,调整气血的作用,可消除疲劳,使血压恢复正常,改善睡眠。

(6)叩齿催眠:仰卧床上,轻轻叩齿,每秒2次,同时默数叩齿次数,由1数到100,再从1数起,一般情况下,叩齿200~300次即可入睡。

(7)摆头催眠:仰卧床上,头部从正中向右侧轻缓地摇摆,摆角为5~10°,摆速为1秒至2秒/次。摆动时,默数摆动次数,由1数到100,再由1数起,共数至300次为止。随着摆动次数的增加,摆角越来越小,摆动越来越轻。

(8)磁铁催眠:夜间睡觉时,枕下放块磁铁,有防失眠的奇特效用。

(王淑敏)

第五节　老年病的临床特点

老年病是指老年期所罹患的疾病或多发的疾病,通常可分为3类:其一是中青年可发病而老年人患病率显著增高的慢性疾病,原因是老年期机体各种组织的老年性变化及其修复能力的减弱,导致脏腑、组织、器官等功能减弱,在老年期多发,如高血压、高脂血症、动脉硬化、冠心病、糖尿病、脑卒中、慢性阻塞性肺病、肿瘤等不同专业相互渗透的疾病;其二是老年人在器官老化基础上发生、与退行性改变相关的疾病,为老年人所特有,如钙化性心脏瓣膜病、老年期痴呆、骨质疏松及白内障等疾病;其三是衰老使机体功能所减退而引起的急性疾病,如老年人肺炎等感染性疾病。

由于老年人既受常规致病因素的影响,又受"衰老、老化"因素对疾病发生、发展、转归的影响,而生物老化、衰老机制的高深莫测,至今尚未明确概观定论,我们面对老年患者他们的致病、致残、甚至是致死,究其原因是由于"常规致病因素"还是由于"正常衰老、老化"所致? 不幸的是目前尚无明确的答案,可以有多个不同的解释,这就造成临床医师处理实际老年患者时面临极其复杂、极其困难的挑战。为此,老年病有其特殊的临床表现,注定了老年病在诊断、治疗、康复及流行病学等方面有其的特殊规律、共性和特殊的需求。

一、老年病的自身特点

(一)老年生理病理特点

任何生物都是严格按照生物规律,经历由胚胎到出生、生长、发育、成熟、衰老直至死亡的过程,人类也不例外。老年人自身调节机制随着增龄变得不敏感、不精确、缓慢、不能持久、不能即刻应免,同时人类衰老有其特征,如组织逐渐脱水,基础代谢率降低,细胞分裂、细胞生长及组织恢复能力减低,组织弹性减低,结缔组织变性,神经组织退行性病变及神经-肌肉反应速度减慢,骨的强度及韧性减低、骨质疏松,免疫功能低下等。老年状态下人体组织器官的结构和功能会发生一系列的变化,如听力和视力下降;心肺功能减退,易发生呼吸道感染、呼吸衰竭、慢性心力衰竭;脑萎缩、脑动脉硬化,易患老年性痴呆;肾单元随年龄而减少,肾功能减退和骨质疏松等,老年患恶性肿瘤的概率也相当高。

(二)老年病的流行病学特点

作为老年病学的重要组成部分,老年流行病学也是现代流行病学的重要分支。它既是研究老年病的重要方法,又是研究老年病自然规律的学科。目前流行病学研究的资料越来越多地作为背景资料用于并指导临床实践。现今的研究提示老年流行病学有以下特点。

(1)与老化相关的各种情况受遗传因素的影响虽然重要,但环境因素变得更加重要。

(2)个体受教育水平、文化程度等也直接影响预期健康寿命的长短。

(3)生命早期的预防保健措施是否及时、合理、恰当在生命的中后期会有回报。

这3个特点说明了环境因素、教育文化程度、青壮年期的预防保健及时合理恰当的投入,都直接会影响老年期的患病率,生活质量,乃至于预期健康寿命。

(三)老年病的病因学特点

随着医学模式的转变,人们逐渐认识到人类健康并非仅指躯体健康,而是躯体功能、精神心理、社会行为和环境的完美组合。因此,除不良的生物医学因素可导致疾病外,不好的精神心理素质,不端的社会行为,不适的社会和自然环境都可以导致疾病。老年人由于自身体质下降,精神心理调节能力降低、社会适应能力减退和不能及时适应比较剧烈的环境变化,任何一种不佳的因素都可导致老年人发生疾病。

老年感染性疾病发病率高,其感染的好发部位是呼吸道、泌尿生殖道、胆道,且易致老年菌血症和败血症。Jokinen 等的研究结果表明,老年肺炎的总发病率为 11.6％人年,总死亡率 4％,发病率在幼儿和老年人中最高。泌尿生殖道感染也是老年人常见病,特别是前列腺肥大合并感染更为常见。近年来,老年人败血症有增多趋势,已占同期全部败血症总数的 20％。老年败血症发病急骤,病原菌常通过泌尿道、呼吸道或胆道侵入机体,感染合并休克发生率高达 30％～80％,病死率高达 60％。由于各种抗生素广泛而大量使用,使感的菌群发生了改变;老年人抵抗力低下,使原来寄生于人体皮肤、黏膜、口腔、肠道、泌尿生殖道等部位对机体没有损害的菌群,成为老年人重要的致病菌。由条件致病菌所致的感染常是多种菌引起的,而且有高度和/或多重耐药性,给治疗带来了困难。

我国老年人死因序列相继为:①恶性肿瘤;②脑血管病;③心血管病;④感染,尤其是肺部感染。以上 4 类疾病占总死亡人数的 70％左右,但其可随增龄而发生变异,不同地区也有不同。国外报道,20 世纪末老年人死亡的五个主要因素依次为心脏病、恶性肿瘤、脑血管病、肺炎/流感、慢性阻塞性肺疾病。但他们强调主要影响老年人生活质量及致残的却是老年骨关节病、视力老化、高血压、糖尿病等。如这些患者同时伴有心、脑血管疾病、慢性阻塞性肺疾病,其生活质量更差,致残率更高。说明增龄老化性失能是会直接影响生活质量,必须在青壮年采取有效的防治措施延缓增龄老化性失能的发生。

二、老年病的临床特点

老年人因衰老、生理功能的改变,患病时往往与非老年人临床表现不同,其主要特点如下。

(一)多隐匿而不典型

随着年龄增长,老年人的敏感性逐渐降低,其发病症状和体征也不典型,加之多种疾病并存,使其难以如实反映真实病情,表现为隐匿发展,这必然使老年病的临床表现复杂而不典型,多表现为病情重而症状轻或无症状,常易造成漏诊或误诊。主要原因如下。

1.老年人起病隐匿,发展缓慢

多数老年病为慢性退行性疾病,其生理变化与病理变化难以区分。这类疾病老年期变化缓慢,在很长一段时间可无症状,无法确定其发病时间,但疾病发展到一定阶段,器官功能处于衰竭的边缘,一旦出现应激反应,可使原来勉强维持代偿状态的器官发生衰竭,病情可在短时间内迅速恶化。

2.临床表现不典型

由于老年人机体形态的改变和功能衰退,反应性减弱,对于疼痛和疾病的反应不敏感,病程容易被忽略。如老年急性心肌梗死,可无心前区疼痛,而仅有气急;老年甲状腺功能亢进症仅有快速心房纤颤而无任何其他甲状腺毒性症状或富代谢症候群;老年人心脏病发作时首发症状是晕厥和嗜睡;老年肺部感染表现精神萎靡、嗜睡等;老年人内脏穿孔可能仅有精神萎靡,而无典型的腹部疼痛症状或压痛,反跳痛等症状。由此可见,重视老年病症状的不典型性是十分重要的,加强症状、体征、实验室及辅助检查的监察,搜集诊断依据尤为重要,同时还要慎防漏诊误诊。

(二)发展迅速、突发易变、猝死发生率高

由于老年人免疫器官的老化,致免疫功能降低,应激能力减退,一旦发病,病情迅速恶化,使医师措手不及,治疗极为困难。如老年重症肺炎,很快相继发生呼吸衰竭、心力衰竭、脑病、多脏器衰竭而死亡。老年期由于存在多个心脑血管意外的危险因素,故猝死发生率高。猝死年龄有

两个高峰:第一高峰在出生至 6 个月;第二高峰在 45~75 岁;猝死人群中 2/3 年龄＞65 岁,老年心肌梗死猝死的发生率约为 8％。因此必须加强监测,及时记录病情,将此特点反复强调,并告知家属,制订防范预案。

(三)多病共存

由于老年人机体功能衰退,脏器功能降低,免疫力低下,代谢平衡被破坏,认知功能下降和肢体活动障碍等病理生理特点,一体多病十分常见,甚至一个脏器同时存在多种病变。由疾病而致残,病残交织,互为因果,给诊断治疗带来较大困难。因而全面细致了解和掌握老年患者的全部病史,抓住主要矛盾,权衡利弊,制订个体化,对学科的综合治疗方案是必需的。目前在老年病医师严重短缺的情况下往往需要有多专业的医师来共同参与诊治,如一个患有高血压、冠心病、糖尿病、脑卒中和吸入性肺炎的患者,可能要由心血管科、内分泌科、神经内科和呼吸内科的专家共同诊治。

(四)并发症多

老年患者尤其是高龄老人患病后常可发生多种并发症,这是老年病的最大特点。

1.易并发意识障碍和精神症状

老年人均有不同程度的脑血管硬化,在患急性肺炎、急性心肌梗死、消化道大出血等危重症时,感染、血压改变和水及电解质紊乱等综合作用后,临床主要表现为对答不切题、淡漠、谵妄、躁狂、昏迷等意识障碍,一旦危重症控制后,以上症状消失。此外,应注意镇静剂的使用情况,个别老年患者在肌内注射 12.5 mg 异丙嗪后,发生严重意识障碍。老年人出现意识障碍,要及时进行鉴别,明确诊断,以免延误治疗。

2.易并发水、电解质紊乱

老年人脑呈萎缩状态,口渴中枢敏感性低,并且随着肌肉的萎缩,细胞数的减少,脂肪的增多及水摄入量不足,一旦有发热性疾病或腹泻易发生缺水性脱水及低钠性脱水。老年人体内含钾量的减少,保钾能力的降低,临床上常见有低血钾症,又可因肾功能减退易并发高钾血症,电解质紊乱可致严重室性心律失常,心力衰竭加重,洋地黄中毒及意识障碍。故对老年人应注意皮肤弹性,加强出入量及电解质的监测,以便及时纠正。

3.易并发感染

老年人易并发感染,尤其存在下列感染危险因素的老年患者,如高龄、瘫痪、肿瘤、长期卧床、住院≥5 天、应用化疗及抗生素,更易发生多菌种及多重感染。据统计老年各类感染发生率依次为尿路感染、肺炎、结核、皮肤和软组织、带状疱疹、骨髓炎、菌血症、感染性内膜炎、胆囊炎、憩室炎(尤其是肠憩室)及腹腔脓肿。与中壮年相比老年感染的危险性明显增高:肺炎为 3 倍;肾盂肾炎为 5~10 倍;菌血症为 3 倍;阑尾炎为 15~20 倍;胆囊炎为 2~8 倍;结核为 10 倍;心内膜炎为 2~3 倍;化脓性脑膜炎为 3 倍。故在临床实践要高度重视老年并发感染防治措施的落实,以防发展为败血症、多器官衰竭。

4.易并发血栓和栓塞

老年人常因各种疾病或手术长期卧床,易发生深静脉栓塞和肺栓塞,严重者可致猝死。这与肌肉萎缩,血流缓慢及老年人血液黏度增高有关。应注意卧床老年人床上的主动及被动的肢体活动(约 15 分钟 1 次)和翻身(1 小时左右 1 次)。

5.易并发多脏器衰竭

老年人多脏器衰竭主要有两种情况,其一是老年人在机体各器官功能正常或相对正常的情况下，由于严重感染、败血症性休克、创伤、急性药物、毒物中毒等致病因素导致人体2个或2个以上器官功能同时或相继发生衰竭；其二是因各种慢性疾病引起各脏器功能不全或衰竭，易引起水和电解质紊乱、酸碱平衡失调、意识障碍，易发生后遗症和并发症等。如有陈旧性心肌梗死、慢性支气管炎的患者，患重症肺部感染，很快出现呼吸衰竭，继之心力衰竭、脑功能不全、肾功能不全、弥散性血管内凝血等相继或同时发生而死亡。肺部感染是老年多脏器衰竭的主要诱因，必须高度重视老年感染的及时控制。

对并发症多特点的对策必须加强监测，天天评估，及早发现、及时治疗，将发生率及损害率降至最低。

(五)明显受心理精神因素的影响

发病是一种应激性事件，人在发病后会有各种心理反应。然而，就医疗实践来讲，不管患者的心理活动是发病本身引起，还是由生活中其他事件引起的，只要对疾病的发展和预后有影响，医师都必须重视并作出适当的处理。

社会-心理-生物学模式与衰老的关系，已越来越多被学者们认可。大量国内外研究表明，老年疾病70%～80%与心理精神因素有关。老年患者常见的心理反应及相关因素有抑郁、焦虑（女性多见）、过分依赖、退化（男性多见）、不遵医嘱（忘记、混淆、对治疗无信心、拒绝治疗、对医师不信任）。

人们进入老年期，由于离退休后，伴随社会地位、家庭及经济收益的改变，躯体和心理都会发生变化，心理方面就有一个再适应的问题。据报道，在综合性医院内老年患者中心理障碍的患病率可达60%。老年存在着焦虑、忧郁、孤独感、急躁、多疑，会使一般疾病的症状加重。即使在老年人的急性躯体疾病的过程中，有时精神方面的改变较体温、心率变化更为突出。由于老年期心理障碍往往以躯体化障碍形式出现（指患者仅叙述有关躯体不适，完全如同冠心病心绞痛的症状，不断要求给予医学检查。虽经多方检查，未发现异常，虽给予解释仍不能打消患者的疑虑。有时存在某种躯体疾病，但其躯体障碍不能解释其症状和性质的严重程度，经心理疏导及适当应用抗焦虑、抑郁药物后症状明显缓解），也使老年期疾病治疗更为复杂困难。抑郁紧张的心理也会破坏机体的免疫能力，加速肿瘤患者死亡，故有学者提出"心理疾病烈于癌"的观点。老年心理障碍现状说明，开展老年心理学的研究和应用其紧迫性、重要性达历史之最。必须高度重视老年心理研究，开展预防心理教育，合理、正确应用抗焦虑、忧郁的药物，能大大改善老年人的生活质量和节约卫生资源。

(六)药物不良反应会影响病情

增龄使老年人患病数增多，用药数也增多，不仅药物不良反应相互叠加，而且可以加重原有的疾病。老年药物不良反应发生率高，WHO指出，全球死亡患者中1/3与药物不良反应有关，我国每年5 000万住院患者中，至少有250万人入院与药物不良反应有关，其中重症药物不良反应约50万人，如利尿剂的应用可致严重的电解质紊乱，电解质紊乱可致严重室性心律失常，心力衰竭加重，洋地黄中毒，同时可加重糖尿病及诱发痛风的发作。

老年药代动力学的特点是药代动力学随增龄而降低。主要表现为，被动转运吸收的药物吸收不变，主动转运吸收的药物吸收减少；药物代谢能力减弱；药物排泄功能降低；药物清除的半衰期延长，血药浓度有不同程度的增高。

1.老年人的药物吸收特点

由于老年人胃黏膜萎缩，胃壁细胞功能下降，胃肠道肌肉纤维减少，及胃肠道血流量减少，导致了老年人胃酸分泌减少,胃液 pH 升高,胃排空速度减慢等特点,影响了口服药物的吸收。另外,由于老年人的血流量减少,局部血液循环较差,所以绝大多数肌肉组织的药物吸收速率减慢,药物的起效时间延长。

2.老年机体的药物分布

随着年龄的增长,老年人的细胞内液有所减少,体内总水分也较年轻人明显下降。据报道,80 岁的老年人的体内水分较 30 岁年轻人下降 10%~21%,因此,老年人水溶性药物分布的容积相应有所减少。同时,随着年龄的增长,体内的脂肪量会有不同程度的增多,而非脂肪组织(骨、肌肉、肝、肾、脑)则有所减少。所以,老年人脂溶性药物的分布容积比年轻人有所增大,如脂溶性的药物毛花苷 C(西地兰)、利多卡因等,在老年人体内分布容积较大,导致药物作用持续延长。此外,血-脑屏障也随着机体的老化而通透性增加,结果使更多的药物进入脑脊液中,导致了药物毒性作用的增强。老年人由于血浆清蛋白含量降低,血浆清蛋白结合药物的量也相应减少,可出现游离药物浓度升高的现象。因此,老年人使用华法林时剂量应予酌减,否则,有可能引起出血的危险性。又如,老年人的血浆清蛋白对吗啡的结合率也有所降低,老年人在使用阿片类药物时应适当减量。由于老年人脏器功能衰退,往往又同时患有多种疾病,服用多种药物的情况较为普遍。当多种药物进入体内后,它们与血浆清蛋白的结合存在着竞争性的置换作用,与血浆清蛋白结合力较弱的药物,血液中游离药物浓度的水平则较高,反之,其药物游离浓度的水平则较低。如当保泰松、水杨酸和甲苯磺丁脲联合用药时,使甲苯磺丁脲在血液中的游离型药物浓度增高,导致低血糖的发生。同样,抗心律失常药胺碘酮与地高辛合用时,导致地高辛游离型血浆浓度升高,进而产生毒性反应。因此,对于清蛋白结合力高而治疗指数较低的药物。要注意血药浓度的监测。

3.老年机体的药物代谢

随着年龄的增长,老年人体内肝微粒体酶的活性(如药物氧化酶 P)有所下降,因而,影响了药物在体内的裂解,使血液的药物浓度有不同程度的升高。因此,在老年人用药的时候,应注意调整药物剂量,以免发生药物的毒性反应。老年人肝脏的血流量逐渐有所降低,药物首过效应也有不同程度的减弱,这种状况直接影响了某些药物在体内的代谢,如利多卡因、普萘洛尔等在血液中的浓度比年轻人有所升高。

4.老年机体的药物排泄

在药物的排泄过程中,肾脏是最重要的器官。主要经肾脏排泄的药物有地高辛、吲哚洛尔、普萘洛尔、奎宁、金刚烷胺、氨基苷类抗生素等。一般来说,老年人药物的排泄能力约比年轻人下降 46%。由于老年人肾功能降低,肾小球滤过率、肾小管的分泌和重吸收功能均有所减少,这些都是影响药物排泄、使药物半衰期延长、血药浓度增高、药物的不良反应增强的因素。另外,由于老年人血肌酐产生量少,即使肾功能降低,其血肌酐浓度可以不升高,所以老年人的血肌酐浓度不能作为衡量肾功能的唯一指标,必须以血肌酐清除率为指数。当老年人有失水、低血压、心力衰竭或其他病变时,会进一步损害肾功能,用药更应小心慎重,最好能监测血药浓度。

因此,老年人用药:①必须严格掌握适应证和禁忌证,如应用肝素时,60 岁以上患者出血发生率增加,女性更明显,应用华法林则不良反应增加,需要常测出凝血时间;②必须避免用药过多过滥产生的药物过量或蓄积作用,如青霉素的排泄减慢,易出现中枢神经毒性反应;博来霉素易产生肺毒性反应(肺纤维化等);地高辛易出现中枢性毒性或心脏毒性;③治疗剂量必须做到个体化,如普萘洛尔的剂量要根据患者的耐受性确定剂量;哌替啶也应从小剂量应用开始。

老年患者目前用药仍普遍存在一些问题：①医师忽视对老年患者综合病史的采集，有的简单询问后即开方用药；②医师忽视自己的分析，受老年患者的陈述和常用药方左右，以患者自己的处方为组方开方用药；③医师把自己的经验方不加改变组成就直接给老年患者用药；④医师忽视老年患者的个性化用药问题。

总之，老年人多病，用多种药物，且长期应用。随增龄生理老化及病理变化的综合作用，重要脏器代偿功能明显减退，个体的差异较大，因此药物在体内的吸收、分布、代谢、排泄及药物反应等诸多方面均发生变化，使药物的不良反应发生率随之增高，一个药在某种疾病是治疗而在另一种疾病可加重和诱发急性发作。因此，WHO 依据临床药理学对老年人药物治疗主要法则作出规定：①是否必须药物治疗，诊断是否正确；②给药前想到它的可能不良反应；③根据患者生理状况（肝肾功能）认真考虑药物剂量；④适宜患者药剂型（片、浆、栓、注射剂）；⑤想到任何新症状可能与给药不良反应有关；⑥考虑到与其他未知物质（植物性的等）互相作用的可能性；⑦联合用药要合乎逻辑、效果相当好、改善药物疗效和对它的耐受性；⑧增添新药是否应减去某种用药；⑨检查患者对治疗是否信任，是否服药及做相应的处理（查剩余药及向陪床者了解情况）；⑩切记停药治疗和用药治疗同样重要。

(七)护理的特殊性

由于老年人生理上的老化，多病的病理变化及心理障碍因素的影响，绝大多数患者合并意识障碍及不同程度的致残性，为此老年病护理有其特殊性、复杂性及高难度，对护理有特殊的要求，更高个体化护理计划。实践证明，护理质量的高低直接影响愈后。为此，老年护理原则为 4 个必须：①必须是优质的基础整体化护理与专病、专科护理相结合；②必须是躯体与心理护理相结合；③必须是疾病治疗与康复相结合；④必须是训练有素、操作熟练与精心、悉心、细致、诚挚爱心相结合的呵护性护理。护理学是实践性极强的学科，老年病护理更是新兴的分支学科，无论是理论还是实践经验我们知之甚少，急需通过长期大量对老年护理关照、支持的实践中加以研究探索、发现、总结，不断完善，从而建立一套真正适合老年病，以科学理论为基础的，切实可行，能提高护理结果的各项护理规范。

三、老年病治疗学特点

老年人由于长期患有多种慢性病及衰老等因素的影响，慢性病一般难以治愈，故老年医学治疗的目的主要是减轻患者的痛苦，尽可能恢复正常功能。虽然药物是最重要的治疗措施之一，但药物不能解决患者的所有问题。老年患者由于记忆力差，听视能力减退，多病共存需用多种药物等原因，半数以上老年患者不能按医嘱用药。老年人肝肾功能减退导致药物代谢和排泄降低，对药物的敏感性改变及多药合用所致的药物相互作用等因素，使之较年轻人更容易发生药物不良反应，严重影响疗效。

(一)依从性差

依从性是指患者对医嘱执行的程度。由于老年患者缺乏护理人员，行动不便。记忆力差，视听能力减退，用药复杂，药物毒副作用或用药不方便等原因，导致部分老年患者不能按医嘱用药。

(二)用药种类多

老年人因多病共存，常常需要多药治疗。

(三)治疗矛盾

老年患者是在老化的基础上患有多种慢性病，需接受多种药物长期治疗，造成治疗过程中的相互矛盾。

（四）药物疗效反应不一

由于老年人个体差异大，对药物反应性显著不同，且与年龄相关的规律性不明显，同龄的老年人用药剂量差异较大。

（五）药物不良反应多

老年人肝肾功能减退，药物代谢缓慢，半衰期延长，药物使用日益增多，致使药物不良反应明显增多。

四、老年病预后的特点

老年人发病后预后不良，主要表现为治愈率低和死亡率高。在老年人三大致死性疾病中，由动脉粥样硬化所致的心、脑血管病总趋势是随增龄而加重，当今的治疗只能缓解症状。恶性肿瘤病因不明，缺乏有效措施，更谈不上治愈。糖尿病和慢性阻塞性肺病只能控制而不能根治，所以老年人患病的病程长，治愈率低，随增龄而死亡率上升，乃至出现所谓的"老死"，即全身器官组织衰竭而死亡。病程长，老年人患病往往因病情复杂、合并症多，导致病程一般比非老年人长，且康复慢。

（王淑敏）

第六节　老年患者的诊疗要点

临床决策包括诊断、治疗和预期结果。医师将根据临床情况做出医疗决策，目标可以是治愈，改善（但无法治愈），对症处理，观察和随诊，或者是这些目标的综合应用。对于年轻患者，通常是依据症状、体征及检查异常对疾病作出诊断，多数疾病可以用病理生理机制解释其临床表现，并进行相应治疗。由于老年患者具有上述四大特点，他们对于医疗的需求是独特而复杂的。

一、诊断方面

（一）老年患者临床表现的特点

（1）起病隐匿：病理变化与生理性老化难以区分，往往延误诊断。

（2）临床表现不典型：由于慢病之间的相互影响，造成病理机制和临床表现不一致，难以靠临床表现来诊断单一疾病和估测疾病的严重程度。如衰弱高龄老人肺部感染时，并不表现为发热、咳痰，而是出现食欲缺乏和谵妄。

（3）诱因不同：如急性冠状动脉事件可以在情绪激动、粪嵌塞及进食不当时发生；肺部感染常常与吸入有关。

（4）检验与检查的参数不同于成年人：如前提到的血肌酐值不能反映实际肾功能情况。

（5）易发生并发症或多脏器功能衰竭。

（二）作出完整诊断

应包括疾病、老年综合征和功能状态。不同的疾病有不同的临床结果，目前采用《国际疾病分类 10》（International Classification of Diseases 10，ICD-10）描述疾病诊断和转归（治愈、好转、无变化、恶化、死亡)。对于老年患者则需要加上功能诊断,例如,骨关节炎患者出院时,尽管关节炎没有好转,但是日常生活能力和行走能力提高则说明治疗有效。对于老年人而言,功能情况与其生活质量密切相关,在治疗疾病时,更应关注其功能状况。

采用《国际功能、残疾和健康分类》(ICF)指导康复;或采用日常生活能力(ADL)和工具性日常生活能力(IADL)作为残障的评价指标,反映个体生活能力受限及需要外界帮助的程度。ADL 和 IADL 比较简单、省时,多用于老年医学科。

(三)转变诊断思维模式

由于共病和老年综合征的叠加,在诊断分析上由"一元论"(从一组症状找出对应的疾病的病理生理改变)转为"多元论",在病历书写中应体现这个特点。除了分析本次就诊的目的,还要分析缩短寿命、损害功能或干扰本次就医目的的主要疾病和问题,以及分析主要疾病或老年综合征的诱因及风险因素,这些因素通常是多个且跨多个专科。

综合上述特点,为了全面了解老年人的症状、疾病、老年综合征、功能等情况,有必要采用老年综合评估(CGA)对患者进行全面评估;仔细询问病史,并与家属核对;做全面查体,必要的检查,才能保证诊断的全面性和完整性。

二、治疗方面

(一)"全人"个体化治疗

由于老年患者的复杂性和异质性,治疗模式由针对单个疾病的对因治疗转变为"全人"管理。例如,COPD 患者的管理除了药物治疗,还需要营养支持和康复训练增加活动耐力。急性病以治愈为目标,慢病是不可治愈的,以控制或缓解症状,维持器官功能为目标;总体目标是维持患者的功能状态。"全人管理"决定了老年医学要采取跨学科团队合作模式。

(二)共病老人的处理原则

对于共病的处理,不是简单的疾病治疗的叠加,而是需要根据老年人的具体情况来综合考虑。可遵循以下流程。

1.考虑患者的意愿

虽然医师会根据患者情况决定哪些问题需要优先处理,但是在同时有很多问题可以选择,或者不同的治疗方案之间有矛盾、又或不同的治疗方案会导致不同的结果的情况下,考虑患者的意愿就变得非常必要。只有符合患者意愿的医疗方案才会得到患者的认可,例如,高血压病患者更迫切的愿望是改善头晕症状,则降压的目标值会适当提高。在和缓医疗中更多地采用"以患者意愿为目标的医疗"。

2.采用老年综合评估

CGA 是老年医学的核心技术之一,不只是对躯体疾病的评估,还包括对治疗的评估、对老年综合征的评估、对心理认知状态的评估、对功能状态的评估,以及对社会支持的评估和询问有无生前预嘱等。只有了解患者的全部情况、目前治疗方案实施的情况、患者的依从性如何、依从性好不好的原因等,才有可能保证所制定的诊疗方案不会出现偏差和遗漏。

3.寻找循证医学证据

在考虑治疗方案的循证医学证据时,应寻找那些针对老年人所做的研究、最好是涵盖了有相似共病的老年人的研究。对于慢病或某些特殊问题,也有一些相关的专科协会或者老年医学会所发布的专门针对老年人的建议可以参考。要注意在多个权重相当、互无关联的慢病共存时,单病的指南的指导作用是很有限的,甚至是不清楚的。

4.考虑预后

慢病从开始干预到能够让患者获益,需要相当一段时间才能看出效果。对于共病的老年人,考虑其预期寿命非常重要,从而估判干预方案能否最终让老年患者获益。如果老人的预期寿命不长,不足以从干预措施中获益,则失去了干预的意义。

患者的预期寿命参考当地的平均预期寿命,经年龄和性别校正得到预期寿命表,根据患者年龄和性别将健康状态分类为高于平均水平(75%)、平均水平(50%)、低于平均水平(25%)。在临床决策和肿瘤筛查时应用。我国目前还没有类似的制表。对于房颤合并栓塞、慢性心力衰竭等严重慢病终末期患者的生存率可以参考文献报告。也有根据住院患者的综合情况来判断出院后1年生存率。

5.考虑治疗方案的影响,权衡利弊,合理取舍

在决定了干预目标、明确了哪些问题需要干预、是否值得干预之后,还需要在众多干预内容中进行合理的取舍。必须从症状、健康、寿命、风险增加和生活质量的角度,对比获益与风险,对每种可能的治疗方案(包括不处理)进行权衡。共病的老年人往往难以在一次就诊或一次住院中解决所有问题,因此,需要优先解决患者所关注的、和对其健康与生活有很大影响的问题,把次要问题放在后边,分次、分步予以处理。这种"以目标为导向的治疗"常用于老年患者的急性或亚急性医疗中。

6.与患者沟通,调整方案,确保实施

确定了最终干预方案后,需要与患方进行有效的沟通,确保干预方案能够被接受、确实得到实施。不应该只是简单地开方,告诉患者做什么;只有让患者了解治疗目的和意义,才会有较好的依从性。基本问题包括以下几点。

(1)如果不治疗,可能会发生什么后果?

(2)治疗方案将对症状、健康和寿命造成什么影响?

(3)治疗带来哪些风险和不良反应?

(4)治疗会在多大程度上影响到正常生活或带来不适感?

对于认知能力下降的老人,还要考虑其执行力、是否需要监督及帮助等。还要考虑方案的可行性,例如,糖尿病合并骨关节炎的患者,运动处方要考虑其关节炎对运动功能的限制,可以请康复医师参与,给予更适合的运动指导。

7.定期随访,调整方案

对于共病患者的治疗是一个长期、连续的过程。实施干预方案后,需要定期对干预效果进行评估,并根据评估结果调整治疗方案。

(三)急性病患者的处理

1.急性感染

在遵循一般抗菌药物使用原则之外,对老年人急性感染要及时,对体弱高龄者更积极,采用"下台阶"方案。例如,居家卧床老人急性感染,在难以分辨是"社区获得性肺炎"还是"吸入性肺炎""泌尿系统感染"时,需要在收集病原菌样本后,立即应用广谱抗菌药物。对于可预见、高发的感染要预防为主,如提高流感疫苗接种率,口腔、尿路有创操作前应预防性使用抗菌药物。

2.卒中

对于缺血性卒中,在发病3小时内完成脑部影像学检查、确诊后溶栓,可以大大降低致残率。

社区教育非常重要,包括卒中的发病征象,直接打急救电话不要先联系家人或社区卫生站造成延误,事先找好在半小时车程内具备条件的医院。

3.衰弱症

急性医疗主要是针对急症所做的积极治疗,遗憾的是,经过住院治疗后许多衰弱的老年患者,急性病症虽然得到治愈,但会出现功能减退(约 30％的老年住院患者 ADL 下降),以及医院获得性问题。衰弱症是机体脆弱性(或易损性)增加和维持自体稳态能力降低的一种临床状态。衰弱症往往在高龄、共病、慢病终末期出现,是失能前的窗口期。对于衰弱老人的医疗决策是不同的,因为他们的疾病更难以控制,更容易发生并发症和医院获得性问题(如输液、插尿管等使患者制动,可引起谵妄、压疮、深静脉血栓形成及肺栓塞、营养不足、尿路感染、吸入性肺炎和多重用药等),使失能率增加,住院日延长,甚至增加入住护理院的机会。所以,甄别出衰弱老人,归类老年医学科处理,更为恰当和安全。对于衰弱老年患者宜采取以下措施。

(1)手术前、肿瘤治疗决策之前,衰弱症是最重要的评估内容。

(2)美国部分医院设立了老年人急性医疗单元或评估单元,这些单元的环境友善,以团队模式进行评估、分诊、诊疗和康复,可以有效地避免并发症发生。

(3)对住院老年患者要尽快安排其出院,回到熟悉的生活环境中。住院老年患者明天能够出院就不要留到后天,避免住院获得性问题的发生。出院后在 1 周内有随访,帮助老年人顺利度过过渡期,减少 30 天再入院率。

(4)美国在健康管理模式上采取个案管理,无论老人在家还是住院,始终有一位熟悉其全面情况的个案管理员来帮助合理安排医护照料和医患之间的沟通。

4.多器官功能衰竭

老年人容易发生多个器官功能衰竭,如肺部感染引起心力衰竭,利尿后引起肾衰竭,稍多补充水分后再次心力衰竭,调整出入量平衡很重要。在治疗前有预见性,细致微调,在两极之间"走平衡木",避免只着眼于针对单器官疾病的处理。

对于疾病终末期的各脏器衰竭,进入重症监护单元抢救并不能改变结局,反而降低了生命终末期的质量,增加大量医疗资源的消费。家属的陪伴和周到适当的临终护理可以做到让患者的死亡过程安宁而自然。

(四)康复与照护

对于慢病晚期、失能、衰弱、高龄老人,急性病住院及出院后需要康复的老人,康复与照护的权重超过医疗,对于功能的维持和提高医护质量至关重要。对于数量不断增加的神经精神退行性病变的老年患者(如帕金森病、痴呆),主要的处理就是护理与照料。切记,应该使每一位老年患者在每一个时间点上得到恰当的医疗,而不是昂贵的和过度的医疗。

(五)对症治疗

临床医师可能不愿意在没有确诊情况下对年轻人施治,而对于复杂的老年患者却是可行的,因为舒适和维持功能状态是老年人卫生保健的首要目标。在慢病晚期对症治疗权重很大,要重视非药物治疗,处方时一定要告知患者用药时限,避免常年服用对症药物。

三、在医疗决策中的注意事项

(一)老年患者的文化背景、宗教信仰、价值观和世界观

在医疗决策中,这些因素会影响患者意愿,也增加了告知沟通难度。

（二）患者的决定能力

构成决定能力包括理解能力、判断能力、分析能力和表达能力。尊重老年患者的自主权，首先需要评估患者是否有决定能力，MMSE 可以作为参考依据。与患者面谈，同时把患者无法理解和决定的内容用书面形式表达，通常就可以达到尊重老人自主权的目的。

（三）知情同意书

对于一些高风险的老年患者，在住院时就要了解有无生前预嘱（living wills，书面的，或曾经表达过相关的想法与愿望），然后与患方签署知情同意书（包括抢救、特殊治疗），不要等到患者病情恶化后再做。如果患者处于受"胁迫"状态，或有听力、言语功能障碍时，应尽一切努力帮助患者克服困难。可求助患者家属和朋友、语言翻译、图片来说明相关程序，安静的房间可以增加患者注意力，面对面讲话、使用助听器和请患者复述告知内容均有助于增强患者对知情同意书的理解。如果患者不具备签署知情同意的行为能力，但是有可能重新获得这个能力，在情况允许下，最好能将治疗和知情同意程序均延后。

从伦理学角度，患者本人的意愿优先，但是在我国，往往患者本人不知情，家属代替老人做出医疗决定，而这个决定有可能违背老人本身的意愿，需要与家属沟通，告知患者应有的权益。

（四）家庭支持、社会支持、保险政策

我国空巢老人占半数，各地发展不平衡，习俗不同；保险类别多、差异大、变化快；这些都增加方案的制订与执行难度，需要了解这些内容。社会工作者及个案管理员有非常重要的作用。对于疾病终末期患者、特别是对晚期痴呆症患者，在治疗同时，要关注对患者家属和照料者的支持和帮助。

（五）患方教育

（1）对于慢病的管控，在社区以家庭为单位的相互督促更为重要。

（2）缺陷教育：老年人体检会发现许多问题，如脂肪肝、肾囊肿、胆囊息肉、甲状腺结节等，通常而言随诊观察即可，不需要处理。要告诉老人，不是所有问题都需要干预的。对于病情稳定的慢病，不要过度诊疗。

（3）用药记录单：告知患者每次就医时要携带用药记录单。对于有多重用药的老人应：①每次入院都要核查调整用药；②定期核查（每半年或 1 年核查 1 次）；③对于进入和缓医疗的患者，应考虑减药方案。

总之，由于老年患者疾病的复杂性和异质性，决定了在医疗决策上需要将现有的"以疾病为中心"的专科化、片段性的诊疗模式转变为"以患者为中心"的个体化、连续性、集医护照料为一体的医疗模式。目的是维持老年患者的功能、改善生活质量、提高满意度，同时要降低医疗负担。由于老年患者的易损性，在医疗决策和诊疗行为中，始终牢记"病人安全"避免医源性伤害。

（史丽娜）

第七节　老年慢性肺源性心脏病

慢性肺源性心脏病简称肺心病，是指由肺组织、胸廓或肺动脉系统病变引起的肺动脉高压，伴或不伴有右心衰竭的一类疾病。

肺心病在我国是常见病、多发病,平均患病率为 0.48%,病死率在 15%左右。本病占住院心脏病的构成比为 38.5%~46%。我国北部及中部地区 15 岁以上人口患病率为 3%,估计全国有 2 500 万人罹患此病,约有 30%为非吸烟人群,与国外有明显差别,而且以农村女性多见,个体易感因素、遗传、气道高反应性、环境因素、职业粉尘和化学物质、空气污染等与本病的发病密切相关。

一、病因

本病病因为影响支气管、肺为主的疾病,主要包括以下几个方面。

(1)COPD、支气管哮喘、支气管扩张等气道疾病,其中在我国 80%~90%的慢性肺心病病因为 COPD。

(2)影响肺间质或肺泡为主的疾病,如特发性肺间质纤维化、结节病、慢性纤维空洞性肺结核、放射性肺炎、肺尘埃沉着病及结缔组织疾病引起的肺部病变等。

(3)神经肌肉及胸壁疾病,如重症肌无力、多发性神经病、胸膜广泛粘连、类风湿关节炎等造成的胸廓或脊柱畸形等疾病,影响呼吸活动,造成通气不足,导致低氧血症。

(4)通气驱动失常的疾病,如肥胖-低通气综合征、睡眠呼吸暂停低通气综合征、原发性肺泡通气不足等,因肺泡通气不足,导致低氧血症。

(5)以肺血管病变为主的疾病,如反复肺动脉栓塞、广泛结节性肺动脉炎、结缔组织疾病系统性红斑狼疮(SLE)引起的肺血管病变等。

(6)特发性疾病,如原发性肺动脉高压,即不明原因的持续性、进行性肺动脉压力升高。各种肺血管病变可导致低氧血症及肺动脉高压,并最终导致慢性肺心病。

二、病理解剖

由于支气管黏膜炎变、增厚、黏液腺增生、分泌亢进,支气管腔内炎症渗出物及黏液分泌物潴留,支气管纤毛上皮受损,影响了纤毛上皮净化功能。病变向下波及细支气管,可出现平滑肌肥厚,使管腔狭窄而不规则;又加上管壁痉挛、软骨破坏、局部管腔易闭陷等改变,使细支气管不完全或完全阻塞,致排气受阻肺泡内残气量增多压力增高,肺泡过度膨胀,肺泡在弹力纤维受损基础上被动扩张,泡壁断裂,使几个小泡融合成一个大泡而形成肺气肿。慢性阻塞性肺病常反复发作支气管周围炎及肺炎,炎症可累及邻近肺小动脉,使腔壁增厚、狭窄或纤维化,肺细动脉Ⅰ及Ⅲ型胶原增多;此外可有非特异性肺血管炎,肺血管内血栓形成等。最后致右心室肥大、室壁增厚、心腔扩张、肺动脉圆锥膨隆、心肌纤维肥大、萎缩、间质水肿、灶性坏死,坏死灶后为纤维组织所替代。部分患者可合并冠状动脉粥样硬化性病变。

三、发病机制

肺的功能和结构改变致肺动脉高压(pulmonary hypertension,PH)是导致肺心病的先决条件。

(一)呼吸功能改变

由于上述支气管及肺泡病理改变出现阻塞性通气功能障碍。限制性肺部疾病或胸部活动受限制可出现限制性通气功能障碍,使肺活量、残气量和肺总量减低。进一步发展则通气/血流比值失调而出现换气功能失常,最终导致低氧血症和高碳酸血症。

(二)血流动力学改变

主要改变在右心及肺动脉,表现为右室收缩压升高和肺动脉高压。低氧作用于肺血管平滑肌细胞膜上的离子通道,引起钙内流增加和钾通道活性阻抑;刺激血管内皮细胞,使内皮衍生的收缩因子如内皮素-Ⅰ合成增加而内皮衍生的舒张因子如一氧化氮和降钙素产生和释放减少;某些血管活性物质如血栓素 A_2、血管紧张素Ⅱ、血小板激活因子及肿瘤坏死因子等形成和释放均促使肺血管收缩。加上二氧化碳潴留使血中 H^+ 浓度增高,均可加重肺动脉高压。缺氧又使肺血管内皮生长释放因子(平滑肌细胞促分裂素)分泌增加,使血管平滑肌增殖;成纤维细胞分泌的转化生长因子 β 表达增加,使肺动脉外膜成纤维细胞增殖,这种肺血管结构重建使肺血管顺应性下降,管腔变窄,血管阻力增加。缺氧引起的代偿性红细胞增多,血容量增加,血黏稠度和循环阻力增高。慢性炎症使肺血管重构、肺血管数量减少,肺微动脉中原位血栓形成,均更加重了肺动脉高压。

(三)心脏负荷增加,心肌功能抑制

肺心病由于心肌氧张力减低,红细胞增多和肺血管分流,使左心室、右心室尤其是右心室负荷增加,右心室扩大,右室排血不完全,最后产生右心衰竭。一般认为,肺心病是右心室受累的心脏病,但肺心病也有左心室损害。尸检证明,肺心病有左室肥大者占 61.1%~90.0%。缺氧、高碳酸血症、肺部感染对心肌的损害,心排血量的增加,及支气管肺血管分流的形成对左心室负担的增加及老年人合并冠心病存在,均可使心脏功能受损加重。

(四)多脏器损害

肺心病引起多脏器衰竭与低灌注、感染所致休克,炎症介质释放,抗原抗体复合物形成,激活补体、释放 C_3 等活性物质,使中性粒细胞黏附于复合体,释出氧自由基而引起血管内皮严重损害,肺毛细血管内皮细胞受损使血中微聚物及血管壁活性物质难以清除,从而自左心室排出而引起全身器官损害,最后导致多脏器衰竭。

四、临床表现

本病病程进展缓慢,可分为代偿与失代偿两个阶段,但其界限有时并不清楚。

(一)功能代偿期

患者都有慢性咳嗽、咳痰或哮喘史,逐步出现乏力、呼吸困难。体检示明显肺气肿表现,包括桶状胸、肺部叩诊呈过度清音、肝浊音上界下降、心浊音界缩小甚至消失。听诊呼吸音低,可有干湿啰音,心音轻,有时只能在剑突下听到。肺动脉区第二音亢进,剑突下有明显心脏搏动,是病变累及心脏的主要表现。颈静脉可有轻度怒张,但静脉压并不明显增高。

(二)功能失代偿期

肺组织损害严重引起缺氧、二氧化碳潴留,可导致呼吸和/或心力衰竭。

(1)呼吸衰竭:多见于急性呼吸道感染后。缺氧早期主要表现为发绀、心悸和胸闷等。病变进一步发展时发生低氧血症,可出现各种精神神经障碍症状,称为肺性脑病。

(2)心力衰竭:也多发生在急性呼吸道感染后,因此,常合并有呼吸衰竭,以右心衰竭为主,可出现各种心律失常。此外,由于肺心病是以心、肺病变为基础的多脏器受损的疾病,因此,在重症患者中,可有肾功能不全、弥散性血管内凝血、肾上腺皮质功能减退所致面颊色素沉着等表现。

五、实验室检查和辅助检查

(一)血液检查

红细胞计数和血红蛋白增高,血细胞比容正常或偏高,全血黏度、血浆黏度和血小板黏附率及聚集率常增高,红细胞电泳时间延长,血沉一般偏快;动脉血氧饱和度常低于正常,二氧化碳分压高于正常,以呼吸衰竭时显著。在心力衰竭期,可有丙氨酸氨基转移酶和血浆尿素氮、肌酐、血及尿 β 微球蛋白、血浆肾素活性、血浆血管紧张素 Ⅱ 含量增高等肝肾功能受损表现。合并呼吸道感染时,可有白细胞计数增高。在呼吸衰竭不同阶段可出现高钾、低钠、低钾或低氯、低钙、低镁等变化。

(二)痰细菌培养

痰细菌培养旨在指导抗生素的应用。

(三)X 线检查

诊断标准:①右肺下动脉横径≥15 mm;②肺动脉中度凸出或其高度≥3 mm;③右心室增大。

通常分为以下 3 型。

(1)正常型,心肺无异常表现。

(2)间质型,非血管性纹理增多,迷乱(含轨道征)或(和)网织结节阴影,多见于肺下野或中下野,或兼有一定程度的肺气肿。

(3)肺气肿型,表现为肺过度膨胀(如横膈低平、左肋膈角开大>35°等),肺血管纹理自中或内带变细、移位变形或(和)稀疏,有肺大疱或不规则局限透明区,或兼有一定程度的间质改变。

(四)心电图检查

通过心电图发现,右心室肥大具有较高的特异性但其敏感性较差,有一定易变性。急性发作期由于缺氧、酸中毒、碱中毒、电解质紊乱等可引起 ST 段与 T 波改变和各种心律失常,当解除诱因,病情缓解后常可有所恢复及心律失常消失。心电图常表现为右心房和右心室增大。V_1 的 R波振幅、V_1 的 R/S 比值和肺动脉压水平无直接关系。肺动脉高压伴 COPD 的患者心电图上的异常表现通常要少于肺动脉高压伴随其他疾病的患者。因为前者肺动脉高压的程度相对较轻,而且胸腔过度充气造成的桶状胸往往导致心电图呈低电压。

心电图诊断右心房及心室增大的标准如下。

(1)在 Ⅱ、Ⅲ、aVF、V_1、V_2 导联 P 波电压达到 0.25 mV。

(2)Ⅰ 导联 R 波电压达到 0.2 mV。

(3)A+R-PL=0.7 mV(Butler 心电图诊断标准:A 为 V_1 或 V_2 导联 R 或 R′波的最大振幅,R 为 Ⅰ 或 V_6 导联 S 波最大振幅,PL 为 V_1 最小的 S 波或者 Ⅰ 或 V_6 最小的 r 波振幅)。用此标准评估肺动脉高压时,其敏感性可高达 89%。

(五)超声心动图检查

常表现为右心房和右心室增大,左心室内径正常或缩小,室间隔增厚。右心室压力过高引起的室间隔活动异常具有特征性。而右心室壁和周围组织结构的分辨能力限制了心脏超声对于右心室扩大的辨别能力。右心室的功能障碍很难用心脏超声来量化,但可通过室间隔的位置和偏曲度从侧面得以反映。如果心脏超声发现心包积液,右房扩大,间隔移位,通常提示预后较差。由于慢性右心室压力负荷过重及左心室充盈不足,二尖瓣收缩期脱垂及室间隔运动异常相当常见。通过测量三尖瓣反流速度,用 Bernoulli 公式可得到右心室收缩高压的多普勒超声心动图证据。多普勒超声心动图显示,二尖瓣反流及右室收缩压增高。多平面经食管超声心动图检查可显示右室功能射血分数(RVEF)下降。

(六)肺功能检查

在心肺功能衰竭期不宜进行本检查,症状缓解期可考虑测定。患者均有通气和换气功能障碍。表现为时间肺活量及最大通气量减少,残气量增加。此外,肺阻抗血流图及其微分图的检查在一定程度上能反映机体内肺血流容积改变,了解肺循环血流动力学变化、肺动脉压力大小和右心功能;核素心血管造影有助于了解右心功能;肺灌注扫描如肺上部血流增加、下部减少,则提示有肺动脉高压存在。

六、诊断

本病由慢性广泛性肺、胸部疾病发展而来,呼吸和循环系统的症状常混杂出现,故早期诊断比较困难。一般认为,凡有慢性广泛性肺、胸部疾病患者,一旦发现有肺动脉高压、右心室增大而同时排除了引起右心增大的其他心脏疾病可能时,即可诊断为本病。肺动脉高压和右心室增大是肺心病早期诊断的关键。肺心病常可并发酸碱平衡失调和电解质紊乱。其他尚有上消化道出血和休克,其次为肝、肾功能损害及肺性脑病,少见的有自发性气胸、弥散性血管内凝血等,后者病死率高。

七、治疗

肺心病是原发于重症胸、肺、肺血管基础疾病的晚期并发症,防治很困难,其中 81.8% 的患者由慢性支气管炎、支气管哮喘并发肺气肿发展而来,因此,积极防治这些疾病是避免肺心病发生的根本措施。应讲究卫生、戒烟和增强体质,提高全身抵抗力,减少感冒和各种呼吸道疾病的发生。对已发生肺心病的患者,应针对缓解期和急性期分别加以处理。呼吸道感染是发生呼吸衰竭的常见诱因,故需要积极予以控制。

(一)缓解期治疗

缓解期治疗是防止肺心病发展的关键。可采用以下方式。

(1)冷水擦身和膈式呼吸及缩唇呼气,以改善肺脏通气等耐寒及康复锻炼。

(2)镇咳、祛痰、平喘和抗感染等对症治疗。

(3)提高机体免疫力药物如核酸酪素注射液(麻疹减毒疫苗的培养液)皮下或肌内注射,或核酸酪素口服液每支 10 mL,3 次/天,36 个月为 1 个疗程。气管炎菌苗皮下注射、卡介苗素注射液肌内注射等。

(4)临床试验表明,长期氧疗可以明显改善有缺氧状态的慢性肺心病患者的生存率。

(5)中医中药治疗,宜扶正固本、活血化瘀,以提高机体抵抗力,改善肺循环情况。对缓解期患者,进行康复治疗及开展家庭病床工作能明显降低急性期的发作。

(二)急性期治疗

(1)控制呼吸道感染:呼吸道感染是发生呼吸衰竭和心力衰竭的常见诱因,故需积极应用药物予以控制。目前主张联合用药。宜根据痰培养和致病菌对药物敏感的测定选用,但不要受痰菌药物试验的约束。可考虑经验性抗菌药物治疗。加拿大胸科学会 2000 年推荐的 COPD 急性期抗菌治疗方案,曾经被广泛引用。急性发作的 COPD 分为单纯型、复杂型和慢性化脓型 3 型,其中单纯型推荐的经验性治疗抗菌药物是阿莫西林、多西环素、复方磺胺甲噁唑;复杂型推荐的是喹诺酮类、β_2 内酰胺酶抑制剂复方制剂、第 2 代或第 3 代头孢菌素、新大环内酯类;慢性化脓型推荐的是环丙沙星、其他静脉用抗假单胞菌抗生素(哌拉西林钠、头孢他啶、头孢吡肟、碳青霉烯类、氨基苷类)。除全身用药外,尚可局部雾化吸入或气管内滴注药物。长期应用抗生素要防止真菌感染。一旦真菌已成为肺部感染的主要病原菌,应调整或停用抗生素,给予抗真菌治疗。

(2)改善呼吸功能,抢救呼吸衰竭:采取综合措施,包括缓解支气管痉挛、清除痰液、畅通呼吸道,可用沐舒坦 15 mg,2 次/天,雾化吸入;或 60 mg,口服 2 次/天,静脉滴注。持续低浓度给氧,应用呼吸兴奋剂,BiPAP 正压通气等,必要时施行气管切开、气管插管和机械呼吸器治疗等。

(3)控制心力衰竭:轻度心力衰竭给予吸氧,改善呼吸功能,控制呼吸道感染后,症状即可减轻或消失。较重者加用利尿剂也能较快予以控制。

1)利尿剂:一般以间歇、小量呋塞米及螺内酯交替使用为妥,目的为降低心脏前、后负荷,增加心排血量,降低心腔充填压,减轻呼吸困难。使用时应注意到其可引起血液浓缩,使痰液黏稠,加重气道阻塞;电解质紊乱尤其是低钾、低氯、低镁和碱中毒,诱致难治性水肿和心律失常。若需长时间使用利尿剂,可合用有保钾作用血管紧张素转换酶抑制剂,如卡托普利、培哚普利、福辛普利等,以避免肾素分泌增加、血管痉挛,增强利尿作用。中草药如复方五加皮汤、车前子、金钱草等均有一定利尿作用。

2)洋地黄类:在呼吸功能未改善前,洋地黄类药物疗效差,且慢性肺心病患者肝、肾功能差,因此,用量宜小,否则极易发生毒性反应,出现心律失常。急性加重期以静脉注射毛花苷 C 或毒毛花苷 K 为宜,见效快,可避免在体内蓄积,若心力衰竭已纠正,可改用地高辛维持。

3)血管扩张剂:除减轻心脏的前、后负荷,还可扩张肺血管,降低肺动脉压。全身性血管扩张药大多对肺血管也有扩张作用,如直接扩张血管平滑肌药物(肼屈嗪)、钙通道阻滞剂(硝苯地平)、α 受体阻断药(酚妥拉明)、ACEI(卡托普利)及 β 受体激动剂、茶碱类、依前列醇等,均可不同程度地降低肺动脉压力。但应注意这些药物对心排血量及动脉血压的影响,应从小剂量开始。慢性肺心病是以右心病变为主的全心病变,可发生右心衰竭、急性肺水肿或全心衰竭。并且心力衰竭往往与呼吸衰竭并存,因此,治疗心力衰竭前应先治疗呼吸衰竭,一般随着呼吸功能的改善,急性增高的肺动脉压可随之下降,右心室负担减轻,轻症心力衰竭患者可得到纠正。

(4)控制心律失常:除常规处理外,需注意治疗病因,包括控制感染、纠正缺氧、纠正酸碱和电解质平衡失调等。病因消除后心律失常往往会自行消失。此外,应用抗心律失常药物时,还要注意避免应用普萘洛尔等 β 受体阻滞剂,以免引起气管痉挛。

(5)应用肾上腺皮质激素:在有效控制感染的情况下,短期大剂量应用肾上腺皮质激素,对抢救早期呼吸衰竭和心力衰竭有一定作用。通常用氢化可的松 100~300 mg 或地塞米松 10~20 mg 加于 5% 葡萄糖溶液 500 mL 中静脉滴注,每天 1 次,后者也可静脉推注,病情好转后 2~3 天停用。如胃肠道出血,肾上腺皮质激素的使用应十分慎重。

(6)并发症的处理:并发症如酸碱平衡失调和电解质紊乱、消化道出血、休克、弥散性血管内凝血等应积极治疗。

(7)中医中药治疗:肺心病急性发作期表现为本虚标实,病情多变,治疗应按急则治标、标本兼治的原则。中西医结合治疗是一种很好的治疗途径。

(史丽娜)

第八节　老年主动脉疾病

老年主动脉疾病绝大多数是由动脉粥样硬化所引起,个别病例由梅毒所致。

一、主动脉硬化

主动脉硬化是由主动脉粥样硬化所致,因为主动脉管腔粗大,常无症状。但是可因主动脉根部扩张,而导致主动脉瓣关闭不全,多普勒超声心动图可见到主动脉瓣反流,胸部 X 线片可见主动脉伸长、扩张、扭曲,有时还可见到线条状钙化影。一般无须特殊治疗。

二、主动脉瘤

在老年主动脉疾病中主动脉瘤是比较常见的。一组 60 岁以上 2 155 例尸检中,有 76 例(3.5％)出现主动脉瘤。动脉粥样硬化性主动脉瘤以腹主动脉瘤为多见,其次为胸主动脉,主要见于降主动脉瘤。主动脉瘤有许多无症状,但瘤体增大压迫附近器官时,则出现相应的症状,如压迫食管时出现吞咽困难,附壁血栓脱落可引起栓塞症,也有缓慢增大而破裂失血休克死亡者。故对主动脉瘤必要时行外科手术治疗。

三、主动脉夹层动脉瘤

主动脉夹层动脉瘤发病急,进展快,死亡率高,是心血管急重症之一。以往本病生前能够确诊者很少,故一直认为是一种罕见的疾病。近十余年来,由于心血管造影技术及超声心动图在临床上的广泛应用,国内外有关本病的报告逐渐增多,说明此病并不罕见。主动脉夹层动脉瘤是血液渗入主动脉壁分开其中层形成夹层血肿。可引起剧烈疼痛、休克和压迫症状,如病变侵犯主动脉大分支,则相应的器官可发生缺血症状。如瘤体继续扩大,可向动脉壁外膜破裂而引起大出血。

(一)发生机制

主动脉壁中层变性可能是本病的发生基础,主动脉壁中层变性的原因尚不清楚,可能是主动脉壁对血液动力应激的非特异性改变,常发生于下述几种疾病情况下。

(1)马方(Marfan)综合征:主动脉狭窄等先天性畸形患者,易发生主动脉夹层动脉瘤,而且多是早期发病。在这些先天性畸形中心血管系统有明显的缺陷。

(2)高血压病:主动脉夹层动脉瘤与高血压病有一定的关系,可能与高血压增加血液动力对主动脉壁的作用负担有关。

(3)动脉粥样硬化,梅毒性主动脉炎:动脉粥样硬化不是主动脉中层变性的原因,但可使内膜及中层遭到破坏,这两种病变常常并存,梅毒性主动脉炎较常引起主动脉夹层动脉瘤。

(4)妊娠晚期、产褥早期:一组 49 例 40 岁以下的主动脉夹层动脉瘤患者中,有 24 例为妊娠妇女,其中产前发生者 20 例,分娩时发生者 2 例,产后发生者 2 例,且多为初产妇,这可能与妊娠后期血压升高和血容量增加等促发因素有关。

(5)有人报告黏液水肿伴发主动脉夹层动脉瘤;也有人报告在进行主动脉内囊反搏术、主动脉行插管(导管),注射造影剂,由于操作不当,损伤内膜形成夹层动脉瘤。

(二)临床表现

主动脉夹层动脉瘤可分为升主动脉型(为主动脉近端的夹层动脉瘤及远端的夹层动脉瘤逆行扩散至主动脉弓及升主动脉)、降主动脉型(指远端的夹层动脉瘤不伴有近端的病变)两型,前者发病率高,病情危重,多很快死亡,且多见于年龄较轻者。男性发病率高于女性2倍,平均好发年龄为50~60岁。

(1)疼痛:发病开始时绝大多数患者突然发生胸部、胸骨后或上腹部剧烈疼痛,可放散至颈背部。疼痛性质为撕裂样或刀割样感觉。疼痛呈持续性,约1/3的患者疼痛持续至死亡。若病变转为慢性,一般2周后可以缓解,其原因是夹层血肿的瘤体远端再破入内膜形成双通道主动脉而症状缓解,或因夹层血肿血液凝固或纤维化而自行愈合。极少数患者无疼痛是因为发病早期出现晕厥而掩盖了疼痛症状。

(2)血压升高:发病时血压可突然升高,如原有高血压者,则血压升高更明显。血压升高的原因可能与剧烈疼痛、精神高度紧张、肾缺血等因素有关。

(3)血管性杂音:在主动脉夹层动脉瘤累及的相应部位可听到血管性杂音及震颤。近端型的可在主动脉瓣听诊区出现收缩期杂音,为收缩期大量血液进入夹层囊内(旋涡式的血流)造成的。也可由于主动脉张力下降及主动脉环扩大,而出现主动脉瓣关闭不全,可听到舒张期杂音;远端型则可在背部、腹部听到收缩期杂音。

(4)不同部位夹层动脉瘤的表现:①若颈动脉发生夹层动脉瘤(常为主动脉瘤向上扩展所致),患者由于脑缺血可出现晕厥,有些患者出现四肢麻木、软瘫,甚至偏瘫及昏迷。②若夹层影响到锁骨下动脉,使其供血障碍,则一侧上肢脉搏细弱,血压低或测不到,一侧上肢无脉。③若夹层影响肋间动脉或腰动脉发生阻塞即引起截瘫,在损伤部位以下的躯干感觉丧失,常有尿潴留。④若有腹主动脉或肠系膜动脉夹层动脉瘤,可有严重腹痛、恶心呕吐等急腹症症状表现。⑤若夹层累及肾动脉可出现腰部或脊肋角处疼痛或肾区能触及肿块,部分患者有血尿。肾急性缺血可引起急性肾衰竭及肾性高血压。⑥若夹层动脉瘤扩展到两侧髂动脉,则下肢动脉搏动消失,影响周围神经血供,出现肢体疼痛、感觉消失、肌张力减弱或完全麻痹,严重缺血时可出现肢体坏死。⑦若夹层动脉瘤波及冠状动脉,多在右冠状动脉,可引起急性心肌梗死。⑧若夹层血肿破裂到心包腔时,可很快发生心包积血,引起明显的心脏压塞症状,病情急剧恶化以致死亡。⑨若夹层动脉瘤压迫食管则出现吞咽困难,压迫左侧喉返神经出现声音嘶哑。⑩夹层动脉瘤破裂到胸腔引起胸腔积血,一般多见于左侧,可出现胸痛、呼吸困难、咳嗽,偶见小量咯血,并同时出现出血性休克。

(三)诊断

(1)中老年人或40岁以下的妊娠后期、产褥早期妇女,突然发生剧烈胸痛,如撕裂样或刀割样,并向颈背部放散,应考虑有本病的可能,进行详细的检查,严密观察血压变化、心音变化、胸背部有无血管杂音等,并进一步观察有无夹层动脉瘤影响波及其他动脉器官的征象。

(2)对有上述临床情况者进行胸部X线反复摄片,如见主动脉增宽或局限性膨胀,且增宽日渐明显,则应考虑为近端主动脉夹层动脉瘤的可能。

(3)确诊则需逆行主动脉造影,连续电影摄影除可确定有无夹层动脉瘤外,还可确定裂口部位、真腔和假腔的大小等,这不但可以确定诊断,也是手术治疗前必须了解的问题。

(4)超声心动图对主动脉近端扩张、主动脉瓣关闭不全有帮助;对近端型夹层动脉瘤有时可看到前壁及后壁的分层现象。

此外,本病应与急性心肌梗死、急腹症(特别是胆囊炎),以及脑血管病、颈或胸椎段破坏性病变(根性痛等疾病)鉴别。

(四)治疗

本病预后差,死亡率高,尤其是夹层扩展范围大、程度重及心脏血管受累程度严重的病例,约25%的患者死于24小时内,50%的患者死于1周内,75%的患者死于1个月内,几乎90%的患者在1年内死亡,但近年来由于对本病的诊断水平提高,以及合理的内科治疗与外科手术的开展,使不少患者得以挽救生命,存活多年。

1.内科治疗

(1)解除疼痛。对急性期患者应严格卧床休息,有烦躁不安者都应给地西泮镇静,剧烈疼痛者给予注射吗啡或哌替啶,迅速止痛,这样一则可解除患者痛苦,二则使患者安静下来,可预防病情发展。

(2)降低血压。将收缩压降至12.0～13.3 kPa(90～100 mmHg),只要能满足器官血供即可。动物实验证明,用降压药使血压降至12.0 kPa(90 mmHg),结果夹层不再扩大。因此有效的降压治疗是使夹层不再扩展的重要治疗方法。常用硝普钠扩张血管减轻后负荷,待血压降至理想水平、维持数天后改用硝苯地平、卡托普利口服维持。

(3)减轻左心室收缩力,减慢左心室收缩速度,使心率降至70次/分左右,以减少血流对主动脉壁的冲击力。常用普萘洛尔,急性期给予0.5 mg静脉注射(缓慢),10～15分钟重复应用1次,使心率降至理想水平,以后可根据心率情况4～6小时用药1次,病情稳定后改为口服,剂量根据心率情况掌握。

(4)慢性夹层动脉瘤患者(病程在2周以上),又无并发症的患者,且病情稳定,孤立的患者,可长期内科治疗。

2.外科治疗

(1)手术指征为:近端主动脉夹层动脉瘤;主动脉大的分支有阻塞、发生缺血者;夹层动脉瘤有破裂者;伴有明显主动脉瓣关闭不全者;内科治疗病变继续扩散者。

(2)手术方法:在体外循环下,进行人造血管搭桥术,有主动脉瓣关闭不全者进行瓣膜移植术。

四、主动脉窦瘤破裂

主动脉窦瘤也称 Valsalva 窦瘤,以往认为是较少见的疾病,常合并其他心血管畸形,在未破裂前症状体征均不典型,易误诊为瓣膜病、冠心病等疾病,近年来超声心动图广泛应用,发现此病并不少见,国内报道此病约占心内直视手术的2.95%～4.50%。窦瘤破裂后病情危急,应尽快确诊,手术治疗挽救生命。

正常主动脉根部在三个瓣叶相对处轻度扩张而形成三个窦。位于左前方并有左冠状动脉开口者为左冠状窦与左心室及心包临界,位于右前方并有右冠状动脉开口者为右冠状窦,其大部分突出到室上嵴和流出道,小部分在室间隔的膜及肌部;无名冠状动脉窦位于左、右心房的前方,大部分突入右房。

(一)病因

主动脉窦瘤形成的病因有两种。

（1）先天性（占绝大多数）是由于主动脉根部中层弹力纤维和瓣膜纤维组织之间缺乏连接或没有融合。其中不少病例同时合并有心脏其他畸形，依次为室间隔缺损、主动脉瓣关闭不全、动脉导管未闭、肺动脉瓣狭窄等。

（2）后天性多由感染性心内膜炎、主动脉夹层动脉瘤（近端型）、结缔组织病等损及主动脉壁，使之变得薄弱，如受主动脉内持久的搏动性高压推向邻近的低压心腔如右心室、右心房或左心房而形成的。

（二）临床表现

1.单纯型主动脉窦瘤（即破裂前期的窦瘤）

（1）窦瘤未破裂前多无临床表现，常因合并其他畸形或病变如在室间隔缺损、动脉导管未闭、主动脉瓣关闭不全或感染性心内膜炎等而来就诊进行检查，多在超声心动图检查中被发现。

（2）窦瘤突入不同部位所产生的临床表现：右冠状窦瘤突入右心室，可造成右心室流出道狭窄；个别窦瘤突出到三尖瓣环的上、下方，压迫附近的传导组织，发生束支或房室传导阻滞。左冠状窦瘤可因使左冠状动脉主干阻塞而发生心绞痛，甚至急性心肌梗死。窦瘤常引起主动脉瓣关闭不全，这是因为主动脉根部中层弹力纤维和瓣环组织之间缺乏连续或没有融合使瓣环失去悬吊作用；另一方面由于窦瘤向外突出，使该处主动脉瓣叶边缘弯曲，因而影响闭合，产生关闭不全。

2.破裂型主动脉窦瘤

由于窦瘤破裂口的大小不同及进展程度不同，临床表现可分为三型。①隐匿型：由于破裂口很小，且进展慢，临床可无症状或很少有症状，此型很少见。②渐进型：破裂口较小，又是逐渐进展扩大，病程从数天至数月甚至数年不等，表现有心悸、气急，头晕乏力等逐渐加重，此型约占窦瘤破裂的半数左右。③突发型：即突然发生症状，不少患者与过度用力、强力的体力活动感冒等有关，此型接近窦瘤破裂的半数。

（1）窦瘤破裂的突出症状：心悸和呼吸困难，心前区闷痛或剧痛，继之出现下肢水肿，肝脏急性充血肿大，上腹部疼痛。窦瘤破裂口径较大者，发生急性心力衰竭。经内科保守治疗后上述情况可得到明显改善。影响病程进展快慢和血流动力学变化的因素与破裂口大小有关，有人报告破裂口小于 $3\sim5$ mm 时，心功能在Ⅰ～Ⅱ级，分流量在 50% 左右，当破裂口在 7mm 以上时，心功能在Ⅲ～Ⅳ级，分流量超过 50%。如果窦瘤破裂合并有其他心脏畸形或病变，如室间隔缺损、动脉导管未闭、感染性心内膜炎、主动脉关闭不全等，则因加重了心脏的负荷，病情发展加速加重。

（2）窦瘤破裂的体征：胸骨左缘出现粗糙响亮的连续性机器样杂音，破裂口大杂音强，可扪及细震颤，肺动脉瓣区第二音亢进。但应注意因破裂部位不同，杂音的部位及性质也随之改变：如窦瘤破入右心室流出道（最常见），杂音在胸骨左缘 2、3 肋间最响，且呈连续性（左向右分流呈连续性）；如破入右房，杂音较轻；如破入左心室，杂音在心尖区或心前区，且仅有舒张期杂音（收缩期左心室压力高无分流产生）；破入左房杂音最响处在左腋下，性质呈连续性。当合并有其他心内畸形或病变时，杂音性质也有变异。颈静脉怒张、肝大、下肢水肿等右心衰竭体征明显，这是由于窦瘤破入右心后左向右的分流是连续性的，而且舒张期较收缩期大，因为舒张期右心室压力下降，破裂口松弛，口径变大，而收缩期瘤体扭曲。因此使右心室在整个心动周期中均处于过度负荷状态，所以右心室衰竭明显，少数患者有端坐呼吸、肺部湿啰音等左心衰竭表现。窦瘤破入心包腔时，则迅速出现急性心脏压塞表现，并常很快死亡。

窦瘤破裂的另一表现为舒张压降低，脉压增大，这是由于窦瘤破裂收缩期分流量大，心排血量增加,收缩期动脉内压力较高,而舒张期压力下降较低的结果。

3.心电图检查

由于左心室容量负荷过重,可见左心室肥厚劳损心电图改变,破入右心有时可出现右束支传导阻滞或房室传导阻滞;破入心房也可出现心房过度负荷如房性期前收缩、房性心动过速、房颤等改变。这些改变对窦瘤破入部位的判定有一定参考意义。

4.超声心动图检查

已成为主动脉窦瘤破裂的重要检查方法,准确性较高,其主要表现为主动脉根部异常和心室容量负荷过重之超声改变。彩色超声多普勒可见在破裂窦瘤处左向右分流。

5.X线检查

当窦瘤破入右心房时,右心房显著增大;破入肺动脉时,肺动脉段突出,肺门血管出现舞蹈征;破入右心室时,右心室增大;心脏增大的大小与破裂口径呈正比。窦瘤破裂时心胸比率均可增大,增大多少也与破裂口呈正相关。当破裂口径在 3~5 mm 时,心胸比率<0.55;破裂口径在 7 mm 以上时,心胸比率超过 0.55。

6.心导管检查

进行右心导管检查来确定有无左向右分流、分流大小、部位、心腔内压及血氧含量的变化。但是根据右心导管检查结果与房间隔缺损、室间隔缺损难鉴别,必须结合临床加以分析考虑。

7.选择性主动脉造影

对确定诊断帮助较大,造影剂可显示主动脉窦瘤的部位、大小及破入的心腔,可帮助术前做出诊断。

(三)治疗

(1)对单纯型(破裂前期)的主动脉窦瘤,临床无症状,可随时观察,但对伴有阻塞左右心室流出道、压迫冠状动脉、传导系统、严重主动脉瓣关闭不全、引起血流动力学改变者,应尽早行手术治疗。

(2)对窦瘤破裂者,一旦确定诊断,应尽早手术治疗,因窦瘤破裂不会自行愈合,而且破裂时间愈长,对心肌、心功能损害愈大,对手术的耐受性越差。此时不论病情多么严重,合并畸形多么复杂,均不应视为手术禁忌证。因窦瘤一旦破裂,病情发展较快,预后恶劣。Da-Vidse 等指出破裂口直径在 8 mm 以上,多死于 2 个月内,5~6 mm 者可活到 1 年以上,因此窦瘤破裂,即使无症状或症状轻,也应尽早手术。术前应尽力改善心功能,以提高对手术的耐受性,给予强心剂(毛花苷 C、地高辛)利尿剂及血管扩张剂等。手术方法是在体外循环情况下缝合主动脉窦瘤;有畸形者同时纠治,如室间隔缺损及主动脉瓣关闭不全等,窦瘤破裂的手术效果非常显著,手术后心脏立即缩小,心功能也迅速得到改善。

(史丽娜)

第九节　老年糖尿病

一、老年糖尿病流行病学与临床特点

随着人类寿命延长,老年糖尿病发病逐年增长。老年人中已诊断的糖尿病占 7%～18%,约占整个糖尿病患者群的 40%。估计有一半人未诊断。20%老人糖耐量减低（IGT）。随着年龄增长，将有更多的老年人发生糖尿病。

老年糖尿病有其独特的临床特点，有关临床和基础研究逐年增多。老年糖尿病的防治已日益受到内分泌专家和有关医务人员的重视和关注。

（一）老年糖尿病的流行病学

1.老年糖尿病患病率

美国糖尿病患病率 6.8%。65～74 岁组糖尿病患病率为 18.7%，其中白种人占 17.9%，黑种人占 26.4%。该年龄组 IGT 占 22.8%。总之，65 岁以上美国人有 400 万患糖尿病。

英国伦敦超过 60 岁者，4%有糖尿病，超过 80 岁者，占 9%，IGT 分别为 6%和 13%。

澳大利亚超过 65 岁者糖尿病占 10%，IGT 为 80%。超过 75 岁分别为 15%和 10%。

日本超过 45 岁者糖尿病患病率为 10%，IGT 为 15%。

芬兰 65～84 岁老年人糖尿病占 30%，IGT 为 32%。

我国不同地区流行病学研究显示，老年糖尿病患病率为 9.19%～20%。上海 2001 年的调查发现，60 岁以上老年糖尿病患病率已达 18.7%。北京解放军总院 1996－2000 年对一组老年人群的随访调查，显示 60 岁以上人群糖尿病平均患病率为 28.7%，其中 60～69 岁为 17.6%，70～79 岁为 30.2%，80 岁以上为 37.8%。

2.影响患病率的因素

（1）年龄：几乎所有流行病学调查均表明，随年龄增长，糖尿病及 IGT 人数均增加，加到曲线平坦，然后下降。不同的地区开始增长的时间、增长速率、高峰时间、下降速率均不相同。

（2）性别：综合 32 个国家 75 个社区糖尿病患病率，性别比例差别较大。男性占优势或女性占优势的地区差别明显。非洲、亚洲和美洲，男性糖尿病占优势；太平洋地区女性占优势。少数老年人群调查，未证实性别差异。

（3）居住国家和地区：糖尿病是一种年龄相关的疾病。一个国家的患病率决定于该国家的年龄结构。西方国家老龄人口多，糖尿病患病率高；相反，发展中国家老龄人口少，患病率低。

移居人群处在产生糖尿病的特别危险中。中国和印度移民较当地居民糖耐量异常患病率高，表明环境因素的重要性。

同一国家内不同地区糖尿病患病率不同。美国夏威夷和密西西比河东部糖尿病患病率最高。既往中国城市糖尿病患病率高于农村，近年农村糖尿病患病率逐渐升高，有的地区发病率与城市接近。

（4）种族：美国黑种人妇女糖尿病较白种人高 2 倍，男性黑种人甚至高 3 倍。美国非白种人患病率比白种人高 2～6 倍。

（5）社会经济状况和生活方式：1996 年我国糖尿病调查显示，在大部分地区，糖尿病患病率与该地区平均收入成正比。不良的生活方式，如社会因素和缺乏体力活动均增加患 2 型糖尿病的危险。

（6）肥胖：肥胖是糖尿病的危险因素。美国调查表明，肥胖者糖尿病发生的可能性增加 1 倍。但也有无明显相关的报道。

（7）遗传因素：挪威的一项为期 22.5 年的前瞻性研究发现，父母患糖尿病者，其子女患病的相对危险度分别为 1.41 和 2.51，父母均患糖尿病者，其相对危险度为 3.96。

（二）老年糖尿病的临床特点

（1）患病率高，50 岁以上约 3 倍于总人口的患病率，60～70 岁为患病峰龄。

（2）起病隐匿，症状不明显，易漏诊。老年人肾小球滤过率下降，肾糖阈值可高达 11.1 mmol/L，尿糖常阴性，不能排除糖尿病。常因糖尿病并发症而首诊于非糖尿病专科。如因视力减退首诊于眼科；因高血压、冠心病首诊于心内科；因肾病首诊于肾内科；因下肢坏疽首诊于外科；因外阴瘙痒首诊于妇科等。

（3）血糖控制不理想，治疗依从性差，并发症多，病死率高。老年人器官老化，免疫功能下降，心脑血管及神经系统发病率高，加之社会-心理因素，不愿控制饮食，血糖控制差，达标者仅占 20%。

（4）主要的急性并发症为糖尿病非酮症高渗综合征。一旦发生，不及时诊治，预后差。病死率达 40%～60%。

（5）老年糖尿病主要死亡原因为心血管病变，常有动脉粥样硬化及微血管损害，导致高血压、冠心病及心肌梗死，成为老年糖尿病并发症的防治重点。

二、老年人糖耐量减退的机制

（一）胰岛素分泌减少

胰岛素分泌可在空腹、口服或静脉注射葡萄糖后测定。文献中关于老年人胰岛素分泌测定结果有些差异，可能与选择对象有关。一般认为，老年人糖负荷后，胰岛素没有绝对的缺乏。但与合并高血糖者相比，老年人胰岛素分泌减少。活性低的胰岛素原增加，特别是餐后胰岛素原增加，易致餐后高血糖。

（二）胰岛素抵抗

正常的胰岛素数量产生低于正常的生物学效应，称胰岛素抵抗。表明胰岛素对靶组织的作用受损。常用钳夹技术测定胰岛素抵抗，发现老年人的组织对胰岛素不敏感，脂肪、肌肉和肝脏均存在胰岛素抵抗。老年人葡萄糖清除率明显低于年轻人。

老年人胰岛素抵抗的原因：①组织细胞胰岛素受体减少，仅为青年人的 30%。②细胞膜离子转运机制的变化。③受体后缺陷，是由于葡萄糖摄取减少及细胞内葡萄糖代谢受损。胰岛素抵抗导致老年人高胰岛素血症。这一代偿机制，用较高浓度胰岛素以克服老年胰岛素抵抗。

（三）升糖激素变化

1.儿茶酚胺

儿茶酚胺通过以下机制使糖耐量减退：抑制胰岛素分泌，促进肝糖产生，使葡萄糖利用减少。老年人空腹去甲肾上腺素水平本来就比较高，在胰岛素引起低血糖时刺激去甲肾上腺素分泌更多。

2.胃抑多肽（GIP）

GIP 可能是胰岛素分泌的中介物。其在血中水平，年轻人与老年人中无差别。但老年人 β 细胞对 GIP 的敏感性比年轻人低，年龄与 β 细胞对 GIP 的敏感性呈负相关。

3.胰升糖素

老年人糖耐量减低与胰升糖素关系尚未阐明。

4.生长激素

随年龄增长，生长激素升血糖作用的敏感性无改变。

5.人胰多肽

老年人空腹及葡萄糖餐后胰多肽水平较年轻人高,其意义不明。

(四)肥胖

老年人肥胖及腹部脂肪沉积,增加了胰岛素抵抗,以及与增龄有关的代谢紊乱。

(五)体力活动减少

研究表明,不锻炼的老年人较锻炼者有较高的血糖和胰岛素水平。运动可改善糖耐量和胰岛素敏感性。

(六)其他因素

饮食中碳水化合物含量减少、镁摄入量不足、肾功能减退。低血钾和交感神经活性增加均促进老年人糖耐量异常和胰岛素抵抗。老年人服药较多,类固醇皮质激素及噻嗪类利尿剂易导致糖耐量异常和胰岛素抵抗。

三、老年糖尿病诊断

(一)老年人高血糖的临床表现

老年糖尿病常无临床表现,在诊断糖尿病时,长时间的糖尿病并发症已经常存在,但患者可无任何症状。有的患者可能仅有一些非特异症状,而误认为是正常的衰老现象。由于老年人常有多种病理损害,使诊断进一步复杂化。

高血糖的典型症状常被忽视,如多尿、多饮、夜尿、口干、多食、中度体重降低及乏力。患者常有情绪变化、记忆差、抑郁和痛阈下降。

某些老年患者可能存在糖尿病并发症症状,如视力下降或丧失、周围神经异常、冠心病、心肌梗死、充血性心力衰竭、周围血管病、间歇性跛行及脑血管病。高渗性非酮症综合征常表现为严重脱水、昏迷、脑栓塞等。

即使无高血糖症状,应寻找老年人糖尿病的危险因素。如肥胖、糖尿病家族史、冠心病、高血压、脑血管病、高脂血症、某些人种(如亚洲移民)及应用致血糖升高的药物(类固醇皮质激素、雌激素、噻嗪类利尿剂、β受体阻滞剂、苯妥英钠等)。

(二)老年糖尿病诊断标准

曾认为老年人糖耐量减低是生理现象,故不能用年轻人的血糖标准诊断糖尿病。现认为不分年龄,均用统一的血糖标准。

糖尿病的诊断标准为:空腹静脉血浆葡萄糖≥7.0 mmoL/L(126 mg%),或口服葡萄糖(75 g)耐量试验(OGTT),2 小时或随机血糖≥11.1 mmoL/L(200 mg%);空腹血糖<7.0 mmoL/L,餐后2 小时血糖介于7.8~11.1 mmoL/L,为 IGT,≥11.1 mmoL/L 为糖尿病。空腹血糖≥6.1 mmoL/L,但<7.0 mmoL/L,而负荷后时血糖正常者为空腹血糖受损(IFG)。IGT 与 IFG 均属于糖尿病前期。

(三)慢性并发症的初步筛选

不少老年糖尿病患者,诊断糖尿病时虽无症状,但早已存在慢性并发症。应根据病史、体检、实验室检查,寻找下列并发症:心脑血管病、神经病变、眼病及骨质疏松等。

四、老年糖尿病的并发症

(一)急性并发症

老年糖尿病急性并发症可持续数小时至几天,不及时抢救病死率高(达到 20％以上),关键是早期识别及治疗。多数患者经适当治疗可完全缓解。

1.糖尿病非酮症高渗综合征

(1)本症的临床特点:①多见于老年人。②常无糖尿病史,或为轻型 2 型糖尿病,1 型糖尿病患者少见,且常与酮症酸中毒并存。③首发症状可为心肌梗死、脑血管意外等,收住在非糖尿病科,故常易误诊。④主要的临床表现是高渗性脱水,表现为皮肤干燥、厌食、恶心、尿少、心悸、神志淡漠、幻觉、失语、偏瘫乃至昏迷。

(2)实验室检查:①血糖≥33.3 mmol/L。②血钠＞145 mmol/L。③血浆渗透压≥330 mmol/L。一般无酮症和酸中毒。

(3)治疗:①小剂量胰岛素。持续短效胰岛素静脉滴注,2～3 u/h,直至血糖降至 14 mmol/L,改为皮下注射。②补液用等渗还是低渗液体有争论。一般认为在高渗状态下等渗液体相当于相对低渗液。不主张给 0.45％氯化钠溶液。以高血糖为主用氯化钠溶液,以高血钠为主用葡萄糖溶液。③补钾及治疗并发症。

2.糖尿病酮症酸中毒

糖尿病酮症酸中毒是以高血糖、高酮血症和代谢性酸中毒为主要表现的临床综合征。在胰岛素应用以前是糖尿病的主要病死原因。胰岛素问世后病死率降为 1％～5％。

临床常见症状为食欲缺乏、乏力、头晕头痛、恶心、呕吐、腹痛,重者出现昏迷。实验室检查血糖升高,常高于 16.7 mmol/L,可高达 33.3 mmol/L 以上。血酮体增高,尿酮体阳性。血 pH 和二氧化碳结合力降低。常有血电解质紊乱。

治疗原则是小剂量胰岛素(静脉滴注低于 4 u/h)、补液、补钾、消除诱因及治疗并发症。

老年糖尿病酮症酸中毒主要问题是脱水、高血糖、酸中毒、低血钾。老年人较难忍受脱水致低血压和酸中毒。补液时注意速度不宜过快,以免负荷过重诱发心力衰竭。血 pH＜7.1 时,应用小剂量碳酸氢钠。

3.低血糖

低血糖症是血糖降至 2.7 mmol/L 以下,并产生脑功能和认知功能紊乱,以及交感神经兴奋症状。表现为衰弱、饥饿、心悸、出汗、寒战、视物模糊、言语不清、头痛、异常行为、偏瘫甚至昏迷。老年人低血糖脑病发生率可达 7.48％。

老年糖尿病低血糖的最常见原因是药物源性。包括:①胰岛素。常发生在调整胰岛素剂量,注射胰岛素后未及时用餐、改变胰岛素剂型,以及运动量过大。②口服降糖药。老年人应避免使用作用时间长的磺酰脲类降糖药。因老年人肾功能及代谢能力减退,易积蓄导致低血糖发作。禁用氯磺丙脲类降糖药(半衰期 36 小时),慎用格列苯脲,选用半衰期短的磺酰脲类等。③合并应用促进磺酰脲类降血糖作用的药物如水杨酸盐、磺胺药、华法林等。

低血糖处理:应立刻静脉注射 25％～50％葡萄糖。老年人从昏迷中恢复,比年轻人慢。此外对磺酰脲药所致低血糖的治疗反应差,需要药物完全代谢排泄后,可能持续 24～36 小时,更长者达数日,此时应静脉内持续补充葡萄糖。

4.乳酸性酸中毒

老年糖尿病发生乳酸性酸中毒的最常见原因是服用苯乙双胍。该药增加无氧酵解,乳酸产生增加,肝脏和肌肉对乳酸摄取减少,肾脏排酸功能降低,致血乳酸升高。

临床表现为乏力、倦怠、呕吐、腹痛、腹泻、头昏、面部潮红、意识障碍,重者昏迷。实验室检查血乳酸增高(>5 mmol/L),血 pH<7.35,阴离子间隙>18 mmol/L。

老年糖尿病乳酸性酸中毒病死率高达 30%。一旦确诊,应立即停用苯乙双胍,迅速输注大量生理盐水,大量补充碱性药物,一般用 1.3%碳酸氢钠,可同时用胰岛素加葡萄糖,有利于解除丙酮酸代谢障碍。

老年糖尿病患者应慎用双胍类降糖药。即使选用不良反应较小的二甲双胍,剂量也不宜过大。

(二)慢性并发症

老年糖尿病慢性并发症随糖尿病病程增加而增加,各种并发症可单独或合并存在,如神经病变或肾病患者可合并多种其他并发症。失明者可合并肾病或神经病变。遗传因素在并发症发生中的重要性已越来越清楚。但目前未发现产生某种并发症的特殊标志。

持续高血糖是发生并发症的原因。高血糖抑制肌肉对糖的摄取及利用,使血浆及组织蛋白糖化,血黏度增高。中间代谢产物堆积,山梨醇增加,产生超氧自由基,致细胞损伤。

1.糖尿病大血管并发症

(1)冠心病:①心绞痛症状不典型。②无痛性心肌梗死多。③心律失常发生率高且严重。心肌梗死范围广,猝死及心力衰竭发生率高。溶栓效果差,再梗死率高。

治疗除控制血糖外,应用 β 受体阻滞剂及改善血小板聚集药物,溶栓治疗严格掌握适应证。必要时可考虑冠脉搭桥术及经皮冠脉腔内成形术。

(2)脑血管病:①脑梗死多见,发生率为非糖尿病患者的 3~4 倍,以腔隙性脑梗死最多。临床上常无任何症状。②缺血性脑卒中明显多于出血性脑卒中。③一过性脑缺血为对照组的 3 倍,易与心源性晕厥混淆。

治疗宜采用综合措施,应用抗血小板聚集药、脑血管扩张剂、活血化瘀中药及改善脑细胞代谢药物。

(3)间歇性跛行和下肢坏疽:老年糖尿病并发间歇性跛行和下肢坏疽,约占总数的 10%。不积极防治,严重者需截肢。

2.糖尿病视网膜病变

糖尿病导致失明为一般人群的 25~27 倍。失明的主要原因是视网膜病变、白内障及新生血管性青光眼等,以视网膜病变为主。

老年糖尿病视网膜病变常见,新诊断的 2 型糖尿病患者估计 20%有视网膜病变,随糖尿病病程增加,视网膜病变患病率也上升。老年糖尿病 20 年后,80%~90%发生视网膜病变。

糖尿病视网膜病变早期表现为微血管瘤,伴出血,逐渐出现渗出,新生血管及机化物增生,最后导致视网膜脱落及失明。

防治宜严格控制代谢,使血糖尽可能正常。一旦发生视网膜新生血管及毛细血管渗漏,及早采用激光治疗。中药有助于眼底出血时止血及血液吸收。

3.糖尿病肾病

糖尿病肾病的临床特征是持续性蛋白尿,即 24 小时尿蛋白排出量超过 500 mg。同时伴有肾小球滤过率下降及高血压。

大多数有尿蛋白的糖尿病患者存在糖尿病肾病。特别是在蛋白尿逐步发生，且同时有糖尿病视网膜病变者。但老年 2 型糖尿病伴其他肾脏病者较年轻人 1 型糖尿病多。在终末期肾衰竭患者中，约有 1/3 的 2 型糖尿病伴随其他肾病者，而 1 型糖尿病仅占 10%。这些疾病包括高血压肾脏病变、肾盂肾炎、肾小球肾炎和其他少见病。因此，在诊断糖尿病肾病时，应排除其他原因引起的蛋白尿。

糖尿病肾病发展至肾衰竭时，应限制蛋白质摄入，每天 0.4～0.6 g/kg，以优质动物蛋白质为主，进行腹膜透析和血液透析。对 65 岁以上老人较少适宜肾移植。口服降糖药应用短效且不经肾排泄的磺胺类，如格列喹酮。格列苯脲不宜采用。高血压可用血管紧张素转换酶抑制剂、血管紧张素 II 受体拮抗剂、钙通道阻滞剂及 β 受体阻滞剂。

4.糖尿病神经系统并发症

糖尿病周围神经病变很常见，且随着年龄增长而增多。临床有 3 种类型：①进展型弥漫性髓鞘病变，即自主神经病变的对称性感觉神经病变。②可逆的单神经病变和神经根病变，包括近端运动神经病变、脑神经病变和急性疼痛性神经病变。③压力性麻痹，显著的腕管综合征等。

临床表现迥异。如热痛感丧失，手指、足趾麻木感，直立性低血压，心动过速，出汗，勃起功能障碍，神经性膀胱炎，腹泻，胃痛，复视，皮肤烧灼感及疼痛等。老年人症状性自主神经病变较年轻人少。

治疗可选用神经营养药物，如肌醇、甲钴胺、抗血小板聚集药。醛糖还原酶抑制剂疗效不肯定。尚可用中医活血化瘀药。

五、老年糖尿病防治

老年糖尿病治疗的目的是解除高血糖引起的临床症状，预防和延缓各种并发症的发生和进展，防止体重明显下降，避免低血糖及其他药物的作用，从而保障健康和良好的生活质量。

（一）老年糖尿病防治原则

1.强调早期诊断

新诊断的老年糖尿病患者中 30%～50% 表现空腹血糖正常，仅餐后血糖升高。因此在测定空腹血糖的同时，须测定餐后 2 小时血糖，以免漏诊。

2.重视糖尿病前期的防治

糖尿病前期是一个可逆的过渡时期，已经存在大血管和微血管损害。此期有三个发展趋势，经过认真干预，部分人群可转化正常或维持糖尿病前期；若不防治，将发展成为糖尿病。也只有在这个阶段，糖尿病是可以防治的。

3.老年糖尿病血糖控制目标

应遵循个体化原则。对预计寿命长，独立生活能力强，可从长期强化治疗获益，并愿意进行自我监测的患者，其治疗目标应与非老年糖尿病患者相同；对有严重威胁生命的并发症、并发症或智能缺损者，相同控制目标可偏宽。空腹血糖可在 8 mmol/L 左右，餐后 2 小时血糖 12 mmol/L 左右，糖化血红蛋白（HbA1c）8～9 mmol/L。

4.全面控制心血管危险因素

世界各种糖尿病防治指南版本均指出，为更大程度减少老年糖尿病患者并发症的发生率和病死率，除严格控制血糖外，需全面控制心血管危险因素，包括肥胖、血压、血脂及戒烟等。

(二)老年糖尿病综合治疗

1.饮食疗法

总的原则是总量控制,结构合理。限制每天总热量的摄入。按每千克标准体重约 104.6 kJ(25 kcal)计算。比例为碳水化合物 50%～60%,每天 200～250 g,蛋白质 10%～15%,脂肪 20%～25%(饱和脂肪酸<10%),纤维素摄入量每天不得少于 30 g,葡萄糖和蔗糖忌用,可用阿斯巴甜蛋白糖类甜味剂。水果富含纤维素、维生素和糖类,食用时按食品交换法,相应减少主食量。

2.运动疗法

运动可增强周围组织对胰岛素的敏感性,加速脂肪分解,减少脂肪堆积,促进全身代谢旺盛,增强体力,消除应激,有利于控制并发症的发生和进展。

运动疗法的适应证:大多数轻、中度 2 型糖尿病,尤其是肥胖型,以及稳定期的 1 型糖尿病。

禁忌证:血糖未控制的 1 型糖尿病,伴有严重肾病、心功能不全、眼底病变及神经病变;频繁发作脑供血不足;糖尿病足;急性感染及糖尿病急性并发症。

运动处方制订因人而异,有的老年人因骨关节病变或脑卒中偏瘫而无法运动。运动项目自由选择,如散步、体操、骑自行车、上下楼梯、乒乓球、舞蹈、太极拳、游泳、网球等。以竞技性不强为佳,运动强度适中,不宜过大,随时调整。

3.糖尿病教育、心理治疗和监测

糖尿病教育人群包括:一般人群、糖尿病专业医师、护士和营养师、糖尿病患者及其家属。糖尿病心理治疗能增强患者的自我保健意识和技能,提高自控水平。

糖尿病患者应建立自己的健康档案,包括病史、体格检查及实验室检查结果,定期复查。

对检查后难以自理的老年糖尿病患者,对其亲属的教育特别重要。因其担负患者的生活及医疗的管理。

4.药物治疗

(1)口服降糖药。

促胰岛素分泌剂:①磺酰脲类降糖药,老年糖尿病宜选用半衰期短、排泄快的短效药物。氯磺丙脲作用时间长,肾功能损害时易积蓄,产生低血糖,对 60 岁以上老人不宜应用。老年人慎用格列苯脲。老年糖尿病常伴发其他多种疾病,服药较多,其中有些药物增强磺酰脲类药降糖作用,如青霉素、水杨酸盐、吲哚美辛、磺胺类药、氨茶碱、利舍平、可乐定、芬氟拉明等,应注意防止引起低血糖。②瑞格列奈(及那格列奈),餐时血糖调节剂,发生低血糖少,较适合老年人使用。

双胍类降糖药:老年糖尿病患者不宜用苯乙双胍,易发生乳酸性酸中毒。世界各国均已改用二甲双胍,其代谢并发症较苯乙双胍明显减少。但在肾功能减退或循环衰竭时,二甲双胍仍有促进乳酸性酸中毒的危险,故对老年糖尿病患者剂量不宜过大。每天剂量小于 2 g,75 岁以上老人慎用。单用二甲双胍不会产生低血糖症,但与磺酰脲药或胰岛素合用,则可引起低血糖。

α糖苷酶抑制剂:阿卡波糖和伏格列波糖是一组 α糖苷酶水解酶的竞争抑制剂,可减慢小肠上端 80%的淀粉及糊精分解为葡萄糖,因而使餐后血糖减少,导致胰岛素抵抗降低,一般对于肾功能无影响,适用于老年糖尿病。但对进食碳水化合物较少的老年糖尿病患者效果不佳。

阿卡波糖加磺酰脲类药物,可使血糖进一步降低约 3 mmol/L,HbA1c 降低 0.8%～1.0%。不良反应为腹胀气、腹痛、腹泻。有的老人难以忍受。

胰岛素增敏剂:罗格列酮和吡格列酮具保护 β 细胞功能和增强胰岛素敏感性作用。一般是

安全的。Dream 研究表明，罗格列酮在糖尿病前期患者应用可延缓发生糖尿病。Proactive 研究证实，吡格列酮能减少心血管事件发生率和病死率。增敏剂应用前途较佳。治疗中注意监测肝功能。不良反应为水、钠潴留及水肿，停药后可恢复。

中草药：有些中草药具有轻微降糖作用，临床上主要用于减轻症状，治疗并发症。

（2）胰岛素：老年糖尿病胰岛素治疗可维持患者健康，预防长期的血管并发症，保障生命质量。主张尽早应用。

老年人新诊断的 1 型糖尿病少见，一旦确诊，通常每天注射 2 次胰岛素，用自混、预混或低精蛋白胰岛素。使用标准注射器或胰岛素笔。

2 型糖尿病胰岛素治疗指征：伴发急性病，如严重感染、心梗、外科手术；预防和治疗长期的血管并发症；血糖控制差，临床症状明显。2 型糖尿病患者最终将有一半需胰岛素治疗。每天 2 次胰岛素已足够，因这类患者还有一部分内源性胰岛素分泌。

2 型糖尿病胰岛素治疗易发生高胰岛素血症，对老年糖尿病患者易出现腹部肥胖，故对肥胖的老年糖尿病患者，胰岛素与二甲双胍和阿卡波糖或胰岛素增敏剂合用，尽量减少胰岛素剂量。胰岛素应用过程中，应严密观察，避免发生低血糖。

（张　丽）

第十节　老年血脂紊乱

血脂紊乱是脂质代谢障碍的表现，属于代谢性疾病，是指血浆中一种或多种脂质成分的增高或降低、脂蛋白量和/或质的改变。血脂紊乱被公认为心血管系统最重要的危险因素之一，大规模临床试验及荟萃分析结果表明，积极治疗血脂紊乱是老年人心血管疾病防治的重要组成部分。

一、老年人血脂代谢特点

血脂是血浆中胆固醇（TC）、甘油三酯（TG）和类脂（如磷脂等）的总称。血脂水平发生变化是老年人的生理特点，基因和环境因素与衰老过程中的脂代谢变化密切相关。根据美国胆固醇教育计划第 3 版成人治疗指南（NCEP ATP Ⅲ），随着年龄增加，高胆固醇血症患者显著增多 [>65 岁的人群中 TC>5.2 mmol/L（200 mg/dL），男性占 60%、女性占 77%]。我国的流行病学调查显示，男性在 65 岁以前，TC、LDL-C 和 TG 水平随年龄增加逐渐升高，以后随年龄增加逐渐降低；中青年女性 TC 水平低于男性，女性绝经后 TC 水平较同年龄男性高。在增龄过程中，HDL-C 水平相对稳定；与欧美国家相比，我国老年人的 TC、LDL-C 和 TG 水平低于西方人群，以轻中度增高为主。

人们提出了许多机制用来说明与年龄相关的血脂蛋白浓度的变化，尤其是 LDL-C 的浓度变化。这些机制包括与年龄相关的进食油脂增加、肥胖、体育锻炼减少，健康状况下降及肝细胞上 LDL 受体数量随年龄增长而逐渐减少、功能减退。血脂紊乱是心脑血管疾病的独立危险因素，随着年龄增长，动脉粥样硬化发生率增加，老年人是发生心脑血管事件的高危人群。

二、病因

血脂紊乱的发生是由于脂蛋白生成加速或者降解减少,抑或两者同时存在。原发的血脂紊乱可能是由于单基因突变所致的生物化学缺陷,也可能是多基因或者多因子所致。继发的血脂紊乱在老年人中更常见,是由于肥胖、糖尿病、甲状腺功能减退及肝、肾疾病等系统性疾病所致。此外,某些药物,如利尿剂、β 受体阻滞剂、糖皮质激素等也可能引起继发性血脂升高。

三、临床表现

多数血脂紊乱的老年患者无任何症状和体征,常于血液常规生化检查时被发现。脂质在血管内皮沉积可引起动脉粥样硬化,由此引起心脑血管和周围血管病变,因此血脂紊乱的首发症状往往与心血管疾病症状相关。

TG 水平中度升高会导致脂肪肝和胰腺炎,如果 TG 水平继续升高则会在背部、肘部、臀部、膝部、手足等部位出现黄色瘤。严重的高甘油三酯血症[TC>5.2 mmol/L(200 mg/dL)]会导致视网膜的动静脉呈白乳状,形成脂血症视网膜炎。某些形式的高脂血症可以导致肝脾增大,从而出现上腹不适感或者压痛,而患有罕见的 β 脂蛋白不良血症的患者则可能出现手掌黄斑和结节状的黄色瘤。

四、诊断

鉴于目前老年人群的研究数据缺乏,建议老年人血脂紊乱的分类和合适的血脂水平参考 2007 年《中国成人血脂异常防治指南》制定的标准,诊断老年人血脂异常时应重视全身系统性疾病,如肥胖、糖尿病、甲状腺功能减退、梗阻性肝病、肾病综合征、慢性肾衰竭等和部分药物,如利尿剂、β 受体阻滞剂、糖皮质激素等及酒精摄入、吸烟引起的继发性血脂异常。对老年患者而言,检测甲状腺功能十分重要,因为无临床症状的甲状腺功能减退与继发性血脂异常相关。

然而,国内外大规模前瞻性流行病学调查结果一致显示,患有心血管疾病的危险性不仅取决于个体具有某一危险因素的严重程度,更取决于个体同时具有危险因素的数目,而仅依靠血脂检查结果并不能真实反映出被检查者的血脂健康水平。当前,根据心血管疾病发病的综合危险大小来决定血脂干预的强度,已成为国内外相关指南所共同采纳的原则。

因此,2011 年 ESC/EAS 血脂指南取消了"血脂合适范围"的描述,更加强调根据危险分层指导治疗策略,建议采用 SCORE 系统将患者的心血管风险分为很高危、高危、中危或低危,以此指导治疗策略的制订。我国仍然采用 2007 年《中国成人血脂异常防治指南》血脂异常危险分层方案,按照有无冠心病及其等危症、有无高血压、其他心血管危险因素的多少,结合血脂水平来综合评估心血管病发病危险,将人群进行危险性分类,此种分类也可用于指导临床开展血脂异常的干预。

五、治疗

(一)老年人降脂治疗的现状

对老年人群的流行病学研究显示,老年人总死亡率及心血管疾病病死率与 LDL-C 水平呈 U 形关系,LDL-C<2 mmol/L(77 mg/dL)或>5 mmol/L(193 mg/dL)时,总死亡率及心血管疾病病死率升高;LDL-C 在 3~4 mmol/L(115~154 mg/dL)时总死亡率及心血管疾病病死率最低。老年人 TC 与心脑血管疾病关系的研究为矛盾结果,多年来人们担心降低 TC 水平对老年人可能存在不利影响,严重影响了调脂药物的临床应用。大量循证医学证据显示,他汀类药物显著减少老年人心血管事件和心血管死亡,强化降脂治疗对老年患者非常有益。另外近年研究显示,血脂异常患者即使经过大剂量他汀类药物强化降胆固醇治疗后仍面临很高的心血管剩留风险,而在 2 型糖尿病、肥胖、代谢综合征和/或心血管病患者中,TG 升高和 HDL-C 降低是构成心血管剩留风险的主要血脂异常表型。因此,在关注高胆固醇血症的危害性及强调他汀类药物在心血管疾病防治中基石地位的同时,也应充分重视对 TG 增高等其他类型血脂异常的筛查和干预。

(二)血脂紊乱的治疗

1.老年人血脂紊乱治疗的目标水平

基于循证医学证据,结合我国近 10～20 年随访结果,2007 年《中国成人血脂异常防治指南》指出,调脂治疗防治冠心病的临床益处不受年龄影响,对于老年心血管危险人群同样应进行积极调脂治疗。推荐参考 2007 年《中国成人血脂异常防治指南》,根据老年患者的血脂水平和合并的危险因素确定治疗策略及血脂的目标水平。

2.治疗性生活方式的干预

2011 年 ESC/EAS 指南与我国血脂管理指南一致强调治疗性生活方式改变(TLC)是控制血脂异常的基本和首要措施。国际动脉粥样硬化学会于 2013 年 7 月发布的《全球血脂异常诊治建议》也指出生活方式干预的主要目的是降低 LDL-C 和非 HDL-C,其次是减少其他危险因素。提倡用富含纤维的碳水化合物或不饱和脂肪酸代替过多的饱和脂肪酸。提倡减轻体重、规律进行有氧运动,并采取针对其他心血管病危险因素的措施,如戒烟、限盐以降低血压等。

3.药物治疗

对许多患有血脂紊乱存在冠心病风险的老年人而言,治疗性生活方式干预不能有效降低 LDL-C 水平以达到控制目标,需要在健康生活方式改变的基础上开始个体化的调脂药物治疗。临床上供选用的调脂药物主要有他汀类、贝特类、烟酸类、树脂类药物和胆固醇吸收抑制剂,以及其他具有调脂作用的药物,以下做简单介绍。

(1)他汀类:在肝脏合成胆固醇的过程中,羟甲基戊二酰辅酶 A(HMG-CoA)还原酶催化其中的限速反应,他汀类药物可以抑制 HMG-CoA 还原酶,从而减少胆固醇的生成。这类药物有如下作用:上调肝细胞的 LDL 受体,从而使含有 ApoE 和 ApoB 的脂蛋白从循环中清除增多,还使肝脏合成、分泌的脂蛋白减少。他汀类药物降低 LDL-C 水平、增加其清除,并减少极低密度脂蛋白和中等密度脂蛋白(非 HDL-C)等残存颗粒的分泌。所以他汀类药物对 LDL-C 和 TG 水平升高的患者是有效的。临床常用制剂有阿托伐他汀、辛伐他汀、洛伐他汀、氟伐他汀、瑞舒伐他汀、匹伐他汀等。他汀类药物是目前临床上最重要、应用最广的降脂药。现有的临床证据表明,他汀类药物治疗可显著减少老年人心脑血管事件。

(2)贝特类:贝特类药物降低 VLDL 的产生、增加富含 TG 的脂蛋白的清除。后者是通过过氧化物酶体增殖物激活受体(PPAR)α 及增强脂蛋白脂肪酶的脂解活性来实现的。贝特类药物还能升高 HDL-C 和 ApoA I 的水平,适用于 TG 高、HDL-C 低的患者。临床常用制剂有非诺贝特、苯扎贝特、吉非贝齐等。

(3)烟酸类:烟酸抑制脂蛋白的合成,减少肝脏产生 VLDL,且抑制游离脂肪酸的外周代谢,从而减少肝脏产生 TG、分泌 VLDL,并减少 LDL 颗粒。烟酸促进 ApoA I 产生增多,因此可以升高 HDL-C 的水平。临床常用制剂有烟酸、阿昔莫司等。AIM-HIGH 研究结果显示,烟酸缓释制剂虽然提高了 HDL-C 水平、降低 TG 水平,但并未减少心脏病发作、卒中或其他的心血管事件。临床试验结果的公布对烟酸类药物在心血管病防治中的地位产生较大影响。

(4)树脂类:树脂类药物一般作为治疗高胆固醇血症的二线用药。胆汁酸多价螯合剂在肠道中结合胆汁酸,从而减少了胆汁酸的肝肠循环。这类药上调 7-α 羟化酶促使肝细胞中更多的胆固醇转变成胆汁酸,从而肝细胞中 TC 的含量下降、LDL 受体表达增多,LDL 和 VLDL 残粒从循环中的清除增加。同时,胆汁酸多价螯合剂使肝脏胆固醇合成增加,从一定程度上否定了螯合剂的降 LDL-C 的作用。TG 水平高的患者应用树脂类药物需要注意该类药物会使肝脏产生更多的 VLDL 而致 TG 升高。临床常用制剂有考来烯胺、考来替哌等。

(5)胆固醇吸收抑制剂:胆固醇吸收抑制剂依折麦布抑制肠道吸收胆固醇,使胆汁及食物中运送至肝脏的胆固醇减少,且减少致动脉粥样硬化的残余颗粒中 VLDL、LDL 胆固醇的含量。肠道向肝脏运输的胆固醇减少使得肝细胞 LDL 受体活性增强,从而导致循环中 LDL 的清除增多。

(6)其他调脂药物:普罗布考可以通过渗入到脂蛋白颗粒中影响脂蛋白代谢,降低 TC、LDL-C,也可降低 HDL-C,可用于高胆固醇血症的治疗。n-3 脂肪酸制剂是深海鱼油的主要成分,可降低 TG 和轻度升高 HDL-C。一类全新的降低 LDL-C 药物——人类前蛋白转化酶枯草溶菌素 9(PCSK9)抑制剂,临床研究提示该药能显著降低 LDL-C 水平,有望用于不能耐受他汀类药物或者他汀类药物治疗不能达标的患者。

综上,老年人群同样应该遵循 2007 年《中国成人血脂异常防治指南》,根据患者心脑血管疾病的危险分层及个体特点选择调脂药物,如无特殊原因或禁忌证,应鼓励具有多种心脑血管疾病危险因素的老年人使用他汀类药物。当最大剂量他汀类药物治疗未能达到 LDL-C 目标或不耐受大剂量他汀类药物,可联合使用依折麦布。如果 LDL-C 达标,而非 HDL-C 和 TG 水平明显升高,可加用贝特类药物、烟酸或高剂量的 n-3 脂肪酸,TG 明显升高的患者,需要及时干预,预防急性胰腺炎的发生。

4.老年人药物治疗的安全性

降脂药物较为常见的不良反应是胃肠道不适,少数的不良反应为肝功能异常和肌病,肾损伤、周围神经病变等也曾有报道。总体而言,随着老年人降脂治疗研究的深入,已经证明老年人使用降脂药物是安全有效的;但是无论是血脂紊乱还是药动学、药效学,老年人均有其独特特点,老年人的降脂治疗应在遵循一般原则的前提下,进行个体化治疗,建议应从小剂量开始,并充分考虑到药物相关不良反应,尽可能单药调脂,以避免药物相关肌病的发生,同时密切监测相关症状和生化指标,从而使调脂治疗的获益最大化。

六、关于老年人血脂紊乱有待解决的问题

目前,血脂异常防治指南已经深入临床实际,但关于他汀类药物治疗的观察与思考仍未停止。60 岁以上老年人的他汀类药物治疗,无论是一级预防还是二级预防,总体是获益的。但对于 80 岁以上老年人存在是否还要进一步分层、制订新的他汀类药物治疗目标及剂量选择的问题。目前已经公布的关于降脂治疗的临床试验缺乏 80 岁以上人群研究的结果,缺乏专为高龄老年人设计的前瞻、随机、对照、大规模临床试验。

在血脂研究领域,针对 LDL-C 降脂达标是老年人血脂紊乱治疗的主要目标,升高 HDL-C

和综合降脂治疗对老年人预后的影响是未来应关注的热点,期待更多专为老年人群设计的大规模随机临床试验,以解决老年人降脂治疗中存在的问题。

(张 丽)

第十一节 老年便秘

老年便秘是指排便次数减少,同时排便困难,粪便干结。正常人每天排便 1~2 次或 2~3 天排便 1 次,便秘患者每周排便少于 2 次,并且排便费力,粪质硬结、量少。随着人口的老龄化趋势,便秘已成为老年病中一种高发性疾病,65 岁以上老年人便秘的发生率约为 30%,便秘由于能引起胃肠及心脑血管方面的并发症而危及老年人的健康,严重影响老年人的生活质量。

一、病因和发病机制

(一)与增龄有关

老年人便秘的患病率较青壮年明显增高,主要是由于随着增龄,老年人的食量和体力活动明显减少,胃肠道分泌消化液减少,肠管的张力和蠕动减弱,腹腔及盆底肌肉乏力,肛门内外括约肌减弱,胃结肠反射减弱,直肠敏感性下降,使食物在肠内停留过久,水分过度吸收引起便秘;此外,高龄老人常因老年性痴呆或精神抑郁症而失去排便反射,引起便秘。

(二)不良生活习惯

1.饮食因素

老年人牙齿脱落,喜吃低渣精细的食物或少数患者图方便省事,饮食简单,缺少粗纤维使粪便体积缩小,黏滞度增加,在肠内运动缓慢,水分过度吸收而致便秘。此外,老年人由于进食少,食物含热量低,胃结肠通过时间减慢,也可引起便秘。

2.排便习惯

有些老年人没有养成定时排便的习惯,常常忽视正常的便意,致使排便反射受到抑制而引起便秘。

3.活动减少

老年人由于某些疾病和体型肥胖等因素,致使活动减少,特别是因病卧床或乘坐轮椅的患者,因缺少运动性刺激以推动粪便的运动,往往易患便秘。

(三)精神心理因素

患抑郁、焦虑、强迫观念及行为等心理障碍者易出现便秘,据 Merkel 等研究表明,1/3 便秘患者抑郁、焦虑方面的评分明显增高。

(四)肠道病变

肠道的病变有炎症性肠病、肿瘤、疝、直肠脱垂等,此类病变导致功能性出口梗阻引起排便障碍。

(五)全身性病变

全身性疾病有糖尿病、尿毒症、脑血管意外、帕金森病等。

427

(六)医源性(滥用泻药)

由于长期使用泻剂,尤其是刺激性泻剂,可因损伤结、直肠肌而产生"导泻的结肠",造成肠道黏膜及神经的损害,降低肠道肌肉张力,反而导致严重便秘。此外,引起便秘的其他药物还有如鸦片类镇痛药、抗胆碱类药、抗抑郁药、钙通道阻滞剂、利尿剂等。

正常排便包括产生便意和排便动作两个过程。进餐后通过胃结肠反射,结肠运动增强,粪便向结肠远端推进。直肠被充盈时,肛门内括约肌松弛,同时肛门外括约肌收缩,使直肠腔内压升高,压力刺激超过阈值时即引起便意。这种便意的冲动沿盆神经、腹下神经传至腰骶部脊髓的排便中枢,再上行经丘脑到达大脑皮质。如条件允许,耻骨直肠肌和肛门内、外括约肌均松弛,两侧肛提肌收缩,腹肌和膈肌也协调收缩,腹压增高,促使粪便排出。老年人这组肌肉静息压普遍降低,黏膜弹性也减弱,甚至肛门周围的感受器的敏感性和反应性均有下降,使粪便易堆积于壶腹部而无力排出。老年人脑血管硬化容易产生大脑皮质抑制,胃结肠反射减慢,容易产生便秘。新近的研究表明,血胃肠激素参与控制结肠的动力,如血管活性肠肽、血浆胰多肽、胃动素、生长激素、缩胆囊素等,激素的改变可能在老年便秘发病中起重要的作用。

二、临床表现及并发症

便秘的主要表现是排便次数减少和排便困难。许多患者的排便次数每周少于 2 次,严重者长达2～4 周才排便一次。然而,便次减少还不是便秘唯一或必备的表现,有的患者可突出地表现为排便困难,排便时间可长达 30 分钟以上,或每天排便多次,但排出困难,粪便硬结如羊粪状,且数量很少。此外,有腹胀、食纳减少,以及服用泻药不当引起排便前腹痛等。体检左下腹有存粪的肠襻,肛诊有粪块。

老年人过分用力排便时,可导致冠状动脉和脑血流的改变,由于脑血流量的降低,排便时可发生晕厥,冠状动脉供血不足者可能发生心绞痛、心肌梗死,高血压者可引起脑血管意外,还可引起动脉瘤或室壁瘤的破裂、心脏附壁血栓脱落、心律失常甚至发生猝死。由于结肠肌层张力低下,可发生巨结肠症,用力排便时腹腔内压升高可引起或加重痔疮,强行排便时损伤肛管,可引起肛裂等其他肛周疾病。粪便嵌塞后会产生肠梗阻、粪性溃疡、尿潴留及大便失禁,还有结肠自发性穿孔和乙状结肠扭转的报道。

三、诊断和鉴别诊断

便秘可能是唯一的临床表现,也可能是某种疾病的症状之一。对于便秘患者,应了解病史、体格检查,必要时做进一步的检查,以明确是否存在消化道机械性梗阻,有无动力障碍。

(一)询问病史

详细了解便秘的起病时间和治疗经过,近期排便时间的改变,问清排便次数,有无排便困难、费力及大便是否带血,是否伴有腹痛、腹胀、上胃肠道症状及能引起便秘的其他系统疾病,尤其要排除器质性疾病。如病程在几年以上病情无变化者,多提示功能性便秘。

(二)体格检查

体格检查能发现便秘存在的一些证据,如腹部有无扩张的肠型,是否可触及存粪的肠襻。进行肛门和直肠检查,可发现有无直肠脱垂、肛裂疼痛、肛管狭窄,有无嵌塞的粪便,还可估计静息时和用力排便时肛管张力的变化。

（三）特殊检查

1.腹部平片

腹部平片能显示肠腔扩张及粪便存留和气液平面,可确定器质性病变如结肠癌、狭窄引起的便秘。

2.钡灌肠

钡灌肠可了解结肠、直肠肠腔的结构。

3.结肠镜及纤维乙状结肠镜

结肠镜及纤维乙状结肠镜可观察肠腔黏膜及腔内有无病变和狭窄,还可发现结肠黑变病。

4.肛管直肠压力测定

肛管直肠压力测定可以帮助判断有无直肠、盆底功能异常或直肠感觉阈值异常。

5.球囊逼出试验

球囊逼出试验有助于判断直肠及盆底肌的功能有无异常。

6.盆底肌电图检查

盆底肌电图检查可判断有无肌源性或神经源性病变。

7.结肠传输功能实验

结肠传输功能实验可帮助了解结肠传输功能。

8.排粪造影

排粪造影有助于盆底疝及直肠内套叠的诊断。

四、治疗

（一）非药物治疗

1.坚持参加锻炼

对 60 岁以上老年人的调查表明,因年老体弱极少行走者便秘的发生率占 15.4%,而坚持锻炼者便秘的发生率为 0.21%,因此,鼓励患者参加力所能及的运动,如散步、走路或每天双手按摩腹部肌肉数次,以增强胃肠蠕动能力。对长期卧床患者应勤翻身,并进行环形按摩腹部或热敷。

2.培养良好的排便习惯

进行健康教育,帮助患者建立正常的排便行为。可练习每晨排便一次,即使无便意,也可稍等,以形成条件反射。同时,要营造安静、舒适的环境及选择坐式便器。

3.合理饮食

老年人应多吃含粗纤维的粮食和蔬菜、瓜果、豆类食物,多饮水,每天至少饮水 500 mL,尤其是每天晨起或饭前饮一杯温开水,可有效预防便秘。此外,应食用一些具有润肠通便作用的食物,如黑芝麻、蜂蜜、香蕉等。

4.其他

防止或避免使用引起便秘的药品,不滥用泻药;积极治疗全身性及肛周疾病;调整心理状态,良好的心理状态有助于建立正常排便反射。

（二）药物治疗

1.促动力药

西沙比利是新一代全胃肠促动力药,对老年便秘疗效较好。可缩短胃肠通过时间,增加排便次数。

2.泻药

(1)润滑性泻药:大多是无机矿物油,容易通过肠腔而软化粪便,可以口服或灌肠。此类制剂主要有甘油、液状石蜡,适宜于老年人心肌梗死后或肛周疾病手术后,避免用力排便,对药物性便秘无效。长期使用会影响脂溶性维生素 A、维生素 D、维生素 E、维生素 K 之吸收,还会引起肛门瘙痒和骨软化症。餐间服用较合适,避免睡前服用,以免吸入肺内引起脂性肺炎。

(2)容积性泻药:为含有较高成分的纤维素或纤维素衍生物,它有亲水性和吸水膨胀性的特点,可使粪便的水分及体积增加,促进肠蠕动而转运粪便。此类药有金谷纤维王、美特泻、康赐尔。适宜用于低渣饮食的老年人,不但通便,还能控制血脂、血糖,预防结肠癌的发生。在服用时必须同时饮 240 mL 水或果汁,以免膨胀后凝胶物堵塞肠腔而发生肠梗阻。

(3)刺激性泻药:此类药物含有蒽醌,可刺激结肠蠕动,6~12 小时即有排便作用,但会产生腹痛、水及电解质紊乱等不良反应。此类药物有果导、番泻叶、舒立通、大黄苏打等。长期使用可丧失蛋白质而软弱无力,因损害直肠肌间神经丛而形成导泻的结肠。此类制剂含有蒽醌,长期摄取后在结肠黏膜下会有黑色素沉积,形成所谓的结肠黑变病。

(4)高渗性泻剂:如山梨醇、乳果糖溶液是含不被吸收糖类的电解质混合液。乳果糖是一种合成的双糖,由一分子果糖与一分子半乳糖连接而成,人体内不含有能将它水解为单糖的酶,因此乳果糖口服后能完整地通过胃肠道到达结肠,并分解为单糖,随后分解为低相对分子质量的有机酸,增加肠腔的渗透压和酸度,从而易于排便。乳果糖(杜秘克)口服 15~30 mL/d,24~48 小时即有排便功效。

(5)盐性轻泻药:如硫酸镁、磷酸钠,由于渗透压的作用会很快增加粪便中水分的含量,半小时后即可产生突发性水泻。此类泻剂可引起电解质紊乱,不宜长期使用,对有粪便嵌塞者可灌肠排出粪便。有肾功能不全者不宜使用含镁制剂。

(6)通便胶囊:系纯中药制剂,具有"健脾益肾、润肠通便"的功能。本品用量小,通便作用可靠,具有"通而不泻,补不滞塞"的特色。每次 2~4 粒,2~3 次/天,1~2 天即可通便,通便后改为每次 1~2 粒,1 次/天。

(三)综合序贯疗法

对于习惯性便秘,在训练定时排便前,宜先清肠,即用生理盐水灌肠清洁肠道,2 次/天,共 3 天。清肠后检查腹部,并摄腹部平片,确定肠内已无粪便嵌塞。清肠后可给液状石蜡,5~15 mL/(kg·d),或乳果糖 15~30 mL/d,使便次至少达到 1 次/天。同时鼓励患者早餐后解便,如仍不排便,还可鼓励晚餐后再次解便,使患者渐渐恢复正常排便习惯。一旦餐后排便有规律地发生,且达到 2 个月以上,可逐渐停用液状石蜡或乳果糖。在以上过程中,如有 2~3 天不解便,仍要清肠,以免再次发生粪便嵌塞。文献报道,这种通过清肠、服用轻泻剂并训练排便习惯的方法,治疗习惯性便秘,其成功率可达到 70%~80%,但不少会复发。

(四)生物反馈治疗

生物反馈治疗是一种以意念去控制机体功能的训练,以前被用来治疗大便失禁,近年已有较多文献报道用于治疗盆底肌肉痉挛性便秘,包括气囊生物反馈法和机电生物反馈法两种,其通便的成功率可达 75%~90%。反馈治疗法是将特制的测压器插入肛门内,通过仪器的显示器,可获得许多信息,包括肛门括约肌的压力、直肠顺应性、肛直肠处的感觉敏感性,使患者自己感到何时可有排便反应,然后再次尝试这种反应,启发排便感觉,达到排除粪便的目的。

(五)中医药治疗

大量文献报道,中医药在治疗老年便秘方面颇有特效,如炒决明子 60 g,压粉,每次服 3 g,早晚各一次。加味增液汤、芍药甘草汤、加味硝菔通结汤、增液润肠丸等,从人的整体角度出发,合理运用气血津液、阴阳脏腑基本理论,从不同角度用药,既可治表又可治本。此外,尚有运用中医理论,采取足底推拿、自我按摩、肛前推按、穴位注射等方法治疗老年便秘,均可使气血通畅,大便自调。

五、预防

坚持参加适当的体育锻炼,有意培养良好的排便习惯,合理饮食,注意补充膳食纤维。膳食纤维对改变粪便性质和排便习惯性很重要,纤维本身不被吸收,能使粪便膨胀,刺激结肠运动。这对于膳食纤维摄取少的便秘患者,可能更有效。含膳食纤维最多的食物是麦麸,还有水果、蔬菜、燕麦、玉米、大豆、果胶等。此外,应积极治疗全身性及肛周疾病,防止或避免使用引起便秘的药品,培养良好的心理状态,均有利于便秘的防治。

(史丽娜)

第十二节 老年慢性腹泻

老年慢性腹泻指腹泻每天 3 次以上呈持续或反复出现,腹泻多由慢性消化系统疾病所致;也有由消化系统以外的慢性疾病及其他原因所引起,病因主要为器质性的,有时也有功能性的。

一、病因

(一)肠源性

(1)慢性细菌性痢疾。

(2)慢性阿米巴性痢疾。

(3)肠道寄生虫感染。

(4)肠道菌群失调症。

(5)非特异性溃疡性结肠炎。

(6)局限性肠炎。

(7)肠道肿瘤(小肠淋巴瘤、结肠癌)。

(8)肠功能紊乱。

(二)胃源性

如萎缩性低胃酸性胃炎、胃癌、胃切除术后造成胃酸及胃蛋白酶减少,以致食物消化障碍所致,胃内未消化的食物常大量倾入肠内,引起肠蠕动增加,而发生腐败性消化不良性腹泻。

(三)胰源性

如胰腺疾病,特别是慢性胰腺炎,胰淀粉酶、胰脂肪酶、胰蛋白酶分解障碍,导致消化不良、慢性腹泻,常表现为脂肪泻(脂肪从粪便中排出增加)。

（四）胆源性

如胆管疾病，胆盐不足造成食物（主要是脂肪）消化障碍，而导致慢性腹泻。

（五）肠功能紊乱

肠功能紊乱，造成食物消化、吸收障碍，而发生慢性肠泻，临床称吸收不良综合征。

（六）全身性疾病

甲状腺疾病、肾上腺疾病、糖尿病、尿毒症及免疫功能低下等均可发生慢性腹泻。

二、诊断

（一）病史询问

慢性腹泻如上所述可为许多疾病共同症状（共性），但每种疾病均有其特殊病史及症状（特性），病史询问可获其特殊病史及症状，是诊断的重要依据。如曾患有急性痢疾，而后遗留慢性腹泻，则很可能为慢性痢疾；患有慢性胰腺炎者其慢性腹泻则胰原性的可能性大等。

（二）大便检查

大便检查对慢性腹泻的诊断与鉴别诊断有特别重要的价值。

（1）细致多次观察新鲜排出的全部大便，脓血便可见于慢性结肠炎、结肠直肠癌、慢性痢疾、血吸虫病等；大便量多、颜色浅淡、外观无黏液，水样或粥样，见于原发性吸收不良综合征、小肠炎；腹泻间歇期间大便形如羊粪，上附大量黏液，可见于痉挛性结肠。

（2）大便镜检有无红、白细胞、溶组织阿米巴、寄生虫等，可明确慢性腹泻的病因学诊断。大便痢疾杆菌培养和肠菌谱鉴定，对诊断慢性痢疾及肠道菌群失调有重要意义。

（三）肠镜检查

通过肠镜可直接窥视肠黏膜的病变，并可在直视下采取黏膜或溃疡分泌物检查或做活体组织检查。近年来应用口式小肠黏膜活检装置，对诊断某些慢性小肠疾病有重要价值。

（四）胃肠钡餐检查

胃肠钡餐检查可发现小肠功能性与器质性病变。

（五）试验性治疗

试验性治疗即选用某种药物进行疗效观察，可作为诊断指标。例如，抗生素、甲硝唑、胰酶、胃蛋白酶合剂、考来烯胺等，常能根据疗效对某些疾病做出肯定与否定的推断。

三、治疗

（一）一般治疗

老年慢性腹泻的治疗，关键在于明确病因，进行病因治疗，即根据不同病因采取各自的有效疗法。对有些病因不明的腹泻或某些基础病因目前尚无特效治疗者，则进行对症及支持疗法，如补充液体，维持水、电解质及酸碱平衡，也可考虑给阿片酊、可待因等以减少排便频度。

（二）特殊治疗

临床上难以治疗的又常遇到的溃疡性结肠炎的治疗原则有以下几点。

1.控制感染

用阿莫西林、甲硝唑、小檗碱及柳氮磺胺吡啶长时间（1～2 年）、交替口服或肛门栓剂。

2.肾上腺皮质激素

地塞米松 2.5 mg 或泼尼松 20 mg 加生理盐水 100 mL，每晚灌肠 1 次，好转后改为每周

2～3 次,疗程 1～3 个月,内可加用小檗碱。

3.中药治疗

锡类散 1 支、生肌散 2 支加生理盐水 100 mL 灌肠,每晚 1 次。

4.免疫抑制剂

硫唑嘌呤可减轻结肠黏膜炎症,适合反复发作、特别对柳氮磺胺及肾上腺皮质激素无效的患者,1.5 mg/kg,分次口服,疗程 3～6 个月。注意此药常有胃肠道反应及白细胞数减少,老年人免疫功能低下者不宜应用。

5.对症治疗

如止痛、止泻、补充营养、纠正贫血等也应根据患者的具体情况给予相应的治疗。

(史丽娜)

第十三节　老年综合征

一、概念

老年综合征是指在老年人群中出现的,不能被归类于某种特定疾病的一组不典型的临床症状。现在老年综合征仍没有一个明确的定义。根据不同文献报道,老年综合征包含跌倒、睡眠障碍、失禁、谵妄、抑郁、痴呆、疼痛、压疮、功能衰退、营养不良、虚弱、多重用药等十数种。

虽然老年综合征使用"综合征"之一名词。但实际上,其含义与传统临床综合征有很大不同。传统临床综合征是指由某种已知或未知的病因及发病机制导致的一组临床症状或体征。而老年综合征则是指有多种病因及发病机制所导致的某种临床表现。

虽然不同的老年综合征表现各不相同,但它们都具有一些共同的特点:①在老年人(特别是虚弱的老年人)中发生率高;②老年综合征由多种病因或疾病引起,涉及多个器官;引起不同老年综合征的病因常相互重叠;③最明显的主诉常与老年综合征涉及的系统无关;④很少有典型的表现及发展过程;⑤常导致持续性的功能障碍并严重影响老年人的生活质量。

二、重要性

随着对老年综合征认识的加深,越来越多的证据表明其对于老年人群具有非常重要的意义。Wang 等人发表的一份纳入 47 项研究系统评价评估了常见七种老年综合征与住院或给予家庭护理需要的关系,发现虚弱、残疾、共病等与住院率有明显关系,而认知障碍、虚弱和残疾则是应给予家庭护理的指征。另一项纳入 24 项研究的系统评价也显示,虚弱与老年人寿命缩短明显相关。Kane 等人发表的一项荟萃分析显示,多病共存、认知功能损害、虚弱、残疾、肌肉减少症、营养不良、稳态受损、慢性感染 8 种老年综合征与老年人的寿命有关。

三、常见老年综合征

(一)便秘

1.定义

排便次数减少(每周排便次数<3 次)、排便量减少(每天<35 g)、硬粪、排便费力、排便不尽

感、肛门阻塞感等,上述症状同时存在≥2 种时诊断便秘。慢性便秘是指病程超过 6 个月,3 个月中超过 1/4 时间内有便秘(罗马Ⅲ标准)。

2.流行病学及病因

我国 60 岁以上老年人中,慢性便秘发病率 15%～24%。主要原因是随着增龄,老年人的食量和体力活动减少,肠管张力和蠕动减弱,腹腔及盆底肌力下降,肛门括约肌减弱,胃-结肠反射减弱,直肠敏感性下降。此外,痴呆或抑郁失去排便反射也可引起便秘。

3.危害

(1)长期便秘可导致痔出血、肛裂,加重盆底功能障碍,焦虑烦躁,生活质量下降。

(2)用力排便可诱发急性心脑血管事件,甚至猝死。

(3)衰弱患者可引起粪嵌塞、溢出性大便失禁、穿孔、乙状结肠扭转和尿潴留。

(4)痴呆患者可诱发激惹和谵妄。

4.分型

(1)慢传输型:便次少、硬便;肛门指诊直肠空虚。全胃肠通过时间延长。

(2)出口阻塞型:排便费力、费时、不尽感,需要手法助排;肛门指诊直肠内粪淤积;该型也可称为排便障碍。

(3)混合型同时有两型表现。

5.诊断

(1)辅助检查:①血常规、电解质、血糖、肝肾功能、甲状腺功能;粪便隐血检查(OB)。②腹平片。③结肠镜:便秘伴报警表现。内镜取代钡灌肠。④肛门直肠功能:严重/持续出口阻塞症状,便失禁,肛门括约肌变弱。

(2)核查用药,除外继发性因素,含铝/钙的抗酸药、抗组胺、抗胆碱药、抗抑郁药、非二氢吡啶类钙通道阻滞剂、铁剂、钙剂、阿片类镇痛药及 NSAIDs;如果可能,停用或换药;如不能停药,同时采取通便措施。

(3)是否继发于糖尿病、甲状腺功能减退、低钾、高钙、痴呆、帕金森综合征、卒中、精神障碍等。

6.治疗

(1)去除继发性因素,对引起便秘的药物减量/停用;应用阿片类药物要同时有通便计划。

(2)健康生活方式。①良好的排便习惯:有便意要马上排便,不要延误;留出固定、充裕的排便时间,建议在早餐后。②饮食:热量充足,富含纤维素,充足液体摄入。③增加活动。④避免大量饮酒(>42 g/d 或 84 g/w)和过多咖啡饮品。

(3)药物。①针对慢传输型便秘:以渗透性通便药物为主的复合用药,如乳果糖、麻仁润肠丸等,还可加用促动力药。②针对出口梗阻/排便障碍:规律性排空计划,包括手指刺激、使用甘油栓剂、口服缓泻剂的计划,如乳果糖 10 mL 每天 2 次+灌肠每周 1 次(1～2 L 温盐水 30 分钟,或低浓度温肥皂水);采用蹲坐位排便(足凳);排便时吸气、鼓腹;用双手上托肛门两侧;肛门收缩训练。

(二)头晕、眩晕

1.定义

头晕广义泛指平衡感觉改变或平衡障碍,而眩晕是指平衡系统(视觉、本体感觉、前庭系统)功能障碍导致空间定向障碍,头晕包括眩晕、失平衡头昏、精神状态不稳和晕厥前期。狭义的头晕是指阵发或持续性头昏、头胀、眼前发黑，可伴随恶心，少伴呕吐，不伴视物旋转。

老年人头晕/眩晕最常见的原因有直立性低血压、良性发作性位置性眩晕（BPPV）等耳源性疾病，后循环缺血、心律失常等心脑血管疾病，以及精神源性因素（焦虑抑郁状态）。

2.流行病学

头晕、眩晕的患病率、发病率高，欧洲研究报道约 30％的普通人群中有过中、重度的头晕，其中 25％为眩晕；人群中眩晕的患病率为 5％～10％、年患病率为 5.2％、年发病率为 1.5％；头晕的发病随年龄而增加，65 岁以上人群每年有 18％主诉头晕或因此无法正常活动。

3.头晕、眩晕的危害

头晕、眩晕可导致跌倒甚至引起骨折，老年人可能长期卧床，继而引起压疮、下肢深静脉血栓、肺部感染、肌少症、衰弱、情绪障碍、谵妄等不良后果。

4.诊断

(1)病史的询问：发作及持续的时间、频率，有无复发，伴随症状及其他全身表现，促发、加重、缓解因素。与体位改变有无关系；有无外伤史、既往疾病；用药核查；精神及睡眠情况。

(2)体格检查：卧立位血压、心率/心律、神经系统查体等。

(3)辅助检查：心电图、影像学检查，听力、前庭功能等检查。

5.治疗

(1)针对病因。

(2)控制症状。①镇静剂：适当降低中枢神经系统兴奋性、解除焦虑情绪。②维生素：维生素 B_1、维生素 B_6、维生素 C，谷维素。③抗胆碱能作用药物：颠茄、茶苯海明、甲磺酸倍他司汀片。④改善内耳微循环：银杏叶制剂、葛根素。⑤针灸及中药。

(3)功能锻炼。

(三)视力障碍

1.定义

视力障碍是指视力＜0.5。失明是指视力≤0.1。

2.流行病学

屈光不正、白内障、年龄相关的黄斑变性，糖尿病视网膜病变和青光眼是引起失明的最常见的原因。慢性眼部疾病是 65 岁以上的患者到门诊就诊的常见原因之一。

建议＞65 岁的老人每 2 年行全眼检查，糖尿病患者每年查一次。

3.危害

视力障碍可导致老年人交流减少、焦虑抑郁、痴呆、跌倒，引起生活质量下降。

4.年龄相关的黄斑变性

(1)流行病学：50 岁以上发病，双眼先后发病或同时发病，进行性损害视力。

(2)分类：临床分为萎缩型（干性）和新生血管型（湿性）黄斑变性。

(3)危险因素：年龄、吸烟、种族、家族史、性别、肥胖、高度近视、外伤、炎症、不良饮食习惯，以及进食过多富含高脂肪、高热量的食物；生活方式的改变，长时间上网或阅读，导致眼睛过度疲劳，容易引发黄斑变性等。

(4)临床表现：视物变形或出现中央暗点、中心视力下降等。用 Amsler 方格可发现眼底问题，可用于早期筛查、监测病情变化。

(5)治疗：目前尚无特别有效的治疗方法。①饮食调整可以降低转化的风险。②大剂量 β 胡萝卜素、维生素 C、锌、n-3 长链多不饱和脂肪酸。③避免在猛烈阳光下长期暴晒,佩戴适当的太阳眼镜。④戒烟、少饮酒。⑤抗血管内皮生长因子(VEGF)药物:临床应用雷珠单抗玻璃体腔内注射,目前国际标准治疗模式为每月 1 次,连续治疗三次,此后按需治疗。⑥光动力疗法:静脉注射光敏剂维替泊芬,并通过激光光凝使视网膜下新生血管萎缩。

5.年龄相关白内障

(1)流行病学:多见于 50 岁以上的人群,随年龄增加其发病率升高,80 岁以上的老年人白内障患病率为 100%。

(2)分型与分期:可分为皮质性、核性及后囊下性。临床分期为初发期、膨胀期、成熟期和过熟期。

(3)治疗。①初发期:可进行显然验光以矫正视力。②膨胀期:此期少数患者可出现晶状体体积增大,致前房变浅,从而出现继发性青光眼。此期患者应立即就医,行白内障摘除+人工晶体植入术。③未成熟期(初发期和膨胀期):视力(VA)<0.4 时可行白内障摘除术。目前多采用小切口无缝线超声乳化白内障吸除术+人工晶体植入术。④成熟期:可行白内障囊外摘除术(extracapsular cataract extraction,ECCE),因切口较大手术需要缝线。

6.糖尿病性视网膜病变(diabetic retinopathy,DR)

(1)流行病学:糖尿病病程超过 10 年者,无论年龄大小,眼底病变发生率均增高,病程 10～14 年者发生 DR 约为 26%,15 年以上约为 63%。我国糖尿病患者 DR 患病率达 44.0%～51.3%。

(2)分期与临床表现:我国将糖尿病视网膜病变分为单纯型和增殖型,共六期。单纯型(Ⅰ～Ⅲ期):Ⅰ期红色病损,眼底可见微动脉瘤或出血斑片;Ⅱ期眼底可见黄色斑片——"硬性渗出",同时可有Ⅰ期眼底改变。Ⅲ期眼底可见白色棉絮斑,即"软性渗出",为毛细血管无灌注区(NPA),同时可有Ⅰ、Ⅱ期眼底改变。

增殖型(Ⅳ～Ⅵ期):Ⅳ期眼底可见新生血管或并有玻璃体积血。Ⅴ期眼底有新生血管机化改变。Ⅵ期眼底出现牵拉性视网膜脱离。

(3)治疗:①个体化控制血糖,合并高血压、血脂异常患者同时治疗血压、血脂达标。②定期复查眼底:无眼底改变者 8～10 个月复查,有眼底病变者遵医嘱。③药物治疗:改善视网膜微循环,如口服复方丹参滴丸、羟苯磺酸钙、肠溶阿司匹林等。④激光治疗:眼底 4 个象限出现红色病损或 NPA>4 个视盘直径(PD),>2 个象限静脉串珠样改变,>1 个象限的视网膜微血管异常。

7.青光眼

(1)分型:依据前房角解剖结构的差异和发病机制不同分为闭角型青光眼和开角型青光眼两类,临床过程、早期筛查及治疗原则明显不同。

(2)原发性闭角型青光眼分别做如下介绍。

定义:我国最常见的青光眼类型,是由于解剖原因(前房浅,房角窄,眼球轴长较短,形成晶状体位置相对偏前)导致房水流出受阻,造成眼压升高的一类青光眼。老年人由于晶状体浑浊、晶状体体积增大,使原本浅前房和窄房角的情况更为加剧。

发作期临床表现:①轻度眼胀、头痛、恶心、雾视、夜间看灯有虹视;②急性发作时眼部表现为眼压急剧升高,视力下降,球结膜水肿,睫状充血或混合充血,角膜水肿,瞳孔散大,对光反应迟钝;③眼底常因角膜水肿而难以窥见;④眼球坚硬,指测眼压 6.7 kPa(50 mmHg)以上。裂隙灯可见角膜上皮水肿,角膜后虹膜色素沉着,房水闪辉,虹膜水肿、隐窝消失;⑤时间略久的青光眼可见虹膜色素脱落和扇形萎缩,晶状体前囊下可呈现灰白色斑点状、粥斑样浑浊。

治疗。①缩瞳治疗:1%～2%毛果芸香碱,急性发作时 5 分钟内滴眼 4～6 次,此后4 次/天维持。未发作眼也应同时使用。②如局部用药不能控制,可予甘露醇静脉输液治疗,注意肾功能,糖尿病患者慎用。③待眼压控制后,可行激光虹膜周切术,对侧眼处于临床前期时也应同时行预防性手术治疗。④手术治疗:小梁切除术等滤过性手术。⑤如伴随明显的白内障,应行晶体摘除、人工晶体植入及前房角成形术。

(3)原发性开角型青光眼做如下介绍。

临床症状:患者无不适感,常在不知不觉中视野缩小,视力丧失。

眼部表现:①眼前节常表现为正常,眼底可出现视盘凹陷的进行性扩大和加深,视盘杯盘比大及视网膜神经纤维层缺损。②视野检查可见典型的青光眼视野——视盘凹陷的进行性扩大和加深。早期可有视网膜神经纤维层缺损,可表现为尖端朝向或与视盘接触的暗色楔形缺损,局限性的盘沿变窄及视盘杯盘的切迹。有些可表现为视盘表面或其附近的小线状或片状出血。③病程逐渐进展,视盘的杯凹逐步扩展,最终导致杯盘比增加。

治疗:①治疗目的是尽可能减少视力的丢失。②药物治疗:首选药物 β 受体阻滞剂(如卡替洛尔),其他药物包括 α 受体阻滞剂(溴莫尼定),碳酸酐酶抑制剂(布林佐胺),前列腺素衍生物(舒为坦、贝美前列素),神经保护药物(甲钴胺)也可应用。③若不能控制,必要时行手术治疗,如激光降眼压,滤边性手术。

(四)听力障碍

1.流行病学

人到 60 岁左右,大约有 30%的人会对高频的尖细声音产生听力困难;到 80 岁左右,50%～70%的老人高频听力损失达到 50～70 分贝。

2.危害

听力减退与增龄相关,通常在 65～75 岁老年人中发病率可高达 60%。虽然是一种良性疾病,但是却妨碍交流,影响生活质量,可以造成家庭不和、脱离社会、自尊心消失、愤怒和抑郁;使得病史采集和患者教育过程变得困难。听力减退与认知功能障碍,以及行动能力下降之间存在相关性。

3.病因

(1)衰老退化:内耳及听神经退行性改变。人的听觉器官可分为外耳、中耳和内耳三个部分。内耳有个耳蜗,里面有听觉感受器,即柯蒂氏器。当人体衰老时,耳蜗基底膜的柯蒂氏器即发生萎缩;同时支配基底膜的耳蜗神经发生萎缩。此外,老年人中枢神经发生萎缩,也导致了老年性耳聋。

(2)动脉硬化:动脉硬化引起听神经的组织变性。

(3)代谢障碍:随着机体的老化过程,机体的代谢发生障碍,不能充分供给听觉器官的营养物质,结果导致内耳感受器的萎缩变性。

4.筛查评估

(1)注意对话过程中有无问题。

(2)询问有无听力异常。

(3)是否使用助听器。

(4)耳语测验:站在患者身后一臂长的距离,遮蔽非测试耳,充分呼气,用耳语声说出包含数字及字母的 3 个词(如 6-k-2),并让患者复述;如患者不能完整复述,则检测另一组,如患者不能复述 6 组中的至少 3 组,则提示听力减退。

(5)用药核查。

(6)电测听:记录各频率的听力损失的分贝数,确定听力损失类型,确定是单侧还是双侧听力损害。

(7)中耳检查一般无特殊性变化,可能出现鼓膜浑浊、增厚、钙斑等异常。

(8)语言辨别检查:多呈语言辨别下降。

5.治疗

恢复或部分恢复已丧失的听力,尽量保存并利用残余的听力。

(1)药物核查。

(2)清除耳垢、耵聍。

(3)戒烟、限酒,避免噪音;锻炼、保持良好心态,避免过度劳累或精神紧张,防止突发性耳聋。

(4)药物扩张内耳血管的药物、降低血液黏稠度和溶解小血栓的药物、B 族维生素药物。

(5)听觉和言语训练。

(6)助听器适用于大多数听力减退者(注意:如果语言辨别率<50%,使用助听器效果差,可考虑耳蜗植入)。

(五)尿失禁

1.定义

根据国际尿控协会(ISC)定义:尿失禁(urinary incontinence,UI)是一种不自主经尿道漏出尿液的现象,并引发一个普遍的社会和卫生的问题。

2.流行病学

尿失禁可以发生在任何年龄及性别,不同人群患病率 17%～45% 老年人常见问题,其中女:男为(1.3～2.0):1;一项对 4 277 名 75 岁以上老年人群的问卷调查发现,39% 的人群有不同程度的尿失禁,女性比男性更多受尿失禁的困扰。我国部分地区的流行病学调查显示,尿失禁发病率为 18%～53%,老年女性的发病率高达 70%。

3.危害

(1)可引起反复尿路感染,甚至影响肾功能。

(2)抑郁、失眠、社交能力丧失。

(3)尿失禁导致失能的重要原因之一;影响生活质量,同时也使照料者负担增加。

4.分类

(1)急性、可逆性/暂时性尿失禁。约 1/3 老年性尿失禁为暂时性尿失禁,病因可能为"DIAPPERS"。

D——谵妄、痴呆、抑郁。

I——感染(如泌尿道感染)。

A——萎缩性阴道炎。

P——药物。

P——心理疾病、疼痛。

E——会引起尿量增多的疾病如糖尿病、尿崩症、应用利尿剂等。

R——活动受限。

S——大便嵌塞/严重便秘。

（2）急迫性尿失禁：不能控制的尿急、尿频、夜尿增多。与逼尿肌不自主收缩或逼尿肌过度活动有关，可能与增龄相关或继发于神经系统疾病（如卒中、脊髓损伤、多发性硬化）、局部膀胱刺激（结石、炎症、肿瘤）及特发性逼尿肌过度活动。

（3）压力性尿失禁：因腹内压升高所致的不自主排尿。常见原因为盆底肌松弛、固有括约肌功能不全，致使尿道阻力不足以防止尿液漏出。老年女性多见，尤其是肥胖或经产妇。

（4）充溢性尿失禁：与逼尿肌收缩功能减退和/或膀胱出口梗阻有关。老年男性多见，常见病因为良性前列腺增生（BPH）、前列腺癌和尿道狭窄。

良性前列腺增生的发病率与增龄相关，60 岁以上老人中患病率＞50％，80 岁以上高达83％；估计随着人口老龄化，BPH 的发病率将会以每年 2％的速度上升。主要临床表现为排尿期症状（梗阻症状），如排尿踌躇、费力，尿线变细，尿流无力，终末滴沥，排尿时间延长，尿潴留及充溢性尿失禁等；储尿期症状（刺激症状），如尿频、尿急、夜尿及急迫性尿失禁等。

（5）混合性尿失禁：老年人常可同时有多种类型 UI 表现。

5.诊断

（1）病史：①尿失禁发生的时间、特征。②摄入液体类型、量、时间，有无咖啡、酒精等摄入。③系统回顾与尿失禁有关的并发症。④既往手术史、生育史。⑤回顾所有用药。⑥生活质量、一般健康情况等。⑦报警症状。

（2）查体：①一般体检。②注意腹部、泌尿生殖系统、肛门直肠指诊、妇女骨盆检查。③有无心力衰竭表现。④神经功能检查。⑤评估患者认知能力。⑥评估患者的功能状态。

（3）实验室检查：①尿常规，血尿素氮、尿酸、肌酐，必要时检查血糖、血钙和维生素 B_{12} 水平。②泌尿系统 B 超检查。③有血尿和盆腔疼痛时行尿液细胞学和膀胱镜检查（除外膀胱肿瘤）。④排尿日记：连续记录 3 天患者自主排尿、尿失禁的次数，发生尿失禁的时间、环境与具体表现，每次尿量，排尿频率，日夜尿量，可提供基础的尿失禁严重程度，也可监测治疗反应。⑤良性前列腺增生患者可通过国际前列腺症状评分表（IPSS）、生活质量（QOL）评分表来评估病情。⑥残余尿（PVR）测定。⑦尿动力学检查：无须常规进行，在残余尿＞200 mL，诊断不明确或经验性治疗失败时考虑。

6.治疗

（1）治疗原则：治疗原发病、改善症状、防止感染、保护肾功能、提高生活质量。

（2）急性/暂时性/可逆性尿失禁：通过去除诱因可明显改善症状。①去除诱因：避免摄入过多液体、含咖啡因饮料及酒精。②夜尿多者应减少晚间液体摄入。③改善便秘。④停用相关药物。⑤控制心力衰竭、感染，调整血糖。

（3）急迫性尿失禁。①改变生活方式：控制体重，戒烟，改善便秘，避免咖啡、酒精等摄入。②行为疗法：定时或经常主动排尿，保持膀胱处于低容量状态；进行中枢神经系统和盆底肌的训练，抑制逼尿肌收缩；在行为疗法同时，应对躯体和社会环境进行评价，包括卫生间的使用和衣着是否方便、是否能够得到帮助；认知功能正常者可以进行膀胱再训练，即清醒后定时排尿，强制性逐渐延长排尿的时间间隔，强化盆底肌的训练及电刺激盆底肌（需要几周才开始见效，应坚持训练）；认知障碍的患者进行生活习惯训练，根据患者平时的排尿间隔定时排尿；按照既定计划排尿，通常每 2～3 小时排尿 1 次。③药物：主要为抗毒蕈碱类药物，如托特罗定、索非那新、奥昔布宁等。另外镇静药、抗抑郁药（如丙米嗪）也有一定疗效。④其他：膀胱灌注辣椒辣素、辣椒辣素类似物（RTX）、透明质酸酶；A 型肉毒毒素膀胱逼尿肌多点注射；神经调节；外科手术等。

（4）压力性尿失禁。①盆底肌训练：隔离盆底肌（避免大腿、直肠和臀部收缩），缓慢收缩盆底肌，保持 5～10 秒，连续做 8～12 次；每天锻炼 3～4 次，并逐渐增加锻炼次数。可增强支撑尿道的肌肉力量，是无创性治疗的基础。膀胱或子宫脱垂的女性患者应用子宫托可能有效。②手术：膀胱颈悬吊术、尿道下悬带术和无张力阴道吊带术等，治愈率较高。

（5）充溢性尿失禁：观察等待；药物治疗[α 受体阻滞剂和/或 5α 还原酶抑制剂]，缩小前列腺体积，松弛膀胱颈和前列腺肌肉，解除下尿路症状；必要时考虑手术治疗。

其他治疗：①尿垫或保护性纺织品的应用。②集尿器。③导尿：仅用于慢性尿潴留患者、保护压疮及患方为了提高患者（如终末期）舒适度而提出的要求。对于急性尿潴留，应保留尿管7～10 天；建议定期夹闭尿管、并辅以膀胱肌理疗等方法锻炼膀胱功能；在去除尿管后进行排尿训练。④膀胱造瘘。

（史丽娜）

第十二章

常见疾病的中西医结合诊疗

第一节　高血压危象

高血压危象是指动脉血压急剧升高而引起的严重临床表现,可危及生命,必需及时处理。

高血压急症属于中医"眩晕""头痛"等范畴,中医认为本病的病因病机是情志失调,饮食不节,内伤虚损导致阴阳失调,气血紊乱而发病。

一、病因及发病机制

高血压危象多在原有高血压的基础上发病,任何类型的高血压均可能发展为危象。由于90%以上的高血压患者的病因不清,因此似乎高血压危象大多数发生于原发性高血压的基础上,其实继发性高血压发生危象者并不少见。

(一)发病因素

1.急进型恶性高血压

未经治疗或治疗不充分的原发性高血压是急进型恶性高血压的常见原因。常见的诱因有极度疲劳、精神创伤、精神过度紧张或激动、吸烟、寒冷刺激、更年期内分泌改变等。

2.高血压脑病

高血压脑病既可发生在原发性高血压的基础上,也可发生于肾实质疾病、肾血管性高血压、肾移植后、嗜铬细胞瘤、子痫等继发性高血压的基础上。合并有肾衰竭的患者较肾功能正常者多见,主动脉缩窄和原发性醛固酮增多症很少发展成高血压脑病。

任何可引起血压突然或极度升高的原因都可在疾病的基础上诱发高血压脑病,多在体力劳动或精神紧张、用脑过度时发病。肾功能损害也是常见的诱因。

(二)发病机制

1.急进型恶性高血压

急进型恶性高血压主要是血管紧张素依赖型高血压。患者血管反应性异常升高,伴循环状态的血管活性物质,引起尿钠排泄增多,导致低血容量,继而激活了血管升压激素系统,去甲肾上腺素和血管升压素等分泌增加,以使血压保持在高水平上。当血压超越"临界"水平时,丧失的钠和水激活了急进型恶性高血压的恶性循环,造成进行性肾、心肌和大脑低灌注,而且破坏了脑灌注的自动调节。

2.高血压脑病

Strandgaard 和 Panlson 研究了动物和人高血压脑病的发病机制。结果发现当平均动脉压在 8.0～16.0 kPa(60～120 mmHg)范围内变化时,血压下降时小血管扩张,血压上升时小血管则收缩,提示通过自动调节机制保持了脑血流量的相对恒定。在动物实验中还发现当血压升高达 24.0 kPa(180 mmHg)的危险水平时,先前强烈收缩的血管不能承受过高的压力,发展到所有脑血管的扩张、脑水肿、颅内压增高,继而出现高血压脑病临床综合征。可见高血压脑病是血压明显升高的后果,为血-脑脊液和脑血流自身调节功能失调所致。他们认为以往血压正常者严重高血压脑病发生在高血压相对低的水平,如儿童急性肾小球肾炎和子痫的妇女,血压仅 20.0/13.3 kPa(150/100 mmHg)时就可能出现高血压脑病。显然,慢性高血压患者能适应这一血压水平,只有血压明显升高时,才可发展为高血压脑病。

(三)其他

中医认为长期的情志不遂,如抑郁、暴怒、思虑等均可致五志过极,肝郁化火,肝阳上亢;饮食不节,损伤脾胃,脾失健运,湿浊壅遏,也可化火,灼津为痰,痰浊内蕴,挟风上扰;年老体衰,用脑伤精,或妇女天癸将竭,心脾阴血暗耗,肝之阴血亏虚;肾之阴精不足,阴不潜阳,虚阳浮越,形成上盛下虚之势。上述各种因素也可相互作用,使阴阳平衡失调,脏腑功能紊乱而发病。

二、诊断

(一)临床表现

1.急进型恶性高血压

慢性原发性高血压患者中 1‰～2‰发展为急进型恶性高血压,多见于 40～50 岁者。男女之比约为 3:2。肾血管性或肾实质性高血压进展为急进性恶性高血压的速度最快,多见于30 岁以下或 60 岁以上者。有报道,最多出现的症状为视力障碍,其次为急性头痛、血尿等。另有资料显示,约 85%的患者诉严重头痛,常位于枕部或前额,以清晨为甚,呈跳动性;约 60%患者出现视力减退,甚至失明。常见的神经症状和体征包括意识模糊、嗜睡、癫痫发作、短暂性脑缺血发作、昏迷等。此外,常出现心、肾功能不全的表现,如心力衰竭、心绞痛、夜尿多、肾功能损害,严重时可出现急性少尿性肾衰竭。由于微小动脉内溶血和播散性血管内凝血,可有溶血性贫血和出血的表现。其他临床表现还有体重减轻(占 75%),消化道症状(占 49%),心力衰竭(占 30%),全身不适及疲乏(占 30%),少数患者 DBP 高达 17.3 kPa(130 mmHg)时并无自觉症状和并发症。

2.高血压脑病

高血压脑病常见的是弥漫性头痛,可伴有恶心、喷射性呕吐、神志变化初呈兴奋、烦躁不安、精神萎靡、嗜睡。若脑水肿进一步加剧,则在数小时或 1～2 天内出现意识模糊,甚至昏迷。此外,还可能出现视力障碍、眼球震颤,以偏盲和黑蒙多见。有时出现偏瘫、半身感觉障碍、失语、颈项强直、全身或局限性抽搐、四肢痉挛等神经症状,严重者甚至合并呼吸中枢衰竭的临床表现。

3.脑卒中

当血压骤升,特别在长期高血压血管病变的基础上,可导致脑出血或脑梗死,也有合并蛛网膜下腔出血的病例。通常 DBP 高者易发生脑出血。起病急,患者呈现剧烈头痛、恶心、呕吐,很快进昏迷,或出现偏瘫。视盘水肿、脑脊液压力高,有的呈血性脑脊液。以 SBP 为主者易发生脑梗死,起病慢,多在休息时发生,逐渐出现肢体麻木、失语或偏瘫,意识常清醒。头颅 CT 断层扫描对诊断与鉴别诊断有特殊意义。

4.急性主动脉夹层动脉瘤

急性主动脉夹层动脉瘤多发生于年龄较大伴有主动脉硬化的高血压患者,其病死率90%。当血压升高的同时,突感胸骨后心前区撕裂样或刀割样疼痛,向背部、腹腰部放射,持续时间较长,硝酸酯类药不能缓解。有的脉搏消失,在主动脉瓣第二听诊区出现新的舒张期吹风样或哈气样杂音。

5.急性左心衰竭

血压突然升高的同时,外周小血管处于收缩或痉挛状态,心脏阻力负荷加重,短时间内血液在大血管和左心室淤滞,从而左心室容量负荷也急剧增加,心脑失代偿引起急性左心衰竭,致肺淤血、肺水肿。临床上可突然出现严重气促、不能平卧、发绀、严重时大汗淋漓、咳嗽、咳出大量白色或粉红色泡沫样浆液样痰。两肺可闻及湿啰音。

6.急性冠脉供血不足

高血压常伴心肌缺血,当血压骤升,心脏阻力和容量负荷加重,左心室壁张力增加,心肌耗氧量增加,加之冠脉血管痉挛,供血、供氧不足而引起心绞痛。血压剧升的同时,出现胸骨后或心前区不适、胸闷,有时向左臂内侧放射。发作时心电图ST-T改变有助诊断。血压下降后,心绞痛及有关症状也随之消失,心电图也有所改善。

7.急性肾衰竭

除血压明显增高外,临床上出现少尿、无尿、血尿、蛋白尿、血尿素氮和血肌酐浓度急剧上升。

8.子痫和严重的先兆子痫

妊娠妇女的血压超过18.7/12.0 kPa(140/90 mmHg)或较基础水平增加4.0/2.0 kPa(30/15 mmHg)以上即为异常。先兆子痫为高血压水肿蛋白尿综合征,伴头痛眼花等症状,多在妊娠后期3～4个月、分娩期或产后48小时内发生。其中部分患者可发展为子痫,出现抽搐、脑出血、肾衰竭和微血管病性溶血性贫血等重要器官的损害。

9.儿茶酚胺诱发的危象

儿茶酚胺诱发的危象可见于嗜铬细胞瘤、可乐定停药综合征、使用拟交感药物,以及单胺氧化酶抑制剂与酪胺间的相互作用。临床上出现血压显著升高,并伴有相关症状。

(二)实验室和器械检查

急进型恶性高血压最特征性的临床表现是高血压视网膜病变。眼底镜检查可发现除了慢性小动脉硬化外,急性改变有小血管节段或弥漫性痉挛,视网膜水肿,反光增强呈波纹状,条状或火焰状出血,蜡状或棉絮样渗出,乳头水肿及静脉增粗。开始视网膜变成灰白色,24小时内恢复成白色,边缘呈绒毛样。血压控制12周后视力可完全恢复。视神经盘水肿在血压控制后2～3周才能消失,虽可出现视神经萎缩和视力减退,但常无后遗症。

尿中出现不同程度的镜下血尿,肉眼血尿少见,偶见白细胞尿,可有透明及颗粒管型。随病情变化迅速出现氮质血症、低钙血症,重者出现代谢性酸中毒。

高血压脑病眼底检查示视网膜小动脉炎伴KW Ⅲ级或Ⅳ级眼底变化。非特异性的检查包括脑电图示活性丧失;CT扫描示侧脑室受压、对称的低密度区,提示脑水肿;腰椎穿刺常示压力升高和脑脊液中蛋白正常或增高。

三、鉴别诊断

（一）急进型恶性高血压应注意与下列疾病相鉴别

（1）其他原因所致的左心衰竭，其早期可能血压偏高，但 DBP 低于 17.3 kPa（130 mmHg），也无相应的眼底改变。

（2）任何原因所致的尿毒症，一般在高血压出现前先有肾性、肾前性或肾后性病变的病史。

（3）脑肿瘤，即使出现高血压也仅是轻度，且视神经盘水肿限于单侧。

（4）需注意少数恶性高血压患者有无眼底或肾脏改变。

（5）肾血管疾病是常见的病因，但常仅从病史。体征及常规实验室检查不能明确诊断，可采用单剂量卡托普利激发试验协助诊断肾动脉狭窄。

（二）高血压脑病要注意与高血压病并发脑卒中及颅内占位性病变相鉴别

（1）脑血栓形成或脑梗死的头痛多不严重；昏迷多见，有神经系统定位体征；脑电图有局灶性改变；CT 断层扫描可发现局部梗死灶。

（2）脑出血或蛛网膜下腔出血者头痛严重，常迅速发生深昏迷，前者有明显的定位体征，后者有脑膜刺激征；脑脊液呈血性。

（3）颅内占位性病变头痛严重；起病缓慢且病情进行性加重；有固定的局灶性神经体征；CT、MRI、脑电图和脑放射性检查显示有局部病损；眼底镜检查可见视神经盘水肿，但无动脉痉挛。这些均有助于与高血压脑病相鉴别。

四、危重指标

（1）病情进展迅速。

（2）发生严重高血压脑病。

（3）发生严重急性心力衰竭或急性肾衰竭。

（4）发生急性主动脉夹层动脉瘤、脑卒中、子痫和严重的先兆子痫等情况。

五、治疗

（一）西医治疗

1.治疗原则

（1）必须争分夺秒：由于高血压危象危及患者生命，因此必须采取紧急措施。降压是治疗高血压危象的关键措施，要尽快把血压降至安全范围内，以防严重并发症的发生。

（2）立即询问病史和查体：寻找高血压危象的病因和诱因，以去除诱因，排除与高血压危象相似的疾病，并判断靶器官损害的程度。

（3）降压的目标及速度：急剧升高的血压是导致高血压危象的最直接原因，只有使血压在一定时间内下降，才有可能缓解高血压危象。高血压急症治疗的第一步是在数分钟至 2 小时内（一般主张在 1 小时内），多数采用非肠道给药，但平均动脉压下降不要超过 25%。然后第二步在 2～6 小时内使血压逐渐达到 21.3/13.3 kPa（160/100 mmHg）。至于高血压次急症，去除诱因后，观察 15～30 分钟，如血压仍高于 24.0/16.0 kPa（180/120 mmHg），则可选用发挥作用较快的口服降压药。降压速度宜比较慢，在数小时至 48 小时内血压控制在安全范围内。一般认为安全的水平在（160～180）/（100～110）mmHg 范围内。要密切注意血压下降的速度和幅度，如降压过快,可能出现脑缺血的症状,如头晕、一过性失明,甚至昏迷。血压变化过大,心脏和肾脏也会出现缺血,导致心绞痛、急性心肌梗死、心律失常、肾功能受损或进一步恶化。因此,对高血压危象的降压治疗应既迅速又谨慎。

(4)个体化原则:降压治疗方案的制定除考虑病因外,还应根据高血压的病程、病前水平、升高的速度和靶器官受损的程度、年龄及其他临床情况,按个体化的原则制定。如患者为 60 岁以上,有冠心病、脑血管病或肾功能不全者,更应避免急剧降压。开始时降压药的剂量宜小,要密切观察患者血压对降压药的反应,有无神经系统症状、少尿等现象;然后逐渐增加剂量,确定个体化的最佳剂量。鉴于 DBP 在 17.3~18.7 kPa(130~140 mmHg)对患者有即刻生命危险,均应采用静脉降压药,但剂量的调整必须遵循个体化的原则。

(5)静脉用药与口服降压药的配合:静脉用药者 1~2 天宜加用口服降压药,以致能在短期内停止静脉给药。患者血压稳定后,也应坚持长期抗高血压治疗。

(6)选择降压药时应考虑静脉滴注还是口服:药物的降压速度要达到的目标血压,起效时间和维持时间;对心排血量、外周血管阻力和大脑、心肌及肾血流量的血流动力学效应;一般要选择不改变心排血量或脑血流、作用快、有效而不良反应少的降压药,如硝普钠、乌拉地尔、钙通道阻滞剂、硝酸酯类药物等。

2.治疗措施

(1)迅速降压首选硝普钠或乌拉地尔

硝普钠:通过调节点滴速度可使血压满意地控制在预期水平上,即刻发挥作用,停药后作用只维持 1~2 分钟,血压迅速回升。应在严密血流动力学监测下避光静脉滴注,开始剂量为 25 μg/min,因为对硝普钠的反应个体间有很大差异,所以在滴注过程中,尤其是开始点滴时宜每 5~10 分钟测血压 1 次,以调整最佳剂量,视血压和病情可逐渐增至 200~300 μg/min。在临床要求的时间内将血压降至 160~180 mmHg/100~110 mmHg 为宜。持续静脉滴注一般不宜超过 3 天,以免发生硫氰酸钠中毒;使用时须临时配制新鲜药液,滴注超过 6 小时重新配制。

乌拉地尔:多种药物的比较研究结果显示,乌拉地尔降压作用强,起效快,维持时间短,无反射性心率加快的不良反应。当血压降到一定程度后,可兴奋延髓血管中枢而不致血压过低。还有轻度增加肾血流量的作用,不增加肾素活性,故对肾功能无不良影响,对肝功能也无损害。用于高血压危象的治疗,可将乌拉地尔注射液 25 mg 稀释于 10 mL 生理盐水中,静脉缓慢推注,5 分钟后若效果不理想,可重复注射 25 mg,10 分钟后可用乌拉地尔 50 mg 溶于 250 mL 生理盐水或 5% 葡萄糖溶液内静脉滴注。也可直接采用静脉滴注的方法控制血压。同样,要注意个体差异,宜在血压监测下,调整剂量(滴速),按病情需要,使血压在一定时间内达到预期的水平。目前的临床资料显示乌拉地尔疗效确切,安全性好,应用范围较广,适用于高血压危象的急救。

(2)口服降压药。用于高血压危象的口服降压药须起效较快,据近期文献报道,可供选择的口服降压药有硝苯地平控释片(或缓释片)、卡托普利、依那普利、可乐定、拉贝洛尔等。

硝苯地平与硝苯地平控释片(或缓释片):关于口服或舌下含化短效的硝苯地平的研究很多,多数是肯定的报道,但最近有报告中强调了否定的意见。提示硝苯地平急速降压可能有潜在的危害,而由于缓释片有效、较快、平稳地降压,并能维持 12 小时,因此硝苯缓释片用于高血压危象的治疗更可取,最初剂量建议为 10 mg。

卡托普利和依那普利:卡托普利口服吸收迅速,舌下含服 25~50 mg,15 分钟起效,30~60 分钟降压作用明显,持续 3 小时左右,继续服用降压作用可增强,每天 2~3 次。依那普利较卡托普利起效慢,1～2小时发挥降压作用,4小时达血药高峰浓度,半衰期11小时,但维持时间较长,作用也较强。一般剂量为5～10 mg,每天2次。两者的不良反应均较少而轻,但对患有双侧肾动脉狭窄和严重肾功能不全者禁用,妊娠期和哺乳期妇女慎用。

其他口服降压药:可乐定系中枢α受体阻滞剂,开始服0.2 mg,以后每小时加服0.1 mg,直至总量0.8 mg,0.5～2小时起效,维持6～8小时,能安全有效地降低非常高的血压,主要不良反应是精神抑郁作用和停药后血压易反跳。拉贝洛尔系α和β受体阻滞剂,常用剂量200～400 mg,0.5～2小时起效,作用维持8～12小时,每天2次,也能有效地降压,无心率加快的不良反应。心动过缓、传导阻滞、有支气管哮喘病史者慎用。

(3)高血压脑病除了迅速选用硝普钠或乌拉地尔降压外,还需制止抽搐和减轻脑水肿。可选用地西泮10～20 mg静脉缓注,必要时30分钟后再重复1次,直至抽搐停止。也可用苯巴比妥钠0.2 mg肌内注射或10%水合氯醛20～30 mL保留灌肠。特别是血压已降到预期水平,仍有颅内压增高时,要及时静脉注射或快速静脉滴注20%甘露醇或25%山梨醇250 mL,每隔4～6小时重复1次;呋塞米40～80 mg加入50%葡萄糖20～40 mL静脉注射;必要时静脉注射地塞米松。禁用可乐定。

(4)并发脑血管意外的情况,虽然降压速度和水平目前仍有争议,但一般认为不宜急剧降压,若SBP高于24.0 kPa(180 mmHg),DBP高于14.0 kPa(105 mmHg),可应用静脉药物,但须密切监测血压,以免造成神经系统的损害。并发脑出血一般SBP降至20.0 kPa(150 mmHg)为宜;蛛网膜下腔出血者SBP降至18.7～21.3 kPa(140～160 mmHg)即可;缺血性脑病除非血压过高,一般不予降压,待病情稳定数天后再使血压逐渐降至正常水平。

(5)并发左心衰竭或急性肺水肿的情况,静脉滴注硝普钠或乌拉地尔、硝酸甘油,往往能收到降压和改善心功能的显效。其他措施可按急性肺水肿处理,如给予吗啡、毛花苷C、呋塞米、高流量吸氧等。

(6)先兆子痫和子痫的时候,不宜将血压降得过低,以免影响胎儿血供。子痫前期存在小动脉痉挛和血液浓缩间的恶性循环,利尿剂可加重该恶性循环,应避免使用。在子痫发生前应终止妊娠。若发生子痫,立即静脉注射乌拉地尔,给予地西泮10～20 mg静脉注射或肌内注射。当DBP仍高于15.3 kPa(115 mmHg)时,首选阿替洛尔50～100 mg,每天2次。钙通道阻滞剂可抑制子宫平滑肌收缩,影响产程,不宜使用;利舍平可通过胎盘影响胎儿,也应避免使用;禁用硝普钠。子痫发生后延缓分娩,以子痫停止24～48小时分娩为宜。

(7)合并肾功能不全者除血液透析外,药物首选具有利尿。降压作用的呋塞米40～80 mg,每天1～2次。也可选用钙通道阻滞剂、ACEI和α受体阻滞剂,多与利尿剂合用。急性肾衰竭时慎用硝普钠,以免引起硫氰酸钠中毒。β受体阻滞剂使肾功能减退,也应避免使用。降压不宜过低,一般不低于20.0/12.0 kPa(150/90 mmHg)为宜。

(8)嗜铬细胞瘤所致高血压危象,首选α受体阻滞剂酚妥拉明5～10 mg快速静脉滴注,以25～50 mg加入5%葡萄糖500 mL内静脉滴注维持,也可用硝普钠及β受体阻滞剂。一般待血压降至24.0/14.7 kPa(180/110 mmHg)后逐渐减量,口服拉贝洛尔维持降压效果。

(9)伴主动脉夹层动脉瘤者立即监护,绝对卧床,选用乌拉地尔或硝普钠静脉滴注迅速降压,不仅能减轻或缓解胸痛,还可防止主动脉壁的进一步破裂,争取手术机会,酌情给予阿替洛尔、美托洛尔或比索洛尔和利尿剂。肌内注射哌替啶或地西泮以镇静止痛。应尽快争取手术治疗。

(二)中医治疗

1.证候特征

本证发病急剧,症见以眩晕,头痛,面红目赤,口苦,或眩晕头痛,腰膝酸软,耳鸣健忘,五心烦热,心悸失眠,或腰膝酸软,耳鸣健忘,五心烦热,或胸闷,心悸,食少;严重者出现剧烈胸痛、抽搐、神志不清等症状。

2.治疗要点

本病来势急剧,治疗要求快速,应用中西医结合方法治疗。

3.分型治疗

(1)肝火亢盛

主症:眩晕,头痛,面红目赤,口苦,烦躁,甚至神志不清,便秘尿赤,舌红、苔黄,脉弦。

治法:平肝泻火。

例方:龙胆泻肝汤加减。

常用药:龙胆草、栀子、黄芩、钩藤、生地、菊花、槐花、木通。

应急措施:针灸取穴风池、肝俞、曲池、足三里、太冲、百会,用泻法,强刺激,留针 20～30 分钟。

(2)阴虚阳亢

主症:眩晕头痛,腰膝酸软,耳鸣健忘,五心烦热,心悸失眠,舌红苔薄,脉弦细而数。

治法:育阴潜阳。

例方:杞菊地黄丸加减。

常用药:熟地、山茱萸、山药、菊花、牡丹皮、龟甲。

应急措施:针灸取穴肾俞、肝俞、太溪、太冲,中等刺激,留针 20～30 分钟。

(3)痰热闭窍

主症:眩晕,头痛头重,胸闷,心悸,食少,呕吐痰涎或食物,甚至发生抽搐,神志不清,苔黄腻,脉滑。

治法:祛痰开窍。

例方:涤痰汤加减。

常用药:茯苓、白术、陈皮、半夏、菖蒲、胆星、天麻、钩藤、代赭石、石决明、天竺黄、黄连。

应急措施:醒脑静脉注射射液 20～30 mL 加入 250 mL 葡萄糖。

(王振荣)

第二节　急性心力衰竭

一、病因病机

(一)中医病因病机

形成心力衰竭的主要病因有外邪侵袭、过度劳倦或久病伤肺、情志失调、饮食不节等。

1.外邪侵袭

外邪侵袭,郁于气道,导致肺气宣降不利,升降失常,肺气壅塞。心主血,肺主气,气血互根互用,肺气受损,致心气不足,鼓动无力,导致心力衰竭。

2.情志失调

忧思伤脾,使中阳失运,或郁怒伤肝,肝疏泄失常,均可致气滞或痰阻,升降失常,治节无力,血行不畅;或痰郁化热成火,煎熬血液,均可导致瘀血内生,血行失畅,心脉痹阻,则心力衰竭运用而生。

3.饮食不节

饮食不当,损伤脾胃,运化失健,积湿成痰,痰湿上阻心肺,脉道不利,心气鼓动无力,发为本病。

4.劳欲所伤

因年迈体虚或久病体虚,日久导致心阳不振,气血运行失畅,心脉因之瘀滞,心失营运;或各种疾病迁延日久,耗气伤津,残阳损阴,加之外感六淫、内伤情志、体劳过度、药物失宜等,耗损阴阳,致使阴阳并损,均可出现心力衰竭。

本病以心阳虚衰为本,每因感受外邪、劳倦过度、情志所伤等诱发,病变脏腑以心为主,涉及肝、脾、肺、肾四脏,同时与气(阳)、血、水关系密切,为本虚标实之证。本病日久可致肾阳不足,难以上养心阳脾阳,甚至出现阳气虚脱,阴阳不相维系,症见冷汗淋漓、面色灰白、口唇紫暗、神昏脉微等危重证候。

(二)西医学发病机制

急性心力衰竭大多有基础心脏疾病,如广泛的急性心肌梗死、严重心肌缺血、心律失常等导致左心排血量急剧下降,肺循环压力升高。

1.基本病因

(1)前负荷过重:心室舒张回流的血量过多,如主动脉瓣或二尖瓣关闭不全,由于回心血量增多,加重左、右心室的舒张期负荷。

(2)后负荷过重:如高血压、主动脉瓣狭窄或左心室流出道梗阻,使左心室收缩期负荷加重,可导致左心衰竭。

(3)心肌收缩力的减弱:常见的如由于冠状动脉粥样硬化所引起的心肌缺血或坏死,严重的贫血性心脏病及甲状腺功能亢进性心脏病等,心肌收缩力均可有明显减弱,导致心力衰竭。

(4)心室收缩不协调:冠心病心肌局部严重缺血导致心肌收缩无力或收缩不协调,如室壁瘤。

(5)心室顺应性减低:冠心病导致心室的顺应性明显减低时,可影响心室的舒张而影响心脏功能。

2.诱因

(1)感染:病毒性上呼吸道感染和肺部感染是诱发心力衰竭的常见诱因,感染除可直接损害心肌外,发热使心率增快也加重心脏的负荷。

(2)过重的体力劳动或情绪激动。

(3)心律失常,尤其是快速性心律失常,如阵发性心动过速、心房颤动等,均可使心脏负荷增加,心排血量减低,而导致心力衰竭。

(4)输液(或输血过快或过量),液体或钠的输入量过多,血容量突然增加,心脏负荷过重而诱发心力衰竭。

（5）严重贫血或大出血，使心肌缺血缺氧，心率增快，心脏负荷加重。

二、临床表现

患者常突然感到极度呼吸困难，端坐呼吸，恐惧表情，烦躁不安、频频咳嗽，咳大量白色或血性泡沫状痰液，严重时可有大量泡沫样液体由鼻涌出，面色苍白，口唇青紫，大汗淋漓，四肢湿冷，两肺布满湿啰音，心脏听诊可有舒张期奔马律，脉搏增快，可呈交替脉。血压下降，严重者可出现心源性休克。

三、实验室及器械检查

（一）脑钠肽（BNP）检查
脑钠肽升高提示心力衰竭。

（二）胸片检查
左心衰竭可显示心影扩大，上叶肺野内血管纹理增粗，下叶肺野血管纹理细，有肺静脉内血液重新分布的表现，肺门阴影增大，肺间质水肿引起肺小叶间隔变粗，在两肺下野可见水平位的Kerley B 线。急性肺水肿，肺门充血显著，呈蝶形云雾状阴影。

（三）血流动力学监测
除二尖瓣狭窄外，肺毛细血管楔嵌压的测定能间接反映左心房压或左心室充盈压，肺毛细血管楔嵌压的平均压，正常值为 0.8～1.6 kPa（6～12 mmHg），高于 2.0 kPa（15 mmHg）者常提示有左心衰竭，高于 4.8 kPa（36 mmHg）者，提示有即将发生急性肺水肿可能。

四、诊断依据

有冠心病的既往史，有左心衰竭的症状与体征常不难诊断。X 线检查心肺对诊断也有帮助，必要时可行血流动力学监测以明确诊断。

五、鉴别诊断

本病应与支气管哮喘鉴别。前者多见于中年以上，有心脏病史及心脏增大等体征，常在夜间发作，肺部可闻及干、湿啰音，对强心剂有效；而后者多见于青少年，无心脏病史及心脏体征，常在春秋季发作，有过敏史，肺内满布哮鸣音，对麻黄碱、肾上腺皮质激素和氨茶碱等有效。

六、治疗

（一）中医辨治
1.阳虚水泛证
症状：憋喘、呼吸困难，端坐呼吸，不能平卧或夜间发作性呼吸困难，咳吐白色或粉红色泡沫痰，心悸怔忡，颜面或下肢水肿，面色青灰或晦暗，舌淡暗，体胖，苔白厚腻，脉沉数或沉迟，或结、代、促，或雀啄。
治法：温阳活血、利水强心。
选方：方用真武汤合葶苈大枣泻肺汤或参附汤和五苓散加减。制附子 12 g、肉桂 10 g、红参（另煎）8 g、黄芪 30 g、白术 15 g、白芍 15 g、茯苓 15 g、泽兰 25 g、泽泻 25 g、益母草 25 g、葶苈子（包煎）25 g、红花 15 g、地龙 20 g。

2.阴竭阳脱证

症状:喘悸不休,呼多吸少,抬肩撷肚,不能平卧,身冷肢厥,汗出如油或汗出如珠,昏愦谵妄,舌淡紫或绛而萎,苔白腻或剥脱,脉微欲绝,或散涩,或浮大无根。

治法:养阴救逆、回阳固脱。

选方:方用参附汤合生脉散加减。急用参附注射液静脉注射后静脉滴注参附注射液或参麦注射液。制附子 12 g、肉桂 10 g、红参(另煎)15 g、麦冬 25 g、炙甘草 15 g、五味子 15 g、煅龙骨 30 g、煅牡蛎 30 g。

(二)特色疗法

1.针灸疗法

(1)体针:主穴取心俞、厥阴俞、内关、三阴交、关元、气海、太溪。每天针 1 次,每次留针 20 分钟,10 天为 1 个疗程,休息 2 天后续针。

(2)灸法:阳虚者加灸关元、气海。

(3)耳压:主穴取心、肾、交感、皮质下、神门、肾上腺。取 3~4 穴,王不留行籽耳压,每天按压 4~5 次,两耳交替。10 天为 1 个疗程。

(4)穴位贴敷:选穴膻中、心俞、厥阴俞。运用心脉通散或用制附子、肉桂、红参、黄芪、丁香、葶苈子、红花、冰片等研粉穴位贴敷每天 1 次,10 天为 1 个疗程。

2.饮食治疗(药膳)

(1)气阴两虚者:可予山药枸杞粳米粥(山药 50 g、枸杞 25 g、龙眼肉 10 g、大枣 10 枚、粳米 50 g),煮粥常服。

(2)痰瘀并重者:可予萝卜桃仁木耳粥(萝卜 50 g、桃仁 25 g、黑木耳 15 g、大枣 10 枚、粳米 50 g),煮粥常服。

(3)阳虚水肿者:可予薏苡仁冬瓜茯苓粥(薏苡仁 50 g、冬瓜皮 25 g、茯苓 15 g、生姜皮 5 g、粳米 50 g),煮粥常服。

3.中药足疗

中药花椒 15 g、细辛 10 g、路路通 30 g、益母草 15 g、桑枝 30 g、肉桂 10 g、茜草 15 g。水煎 1 500 mL分早晚洗足。

(三)急救处理

急性肺水肿是内科急症,必须及时诊断,迅速抢救。

(1)立即收入 CCU 室,监测意识、尿量、体重、血压、呼吸、心电、血氧饱和度。

(2)持续吸氧或自制药氧液雾化吸入,或无创气道正压通气吸入,维持氧饱和度(95%~98%)。

(3)心内科一级护理,半坐或端坐位。

(4)健康宣教:保持情绪稳定,清淡饮食,保持大便通畅,适当变换体位,防止压疮发生。

(5)吗啡:吗啡 2~4 mg 静脉注射,或 3~5 mg 皮下或肌内注射。可适当予速效救心丸,10 粒,舌下含化。

(6)根据收缩压和肺淤血情况选择药物:应根据收缩压和肺淤血情况,分别选用利尿剂、血管扩张剂和正性肌力药及中药益气养阴温阳针剂。①如收缩压>13.3 kPa(100 mmHg),有肺淤血,可应用呋塞米加血管扩张剂:硝酸甘油、硝普钠、活血化瘀针剂(血塞通注射液、丹参注射液、疏血通注射液等)。②如收缩压 11.3~13.3 kPa(85~100 mmHg),有肺淤血,可应用血管扩张剂和/或正性肌力药（多巴酚丁胺、磷酸二酯酶抑制剂）。③如收缩压＜11.3 kPa（85 mmHg），无肺淤血，也无颈静脉怒张，应予快速补充血容量。④如收缩压＜11.3 kPa（85 mmHg），有肺淤血，应在血流动力学监测下补充血容量［肺嵌压应≤2.4 kPa（18 mmHg）］，应用正性肌力药和/或多巴胺＞250 μg/min 或去甲肾上腺素等。

使用药物常用剂量。①利尿剂：呋塞米 20～40 mg 或托拉塞米 10～20 mg 静脉注射，必要时重复使用。②硝酸酯类：硝酸甘油，静脉滴注剂量起始为 5～10 μg/min，可递增至 100～200 μg/min。单硝酸异山梨酯，剂量为 1 mg/h 静脉滴注，可递增至 10 mg/h。需严密监测血压，如收缩压降至 12.0～13.3 kPa（90～100 mmHg），应予减量；如收缩压继续下降，则应停用。③硝普钠：静脉滴注剂量从 0.25～0.5 μg/(kg·min)（15～25 μg/min）开始，仔细加量至 50～250 μg/(kg·min)。严密监测血压，根据血压调整合适的维持量。④正性肌力药：多巴胺，静脉滴注剂量从 3～5 μg/(kg·min)起；多巴酚丁胺，静脉滴注剂量 2 μg/(kg·min)起，可递增至 20 μg/(kg·min)。⑤米力农：25～75 μg/kg 静脉注射 10～20 分钟，0.375～0.75 μg/(kg·min)维持。⑥去甲肾上腺素：0.2～1.0 μg/(kg·min)。⑦肾上腺素：复苏时 1 mg 静脉注射，3～5 分钟可重复，0.05～0.5 μg/(kg·min)维持。⑧中药益气养阴温阳针剂：参附注射液 20～100 mL、参脉注射液 10～60 mL、生脉注射液 20～60 mL 等，任选一种加入 5％葡萄糖注射液 250～500 mL 稀释后使用。⑨活血化瘀针剂：血塞通注射液 400～600 mg、丹参注射液 40～60 mL、疏血通注射液 6～8 mL、葛根素 250～500 mg 等。任选一种加入 5％葡萄糖注射液 250～500 mL 稀释后使用。

另可针对冠心病和诱发因素治疗，如扩冠、改善心肌供血等治疗，必要时行冠状动脉造影，进行血管重建治疗，伴有低血压可行 IABP 治疗，伴有快速性心律失常，应迅速控制。

（王振荣）

第三节　慢性心力衰竭

慢性心力衰竭的临床表现与何侧心室或心房受累有密切关系，临床上左心衰竭最常见。左心衰竭的临床特点主要是由于左心房和/或右心室衰竭引起肺淤血、肺水肿；而右心衰竭的临床特点是由于右心房和/或右心室衰竭引起体循环静脉淤血和水钠潴留，在发生左心衰竭后，右心也常相继发生功能损害，最终导致全心衰竭。

一、西医病因病理

（一）病因

心脏功能主要由心肌收缩力、前负荷（容量负荷）、后负荷（压力负荷）、心率 4 种因素决定，这些因素中任何一种因素异常影响到心脏的泵血功能，使心脏不能提供适当的组织血液灌注都可引起心力衰竭。

1.心肌收缩力降低

心肌收缩力降低见于缺血性心肌损害如冠心病的心绞痛和心肌梗死等；各种类型的心肌炎

及心肌病如病毒性心肌炎、原发性扩张型心肌病等；心肌代谢障碍性疾病如糖尿病性心肌病、维生素 B_1 缺乏症及心肌淀粉样变性心脏病等；心肌肿瘤如心房黏液瘤、白血病浸润等。

2.前负荷增加

心脏瓣膜关闭不全，如主动脉瓣关闭不全、二尖瓣关闭不全等；左向右心分流先天性心血管病，如房间隔缺损、室间隔缺损、动脉导管未闭等；伴有全身血容量增多或循环血量增多的疾病，如甲状腺功能亢进症、长期贫血等。

3.后负荷增加

如高血压、主动脉瓣狭窄、肺动脉高压、肺动脉瓣狭窄等。

4.严重心律失常

如快速性心律失常、缓慢性心律失常、心脏传导阻滞等。

(二)诱发因素

1.感染

呼吸道感染、感染性心内膜炎和其他部位严重感染。

2.心律失常

各种类型的快速性心律失常及严重的缓慢性心律失常，其中以心房纤颤最为常见。

3.血容量增加

如摄入过多钠盐，静脉输液过多、过快等。

4.过度体力劳累或情绪激动

如妊娠后期及分娩过程、暴怒等。

5.应用心肌抑制药物

不恰当地使用心肌抑制药物，如 β 受体阻滞剂、钙离子拮抗剂、奎尼丁、普鲁卡因胺等。

6.其他

如洋地黄类药物用量不足或过量，高热，严重贫血等。

(三)发病机制

当各种原因导致心脏的泵血功能下降时，循环功能的即刻、短暂调节有赖于神经激素系统的血流动力效应，而长期调节则是依靠心肌机械负荷诱发与神经激素系统介导的心室重塑。

1.神经激素系统的变化

神经激素系统激活可能短期维持循环与重要器官灌注，长期活性增高则助长心肌重构和心室重塑持续进行，使心室前、后负荷增加，最终导致心力衰竭的发生。

(1)交感神经-肾上腺系统激活：心搏量下降或低血压刺激动脉压力感受器，引起减压反射，激活交感神经-肾上腺系统，肾上腺儿茶酚胺分泌增多，可产生下列改变。①心率增快；②心肌 β_1 肾上腺素能受体兴奋，激活 cAMP 酶，使细胞内 cAMP 水平增高，心肌收缩性增强；③全身血管收缩，静脉收缩使回心血量增多，通过 Frank-Surfing 机制增加心搏量，选择性小动脉收缩则维持血压，并保证重要脏器血供的作用；④肾交感神经活性增高所致肾灌注压下降，刺激肾素释放，激活肾素-血管紧张素系统；⑤兴奋肾上腺素能 α_1 或 β_2 受体，促使心肌肥厚。

(2)肾素-血管紧张素-醛固酮系统(RAS)激活：交感神经活性增高，可刺激球旁细胞合成的肾素释放，水解肝合成的血管紧张素原产生血管紧张素 I，后者经主要存在于肺微血管内皮细胞表面的血管紧张素转换酶水解转化为血管紧张素 II。

血管紧张素 II 与其受体结合，产生下列效应：①强有力收缩血管；②对心肌产生正性肌力作用；③促交感神经末梢释放去甲肾上腺素；④促心肌细胞、心肌成纤维细胞和血管平滑肌细胞生长；⑤促醛固酮、血管升压素分泌；⑥促肾上腺产生去氧皮质酮；⑦促缓激肽降解；⑧抑制肾素分泌。

（3）血管升压素、心钠素、细胞因子：血管升压素的抗利尿和外周血管收缩作用导致水钠潴留和心室后负荷增加。心钠素主要由心房肌合成和分泌，心房压力增高或心房受牵拉是诱发心钠素释放的主要机制。心钠素强有力地扩血管和利尿排钠作用可调整机体对收缩血管和水钠潴留激素的反应。但心室功能持续恶化时，血浆心素水平虽然进一步增高，其代偿作用最终被收缩血管、水钠潴留的神经激素作用所抵消。细胞因子如白细胞介素-1、白细胞介素-6均促进心肌细胞肥厚与凋亡。

（4）局部组织内激素系统的变化：心脏、血管组织在局部产生和分泌作用于自身或邻近细胞的激素，即所谓组织自分泌和旁分泌系统。心肌内自分泌和旁分泌系统持续激活，心肌（包括心肌细胞、间质细胞和微血管细胞）内能产生作用于局部心肌微血管、心肌的收缩血管的激素，正性肌力和促生长的激素（如血管紧张素Ⅱ、内皮素），持续介导心室重塑进行。

2.心室重塑

引起心肌重塑的主要因素有两类，即血流动力学和神经内分泌-细胞因子系统。其通过各自信号传导通路途径和细胞凋亡过程参与和促发心肌重塑，心室重塑是由于系列复杂的分子和细胞机制导致心肌结构、功能和表型的变化，这些变化包括心肌细胞肥大、凋亡，胚胎基因和蛋白质的再表达，心肌细胞外基质量和组成的变化。临床表现为心肌质量、心室容量的增加和心室形状的改变（横径增加呈球状）。

二、中医病因病机

形成心力衰竭主要病因有外邪侵袭、过度劳倦或久病伤肺、情志失调、饮食不节等。

（一）外邪侵袭

外邪侵袭，郁于气道，导致肺气宣降不利，升降失常，肺气壅塞。心主血，肺主气，气血互根互用，肺气受损，致心气不足，鼓动无力，导致心力衰竭。《诸病源候论》曰："心主血脉而气血通荣脏腑，遍循经络……统领诸脏，其劳伤不足，则令惊悸，恍惚，是心气虚也。"

（二）情志失调

忧思伤脾，使中阳失运，或郁怒伤肝，肝疏泄失常，均可致气滞或痰阻，升降失常，治节无力，血行不畅；或痰郁化热成火，煎熬血液，均可导致淤血内生，血行失畅，心脉痹阻，则心力衰竭运用而生。

（三）饮食不节

饮食不当，损伤脾胃，运化失健，积湿成痰，痰湿上阻心肺，脉道不利，心气鼓动无力，发为本病。

（四）劳欲所伤

因年迈体虚或久病体虚，日久导致心阳不振，气血运行失畅，心脉因之瘀滞，心失营运；或各种疾病迁延日久，耗气伤津，残阳损阴，加之外感六淫、内伤情志、体劳过度、药物失宜等，耗损阴阳，致使阴阳并损，均可出现心力衰竭。

本病以心阳虚衰为本，每因感受外邪、劳倦过度、情致所伤等诱发，病变脏腑以心为主，涉及肝、脾、肺、肾四脏，同时与气（阳）、血、水关系密切，为本虚标实之证。本病日久可致肾阳不足，难以上养心阳脾阳,甚至出现阳气虚脱,阴阳不相维系,症见冷汗淋漓、面色灰白、口唇紫暗、神昏脉微等危重证候。

三、心功能不全的程度判断

(一)NYHA 心功能分级

根据美国纽约心脏病学会(NYHA)1928 年提出的主要根据心脏病患者自觉的活动能力划分为 4 级。①Ⅰ级:日常活动无心力衰竭症状。②Ⅱ级:日常活动出现心力衰竭症状(呼吸困难、乏力)。③Ⅲ级:低于日常活动出现心力衰竭症状。④Ⅳ级:在休息时出现心力衰竭症状。心力衰竭患者的左心室射血分数与心功能分级症状并非完全一致。

(二)6 分钟步行试验

在特定情况下,测量在 6 分钟内步行的距离。此方法安全、简便、易行,已逐渐在临床应用。

四、临床表现

临床上以左心衰竭较常见,多见于高血压性心脏病、冠心病、病毒性心肌炎、原发性扩张型心肌病和二尖瓣及主动脉瓣关闭不全等。单纯右心衰竭较少见,可见于肺心病、肺动脉瓣狭窄、房间隔缺损等。右心衰竭常继发于左心衰竭后的肺动脉高压,最后导致全心衰竭。

(一)左心衰竭

左心衰竭以肺淤血及心排血量降低至器官低灌注等临床表现为主。

1.症状

(1)呼吸困难:有以下几种。①劳力性呼吸困难:是左心衰竭最早出现的症状,因运动使回心血量增加,肺淤血加重。②端坐呼吸:肺淤血达到一定程度时,患者卧位时呼吸困难加重,坐位时减轻。由于坐位时的重力作用,部分血液转移到下垂部位,可减轻肺淤血,且横膈下降可增加肺活量。③夜间阵发性呼吸困难:熟睡后突然憋醒,可伴呼吸急促,阵咳,咳泡沫样痰或呈哮喘状态,又称为"心源性哮喘"。轻者坐起数分钟即缓解。其发生与睡眠平卧回心血量增加、膈肌上升、肺活量减少、夜间迷走神经张力增加、支气管易痉挛而影响呼吸等有关。

(2)咳嗽、咳痰、咯血:因肺泡和支气管黏膜淤血和/或支气管黏膜下扩张的血管破裂所致,痰常呈白色浆液性泡沫样,痰中可带血丝,也可由于肺血管和支气管血液循环之间形成侧支,引起血管破裂出现大咯血。

(3)其他:心排血量减少,器官、组织灌注不足可引起乏力、疲倦、头昏、心慌症状。肾脏血流量明显减少,出现少尿症状;长期慢性的肾血流量减少可出现血尿素氮、肌酐升高并可有肾功能不全的相应症状。

2.体征

(1)肺部湿啰音:多见于两肺底部,与体位变化有关。这是因肺毛细血管压增高,液体渗到肺泡所致。心源性哮喘时两肺可闻及哮鸣音,胸腔积液时有相应体征。

(2)心脏体征:除原有心脏病体征外,慢性左心衰竭一般均有心脏扩大、心率加快、肺动脉瓣区第二心音亢进、心尖区可闻及舒张期奔马律和/或收缩期杂音,可出现交替脉等。

(二)右心衰竭

右心衰竭以体循环静脉淤血的表现为主。

1.症状

胃肠道、肝脏等内脏静脉淤血可有腹胀、食欲缺乏、恶心、呕吐、肝区胀痛、少尿等症状及呼吸困难。

2.体征

除原有心脏病体征外,右心衰竭时若右心室显著扩大形成功能性三尖瓣关闭不全,可有收缩期杂音;体循环静脉淤血体征如颈静脉怒张和/或肝颈静脉反流征阳性,下垂部位凹陷性水肿;胸腔积液和/或腹水;肝大、有压痛,晚期可有黄疸、腹水等。

(三)全心衰竭

左、右心衰竭均存在,有肺淤血、心排血量降低至器官低灌注和体循环淤血的相关症状和体征。右心衰竭继发于左心衰竭时,因右心排血量减少,呼吸困难等肺淤血表现可有不同程度的减轻。

五、实验室及其他检查

(一)X 线检查

X 线检查可反映心影大小和外形。肺淤血时,肺门及上肺血管影增强;肺间质水肿时可见 Keriey B 线;肺动脉高压时,肺动脉影增宽,部分可见胸腔积液。肺泡性肺水肿时,肺门影呈蝴蝶状。

(二)心电图检查

心电图检查可有左、右心室肥厚。V_1 导联 P 波终末电势(ptfV_1)$\leqslant-0.04$ mm・s。

(三)超声心动图检查

超声心动图检查提供心脏各心腔大小变化、心瓣膜结构,评估心脏的收缩、舒张功能。以射血分数(EF)评估左心室收缩功能,正常 EF 值$>50\%$,运动时至少增加 5%。心动周期中舒张期心室充盈速度最大值(E 峰)与舒张晚期心室充盈速度最大值(A 峰)之比值评价左心室舒张功能,正常 E/A 值$\geqslant1.2$。

(四)放射性核素检查

放射性核素心血池显影,可判断心室腔大小,心脏的收缩、舒张功能。

(五)血流动力学检查

采用漂浮导管经静脉直至肺小动脉,测定各部位的压力及血液含氧量,计算心脏指数(CI)及肺小动脉楔压(PCWP),直接反映左心功能,CI 正常值为 $2.5\sim4$ L/$(\min・m^2)$,PCWP 正常值为 $0.8\sim1.6$ kPa($6\sim12$ mmHg)。

六、诊断与鉴别诊断

(一)诊断

有明确器质性心脏病的诊断,结合症状、体征、实验室及其他检查可作出诊断。呼吸困难或颈静脉怒张、肝大、下垂性水肿分别为左心衰竭或右心衰竭临床诊断提供重要依据。

(二)鉴别诊断

心力衰竭主要应与以下疾病鉴别。

1.心源性哮喘与支气管哮喘的鉴别

心源性哮喘有心脏病史,多见于老年人,发作时强迫端坐位,两肺湿啰音为主,可伴有干啰音,甚至咳粉红色泡沫痰;而支气管哮喘多见于青少年,有过敏史,咳白色黏痰,肺部听诊以哮鸣音为主,支气管扩张剂有效。

2.右心衰竭与心包积液、缩窄性心包炎、肝硬化等引起的水肿和腹水鉴别

心包积液、缩窄性心包炎可引起颈静脉充盈,静脉压增高,肝大,腹水,但心尖冲动弱,心音低,并有奇脉,超声心动图检查有助于鉴别。腹水也可由肝硬化引起,但肝硬化无颈静脉充盈和肝颈静脉回流征阳性。

七、西医治疗

(一)减轻心脏负荷

(1)休息:最基本的方式。

(2)控制钠盐摄入:减少钠盐的摄入,可减少体内水潴留,减轻心脏的前负荷,是治疗心力衰竭的重要措施。

(3)利尿剂的应用。常用利尿剂有以下几种。①噻嗪类:氢氯噻嗪、氯噻酮等。②襻利尿剂:呋塞米、依他尼酸钠、布美他尼。③保钾利尿剂:安替舒通、氨苯蝶啶。④碳酸酐酶抑制剂:乙酰唑胺。

(4)血管扩张剂的应用。血管扩张剂治疗心力衰竭的基本原理是通过减轻前或(和)后负荷来改善心脏功能。可分为:①静脉扩张剂,如硝酸甘油和硝酸盐类等。②小动脉扩张剂,如肼屈嗪、米诺地尔等。③小动脉和静脉扩张剂,如硝普钠、酚妥拉明、哌唑嗪、卡托普利等。静脉扩张剂可减轻后负荷。

(二)加强心肌收缩力

洋地黄类药物的应用:常用制剂如毒毛花苷 K、毒毛花苷 G、毛花苷 C、地高辛、洋地黄、洋地黄毒苷等。

八、中医治疗

(一)辨证论治

1.心肺气虚证

证候:心悸,气短,肢倦乏力,动则加剧,神疲咳喘,面色苍白,舌淡或边有齿痕,脉沉细或虚数。

治法:补益心肺。

方药:养心汤合补肺汤加减。若寒痰内盛,可加款冬花、苏子温化寒痰;肺阴虚较重,可加沙参、玉竹、百合养阴润肺等。

2.气阴亏虚证

证候:心悸,气短,疲乏,动则汗出,自汗或盗汗,头晕心烦,口干,面颧暗红,舌红少苔,脉细数无力或结代。

治法:益气养阴。

方药:生脉散加减。若阴虚较重者,加当归、白芍养血和营;气虚明显者,加白术、茯苓、甘草健脾益气。

3.心肾阳虚证

证候:心悸,气短乏力,动则气喘,身寒肢冷,尿少水肿,腹胀便溏,面颧暗红,舌质红少苔,脉

细数无力或结代。

方药:桂枝甘草龙骨牡蛎汤合金匮肾气丸加减。若水肿重者,加北五加皮等利水消肿;气虚明显者,加红参、黄芪益气养心。

4.气虚血瘀证

证候:心悸气短,胸胁作痛,颈部青筋暴起,胁下痞块,下肢水肿,面色灰青,唇青甲紫、舌质紫暗或有瘀点、瘀斑,脉涩或结代。

治法:益气活血。

方药:人参养荣汤合桃红四物汤加减。若胸痛重者,加枳壳、降香、郁金理气活血止痛。

5.阳虚水泛证

证候:心悸气短或不得平卧,咳吐泡沫痰,面肢水肿,畏寒肢冷,烦躁汗出,颌面灰白、口唇青紫,尿少腹胀,或伴胸腔积液、腹水。舌暗淡或暗红,舌苔滑,脉细促或结代。

治法:温阳利水。

方药:真武汤加减。若气虚甚者,加生晒参、黄芪以益气;若水肿重者,加北五加皮、茯苓皮利水消肿。

6.痰饮阻肺证

证候:心悸气急,咳嗽喘促,不能平卧,咳白痰或痰黄黏稠,胸脘痞闷,头晕目眩,尿少水肿,或伴痰鸣,或发热口渴,舌苔白腻或黄腻,脉弦滑或滑数。

治法:泻肺化痰。

方药:葶苈大枣泻肺汤加减。若寒痰较重,加干姜、细辛温化痰饮;若咳嗽喘促重者,加莱菔子、苏子下气祛痰等;若痰饮内蕴化热者,可改用清金化痰汤合千金苇茎汤加减。

(二)常用中药制剂

1.生脉注射液

生脉注射液适用于气阴两虚证,每次 20~60 mL,加入 5%葡萄糖液250 mL中静脉滴注,每天 1~2 次。

2.参附注射液

参附注射液适用于心肾阳虚或心阳虚脱证,加入 5 %葡萄糖液 250 mL 中静脉滴注,每天 1~2 次。

(三)针灸治疗

喘不能平卧者,取肺俞、合谷、膻中、天突;心悸不宁者,取曲池;水肿者,取水分、水道、阳陵泉、中枢透曲骨;咳嗽痰多者,取尺泽、丰隆。

(王振荣)

第十三章

医学营养

第一节 营养筛查和营养评价方法

一、营养风险筛查

营养风险筛查(NRS)用于对患者进行可能出现营养相关临床并发症或营养因素影响患者结局的风险情况进行筛查,以便为临床营养干预提供线索。表 13-1、表 13-2 为常用的 NRS 量表。

表 13-1 初步筛查表

问题	是或否
1.体质指数(BMI)<18.5 kg/m² 吗	( )
2.最近 3 个月内患者体重有丢失吗	( )
3.最近一个星期内患者的膳食摄入有减少吗	( )
4.患者的病情严重吗	( )

注:如有任一问题的答案为"是",则按表 13-2 进行最终筛查;如所有问题的答案均为"否",则不需要进行表 13-2 的最终筛查,总评分结果记为 0 分,一周后重新进行筛查。

表 13-2 最终筛查表

分类		营养状况低减评分	疾病严重度(营养需要量的增加)评分		
无	0 分	正常营养状态	无	0 分	正常营养状态
轻度	1 分	3 个月内体重>5%;或者前一周的食物摄入为正常需要量的 50%~75%	轻度	1 分	髋部骨折、慢性疾病有急性并发症;肝硬化、慢性阻塞性肺疾病、长期血液透析、糖尿病、恶性肿瘤

458

续表

分类		营养状况低减评分	疾病严重度(营养需要量的增加)评分		
中度	2分	2个月内体重丢失＞5%；或体质指数在16.5～18.5 kg/m²间；或前一周的食物摄入量为正常食物需求量的25%～50%	中度	2分	腹部大手术、脑卒中、重症肺炎、血液系统恶性肿瘤
严重	3分	1个月内体重丢失＞5%(3个月内＞15%)；或体质指数＜16.5 kg/m²；或前一周的食物摄入量为正常食物需求量的25%以下	严重	3分	头部损伤、骨髓移植、重症监护的患者(APACHEⅡ＞10)

年龄评分：年龄＜70岁，为0分；年龄≥70岁，为1分

注：a.总评分≥3分(或胸腔积液、腹水、水肿且血清清蛋白＜35 g/L者)；说明患者存在营养不良或营养风险，需实施营养支持。b.总评分＜3分：患者需每周进行营养筛查。如复查结果≥3分，则实施营养支持。c.如果患者计划进行腹部大手术，应在首次筛查时按照新的分值(2分)评分，并最终按新总分决定是否需要营养支持。

二、膳食及营养快速评价方法

在初次接诊患者、书写入院记录及病历等过程中，都会涉及患者饮食情况；除此之外，在进行营养支持的患者，还要对营养摄入情况进行全面评价。因此，需要熟悉和了解以下内容。

(一)膳食调查

1.饮食史

通过直接询问患者或家属及陪护人员，了解患者过去的饮食结构和数量、饮食习惯及特殊爱好等情况，尤其是发病以来或近一周以来的进食情况。这在下面的"营养风险筛查"部分还会提到。

2.摄入量计算和评价

如需较准确地了解患者饮食摄入量，则一般要求患者详细记录至少3天的饮食摄入情况，由营养科医师或技师通过相应的工具或软件计算出能量及各种营养素的摄入情况，并与参考标准或目标值进行比较，以做出客观评价。

(二)肠内及肠外营养供给量

1.常用肠内营养制剂

(1)乳剂或混悬液：注意能量密度及蛋白质等营养素含量，见表13-3。

表13-3 常用肠内营养液

通用名称	规格(mL)	能量密度(kcal/mL)	能量(kcal)	蛋白质(g)	备注
肠内营养乳剂(TPF-D)	500	0.9	450	17	糖尿病型
肠内营养乳剂(TP)	500	1	500	19	无纤维
肠内营养混悬液(SP)	500	1	500	20	短肽型
肠内营养混悬液(TPF-FOS)	500	1.05	525	20	含纤维
肠内营养乳剂(TPF-T)	500	1.3	650	29	肿瘤型
肠内营养混悬液(TPF)	500	1.5	750	30	高能量
肠内营养乳剂(TPF)	500	1.5	750	28	高能量
肠内营养乳剂(TP-HE)	500	1.5	750	37.5	高蛋白

(2)粉剂:可按说明书含量及实际用量进行计算。

2.静脉营养

(1)供能营养制剂:包括脂肪乳、葡萄糖和氨基酸注射液,常用剂型及能量、营养素含量见表13-4。

表 13-4　常用供能静脉营养制剂

通用名称	常用规格(mL)	能量(kcal)	其他
20%中长链脂肪乳注射液	250	477/488	
20%脂肪乳注射液	250	500	
30%脂肪乳注射液	250	750	
结构脂肪乳注射液	250	490	
ω-3 鱼油脂肪乳注射液	100	112	
脂肪乳氨基酸(17)葡萄糖(11%)注射液	1440	1 000	34 g 氨基酸
脂肪乳氨基酸(17)葡萄糖(11%)注射液	1920	1 400	45 g 氨基酸
复方氨基酸注射液(18AA-Ⅱ)	250	84	21 g 氨基酸
复方氨基酸注射液(18AA-Ⅳ)	250	110	8.7 g 氨基酸
复方氨基酸注射液(18AA-Ⅶ)	200	82	20.65 g 氨基酸
复方氨基酸(15)双肽(2)注射液	500	270	67 g 氨基酸
复方氨基酸注射液(9AA)	250	56	13.98 g 氨基酸
复方氨基酸注射液(3AA)	250	42	10.65 g 氨基酸
六合氨基酸注射液	250	84	21.1 g 氨基酸
10%葡萄糖注射液	500	200	
50%葡萄糖注射液	250	500	
转化葡萄糖注射液	250	50	
果糖注射液	500	200	

(2)电解质及微量营养素:如钾、钠、钙、磷、镁等电解质需常规或根据生化结果进行适量补充,维生素、微量元素制剂常规补充。

(三)判断及评价

1.能量

(1)参照《中国居民膳食参考摄入量(2013)》有关标准。

(2)根据患者的病情、体型、年龄及活动强度,采用系数 20～25(或 30～35 等)kcal/kg 进行估算。

(3)根据患者的性别、年龄、身高、体重等参数,利用经典的 Harris-Benedict 公式计算基础能量消耗(BEE)值,再乘以相应的应激系数及活动系数进行估算。

2.蛋白质

(1)参照《中国居民膳食参考摄入量(2013)》有关标准。

(2)根据患者的肾功能、病情、血清蛋白水平、体重等情况,采用系数 0.6～0.8(或 1～1.2 等)g/kg 进行估算后评价。

三、血液生化指标

常用指标为血清清蛋白、总蛋白、前清蛋白、运铁蛋白、血红蛋白（Hb）、淋巴细胞总数、氮平衡等，并结合其他临床生化指标进行综合判断。

（一）清蛋白

清蛋白（ALB）也称白蛋白，全部由肝细胞合成，是血浆中含量最多的蛋白质，占血浆总蛋白的 $40\%\sim60\%$。清蛋白的半衰期较长，为 $14\sim20$ 天。其主要代谢部位是肠道和血管内皮。短期内蛋白质摄入不足时，机体通过肌肉分解释放氨基酸，提供合成清蛋白的基质，同时伴有循环外清蛋白向循环内转移，使血浆内清蛋白维持在相对稳定水平。只有在长期蛋白质摄入不足或营养不良时，清蛋白才有较显著的下降。

清蛋白的主要功能：维持血浆胶体渗透压的平衡；作为载体和代谢产物、金属离子、胆红素、游离脂肪酸、激素、药物等结合而被运输；作为外周组织蛋白质合成的氨基酸库；血浆中主要的抗氧化剂。

清蛋白降低见于：①营养不良，可能为摄入不足或消化吸收不良。持续的低清蛋白血症被认为是判断营养不良最可靠的指标之一。②消耗增加，如多种慢性消耗性疾病（严重结核、甲亢或恶性肿瘤）。③合成障碍，主要是肝功能障碍。④蛋白丢失过多，如急性大出血、严重烧伤，以及慢性肾脏病变等。短期内的低清蛋白血症是系统性炎症反应的主要表现。⑤妊娠尤其是妊娠晚期，血清清蛋白浓度可减少，但分娩后可迅速恢复正常。⑥较罕见的先天性清蛋白缺乏症病例。

清蛋白增高主要见于：①严重失水导致的血浆浓缩；②水分不足：晨间空腹取血禁食如同时也禁水，常有水不足，一般情况可增加 $4\%\sim5\%$（$1.5\sim2.5$ g/L）；③先天性免疫球蛋白缺乏症：清蛋白代偿性增多（约可增加 70%）。

（二）总蛋白

血清总蛋白（TP）是血清中全部蛋白质的总称，清蛋白和球蛋白则是应用盐析法或电泳法从血清总蛋白中分离出来的两类重要组分。

总蛋白降低主要见于：①血清水分增加，使总蛋白浓度相对减少，如水钠潴留或静脉应用过多低渗液等；②营养不良，如摄入不足或消化吸收不良；③消耗增加，如多种慢性消耗性疾病（严重结核、甲亢或恶性肿瘤等）；④合成障碍，主要是肝功能障碍；⑤蛋白丢失，如急性大出血、严重烧伤及慢性肾脏病变等。

总蛋白增高主要见于：①血清水分减少，使总蛋白浓度相对增加，水不足时血清 Na、血红蛋白（HGB）、红细胞容积（Hct）均平行增高，A/G 比值在正常范围，如急性失水，肾上腺皮质功能减退等；②血清蛋白合成增加，如多发性骨髓瘤（主要是球蛋白的增加），如 Na、HGB、Hct 不增高，A/G 比值减小，球蛋白增多，则可判断为高血清蛋白血症。

（三）前清蛋白

血清前清蛋白（PAL）是由肝细胞合成的一种糖蛋白，其半衰期仅 1/2 天，属急性时相蛋白，是一种载体蛋白，又称转甲状腺激素蛋白。结合甲状腺激素的能力受水杨酸影响，后者可从载体中置换甲状腺激素；与视黄醇结合蛋白（RBP）结合成蛋白复合体，以避免从肾小球滤出丢失。

前清蛋白的主要功能是：①结合并转运约 1/3 的内源性甲状腺激素；②营养学评价、消化外科、胃肠外营养、昏迷及其他消耗性疾病营养监测，PAL、总蛋白（TP）、ALB、转铁蛋白（TRF）、视黄醇结合蛋白（RBP）、总胆固醇（TC）、甘油三酯（TG）应联合测定，是反映营养支持患者早期内脏蛋白合成的指标。当患者在输注清蛋白时,使血清清蛋白升高,而不会影响前清蛋白的水平,故宜选择前清蛋白而非清蛋白作为营养状况的评价指标。

前清蛋白降低主要见于:①蛋白质-能量营养不良。作为蛋白质-能量营养不良(PEM)的监测指标较 ALB 敏感,可用于早期诊断,是消化外科、慢性疾病和儿童营养评价的有用指标。②是肝细胞损害早期和敏感的指标,较丙氨酸氨基转移酶(ALT)特异性高,比 ALB 敏感,多数肝病患者可下降 50% 以上,重型肝炎可降至 0。急性肝炎持续降低提示有发展为重型肝炎的可能性。慢性肝炎活动期降低明显,疾病稳定或恢复时回升,是判断慢性肝病活动性的有用指标。③急性应激反应如感染、创伤、组织坏死,与急性期反应蛋白(ARP)升高相反,ALB、TRF、PAL 均降低,以 PAL 更为敏感,进行性降低提示预后不良。④分娩或其他严重疾病也见降低。幼儿的前清蛋白含量约为成人的一半,青春期迅速增加到成人水平。

前清蛋白增高主要见于:①甲状腺功能亢进、肢端肥大症、同化激素治疗,系由于合成增多。肾病综合征 ALB、TRF 因漏出而明显减少,PAL 虽也漏出增多,但与生成比较,生成多于漏出,故血浓度增高。②脱水和慢性肾衰竭。由于前清蛋白清除的主要场所是肾脏,因此肾衰竭患者可出现血清前清蛋白升高的假象。

(四)转铁蛋白

转铁蛋白(TRF)在肝脏合成,半衰期 8 天,主要功能为结合并转运铁,调节体内铁的平衡,防止铁的毒性作用,提高机体免疫力,用于铁代谢评价、蛋白质能量营养不良监测和红细胞生成素(EPO)治疗监测。1 个 TRF 分子可结合 2 个 Fe 原子,结合铁者呈棕色,未结合铁者为无色。前者称饱和铁结合力(SIBC),后者称未饱和铁结合力(UIBC),两者之和即总铁结合力(TIBC)。TRF 结合铁的百分比称铁饱和度(IS)或转铁蛋白铁饱和度。

转铁蛋白降低主要见于:蛋白质-能量营养不良和蛋白质丢失性疾病,如蛋白质摄取或吸收障碍、氨基酸缺乏、失蛋白性胃肠症、大面积烧伤、慢性肾炎、肾病综合征等;重症肝炎、肝硬化等严重肝病;急性感染、炎症和应激、胶原病、严重疾病状态、部分肿瘤;先天性转铁蛋白缺乏症。转铁蛋白增高主要见于:铁缺乏状态和缺铁性贫血、妊娠后期、蛋白同化激素、雌激素或口服避孕药使用。

(五)血红蛋白

血红蛋白(Hb)是由珠蛋白和亚铁血红蛋白组成的结合蛋白质,从早幼红细胞时期开始生成,直到网织红细胞仍可合成少量血红蛋白。血红蛋白可与血液中的氧结合形成氧合血红蛋白,起到运输氧和二氧化碳的作用。血红蛋白增减的临床意义基本同红细胞计数,且能更好地反映贫血程度。

(六)淋巴细胞总数

淋巴细胞来源于淋巴系干细胞,在骨髓、脾、淋巴结和其他淋巴组织生发中心发育成熟者为 B 细胞,在胸腺、脾、淋巴结和其他组织依赖胸腺素发育成熟者为 T 细胞。淋巴细胞一般占白细胞总数的 20%～40%。患者营养不良及应激反应可使其分解代谢增高,从而造成淋巴细胞总数(L 或 Lym)减少。

淋巴细胞在免疫应答中起核心作用,以维持机体正常细胞免疫功能。其总数增多主要见于:①某些传染病,如百日咳、结核病、水痘、麻疹、风疹、流行性腮腺炎、流行性感冒、病毒性肝炎、艾滋病、梅毒、鼠疫、传染性单核细胞增多症等。②淋巴细胞性白血病、器官移植术后等。淋巴细胞总数减少主要见于放射病、营养不良、应用激素等。

（七）氮平衡

正常人食物中氮摄入量和排泄物内的含氮量往往是相等的,此种情况称为氮平衡。氮平衡测定是了解体内蛋白质代谢状况最常用的方法。体内氮代谢的最终产物主要随尿排出,汗液和脱落的皮屑中含有少量含氮化合物,还有微量的氮随毛发、鼻涕、月经、精液等丢失。肠道中未被吸收的含氮化合物从粪排出。尿中主要的含氮化合物有尿素、氨、尿酸和肌酐,其量随蛋白质的摄入而异。普通膳食时,尿素氮占总氮量80％以上;低蛋白膳食时,尿素氮降低;饥饿时,氨氮增高。尿肌酐的排出量似乎与膳食蛋白的含量无关。

氮的摄入量大于排出量为正氮平衡(合成状态),摄入量小于排出量称负氮平衡(分解状态)。氮平衡试验一般为7天,前4天为适应时间,后3天为实验期,记录食入蛋白质的量及测定每天尿氮排出量。氮平衡的计算要求氮的摄入量与排出量都要准确的收集和分析。摄入氮包括经口摄入、经肠道输入及经静脉输入的氮量。一般情况下氮是以蛋白质或氨基酸形式摄入的,此时可按6.25 g蛋白质＝1 g氮或7.5 g氨基酸进行计算。排出氮包括经尿、大便、皮肤、消化液等丢失氮的总和。

氮平衡计算方法:蛋白质摄入量(g)/6.25－［24小时尿尿素氮(g)＋3.5］

其临床意义:①摄入氮＝排出氮,提示氮平衡。在实际工作中,为了安全可靠起见,往往摄入氮较排出氮多5％,才可认为确实处于平衡状态。②摄入氮＞排出氮,为正氮平衡,提示部分摄入的蛋白质用于体内合成蛋白质,以供细胞增生,往往发生在儿童、孕妇、患病初愈的患者,说明蛋白质的需要量大。③摄入氮＜排出氮,为负氮平衡,常见于蛋白质需要量不足时,如饥饿或消耗性疾病患者。

（李学龙）

第二节　营养与感染

一、营养缺乏与感染

（一）营养缺乏导致机体对感染的敏感性增加

并发感染常是蛋白质-能量营养不良(PEM)儿童致死的首要原因。营养不良时常发生革兰阴性菌败血症,水痘容易扩散,对感染无发热反应,外伤感染后易发生坏疽,出麻疹时可能见不到皮疹,常合并肺炎而死亡。营养不良者肝炎相关抗原检出率也较高。

用肠外营养治疗的患者常因营养素的供给不足或比例失当,或由于补充营养素未经过肝内代谢,肝酶未被激活而影响正常的代谢功能,继之出现营养不足;频繁放置导管,使得使用肠外营养患者常因合并败血症而死亡。

（二）感染加重营养不足的发展

感染常导致食欲缺乏,腹泻和呕吐可加重吸收不良,分解代谢加快,感染急性期造成不同营养素的重新分配。肠内细菌及寄生虫感染时,粪便中蛋白质丢失量增加。

二、营养不足与免疫功能

(一)营养不足对代谢的影响

机体存在营养不足时,血清铁蛋白明显降低,血浆必需氨基酸减少,血糖含量低,糖耐量降低,血浆中游离脂肪酸增加,恶性营养不良患者常合并脂肪肝。

(二)营养不足对免疫功能的影响

白细胞计数轻度增高;临床常用抗原皮试反应来衡量细胞免疫功能;不论总蛋白含量如何,γ-球蛋白含量正常或相对增加。单个营养素缺乏与免疫关系如下。

1.蛋白质

蛋白质是机体免疫功能的物质基础,蛋白质营养不良对免疫器官和细胞免疫的损害较重,体液免疫受损不大;胸腺呈不可逆性萎缩,中心缩小;脾脏中心缩小,髓区细胞减少;淋巴结髓质细胞减少;还影响 T 细胞的数量和功能,中性粒细胞趋化性移动缓慢,杀菌活力降低;对成人机体合成免疫球蛋白能力影响不大,但上皮及黏膜组织分泌液中 S-IgA 显著减少。

2.维生素

维生素 A、维生素 E、维生素 C 和维生素 B$_6$ 与免疫关系密切。

(1)维生素 A:对黏膜表面的局部免疫作用,是通过维持上皮完整的天然屏障作用及分泌抗体和大分子防护物质来实现的。维生素 A 缺乏时,T 淋巴细胞功能降低、淋巴器官萎缩、NK 细胞活性降低、S-IgA 分泌减少、Th 细胞活化途径受到损伤。维 A 酸(视黄酸)可抑制肿瘤细胞恶性发展,有较为明显的作用。

(2)维生素 E:对机体免疫力的作用可能是通过降低前列腺素合成或减少自由基形成来实现的。一定剂量范围内,维生素 E 与免疫器官发育呈剂量-效应关系;缺乏时细胞免疫受抑制,过量时细胞免疫也受抑制;适量补充维生素 E 可增强体液免疫;维生素 E 与硒可协同影响机体的免疫功能。

(3)维生素 C:维持淋巴组织正常结构、提高吞噬细胞的活性、参与免疫球蛋白合成、促进淋巴母细胞生成和免疫因子产生。急、慢性感染时,白细胞内维生素 C 含量急剧减少。

(4)维生素 B$_6$:在 B 族维生素中,维生素 B$_6$ 缺乏对免疫影响最严重。

3.微量元素

(1)铁:轻度缺乏即可引起免疫功能受损,细胞免疫受损较严重、体液免疫影响不大;铁营养状况改善后,免疫功能可恢复。主要表现为缺乏时胸腺萎缩、外周血 T 淋巴细胞减少、变态反应延缓;过量时可增加感染发生,T 淋巴细胞功能下降。

(2)锌:是免疫功能中研究得最多的元素。缺锌对胸腺的影响可逆,过量也可损害免疫功能,轻度缺锌即可使细胞免疫功能下降,影响机制可能为锌是多种金属酶的关键成分。

(李学龙)

第三节　营养与免疫

免疫力是人体的重要生理功能,在人的一生中始终与传染性疾病、非传染性疾病、肿瘤及衰老过程相抗衡。营养因素是机体依存的最为重要的环境因素之一,是维持人体正常免疫功能和健康的物质基础。人体营养状况对免疫功能有重要影响,这种影响主要表现在:机体营养不良将导致免疫系统功能受损,而免疫防御功能受损,使机体对病原抵抗力下降,有利于感染的发生和发展,三者形成恶性循环。因此,营养、免疫、感染间有复杂的关系,了解其中关系,对掌握营养在整个机体功能与对外环境适应能力等方面的作用,有重要价值。有助于用营养手段来调节机体免疫状况,增强抗病能力,维持身体健康。

营养不良包括营养缺乏和营养过剩两种。营养缺乏对免疫功能影响较常见,但临床如发生营养不良,常不是缺乏单一营养素,而是多种营养素同时缺乏的结果。尽管在人体确定单一营养素缺乏或过量与免疫的关系很困难,但现代营养学已能对单一营养素与免疫关系加以研究,从某些特殊条件下,如肠外营养分析结果、体外试验、建立动物模型、干预研究等,已获得显著进展。

目前研究比较多、较一致的结果是关于蛋白质、维生素 A、维生素 E、维生素 C、铁、锌、硒等与免疫功能的关系。

一、蛋白质与免疫功能

蛋白质营养不良常与能量不足同时存在。因此,阐述蛋白质与免疫功能的关系,常用蛋白质-能量营养不良(proteinenergymalnutrition,PEM)进行研究。同时 PEM 常伴有多种维生素、矿物质及微量元素缺乏等综合表现。蛋白质是机体免疫防御功能的物质基础,如上皮、黏膜、胸腺、肝、脾脏、白细胞及血清抗体和补体等,都主要由蛋白质参与构成。当蛋白质营养不良时,这些组织器官的结构和功能均受到不同程度的影响。免疫器官和细胞免疫功能受损较重,体液免疫受损不大,当蛋白质营养状况改善后,免疫功能可恢复。

(一)免疫器官

PEM 明显影响胸腺及外周淋巴器官(脾、淋巴结)正常结构。发生 PEM 时,胸腺呈现萎缩,典型改变是生发中心缩小,T 细胞生成减少,组织纤维化,皮质与髓质界限模糊。脾脏重量减轻,脾内生发中心缩小,髓区细胞减少最为显著,巨核细胞内色素减少。淋巴结也出现髓质细胞减少,生发中心活性低于正常,集合淋巴结几乎完全消失。

当营养不良状况改善后,动物实验表明,除胸腺外,其他免疫器官重量开始增长和恢复正常。营养不良对胸腺的损伤不可逆,一旦受损其结构和功能恢复极为缓慢。

(二)细胞免疫

即 T 细胞介导的免疫。PEM 主要影响 T 淋巴细胞数量和功能,外周血中 T 淋巴细胞总数显著减少,T 淋巴细胞对植物凝血素(phytohemagglutinin,PHA)、刀豆球蛋白 A(concanavalinA,ConA)等抗原诱导增殖反应降低。T 淋巴细胞分泌具有各种免疫功能的淋巴因子的数量减少。中性粒细胞趋化性移动缓慢,杀菌活力降低。皮肤对 2,4-二硝基氯苯(2,4-dinitrochlorobenene,DNCB)迟发型超敏反应下降。PEM 被纠正后,以上变化很快逆转。

(三)体液免疫

体液免疫通过 B 淋巴细胞发育并产生免疫球蛋白来实施。发生 PEM 时,机体合成免疫球蛋白能力受影响不大,但如 PEM 发生在婴幼儿期,则产生免疫球蛋白能力可受到损害,当营养状况改善后,则功能得到恢复。PEM 时,上皮及黏膜组织分泌液中 S-IgA 显著减少,溶菌酶水平下降,使皮肤与黏膜局部抵抗力降低,排除抗原能力减弱,造成病原体生长繁殖,甚至可导致感染扩散。血清补体除 C_4 外,其他补体成分均有所降低,以 C_3 最明显。这可能是由于肝合成减少,或体内补体激活减弱所致。

近年研究表明,除食物蛋白质含量外,蛋白质种类对免疫反应也有明显影响,如喂饲含20%乳清蛋白饲料的小鼠对T细胞依赖性抗原(SRBC、HRBC)和非T细胞依赖性抗原(TNP-ficoll)空斑形成细胞(plaqueformingcell,PFC)反应,显著高于喂饲含等量酪蛋白、大豆蛋白、小麦蛋白饲料的小鼠,这种作用可能是因食物蛋白质直接影响B淋巴细胞,对免疫原刺激内源性反应降低所致。而食物蛋白质种类,对细胞免疫反应未见明显影响。

二、维生素与免疫功能

与免疫关系密切的维生素有维生素A、维生素E、维生素C及维生素B₆。

(一)维生素A

维生素A及其衍生物可从多方面影响免疫系统功能。维生素A缺乏时,皮肤、黏膜局部免疫力降低,而易诱发感染,造成淋巴器官萎缩,NK细胞活性降低,细胞免疫反应下降,使机体对细菌、病毒、寄生虫等抗原成分产生的特异抗体明显减少。维生素A水平正常动物,补充适量维生素A,可以发挥佐剂作用,提高机体免疫应答能力,并能产生抑制肿瘤的效用。但过量应用维生素A制剂对免疫功能有害。

1.黏膜表面局部免疫

维生素A对上皮细胞正常分化及维持表面完整性,具有重要作用。维生素A缺乏时,上皮细胞基底膜增生变厚使细胞分层,上皮组织呈鳞状以至角化,这些改变伴随着上皮细胞脱屑和黏液分泌减少,从而削弱黏膜预防细菌侵袭的天然屏障作用,使黏膜表面微生物侵入机体。许多研究表明,维生素A缺乏儿童,易患腹泻和反复呼吸系统感染。

正常黏膜表面存在抗体和大分子物质,对致病菌侵袭和感染起重要防卫作用。在维生素A缺乏时,病儿鼻腔、眼泪中分泌型IgA和溶菌酶及白细胞溶菌酶含量显著降低,补充维生素A后恢复正常。因此,维生素A对黏膜表面局部的免疫作用,是通过维持上皮完整天然屏障作用和分泌抗体及大分子防护物质共同完成的。

2.细胞免疫

免疫系统中,免疫应答过程是由多系统共同作用完成的。T淋巴细胞、B淋巴细胞及吞噬细胞间呈现网络调节作用。维生素A缺乏时,可从多环节影响细胞免疫功能。

(1)T淋巴细胞:T淋巴细胞有2种功能,即效应功能与调节功能。前者表现为对靶细胞的杀伤作用,见于抗感染免疫、肿瘤免疫和迟发型超敏反应等过程中;后者表现为对免疫应答过程的正反馈及负反馈调节作用。尽管目前关于维生素A缺乏对T淋巴细胞影响的报道尚不一致,多数学者认为维生素A缺乏可降低T淋巴细胞功能,使外周血T淋巴细胞总数减少。用单克隆抗体检查T淋巴细胞亚群,发生Th细胞数减少。维生素A缺乏儿童,对结核菌素(tuberculin,TB)、破伤风类毒素(tetanustoxoid,TT)、植物凝血素(PHA)及纯蛋白衍生物(purifiedproteinderivativePPD)等皮肤迟发型超敏反应减弱甚至消失。外周血T淋巴细胞对PHA诱导的转化反应降低。

(2)自然杀伤细胞:自然杀伤细胞(naturalkillerlymphocyte,NK)在防止肿瘤及免疫监视中起重要作用。维生素A有增强NK细胞活力的作用,可能为维生素A能适当改变细胞表面结构,且增进细胞表面受体表达。

(3)吞噬细胞及白细胞:维生素A对巨噬细胞的功能有调节作用,维生素A能增强大鼠肺泡巨噬细胞功能和杀肿瘤活性。维生素 A 能增加小鼠腹腔巨噬细胞活性。维生素 A 缺乏动物白细胞数明显降低,外周血中性粒细胞数升高。

3.体液免疫

维生素 A 与体液免疫功能关系比较密切。维生素 A 缺乏可影响 B 细胞系统,使分泌型 IgA 减少,使呼吸系统与胃肠局部防御能力下降,导致小儿呼吸系统感染和腹泻发生。维生素 A 可增加绵羊红细胞(SRBC)或蛋白质免疫小鼠脾脏空斑形成细胞(PFC)数目,增强非 T 淋巴细胞依赖性抗原所致抗体的产生。

4.细胞因子

维生素 A 缺乏时,Th 细胞活化途径受损,影响分泌细胞因子 IL-2、IL-4 和 IL-5。饮食补充醋酸维生素 A 可增加小鼠产生 IL-2 和 T 淋巴细胞的比例。注射维 A 酸可增加小鼠脾细胞产生 IL-2 的能力。

(二)维生素 A 与肿瘤

肿瘤是多因素引起的疾病。近年来,有关维生素 A 与肿瘤关系的诸多研究,认为维生素 A 能通过机体的细胞及体液免疫机制,阻遏肿瘤形成。有些研究均已证实,维生素 A 类化合物,特别是视黄酸对肿瘤细胞具有抑制恶性表型表达作用,能防止细胞恶性转化,在一定程度上抑制黑色素瘤、乳腺癌、肺癌、胃癌及白血病等肿瘤细胞浸润、增殖和转移,诱导肿瘤细胞向正常细胞转化。近年来还发现视黄酸受体,并证明其是核受体,大量研究资料证明,视黄酸诱导肿瘤细胞转化,主要通过视黄酸受体进行。

(三)维生素 E

维生素 E 是体内抗氧化剂,同时又是有效的免疫调节剂。在人体和实验动物免疫过程中有重要作用。表明维生素 E 在一定剂量范围内,能促进免疫器官发育和免疫细胞分化,提高机体细胞免疫和体液免疫功能。

1.免疫器官发育

维生素 E 可明显提高小鼠脾系数(脾重/体重),胸腺和脾中 T 细胞、Th 细胞百分率,降低 T 抑制性细胞(Ts)百分率,使得 Th 细胞对 Ts 细胞比率(Th/Ts)升高。且在一定剂量范围内呈现出剂量-效应关系,但当维生素 E 含量过高时上述作用反而降低。

2.细胞免疫

维生素 E 能增强 T 淋巴细胞对诱导物 PHA 和 ConA 的增殖反应、单核吞噬细胞清除能力和吞噬指数,提高对感染的抵抗力和降低死亡率。在维生素 E 缺乏或过量时,小鼠特异性细胞免疫和非特异性细胞免疫反应受到抑制。

3.体液免疫

补充略高于饮食供给量的维生素 K,可增加特异抗体应答、脾脏 PFC 形成和 IgG 与 IgM 血清滴度。当饲料中维生素 E 添加量为正常值的 15 倍时,能明显降低由于逆转录病毒感染所引起的 IgG 与 IgM 升高,但对正常小鼠 IgG 与 IgM 的产生无影响。维生素 E 能提高艾滋病(AIDS)小鼠脾细胞中 IL-2 和 IFN-γ 合成,降低老龄小鼠和大鼠前列腺素 E2(PGE2)分泌。

维生素 E 对机体免疫力的作用,可能是通过降低前列腺素合成或减少自由基形成实现的。低浓度 PGE2,可能是细胞免疫所必需的因子;而高浓度 PGE2 对细胞免疫和体液免疫的某些指标,如抗体产生、迟发型超敏反应(DTH)、淋巴细胞增殖和细胞因子产生等有抑制影响。在氧化反应中释放出的氧自由基,可损害免疫细胞的细胞膜,导致免疫细胞正常功能损伤,而维生素 E

能抑制自由基形成,维持膜稳定性。维生素 E 与微量元素硒有协同作用,可能是通过对谷胱甘肽过氧化物酶系统的作用。

(四)维生素 C

维生素 C 是人体免疫系统所必需的维生素,缺乏时免疫功能降低。维生素 C 主要通过以下功能作用于免疫系统。

1.提高吞噬细胞活性

白细胞含有丰富的维生素 C,并随摄入量增多而增加。当机体发生急性和慢性感染时,白细胞内维生素 C 含量急剧减少。健康人服用维生素 C,可增强循环血中性粒细胞趋化性,能改善免疫功能异常者中性粒细胞移动和杀菌功能。吞噬细胞运动严重受阻,可能是因为这些细胞不能产生微管蛋白所致,这种重要的细胞内蛋白质,可使细胞改变形状和进行运动。

2.参与免疫球蛋白合成

免疫球蛋白 2 条链通过二硫键(-S-S-)联结,脱氢维生素 C 能使免疫球蛋白合成过程中肽键分子中的 2 个半胱氨酸残基巯基(-SH)氧化形成二硫键,促进免疫球蛋白合成。

3.促进淋巴母细胞生成和免疫因子产生

维生素 C 可促进淋巴母细胞生成,提高机体对外来或恶变细胞的识别和吞噬能力。维生素 C 可提高 C_1 补体酯酶活性、增加补体 C_1 产生,同时它还能促进干扰素产生,干扰病毒 mRNA 转录,抑制新病毒合成,因而有抗病毒作用。

三、微量元素与免疫

微量元素中,与免疫有较确切关系的是铁和锌。

(一)铁

铁是人体必需微量元素,又是较易缺乏的营养素,铁缺乏特别多见于儿童与生育期妇女。尤其是婴幼儿、儿童免疫系统发育尚不完善,易感染疾病,预防铁缺乏有更重要意义。

大量研究结果表明,铁缺乏能损害免疫功能,使人体与实验动物抗感染能力降低,其特点是轻度铁缺乏即可引起免疫功能受损,主要表现为对细胞免疫的损伤,而对体液免疫影响不大;当铁营养状况改善后,免疫功能即可恢复。

1.免疫器官

铁缺乏时,胸腺萎缩,重量减轻,体积变小,胸腺内淋巴组织分化不良,不成熟 T 淋巴细胞增多。

2.细胞免疫

外周血中 T 淋巴细胞在铁缺乏时明显减少,包括静止期与活动期细胞均减少。T 淋巴细胞对有丝分裂原或抗原诱导增殖反应降低,降低程度与铁缺乏程度相关。T 淋巴细胞产生淋巴因子减少,对肿瘤细胞杀伤能力明显下降。

铁缺乏时,吞噬细胞杀菌活性降低,虽然中性粒细胞吞噬能力未受影响,但杀菌能力下降。组织内吞噬细胞、巨噬细胞趋向、吞噬和杀灭细菌的能力均降低。主要因为:①缺铁时干扰细胞内核酸合成;②干扰需铁金属酶参与细胞代谢;③与吞噬细胞髓过氧化物酶介导受损,产生髓过氧化物酶细胞数量减少有关。当铁缺乏状况得到纠正后,T 淋巴细胞和巨噬细胞移动抑制因子及对病原菌的杀菌活性恢复正常。

3.体液免疫

多数报道认为铁缺乏对人类体液免疫无明显影响,B淋巴细胞数量、免疫球蛋白水平和补体成分均正常。但动物实验发现,铁缺乏大鼠和小鼠抗SRBCIgG和IgM产生明显减少,其机制可能为缺乏铁时,肝内线粒体异常,细胞色素C含量降低,能量产生减少,而导致免疫球蛋白合成障碍,使抗体产生量减少。值得注意的是,过量铁摄入也会导致感染发生。这是因为某些致病菌生长繁殖也需要铁,能有效地竞争循环和组织中的铁,使细菌生长繁殖加速。也有报道认为,运铁蛋白和乳铁蛋白有抑菌能力,其抑菌能力强弱与结合铁多少有关,当负荷铁较多时,其抑菌能力下降;过量摄入铁制剂,可能会使使用者潜在感染复发,或有急性菌血症发生的危险,应引以为戒。

(二)锌

锌对维持免疫系统正常发育和功能有重要作用。锌缺乏对免疫系统的影响十分迅速而且明显,包括对免疫器官、细胞免疫、体液免疫及免疫网络相互作用均有影响。

1.免疫器官

锌缺乏影响胸腺发育,或使胸腺萎缩。缺锌时,糖皮质激素水平发生改变,使胸腺组织萎缩,补锌后萎缩的胸腺可逆转。

2.细胞免疫

锌缺乏细胞免疫功能下降,即使轻度锌缺乏,也可对细胞介导的免疫和细胞吞噬功能有较大作用,脾和周围血淋巴细胞数减少接近50%,但脾脏T淋巴细胞和B淋巴细胞主群和亚群表型分布,或其比例仍维持正常。T淋巴细胞杀伤肿瘤细胞能力降低,Th细胞功能缺陷,同时NK细胞活性降低。锌缺乏损害小鼠骨髓淋巴细胞生成。在人体补充锌后可增强淋巴细胞对PHA和ConA诱导的增殖反应。动物实验发现,缺锌小鼠对同种肿瘤细胞体内细胞毒性T杀伤细胞活力下降,故认为锌缺乏也可能严重损伤机体对肿瘤的免疫监视作用。

与铁过量相似,锌过量也可损害免疫功能,使淋巴细胞对PHA诱导增殖反应降低,影响中性粒细胞及巨噬细胞活力,抑制其趋化性、吞噬功能及细胞杀伤活力。这种抑制作用可能与血清和细胞膜相关的低密度脂蛋白升高有关。

3.体液免疫

锌缺乏小鼠体内抗SRBCIgG减少,补锌后可增加SRBC抗体滴度。关于锌影响免疫功能的机制尚在研究中。通常认为,锌是多种金属酶的关键成分,这些酶在核酸代谢和机体蛋白质合成方面发挥作用,锌对淋巴细胞增殖的影响,可能与这些酶在核酸合成中的作用有关。另外,锌是胸腺激素的基本成分,可以激发T淋巴细胞活性。

(李学龙)

第四节 营养与药物的相互影响

现代医药科学迅猛发展,每年都有新药问世,特别是有些化学合成药物,具有不同程度的毒副作用,且药物间存在剂量-反应关系。即有些药物同时使用时,其作用可能相加、相减、相乘或相除,这已被众多试验研究、临床观察和流行病学调查所证实。因用药不当而导致治疗失败已引起重视,而对药物和营养的关系研究尚不多,但人们已注意到某些不良反应和不良反应。

一、食物与药物

在长期与自然作斗争的过程中,人们发现许多食物有防治疾病的作用,如动物肝可防治夜盲症,海带可防治地方性甲状腺肿等。"医食同源,药食同根",是国人先贤的首创,他们积累了很多宝贵经验,现在许多药物在当初是食物。在日常生活中,发现有些食物同时食用会产生不良反应,这就是饮食禁忌的起源。

药物对患者的影响,可因各种因素而改变,如年龄、性别、疾病、怀孕、营养状况、用药及摄入其他物质等。各种药物在体内吸收、分布、代谢、发挥药理效应、排泄,都靠体内各种酶的参与,其中主要是肝内二磷酸腺苷(ADP)和细胞色素氧化酶系统。当能量、蛋白质、维生素、矿物质和微量元素缺乏时,酶活性会受到影响,使药物毒性增强或减弱。通常药物对感染组织有直接作用者,其毒性强;而必须先转变为具有活性的衍生物后才能发生效应者,其毒性较轻。药物和营养素基本的相互作用,主要包括营养状况影响药物代谢和药物影响营养素代谢。

食物是营养素载体,而药物与食物又有着非常密切的关系。许多食物既有营养功能,又有药理作用,不少药物是由食物提炼而成的,如鱼肝油。此外,许多药物在人体内可影响营养素的吸收、代谢、排泄等,从而导致营养缺乏。随着现代医药工业的发展,新药层出不穷。为防治或控制疾病而使用药物,因此,药物对营养产生影响的问题越来越重要。

许多广泛使用的药物,如抗惊厥药、抗疟药、抗结核药及类固醇避孕药会增加营养素需要量。服用这些药物时,和抗生素、镇静剂及降胆固醇药一样,如不从饮食或口服及肠外补充维生素以解决服药造成需要量增加的问题,即可导致维生素缺乏病。用于儿童多动症治疗的右旋苯异丙胺,会影响其生长发育。利尿剂及抗酸剂则容易造成矿物质缺乏。孕妇服药可引起胎儿营养不良,甚至造成畸形等。

有些药物影响营养素吸收,有些则增加营养素排出或降低营养素利用率,有些药物因可导致厌食等胃肠反应而引起营养素摄入不足。在饮食营养处于缺乏边缘同时由于应激如妊娠或患病时,用药更易引起营养缺乏病。嗜酒者易发生因药物所致营养不良,因开始用药前,营养状况已受影响,而用药后又继续降低机体内某些营养素。故要用某种可能影响营养状况的药物时,应补充相应营养素。如患者饮食已不足或者患有影响营养素吸收和利用的疾病,则更应注意。如在一段时间内服用某种或几种药物,发生与原来疾病无关及与药物直接毒性作用无关的症状,应考虑可能是药物引起的营养不足。

二、营养状况与药物代谢

营养状况与药物代谢的关系非常密切。如患者处于极度蛋白质营养不足时,体内细胞和免疫功能均明显降低。机体对疾病的抵抗力降低,易并发感染。在使用药物治疗时,因缺乏抗体或淋巴因子而不能获得预想的治疗效果。

(一)蛋白质-能量营养不足

蛋白质-能量营养不足对药物代谢的影响,依据营养不足程度、年龄、有无感染及肾功能、肝功能和循环系统功能是否良好而定。饮食营养对药物的影响,首先是糖类和脂肪供给能量不足时,蛋白质将作为提供能量的来源。组织内酶的含量,包括参与药物代谢的酶含量都降低。其次营养素作为与药物结合的基质,因为来源不足,部分组织分解以提供这些基质,结果是两者都不能满足需要。

实验研究发现,药物代谢活动和代谢药物的肝酶,和饮食蛋白质含量密切相关。营养不良者,易被有毒或有害物质伤害,如黄曲霉毒素在营养不良的机体特别容易发生中毒。其次,蛋白质可稳定药物的作用,对营养不良者,如在饮食中增加蛋白质,可减少代谢物排出而稳定药物疗效;使用左旋多巴时,在饮食中增加蛋白质,其甲基化衍生物排出减少,疗效得以稳定。另外,营养不足时,将药物转变为活性物质的酶的能力降低。给幼鼠喂饲低蛋白饮食后,因药物代谢所需要酶不足,使四氯乙烯不能产生危害肝的有毒代谢物质,发病率和死亡率均降低;增加饮食蛋白质摄入量,则四氯乙烯毒性作用就会相应出现。

(二)矿物质和维生素缺乏

很多试验研究和临床观察均已证实营养对药物代谢有影响,当体内存在钙、锌和镁缺乏时,可能抑制某些药物代谢。应指出做动物实验所用剂量,常把营养素限制到最低量,对人体已无实际意义。

1.缺钾

体内钾含量对洋地黄反应有重要影响。无论在何种情况下,凡是血钾降低者,使用洋地黄时就可能引起心律不齐。利尿剂、肾上腺皮质激素等均可使得体内钾含量降低,引起洋地黄中毒。营养不良时体内钾含量降低,也容易引起洋地黄不良反应,钙会加强洋地黄反应的程度。因此,使用洋地黄的患者应避免静脉注射钙剂。发生洋地黄中毒时,可口服氯化钾以控制症状。

2.维生素 C 缺乏

维生素 C 既是营养素,又是药物,在多方面与药物相互作用。主要是对肝细胞,可刺激羟基化酶的活性,降低药物不良反应。使用苯巴比妥类药物时,维生素 C 排出量增加,而维生素 C 缺乏会延长动物麻醉时间。

3.水、电解质失调

机体存在脱水、充血性心力衰竭、肝功能或是肾功能不全时,可发生水或电解质失调。此时体内生化代谢能力降低。药物容易在体内储留而发生药物中毒。

(三)赋形剂所致药物不良反应

某些疾病限制钠摄入有治疗作用,如高血压病、肝硬化腹水和肾病综合征,这类疾病患者钠摄入最大量为 20～40 mmol/d,使用氨苄西林、羧苄西林或甲氧西林钠盐时,如不限制用量则可能引起危害。阿司匹林、间霉素和某些抗酸药物等,因其中钠含量高而被严格限制。高血钾在肾衰竭时常是致命症状,必须避免。如青霉素 G 钾盐为高钾药物,临床曾发生因使用不当而使患者死亡的案例。

三、药物与营养

药物与营养素的相互作用,时刻存在。因为只要服药,同时进食,就会发生营养素与药物相互作用;但仅少数药物可致营养不足或缺乏病。药物对营养素的作用,可根据其对营养素合成、吸收、分布、转运、代谢及排泄的影响而分类。

(一)药物对营养素影响

1.对营养素合成的影响

物理因素,如紫外线屏障可使皮肤合成维生素 D 减少。广谱抗生素可降低结肠内少数能合成 B 族维生素及维生素 K_2 的内源性细菌的功效。因很少使用紫外线屏障,且可从其他来源供给维生素 K 和维生素 D,故由这些药物造成营养素不足的影响不明显。

2.对营养素吸收的影响

药物可引起营养素吸收障碍,首先药物可为营养素溶解提供运载工具,如矿物油可溶解胡萝卜素,使其不能正常吸收而从粪便排出。脂肪和脂溶性维生素需要胆盐作为被吸收的必要因素,能吸附或干扰胆盐生理活性药物,可使脂肪及脂溶性维生素在肠内吸收不良。其次药物可引起肠黏膜细胞破坏,从而影响营养素吸收,营养素损失受细胞损伤部位、范围及时间长短影响。再则药物可对营养素转运机制进行选择性干扰。另外药物可破坏胰外分泌功能,使胰酶产生或释放减少,并可引起脂肪、蛋白质及淀粉消化不良。

3.对营养素分布及排泄的影响

血浆蛋白或组织结合部位营养素置换也受某些药物影响。药物与营养素形成复合物,可置换与蛋白质结合的营养素,使其从结合部位解离,或与其产生化合作用;如异烟肼与吡哆醛形成席夫碱;药物与微量元素,如锌或铜形成螯合物;硼酸与维生素 B_2 核糖侧链形成复合物等。这些药物与营养素相互作用,促使受影响的营养素以游离形式或与药物生成复合物的形式由肾排出。以上任何情况,都可发生营养素不足。

4.对营养素代谢的影响

药物可将维生素转变为辅酶,或以其他活性形式与所需酶系统结合或抑制酶系统,成为维生素的拮抗物。药物可抑制需辅酶的酶系统,而干扰活性维生素生理功能。某些结构不同的药物可激活微粒体药物代谢酶的活性,也可以促进脂溶性或某些水溶性维生素的分解代谢,导致体内储存下降,如孕期服用苯巴比妥可致婴儿维生素 K 缺乏。同样,抗惊厥药物是肝微粒体酶诱导剂,服此类药物可使营养素代谢加速,引起维生素 D 与叶酸缺乏。这些维生素常因体内代谢速度加快而不足。

5.引起营养素不足

药物在多种情况下,可引起营养素不足临床综合征,如由药物引起严重吸收不良。影响参与多种代谢的营养素功能,如维生素 B_6 及叶酸。某些药物具有维生素拮抗剂的作用,对营养素不足的影响将持续较长时间,也可加重某些疾病引起的营养不足。

(1)药物吸收影响:大部分药物是在肠内通过被动非离子扩散作用而吸收的。只有当药物是取代的嘌呤、嘧啶衍生物或特殊的氨基酸时,才是主动转运。药物也可通过上皮细胞膜孔、胞饮作用等被吸收,但这并非主要途径。通常认为胃肠脂质膜可通过脂溶性化合物,而高度离子化水溶性物质则不能通过,故强碱性或碱性药物不能很好地吸收。因黏膜表面积很大,小肠吸收药物及营养素的能力非常大。因多数药物及营养素都在小肠吸收,小肠是两者相互作用的主要部位。因缺乏足够证据证实药物及营养素间存在主动转运过程中的底物竞争作用,故不能认定药物引起的吸收不良,就是因药物及营养素吸收时相互竞争的结果。但有证据表明,药物可通过干扰运载系统而抑制营养素吸收,特别是降低许多营养素转运所需钠的利用。

药物不利于水溶性维生素吸收,可用药物对细胞的破坏来解释。当药物损伤肠上皮时,吸收能力降低,但不意味着药物引起吸收不良总是对上皮细胞的破坏所致。药物影响脂肪及脂溶性维生素吸收,主要是引起消化不良。如新霉素抑制胰脂肪酶活性,阻碍长链甘油三酯水解。抑制胆盐利用的药物同样可降低脂肪及脂溶性维生素的吸收,因脂溶性维生素必须在有胆盐存在时才能很好地吸收。泻剂增加肠蠕动,可降低营养素吸收,近来实验证明,仅改变肠蠕动很少引起吸收不良。

（2）抗代谢药物影响：化学疗法进展大部分归功于对微生物，或对哺乳动物细胞抗代谢药物研究的发展。对蛋白质合成酶抑制剂氨基酸类似物、嘌呤及嘧啶类似物，及水溶性和脂溶性维生素类似物等的研究表明，对控制代谢性疾病、感染、肿瘤及血栓性疾病发生的可能性增加。已证明具有治疗效果的抗代谢药物，常有高度特异性。有抗维生素功能的药物，则可以抑制微生物生长，抑制恶性过程如肿瘤及良性过程如银屑病细胞生长，降低其代谢转换，并可抑制凝血机制。

大部分抗维生素药与作为必需营养素的维生素结构近似。有些抗维生素药因影响微生物营养素需要量而抑制细菌的生长。如磺胺类药对细菌是叶酸拮抗剂，而对人类无此作用。抗维生素药阻碍辅酶合成或抑制需辅酶作用的酶系统。抗维生素药作用可以被所抑制反应的终产物逆转，但对正常底物只有在过多的情况下，才会发生逆转。

（3）药物代谢变异：对于药物是否引起维生素或其他营养素不足，需了解药物在体内活性持续时间。药物活性持续时间又取决于其代谢速度及药物灭活系统的完善性。药物代谢速度取决于遗传及后天因素，脂溶性药物代谢速度的遗传变异性不但影响药物治疗作用，还影响药物在体内的存留，从而对营养状况产生有害作用。对异烟肼缓慢失效的患者，较其他正常人更容易发生维生素 B_6 缺乏症。某种药物代谢可被其他药物抑制，如双羟基香豆素可抑制苯妥英代谢，从而延长药物作用时间。另外，长期使用某种药物可降低其他药物活性，因前者刺激产生的药物代谢酶，可使后者失活。另外，如抗凝剂香豆素，先使用治疗剂量，然后再给予刺激药物代谢药物苯巴比妥，因后者加快前者失活速度，使香豆素抗凝作用下降；如撤去苯巴比妥，而抗凝剂量不相应降低，可能发生抗凝作用突然增强而引起出血。具有微粒体酶诱导作用的药物，不仅促进其他药物代谢，也可促进维生素代谢，继而引起维生素不足，其发生速度和程度差异可反映出药物生物转化速度的不同。肾或肝功能损伤，既可减缓引起营养素不足药物的代谢速度，也可降低这种药物的排出或灭活速度。

6.对食欲的影响

（1）异味抑制食欲：氯贝丁酯、林可霉素等药物，均有令人不快的异味，而抑制食欲。此外，药物在胃内膨胀也可抑制食欲，如摄入容积性果胶和羧甲基纤维素，在胃内吸收大量水分而膨胀，可使胃产生饱胀感而抑制食欲。

（2）引起味觉障碍：服用某些药物可使味觉发生变化，而引起食欲减退。如苯丙胺能增加对苦味的敏感性，苯唑卡因能增加对酸味的敏感性，氟尿嘧啶能提高苦味和酸味的感觉阈值。

（3）对消化系统黏膜损害：能引起胃黏膜损害的药物，都能引起恶心、呕吐、食欲减退，如长期服用洋地黄、抗癌化疗药物等。

（4）抑制中枢神经系统功能：服用中等量到大剂量的镇静剂能降低人的意识水平，从而使食欲下降。而小剂量镇静剂能消除焦虑状态，从而使食欲增加。此外，有些药物对食欲有促进作用，如胰岛素、类固醇激素、磺酰脲、盐酸赛庚啶等，曾被用于营养状况差、体质虚弱患者的康复治疗。

（二）营养素对药物的影响

1.对药物吸收的影响

食物和药物混合时，可能使药物吸收加快或吸收减少，或不受影响。如灰黄霉素和富含脂肪食物同时服用，能促进灰黄霉素吸收。因为脂肪食物刺激胆盐分泌进入小肠，而胆盐能促进灰黄霉素吸收。进食同时服用锂盐或普萘洛尔，也能促进药物的吸收。若进食时，同时服用地高辛、阿司匹林、磺酰胺、呋塞米、普鲁苯辛，或林可霉素时，这些药物吸收延缓，特别是含高膳食纤维时更是如此。

某些抗生素,如青霉素、红霉素与阿司匹林在酸性环境下易受破坏。故含酸多的食物,如柑橘、柠檬等与其同时食入时,会影响药物的作用,甚至使这些药物作用完全丧失。含钙较多食物,如奶制品、豆类等,因钙可与四环素形成不溶解的复合物,都难以吸收。茶叶鞣酸可与氯丙嗪、黄连素、洋地黄、乳酶生、多酶片、硫酸亚铁、四环素、红霉素等结合,形成不溶解物质而影响其吸收。多数药物在进食高蛋白、低糖类饮食时服用,比进食低蛋白、高糖类饮食时代谢更快。

2.对药物代谢的影响

(1)影响合成:某些蔬菜如洋白菜、大豆、盖菜叶等,可抑制甲状腺素合成,降低甲状腺药物的作用。

(2)影响酶反应:单胺氧化酶抑制剂,如帕吉林可使去甲肾上腺素积聚于节后交感神经元末梢,从而反馈性地抑制酪氨酸羟化酶的作用,减少去甲肾上腺素合成,起降压作用。但若同时食用含酪氨酸羟化酶较高的食物,如干酪、酸奶、啤酒、蘑菇、葡萄干等,则酪氨酸可使积聚于节后交感神经元末梢的去甲肾上腺素释放,使血压升高、减弱降压药的作用。

(3)影响水盐代谢:过多地摄入味精,即谷氨酸钠,易使服用利尿剂的患者产生暂时性血钠增高,严重者会出现头痛、胸痛、四肢烧灼感等临床症状。

(4)代谢拮抗和协同作用:维生素 K 与抗凝剂相互拮抗;茶中的咖啡因和茶碱与中枢神经抑制药,如巴比妥、地西泮等作用相拮抗;茶中的咖啡因与腺苷拮抗,并可减弱双嘧达莫的治疗作用。脂肪可促进灰黄霉素的吸收,高蛋白食物可增强苯丙酸诺龙促进蛋白合成的作用,饮酒可使药物吸收加快。

3.对药物排泄的影响

饮食可影响尿液 pH,也能影响某些药物排泄速率。当尿 pH 为酸性时,酸性药物排泄延缓。当尿 pH 为碱性时,碱性药物排泄减慢,如苯丙胺、奎尼丁等。服用奎尼丁时,如吃橘子、喝葡萄汁,同时服抗酸药,可因尿液碱化、抑制奎尼丁排泄而致中毒。正常饮食 pH 应为 5 以下,或 8 以上,但成酸性食物和氯化铵同时摄入能使尿酸化;成碱性食物和碳酸氢钠能使尿碱化。严格素食者可使尿呈碱性。

四、药物和营养素相互作用

药物能影响营养素吸收、代谢、排泄。反之,营养素对药物吸收、代谢、排泄也有影响。有些药物影响维生素代谢并影响组织内水平,而补充受影响的维生素能防止该种维生素缺乏,故将这些药和受影响的维生素同时服,可兼顾二者效用。但维生素摄入为正常数量时,也可能使某些药物出现严重不良反应。

(一)维生素和药物

1.四环素

能引起白细胞内的维生素 C 水平下降,并伴有尿内维生素 C 排泄增加。

2.异烟肼

影响维生素 B_6 正常代谢,若每天补充 50 mg 维生素 B_6,可预防因服用异烟肼而引起的缺乏。

3.左旋多巴

干扰维生素 B_6 代谢,使其需要量增加。但大剂量补充维生素 B_6,又可能会抵消左旋多巴对帕金森病的治疗效果。

4.抗癫痫药物

长期服用苯妥英钠和苯巴比妥可引起叶酸、维生素 D 和维生素 K 缺乏。但大剂量补充叶酸,可减弱药物的抗癫痫作用。

5.双香豆素和华法林

凡是维生素 K 拮抗剂,均能干扰肝内凝血酶原和有关凝血因子的合成。而大量摄入维生素 K 会减弱药物作用。

6.单胺氧化酶抑制剂

如利血平、苯环丙胺、硫酸苯乙肼等,应避免摄入含酪胺高的食物,如奶酪、酸奶、动物肝等。通常酪胺在肠壁和肝内代谢,并不出现在血液中,当含酪胺高的食物和单胺氧化酶抑制剂同时大量摄入时,大量的酪胺就会出现在血液中引起严重高血压,甚至会发生脑血管意外而导致死亡。

(二)药物与饮食禁忌

凡能影响药物吸收和代谢的食物,或是降低药物疗效并可能引起严重不良反应的食物,都必须严格限制。

(三)药物和酒精

大量饮酒时肝微粒体酶受到抑制,使许多药物的清除率下降。而某些药物可抑制酒精代谢,饮酒者容易喝醉,甚至发生酒精中毒。如苯巴比妥与酒精同时摄入能增加前者的毒性;甲硝唑能阻止乙醇氧化,使酒精在体内蓄积而产生严重恶心、呕吐、醉酒和面部发红。

五、药物对水溶性维生素的影响

水溶性维生素包括维生素 C 和 B 族维生素。其中 B 族维生素又分为维生素 B_1、维生素 B_2、维生素 B_6、维生素 B_{12}、维生素 PP、叶酸和泛酸等。如果药物使用不当,可能对水溶性维生素在体内的代谢产生很大影响。

(一)维生素 B_6

维生素 B_6 包括存在于植物性食物中的吡哆醇及动物性食物中的吡哆醛和吡哆胺。维生素 B_6 存在于许多食物中,含量最高的是肝、鲱鱼、鲑鱼、干果类,如核桃和花生、麦芽及酵母。在肉、鱼、水果、谷类及蔬菜中含量高于奶及奶制品。维生素 B_6 不耐高温,高压加热时易被破坏。现代食物加工方法可能破坏这种维生素。近年研究证明,维生素 B_6 在小肠内通过扩散而进入细胞。

磷酸吡哆醛在许多反应,包括氨基酸代谢中,都是关键性的辅酶。这些反应中氨基酸与磷酸吡哆醛在酶表面缩合生成席夫碱,席夫碱作为中间体即可与特殊酶结合在特定碳原子上与氨基氮以双链相连,然后在氨基酸的许多不同键上发生反应。某些专一性酶蛋白可诱导席夫碱分子重排。

1.维生素 B_6 与生化代谢

(1)参与色氨酸生成维生素 PP:维生素 B_6 是色氨酸代谢所必需的成分,并参与色氨酸生成维生素 PP 的过程。因此,拮抗维生素 B_6 的药物可引起明显的维生素 PP 缺乏。

(2)合成神经介质及激素:维生素 B_6 对于神经介质及激素,如 5-羟色胺、γ-氨基丁酸及肾上腺素的合成是必需的。在药物引起的缺乏病中出现的神经症状,可能是因为维生素 B_6 功能受影响而致上述维持正常神经功能的物质合成不足所致。

(3)参与酶合成:维生素 B_6 是合成 δ-氨基-γ-酮戊酸的必要因子,而后者酶的活化必须有维生

素 B_6 参加,使琥珀酰辅酶 A 与甘氨酸缩合生成酮戊酸,同时该酶还是血红蛋白合成的限速酶。生成球蛋白时,也需要维生素 B_6 参与。

2.缺乏病症状

药物引起维生素 B_6 缺乏病,常是过多排出,或是转化为辅酶形式受到抑制,或是依赖于维生素 B_6 的酶蛋白系统缺乏等原因所致。神经系统症状包括感觉神经炎,对中枢神经系统也有影响,并可出现惊厥。轻度维生素 B_6 缺乏,常有抑郁的症状。可出现癞皮病样症状,有皮肤、消化及神经系统症状和体征,与癞皮病症状相似。

(二)叶酸

许多食物含叶酸,肝、酵母、深绿色蔬菜、花椰菜、芦笋、豆类及水果,尤其是橘汁含量最多。植物性及动物性食物中含有叶酸的甲基及甲酰基衍生物,包括 5-甲基叶酸及 10-甲酰基叶酸和 5-甲酰基四氢叶酸。未经烹调的食物中,其还原型是以聚谷氨酸盐形式存在,在牛奶中则与蛋白质结合而存在。食物叶酸对光及空气不稳定,储存时容易损失。烹调时及食物罐头中,叶酸进入汤汁。存在于柑橘及其他水果中的叶酸较为稳定,可能因其中含维生素 C 而可防止降解。

叶酸可通过活性运转机制在小肠所有部位被吸收,而吸收最多的部位是空肠。小肠黏膜与许多组织一样,有 γ-谷氨酰羧肽酶,翻转肠襻证明聚谷氨酸叶酸盐的吸收,需要结合酶以形成更小的易于吸收的叶酸类多肽。缺少结合酶可导致营养性叶酸缺乏症。某些未结合胆酸能抑制肠结合酶活性,可能造成叶酸缺乏症。人注射聚谷氨酸叶酸盐后,门静脉血并未发生变化,而游离叶酸主要是在肝中代谢成活性形式 5-甲基四氢叶酸。由谷氨酸与叶酸合成聚谷氨酸叶酸的过程也在肝内完成。

血浆中的叶酸部分游离,部分与血浆蛋白结合。血浆蛋白是叶酸的载体。血浆结合叶酸有 3 种存在形式,即叶酸与 $α_2$-巨球蛋白、运铁蛋白及清蛋白结合。在月经周期及妊娠不同时期,叶酸与血浆蛋白的结合形式会发生变化。

叶酸在体内的分布很广,细胞内、外液中都有,在肝、肾及造血系统细胞,包括红细胞及白细胞中浓度最高,脊髓液含量高于血清。在细胞与体液间存在着持续的叶酸互换。红细胞及肝活组织中的叶酸水平,可反映叶酸在组织中的储存情况。叶酸进入胆汁及经尿排出,或进入叶酸肝肠循环,大部分在十二指肠重吸收。

由药物引起的叶酸缺乏症的临床表现为巨幼红细胞性贫血、舌炎、腹泻及体重下降,还可有皮肤色素过度沉着、肝大、脾大、踝水肿,及非特异性贫血迹象和心悸、咽痛、眩晕及苍白等症状。叶酸缺乏症发展过程中,血清叶酸水平下降,持续进行性红细胞叶酸水平下降。尿中亚胺甲基谷氨酸排出增加。发生巨幼红细胞性贫血时,骨髓出现形态学上的变化,首先是周围血中性粒细胞过度分裂,如继续缺乏,则发生巨细胞性贫血,同时红细胞数量减少、体积显著增大。因叶酸拮抗剂造成的急性叶酸缺乏,可引起严重的反应。如不给予叶酸,会出现溃疡性口炎、严重腹泻及肠溃疡,甚至可以致死。

(三)维生素 B_{12}

所有动物性食物,如肉类、鱼类、贝壳类、奶类及蛋类中都含维生素 B_{12}。肝、肾及其他动物内脏维生素 B_{12} 含量较肌肉高。贝壳类动物以合成维生素 B_{12} 的微生物为食,故含量较高。维生素 B_{12} 在碱性条件下不稳定,烹调时会造成破坏。在动物性食物中,维生素 B_{12} 以与蛋白质结合的形式存在。胃蛋白酶及胃液酸度的共同作用,可促进维生素 B_{12} 与结合蛋白脱离,胃酸还可促进维生素 B_{12} 与胃内因子结合,结合产物通过小肠在回肠末端被吸收。胃内因子是糖蛋白,与维

生素 B_{12} 吸收部位相似,即回肠末端微绒毛膜上蛋白受体结合部位。发生恶性贫血时内因子缺乏,或在破坏维生素 B_{12} 与回肠结合部位的完整性时,维生素 B_{12} 不能吸收,而其吸收尚需要钙。当维生素 B_{12} 通过微绒毛膜时,与胃内因子分离并集中于细胞线粒体上。部分维生素 B_{12} 在回肠上皮细胞内转变为辅酶形式,即 5-脱氧腺苷钴胺素。维生素 B_{12} 被吸收并进入循环,须与运载蛋白酶及胃中蛋白转钴胺素相结合。

维生素 B_{12} 在人体组织及体液中以结合状态广泛存在,肝中含有大量维生素 B_{12}。人肝同其他哺乳类和鸟类肝一样,主要辅酶形式是脱氧腺苷钴胺素,而维生素 B_{12} 在肝内则以与蛋白质结合的形式存在。

严重维生素 B_{12} 缺乏症,具有与叶酸缺乏症同样的巨幼红细胞性贫血症状和血液学变化。恶性贫血、胃切除、部分胃切除引起的维生素 B_{12} 缺乏症,有典型的神经学变化,如亚急性脊髓混合变性,但这种神经病症状在药物引起的维生素 B_{12} 吸收不良中未见到。维生素 B_{12} 缺乏和缺乏病的生化变化特征是血清维生素 B_{12} 水平下降。因甲基四氢叶酸转变为四氢叶酸时需要含有维生素 B_{12} 的酶,维生素 B_{12} 缺乏时,血清叶酸水平增高。素食者摄入维生素 B_{12} 不足或药物、疾病等引起的维生素 B_{12} 吸收不良,可延续较长时间,才出现明显的维生素 B_{12} 缺乏症血液学变化。

维生素 B_{12} 与叶酸相互作用,代谢相互关联,故这两种维生素缺乏症具有巨幼红细胞性贫血这一共同症状。甲基四氢叶酸转变为其他叶酸类辅酶,须有维生素 B_{12} 参与的甲基转移酶的作用。而在维生素 B_{12} 缺乏时,此酶活性降低,组织叶酸类辅酶含量下降。辅酶是嘌呤及嘧啶生物合成所必需成分,影响 DNA 生物合成。叶酸及维生素 B_{12} 都缺乏时,巨幼红细胞不能进行有丝分裂或不能正常成熟,就是因 DNA 合成异常所致。

维生素 B_{12} 吸收或利用影响,在药物引起的营养缺乏病中占有最大比例。有 5 类主要药物,或与维生素 B_6 拮抗,或增强维生素 B_6 体内转换,这些药物包括异烟肼、环丝氨酸、其他抗结核药物、降压药、肼屈嗪、金属螯合物青霉胺、帕金森病治疗药物 L-多巴及口服避孕药等。有 10 种主要药物可拮抗叶酸的吸收作用或增加叶酸在体内的转换及损失,包括细胞毒素甲氨蝶呤,抗疟药乙氨嘧啶,抗惊厥剂如苯妥英钠、苯巴比妥及扑米酮,利尿剂三氯苯蝶啶。已知影响叶酸利用的药物有口服避孕药、抗结核药环丝氨酸、抗炎药如水杨酸偶氮磺胺嘧啶、阿司匹林及抗感染药芳香二脒-戊双脒。有 4 类药物影响维生素 B_{12} 吸收,即双缩胍、二甲双胍、苯乙双胍,抗结核药对氨基水杨酸,胆酸消退剂考来烯胺(消胆胺),以及氯化钾。另外,酒精对胃肠、造血系统及肝也有毒性作用,而影响某些维生素正常代谢。药物对这些维生素的影响如此常见和广泛,可解释为药物与营养素在吸收部位,及随后的代谢过程中有着密切的相互作用。

(四)维生素 PP

维生素 PP 可直接或间接来自饮食,在动物性及植物性食物如肝、酵母、瘦肉、鸡蛋及豆类中是以其辅酶形式吡啶核苷酸存在,包括辅酶Ⅰ(NAD)及辅酶Ⅱ(NADP)。强化面包和谷物时可加维生素 PP。在体内维生素 PP 可由色氨酸通过代谢产生。食物吡啶核苷酸和蛋白质都可在肠内生成维生素 PP 和色氨酸,然后被吸收并通过门脉循环进入肝。色氨酸转变为维生素 PP 后,利用维生素 PP 在肝内重新合成吡啶核苷酸。在机体的许多组织中都可以利用烟酰胺在细胞内合成吡啶核苷酸。肝内来自吡啶核苷酸的烟酰胺可以转变为 N-甲基烟酰胺,作为代谢终产物从尿中排出。其 6-吡啶酮衍生物也从尿中排出。

在色氨酸转变为维生素 PP 时,先由色氨酸吡哆醛酶催化生成 N-甲基犬尿酸,这种酶可由于给予色氨酸而诱导其活性增高,也可由给予糖皮质激素刺激其活性增高。雌激素也影响色氨酸吡哆醛酶活性,口服避孕药对色氨酸代谢的影响,并不都是由于干扰磷酸吡哆醛酶的反应所致,而是与雌激素对色氨酸转变为维生素 PP 第一步所需的酶起诱导作用有关。色氨酸转变为维生素 PP,既有个体原因,也可因饮食中含量比值的变化而发生转变。治疗维生素 PP 缺乏病时,给予大剂量色氨酸,效果很好。另外,食物中维生素 PP 摄入量处于边缘状态时,如色氨酸转变为维生素 PP 作用受损,就可能发生缺乏症。

辅酶 I 和辅酶 II 参与底物氢的传递,许多脱氧酶需要两种酶中的一种才有活性。需辅酶 I 和辅酶 II 的反应必须有氧化-还原序列偶联。辅酶 I 和辅酶 II 在糖代谢中很重要,即糖类无氧和有氧代谢、三羧酸循环等;在脂肪代谢(包括脂肪酸氧化与合成,甘油三酯及类固醇合成)、蛋白质代谢(氨基酸降解与合成,戊糖途径等)中,都很重要。需要辅酶 I 的脱氧酶中,催化乙醇变为乙醛的乙醇脱氧酶较重要。给予大鼠维生素 PP 可防止肝中脂肪积聚,但血中乙醇升高。此现象是因给予药理剂量时,维生素 PP 可阻碍乙醇脱氢酶的活性。当给予的维生素 PP 量为生理剂量时,并不通过乙醇脱氢酶途径影响乙醇代谢。戒酒硫由于与辅酶 I 竞争抑制乙醇脱氢酶,抑制乙醛氧化为乙酸。

维生素 PP 缺乏在临床上表现为皮炎、腹泻及痴呆症状。此病发展缓慢,开始时不适,继而出现皮肤光变态反应,消化系统功能紊乱,包括舌溃疡、胃炎、腹泻等,及严重的神经紊乱、精神错乱、抑郁、消瘦等。异烟肼是维生素 B_6 的拮抗剂,影响色氨酸转变为维生素 PP,故可引起维生素 PP 缺乏病。6-巯基嘌呤及氟尿嘧啶等抗代谢药物也可引起癞皮病。

(五)维生素 B_2

维生素 B_2 主要来源于牛奶、干酪、蛋类、肉类、原粮及强化谷物、绿叶蔬菜,以豆类中的豌豆、扁豆,酵母中含量最高。除奶类以外,食物中大部分的维生素 B_2 以两种辅酶的形式存在,即黄素单核苷酸(FMN)及黄素腺嘌呤二核苷酸(FAD)。消化时大部分辅酶变为游离的维生素 B_2。FAD 不易被吸收,而 FMN 及游离维生素 B_2 在普通饮食中很易被吸收。某些谷物制品及面包中强化游离维生素 B_2。维生素 B_2 在小肠近端被吸收,长效维生素 B_2 制剂比其他来源者的吸收差,可能是由于越过小肠最适吸收部位才被释放出来的缘故。肠内有食物时维生素 B_2 吸收增加,可能是因为食物使通过肠内的速度降低,故维生素 B_2 可在吸收部位停留较长时间;也可能是食物刺激胆汁分泌,因胆管梗阻患者维生素 B_2 吸收降低。

维生素 B_2 在肠黏膜吸收过程中会发生磷酸化。含维生素 B_2 FMN 的吸收,其饱和动力学与维生素 B_2 相同,此辅酶在吸收过程中首先被脱磷酸化。肠内容物运动过快可降低维生素 B_2 吸收,反之亦然。甲状腺功能亢进或给予甲状腺素可以使维生素 B_2 吸收率降低,而甲状腺功能减退则伴有维生素 B_2 吸收增加,该变化是由于肠蠕动速度改变所致。可见任何加快肠内容物通过的因素,特别是可致严重腹泻的药物,都可以降低维生素 B_2 的吸收。

维生素 B_2 及 FMN 从肠内吸收后,大部分与血浆蛋白,尤其是清蛋白结合。硼酸可将维生素 B_2 从与血浆蛋白结合的部位置换出来,后者与维生素 B_2 的核糖醇侧链形成复合体形式,增加游离和复合体形式的维生素 B_2 排出。

由于病理原因如甲状腺切除、放射性碘治疗、使用甲状腺素拮抗剂等原因引起甲状腺功能减退,均可使组织中 FMN 及 FAD 水平减低,也可使黄素激酶活性降低;变化与维生素 B_2 缺乏症黄素辅酶水平及黄素激酶活性下降相同。

维生素 B_2 缺乏症状与生化检验间无显著相关。因此,以前认为归因于维生素 B_2 缺乏的许多症状,可能并非是维生素 B_2 缺乏所特有的症状,而可能是由于其他 B 族维生素,如吡哆醇及叶酸缺乏所致。因并发症住院的嗜酒者,50％有维生素 B_2 缺乏,患者红细胞谷胱甘肽还原酶活性增高。这是维生素 B_2 缺乏的指征,但此时可能无维生素 B_2 缺乏症的典型体征。慢性酒精中毒时,维生素 B_2 缺乏可能因摄入不足或吸收不良所引起。发生肝硬化时,可能引起黄素辅酶合成障碍。

恶性营养不良儿童治疗后恢复过程中,可见骨髓再生不良而影响红细胞系统。在不经肠胃注射维生素 B_2 或泼尼松时会出现贫血。给予狒狒缺乏维生素 B_2 的饮食,可使之产生红细胞再生不良和肾上腺皮质结构与功能的改变。维生素 B_2 缺乏动物对促肾上腺皮质激素反应很低,甚至无反应,说明肾上腺功能衰竭,组织学证实其肾上腺萎缩并出血。在给予部分狒狒泼尼松后,可使红细胞再生不良逆转,但对维生素 B_2 缺乏症状,如溃疡性皮炎则无作用,该症状只在注射维生素 B_2 后才消失。故维生素 B_2 缺乏时,因骨髓病变而造成红细胞生成抑制,常为继发性肾上腺功能衰竭所致。

在缺乏维生素 B_2 的饮食中加入维生素 B_2 拮抗剂半乳糖黄素,受试者迅速出现正色素性贫血和网织红细胞减少,红细胞成熟受到障碍,造成红细胞再生不良。在维生素 B_2 缺乏时,铁进入红细胞的能力显著降低,这些影响在给予维生素 B_2 后全部消失。维生素 B_2 缺乏抑制红细胞生成素的活力。对维生素 B_2 缺乏儿童最初的研究及用泼尼松后,观察对红细胞再生不良作用,说明维生素 B_2 缺乏会影响糖皮质激素合成,从而损害肾产生和释放红细胞生成素。

大鼠维生素 B_2 缺乏可引起肝细胞内质网的断裂,慢性缺乏时药物代谢酶活力下降,但通过补充维生素 B_2 可以消除这种现象。表明长期服药时,需提高肝中药物代谢系统的活力,而维生素 B_2 需要量会相应提高。

(六)维生素 B_1

维生素 B_1 在原粮、坚果、猪肉及蛋类中含量较多;奶类及土豆是常用食物,其中含维生素 B_1 量也很多;豆类也是较理想的维生素 B_1 来源。在食物加工中维生素 B_1 会损失,尤以豆类及烤制食物为甚。在麦片、面粉、玉米粉、面包、糕点及奶制品中可加入维生素 B_1,以加强其营养价值。

在大鼠体内,维生素 B_1 在小肠内通过活性转运吸收。维生素 B_1 类似物,如吡啶维生素 B_1,即抗维生素 B_1 及氯乙基代维生素 B_1,可抑制维生素 B_1 的转运,故认为维生素 B_1 分子结构决定其与特定肠内载体间的相依关系。虽然肠内细菌能合成维生素 B_1,且此来源维生素 B_1 即使能被利用,但量极微。

维生素 B_1 需要经过磷酸化,形成焦磷酸硫胺素,即其辅酶形式才能表现出活性,磷酸化在肝、红细胞及大脑皮质中进行。严重肝硬化嗜酒者,其肝脏不能将维生素 B_1 变为代谢活性形式。

焦磷酸维生素 B_1 催化丙酮酸、α-酮戊二酸及其他 α-酮酸的脱羧作用。严重缺乏时,血中丙酮酸和 α-酮戊二酸水平增高。在葡萄糖负荷试验时,血中丙酮酸水平增高更为明显。参与糖氧化代谢的转酮醇酶需要焦磷酸硫胺素。转酮醇酶在 5-磷酸核酮糖代谢中起作用,并催化葡萄糖生成核糖,而核糖又是合成核苷酸的必需物质。目前,红细胞转酮醇酶活性水平已被作为维生素 B_1 营养状况功能性试验指标,这是判定维生素 B_1 轻度缺乏很有用的试验。

维生素 B_1 严重缺乏会产生脚气病,而在合并嗜酒时则可引起韦尼克脑病。嗜酒者维生素 B_1 缺乏可因摄入不足、吸收不好所致,从而妨碍其辅酶生成。嗜酒者患有韦尼克脑病时,由于肝损伤或神经元恢复缓慢,在用维生素 B_1 治疗的过程中出现治疗效果延缓的现象。嗜酒者缺乏维生素 B_1 时,可出现典型的末梢神经疾病。洋地黄中毒患者血清丙酮酸增加,表明患者对维生素 B_1 需要增加。

(七)维生素 C

饮食中富含维生素 C 的有柑橘及橘汁和其他新鲜水果,特别是黑葡萄干、辣椒、番茄、花椰菜和花茎甘蓝等,青豆及豌豆中也有,此外还有维生素 C 强化麦片及果酒。近来,提倡用维生素 C 防治感冒,但大剂量维生素 C 可能有害。每天给予截瘫患者 1 000 mg 维生素 C,保持尿呈酸性。大剂量维生素 C 可破坏食物中的维生素 B_{12},故建议不要在进餐时摄入大量维生素 C。现已证明,摄入大量维生素 C 会影响胡萝卜素利用。维生素 C 在小肠很快吸收,组织饱和时由尿迅速排出。

垂体、肾上腺皮质、黄体、胸腺、肝、脑、卵巢、睾丸、甲状腺、胰、肾、白细胞及血小板中维生素 C 浓度较高,给予促肾上腺皮质激素可致肾上腺中维生素 C 含量下降,但对肾上腺类固醇合成并无不利影响,大鼠肝维生素 C 含量可因给予可的松及氢化可的松而降低。在营养足够的饮食条件下,可的松可使大鼠血清维生素 C 水平增高,而在维生素 B_1 缺乏的条件下则无此反应。类固醇避孕药物可使白细胞及血浆中维生素 C 水平降低,并减少其肠内吸收,可能是药物加速其代谢所致。

维生素 C 作用于机体的氧化-还原反应,在生物羟化反应中起重要作用,对胶原及弹性蛋白正常合成是必需的物质。维生素 C 分别参与胶原蛋白和弹性蛋白中赖氨酸和脯氨酸的羟化过程。在混合功能氧化酶系统中起作用,能合成维生素 C 的大鼠,如给予刺激药物代谢酶也可促进其合成。维生素 C 影响药物代谢,豚鼠缺乏时 2-氨基 5-氯苯异噁唑代谢受损。

许多药物可致组织维生素 C 去饱和,包括酒精、食欲抑制剂、抗惊厥剂及四环素,其中阿司匹林最重要,可使血小板维生素 C 含量降低。维生素 C 缺乏可致维生素 C 缺乏症。发生实验性维生素 C 缺乏症时,先有生化改变,即尿排出减少,血水平降低;临床症状开始是大腿、臀、腓肠部及手臂背部出现毛囊角质化,然后是毛囊周围出血、结膜出血及齿龈渗血、出血及肿胀。在药瘾者中常见早期轻度维生素 C 缺乏,其病因可能为多种。

六、药物对脂溶性维生素的影响

脂溶性维生素包括维生素 A、维生素 D、维生素 E 和维生素 K。与水溶性维生素不同,脂溶性维生素在体内可以储存,其吸收与饮食脂肪含量有关。某些药物对脂溶性维生素的吸收和代谢有影响,在使用这些药物进行治疗时,应注意用药的剂量和方式,避免可能发生的不良反应。

(一)维生素 D

许多药物可影响维生素 D 的吸收或代谢。如轻泻药、抗酸剂、抗惊厥剂及某些镇静剂如格鲁米特、二磷酸盐及皮质类固醇。其中抗惊厥剂、格鲁米特、氢氧化铝及轻泻药如矿物油及酚酞可以引起维生素 D 缺乏症,造成佝偻病或骨质软化症。维生素 D 及其衍生物对肠内钙吸收及骨正常矿化有很大作用。近年的研究结果提示,维生素 D 与类固醇激素功能有类似之处。

儿童缺乏维生素 D 即可引起佝偻病,在成人则为骨质软化症。任何可以预防或治疗佝偻病及骨质软化症的物质即被认为是抗佝偻病物质。某些植物固醇或动物固醇,当用紫外线照射后即可具有抗佝偻病效能。在脊柱动物中,最广泛存在的具有维生素 D 原特性的是 7-二氢胆固醇,与胆固醇关系密切。目前,已从许多哺乳动物表皮及皮脂腺中分离出此物质,并已证实在皮下脂肪组织中可进行生物合成。从表皮提取物中可分离出胆钙化醇或维生素 D_3,证明 7-二氢胆固醇可转变为维生素 D,即胆钙化醇是在人表皮中合成的。植物维生素 D 来源是麦角固醇,合成途径与胆固醇相同。在麦角固醇转变为维生素 D_2 的途径中,还包括光化学中间产物。照射后麦角固醇可用来强化食物,作为营养补充物中维生素 D_2 来源。

大部分食物含维生素 D 极少。但在某些鱼类、蛋黄、鱼肝、鸟及哺乳动物肝、黄油及奶类中含量较多。乳类虽不是维生素 D 很好的天然来源,但许多国家都用维生素 D 加以强化。在美国,鲜牛奶、脱脂牛奶、炼乳及脱脂奶粉中都强化维生素 D_2 或维生素 D_3。对有些麦片及婴儿食物也进行强化。蛋类维生素 D 集中在蛋黄中,而蛋黄内含量随鸡饲料中维生素 D 供给量及其在阳光下暴露时间的长短而变化。鱼肝油是维生素 D 含量最高的天然食物来源。

正常成人饮食不需要含维生素 D,此结论是以成人常受阳光照射为前提,而对北方等日照不足地区或常待在室内的人来说,则需要从饮食补充。现场调查及对维生素 D 缺乏者进行紫外线照射检查,都证明皮肤生成维生素 D 的量,随维生素 D 原在 290 μm 及 320 μm 波长下光化学转化程度而变化。而光化学转化又与气候、空气污染、皮肤色素、衣着、皮肤暴露面积、曝晒时间及某些光线障碍物有关。成人如因某些原因得不到阳光照射,则必须给予维生素 D,以预防骨质软化症。外源性维生素 D 对婴儿、儿童和孕产妇、乳母是必需的。因为,骨骼生长旺盛期或应激状态时,骨骼矿物质置换较多。

人皮肤生成维生素 D_3 可通过皮下淋巴管吸收,食物维生素 D 主要在十二指肠及空肠吸收,少量在回肠吸收。饮食脂质可促进其在肠内吸收。肠内有胆盐可使维生素 D 能很好地被吸收,吸收后的维生素 D 进入乳糜管。外源性及内源性维生素 D 在吸收后混合,在肝代谢或在脂肪组织及肌肉储存。

降钙素降低血钙的作用是因抑制骨吸收及钙释放,这种激素还具有决定肾中维生素 D 代谢产物的功能。甲状旁腺激素通过对肠及肾的作用控制钙吸收和排出,以调节血浆钙含量。甲状旁腺激素对肾的作用是降低钙清除率及增加磷酸盐排出,对肠的作用则在于增加钙吸收,这显然是通过刺激肾合成活性维生素 D 来实现的。维生素 D 代谢产物失活后在胆汁及尿均有排出,但尿中较少。其最终失活代谢产物为葡萄糖醛酸化合物,由尿排出。失活代谢产物生成速度决定于肝微粒体酶系统活力。

佝偻病和骨质软化症的发生,是由于维生素 D 缺乏,或是因骨钙化所需的钙和磷酸盐的利用不当所致。与维生素 D 有关的钙缺乏将导致骨质减少。不仅由于皮肤胆钙化醇合成不足,也可因植物或动物来源维生素 D 摄入不足、吸收不良或其活性代谢产物的形成受到障碍、或其失活代谢物的形成过多而造成。严重磷缺乏也可引起佝偻病和骨质软化症。

药物可通过许多途径引起维生素 D 缺乏,用于保护光敏感者局部的物理与化学紫外线屏障,可阻碍皮肤维生素 D_3 合成。由于胆酸对维生素 D_2 及维生素 D_3 的正常吸收是必需的。因此,与胆酸结合的药物会导致来自饮食的维生素 D 吸收减少。长期用高剂量糖皮质激素,会损害维生素 D 在肝内的代谢,具有肝微粒体酶诱导剂作用的药物及其他外源化合物,可加速维生素 D 降解为代谢产物。受药物刺激的肝微粒体酶活性,可受某些镇静剂、抗惊厥剂、肌肉松弛剂及某些口服抗糖尿病药物的影响。已证明苯巴比妥、苯妥英钠、普里米酮及格鲁米特可加速维生素 D 降解,从而导致佝偻病或骨质软化症。用以治疗帕哲病的二磷酸盐类,可阻碍肾中生成 1,25-二羟胆钙化醇,从而引起骨质软化症。矿物油能破坏肠黏膜刷状缘依赖于维生素 D 的钙转运,因而导致维生素 D 缺乏。维生素 D 缺乏是否因药物引起,不仅取决于某类药物的作用机制,且取决于剂量、摄入持续时间、皮肤曝晒阳光或人工紫外线照射情况,及饮食维生素 D 摄入和储存等。

药物引起维生素 D 缺乏症的原因及其诊断易被忽视,因大部分发生在服用抗惊厥剂的患者。这类患者因食欲欠佳,经常待在室内,易发生维生素 D 缺乏。不少儿童有先天性骨骼畸形。因此,诊断为佝偻病不容怀疑。而服抗惊厥剂可引起维生素 D 缺乏,近年来才见于报道,可能是易与其他诊断混淆所致。维生素 D 不足合并吸收不良综合征患者,也可能发生由药物引起的维生素 D 缺乏症。

骨质软化症与佝偻病在临床症状及放射学表现上有所不同,是因年龄因素所致。骨质软化症是在骨骼发育完全后才发生的,故没有典型的佝偻病中暂时性骨化区的病变,常见到背、腿、肩或肋骨疼痛和广泛的骨软化,但软化部位又各不相同,常见骨盆、胸部及长骨变形。严重的病例脊柱后凸,使人变矮,以至于头向胸部下垂。此外,肋骨骨折也常见到。由于骨盆与股骨变形及中度至重度的肌肉无力,而致步履蹒跚。与佝偻病一样,可能发生抽搐症状。耻骨支、股骨颈、肩胛骨缘、肱骨上端不完全骨折,也具有诊断意义。

某些服药者如出现骨痛、进行性的步行困难及肢体近端肌肉无力等症状,应怀疑为骨质软化症。如存在广泛性的骨骼脱钙现象,不论有无肋骨骨折或长骨变形,都应考虑诊断为骨质软化症。骨质软化症的生化变化包括血清钙、磷水平改变及血清碱性磷酸酶活性增高,均与佝偻病相同。

(二)维生素 K

维生素 K 是抗出血因子,是血液凝固所必需的成分。至少有 2 种天然存在形式的维生素 K_1 及维生素 K_2,能防止凝血酶原降低而引起的出血。前者存在于绿叶蔬菜,如菠菜、无头甘蓝、洋白菜及羽衣甘蓝绿叶中,在植物光合作用部位产生,也称为叶绿醌。维生素 K_2 或甲基萘醌为人及动物肠内细菌合成。肝尤其是猪肝中含量最丰富,蛋及乳中含量较低,蛋及乳中维生素 K 可能来自绿色植物或由细菌合成。维生素 K_3 由人工合成,用于临床治疗,结构与甲基萘醌相近。

维生素 K 的 3 种形式均为脂溶性,大鼠维生素 K_1 在小肠上半部通过活跃的能量传递被吸收。在胆盐促进下,维生素 K_1 以微团溶液的形式被摄取。维生素 K_3 在小肠末端吸收,已证明是被动转运机制。维生素 K_3 吸收不受胆盐存在的影响。因维生素 K_2 与维生素 K_3 结构相似,维生素 K_3 也可能在小肠下部通过被动转运而吸收。缺乏维生素 K 饮食不会引起人类维生素 K 缺乏病,因肠内合成的量已满足需要。维生素 K_1 在体内通过淋巴系统转运,维生素 K_2 可通过淋巴循环或直接经门脉系统进入肝脏。

维持凝血因子在生理水平必须有足够的维生素 K。凝血酶原转变为加速因子前体、抗血友病因子及凝血致活酶,统称为需维生素 K 凝血因子,当维生素 K 缺乏时血中水平异常低。凝血酶原是包含需维生素 K 凝血因子在内的集合蛋白质,维生素 K 激活凝血酶原机制现已清楚,其在肝内至少以 2 种形式存在,即叶绿醌及 2,3-环氧叶绿醌。大鼠体内维生素 K_1 氧化成环氧化物由叶绿醌氧化酶催化。因抗凝剂或维生素 K 缺乏造成血浆凝血酶原降低时,环氧化酶活性增高。如补充维生素 K,酶活性即恢复正常。至少在大鼠体内,维生素 K 活力依赖于由还原酶将环氧维生素 K 转变为维生素 K。需维生素 K 凝血因子核蛋白体的后修饰需要维生素 K,以使凝血酶原具有生物活性并与钙结合。

维生素 K 缺乏表现为出血倾向增加,表皮、胃肠、尿道、子宫及鼻黏膜等处出血、瘀斑。在其他部位受伤、手术或组织破坏也可发生出血。药物常引起低凝血酶原血症及血浆其他具有活性需维生素 K 凝血因子水平下降。服用广谱抗生素抑制肠内微生物合成维生素 K_1,但如维生素 K 摄入不足,尚不至于使机体对维生素 K 营养状况有不利影响。有些药物能减少维生素 K 吸收,特别是矿物油及考来烯胺;双香豆素抗凝剂是最常见的引起维生素 K 缺乏的药物。阿司匹林、水杨酸能引起低凝血酶原血症并有出血倾向。双香豆素可扩大低凝血酶原血症的影响,但此病可用维生素 K 治愈。

（三）维生素 A

饮食维生素 A 含量包括维生素 A 及具有维生素 A 活性的胡萝卜素的含量。维生素 A 的天然存在形式是视黄醇。人类饮食维生素 A 90%是视黄醇酯,在乳及乳制品、肝、肾及鱼中含量较多,蛋中以游离视黄醇形式为主。

β-胡萝卜素是最有价值的维生素 A 前体。饮食中胡萝卜、甜薯及黄玉米含量较多,深绿叶蔬菜、倭瓜、花茎甘蓝、杏、南瓜及番茄中含量也不低。以谷类饮食为主者缺乏维生素 A 及胡萝卜素,可引起维生素 A 缺乏。视黄醇酯在小肠内水解为视黄醇,然后通过胆盐作用形成微团而被吸收。在黏膜细胞内视黄醇又与棕榈酸结合重新酯化,然后在乳糜微粒中通过淋巴系统进入血液并储存于肝脏。1 分子胡萝卜素在酶作用下分裂成 2 分子视黄醛,后者再在肠黏膜中还原为视黄醇。β-胡萝卜素及其他类胡萝卜素也可以不分解而直接被吸收,但必须有饮食脂肪、胰外分泌物供给脂肪酶以分解视黄醇,以及胆盐存在,以促进视黄醇及胡萝卜素的摄取。

许多药物能影响维生素 A 吸收,矿物油能溶解胡萝卜素,并少量溶解维生素 A,将胡萝卜素及维生素 A 从肠内带到大便中排出。新霉素抑制胰脂肪酶,使胆盐失活及损伤黏膜,而降低维生素 A 吸收。考来烯胺可吸附胆盐,减少维生素 A 吸收,其他损伤肠黏膜药物也有此作用。

饮食维生素 A 及前体充足,即使上述药物影响胡萝卜素及维生素 A 吸收,也很少发生维生素 A 缺乏病。但在某些东南亚国家,饮食维生素 A 常不足,影响维生素 A 吸收的药物会造成维生素 A 缺乏,可导致严重后果。

肝储藏维生素 A,包括视黄醇棕榈酸酯、硬脂酸酯及油酸酯,这些物质在肝内水解。游离视黄醇又与特殊的视黄醇结合蛋白相连,转运到需要维生素 A 的组织中。维生素 A 不仅为特异性视觉功能所必需,也为黏多糖合成及细胞膜和细胞内膜稳定性所必需,是正常类固醇代谢合成中不可缺少的物质。嗜酒者和给予酒精的大鼠睾丸组织不能使视黄醇变为视黄醛,这可解释嗜酒可引起不育的机制。体外睾丸组织可促进视黄醛生成,而其形成可被乙醇氧化作用所抑制,造成这种机制所需乙醇量很少,可低于嗜酒者体内水平。对肝硬化长期嗜酒者,及轻度肝损伤长期嗜酒者的研究,认为男性不育症的普遍原因是酒精中毒,可用维生素 A 代谢障碍来解释。长期以来将夜盲症作为维生素 A 缺乏典型临床症状。嗜酒者可发生夜盲症,是因乙醇对视黄醛形成作用的竞争性所造成的。其他因素也可能是嗜酒引起维生素 A 缺乏,如摄入量不足、吸收不良及肝合成视黄醇结合蛋白受阻等。

（四）维生素 E

饮食维生素 E 存在于植物油如豆油、坚果类、小麦胚油、蛋类、肝及人造黄油等食物中。目前饮食中 γ-生育酚较 α-生育酚更普遍,因更多地用豆油为食用油脂所致。摄入多不饱和脂肪酸将使维生素 E 需要量增加。

α-生育酚随脂肪吸收,因此影响脂肪吸收的因素也会影响生育酚的吸收。α-生育酚吸收需要胆汁,这可能是因为胆汁对脂肪吸收有促进作用。如给大鼠长链脂肪酸饮食,则考来烯胺降低 α-生育酚吸收的作用较中链脂肪酸者要大。α-生育酚的吸收较 δ-生育酚稍好,乳糜微粒中生育酚进入小肠黏膜淋巴管即乳糜管后进入大循环,与脂蛋白特别是与高密度脂蛋白结合转运到各组织。血清中生育酚水平与血清中某些脂质及总脂质含量有关,即血清总脂质含量高,则生育酚水平也高。正常人被给予三碘甲状腺酪氨酸后,血浆维生素 E 可与胆固醇同样降低。常用过氧化物溶血试验作为维生素 E 营养状况指标,试验直接受血清生育酚的影响,而又都受血清类脂质影响。

高胆固醇血症、甘油三酯血症患者,在给予氯贝丁酯及性能相近的试验药物后,血清脂质含量降低,同时血清维生素 E 下降。停药后又恢复到给药前水平。这些药物作用效果可解释为维生素 E 脂蛋白载体减少,使其可利用载体部位也相应减少。服华法林,同时服高剂量维生素 E,患者皮肤发生瘀斑及凝血酶原时间延长;如停用维生素 E,即使继续服用华法林和氯贝丁酯,这种缺乏症也可痊愈。表明维生素 E 可影响维生素 K 利用。实验动物表明,在维生素 E 过多症中可造成凝血酶原时间延长及出血现象,但可用维生素 K 治疗。

人体维生素 E 缺乏症,特征是脂肪痢或血清脂肪水平降低。脂肪消化和吸收均受影响,如胆管、胰腺疾病等,包括慢性胰腺炎、肠原性脂肪代谢障碍及遗传性疾病者,均可有维生素 E 缺乏。严重维生素 E 缺乏者,有肌肉局部性坏死及严重末梢神经肌病,症状与实验动物维生素 E 缺乏病相似。婴儿维生素 E 缺乏症无明显脂肪痢表现,早产婴儿有水肿、贫血、红细胞存活时间缩短、过氧化氢溶血试验阳性、血清维生素 E 水平低等现象,这些表现是随喂养乳汁配方中多不饱和脂肪酸摄入增加而发生的,如给予维生素 E,则可恢复正常。早产儿维生素 E 吸收不良,在其缺乏的同时发生溶血性贫血,如用铁剂治疗将使病情更加恶化。类固醇避孕药物对大鼠的作用表明,可出现血生育酚水平降低,这似乎与其缺乏相似,但可能是由于避孕药影响脂蛋白分布所致。

七、药物对矿物质和微量元素的影响

矿物质和微量元素是组成人体组织细胞的基本成分。常量元素即矿物质在体内含量高,不易受药物因素影响;而微量元素需要量很少,较易发生不足或缺乏。特别是某些药物有吸附金属离子的特性,使用时应注意。

(一)铁

饮食铁的主要来源是肉类、鱼类、禽类、肝、肾、心及蛋黄。另外,贝类、可可、糖浆、绿叶蔬菜及强化面粉与谷类中也含有铁。摄入铁大部分为复合物形式,如铁卟啉或血红蛋白,或铁蛋白复合物。谷物铁通常为还原铁,有时用硫酸亚铁强化。除牛奶外,肉类及其他动物性食物血红素铁在消化时与结合蛋白质分离,以血红蛋白形式被吸收。血红素铁较其他来源的铁更易吸收。二价铁用于强化食物或补充品,比三价铁盐或三价铁复合物更易吸收。肠内某些饮食成分及代谢产物,可促进非血红素铁吸收,如维生素 C、肉类(包括禽、鱼类)、果糖、山梨醇、乳酸、丙酮酸及枸橼酸。有些氨基酸可提高铁吸收,磷酸盐及植酸盐则可降低铁吸收。

某些药物可抑制实验动物及人对铁的吸收。大鼠肠襻实验证明四环素可降低黏膜放射性铁的摄取或运输;只有用量大大超过治疗用量时,四环素才能改变铁吸收。四环素可抑制肠黏膜蛋白合成,对铁摄取的影响与蛋白合成变化同时发生。无机铁剂可降低血中某些抗生素,如四环素、土霉素、甲烯土霉素(美他环素)及强力霉素(多西环素)的水平。考来烯胺在体外可与无机铁及血红蛋白铁结合,在大鼠体内考来烯胺会影响无机铁吸收,长期服用考来烯胺会降低非血红素铁的储存。

许多肠内及肠外因子可影响铁的吸收。胃酸主要通过对饮食中铁化合物的消化作用而促进铁的吸收。铁营养状况可影响小肠黏膜细胞的铁摄取,也可影响铁通过黏膜细胞转运和从中运出。缺铁可使肠黏膜细胞摄取及转运铁系统活化,而铁过剩又可使抑制铁摄取的机制活化。铁主要在小肠近端被吸收,十二指肠内吸收最多。

胃肠、尿道及皮肤细胞脱落可造成铁损失。因月经、妊娠等生理性出血、病理性失血,或某些药物毒害作用造成的失血也会损失铁。每天服用 1～3 g 阿司匹林可使 70％ 的正常人发生胃肠隐性出血。阿司匹林可使原有胃肠疾病者,如胃溃疡、食管静脉曲张及嗜酒性胃炎患者出血。长期服用阿司匹林或其他水杨酸类药物是缺铁性贫血的主要原因。

铁吸收后,在血浆与铁传递蛋白结合后被转运。给予雌激素或类固醇避孕药物后,铁传递蛋白水平增高。传递蛋白与铁的结合能力,决定了从肠黏膜向血清中输送铁的速度。铁传递蛋白与肠表皮细胞膜结合,可促进铁从这些表皮细胞中逸出。

合用各种口服避孕药可增加铁吸收,是因铁传递蛋白浓度增高所致。含铁化合物的转运、利用、储存及分解,需要二价铁及三价铁交替转变。被吸收的二价铁氧化需有亚铁氧化酶存在,这是一种含铜的铜蓝蛋白。

血清铁主要来自单核吞噬细胞储存的铁蛋白,肝铁蛋白还原酶能从铁蛋白中分离铁,需要还原型辅酶及黄素单核苷酸参加反应。从铁蛋白逸出的铁被铁传递蛋白所携带,转运到需要用铁的部位,即骨髓红细胞前体。铁被还原后才能用于合成血红蛋白及其他含铁化合物如肌红蛋白和细胞色素。铁直接进入血红蛋白前体,即原卟啉,需要亚铁螯合酶的催化,这种酶存在于肝及网织红细胞中。维生素 B_6 拮抗剂可抑制卟啉中铁的摄入。因此,可致高铁巨红细胞性贫血。

在脾脏破坏衰老红细胞前,血红蛋白被氧化成高铁血红蛋白,随之使二价铁变为三价铁。通常生理性溶血所释放的铁,或重新被血红蛋白合成所利用,或以铁蛋白形式储存起来。药物所致急性溶血可增加铁吸收。说明铁储存下降并不是唯一决定肠继续摄取铁的原因。

(二)锌

锌的充足来源是动物性食物,如肉、蛋、乳制品及鱼,特别是贝类。蔬菜和谷粒含锌量取决于土壤含量、储存方式和加工条件。食物中锌还可以来源于镀锌餐具中的锌。动物实验表明锌多在小肠近端被吸收。与铁相似,仅有部分锌能被吸收。大鼠锌吸收受十二指肠黏膜锌含量调节。许多饮食成分可以影响锌吸收,最主要因素是某些谷粒植酸含量高。埃及和伊朗某些地区居民植酸摄入量高,因其习惯吃全麦粉发酵面包,而锌缺乏症正是在这些人群中先观察到的。

锌缺乏时,维生素 A 不能由肝动员出来,可能锌参与视黄醇结合蛋白质合成或功能的发挥,锌缺乏可使猪血清维生素 A 水平降低;锌缺乏影响维生素 A 利用,可能因为肝、视网膜及睾丸中进行视黄醇氧化的醇脱氢酶都需要锌参与。

锌与血浆蛋白质和氨基酸结合后才能在血中转运。锌与铁传递蛋白及 α_2-巨球蛋白能紧密结合。血清分离 α_2-巨球蛋白,所含锌占血清总量的 30％～40％。在离体情况下研究锌与氨基酸的结合,证实锌与某些特异性氨基酸的结合对锌转运很重要。半胱氨酸及组氨酸是锌在血浆中最重要的配体。清蛋白在血浆中连接可交换锌的组分,而血清氨基酸则与清蛋白竞争结合锌,当氨基酸浓度相对增加而与锌结合时,则可能从清蛋白中夺走锌,促使锌经肾过滤而排出体外。

锌缺乏症状存在某些差异,在埃及和伊朗的男女儿童中,锌缺乏表现为侏儒症、生殖腺不成熟及贫血,是因饮食中植酸与锌结合造成锌不能吸收所致。囊性纤维化及其他吸收不良时,生长滞缓可能是由于大便中锌排出过多而引起锌缺乏所致。

嗜酒者维生素 A 缺乏症,如对暗适应时间延长及睾丸功能低下等,可因乙醇氧化中利用醇脱氢酶障碍,或由于并发锌缺乏症而使醇脱氢酶活性破坏所致。在长期饮酒者中,不论是否有肝硬化,都可能出现尿中锌排出过多的情况。这可能继发于低清蛋白血症,使锌与清蛋白结合减少,造成肾小球滤过的锌相对增加。在肝硬化及中东地区侏儒症男孩常有低清蛋白血症,并同时有血清锌降低现象。

补锌可改善味觉和嗅觉功能减退及障碍的症状。服用螯合剂青霉胺者发生味觉及嗅觉减退,可能是因含锌螯合物由尿中排出。动物实验证明,大鼠锌缺乏时影响手术伤口的愈合,但也证明,正常动物补充锌并不能使切口加速愈合。锌在组织修复中的作用,与核酸或蛋白质合成作用有关。人类锌缺乏时创伤愈合延缓。

皮质醇对锌营养状况的影响,可能与含锌蛋白质或其他蛋白质的降解引起的肌肉分解代谢及血浆中形成锌和氨基酸的复合物,因而尿中锌排出增加有关。妇女服用类固醇避孕药,血清锌水平下降,已证明是雌激素所致。类固醇避孕药可改变铁传递蛋白及 α_2-巨球蛋白水平,导致锌与蛋白结合的改变,引起继发性尿锌排出增加。

(三)镁

镁存在于动物性食物、谷物及青豆类、绿叶蔬菜中。以牛奶为主的饮食镁不足,在嗜酒者中,因摄入食物极少,易发生镁不足。镁在小肠各部位吸收,但在小肠近端吸收最多,维生素 D 可影响镁吸收。

作为细胞内主要成分,镁集中于线粒体内,也是 ATP 酶、辅酶 A 及与核蛋白和体蛋白合成有关酶的重要激活剂。镁缺乏时出现神经肌肉功能低下特征,表现为抽搐、癫痫发作、共济失调、肌肉无力、震颤、行为紊乱及血清镁降低。镁缺乏症常因胃肠或肾镁丢失过多所致。长期嗜酒者因饮食摄入不足及尿镁排出过多,而发生细胞内镁缺乏及血清镁降低。戒酒者出现癫痫发作及谵妄、震颤等症状可能是因伴有碱中毒低镁血症所致。嗜酒者发生严重低镁血症不仅因饮食摄入不足及通过肾丢失镁所致,且与呕吐或腹泻使镁通过胃肠损失有关。

许多利尿剂都可增加尿镁排出。利尿剂使镁减少,可引起对地高辛造成的心律失常敏感性增加。低镁血症常与药物引起的吸收不良综合征有关。脂肪痢排出大量镁,可能是镁损失的主要原因。急性间歇性血卟啉症患者,可有血液稀释并伴有血清镁降低。可因抗利尿激素分泌不正常而致电解质代谢异常,特别是巴比妥类药物。

（李学龙）

参 考 文 献

[1] 徐春.内分泌病例诊治精选[M].北京:科学出版社,2020.

[2] 冯晓明.临床肾内科疾病诊疗精要[M].南昌:江西科学技术出版社,2020.

[3] 陈曦.消化系统疾病内科诊治要点[M].北京:科学技术文献出版社,2021.

[4] 赵新华.心内科疾病诊治精要[M].开封:河南大学出版社,2020.

[5] 刘增玲.神经内科常见疾病诊断指南[M].长春:吉林科学技术出版社,2020.

[6] 杨挺.肾脏内科临床诊治与综合治疗[M].天津:天津科学技术出版社,2020.

[7] 方千峰.常见内科疾病临床诊治与进展[M].北京:中国纺织出版社,2020.

[8] 蔡定芳.病证结合内科学[M].上海:上海科学技术出版社,2020.

[9] 赵庆厚.现代呼吸病的诊断治疗进展[M].北京:中国纺织出版社,2020.

[10] 张超.消化系统疾病诊治[M].北京:科学技术文献出版社,2020.

[11] 樊书领.神经内科疾病诊疗与康复[M].开封:河南大学出版社,2021.

[12] 陈晓庆.临床内科诊治技术[M].长春:吉林科学技术出版社,2020.

[13] 倪青.内分泌代谢病中医诊疗指南[M].北京:科学技术文献出版社,2021.

[14] 王为光.现代内科疾病临床诊疗[M].北京:中国纺织出版社,2021.

[15] 玄进,边振,孙权.现代内科临床诊疗实践[M].北京:中国纺织出版社,2020.

[16] 黄佳滨.实用内科疾病诊治实践[M].北京:中国纺织出版社,2021.

[17] 张晓立,刘慧慧,宫霖.临床内科诊疗学[M].天津:天津科学技术出版社,2020.

[18] 樊文星.肾内科疾病综合诊疗精要[M].北京:科学技术文献出版社,2020.

[19] 冯忠华.新编消化与血液内科疾病诊疗学[M].西安:陕西科学技术出版社,2020.

[20] 李雅慧.实用临床内科诊疗[M].北京:科学技术文献出版社,2020.

[21] 王一帆.神经内科学基础与实践[M].开封:河南大学出版社,2020.

[22] 张磊.常见内分泌疾病治疗要点及预后[M].天津:天津科学技术出版社,2020.

[23] 解春丽,王亚茹,甘玉萍.实用临床内科疾病诊治精要[M].青岛:中国海洋大学出版社,2019.

[24] 李晓明.内科疾病及相关诊疗技术进展[M].2版.北京:北京大学医学出版社,2020.

[25] 李欣吉,郭小庆,宋洁,等.实用内科疾病诊疗常规[M].青岛:中国海洋大学出版社,2020.

[26] 赵晓宁.内科疾病诊断与治疗精要[M].开封:河南大学出版社,2021.

[27] 金琦.内科临床诊断与治疗要点[M].北京:中国纺织出版社,2021.

[28] 曾湘良.神经内科疾病诊疗指南[M].天津:天津科学技术出版社,2020.

[29] 邹春波.肾脏内科疾病诊治学[M].天津:天津科学技术出版社,2020.

[30] 吴兴波.肾脏内科疾病诊疗与血液净化[M].天津:天津科学技术出版社,2020.

[31] 刘兵.临床内科疾病诊断与治疗[M].北京:科学技术文献出版社,2020.

[32] 师改英.内科常见疾病诊治技术[M].长春:吉林科学技术出版社,2020.

[33] 张鸣青.内科诊疗精粹[M].济南:山东大学出版社,2021.

[34] 李菲.实用内分泌疾病与代谢性疾病诊治[M].沈阳:沈阳出版社,2020.

[35] 沈斌,吕玲梅,刘琴.内科疾病诊疗与新进展[M].南昌:江西科学技术出版社,2018.

[36] 邹多武.难治性胃食管反流病的诊疗策略[J].中国实用内科杂志,2020,40(2):89-91.

[37] 王一帆,于海荣,吕博杰.甲状腺功能亢进症的治疗研究进展[J].承德医学院学报,2019,36(4):340-343.

[38] 杜艳梅.消化内科患者恶心呕吐病症的临床探讨[J].数理医药学杂志,2020,33(7):974-975.

[39] 柳亚慧,时国朝.支气管哮喘的精准治疗[J].中国实用内科杂志,2020,40(5):371-376.

[40] 刘璠.特殊类型肺栓塞的诊疗[J].中国实用内科杂志,2021,41(6):512-514.